普通高等教育"十一五"国家级规划教材
高等医学院校系列教材

基础医学概论

（第三版）

钮伟真　樊小力　主编

科学出版社
北京

内 容 简 介

本书是普通高等教育“十一五”国家级规划教材，是针对医学院校非临床医学专业及工科院校生物医学工程专业的教学需求编写而成。本书以组织学和解剖学为基础，以细胞生物学、生理学和生物化学为核心，融合了病理生理学、免疫学、遗传学和寄生虫学等有关学科的内容。全书包括绪论，人体的基本构成，基因信息传递、表达调控及基因重组，机体的运动系统，跨细胞膜转运和细胞信号转导，神经系统，物质代谢与体温调节，血液，循环系统，呼吸系统，消化系统，泌尿系统，内分泌系统，生殖与遗传，机体的免疫系统和病原性生物共16章。本书有机地整合了医学基础课的主要内容，同时反映了医学基础理论的最新进展。

本书适合医学院校非临床医学专业及工科院校生物医学工程专业的学生使用，同时也适宜对医学感兴趣的一般读者阅读。

图书在版编目(CIP)数据

基础医学概论／钮伟真，樊小力主编．—3版．—北京：科学出版社，2015

普通高等教育“十一五”国家级规划教材·高等医学院校系列教材

ISBN 978-7-03-046338-8

Ⅰ．①基…　Ⅱ．①钮…　②樊…　Ⅲ．①基础医学-高等学校-教材

Ⅳ．①R3

中国版本图书馆CIP数据核字(2015)第270017号

责任编辑：王玉时／责任校对：张怡君

责任印制：赵　博／封面设计：迷底书装

科学出版社出版

北京东黄城根北街16号

邮政编码：100717

http://www.sciencep.com

北京天宇星印刷厂印刷

科学出版社发行　各地新华书店经销

*

2001年8月第　一　版　开本：889×1194　1/16

2010年5月第　二　版　印张：25

2016年1月第　三　版　字数：830 000

2025年12月第三十二次印刷

定价：79.00元

（如有印装质量问题，我社负责调换）

《基础医学概论》第三版编委会名单

主　编　钮伟真　樊小力

副主编　李　刚　李玉荣　臧伟进

编　委　(按姓氏笔画排序)

王　伟（首都医科大学）
王　雯（首都医科大学）
王唯析（西安交通大学医学院）
刘　戟（四川大学华西医学中心）
江　瑛（首都医科大学）
祁金顺（山西医科大学）
李　刚（北京大学医学部）
李文春（湖北医药学院）
李玉荣（哈尔滨医科大学）
杨　威（山西医科大学）
杨　娥（西安交通大学医学院）
杨建昌（西安体育学院）
苗乃周（延安大学医学院）
范桂香（西安交通大学医学院）
赵海燕（首都医科大学）
钮伟真（首都医科大学）
袁育康（西安交通大学医学院）
黄海霞（首都医科大学）
彭礼飞（广东医学院）
景晓红（西安医学院）
雷艳君（西安交通大学医学院）
臧伟进（西安交通大学医学院）
樊小力（西安交通大学医学院）

第三版前言

《基础医学概论》主要作为医学院校各个非临床专业本专科学生、理工科大学生命科学和生物工程专业学生的教材。自2001年8月问世已发行两版，共印刷了19次，受到广大读者的厚爱。新版教材以原班编者为主，补充了若干新的编者。此次再版中，所有编者继续遵循本教材编写的初衷，统一思想，从教材使用对象出发，力图做到：①低起点，少而精，论述深入浅出；②论述的科学性、先进性和思想性；③各章节内容编排的渐进性、合理性、整体性和适用性。

为了使教材不同学科内容的衔接更加连贯，更符合学生的认知规律，新版将原第七章机体的运动系统、第六章细胞的基本功能（更名为“跨细胞膜转运和细胞信号转导”）分别提前编排到第四章和第五章；第一章绪论的内容已重新编写，力图扼要地反映基础医学的概况；第二章第二节题目改为细胞与细胞外基质，增加了对细胞外基质的介绍；第三章的题目改为基因信息传递、表达调控及基因重组，增添了基因表达调控内容，以反映分子生物学新进展；其他各章的论述都经重新修订，个别较难的内容被删除。全书共有94幅图被更新或修饰。相信新教材会更为准确、清晰、易懂和实用。

尽管本教材所有编者都精益求精，对所负责的章节付出了辛勤工作，本教材新版仍难免有不足之处，衷心希望使用本教材的老师和同学能随时提出宝贵意见，使本教材更加完美和实用。

钮伟真

2015年8月于北京

第二版前言

近年来医学教育在教育理念、教学内容和教学方法等方面进行了全面的改革,并取得了显著的成效。随着教学改革的深入和发展,不仅各医药院校中非临床医学类专业(如生物医学工程、制药工程、生物制药技术、公共卫生管理、眼视光学、药物制剂、医学技术)的学生需要掌握医学基础知识,一些综合性大学如生命科学专业的学生也需要学习、掌握相关的医学基础知识。

《基础医学概论》第一版问世于2001年,至今已印刷了10次。为了适应当前教学改革的需求,我们决定对《基础医学概论》进行再版修订。根据学科的新进展和一些使用单位的反馈意见,本书在保留第一版优点的基础上,更新了部分内容,增加了微生物、免疫和寄生虫学的相关知识。本着淡化学科界限、强调人的整体观的原则,本书对基础医学各学科的内容进行了重组和优化,加强了学科间的有机融合,以期符合学生的认知规律。本书在加强基本知识、基本理论和基本技能的同时,注意理论联系实际、联系临床;并注意教材的科学性、先进性、适用性、思想性和启发性,特别是教材的适用性。

本书的编者均为长期工作在教学一线的授课教师,他(她)们具有丰富的教学经验,对教学大纲、教学内容以及授课对象情况熟悉。在编写过程中力求深入浅出、重点突出、概念明确,同时也述及了某些领域的新进展。为帮助学生掌握各章的重点和难点内容,本书在每章正文前增列了"要点"部分,章后附有复习思考题,以利于学生复习和自学。

在第二版的编写过程中,各位编者都非常认真和投入,为本书的顺利完稿和付印付出了辛勤的劳动。另外,西安交通大学医学院赵铭博士、史霖讲师在本书部分章节的组稿和修订过程中做了大量的辅助性工作,在此一并表示衷心的感谢。

由于本人水平有限,加之校审仓促,因此书中难免出现纰漏,在此诚挚地希望使用本书的广大师生和读者不吝赐教,以便再次修订。

樊小力

2009年10月于西安

第一版前言

1998年3月，首都医科大学、第一军医大学、原浙江医科大学、上海铁道大学、天津医科大学和原西安医科大学等10余所高等医学院校在山东省泰安市泰山医学院召开了生物医学工程专业第四次教学研讨会。与会专家一致认为，搞好教材建设是学科发展、提高教学质量的根本保证。会议决定编写“基础医学概论”、“临床医学概论”及“CT原理与设备”等系列教材。根据会议的决议和分工，由原西安医科大学、首都医科大学、第一军医大学、上海铁道大学、原湖南医科大学等五所学校联合编写了这本《基础医学概论》。

为了使“基础医学概论”这门课有较宽的适用性，我们在编写过程中尽量照顾到基础医学领域的各个学科，使其内容在本书中都有所反映。本教材以生理学、生物化学为核心，以解剖学为基础，吸收了组织学、生物学、病理生理学以及免疫、遗传等有关内容，使其成为真正意义上的“基础医学概论”。因此，本书适用于医学院校的非医疗各专业，如生物医学工程、卫生管理、医学外语、制药等专业的本科学生；也可供综合大学和师范院校的生物学、心理学及生物技术等专业的本科学生使用。

随着科学技术的发展，基础医学领域的各学科发展很快，新知识、新技术不断涌现。现在要将这诸多学科的内容综合到“基础医学”一门课程之内，无论在结构确定、题材选择、内容取舍以及插图的配置等方面都有许多困难，尤其是目前尚无同类教材可供参考。因此，我们编写这本“基础医学概论”实属一次新的尝试。在编写过程中，我们本着淡化学科界限、强调人体整体意识的原则，对基础医学课程的内容进行了重组和优化，力求简明扼要，便于自学。在加强基本理论、基本知识和基本技能的同时，注意理论联系实践，联系临床。并视实际需要，增添了一些现代新知。为了帮助学生掌握重点、难点内容，我们在每章前编有“要点”，章后附有复习思考题，以供学生在每学完一阶段后可自测知识的掌握情况。

由于水平有限，加之编写校审仓促，因而教材的内容和形式难免有不妥之处，深望广大读者和同道专家不吝批评指正。

樊小力

2000年12月16日

目　录

第一章 绪　论

要点：①基础医学的基本任务是阐明人体的正常形态、结构和功能活动规律，揭示疾病状态下生理功能的变化及其机制。②基础医学是临床医学的理论基础。③生命的基本特征包括遗传与变异、新陈代谢、有序的结构、内稳态、对环境变化或刺激产生反应等。④内环境的稳态对于机体每一个细胞自身的稳态、功能和生存，以致整个机体的生存具有至关重要的意义。内环境稳态的维持有赖于机体各个器官系统的协同配合。⑤人体功能活动的调节方式包括神经调节、体液调节和自身调节。⑥从控制论的角度可把人体功能的调节分为负反馈、正反馈和前馈调节3种方式。

第一节　概　　述

一、基础医学的研究任务

基础医学（basic medicine）是研究人体的正常形态、结构和功能活动规律，疾病状态下生理功能变化及其机制的一门学科。

基础医学是若干医学基础课程的总称，其中概括了医学基础课程的主要内容，涵盖的课程包括：人体解剖学、组织学、细胞及分子生物学、生理学、生物化学、医学遗传学、微生物与免疫学、病理生理学、病理解剖学等。其内容可概括如下。

1. 研究人体的正常形态、结构

基础医学分别从不同角度和不同水平研究分子、亚细胞、细胞、组织、器官和器官系统及人体整体的形态结构。人体解剖学研究各器官系统的正常形态结构，而组织学则从微观水平阐明组织、细胞和细胞器的微细结构及其与功能的关系。只有掌握人体正常形态结构，才能正确理解人体的生理功能和病理变化。

2. 以细胞为中心从分子水平研究细胞的功能和调控

具体研究的内容包括基因的结构、表达和调控；核酸、蛋白质、脂质及其他大分子的合成、功能和调控；细胞的代谢过程；细胞分化、增殖的调控；细胞信号系统及其网络的结构、功能和调控；细胞膜的转运功能等。这方面涉及细胞及分子生物学、细胞生理学、生物化学、医学遗传学等方面的内容，是近年来进展最为突出的部分。

3. 研究人体各个器官及器官系统的功能、调控和相互关系

以器官和器官系统为中心，研究机体完成某一特定功能的过程和调控机制。阐明不同器官系统在维护整个机体内环境的稳态和保障生命活动正常运行方面，如何各司其职，相互依存和配合。

4. 研究疾病的病因、发生发展及其转归的规律

每一种疾病的发生都与外部的病因和机体内在的条件有关，其进展和转归也各不相同。基础医学的一个重要任务是研究各种疾病形成的基本机制及发展和一般规律，并为研究各种疾病发生发展的特殊规律、预防和诊治提供理论依据。其中病理解剖学侧重疾病条件下细胞、组织和器官形态学研究；而病理生理学则侧重机能变化和发病机制方面的探讨。

二、基础医学与临床医学的关系

基础医学与临床医学的关系如同基础理论与应用科学的关系。

基础医学主要是阐明人生命活动本质、特征和规律的科学。临床医学来源于人类与疾病斗争的实际需求和斗争经验的长期积累，是研究疾病的病因、诊断、治疗和预防的科学。所谓疾病是指机体任何部分出现结构和功能异常的一种状态，这种异常与正常生命活动相比较而存在，相比较而被鉴别，相比较而被研究。基础医学的快速发展不但使人类对自身正常生命活动

的认识不断深化，同时也深化了对疾病的认识。现代临床医学要求临床工作者掌握基础医学的理论，并以此指导各项医疗实践活动。

医学的发展历史反复证明，基础医学的研究往往超前临床医学的发展，同时又对临床医学的发展具有巨大的引导和推动作用。以核酸研究为例，早期遗传学研究曾提示核酸与遗传信息相关，而 20 世纪 50 年代 DNA 双螺旋结构模型的提出，不但阐明了 DNA 分子的结构特征，而且为随后阐明 DNA 在高保真传递遗传信息方面的作用奠定了基础。人类基因组测序工作的完成进一步使生命科学研究深入到基因分子水平，其深远影响不仅限于医学领域，而且涉及工业（如制药业）和伦理学等。在临床，从诊断、治疗到预防各个环节，处处可以看到由基础医学发展带来的深刻变化，新的理念、技术和方法不断涌现，如基因诊断、正电子发射型计算机断层显像、肿瘤标志物、基因工程药物、心脏起搏器、人工耳蜗、试管婴儿、造血干细胞移植、转基因治疗、组织工程、3D 器官打印等。

三、探索生命现象的基本研究方法和技术

人的生命是一个多层次的复杂系统，从微观到宏观，生命的结构层次可分为：分子、细胞器和细胞、组织和器官、器官系统，最高层次为整体或称整个系统。研究生命现象的基本方法是科学实验。生命科学发展的历程表明，只有综合应用多学科的理论和方法，才有可能阐明生命活动的规律。学科的交叉一方面使学科分支的分界变得模糊，另一方面又孕育新的理论、方法和交叉学科的产生。

（一）选择适当的实验对象

人类对生命活动的认识不仅来源于对各种生命的研究（动物和植物），还得益于对病毒（不具备生命的所有特征，但具有遗传特性）的研究。

各种生物（从细菌到人类）都可用于生命科学的研究中。低等动物甚至植物与高等动物虽然在各方面相差很远，但是在基因或进化方面还是存在着千丝万缕的联系，有时应用低等动物（甚至植物）作为研究对象反而更易于获得成功。例如，孟德尔选用豌豆进行遗传学研究；对神经动作电位形成机制的研究最初是在乌贼巨大神经轴突（直径在毫米量级）开展的；电鳐的电器官因富含乙酰胆碱 N 型受体而成为提纯该受体的最佳材料；鸡胚是研究胚胎发育过程的良好模型；对果蝇突变通道的研究导致了人类 ether à go-go（EAG）通道家族和瞬时感受器电位（transient receptor potential，TRP）通道家族的发现；**RNA 干扰（RNA interference，RNAi）**的机制首先是在简单的模式生物——线虫上得到阐明。小鼠易于繁殖，其 90% 的基因组与人类基因组相似，因而成为常用的实验动物。当今制备转基因动物模型多数都选用小鼠。病毒含有核酸，可感染细胞，与生物进化和疾病的发生关系密切，因而成为重要的研究对象。RNA 病毒逆转录酶的发现不仅修正了人们对 DNA 复制中心法则的认识，还促使**逆转录聚合酶链反应（reverse transcription-polymerase chain reaction，RT-PCR）**技术的形成。这一技术已在生命科学研究中得到广泛应用。病毒的另外一个用途在于制备基因载体，以便将目的基因导入真核细胞。

（二）实验层次和实验技术的选择

1. 分子水平研究

分子水平的研究是指研究生命中各种分子的化学成分、立体结构、相互作用、有关的化学反应、调节过程及功能，这些都属于生物化学研究的范畴。糖、脂肪和蛋白质的代谢过程早已被生物化学家所阐明。DNA、RNA 和蛋白质等生物大分子是当代生命科学最为活跃的研究领域之一。这方面的研究与分子生物学、细胞生物学和遗传学的研究重叠，研究中可采用技术如 DNA、RNA 和蛋白质提取，RNA 和 DNA 测序，**聚合酶链反应（polymerase chain reaction，PCR）**和逆转录酶-聚合酶链反应，电泳，**蛋白质印迹法（Western blotting）**，共沉淀，染色体分离和基因定位等。分析生物大分子的结构和功能还需利用物理学的理论和手段，如光谱分析、质谱分析、同位素标记、X 线衍射、扫描隧道显微镜等。人类基因组测序工作的完成，使得研究从孤立针对某些基因，进入从整体解析人类基因组的新时期。随后开展的转录组和蛋白质组学工作进一步推进了对生命的研究。与此同时，海量生物信息的产生和计算机技术的应用更催生了一个新的学科——生物信息学。生物信息学是联系分子水平与其他水平研究，特别是系统水平研究的纽带。

2. 亚细胞及细胞水平的研究

亚细胞结构主要是指细胞器，如细胞核、内质网、高尔基体（高尔基复合体）、细胞膜、线粒体等细胞内的结构。所有细胞都具备这些基本的结构，因此细胞可谓是生命体最基本的结构和功能单位。细胞作为一个相对独立的结构，每一个细胞即可视为一个生命体。在适宜的条件下，从多细胞生物中分离出的单个细胞可以独立生存，有可能进行细胞分裂，甚至可能发育成一个完整的个体。因此，细胞是研究生命现象最简单的模型，对阐明许多生命活动的基本规律具有重要用途。

亚细胞及细胞水平的研究主要包括：大分子的合成、运输、定位、相互作用、降解及调控；细胞器的结构和功能；细胞周期的调控；细胞的信号转导系统；细胞的分化、生长、增殖、衰老、凋亡的机制；细胞的分泌、吞噬、迁徙、收缩、电活动的机制等。为此可采用的方法包括：细胞和细胞器的分离；细胞培养；免疫细胞化学染色；荧光探针标记；显微镜技术（普通光学显微镜、相差显微镜、激光共聚焦显微镜、电

镜等）；转基因、基因敲除、RNAi 等技术；PCR、RT-PCR、原位杂交、蛋白质印迹法；细胞电生理技术（普通微电极、膜片钳和双电极电压钳）等。

在不同的实验中通常需组合选用几种技术。例如，为在活细胞中研究某种蛋白质的作用，可结合应用以下 3 种研究技术：①通过细胞培养术提供活的研究对象——细胞；②在活细胞中应用报告分子（如绿色荧光蛋白）标记所要研究的特定蛋白，观测其表达、运输、锚定和功能；③采用高分辨荧光显微镜获取图像和数据。为研究心肌钠通道基因突变与某种心律失常的关系，需要：①从突变基因携带者血液细胞中提取 DNA，分析钠通道基因突变位点；②构建含突变钠通道基因的质粒，导入哺乳动物细胞系细胞或爪蟾卵；③用蛋白免疫沉淀的方法确定钠通道突变体成功表达，或同时用免疫细胞化学和显微镜技术确定通道突变体在细胞的定位；④用膜片钳和双电极电压钳技术确定钠通道突变体在功能上的变化；⑤分析钠通道突变与患者心电图异常的关系。

3. 组织和器官水平的研究

组织包含细胞和基质，而器官由几种组织构成。尽管细胞是组织和器官的主要成分，但是孤立的细胞并不都能完成在组织和器官上所发挥的功能。例如，单个上皮细胞无法完成上皮细胞的转运功能（如吸收功能）；在单个心肌细胞不可能诱导折返性心律失常；同样，单个神经细胞也不可能具备神经网络的功能。因此，细胞水平的研究不能代替组织和器官水平的研究。

组织和器官水平的研究通常是在离体灌流条件下完成的。离体状态下便于控制实验条件和分析结果，而灌流在于维持组织和器官相对正常的功能状态。这类研究很多，如血管或血管条、肠管、心肌条、心房或完整心脏、脑片等都是常用的研究标本。实验中可同时记录收缩力（或压力）、电活动等指标。组织和器官水平的研究具有悠久的历史，即使在分子生物学迅速发展的今天，仍不失为有效的研究方法。本教材的许多内容来源于组织和器官的研究成果。图 1-1 介绍了 Furchgott 的著名研究，他的研究导致了气体信号分子 NO 的发现，并使他获得 1998 年诺贝尔生理学或医学奖。

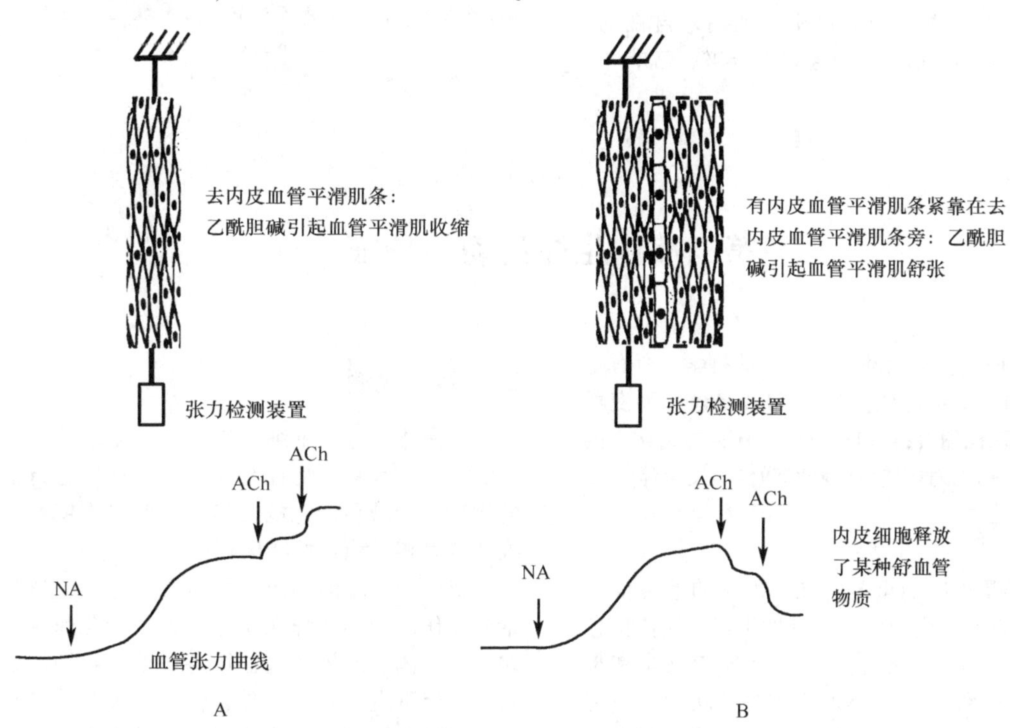

图 1-1 乙酰胆碱血管作用的内皮细胞依赖性（示意图）

实验在灌流条件下进行，同时记录血管张力曲线（下图，向上表示收缩）。A 图灌流的是去除内皮细胞的血管平滑肌条。灌流液中应用去甲肾上腺素（NA）后，平滑肌（以梭形细胞表示）收缩，张力升高。继续加入乙酰胆碱（ACh），导致平滑肌进一步收缩。B 图的实验中，除使用 A 图的标本外，另使用一条内皮细胞（以矩形细胞表示）完整的血管平滑肌条（如虚线矩形所示），紧贴在去内皮血管平滑肌条旁。结果表明在有内皮细胞的条件下，乙酰胆碱导致平滑肌舒张。研究结果提示乙酰胆碱作用于内皮细胞并使之释放了一种血管舒张因子

4. 系统水平的研究

从分子到器官水平的研究，极大地丰富了人们对自身生命过程的认识，然而这些研究结果多数是在非生理条件下获得的，还需要在生理条件下或整体条件下进一步验证、补充和修正。特别应指出的是，有些

在整体条件下研究的结果是不可能从机体局部的实验中获得的。例如，望梅止渴这一反射只存在于神志清醒和有过吃梅子经历的人，而在唾液腺灌流实验或对神经元的研究中是不可能观察到的。整体水平研究注重在生理状态下，分析系统内不同组分各自的和相互的作用及其对整体（系统）的影响。

以运动中的调节为例，发挥调节主导作用的是神经系统和内分泌系统，而被调节或受影响的部分几乎遍及全身，其中包括血压、心肌收缩性、心率、回心血量的变化；肺循环、呼吸、血气的变化；冠脉、肌肉、肾、皮肤血流量的变化；代谢和体温的变化等。就心肌细胞而言，还伴有环磷酸腺苷（c-AMP）水平，钠和钙离子浓度，钠、钾、钙通道电流，钠泵和动作电位等的变化。在整个调节过程中，机体一方面充分调动各个方面的潜能，以适应运动中耗能和做功的需求，另一方面还要强化对内环境稳态的维持以克服运动带来的扰动。

进行系统水平研究的一个重要方法是制备适当的动物模型。俄国生理学家巴甫洛夫在研究神经系统对胃液分泌的影响时，曾创建了一个著名的**假饲（sham feeding）**动物模型（图 1-2）。该实验证明来自视觉、嗅觉和味觉的食物刺激信息可引起胃液分泌。巴甫洛夫对消化系统生理的研究获得了 1904 年诺贝尔生理学或医学奖。动物模型有很多，如研究机体对低氧、高温、严寒、失重等刺激的反应有各种对应的动物模型；为模拟人类疾病（糖尿病、高血压、高血脂、肿瘤、抑郁症等）也有不同的动物模型。随着基因工程技术的发展，修饰动物基因的技术日趋成熟，各种新的动物模型必将在系统水平促进对基因功能与调控的研究。

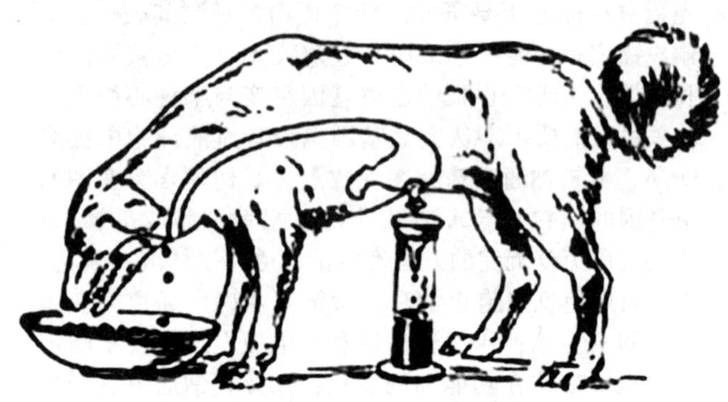

图 1-2 巴甫洛夫的假饲实验

实验前的手术包括制备颈部食管瘘和胃瘘两个部分。手术恢复后，实验在动物清醒条件下进行。犬进食时，食物从食管瘘管漏出并不进入胃，而胃液可从胃瘘管收集（引自 http://www.massey.ac.nz）

（钮伟真）

第二节 生命活动的特征

生命科学是研究生命活动及其规律的科学。所有生命过程都体现如下基本特征：**遗传（heredity）**和**变异（variation）**、**新陈代谢（metabolism）**、有序的结构、**内稳态（homeostasis）**、对环境变化和刺激作出反应等。

一、遗传和变异

遗传和变异是生物的重要特征。生命的遗传信息存在于基因组 DNA 序列中。对于有性生殖，遗传信息主要来源于精子与卵子，受精卵继承了来自父本和母本的 DNA 信息。受精卵的 DNA 序列中蕴藏大量遗传信息，决定一个新生个体发育、生长、成熟和衰老的全过程，通过遗传，物种的大量性状得以稳定维持和传递。然而，子代的 DNA 序列与亲代并不是完全相同，这一差异导致子代的性状特征（如外形和代谢特征）在一定程度上区别于亲代。任何因基因的变化引起生物体性状改变的现象称为变异。对于生物，没有变异就不会出现新的性状，因此，没有变异就没有生物的进化。

二、新陈代谢

生命体，包括单细胞生物，均可视为一个相对开放的系统。其基本特征是能与外部环境进行持续不断的物质、能量和信息的交换，同时又有明确分界、能维持自身相对稳定的结构和功能活动。

机体与环境的物质和能量交换称为新陈代谢，包括同化作用和异化作用两个方面。同化作用即合成代谢，指机体从外界环境摄取各种营养物质，合成自身物质，促进生长发育。异化作用又称为分解代谢，指机体把吸收的或自身合成的物质分解，产生能量以满足机体各种活动的需要。能量和物质是维持生命运转的最基本的条件。对于人类而言，生命系统的开放特征突出地体现在消化系统、呼吸系统和泌尿系统的系统定位和功能。机体通过消化系统从外界摄取营养物质，通过呼吸系统与外界进行气体交换，通过泌尿系统排出大部分代谢产物。整个交换过程都依赖于血液循环的运输功能。

三、有序的结构

生命体在结构和功能方面明显地表现出精密有序的特征，这一特征很大程度上是由遗传信息——DNA序列所决定的。

一个机体中所有细胞均保有同样的基因结构。基因的排列井然有序、表达精确受控。一个细胞将细胞膜、细胞质、线粒体、内质网、细胞核等多种细胞器有序地组成生命的基本单元。每个细胞均含有一整套可分别参与核酸、蛋白质、脂质和糖代谢的酶系列。同一时间内，各种不同的化学反应在相应酶的催化下，以惊人的速度有条不紊地进行。每一个细胞实际上就是一个微小和复杂的系统，且是以相对开放状态运转的。

整个机体同样是一个高度有序的系统。新的生命从受精卵开始，在时空发育信息的精确控制下，经过细胞不断增殖、分化、更新，最终自我装配成为一个成熟的个体。形态相似、结构和功能相同的细胞聚集成组织（如结缔组织、肌肉组织、神经组织等）；不同组织进而构成具有特定功能的器官（如胃、肠道、心脏、肺等）；若干器官构成器官系统（如消化系统、循环系统、神经系统等）；多层次的结构最终组成一个复杂而严密有序的生命系统。整个生命活动在各个器官系统的相互配合下得以有序地运行。机体从系统外获得能量和物质是构建和维持精确有序生命系统的最基本的条件。

四、内稳态

生命是一个高度自稳系统。在基因层面，生物体通过生殖保证种系特征稳定地遗传；细胞在分裂过程中通过基因复制实现遗传信息高保真地传递。细胞对基因的表达有严格的调控机制。

单细胞生物通过细胞膜与外界环境进行物质、能量和信息的交换，能够稳定地维持一个与外界理化特征完全不同的且具有有序结构的胞内环境，即能维持细胞内的稳态。因此，一个单细胞生物既是开放的也是自稳的系统。

人体作为整体，同样是自我稳定的系统。机体的绝大多数细胞一般不与外界环境直接接触，而是浸浴在细胞外液中。这样细胞外液就成为了这些细胞的生存环境，称为机体的**内环境**（**internal environment**）。细胞外液（extracellular fluid）包括血浆、淋巴液和**细胞间液**（或称**组织液**，**interstitial fluid**）。研究发现，在生命活动中，内环境的成分和理化性质只在一个狭小的范围内波动。例如，正常人体温在37℃左右，每天波动幅度不超过1℃；血浆pH波动于7.35～7.45；其他如血氧、无机离子（K^+、Na^+、Ca^{2+}、HCO_3^-等）、葡萄糖、代谢产物（CO_2、尿素、肌酐等）等物质的浓度均维持在一定范围。内环境的成分和理化性质始终保持着相对恒定的状态，这一状态称为**内环境的稳态**或**内稳态**。

内环境是机体绝大多数细胞与胞外进行物质、能量和信息交换的场所。一方面，内环境为细胞提供水、氧气、能源物质、构建和更新细胞结构的原料、理化信号（力学、渗透压、激素、生长因子等）等；另一方面，细胞向内环境排出代谢产生的CO_2和无机酸等。因此，内环境的状态对于机体每一个细胞自身的稳态、功能和生存以至整个机体的生存具有至关重要的作用。

内环境稳态的保持有赖于机体各个器官系统协同配合，同时也是机体各个器官以至整个机体维持正常生命活动的必要条件。生命的开放性决定外界必然会对内环境造成扰动，而稳态的存在说明机体具有一套机制纠正内环境偏离稳态。例如，机体可通过改变肺通气量和心排血量来适应不同运动量条件下肌肉对氧气的需要；当水摄入量变化时，机体通过控制抗利尿激素的分泌，调节尿量以保证体液量和渗透压的稳定。机体对内环境纠偏的能力有赖于多个器官系统的配合运作，而纠偏能力的下降则反映机体某些器官功能的受损。

内环境是机体健康状态的一面镜子，临床中医生对患者的少量血样的分析结果，常成为临床诊断的有力依据。

五、对环境变化和刺激作出反应

对环境变化和刺激作出一定反应是生命体生存的基本保证和特征。实验表明，即使简单的生命体（如草履虫）也可以感受化学、光、热和电磁场等多种刺激，并作出一定反应。高等动物与外界的信息交换则更为复杂多样。机体作为一个开放系统，不断接受来自外界环境的各种刺激信号，并通过各种信息网络系统（如神经、免疫、内分泌等系统）的整合后产生一定反应，这些反应可分别体现在器官和细胞的结构与功能、机体行为及基因表达等方面各种复杂的改变。

（钮伟真）

第三节 人体功能活动的调节

人体功能的调节可分别发生于不同层次。实际上，调节不限于功能，还经常伴随细胞和组织结构及基因表达的改变。调节的结果可表现为：①机体器官和系统功能活动的改变，如体温、血压、代谢率、心率、心排血量、呼吸频率、肺通气量、肾小球滤过率、神经兴奋性、激素分泌量的变化等；②基因表达、细胞功能和结构的改变。而调节的方式主要有神经调节、体液调节和自身调节。3种调节方式相互配合使机体的生理活动更趋于完善。调节过程突出地体现在机体对内外环境变化（既是信息也是刺激）的感受、转导、放大、整合和反应等一系列事件中，其中信号的通路和网络是研究的重点。

一、人体功能活动的调节方式

（一）神经调节

神经调节是指由神经系统对细胞、组织和器官系统实施的调节，它是人体最为重要的调节方式之一。神经系统调节的基本方式是反射。所谓反射是指在中枢神经系统的整合下，机体对内外环境变化所作出的规律性应答反应。

反射的结构基础是**反射弧（reflex arc）**，它由5个部分组成，即感受器、传入神经、中枢、传出神经和效应器。**感受器（receptor）**是指能接受刺激、并能将刺激转换为神经动作电位的特定结构，如皮肤的各种感受器、视网膜的光感受器、耳蜗的听觉感受器等。**中枢（center）**是指位于脑和脊髓内的司职某一整合功能的神经元群（核团）。**效应器（effector）**是指对刺激最终产生应答的器官。**传入神经（afferent nerve）**是指将感受器转换后的动作电位传输至中枢的神经通路；而**传出神经（efferent nerve）**则是指将中枢决策信号（动作电位）传输至效应器的神经通路。例如，在**膝反射（knee reflex）**中，叩击髌韧带（一种牵拉刺激）时，激活股四头肌内的**肌梭（muscle spindle）**（一种牵张感受器）产生神经动作电位，动作电位经传入神经到达控制股四头肌的脊髓前角运动神经元（中枢），该神经元对输入信号整合后再次发出动作电位，经脊髓前角运动神经元的轴突（传出神经）传输到股四头肌（效应器），引起该肌肉收缩。反射活动需要完整的反射弧结构和功能，其中任意一个环节被破坏都将导致反射消失。

（二）体液调节

体液调节（humoral regulation）是指机体内某些细胞通过产生的特殊化学物质、并通过细胞外液途径影响细胞、组织和器官功能的一种调节方式。经典的调节物质是**激素（hormone）**，其次是组织分泌的一些仅作用于局部（包括自身）的小分子物质或代谢产物。体液调节物质是高效能物质，分泌量虽然很少，但是能作为某种信息的载体（称为第一信使）发挥强大的调节作用。这些调节物质经血液运输或经细胞间液扩散至靶细胞，特异性地结合于靶细胞表面或内部的对应蛋白质（称为**受体，receptor**）。受体被激活后，有关信息被进一步转导、放大、整合，直至产生一定反应。另外，人体内不少内分泌腺或内分泌细胞还直接接受神经的支配，这样体液调节成为神经调节反射弧的传出部分，这种调节称为**神经-体液调节（neurohumoral regulation）**。例如，当交感神经兴奋时，可促使它所支配的肾上腺髓质分泌肾上腺素和去甲肾上腺素，而后两者以激素的形式作用于全身发挥作用。

（三）自身调节

自身调节（autoregulation）是指机体某些器官和细胞在不依赖于神经和体液调节的情况下，自身对刺激产生的一种适应性反应。例如，在一定范围内，心肌的收缩力与心肌纤维初长度呈正相关，这种调节称为心肌的异常自身调节。肾对自身血流量也有调节作用，研究表明，在一定肾动脉压力范围内，肾血流量可维持相对稳定，说明随动脉压上升和血管壁张力增加，血管平滑肌相应收缩，导致肾血管阻力增加，保证了肾血流量不会因血压的升高而明显增加，反之亦然。

二、体内的自动控制系统

1948年，美国科学家诺伯特·维纳发表了著名的《控制论——关于在动物和机器中控制和通讯的科学》一书。该书中系统地论述了人体生理功能和工程学在控制方面的共同规律。按照控制论的原理，人体功能调节系统可被视为一个复杂的自动控制系统，该系统由不同层次的子系统构成，精确地调节人体的各种结构和功能活动。控制论用数学方法研究系统中信号的传输和控制过程。人体调节系统可分为反馈控制和前馈控制两类系统，而**反馈控制系统（feedback control system）**是一个闭环控制系统，根据反馈信号的作用，又可进一步区分为正反馈系统和负反馈系统。

（一）人体的反馈控制系统

1. 人体内的负反馈控制系统

人体是一个相对开放而稳定的系统。面对一个多变的外部环境，各种扰动是不可避免的。所谓机体内环境稳态不仅是指机体处于某种稳定状态，更重要的是强调机体具有克服各种扰动或具有纠偏的能力。机体就是通过大量**负反馈（negative feedback）**机制，实时监测各种扰动造成的影响，调节机体多方面的功能活动，维持机体的稳态。

图1-3显示人体体温调节的大致过程。人体下丘脑某些神经元具有设定机体温度的功能，称为温度**调定点（set point）**神经元。该神经元发出信号 X，控制下丘脑体温中枢（控制部分），进而调节机体产热和散热过程（受控部分）并最终决定机体的实际温度（系统输出 Y）。当不存在干扰（$\Delta y=0$）时，Y 由 X 决定，即 $Y=F(X)$。下丘脑还同时具有温度敏感神经元（监测装置），可监测因扰动造成的实际体温变化（Δy），为体温中枢提供参考信息（Δx）。由于这个参考信息（Δx）被回输到体温中枢的输入端，故称为反馈信号。有了反馈信息，整个控制通路即形成一个环路（称为闭环控制）。

下丘脑的某些神经结构，具有比较器的功能，可将调定点信息 X 与反馈信息 Δx（反映实际体温的变化）的差值（$X-\Delta x$）输入到体温调节中枢，通过调节促使输出误差 Δy 趋向零。例如，运动（一种扰动）

使产热增加，实际体温升高（$\Delta y>0$）。对应的神经反馈信号 Δx 输入至比较器，经体温调节中枢整合，使散热增加（发汗），最终使实际体温恢复正常（Δy 趋向0）。注意，这里反馈信号（Δx）在经比较器处理时加上了一个负号，表示 Δx 发挥的作用与 X 的作用相反。这样一个由干扰造成的 Δy 经反馈回路导致一个相反的、能抵消 Δy 的调节性变化。这种通过反馈信息 Δx 来消除系统输出误差 Δy 的控制方式称为负反馈控制。由此可以看出负反馈调节可对抗各种扰动带来的影响，因而利于维持稳态。

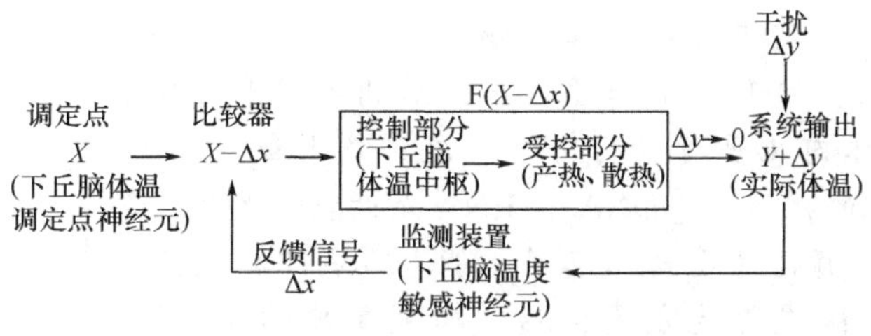

图 1-3　体温调节的方框图

内环境大量指标（如血压、血气、pH、体温、体液量、渗透压、血糖等）都是分别通过不同的负反馈机制维持稳定的。对于机体的一个细胞——组成机体的基本单元，其结构和多种指标的稳定同样需要许多负反馈机制参与。

2. 人体内的正反馈控制系统

人体内还存在**正反馈（positive feedback）**控制系统。正反馈控制也需要反馈信号以便构成闭环控制。与负反馈不同，在正反馈调节中，反馈信号不断加强控制信号对受控部分的作用，因此这种反馈信号称为正反馈信号。正反馈机制一旦被触发，控制信号的作用将在正反馈信号的激励下不断得到加强并引发某一项生理活动（从一种相对静止的状态进入激活状态），直至该项活动完成。许多生理活动（如钠通道的激活、凝血、排尿、排卵、分娩等过程）都需要正反馈机制参与。正反馈控制系统与启动某些特殊的生理活动有关，它促使功能状态的转变，而不是维持稳态。

在病理条件下，强烈的病理性扰动常超出机体的调节能力或直接破坏机体的某个重要器官，导致机体偏离稳态，这时往往造成“恶性循环”，致使病情不断加重，这也是一种正反馈机制。以失血为例，少量失血通常对机体稳态没有重大影响，机体可通过调节逐渐恢复。然而大量失血导致患者血压明显下降（失血性休克）时，机体各部分组织得不到有效血液供应，就可能出现各种器官功能衰竭的表现，使内环境更加偏离稳态。早期治疗的关键是切断正反馈回路，及时输血输液，保证循环血量。

3. 前馈控制系统

如前所述，负反馈调节对于稳态的维持作用至关重要，然而在此调节过程中，状态偏离正常（扰动）出现在先，随后才启动负反馈调节。因此，负反馈调节存在一定程度滞后和矫枉过正（导致波动）的问题。人和动物在进化过程中还发展了一套**前馈控制系统（feed-forward control system）**。前馈控制属于开环控制，前馈控制信号发生在前、且不受受控结果的直接影响。

机体许多功能调节包含前馈调节的成分。例如，巴甫洛夫在假饲实验中证明，来自头部感官的刺激（食物的色、香、味，咀嚼和吞咽等）在食物进入胃之前就已经引起胃液分泌。这种提前出现的胃液分泌属于前馈控制。促使胃液提前分泌的前馈信号来自中枢。胃提前开始分泌有利于胃及时消化食物。

在前馈控制中，条件反射具有提前调整机体功能状态的作用。例如，当运动员进入赛场时，尽管比赛尚未开始，赛场的氛围已使参赛者神经系统兴奋（前馈信号），导致提前出现心率加快、心排血量增加、呼吸加快等一系列变化。这些变化有利于机体在比赛中为有关器官提供更多血液和氧气供应。

机体通常将前馈控制与反馈控制结合，因而使调节更具预见性和适应性。

（钮伟真）

复习思考题

1. 机体生命活动的基本特征有哪些？
2. 人体的结构可分为哪些层次？说明这些层次的相互关系。
3. 何谓内环境稳态？机体是如何维持内环境稳态的？
4. 机体与环境间的物质交换有哪些？这些交换对机体有何意义？
5. 机体对环境变化和刺激的反应可表现在哪些方面？
6. 人体功能活动调节的基本方式有哪些？
7. 从控制论的角度，人体功能活动有哪些调控方式？
8. 何谓负反馈调节？举例说明负反馈调节的意义。

参考文献

查锡良，药立波．2013. 生物化学与分子生物学．8 版．北京：人民卫生出版社

陈誉华．2013. 医学细胞生物学．5 版．北京：人民卫生出版社

樊小力．2006. 人体机能学．西安：西安交通大学出版社

朱大年，王庭槐．2013. 生理学．8 版．北京：人民卫生出版社

Barrett KE, Barman SM, Boitano S, et al. 2012. Ganong's Review of Medical Physiology Ganong's Review of Medical Physiology. 24th ed. New York：McGraw-Hill Company

Hall J E. 2010. Guyton and Hall Textbook of Medical Physiology. 12th ed. Amsterdam：Elsevier Medicine

第二章 人体的基本构成

要点：①氨基酸是组成蛋白质的基本结构单位，氨基酸是两性电解质。②蛋白质结构可以分为一至四级结构，体内存在的蛋白质各自具有其特定的结构和生物学功能，且二者密切相关。③蛋白质的功能几乎涉及所有的生理过程，可利用蛋白质理化性质的不同进行蛋白质纯化。④酶是生物体内一类重要的催化剂，体内几乎所有的化学反应都是由酶催化的；绝大部分酶是蛋白质，也存在具有生物催化活性的核酸。⑤DNA 和 RNA 是两类重要的多聚核苷酸。核苷酸是核酸的基本结构单位，核酸具有传递遗传信息的功能。⑥利用核酸变性和复性原理的杂交技术对核酸研究非常重要，核酸酶是分子生物学研究重要的工具酶。⑦细胞形态多样，功能不同，但基本结构都是由细胞膜、细胞质和细胞核组成。⑧细胞膜在电镜下可分为两暗夹一明的 3 层结构，这 3 层结构也是细胞内各种膜相结构所具有的共同特征，故又称生物膜或单位膜。⑨细胞质由基质、细胞器和包含物 3 部分组成；细胞器包括线粒体、核糖体（核蛋白体）、内质网、高尔基复合体、溶酶体、过氧化物酶体、微丝和微管等。⑩细胞核由核膜、染色质、核仁及核基质 4 部分组成。⑪上皮组织可分为被覆上皮、腺上皮和特殊上皮三大类。被覆上皮位于人体的体表和体内各种管、囊、腔的内表面，有单层和复层之分，其功能为保护、吸收、分泌和排泄。⑫结缔组织由细胞和细胞间质构成，广义的结缔组织可分为固有结缔组织、软骨组织、骨组织、血液和淋巴；一般所说的结缔组织仅指固有结缔组织。⑬细胞与细胞间质相互依存，细胞间质是细胞的产物，同时又对细胞的存活、分化、增殖、形态和功能有重要影响。⑭肌组织主要由肌细胞组成，按其结构和功能可分为骨骼肌、心肌和平滑肌 3 类；肌浆内有许多与细胞长轴相平行排列的肌丝，它们是肌纤维收缩和舒张的结构基础。⑮神经组织由神经细胞和神经胶质细胞组成，神经细胞具有接收刺激、整合信息和传导冲动的功能；神经胶质细胞对神经元起支持、营养、绝缘和保护等功能。⑯人体不同组织按照一定的规律组合成具有一定形态并执行特定生理功能的器官，如心脏、肝、肺、肾等；一些器官为完成更高级的生理功能组成系统。人体有运动、消化、呼吸、泌尿、生殖、循环、感觉、神经、内分泌和免疫十大系统。各系统在神经、体液和免疫的调节下，彼此联络，互相协调与影响，共同构成一个完整统一的有机体。

第一节 生物大分子

蛋白质和核酸是生物体内主要的生物大分子。核酸具有储存和传递遗传信息等功能，而蛋白质的功能几乎涉及所有的生理过程。氨基酸和核苷酸是组成蛋白质和核酸的基本结构单位，按照一定的排列顺序和连接方式形成多聚体。酶是机体内重要的生物催化剂。绝大部分酶是蛋白质。体内几乎所有化学反应都由酶来催化完成。生物大分子的结构和功能有密切的关系。

一、蛋白质

普遍存在于生物界的**蛋白质**（**protein**）是生物体的基本组成成分之一，也是含量最丰富的生物大分子，更是生物体功能的执行者。蛋白质分布广泛，几乎所有的器官组织都含有蛋白质。一个真核细胞可以有成千上万种蛋白质，各自有特殊的结构和功能。生物体结构越复杂，其蛋白质种类和功能也越繁多。具有复杂空间结构的蛋白质承担着完成生物体内各种生理功能的任务。绝大部分酶、抗体、大部分凝血因子、多肽激素、转运蛋白、收缩蛋白、基因调控蛋白等都是蛋白质，但其结构与功能截然不同，在物质代谢、机体防御、血液凝固、肌肉收缩、细胞信号转导、个体生长发育、组织修复等方面发挥着不可替代的重要作用。蛋白质是生命活动的物质基础，没有蛋白质就没有生命活动。

（一）蛋白质的分子组成

蛋白质种类繁多，分布广泛。但其元素组成类似，主要含碳（50%～55%）、氢（6%～7%）、氧（19%～24%）、氮（13%～19%）、硫（0～4%）。有的蛋白质含有磷、碘，以及铁、铜、锌、锰、钴、钼等金属元素。

各种蛋白质的含氮量很接近，平均为16%。由于体内组织的主要含氮物是蛋白质，因此，只要测定生物样品中的氮含量，就可以推算出蛋白质大致含量。

每克样品中含氮克数×6.25×100

=100g样品中蛋白质含量

1. 氨基酸

氨基酸（amino acid）是组成蛋白质的基本结构单位。氨基酸按照一定的排列顺序和连接方式形成多聚体。存在于自然界的氨基酸有300余种，但构成天然蛋白质的氨基酸仅有20种，除甘氨酸外，蛋白质中的氨基酸均属L-α-氨基酸。其通式如下：

$$\begin{array}{c} COO^- \\ | \\ H_3N^+—C—H \\ | \\ R \end{array} \qquad \begin{array}{c} COO^- \\ | \\ H—C—N^+H_3 \\ | \\ R \end{array}$$

L-α-氨基酸　　D-α-氨基酸

生物界中也发现了一些D-氨基酸。

2. 氨基酸的分类

20种天然氨基酸按侧链结构和理化性质分为5类（表2-1）：①非极性脂肪族氨基酸；②极性中性氨基酸；③芳香族氨基酸；④酸性氨基酸；⑤碱性氨基酸。20种天然氨基酸中有两种为特殊氨基酸，它们是脯氨酸与半胱氨酸。脯氨酸属于亚氨基酸，但此亚氨基酸仍能与另一羧基形成肽键，不过N在环中，移动的自由度受到限制，当它处于多肽链中时，往往使肽链的走向形成折角。两分子的半胱氨酸脱氢后以二硫键结合成胱氨酸，在蛋白质分子中两个邻近的半胱氨酸也可脱氢形成二硫键。

表2-1　组成蛋白质的20种氨基酸

种类	结构式	中文名	英文名	三字符号	一字符号	等电点(pI)
非极性脂肪族氨基酸		甘氨酸	glycine	Gly	G	5.97
		丙氨酸	alanine	Ala	A	6.00
		缬氨酸	valine	Val	V	5.96
		亮氨酸	leucine	Leu	L	5.98
		异亮氨酸	isoleucine	Ile	I	6.02
		脯氨酸	proline	Pro	P	6.30
极性中性氨基酸		天冬酰胺	asparagine	Asn	N	5.41
		丝氨酸	serine	Ser	S	5.68
		谷氨酰胺	glutamine	Gln	Q	5.65
		半胱氨酸	cysteine	Cys	C	5.07
		苏氨酸	threonine	Thr	T	5.60
		甲硫氨酸	methionine	Met	M	5.74
		色氨酸	tryptophan	Trp	W	5.89
		酪氨酸	tyrosine	Tyr	Y	5.66

续表

种类	结构式	中文名	英文名	三字符号	一字符号	等电点(pI)
芳香族氨基酸	(苯丙氨酸结构式)	苯丙氨酸	phenyl-alanine	Phe	F	5.48
酸性氨基酸	(天冬氨酸结构式)	天冬氨酸	aspartic acid	Asp	D	2.97
酸性氨基酸	(谷氨酸结构式)	谷氨酸	glutamic acid	Glu	E	3.22
碱性氨基酸	(赖氨酸结构式)	赖氨酸	lysine	Lys	K	9.74
碱性氨基酸	(精氨酸结构式)	精氨酸	arginine	Arg	R	10.76
碱性氨基酸	(组氨酸结构式)	组氨酸	histidine	His	H	7.59

3. 氨基酸的理化性质

（1）氨基酸的两性解离性质和等电点：氨基酸在溶液中的解离状态受溶液 pH 的影响。氨基酸在酸性环境中与质子结合形成带正电荷的氨基基团（阳离子），在碱性环境中与 OH^- 结合形成带负电荷的羧基基团（阴离子），所以氨基酸具有两性解离的特性。氨基酸在某一 pH 的溶液中所带正、负电荷的量相等时，称为兼性离子（两性离子），呈电中性，此时溶液的 pH 称为该氨基酸的**等电点（isoelectric point）**。

$$\underset{\substack{\text{阳离子}\\ pH<pI}}{H-\overset{NH_3^+}{\underset{R}{C}}-COOH} \underset{+H^+}{\overset{-H^+}{\rightleftharpoons}} \underset{\substack{\text{两性离子}\\ pH=pI}}{H-\overset{NH_3^+}{\underset{R}{C}}-COO^-} \underset{+H^+}{\overset{-H^+}{\rightleftharpoons}} \underset{\substack{\text{阴离子}\\ pH>pI}}{H-\overset{NH_2}{\underset{R}{C}}-COO^-}$$

（2）氨基酸的紫外吸收：有共轭双键的物质都具有紫外吸收。在 20 种基本氨基酸中，色氨酸、酪氨酸的最大吸收峰在 280nm 波长附近。由于大多数蛋白质含有这些氨基酸残基，故通过对 280nm 波长的紫外吸光度的测量可对蛋白质溶液进行定量分析。

（3）茚三酮反应：这是氨基酸的 α-NH_2 所引起的反应。α-氨基酸与茚三酮水合物在水溶液中一起加热，可发生反应生成蓝紫色物质。此反应十分灵敏，根据反应所生成的蓝紫色的深浅，在 570nm 波长下进行比色就可测定样品中氨基酸的含量。也可在分离氨基酸时作为显色剂定性、定量地测定氨基酸。

4. 蛋白质是由氨基酸残基组成的多肽链

（1）肽：蛋白质分子中的氨基酸之间是通过肽键相连的，一个氨基酸的 α-羧基与另一个氨基酸的 α-氨基脱水缩合，即形成肽键（酰胺键）。

$$H_3^+N-\underset{R_1}{\overset{H}{C}}-COO^- + H_3^+N-\underset{R_2}{\overset{H}{C}}-COO^- \underset{\text{加水分解}}{\overset{\text{脱水缩合}}{\rightleftharpoons}} H_3^+N-\underset{R_1}{\overset{H}{C}}-\overset{O}{\overset{\|}{C}}-\underset{H}{N}-\underset{R_2}{\overset{H}{C}}-COO^- + H_2O$$

肽键
（酰胺键）

氨基酸通过肽键（—CO—NH—）相连而形成的化合物称为**肽（peptide）**。由两个氨基酸缩合成的肽称为二肽，3 个氨基酸缩合成三肽，以此类推。一般由 10 个以下的氨基酸缩合成的肽统称为寡肽，由10 个以上氨基酸形成的肽称为**多肽（polypeptide）**。

肽链中的氨基酸，因脱水缩合而部分基团不全，称为**氨基酸残基（residue）**。

在多肽链中，肽链的一端保留着一个 α-氨基，另一端保留一个 α-羧基，带氨基的末端称为**氨基端（amino terminal）**或 N 端；带羧基的末端称为**羧基端（carboxyl terminal）**或 C 端。

（2）生物活性肽：生物活性肽是天然氨基酸以不同组成和排列方式构成的从二肽到复杂的线性、环形结构的不同肽类的总称，是源于蛋白质的多功能化合物。生物活性肽具有多种人体代谢和生理调节功能，易消化吸收，有促进免疫、激素调节、抗菌、抗病毒、降血压、降血脂等作用，是当前研究的热点。

谷胱甘肽（glutathione，GSH）是由谷氨酸、半胱氨酸和甘氨酸结合而成的三肽。第一个肽键与一般的肽键不同，由谷氨酸 γ-羧基与半胱氨酸组成，分子中半胱氨酸的巯基是该化合物的主要功能基团。GSH 有还原性，可作为体内重要的还原剂保护体内蛋白质或酶分子中巯基免遭氧化，使蛋白质或酶处在活性状态。体内还有许多激素属于寡肽或多肽。

（二）蛋白质的分子结构

蛋白质为生物大分子物质，具有三维空间结构，执行复杂的生物学功能。蛋白质结构与功能之间的关系非常密切。

1. 蛋白质分子的一级结构

蛋白质分子的一级结构就是蛋白质多肽链中氨基酸残基的排列顺序，也是蛋白质最基本的结构。氨基酸排列顺序是由遗传信息决定的，氨基酸的排列顺序是决定蛋白质空间结构的基础，而蛋白质的空间结构则是实现其生物学功能的基础。1953 年，英国生物化学家 Sanger 报道了牛胰岛素（insulin）的一级结构，这是世界上第一个被确定一级结构的蛋白质。

2. 蛋白质的二级结构

蛋白质的分子并非如一级结构那样是完全展开的“线状”，而是处于更高级的水平。天然蛋白质可折叠、盘曲成一定的空间结构（三维结构）。蛋白质的空间结构指蛋白质分子内各原子围绕某些共价键的旋转而形成的各种空间排布及相互关系，这种空间结构称为**构象（conformation）**。按不同层次，蛋白质的高级结构可分为二级、三级和四级结构。

多肽链主链中各原子在各局部的空间排布，即多肽链主链构象称为蛋白质的二级结构。

1）形成二级结构的基础——肽键平面　20 世纪 30 年代末，Pauling 和 Corey 开始对氨基酸和肽进行 X 线结晶衍射图研究。他们测定了分子中各原子间的标准键长和键角，提出**肽单元（peptide unit）**概念。参与形成肽键的 4 个原子和 2 个相邻 Cα 原子位于同一平面，由于 C—N 键有部分双键性质，因此 C═O 和 C—N 均不能自由旋转，所以该平面呈刚性，即肽键平面。肽键平面是构成主链构象的结构基础。

2）蛋白质二级结构的基本形式　蛋白质的肽链局部盘曲、折叠的主要有 α-螺旋（α-helix）、β-折叠（β-pleated sheet）、β-转角（β-turn）和无规卷曲（random coil）等几种形式。

（1）α-螺旋：肽链的某段局部盘曲成螺旋形结构，称为 α-螺旋（图 2-1）。α-螺旋的特征是：①一般为右手螺旋；②每螺旋圈包含 3.6 个氨基酸残基，每个残基跨距为 0.15nm，螺旋上升 1 圈的距离（螺距）为 3.6×0.15 = 0.54nm；③螺旋圈之间通过每个肽键的 N—H 与其氨基端的第 4 个肽键的 C═O 形成氢键以保持螺旋结构稳定；④影响 α-螺旋形成的主要因素是氨基酸侧链的大小、形状及所带电荷等性质。

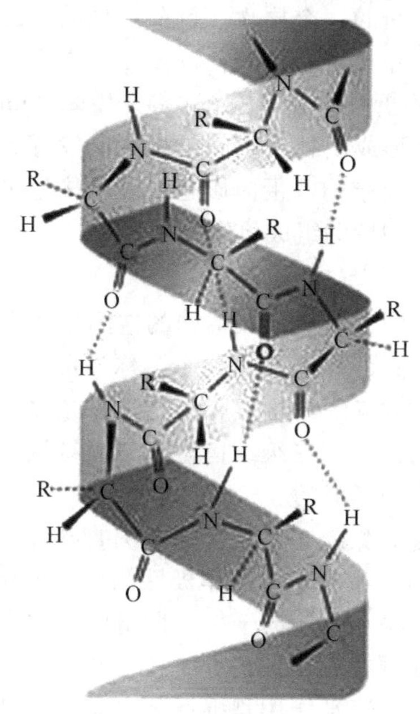

图 2-1　α-螺旋示意图

（2）β-折叠：β-折叠是一种比较伸展、呈锯齿状的肽链结构。两段以上的 β-折叠结构平行排布并以氢键相连所形成的结构称为 β-片层或 β-折叠层。β-片层可分顺向平行（肽链的走向相同，即 N 端、C 端的方向一致）和逆向平行（两肽段走向相反）结构（图 2-2）。

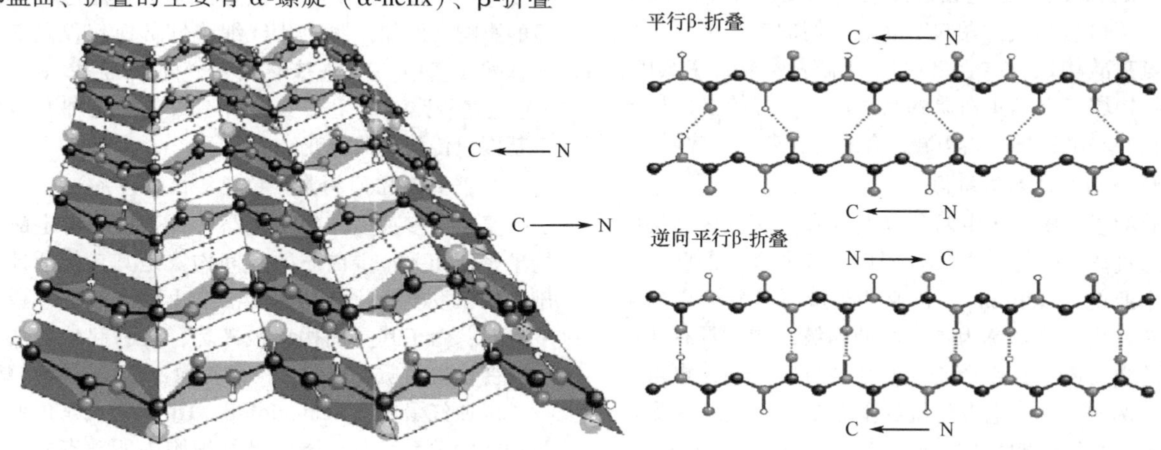

图 2-2　β-折叠结构示意图

（3）β-转角：此种结构指多肽链中出现的一种180°的转折。β-转角通常由4个氨基酸残基构成，由第1个残基的 C=O 与第4个残基的—NH—形成氢键，以维持转折结构的稳定。

（4）无规卷曲：此种结构为多肽链中除以上几种比较规则的构象外，其余规则性不强区段的构象。

（5）超二级结构：**超二级结构（super-secondary structure）**是指在多肽链内顺序上相互邻近的二级结构常常在空间折叠中靠近，彼此相互作用，形成规则的二级结构聚集体，是蛋白质构象中介于二级结构和三级结构之间的一个层次。目前发现的超二级结构有3种基本形式：α-螺旋组合（αα）；β-折叠组合（ββ）和α-螺旋β-折叠组合（βαβ）等。**模体（motif）**属于此范畴，是形成了特殊空间结构并能发挥专一功能的蛋白质超二级结构。蛋白质超二级结构还可直接作为三级结构结构域的组成单位。

3. 蛋白质的三级结构

多肽链中，各个二级结构的空间排布方式及有关侧链基团之间的相互作用关系，称为蛋白质的三级结构。蛋白质的三级结构实际上指每一条多肽链内所有原子的空间排布。三级结构是在二级结构的基础上由侧链相互作用形成的。

多肽链的侧链（也就是氨基酸的侧链）分为亲水性的极性侧链和疏水性的非极性侧链。水介质中球状蛋白质的折叠总是倾向于把多肽链的疏水性侧链或疏水性基团埋藏在分子的内部，这一现象称为疏水作用或疏水效应。疏水作用是维系蛋白质三级结构最主要的动力。除疏水作用外，维系蛋白质的三级结构的动力还有氢键、盐键（离子键）、范德瓦耳斯力和二硫键等。

三级结构对于蛋白质的分子形状及其功能活性部位的形成起重要作用。在二级或超二级结构基础上，肽链可形成在三级结构层面上的局部折叠区，称为**结构域（domain）**。某些蛋白质的结构域由几个二级结构汇成“口袋”或“洞穴”状。它们的核心部分多为疏水氨基酸构成，结合蛋白质的辅基常镶嵌在其中，这种结构域多半是蛋白质的活性部位。有的蛋白质分子中只有一个特异的结构域，有的则有多个结构域。

4. 蛋白质的四级结构

有的蛋白质分子由两条以上具有独立三级结构的肽链通过非共价键相连聚合而成，其中每一条肽链称为一个**亚基（subunit）**。各亚基在蛋白质分子内的空间排布及相互接触称为蛋白质的四级结构。具有四级结构的蛋白质，其几个亚基的结构可以相同，也可以不同。例如，红细胞内的血红蛋白是由4个亚基聚合而成的，4个亚基两两相同，即含两个α亚基和两个β亚基。在一定条件下，这种蛋白质分子可以解聚成单个亚基，亚基在聚合或解聚时对某些蛋白质具有调节活性的作用。有的蛋白质虽由两条以上肽链构成，但几条肽链之间是通过共价键（如二硫键）连接的，这种结构不属于四级结构。

5. 蛋白质的分类

蛋白质的种类繁多，结构复杂，迄今为止没有一个理想的分类方法。例如，从蛋白质形状上，可将它们分为球状蛋白质及纤维状蛋白质；从组成上可分为单纯蛋白质（分子中只含氨基酸残基）及结合蛋白质（分子中除氨基酸外，还有非氨基酸物质，后者称辅基）。

（三）蛋白质的结构与功能的关系

1. 蛋白质的一级结构与其构象及功能的关系

蛋白质一级结构是空间结构的基础，特定的空间构象主要是由蛋白质分子中肽链和侧链R基团形成的次级键来维持，在生物体内，蛋白质的多肽链一旦被合成后，即可根据一级结构的特点自然折叠和盘曲，形成一定的空间构象。

20世纪60年代，Anfinsen以一条肽链的核糖核酸酶为对象，研究二硫键的还原和氧化问题。其发现该酶的124个氨基酸残基构成的多肽链中存在4对二硫键，在大量β-巯基乙醇和适量尿素作用下，4对二硫键全部被还原为—SH，酶活力也全部丧失，但是如将尿素和β-巯基乙醇除去，并在有氧条件下使巯基缓慢氧化成二硫键，此时酶的活力水平可接近于天然的酶。Anfinsen在此基础上认为蛋白质的一级结构决定了它的二级、三级结构，即由一级结构可以自动地发展到二级、三级结构。

一级结构相似的蛋白质，其基本构象及功能也相似。例如，不同种属的生物体分离出来的同一功能的蛋白质，其一级结构只有极少的差别，而且在系统发生上进化位置相距越近的差异越小。

在蛋白质的一级结构中，参与功能活性部位的残基或处于特定构象关键部位的残基，即使在整个分子中发生一个残基的异常，该蛋白质的功能也会受到明显的影响。例如，镰刀状红细胞性贫血仅仅是574个氨基酸残基中一个氨基酸残基，即β亚基N端的第6号氨基酸残基发生了变异所造成的。这种变异来源于基因遗传信息的突变。

2. 蛋白质空间构象与功能活性的关系

蛋白质多种多样的功能与各种蛋白质特定的空间构象密切相关，蛋白质的空间构象是其功能活性的基础，构象发生变化，其功能活性也随之改变。蛋白质变性时，由于其空间构象被破坏，故引起功能活性丧失，变性蛋白质在复性后构象复原，活性即能恢复。

以**血红蛋白（hemoglobin，Hb）**为例来说明构象与功能的关系。血红蛋白是红细胞中所含有的一种结合蛋白质，它的蛋白质部分称为珠蛋白，非蛋白质部分（辅基）为血红素。Hb分子由4个亚基构成，每一亚基结合1分子血红素。正常成人Hb分子的4个亚基为两条α链和两条β链。α链由141个氨基酸残基组成，β链由146个氨基酸残基组成，它们的一级结构均已确定。每一亚基都具有独立的三级结构，各肽链折叠盘曲成一定构象，β亚基中有8个α-螺旋区（分别称A~H螺旋区），α亚基中有7个α-螺旋区。在此基础上肽链进一步折叠形成球状，依赖侧链间形成的各种次级键维持稳定，使之球形表面为亲水区，球形向内，在E和F螺旋段间的20多个疏水氨基酸侧链构成口袋形的疏水区，辅基血红素就嵌接在其中。α亚基和β亚基构象相似。最后，4个亚基$\alpha_2\beta_2$聚合成具有四级结构的Hb分子。

Hb是通过其辅基血红素的Fe^{2+}与氧发生可逆结合。Hb与O_2的结合物称氧合血红蛋白。在血红素中，4个吡咯环形成一个平面，在未与氧结合时Fe^{2+}的位置高于平面0.7Å，一旦O_2进入某一个α亚基的疏水“口袋”时，与Fe^{2+}的结合会使Fe^{2+}嵌入四吡咯平面中，也即向该平面内移动约0.75Å，Fe^{2+}位置的这一微小移动，牵动F8组氨酸残基连同F螺旋段的位移，再波及附近肽段构象，造成两个α亚基间盐键断裂，使亚基间结合变松，并促进第二亚基的变构并氧合，后者又促进第三亚基的氧合，使Hb分子中第四亚基的氧合速度为第一亚基开始氧合时速度的数百倍。此种一个亚基与其配体结合，促使另一亚基变构从而影响其与配体结合能力的现象称为**协同效应**（**cooperative effect**）。所以在不同氧分压下，Hb氧饱和曲线呈“S”形。

Hb在体内的主要功能为运输氧，而Hb的别构效应，极有利于它在肺部与O_2结合及在周围组织释放O_2。在生物体内，当某种物质特异地与蛋白质分子的某个部位结合，触发该蛋白质的构象发生一定变化，从而导致其功能活性的变化，这种现象称为蛋白质的**别构效应**（**allosteric effect**）。蛋白质（或酶）的别构效应，在生物体内普遍存在，这对物质代谢的调节和某些生理功能的变化都是十分重要的。

（四）蛋白质的理化性质

蛋白质是由氨基酸组成的大分子化合物，其理化性质一部分与氨基酸相似，如两性电离、等电点、呈色反应、成盐反应等，但也有一部分性质不同于氨基酸，如蛋白质分子质量大、具有胶体性质、容易变性等。

1. 蛋白质的胶体性质

蛋白质属于大分子物质，其分子大小达到胶粒量级（1~100nm）。蛋白质分子表面带有多个亲水基团，能强烈地与水分子发生作用，导致蛋白质分子被多层水分子所包围，且分散于水中，形成一种胶体溶液。

2. 蛋白质的两性电离和等电点

蛋白质是由氨基酸组成的，其分子中除两端的游离氨基和羧基外，侧链中尚有一些解离基团，如谷氨酸、天冬氨酸残基中的γ-羧基和β-羧基，赖氨酸残基中的ε-氨基，精氨酸残基的胍基和组氨酸的咪唑基。作为带电颗粒，它可以在电场中移动，移动方向取决于蛋白质分子所带的电荷。蛋白质颗粒在溶液中所带的电荷，既取决于其分子组成中碱性氨基酸和酸性氨基酸的含量，又受所处溶液的pH影响。当蛋白质溶液处于某一pH时，蛋白质解离成正、负离子的趋势相等，即成为兼性离子，净电荷为零，此时溶液的pH称为蛋白质的等电点。处于等电点的蛋白质颗粒，在电场中不移动。蛋白质溶液的pH大于等电点，该蛋白质颗粒带负电荷，反之则带正电荷。

3. 蛋白质的变性、复性与沉淀

天然蛋白质的严密结构在某些物理或化学因素作用下，其特定的空间结构被破坏，从而导致理化性质改变和生物学活性的丧失，称为蛋白质的**变性作用**（**denaturation**），如酶失去催化活力，激素丧失活性。变性蛋白质只有空间构象的破坏，一般认为蛋白质变性本质是次级键、二硫键的破坏，并不涉及一级结构的变化。变性蛋白质和天然蛋白质最明显的区别是溶解度降低，同时蛋白质的黏度增加，结晶性破坏，生物学活性丧失，易被蛋白酶分解。

变性并非是不可逆的变化，当变性程度较轻时，如去除变性因素，有的蛋白质仍能恢复或部分恢复其原来的构象及功能，变性的可逆变化称为**复性**（**renaturation**）。许多蛋白质变性时被严重破坏，不能恢复，称为不可逆性变性。

蛋白质分子凝聚从溶液中析出的现象称为蛋白质**沉淀**（**precipitation**），变性蛋白质一般易于沉淀，但也可不变性而使蛋白质沉淀，在一定条件下，变性的蛋白质也可不发生沉淀。蛋白质所形成的亲水胶体颗粒具有两种稳定因素，即颗粒表面的水化层和电荷。若无外加条件，不致互相凝集。然而除掉这两个稳定因素，蛋白质便容易凝集析出。引起蛋白质沉淀的主要方法包括**盐析**（**salting precipitation**）、重金属盐沉淀、生物碱试剂，以及某些酸类沉淀、有机溶剂沉淀和加热凝固等。

4. 蛋白质的呈色反应

蛋白质可与茚三酮发生呈色反应，还可在碱性溶液中与硫酸铜作用发生双缩脲反应。另外，可与酚试剂、乙醛酸试剂、浓硝酸等发生颜色反应。

5. 蛋白质的紫外吸收

同氨基酸的紫外吸收。

（五）蛋白质的分离纯化与序列分析

蛋白质的分离纯化在生物化学研究应用中使用广泛，是一项重要的操作技术。蛋白质分离主要根据5种原理：分子大小、溶解度、电荷、吸附性质、与配体分子的生物学亲和力等。

1. 根据分子大小不同的纯化方法

可以采用透析（dialysis）、超滤（ultra-filtration）、超速离心（ultracentrifugation）、凝胶过滤（gel filtration）等方法分离蛋白质。

2. 利用溶解度差别的纯化方法

（1）等电点沉淀：蛋白质在净电荷为零时颗粒之间的静电斥力最小，因而溶解度也最小，各种蛋白质的等电点有差别，可利用调节溶液的pH达到某一蛋白质的等电点使之沉淀，但此法很少单独使用，可与盐析法结合用。

（2）蛋白质的盐溶和盐析：中性盐对蛋白质的溶解度有显著影响，一般在低盐浓度下随着盐浓度升高，蛋白质的溶解度增加，称盐溶；当盐浓度继续升高时，蛋白质的溶解度不同程度下降并先后析出，这种现象称盐析。将大量盐加到蛋白质溶液中，高浓度的盐离子有很强的水化力，可夺取蛋白质分子的水化层，使之“失水”，于是蛋白质胶粒凝结并沉淀析出。盐析时，若溶液pH在蛋白质等电点则效果更好。由于各种蛋白质分子颗粒大小、亲水程度不同，故盐析所需的盐浓度也不一样，因此调节混合蛋白质溶液中的中性盐浓度可使各种蛋白质分段沉淀。

（3）有机溶剂分级分离法：用与水可混溶的有机溶剂甲醇、乙醇或丙酮，可使多数蛋白质溶解度降低并析出。

3. 根据电荷不同的纯化方法

（1）电泳：各种蛋白质在同一pH条件下，因分子质量和电荷数量不同而在电场中的迁移率不同而得以分开的方法，称为**电泳（electrophoresis）**。电泳方法包括聚丙烯酰胺凝胶电泳（polyacrylamide gel electrophoresis，PAGE）、毛细管电泳和等电聚焦电泳（isoelectric focusing electrophoresis，IEF）等。

（2）离子交换层析：离子交换剂有阳离子交换剂和阴离子交换剂，当被分离的蛋白质溶液流经离子交换层析柱时，带有与离子交换剂相反电荷的蛋白质被吸附在离子交换剂上，随后用改变pH或离子强度的办法将吸附的蛋白质洗脱下来，这种纯化蛋白质的方法称**离子交换层析（ion exchange chromatography）**。

4. 根据配体特异性的分离方法——亲和层析法

亲和层析法（affinity chromatography）是分离蛋白质的一种极为有效的方法，这种方法基本原理是根据某些蛋白质能与其配体（ligand）分子特异而非共价地结合，从而将该蛋白质从复杂的混合蛋白质中提取出来。

其他分离纯化方法还包括高效液相层析和快速蛋白质液相层析等。

总之，蛋白质的分离、纯化和鉴定是生物化学中的重要部分，至今还没有一套单独的方法能把任何一种蛋白质从复杂的混合蛋白质中提取出来，因此往往采取几种方法联合使用。

5. 多肽链中氨基酸序列分析

首先纯化蛋白质，然后用酸、碱等将蛋白质肽链水解，用电泳、层析等方法分离、鉴定游离氨基酸的种类和含量，也可用氨基酸自动分析仪快速测定来分析蛋白质的氨基酸组成。分别测定肽链中N端和C端为何种氨基酸并通过末端氨基酸的测定估计蛋白质的肽链数目。将链间、链内二硫键打开，再选择适当的酶或化学试剂将肽链部分水解成适合作序列分析的小肽段。采用Edman降解法等分别测定各肽段的氨基酸排列顺序，最后以肽段重叠法确定整条肽链的氨基酸顺序，并确定二硫键位置。一个完整蛋白质分子的一级结构即可被测定。

6. 蛋白质空间结构预测

蛋白质空间结构预测是一个重要的问题，但实验测定蛋白质的结构比较困难。目前已逐步发展起如圆二色光谱、X线衍射法和核磁共振技术等方法研究蛋白质的二级、三级结构。从理论上发展预测蛋白质结构的新方法似乎是测定蛋白质空间结构的有效途径。这些方法的基本思想是将基于经验和知识的方法与计算化学、统计物理学、生物信息学的方法结合起来。一旦这些方法取得成功，蛋白质折叠这一分子生物学难题将有望获得解决，同时也为分子生物学研究提供新的思路。

二、酶

生物体内的化学反应几乎都是在特异的生物催化剂（biocatalyst）催化下进行的。迄今为止，人们已发现两类生物催化剂。**酶（enzyme）**是由活细胞合成的、对其特异**底物（substrate）**起高效催化作用的蛋白质，是机体内催化各种代谢反应最主要的催化剂。**核酶（ribozyme）**和**脱氧核酶（deoxyribozyme）**是具有高效、特异催化作用的核糖核酸和脱氧核糖核酸，是近年来发现的另一类生物催化剂，为数不多，主要作用于核酸。

酶学知识来源于生产实践。19世纪初，人们就已知道生物体内存在着催化化学反应的热不稳定物质。1897年，德国科学家Buchner兄弟首次成功地用无细胞的酵母提取液将蔗糖转变成乙醇，实现了生醇发酵。这一贡献打开了通向现代酶学与现代生物化学的大门。1926年，Sumner第一次从刀豆得到脲酶结晶，证明了脲酶的蛋白质本质。以后又陆续发现的2000余种酶，均证明酶的化学本质是蛋白质。直到1982年，Cech从四膜虫rRNA前体的加工研究中首次发现rRNA前体具有自我催化作用，并提出了核酶的概念。1995年，Szostak首先报道了具有DNA连接酶活性DNA片段，为生物催化剂的发展作出了新的贡献。

（一）酶的分子结构与功能

1. 酶的分子组成

酶按照其分子组成可分为**单纯酶**（**simple enzyme**）和**结合酶**（**conjugated enzyme**）两类。单纯酶是基本组成单位仅为氨基酸的一类酶。它的催化活性仅仅取决于它的蛋白质结构，如消化道蛋白酶、淀粉酶、酯酶、核糖核酸酶等。结合酶指酶的催化活性除由蛋白质部分［酶蛋白(apoenzyme)］决定外，还需要非蛋白质的物质，即所谓酶的**辅助因子**（**cofactors**），两者结合成的复合物称为**全酶**（**holoenzyme**）。对于结合酶而言，只有全酶才具有催化活性。

结合酶的辅助因子包括小分子有机化合物和金属离子。小分子有机化合物是一些化学稳定的小分子物质，称为辅酶（coenzyme）。辅酶结构中常含有某种B族维生素的衍生物或卟啉等小分子有机化合物，在酶促反应中起着传递某些化学基团、电子或原子的作用。例如，B族维生素烟酰胺所构成的辅酶Ⅰ［烟酰胺腺嘌呤二核苷酸（NAD^+）］可作为L-乳酸脱氢酶、L-谷氨酸脱氢酶等多种脱氢酶的辅酶，但其结合不同的酶蛋白组分，从而形成发挥不同催化作用的特异性结合酶。所以，体内结合酶很广泛，但辅酶的种类却有限，通常一种辅酶可与多种不同的酶蛋白结合，形成多种特异性的酶，以催化不同的化学反应。辅酶中与酶蛋白结合牢固的称为辅基（prosthetic group）。辅基通常与酶蛋白以共价键牢固结合，不能用透析等简单的物理方法使之除去，在反应中不能离开酶蛋白，如黄素腺嘌呤二核苷酸（FAD）、黄素单核苷酸（FMN）及生物素等。

2. 酶的分子结构和活性中心

酶的分子中存在许多功能基团，如—NH_2、—COOH、—SH、—OH等，但并不是这些基团都与酶活性有关。一般将与酶活性有关的基团称为酶的**必需基团**（**essential group**）。有些必需基团虽然在一级结构上可能相距很远，但在空间结构上彼此靠近，集中在一起形成具有一定空间结构的区域，该区域与底物相结合并将底物转化为产物，这一区域称为酶的**活性中心**（**active center**）。

构成酶活性中心的必需基团可分为两种，与底物结合的必需基团称为**结合基团**（**binding group**），促进底物发生化学变化的基团称为**催化基团**（**catalytic group**）。活性中心中有的必需基团可同时具有这两方面的功能。还有些必需基团虽然不参加酶的活性中心的组成，但为维持酶活性中心应有的空间构象所必需，这些基团是酶的活性中心以外的必需基团。

3. 核酶

1982年，Cech从四膜虫rRNA前体的加工研究中首先发现rRNA分子在没有任何蛋白质的存在下发生了自我催化的剪接反应。20世纪90年代Noller证明大肠杆菌（大肠埃希菌）的23S rRNA具有催化肽键形成的作用。此后更多的证据表明，某些RNA分子有固有的催化活性。这种具有催化作用的RNA称为**核酶**（**ribozyme**）或催化性RNA。

最初发现的核酶都是RNA分子，后来证实人工合成的具有类似结构的DNA分子也具有特异性降解RNA的作用。相对应于催化性RNA，具有切割DNA作用的DNA分子称为**脱氧核酶**（**deoxyribozyme**）或**催化性DNA**（**catalytic DNA**）。

4. 同工酶

同工酶（**isoenzyme**）是指催化的化学反应相同，酶蛋白的分子结构、理化性质乃至免疫学性质不同的一组酶。这类酶存在于生物的同一种属或同一个体的不同组织甚至同一组织或细胞中。

现已发现有数种同工酶，其中乳酸脱氢酶最为大家所熟悉。乳酸脱氢酶（LDH）有5种同工酶，都由4个亚基组成。LDH的亚基可以分为两型：骨骼肌型（M型）和心肌型（H型）。M、H亚基的氨基酸组成有差别，可用电泳分离。其免疫抗体无交叉反应。在临床检验方面，通过观测患者血清中LDH同工酶的电泳图谱，辅助诊断哪些器官组织发生病变。

（二）酶促反应的特点与机制

酶是生物催化剂，既有与一般催化剂相同的催化性质，又有一般催化剂所没有的生物大分子的特征。酶与一般催化剂一样，只能催化热力学允许的化学反应，缩短达到化学平衡的时间，而不改变平衡点。酶作为催化剂在化学反应的前后没有质和量的改变，微量的酶就能发挥较大的催化作用。因为绝大部分酶是蛋白质，所以又具有其独特的催化特点。

1. 酶促反应的特点

1）高度的催化效率　酶的催化效率比无催化剂的自发反应速度高10^8～10^{20}倍，比一般催化剂的催化效率高10^7～10^{13}倍。这种高度加速的酶促反应机制，主要是因为大幅度降低了反应的活化能。

2）高度的特异性　酶对其所催化的底物和催化的反应具有较严格的选择性，常将这种选择性称为酶的特异性或**专一性**（**specificity**）。根据酶对底物选择的严格程度不同，酶的特异性通常分为以下3种。

（1）绝对特异性（absolute specificity）：有的酶只能催化一种底物发生一定的反应，称为**绝对特异性**。例如，脲酶只能催化尿素水解成NH_3和CO_2，而不能催化甲基尿素水解。

（2）相对特异性（relative specificity）：一种酶可作用于一类化合物或一种化学键，这种不太严格的特异性称为**相对特异性**。例如，脂肪酶不仅水解脂肪，也能水解简单的酯类。

（3）立体异构特异性（stereospecificity）：酶对底物的立体构型的特异要求，称为**立体异构特异性**。例如，L-乳酸脱氢酶的底物只能是L-型乳酸，而不能是D-型乳酸。

2. 酶活性的可调节性

物质代谢在正常情况下处于错综复杂、有条不紊的动态平衡中。酶活性的调节作用是维持这种平衡的重要环节。通过各种调控方式，如酶的生物合成的诱导和阻遏、酶的化学修饰、酶的别构调节及神经体液因素的调节等，改变酶的催化活性，以适应生理功能的需要，促进体内物质代谢的协调统一，保证生命活动的正常进行。

酶的活性又具有不稳定性。因为绝大部分酶是蛋白质，酶促反应要求一定的pH、温度等温和的条件，强酸、强碱、有机溶剂、重金属盐、高温、紫外线、剧烈振荡等任何使蛋白质变性的理化因素都可使酶变性而失去其催化活性。

3. 酶促反应的机制

（1）酶-底物复合物的形成与诱导契合假说：酶与底物接触后，酶在底物的诱导下，其空间构象发生变化。另外，底物也因某些敏感键受力而发生“变形”，酶构象的改变与底物的变形，使两者彼此互补“契合”（图2-3），导致底物分子内部产生张力，受牵拉力影响，底物化学键易断裂，容易发生反应。

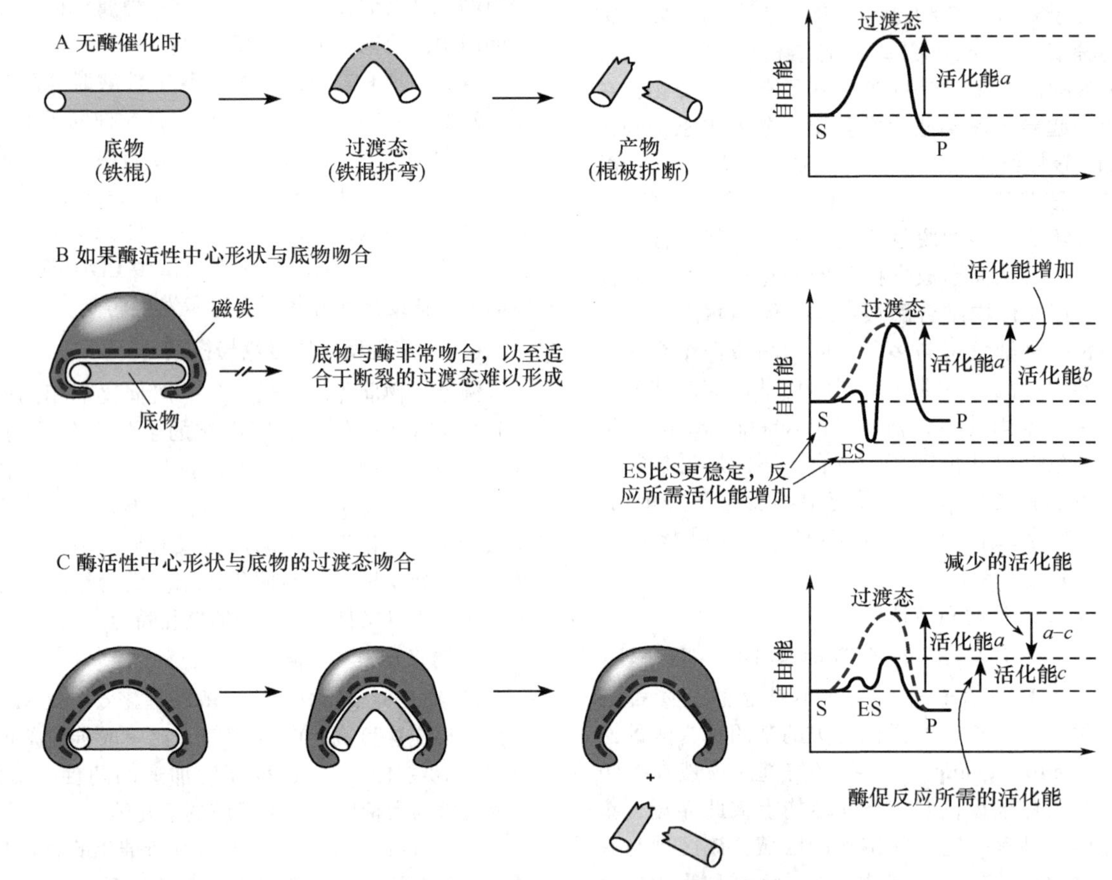

图2-3 酶-底物“变形”与“契合”示意

S为底物；ES为酶与底物复合物；P为产物

（2）趋近效应和定向效应：酶与底物形成复合物后，使底物与底物之间，酶的催化基团与底物之间结合于同一分子而使有效浓度得以极大地升高，从而使反应速度大大增加，这种效应称为趋近效应，增加底物分子的有效碰撞。酶还能使靠近活性中心处的底物分子的反应基团与酶的催化基团取得正确定向，这种定向作用提高了酶与底物反应的适宜时机，从而降低了反应活化能，加快了反应速度。

（3）多元催化：酶的活性中心具有某些氨基酸残基的R基团，这些基团有许多是酸碱功能基团（如氨基、羧基等），它们在体液条件下，往往是良好的质子供体或受体，极有利于进行酸碱催化作用，从而提高酶的催化效能。

（4）表面效应：酶的活性中心多为疏水性“口袋”。疏水环境可排除水分子对酶和底物功能基团的干扰吸引或排斥，防止在底物与酶之间形成水化膜，有利于酶与底物的密切接触。

一种酶的催化反应常常是多种催化机制的综合作用，这是酶促反应高效率的重要原因。

（三）酶促反应动力学

酶促反应动力学（**kinetics of enzyme-catalyzed reaction**）是研究酶促反应速度及其影响因素的科学。这些因素主要包括酶的浓度、底物的浓度、pH、温度、抑制剂和激活剂等。酶促反应动力学的研究有助于阐明酶的结构与功能的关系；有助于寻找最有利的反应条件，最大限度发挥酶催化反应的高效率；有助于了解酶在代谢中的作用或某些药物作用的机制等。对酶促反应动力学的研究具有重要的理论和实践意义。

1. *底物浓度对反应速度的影响*

在酶的浓度不变的情况下，底物浓度对反应速度影响的作用呈现矩形双曲线。在底物浓度很低时，反应速度随底物浓度的增加而急骤加快，两者成正比关系，表现为一级反应。随着底物浓度的升高，反应速度不再成正比例加快，反应速度增加的幅度不断下降。如果继续加大底物浓度，反应速度不再增加，表现为0级反应。此时，无论底物浓度增加多大，反应速度也不再增加，说明酶已被底物所饱和。

（1）米-曼氏方程式：解释酶促反应中底物浓度和反应速度关系的最合理学说是中间产物学说。酶首先与底物结合生成酶与底物复合物（中间产物），此复合物再分解为产物和游离的酶。

$$\underset{\text{酶 底物}}{E+S} \underset{k_2}{\overset{k_1}{\rightleftharpoons}} \underset{\text{中间产物}}{ES} \overset{k_3}{\longrightarrow} \underset{\text{酶 产物}}{E+P}$$

Michaelis 和 Menten 在前人工作的基础上，经过大量的实验，1913年前后提出了反应速度和底物浓度关系的数学方程式，即著名的**米氏方程**（**Michaelis-Menten equation**）。

$$V=\frac{V_{max}[S]}{K_m+[S]}$$

式中，V_{max}为该酶促反应的最大速度；［S］为底物浓度；K_m为米氏常数，$K_m=\frac{k_2+k_3}{k_1}$；V为在某一底物浓度时相应的反应速度。

当底物浓度很低时，$[S] \ll K_m$，则$V\approx\frac{V_{max}}{K_m}[S]$，反应速度与底物浓度成正比；当底物浓度很高时，$[S]\gg K_m$，此时$V\approx V_{max}$，反应速度达最大速度，底物浓度再增高也不影响反应速度。

（2）米氏常数的意义：当反应速度为最大速度一半时，米氏方程经变换、整理可得到$K_m=[S]$，即K_m值等于酶反应速度为最大速度一半时的底物浓度。此外，K_m值可用来表示酶对底物的亲和力。K_m值越大，酶与底物的亲和力越小；K_m值越小，酶与底物亲和力越大。酶与底物亲和力大，表示不需要很高的底物浓度，便可容易地达到最大反应速度。

K_m值是酶的特征性常数，只与酶的性质、酶所催化的底物和酶促反应条件（如温度、pH、有无抑制剂等）有关，与酶的浓度无关。酶的种类不同，K_m值不同；同一种酶与不同底物作用时，K_m值也不同。

（3）K_m和V_{max}的求法：双倒数作图法（double reciprocal plot）或称为林-贝氏作图法（Lineweaver-Burk plot）是最常见的求K_m和V_{max}的方法。

将米氏方程两边取倒数，可转化为下列形式。

$$\frac{1}{V}=\frac{K_m}{V_{max}[S]}+\frac{1}{V_{max}}$$

$1/V$对$1/[S]$的作图得一直线，其斜率是K_m/V_{max}，在纵轴上的截距为$1/V_{max}$，横轴上的截距为$-1/K_m$。此作图除用来求K_m和V_{max}值外，在研究酶的抑制作用方面还有重要价值。

米氏方程只适用于较为简单的酶作用过程。

2. *酶浓度对反应速度的影响*

在一定的温度和pH条件下，当底物浓度大大超过酶的浓度时，酶的浓度与反应速度成正比关系。

3. *温度对反应速度的影响*

化学反应的速度随温度增高而加快。但酶是蛋白质，可随温度的升高而变性。在温度较低时，前一影响较大，反应速度随温度升高而加快，一般地说，温度每升高10℃，反应速度大约增加1倍。但温度超过一定数值后，酶受热变性的因素占优势，反应速度反而随温度上升而减缓。酶促反应速度最大时的温度称为酶的**最适温度**（**optimum temperature**）。酶的最适温度不是酶的特征性常数。

4. *pH对反应速度的影响*

酶反应介质的pH可影响酶分子，特别是活性中心上必需基团的解离程度和催化基团中质子供体或质子受体所需的离子化状态，也可影响底物和辅酶的解离程度，从而影响酶与底物的结合。只有在特定的pH条件下，酶、底物和辅酶的解离最适宜于它们互相结合并发生催化作用，使酶促反应速度达最大值，这种pH称为酶的**最适pH**（**optimum pH**）。它和酶的最稳定pH不一定相同，和体内环境的pH也未必相同。最适pH不是酶的特征性常数。

5. *抑制剂对反应速度的影响*

凡能使酶活性下降而不引起酶蛋白变性的物质称为酶的**抑制剂**（**inhibitor**）。使酶变性失活（称为酶的钝化）的因素如强酸、强碱等，不属于抑制剂。通常抑制作用分为**可逆性抑制**（**reversible inhibition**）和**不可逆性抑制**（**irreversible inhibition**）两类。

不可逆性抑制作用的抑制剂，通常以共价键形式与酶的必需基团进行不可逆结合而使酶丧失活性。不能用透析或超滤等物理方法除去抑制。按其作用特点，又有专一性及非专一性之分。

可逆性抑制剂与酶以非共价键结合，在用透析或超滤等物理方法除去抑制剂后，酶的活性能恢复，即抑制剂与酶的结合是可逆的。这类抑制剂主要可分为竞争性抑制和非竞争性抑制两类（图 2-4）。

（1）**竞争性抑制（competitive inhibition）**：抑制剂 I 对底物 S 和游离酶 E 的结合有竞争作用，互相排斥，已结合底物的 ES 复合体，不能再结合 I。同样已结合抑制剂的 EI 复合体，不能再结合 S。

抑制剂 I 在化学结构上与底物 S 相似，能与底物 S 竞争酶 E 分子活性中心的结合基团，因此，抑制作用大小取决于抑制剂与底物的浓度比，加大底物浓度，可使抑制作用减弱。

按米氏公式推导方法，在有竞争性抑制剂存在时，酶和底物的结合能力因竞争性抑制存在变小，从而使 K_m 值变大，但不影响酶促反应的最大速度。

很多药物都是酶的竞争性抑制剂。例如，磺胺药与对氨基苯甲酸具有类似的结构，而对氨基苯甲酸、二氢蝶呤及谷氨酸是某些细菌合成二氢叶酸的原料，后者能转变为四氢叶酸，它是细菌合成核酸不可缺少的辅酶。由于磺胺药是二氢叶酸合成酶的竞争性抑制剂，进而减少菌体内四氢叶酸的合成，使核酸合成障碍，导致细菌死亡。

（2）**非竞争性抑制（non-competitive inhibition）**：抑制剂 I 和底物 S 与酶 E 的结合完全互不相关，既不排斥，也不促进结合。抑制剂 I 可以和酶 E 结合生成 EI，也可以和 ES 复合物结合生成 ESI。底物 S 和酶 E 结合成 ES 后，仍可与 I 结合生成 ESI，但一旦形成 ESI 复合物，再不能释放形成产物 P。

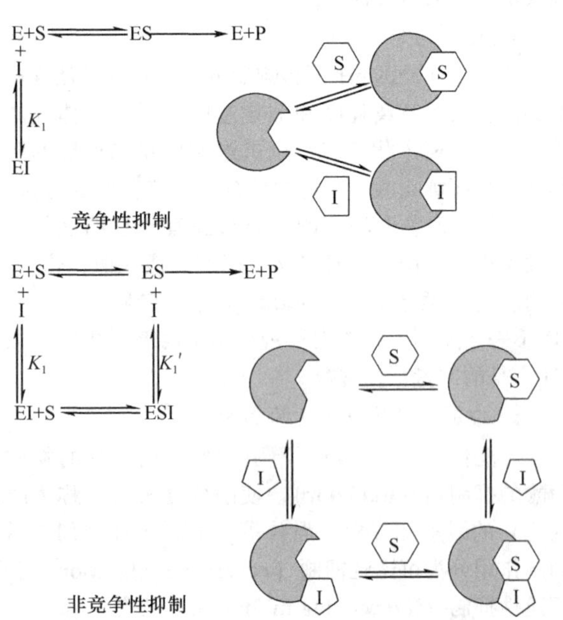

图 2-4 竞争性抑制和非竞争性抑制示意图

有非竞争性抑制剂存在，并不影响底物与酶的亲和力，但使酶促最大反应速度变小。

6. 激活剂对酶促反应速度的影响

能使酶活性提高的物质，都称为**激活剂（activator）**，其中大部分是离子或简单的有机化合物。例如，Mg^{2+}是多种激酶和合成酶的激活剂，动物唾液中的 α-淀粉酶则受 Cl^-的激活。

（四）酶的调节与活性测定

1. 酶活性的调节

（1）酶原与酶原激活：有些酶刚合成或初分泌时是酶的无活性前体，称为酶原。酶原转变为活性酶的过程称为酶原激活。酶原激活通过水解一个或若干个特定的肽键，酶的构象发生改变，其多肽链发生进一步折叠、盘曲，形成活性中心必需的构象。消化系统内蛋白酶以酶原形式分泌，不仅保护消化器官本身不受酶的水解破坏，而且保证酶在其特定的部位与环境发挥其催化作用，酶原还可以视为酶的储存形式，如凝血和纤溶酶类以酶原形式在血液循环中运行，一旦需要便转化为有活性的酶，发挥其对机体的保护作用。

（2）别构调节（allosteric regulation）与别构酶（allosteric enzyme）：体内一些代谢物与某些酶活性中心外的调节部位非共价可逆地结合，使酶发生构象改变，引起催化活性改变。这一调节酶活性的方式称为**别构调节**。受别构调节的酶称为别构酶。引起别构效应的代谢物称为别构效应剂。别构酶通常是代谢过程中的关键酶，酶的别构调节属于酶活性的快速调节。

（3）酶的共价修饰调节（covalent modification）：某些酶蛋白肽链上的侧链基团在另一酶的催化下可与某种化学基团发生共价结合或解离，从而改变酶的活性，这一调节酶活性的方式称为**酶的共价修饰**。酶的共价修饰以磷酸化修饰最为常见。酶的共价修饰属于体内酶活性快速调节的另外一种重要方式。

2. 酶含量的调节

（1）酶蛋白合成的诱导与阻遏：能促进酶蛋白的基因转录，增加酶蛋白生物合成的物质称为诱导剂，引起酶蛋白生物合成量增加的作用称为诱导作用；相反，抑制酶蛋白的基因转录，减少酶蛋白生物合成的物质称为阻遏剂。某些内源底物、反应产物、激素或外源药物等可通过诱导或阻遏影响酶蛋白合成量。这种调节酶活性的方式属于酶活性的缓慢而长效的调节方式。

（2）酶的降解调控：降低或加快酶蛋白的降解速度，也可使细胞酶含量增多或减少。该降解途径与一般蛋白质的降解途径相同。

3. 酶活性测定与酶活性单位

由于细胞内酶含量很少，直接测定其绝对量很难，因此酶学检测中一般是测定酶活性。测定血清（血浆）、尿液等体液中酶活性变化，可以反映某些疾病的发生和发展，有利于疾病诊断和预后判断。

酶的活性是指酶催化化学反应的能力。酶活性单位是衡量酶活力大小的尺度，是指在特定条件下、单位时间内酶促反应过程中底物的减少量或产物的生成量。国际单位（IU）是1976年国际酶学委员会规定的酶活性单位的统一标准：是指在最适条件下，25℃，每分钟催化1μmol底物转化为产物的酶量。1979年，国际生物化学协会为使酶活性单位与国际单位制的反应速度相一致，推荐用Katal单位（也称催量，Kat），即在规定条件下，每秒钟催化1mol底物转化为产物的酶量。

（五）酶的命名与分类

1. 酶的习惯命名法

习惯命名法简单，应用历史长，一般采用底物命名，如对水解酶类，只要底物名称即可，如蔗糖酶、胆碱酯酶、蛋白酶等。或者依据其催化反应的性质来命名，如水解酶、转氨酶等。但该命名法缺乏系统性，有时出现一酶数名或一名数酶的现象。

2. 系统命名法

鉴于新酶的不断发展和过去文献中对酶命名的混乱，国际酶学委员会规定了一套系统的命名法，使一种酶只有一种名称。它包括酶的系统命名和4个数字分类的酶编号。

3. 酶的分类

国际酶学委员会规定，按酶促反应的性质，可把酶分成六大类，包括氧化还原酶类（oxidoreductases）、转移酶类（transferases）、水解酶类（hydrolases）、裂解酶类（lyases）、异构酶类（isomerases）和合成酶类（synthetases）或连接酶类（ligases）。

（六）酶与医学的关系

酶与临床医学有密切的关系。人体的许多疾病与酶的质和量的异常、酶活性的改变有关，血浆中酶活性的改变又可反映许多疾病。

酶是基因表达的特殊蛋白质，先天性或遗传性缺陷可使某些酶的基因表达缺失或异常，导致酶的质和量的先天性异常。因酶的缺陷使相应的正常代谢途径不能进行而引起的疾病称为酶遗传性缺陷病。例如，酪氨酸酶遗传性缺陷时，体内酪氨酸不能转化成黑色素，导致皮肤、毛发缺乏黑色素而患白化病。表2-2列出了部分酶遗传性缺陷病及其所缺陷的酶。

表2-2 部分酶遗传性缺陷病及其缺陷的酶

缺陷酶	相应疾病
酪氨酸酶	白化病
黑尿酸氧化酶	黑尿酸症
苯丙氨酸羟化酶	苯丙酮酸尿症
1-磷酸半乳糖尿苷移换酶	半乳糖血症
葡萄糖-6-磷酸酶	糖原贮积症
6-磷酸葡萄糖脱氢酶	蚕豆病
谷胱甘肽过氧化物酶	新生儿黄疸
高铁血红蛋白还原酶	高铁血红蛋白血症
肌腺苷酸脱氢酶	肌病

临床上还有些疾病是由于酶活性受到抑制引起的，常见于中毒性疾病。例如，有机磷农药中毒是由于抑制了胆碱酯酶活性，重金属盐中毒是由于抑制了巯基酶活性等。

酶在临床诊断中也发挥重要的作用。临床上更为常见的是许多组织器官的疾病，表现为血液等体液中一些酶活性的异常，通过测定血中某些酶的活性可以协助诊断某些疾病。

酶已广泛应用于临床治疗。胃蛋白酶、胰蛋白酶、淀粉酶、脂肪酶和木瓜蛋白酶都可用于帮助消化。溶菌酶、木瓜蛋白酶可缓解炎症。糜蛋白酶可用于外科清创等。链激酶、尿激酶和纤溶酶等可溶解血栓，可用于脑血栓、心肌梗死等疾病的防治。利用天冬酰胺酶分解天冬酰胺可抑制血癌细胞的生长。人工合成的6-巯基嘌呤、5-氟尿嘧啶等药物通过竞争性抑制作用阻碍肿瘤细胞的异常生长。

三、核酸

1869年，瑞士科学家Miescher从脓细胞核中提取到一种富含磷元素的酸性化合物，后来又从鲭鱼精子中分离出类似的物质，此物质即现在所知的**核酸（nucleic acid）**。1944年，Avery、Macleod和McCarty发现一种有荚膜、具致病性的肺炎球菌中提取的**脱氧核糖核酸（deoxyribonucleic acid，DNA）**，可使另一种无荚膜不具致病性的肺炎球菌的遗传性状发生改变，转变为有荚膜、具致病性的肺炎球菌，且转化率与DNA纯度呈正相关。若将DNA预先用DNA酶降解，转化就不发生。该项实验彻底纠正了蛋白质携带遗传信息这一错误认识，确立了核酸是遗传物质。Hershey和Chase用不同放射性同位素标记噬菌体DNA及其蛋白质外壳，再用标记的噬菌体去感染培养的大肠杆菌的实验进一步证实了DNA的遗传作用。

1953年，Watson和Crick创立的DNA双螺旋结构模型，不仅阐明了DNA分子的结构特征，而且提出了DNA作为执行生物遗传功能的分子，为遗传学进入分子水平奠定了基础，成为现代分子生物学发展史上最为辉煌的里程碑。后来的研究又发现了**核糖核酸（ribonucleic acid，RNA）**，其在遗传信息的传递中也起着重要的作用。

（一）核酸的化学组成

1. 核酸的元素组成

组成核酸的元素有C、H、O、N、P等，与蛋白质比较，其组成上有两个特点：一是核酸一般不含元素S，二是核酸中P的含量较多并且恒定，占9%～10%。因此，核酸定量测定的经典方法，是以测定P含量来代表核酸量。

2. 核酸的基本单位

核酸是生物体内的大分子化合物，包括DNA和RNA两大类。核苷酸中的碱基均为含氮杂环化合物，它们分别属于嘌呤衍生物和嘧啶衍生物。核苷酸中的嘌呤碱（purine）主要是鸟嘌呤（guanine，G）和腺嘌呤（adenine，A），嘧啶碱（pyrimidine）主要是胞嘧啶（cytosine，C）、尿嘧啶（uracil，U）和胸腺嘧啶（thymine，T）。DNA和RNA都含有鸟嘌呤（G）、腺嘌呤（A）和胞嘧啶（C）；胸腺嘧啶（T）一般而言只存在于DNA中，不存在于RNA中；而尿嘧啶（U）只存在于RNA中，不存在于DNA中。它们的化学结构如下。

腺嘌呤　　鸟嘌呤

胞嘧啶　　尿嘧啶　　胸腺嘧啶

有些核酸中还含有修饰碱基或稀有碱基，这些碱基大多是在上述嘌呤碱或嘧啶碱的不同部位甲基化或进行其他的化学修饰而形成的衍生物。

核酸中的戊糖有核糖（ribose）和脱氧核糖（deoxyribose）两种，分别存在于核糖核苷酸和脱氧核糖核苷酸中。核苷中戊糖的羟基与磷酸以磷酸二酯键连接而成为核苷酸。生物体内的核苷酸大多数是核糖或脱氧核糖的C5′上羟基被磷酸酯化，形成5′核苷酸。核苷酸在5′进一步磷酸化，即生成核苷二磷酸和核苷三磷酸。以核糖腺苷酸为例，除腺苷一磷酸（adenosine monophosphate，AMP）外，还有腺苷二磷酸（adenosine 5′-diphosphate，ADP）和腺苷三磷酸（adenosine 5′-triphosphate，ATP）两种形式。

核苷酸还有环化的形式。它们主要是3′，5′-环化腺苷酸（3′，5′-cyclic adenosine monophosphate，cAMP）和3′，5′-环化鸟苷酸（3′，5′-cyclic guanosine monophosphate，cGMP）。环化核苷酸在细胞内代谢的调节和跨细胞膜信号中起着十分重要的作用。

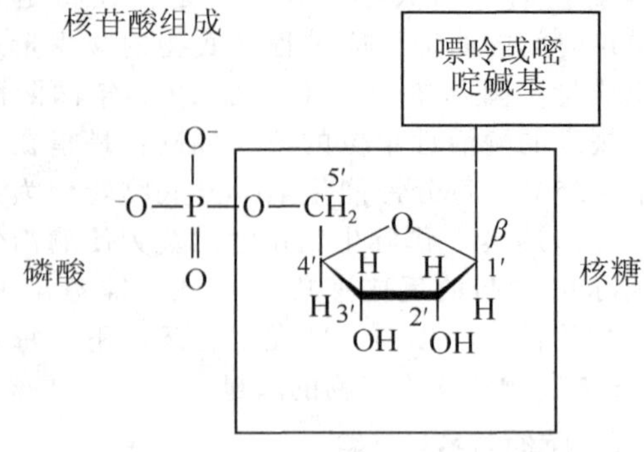

3′,5′-cAMP

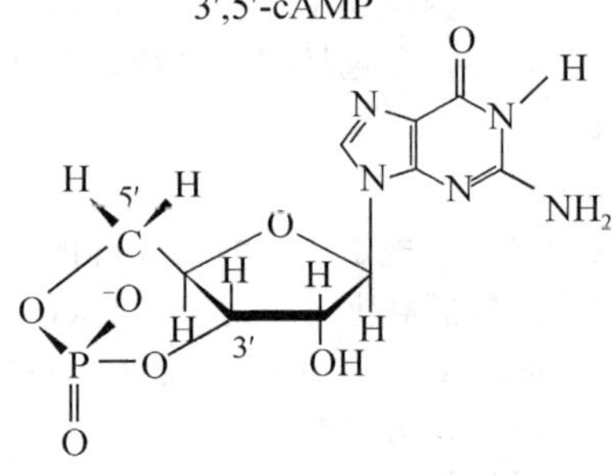

3′,5′-cGMP

（二）DNA的一级结构与功能

自然界绝大多数生物体的遗传信息储存在DNA的核苷酸排列顺序中。一般将细胞内遗传信息的携带者染色体所包含的DNA总体称为**基因组（genome）**。同一物种的基因组DNA含量总是恒定的，不同物种间基因组大小和复杂程度则差异极大，一般来说，进化程度越高的生物体其基因组构成越大、越复杂。

1. DNA的一级结构

核酸是由很多单核苷酸聚合形成的**多聚核苷酸（polynucleotide）**，DNA的一级结构即指4种核苷酸（dAMP、dCMP、dGMP、dTMP）按照一定的排列顺序，通过一个核苷酸的3′-OH与下一位核苷酸C5′位磷酸形成3′，5′-磷酸二酯键连接形成的多核苷酸，由于核苷酸之间的差异仅仅是碱基的不同，故又可称为碱基顺序。核酸是有方向性的分子，即核苷酸的戊糖基的5′位磷酸不再与其他核苷酸相连的5′端，以及核苷酸的戊糖基3′位羟基不再连有其他核苷酸的3′端。

2. DNA的二级结构与功能

1953年，Watson和Crick提出了著名的DNA分子双螺旋结构模型，揭示了遗传信息是如何储存在DNA分子中，以及遗传性状何以在世代间得以保持。该模型提出，在DNA分子中，两股DNA链围绕一假想的共同轴心形成右手螺旋结构，链的骨架由交替出现的、亲水的脱氧核糖基和磷酸基构成，位于双螺旋的外侧。碱基位于双螺旋的内侧，两股链中的嘌呤和嘧啶碱基以其疏水的、近于平面的环形结构彼此密切相近，平面与双螺旋的长轴相垂直。一股链中的嘌呤碱基与另一股链中位于同一平面的嘧啶碱基之间以氢键相连，称为碱基互补配对或**碱基配对**（**base pairing**）。DNA双螺旋中的两股链走向是反平行的，一股链是5′→3′走向，另一股链是3′→5′走向。两股链之间在空间上形成一条大沟（major groove）和一条小沟（minor groove），这是蛋白质识别DNA的碱基序列与其发生相互作用的基础（图2-5）。

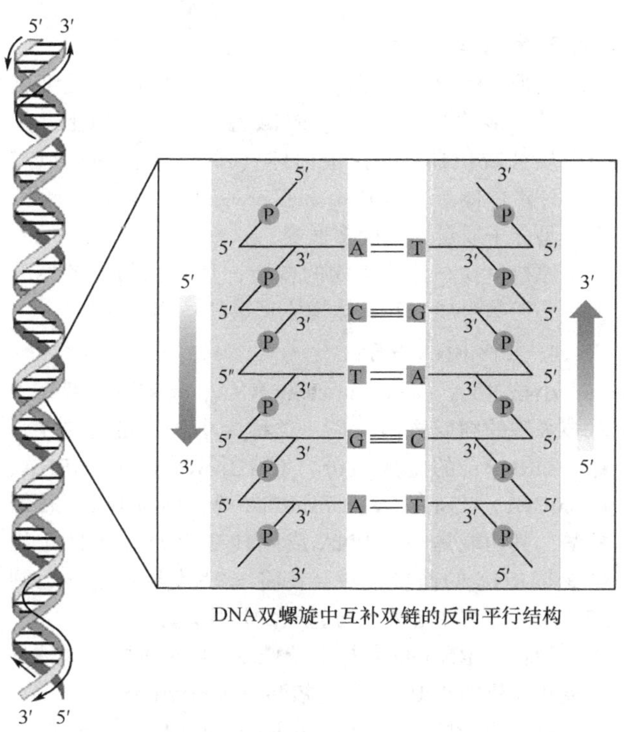

图2-5 DNA的双螺旋结构

DNA双螺旋的稳定由互补碱基对之间的氢键和碱基对层间的**堆积力**（**base stacking force**）维系。

3. DNA的高级结构

（1）DNA的超螺旋：双螺旋DNA进一步扭曲盘绕则形成其三级结构，超螺旋是DNA三级结构的主要形式。现已知道绝大多数原核生物都是共价封闭环分子，这种双螺旋环状分子再度螺旋化成为超螺旋结构（superhelix，supercoil）。对于真核生物来说，虽然其染色体多为线形分子，但其DNA均与蛋白质相结合，两个结合点之间的DNA形成一个突环（loop）结构，同样具有超螺旋形式。

（2）核小体：**核小体**（**nucleosome**）是构成染色质的基本结构单位，使得染色质中DNA、RNA和蛋白质组织成为一种致密的结构形式。核小体由核心颗粒（core particle）和连接区DNA（linker DNA）两部分组成，在电镜下可见其成串珠状，前者包括组蛋白H2A、H2B、H3和H4各两分子构成的致密八聚体（又称核心组蛋白），以及缠绕其上长度为146bp的DNA链；后者包括两相邻核心颗粒间约60bp的连接DNA和位于连接区DNA上的组蛋白H1，连接区使染色质纤维获得弹性。核小体是DNA紧缩的第一阶段，在此基础上，DNA链进一步折叠成每圈6个核小体，直径30nm的纤维状结构，这种30nm纤维再扭曲成袢，许多袢环绕染色体骨架形成棒状的染色体，最终压缩将近1万倍。这样，才使每个染色体中几厘米长的DNA分子容纳在直径数微米的细胞核中（图2-6）。

（3）染色质：真核生物的**染色体**（**chromosome**）在细胞生活周期的大部分时间里都是以**染色质**（**chromatin**）的形式存在的。染色质是一种纤维状结构，称为染色质丝，它是由核小体成串排列而成的。DNA是染色体的主要化学成分，也是遗传信息的载体，约占染色体全部成分的27%，另外是组蛋白和非组蛋白。

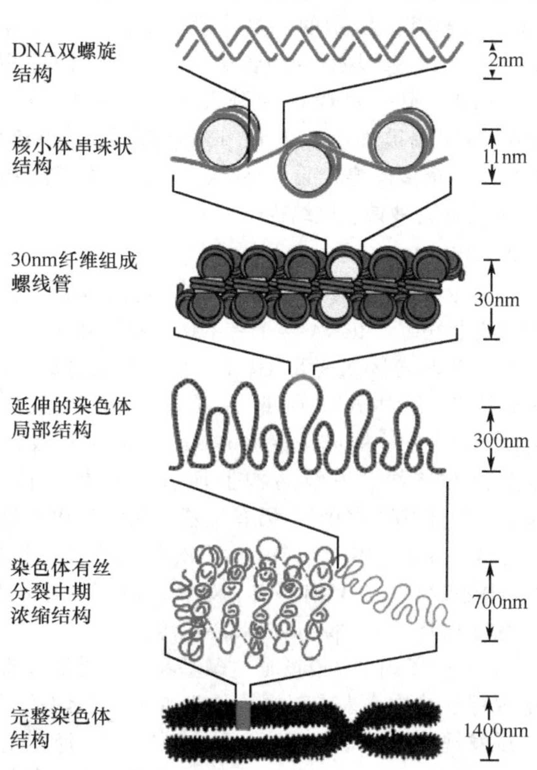

图2-6 DNA的高级结构——从核小体至染色体

（三）RNA的结构与功能

DNA是遗传信息的载体，遗传信息的作用通常由蛋白质的功能来实现，但DNA并非蛋白质合成的直接模板，合成蛋白质的模板是RNA。

与DNA相比，RNA种类繁多，分子质量相对较小，一般以单链形式存在，但可以有局部二级结构，其碱基组成特点是含有尿嘧啶而不含胸腺嘧啶，碱基配对发生于C和G与U和A之间，RNA碱基组成之间无一定的比例关系，且稀有碱基较多。此外，转运RNA（tRNA）还具有明确的三级结构。

1. 信使RNA与不均一核RNA

1961年，Jacob和Monod首先提出了信使RNA（messenger RNA，mRNA）的概念。在真核细胞中，由于蛋白质是在细胞质中而不是在细胞核内合成，因此显然要求有一个中间物将DNA上的遗传信息传递至细胞质中。后来证实这种中间物即**信使RNA**。遗传信息从DNA分子抄录到RNA分子中的过程称为**转录（transcription）**。mRNA的核苷酸序列与DNA序列相对应，决定着合成蛋白质的氨基酸序列。1961年，Crick和Brenner得出了3个核苷酸编码一个氨基酸的结论，并将这种三位一体的核苷酸编码称为**遗传密码（genetic code）**或三联体密码。

在真核生物中，最初转录生成的RNA称为**不均一核RNA（heterogeneous nuclear RNA，hnRNA）**。然而在细胞质中作为蛋白质合成模板的是mRNA。而hnRNA是mRNA的未成熟前体。两者之间的差别主要是hnRNA核苷酸链中的一些片段将不出现于相应的mRNA中，这些片段称为**内含子（intron）**，而那些保留于mRNA中的片段称为**外显子（exon）**。此外，mRNA的5′端被加上一个m7pGppp帽子，在mRNA 3′端多了一个多聚腺苷酸（polyA）尾巴。原核生物的mRNA没有这种首、尾结构。

2. 转运RNA

转运RNA（transfer RNA，tRNA）是蛋白质合成中的接合器分子。tRNA分子有100多种，可携带一种氨基酸，将其转运到核蛋白体上，供蛋白质合成使用。tRNA是细胞内分子质量最小的一类核酸，由70~120个核苷酸构成，各种tRNA无论在一级结构上，还是在二级、三级结构上均有一些共同特点。tRNA中含有10%~20%的稀有碱基，如甲基化的嘌呤mG、mA，双氢尿嘧啶（DHU），次黄嘌呤等。此外，tRNA内还含有一些稀有核苷，如胸腺嘧啶核糖核苷、假尿嘧啶核苷（Ψ，pseudouridine）等。

tRNA分子内的核苷酸通过碱基互补配对形成多处局部双螺旋结构，未成双螺旋的区带构成所谓的环和袢。现发现的所有tRNA均可呈现如图2-7A所示的所谓**三叶草样（clover leaf pattern）**二级结构。在此结构中，从5′端起的第一个环是DHU环，以含二氢尿嘧啶为特征；第二个环为反密码子环，其环中部的3个碱基可以与mRNA中的三联体密码形成碱基互补配对，构成所谓的**反密码子（anticodon）**，在蛋白质合成中起解读密码子，把正确的氨基酸引入合成位点的作用；第三个环为TΨC环，以含胸腺核苷和假尿苷为特征；所有tRNA 3′端均有相同的CCA-OH结构，tRNA所转运的氨基酸就连接在此末端上。通过X线衍射等结构分析方法，发现tRNA的共同三级结构均呈倒L形（图2-7B）。

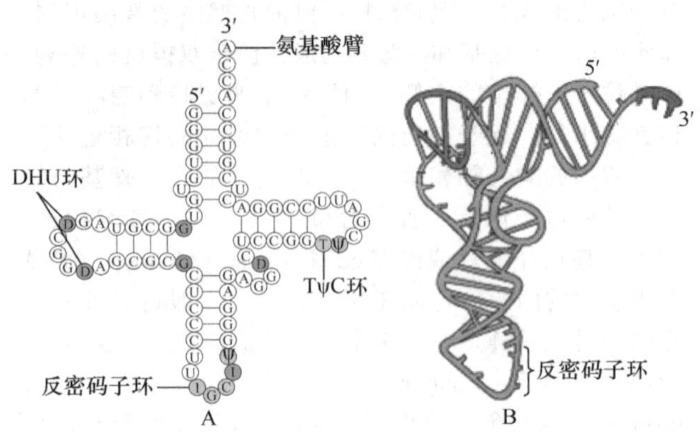

图2-7 tRNA的二级与三级结构

3. 核蛋白体RNA

核蛋白体RNA（ribosomal RNA，rRNA）是细胞内含量最多的RNA，约占RNA总量的80%以上，是蛋白质合成机器——核蛋白体（ribosome）的组成成分。核蛋白体蛋白（ribosomal protein，rp）有数十种，大多是分子质量不大的多肽类。

原核生物和真核生物的核蛋白体均由易于解聚的大、小亚基组成，其具体构成见第三章相关部分。

4. 其他RNA分子

小核RNA（small nuclear RNA，snRNA）存在于真核细胞的细胞核内，是一类称为小核核蛋白体复合体（snRNP）的组成成分，有U1snRNA、U2snRNA、U4snRNA、U5snRNA、U6snRNA等，均为小分子核糖核酸。其功能是在hnRNA成熟转变为mRNA的过程中参与RNA的剪接，并且在将mRNA从细胞核运到细胞质的过程中起着十分重要的作用。

催化性RNA也参与了特殊RNA的剪接，这种具有催化作用的小RNA称为**核酶（ribozyme）**。

核仁小RNA（small nucleolar RNA）参与rRNA中核苷酸残基的修饰。

小干扰RNA（small interference RNA，siRNA）和**微小RNA（micro RNA，miRNA）**参与转录后的调控，通过同源RNA-RNA相互作用，促进靶RNA降解，特异地阻断基因的表达，广泛存在于低等生物到哺乳动物体内。该类技术目前已经逐渐得到广泛的应用。

（四）核酸的理化性质、变性和复性及应用

1. 核酸的一般性质

核酸的碱基和磷酸基均能解离，因此核酸具有酸碱性。

溶液中的核酸分子在引力场中可以下沉。在超速离心形成的引力场中，不同构象的核酸分子，如环状、

线状、开环和超螺旋等不同结构的DNA沉降的速率有很大差异。这是超速离心纯化核酸的理论基础。

核酸的碱基具有共轭双键，因而有紫外吸收的性质。各种碱基、核苷和核苷酸的吸收光谱略有区别。核酸的紫外吸收峰在260nm附近，可用于测定核酸。根据260nm与280nm的吸收光度（A）可判断核酸纯度。纯DNA的A_{260}/A_{280}应为1.8，纯RNA应为2.0。对于纯的核酸溶液，测定A_{260}，即可计算溶液中核酸的量。通常以$A_{260}=1.0$相当于50μg/ml双螺旋DNA，或40μg/ml单螺旋DNA（RNA），或20μg/ml寡核苷酸。

2. DNA变性

DNA变性（DNA denaturation）是指DNA分子由稳定的双螺旋结构松解为无规则线性单链结构的现象。变性时维持双螺旋稳定性的氢键断裂，碱基间的堆积力遭到破坏，但不涉及其一级结构的改变。凡能破坏双螺旋稳定性的因素，如加热，极端的pH，有机试剂甲醇、乙醇、尿素及甲酰胺等，均可引起核酸分子变性。变性DNA常发生一些理化及生物学性质的改变。

（1）溶液黏度降低：DNA双螺旋是紧密的刚性结构，变性后代之为柔软而松散的无规则单股线性结构，DNA黏度因此而明显下降。

（2）溶液旋光性发生改变：变性后整个DNA分子的对称性及分子局部的构象改变，使DNA溶液的旋光性发生变化。

（3）**增色效应（hyperchromic effect）**：指变性后DNA溶液的紫外吸收作用增强的效应。DNA分子中碱基间电子的相互作用使DNA分子具有吸收260nm波长紫外线的特性。在DNA双螺旋结构中碱基藏入内侧，变性时DNA双螺旋解开，于是碱基外露，碱基中电子的相互作用更有利于紫外吸收，故而产生增色效应。

3. DNA复性

DNA复性（DNA renaturation）是指变性DNA在适当条件下，两条互补链全部或部分恢复到天然双螺旋结构的现象，它是变性的一种逆转过程。热变性DNA一般经缓慢冷却后即可复性，此过程称为**退火（annealing）**。DNA的复性不仅受温度影响，还受包括DNA浓度、DNA顺序的复杂性等DNA自身特性及其他因素的影响。

DNA的变性和复性原理现已在医学和生命科学上得到广泛的应用，如核酸杂交与探针技术、**聚合酶链反应（polymerase chain reaction，PCR）**技术等。

4. 分子杂交

不同来源的核酸变性后，混合在一起进行复性，只要这些核酸分子的核苷酸序列含有可以形成碱基互补配对的片段，复性也会发生于不同来源的核酸链之间，形成所谓的**杂化双链（heteroduplex）**，这个过程称为**杂交（hybridization）**。杂交可以发生于DNA与DNA之间，也可以发生于RNA与RNA之间或者DNA与RNA之间。核酸杂交技术是目前研究核酸结构、功能常用手段之一，不仅可用来检验核酸的缺失、插入，还可用来考察不同生物种类在核酸分子中的共同序列和不同序列以确定它们在进化中的关系。

（五）核酸酶

核酸分解的第一步是水解核苷酸之间的磷酸二酯键，在高等动植物中都有作用于磷酸二酯键的核酸酶。不同来源的核酸酶，其专一性、作用方式都有所不同。有些核酸酶只能作用于RNA，称为**核糖核酸酶（RNase）**；有些核酸酶只能作用于DNA，称为**脱氧核糖核酸酶（DNase）**；有些核酸酶专一性较低，既能作用于RNA也能作用于DNA，因此统称为**核酸酶（nuclease）**。根据核酸酶作用的位置不同，又可将核酸酶分为**外切核酶酸（exonuclease）**和**内切核酸酶（endonuclease）**。

1. 外切核酸酶

有些核酸酶能从DNA或RNA链的一端逐个水解下单核苷酸，所以称为外切核酸酶。只作用于DNA的外切核酸酶称为脱氧核糖核酸外切酶，只作用于RNA的外切核酸酶称为核糖核酸外切酶；也有一些外切核酸酶可以作用于DNA或RNA。外切核酸酶从3′端开始逐个水解核苷酸，称为3′→5′外切酶；外切核酸酶从5′端开始逐个水解核苷酸，称为5′→3′外切酶。

2. 内切核酸酶

内切核酸酶催化水解多核苷酸内部的磷酸二酯键。有些内切核酸酶仅水解5′磷酸二酯键，把磷酸基团留在3′位置上，称为5′-内切酶；而有些仅水解3′-磷酸二酯键，把磷酸基团留在5′位置上，称为3′-内切酶。

20世纪70年代，在细菌中陆续发现了一类内切核酸酶，能专一性地识别并水解双链DNA上的特异核苷酸顺序，称为**限制性内切核酸酶（restriction endonuclease）**，有关详细介绍见第三章。

（六）DNA序列分析

DNA的一级结构决定了基因的功能。要了解基因的生物学含义，首先必须知道其DNA顺序。1986年，美国学者提出的**人类基因组计划（human genome project）**，则是要通过对人类基因组3×10^9bp全序列的序列分析和人类基因的染色体图谱制定达到了解其结构，认识其功能，即从分子遗传学水平来认识人类自身。核苷酸序列测定技术就是该计划的核心技术。

核酸的核苷酸序列测定方法的基本原理主要包括Sanger双脱氧终止法及Maxam-Gilbert的化学降解法两大类，这里简要介绍Sanger双脱氧终止法原理。DNA的合成总是从5′端向3′端进行的，DNA的合成需要模板及相应的引导核酸链。DNA的合成过程中，在合成的DNA链的3′端，依据碱基配对的原则，通过生成新的3′,5′-磷酸二酯键，使DNA链合成终止，产生短的DNA链。具体测序工作中，平行进行4组反应，每组反应均使用相同的模板、相同的引物及4种脱氧核苷酸；并在4组反应中各加入适量的4种之一的双脱氧核苷酸，使其随机地接入DNA链中，使链合成终止，产生相应的4组具有特定长度的、不同长短的DNA链。这4组DNA链再经过聚丙烯酰胺凝胶电泳按链的长短分离开，经过放射自显影显示区带，就可以直接读出被测DNA的核苷酸序列（图2-8）。

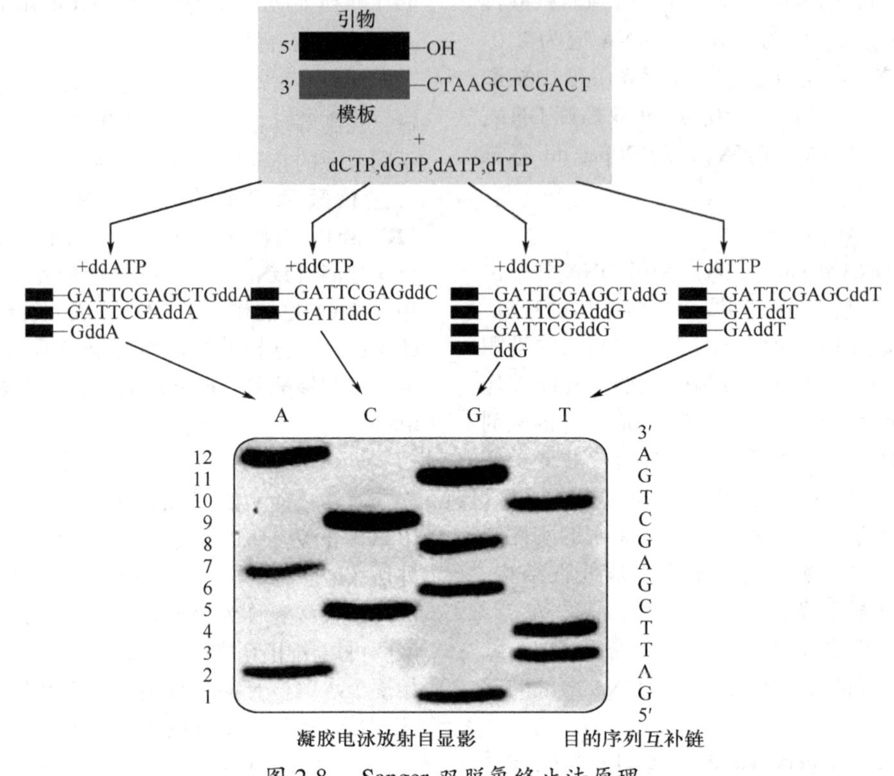

图2-8　Sanger双脱氧终止法原理

（刘　戟）

第二节　细胞和细胞外基质

一、细胞的基本结构

细胞（**cell**）是人体形态结构、生理功能和生长发育的基本单位。细胞的数量巨大、形态多样、大小不一、功能不同，但均具有相同的基本结构，即由细胞膜、细胞质和细胞核3部分组成。

（一）细胞膜

细胞膜（**cell membrane**）的厚度为7～10nm，光镜下难以分辨。在电镜下可见，细胞膜由内、中、外3层板样平行的结构组成，内、外两层电子密度高、致密，中间层电子密度低，呈现“两暗夹一明”的3层结构（图2-9）。这是细胞膜及细胞内各种膜相结构所具有的共同特征，故又称为**生物膜**（**biological membrane**）或单位膜（unit membrane）。其分子结构是以液态的类脂双分子层为支架，其间镶嵌着蛋白质。类脂分子以磷脂为主。磷脂分子是极性分子，呈长杆状，一端为头部，另一端为尾部，头部为亲水端，尾部为疏水端。生物膜中的蛋白质可根据其与类脂双层分子结构位置的关系，分为**镶嵌蛋白**（又称为**整合蛋白**，**integral protein**）和周边蛋白（peripheral protein）。膜糖主要是一些多糖。细胞膜的分子排列既有有序性，又有液态的流动性。细胞膜上的多糖若与蛋白质结合则称为糖蛋白，若与脂类结合则称为糖脂。糖蛋白与糖脂向细胞外伸出的糖链，称为糖衣或细胞衣（cell coat）。

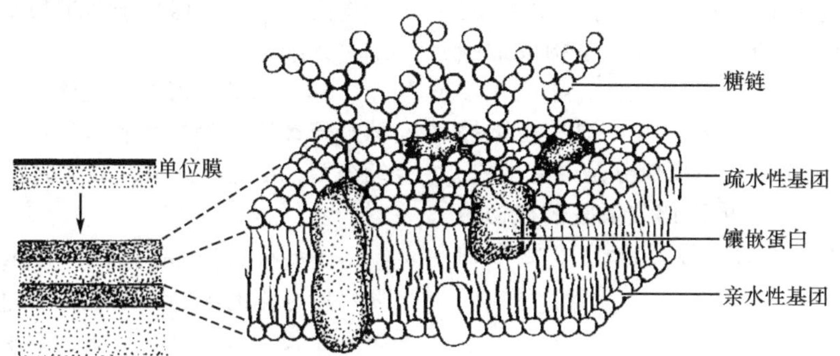

图 2-9 细胞膜的液态镶嵌模型示意图

细胞膜的主要功能如下：① 屏障功能。细胞膜是细胞的边界，其最基本的功能是在一定程度上可抵御胞外环境成分变化的影响，以维持细胞内成分相对恒定。②物质转运功能。通过细胞膜，细胞从胞外摄入必需的营养物质和氧，排出其代谢产物；细胞膜通过钠泵的主动转运功能维持细胞内高钾和低钠状态；细胞膜还参与细胞的出胞与入胞作用，这是大分子物质和物质团块通过细胞膜的方式（详见第五章）。③信号转导功能。细胞膜上存在大量不同类型受体，通过其介导作用将胞外各种信息转导、放大和传输到细胞内，产生相应的反应（详见第五章）。

（二）细胞质

细胞质（cytoplasm）简称胞质或胞浆，由基质、细胞器和包含物 3 部分组成。

1. 基质

基质是无定形的胶状物质。

2. 细胞器

细胞器是指悬浮于细胞基质内具有特定的形态结构、执行一定生理功能的有形成分。它由线粒体、核糖体、内质网、高尔基复合体、溶酶体、过氧化物酶体、微丝和微管等组成（图 2-10）。

（1）线粒体：除红细胞外，所有的细胞都有**线粒体（mitochondria）**，线粒体内含 120 余种酶。其通过一系列氧化过程，将能量储存在腺苷三磷酸（ATP）中，供给细胞活动的能量，因此称为细胞的“供能站”。

（2）核糖体：**核糖体（ribosome）**又称核蛋白体，是细胞内合成蛋白质的场所，主要由核糖核酸（RNA）和蛋白质组成。它以两种形式存在，一种游离于细胞质内，称游离核糖体；另一种附着于内质网和核膜上，称附着核糖体。前者合成细胞的结构性蛋白质，后者合成分泌性蛋白质。

（3）内质网：根据**内质网（endoplasmic reticulum）**表面有无核糖体附着可分为粗面内质网和滑面内质网。**粗面内质网（RER）**表面有核糖体附着，是合成蛋白质的部位。**滑面内质网（SER）**无核糖体附着，表面光滑，大多呈分支小管状，是一种多功能的结构。

（4）高尔基复合体：**高尔基复合体（Golgi complex）**是细胞的加工厂，其主要功能是参与细胞的分泌功能，进行细胞分泌物的加工、浓缩、加膜和运输等过程，几乎存在于所有的细胞中。电镜下可见，它由扁平囊泡、小泡及大泡 3 部分组成。

（5）溶酶体：**溶酶体（lysosome）**散在于细胞质内，是由一层单位膜包裹而成的小体，内含有多种水解酶。溶酶体可被视为细胞的“消化器官”，被消化的物质包括细胞内吞的物质和细胞自身老化或废弃的部分。还未开始消化活动的溶酶体称为初级溶酶体；开始消化活动后的溶酶体称为次级溶酶体。当次级溶酶体中含有不能被消化的残留物时称为残余体。

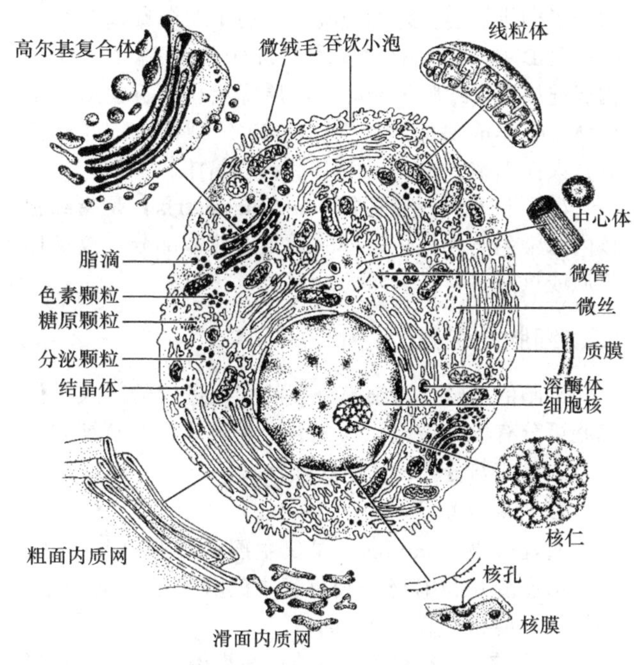

图 2-10 细胞超微结构模式图

（6）过氧化物酶体：**过氧化物酶体（peroxisome）**是由一层单位膜包裹的卵圆形或圆形小体。其中主要有过氧化物酶、过氧化氢酶、氧化酶等多种酶，能防止过量的过氧化氢对细胞的毒害作用。

（7）微丝：**微丝（microfilament）**呈细丝状、网

状、束状或散在于细胞质中。它对细胞有支撑作用，并与细胞质的流动、细胞变形运动有关，是构成细胞骨架的成分之一。

(8) 微管：**微管（microtubule）**是一种中空圆柱状结构，它粗细均匀，不分支，主要成分是微管蛋白，具有维持细胞形状的作用，还可以作为某些颗粒物质或大分子物质在细胞内移动的“运行轨道”，起运输作用。

3. 包含物

它不是细胞器，是一些细胞代谢产物或细胞内储存物质，如糖原、脂滴、色素等。

（三）细胞核

细胞核（nucleus）由核膜、核仁、染色质及无定形的核基质4部分组成。

(1) 核膜：**核膜（nuclear membrane）**是包围在核表面的界膜，由两层单位膜组成。核膜上的小孔称核孔。它是细胞核与细胞质间进行物质交换的通道，并对物质交换具有调控作用。

(2) 核仁：**核仁（nucleolus）**是细胞核内的细胞器，一般呈圆形，无膜包绕，在光镜下折光性强。它的主要化学成分是核糖核酸（RNA）和蛋白质，主要功能是参与核糖体的形成。

(3) 染色质：**染色质（chromatin）**的基本结构单位是DNA和组蛋白组成的核小体，核小体由8个组蛋白分子构成核心，外周缠绕着由约140个碱基对构成的一段DNA。核小体之间由大约60个碱基对的DNA构成连接部。细胞分裂时染色质螺旋化和折叠形成染色体。人体成熟的生殖细胞有23条染色体，称单倍体；人体细胞有46条染色体，称双倍体。

(4) 核基质：**核基质（nuclear matrix）**是指细胞核内除染色质和核仁之外的无定形液体部分，故又称核质或核液。

二、细胞的增殖

细胞的增殖是以细胞分裂的方式进行的。人类体细胞可分有丝分裂与无丝分裂两种方式，生殖细胞分裂方式是成熟分裂，又称减数分裂。

1. 有丝分裂

有丝分裂（mitosis）是最主要的细胞分裂方式。根据形态变化将有丝分裂过程中的分裂象分为前期、中期、后期和末期4个时期。

(1) 前期：核染色质盘旋折叠为染色体，DNA复制。中心粒复制成两对并向细胞两极移动，纺锤体形成。核膜和核仁逐渐消失，标志前期结束。

(2) 中期：核膜和核仁完全消失。染色体高度致密，排列在中央赤道板上。两个中心粒分别移至细胞两极，纺锤体发达。

(3) 后期：纵裂的两条染色体已完全分离，并开始向两极移动。相当于赤道板部位的细胞膜出现环状缩窄，细胞质分开。

(4) 末期：每组染色体周围形成新的核膜，染色体解开螺旋成为染色质，核仁重新出现。细胞中部继续缩窄，细胞质分裂，最终形成分开的两个子细胞。

2. 无丝分裂

无丝分裂（amitosis）在人体很少见，只发生于某些高度分化的细胞。细胞分裂过程简单而迅速，细胞核先拉长，呈哑铃形，随后细胞质在赤道板凹陷处断开，分裂成两个细胞。分裂前，遗传物质进行复制增倍，分裂时核膜、核仁不消失，也不形成染色体。

3. 减数分裂

减数分裂（meiosis）是生殖细胞的一种特殊的有丝分裂方式，也称成熟分裂，对有机体的繁衍有重要的生物学意义。首先，减数分裂使二倍体的精原细胞或卵细胞成熟为单倍体的雌配子或雄配子，从而维持了卵子受精后受精卵（二倍体）中染色体数目的稳定性；其次，在减数分裂的过程中，发生非同源染色体之间的重新组合及同源染色体之间的联会与交换，丰富了雌、雄配子的遗传基础。这样，既确保了遗传物质数量的稳定性，又增加了诸多变异的可能；增强了生物对环境的适应能力。

减数分裂的主要特点是：一次DNA复制，两次细胞分裂，结果是染色体数目减少一半，一个二倍体（$2N$）的母细胞形成4个单倍体（N）的子细胞——配子。两次分裂分别称减数分裂期Ⅰ和减数分裂期Ⅱ。减数分裂的过程如下。

1) 减数分裂期Ⅰ　分为前期Ⅰ、中期Ⅰ、后期Ⅰ和末期Ⅰ4个时期。

(1) 前期Ⅰ：历时较长，有的可能几周、几年，甚至几十年。此期可分为细线期、偶线期、双线期、粗线期和终变期。但此期主要发生的活动是染色质变成染色体，一条染色体由两条染色单体通过着丝点连接，然后同源染色体（即来自父母双方）配对，形成四分体，同源染色体之间的基因随机进行交换，形成新的等位基因组合，核仁和核膜消失。

(2) 中期Ⅰ：四分体的染色体移向赤道板，纺锤体的微管各与同极侧的染色体着丝点相连。

(3) 后期Ⅰ：同源染色单体受纺锤体微管的作用，移向细胞的两极。移向两极的同源染色体含有两条染色单体，结果达到每一极的染色单体数量是细胞染色体总数量的一半。

(4) 末期Ⅰ：与有丝分裂末期相同，核膜重建。分裂形成两个子细胞，其染色体为23条（N），但每个染色体由两条染色单体组成。

2) 减数分裂期Ⅱ　第一次减数分裂完成后，即进行第二次减数分裂，其分裂过程与有丝分裂过程相似，但无DNA复制。第一次减数分裂形成的两个子细胞内的染色体是同源染色体的分离，分别是 23 条，但每条染色体有两个相连的姐妹染色单体。经两次减数分裂后生殖细胞染色体的数目是体细胞染色体数目的一半，受精后染色体恢复到体细胞的数目。

三、细胞的衰老与凋亡

细胞衰老（cellular aging）是指细胞内部结构的退化和生理功能的衰退。人体各种细胞寿命差异很大。细胞衰老在形态结构上的主要表现为：细胞收缩，体积缩小；线粒体数目减少，体积增大；核固缩，染色质凝聚等；同时，细胞生化反应发生变化，其氨基酸和蛋白质合成速率下降，细胞内酶的含量及活性降低。

细胞凋亡（cellular apoptosis）是由基因控制下的衰老死亡或生理调节性死亡。有人将其称为程序性细胞死亡（programmed cell death）。细胞凋亡的形态结构变化在早期是细胞缩小，细胞质浓缩，染色质凝聚和聚集在核膜下呈新月状，细胞膜完整，细胞器结构基本正常。之后细胞核固缩或裂解，细胞膜内陷将细胞内容物包被成一些囊状小泡，成为大小不等的凋亡小体。在细胞凋亡过程中细胞膜始终完整，溶酶体不破裂，细胞内容物不外溢，故不引起组织炎症反应。

细胞坏死和细胞凋亡有本质的区别，细胞坏死是由病理刺激引起的细胞死亡，它的形态结构和生物化学变化及结局与细胞凋亡完全不同。

四、细胞外基质

生物体并不都是简单地由细胞聚集而成，细胞周围还存在一些非细胞性的物质。这些物质由细胞分泌，往往在细胞的周围构成高度水合的凝胶或纤维性网络。细胞外基质构成细胞的微环境。许多细胞外基质成分能以配体形式作用于细胞膜上受体［如整合素（integrin）］，并以此方式从细胞外输入信号。细胞外基质不仅对组织结构的维持和功能等发挥着重要的作用，还参与胚胎发育及细胞分化、迁徙和增殖等诸多生物学过程。

（一）细胞外基质的主要成分

细胞外基质（extracellular matrix，ECM）的成分相当复杂，其基本成分为纤维性蛋白和多糖。前者包括胶原蛋白、弹性蛋白、层粘连蛋白和纤粘连蛋白等，后者包括氨基聚糖和蛋白聚糖。

1. 胶原蛋白

胶原蛋白简称**胶原（collagen）**，是基质中含量最高的一组蛋白质，占人体蛋白质总量的 30% 以上，种类多达 19 种，其中主要的有 5 种（表 2-3）。胶原是不溶于水的纤维蛋白，属于硬蛋白。胶原由成纤维细胞、成骨细胞、成软骨细胞、神经组织的施万细胞及各种上皮细胞合成和分泌，分布于机体的各个部位。但在不同器官、组织中胶原的含量差别很大，胶原的类型、分布方式也各不相同。

表 2-3　几种主要胶原的特征和分布

类型	存在形式	超微结构	化学特征	分布	来源
Ⅰ	300nm、三股螺旋原纤维	67nm、横纹纤维	低羟赖氨酸、低糖类	皮肤、肌腱、韧带、角膜	成纤维细胞
Ⅱ	300nm、三股螺旋原纤维	67nm、横纹纤维	低羟赖氨酸、低糖类	软骨、椎间盘、玻璃体	成软骨细胞、成纤维细胞
Ⅲ	300nm、三股螺旋原纤维	67nm、横纹纤维	高羟辅氨酸、低羟赖氨酸、低糖类	皮肤、血管、内脏器官	网状细胞
Ⅳ	390nm、C 端球状	网状、不形成纤维束	很高的羟赖氨酸、高糖类	基膜	上皮细胞、内皮细胞
Ⅴ	390nm、C 端球状	细纤维		大多位于组织间隙，与Ⅰ型胶原共分布	平滑肌细胞、肌原细胞

2. 弹性蛋白

弹性蛋白（elastin）是弹性纤维的主要成分，主要存在于血管壁及肺，少量存在于皮肤、肌腱及疏松结缔组织中，主要功能是保证组织器官的弹性功能。

3. 纤粘连蛋白

纤粘连蛋白（fibronectin）分布广泛，体内有可溶的和不可溶的两种形式，前者分布于血浆，后者位于细胞外基质。血浆中的纤粘连蛋白参与血液凝固和创伤修复过程。细胞外基质中的纤粘连蛋白与细胞的黏附和定位有密切关系。现已明确，纤粘连蛋白分子上的 RGD（Arg-Gly-Asp）三肽和 PHSRN（Pro-His-Ser-Arg-Asn）五肽以协同方式特异性地与细胞膜上的多种整合素结合，参与细胞黏附和信号转导过程。

4. 层粘连蛋白

层粘连蛋白（laminin）为糖蛋白，是动物胚胎及成体组织**基膜（basal lamina）**的主要成分，对基膜基质的组装起关键作用。基膜位于上皮细胞和内皮细胞的基底侧，通过层粘连蛋白将这些细胞固定于基膜。基膜还包绕在肌肉纤维、脂肪细胞的表面。层粘连蛋白基因的突变可导致基膜的缺陷，影响细胞的黏附。相关的疾病包括先天性的大疱性表皮松解症、肾病综合征和肌营养不良等。

5. 氨基聚糖和蛋白聚糖

氨基聚糖（glycosaminoglycan，GAG）是由重复的二糖单位聚合而成的无分支长链多糖，由于二糖单位中含有一个氨基己糖（氨基葡萄糖或氨基半乳糖），故称氨基聚糖。机体中重要的氨基聚糖有透明质酸、硫酸软骨素、肝素、硫酸角质素等，其中最重要的是透明质酸。透明质酸分子表面存在大量亲水基团，可结合大量水分子，形成黏稠的胶体，赋予组织抗压性。透明质酸分子广泛存在于各种结缔组织、皮肤、玻璃体、软骨、滑液中。

除透明质酸外，其他氨基聚糖都可与蛋白质共价连接形成蛋白聚糖。此时蛋白质构成核心，称核心蛋白，氨基聚糖连接于该蛋白的丝氨酸残基位。一个核心蛋白上可连接数百个不同的氨基聚糖，所构成的单位称氨基聚糖单体。若干个单体可通过连接蛋白以非共价键与透明质酸结合形成氨基聚糖多聚体。蛋白聚糖主要存在于软骨、肌腱、皮肤等结缔组织中。

（二）细胞外基质的作用

1. 对细胞形态及细胞群的影响

细胞外基质对细胞的形态具有重要影响。体外实验表明，所有脱离组织的细胞单个悬浮时倾向于球形，表面有许多微绒毛和膜皱襞。而在机体中，细胞与细胞接触连接或黏附于基质时，则表现出特有形态。上皮细胞如能平整地与基膜粘连，细胞内骨架表现为正常状态。反之，细胞如不能与基膜粘连，细胞表面则出现小泡，细胞内的细胞骨架蛋白会解聚。

细胞外基质对组织的构建及细胞群体稳定性的维护作用是非常明显的。细胞与细胞之间有相互识别的能力，细胞对细胞外基质也有选择性和特异性。成纤维细胞选择性地与Ⅰ型或Ⅲ型胶原结合，软骨细胞只与软骨胶原结合，而上皮细胞则首选与Ⅳ型胶原结合。在细胞的黏附过程中，基质成分起着重要作用。例如，层粘连蛋白可促进各种上皮细胞、内皮细胞、神经鞘细胞及癌细胞黏附于基膜并向四周铺展。同时各种基质成分（作为配体）也可通过细胞表面受体影响细胞质骨架的组装，从而决定细胞的形状。

细胞外基质在细胞群外构成复杂的网架，对细胞群体有界定、支持、保护的作用。例如，胶原在细胞外基质中含量高，有较好的刚性和抗张力能力。

2. 对细胞迁移的促进作用

在机体的发育过程中，细胞的迁移是必不可少的，在这个过程中，细胞外基质起了很重要的作用。透明质酸可结合于许多迁移细胞的表面，使细胞保持彼此分离，易于迁移运动、增殖并阻止细胞分化。一旦细胞迁移停止或增殖够数时，细胞表面的透明质酸可被透明质酸酶破坏，随之细胞迁移受阻。胚胎发生中生骨节细胞的迁移是其典型的例子。纤粘连蛋白可促进角膜上皮细胞的迁移，尤其是损伤角膜上皮的愈合。纤粘连蛋白可促进细胞迁移的另一个突出例子是胚胎发生早期神经脊细胞的迁移。在神经管形成时，神经脊细胞从神经管的背侧迁移到胚胎各个区域，分化成神经节、色素细胞。一般认为纤粘连蛋白为这些细胞的运动提供了轨道。

3. 对细胞增殖分化的调节

调节细胞增殖分化是机体中非常重要的生理过程，其机制相当复杂，其中包含基因的调控、激素生长因子的调控、信息分子的调节等，但细胞外基质也有重要的作用。实验表明，脱离了基质的正常细胞很快停止在 G_1 期或 G_0 期，而只有黏附于适当的基质才能合成蛋白质及 RNA，在铺展的状态下才能复制 DNA。有人将小鼠胚胎的单个细胞置于面积不等的基质岛上，观察其黏着后的铺展程度，结果发现基质岛的表面积与细胞的 DNA 合成量成正比例关系，即基质岛的面积越大，细胞铺展得也越大，进行 DNA 合成的细胞比率越高，细胞增殖越快；反之亦然。

不同类型细胞的生长对细胞外基质有选择性。例如，原代培养的肾细胞若置于角膜内皮细胞产生的基质上，则肾细胞中具有成纤维细胞形态的亚群旺盛增殖，但若置于畸胎瘤细胞产生的基质上，则具有上皮样形态的细胞迅速增殖。对同一种细胞，不同细胞外基质的作用也不同，有些甚至正好相反。例如，纤粘连蛋白对上皮细胞具有抑制增殖的作用，而层粘连蛋白则可促进其增殖。在组织中，层粘连蛋白与纤粘连蛋白的相对比值可能对维持实质细胞与间质细胞在增殖上的平衡有一定的作用。此外，体外细胞培养的结果表明，层粘连蛋白有助于神经细胞的存活及轴突的伸长，而纤粘连蛋白可促进鸡胚视网膜神经细胞轴突的生长。

（苗乃周）

第三节　组　　织

组织是由细胞和细胞外基质（细胞间质）构成的。人体组织可归纳为四大类，即上皮组织、结缔组织、肌组织和神经组织。

一、上皮组织

上皮组织（**epithelial tissue**）简称上皮，依据其形态和功能的不同，上皮可分为被覆上皮、腺上皮和特殊上皮三大类。被覆上皮位于体表或衬于体内各种管、囊、腔的内表面；以分泌为主的上皮称腺上皮；少数上皮细胞还可特化为感觉上皮、肌上皮和生殖上皮等，称为特殊上皮。一般所说的上皮是指被覆上皮。

（一）上皮的一般特点

（1）分布广泛，除关节腔的软骨面外，分布在体表及各种管、囊、腔的内表面。

（2）细胞紧密排列而规则，细胞间质微量。

（3）细胞的排列有极性，朝向体表及体内各种管、囊、腔内表面的称游离面，与游离面相对的另一面称基底面。

（4）上皮组织中一般无血管、淋巴管分布，但有丰富的神经末梢。

（5）上皮组织随所在位置的不同，其功能不同，主要具有保护、吸收、分泌和排泄等功能。

（二）上皮的类型和结构

（1）**单层扁平上皮**（**simple squamous epithelium**）由一层扁平细胞紧密排列而成。从上皮的表面观察，细胞呈不规则的多边形，细胞边缘呈锯齿状互相嵌合；核扁圆形，位于细胞中央；从上皮的垂直切面看，细胞扁平、中央含核的部分略厚。衬附在心脏、血管和淋巴管腔的单层上皮称为内皮；分布在胸膜、腹膜和心包膜表面的单层扁平上皮称为间皮。内皮和间皮可保持器官表面光滑湿润，减少器官之间的摩擦，有利于物质交换（图2-11）。

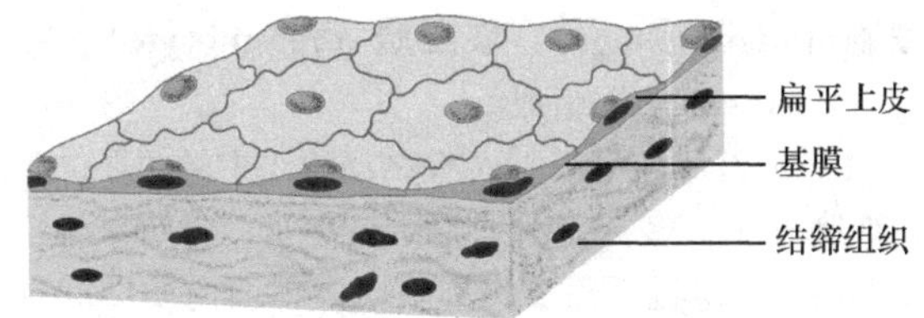

图2-11　单层扁平上皮模式图

（2）**单层立方上皮**（**simple cuboidal epithelium**）由一层立方细胞组成。从上皮表面看，细胞呈多边形；从上皮的垂直切面看，细胞呈立方形，核圆，位于细胞中央。单层立方上皮分布于肾小管、甲状腺滤泡上皮和一些腺导管等处，多以吸收和分泌功能为主（图2-12）。

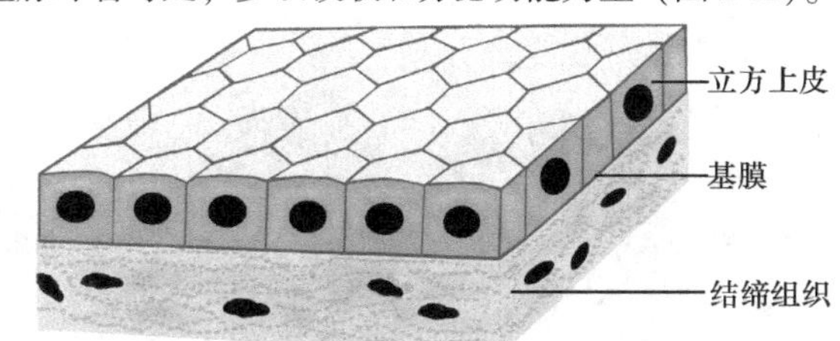

图2-12　单层立方上皮模式图

（3）**单层柱状上皮**（**simple columnar epithelium**）由一层棱柱状细胞构成。核椭圆，近细胞基底部，细胞间常散在有单个的杯状细胞（goblet cell）。这种上皮主要分布于胃、肠、胆囊和子宫、输卵管等腔面，以吸收和分泌功能为主（图2-13）。

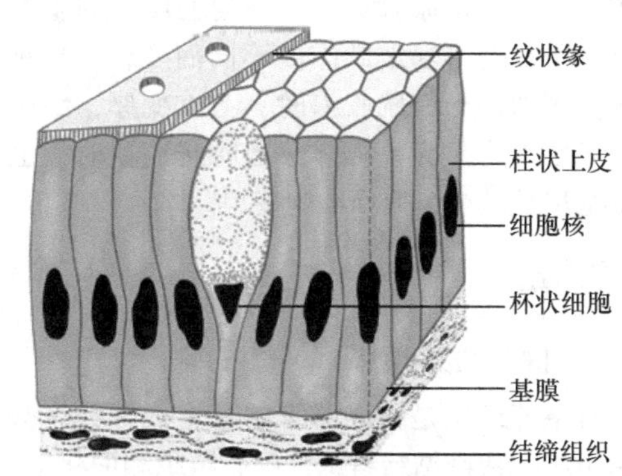

图2-13　单层柱状上皮模式图

（4）**假复层纤毛柱状上皮**（**pseudostratified ciliated epithelium**）由柱状、梭形、锥体形和杯状等几种不同的细胞组成，其中只有柱状细胞和杯状细胞的顶端能达到上皮的游离面，且柱状细胞游离面有能定向摆动的纤毛。由于细胞高矮不等，细胞核所在位置高低不齐，故在垂直切面上形似复层，实为单层，因此称为假复层纤毛柱状上皮，此上皮主要分布于呼吸道的腔面（图2-14）。

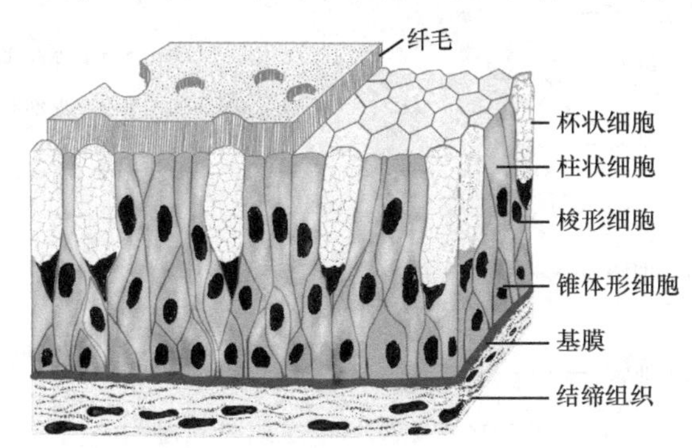

图2-14　假复层纤毛柱状上皮模式图

（5）**复层扁平上皮**（**stratified squamous epithelium**）由多层细胞组成，表层为数层扁平细胞，中间层由浅层至深层分别为梭形细胞和多边形细胞，紧靠基膜的一层细胞为立方体或矮柱状，细胞较幼稚，具有旺盛的分裂增殖能力。上皮的基底面借基膜与深部结缔组织的连接凹凸不平，扩大两者的接触面，这样有利于上皮组织的营养供应。皮肤表面的复层扁平上皮表面的细胞角化，称为角化的复层扁平上皮，具有很强的耐摩擦和阻止异物侵入等作用；衬在口腔、食管等腔面的复层扁平上皮浅层细胞不角化，称为未角化的复层扁平上皮（图 2-15）。

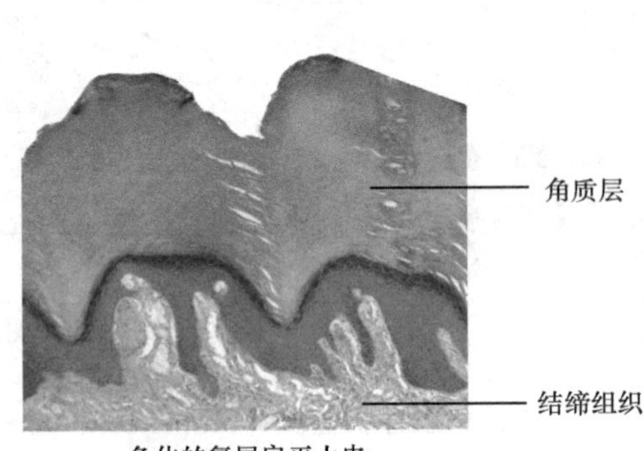

角化的复层扁平上皮

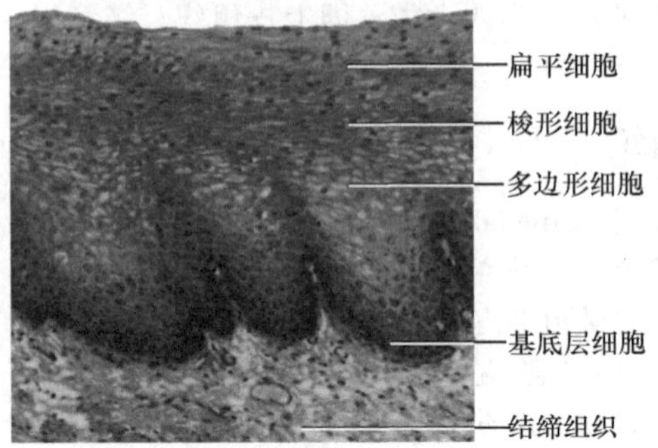

未角化的复层扁平上皮

图 2-15　复层扁平上皮模式图

（6）**变移上皮**（**transitional epithelium**）又称移行上皮，分布于排尿管道。因该类上皮的细胞形状和层数可随所在器官功能状态的不同而变化，故称为变移上皮。例如，当膀胱收缩时，上皮变厚，细胞层数增多，表层细胞呈大立方体；当膀胱充盈时，上皮变薄，细胞层数减少，表面细胞变扁。

二、结缔组织

（一）固有结缔组织

固有结缔组织是构成器官的基本成分，又分为疏松结缔组织、致密结缔组织、脂肪组织和网状组织。

1. 疏状结缔组织

疏松结缔组织（loose connective tissue）又称蜂窝组织。其特点是细胞种类多、数量少、排列不规则；间质丰富，细胞和纤维散在分布于基质内；分布广泛，血管丰富。具有连接、支持、营养、防御、保护和修复等功能（图 2-16）。

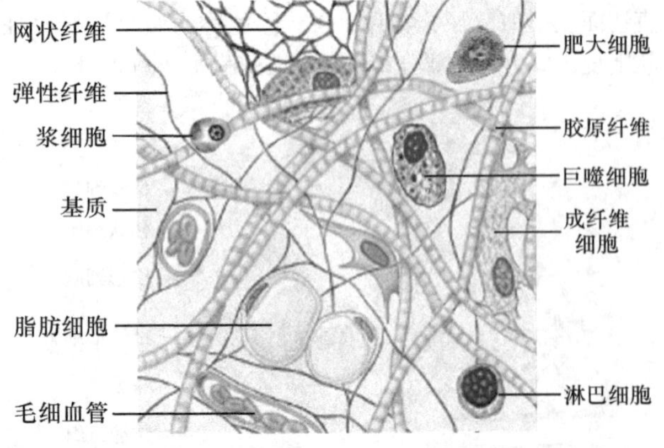

图 2-16　疏松结缔组织模式图

1）纤维　　纤维有胶原纤维、弹性纤维和网状纤维 3 种。

（1）**胶原纤维**（**collage fiber**）：数量最多，新鲜时呈白色，故又称白纤维。苏木精-伊红（HE）染色时切片上呈粉红色，纤维粗细不等，相互交织成网。电镜下可见，它由更细的胶原原纤维组成，有明暗相间的横纹。胶原纤维由胶原蛋白构成，韧性大，抗拉力强。

（2）**弹性纤维**（**elastic fiber**）：较少而细，新鲜时呈黄色，故又称黄纤维。用特殊染色可显示，纤维细，有分支。它是由均质状的弹性蛋白和微原纤维组成，富有弹性。

（3）**网状纤维**（**reticular fiber**）：较细而短，分支多，交织成网，也由胶原蛋白构成。用银染法可染成黑色，故又称嗜银纤维，主要分布在结缔组织与其他组织的交界处。

2）基质　　基质是一种由生物大分子构成的胶状物质，具有一定的黏性，呈胶体状，充满于纤维、细胞之间。其化学成分是蛋白多糖和糖蛋白。

3）细胞　　细胞由**成纤维细胞**（**fibroblast**）、**巨噬细胞**（**macrophage**）、**浆细胞**（**plasmocyte**）、**肥大细胞**（**mast cell**）等组成。

（1）成纤维细胞：是疏松结缔组织中的主要细胞成分，细胞扁平，多突起；细胞质较丰富，弱嗜碱性；核大，着色浅。电镜下可见，细胞质内粗面内质网和游离核蛋白体丰富，高尔基复合体发达。成纤维细胞能合成纤维和基质，当其功能处于相对静止时，称为纤维细胞，其细胞质体积较小，核小而染色深；在创伤、修复及结缔组织再生时，纤维细胞可转化为成纤维细胞。

（2）巨噬细胞：由血液内单核细胞穿出血管后分化而成。形态随细胞功能状态的改变而改变，功能活跃时，常伸出较长的伪足而形态不规则。细胞核较小，圆形或卵圆形，着色深；细胞质丰富，多呈嗜酸性。

巨噬细胞具有强大的吞噬（细菌、异物、衰老伤亡的细胞等）能力；能捕捉、加工处理和传递抗原物质给淋巴细胞，引起淋巴细胞的免疫应答；具有活跃的分泌功能，能合成和分泌溶菌酶、干扰素、补体等生物活性物质，参与机体的防御功能。

（3）浆细胞：在一般结缔组织内较少，而在病原菌或异性蛋白质易于入侵的部位较多，如消化道、呼吸道固有层结缔组织及慢性炎症部位。细胞呈卵圆形或圆形，核圆形，常偏于细胞的一侧，染色质呈粗块状，沿核膜内面呈辐射状排列。细胞质嗜酸性，近核处有一浅染区。电镜下，细胞质内可见大量的粗面内质网、丰富的游离核糖体、发达的高尔基复合体。浆细胞能合成和分泌免疫球蛋白（immunoglobulin，Ig），即抗体。

（4）肥大细胞：常成群分布于小血管周围，呈圆形或卵圆形，核小而圆，细胞质丰富，其内充满粗大的异染性颗粒，颗粒易溶于水，因此在 HE 染色切片上不易看到。电镜下可见，细胞质内除一般细胞器外，还含有大量的膜包颗粒，内含有肝素、组胺、嗜酸性粒细胞趋化因子，细胞质中还含有白三烯。组胺、白三烯能使细支气管平滑肌收缩，微静脉及毛细血管扩张，通透性增加，引起支气管哮喘和荨麻疹等过敏反应。嗜酸性粒细胞趋化因子能吸引嗜酸性粒细胞聚集到变态反应的部位，肝素则有抗凝血作用。

2. 致密结缔组织

致密结缔组织（dense connective tissue）是一种以纤维为主要成分的固有结缔组织，纤维粗大、排列紧密，具有支持、连接和保护功能。根据纤维的性质和排列方式，可分为规则的致密结缔组织、不规则的致密结缔组织和弹性组织。规则的致密结缔组织主要分布在肌腱和腱膜，大量密集的胶原纤维顺着受力的方向平行排列成束，基质和细胞很少，位于纤维之间。不规则的致密结缔组织主要见于真皮、硬脑膜、巩膜及许多器官的被膜等。弹性组织是以弹性纤维为主要组成成分的致密结缔组织，如项韧带、黄韧带及弹性动脉中的膜。

3. 脂肪组织

脂肪组织（adipose tissue）主要由大量密集的脂肪细胞构成，由疏松结缔组织分隔成小叶，主要分布于皮下、网膜和黄骨髓等处，约占成人体重的 10%，是体内最大的储能库，参与能量代谢，并具有产生热量、缓冲外来压力和保护等作用。

4. 网状组织

网状组织（reticular tissue）由网状细胞、网状纤维和基质构成。网状细胞是星形多突起细胞，其突起之间相互连接成网，能产生纤维和基质。网状组织为淋巴细胞发育和血细胞发生提供适宜的微环境，是造血器官和淋巴器官的基本组织成分。

（二）软骨和骨

1. 软骨

软骨（cartilage）由软骨组织及其周围的软骨膜构成。软骨组织由软骨细胞、基质及纤维构成。根据软骨组织所含纤维的不同，可将软骨分为透明软骨、弹性软骨和纤维软骨 3 种。

（1）透明软骨：分布于关节软骨、肋软骨及呼吸道的软骨环，新鲜时呈半透明状，较脆。透明软骨间质中的纤维为胶原纤维。

（2）弹性软骨：分布于耳廓及会厌等处，结构特点是间质中有大量交织分布的弹性纤维，软骨中部的纤维更为密集，具有较强的弹性。

（3）纤维软骨：分布于椎间盘、关节盘及耻骨联合等处。结构特点是具有大量平行或交错排列的胶原纤维束，软骨细胞较少而小，常成行分布于纤维束之间。

2. 骨

骨（bone）是一种器官，由骨组织、骨膜及骨髓等构成。骨组织是坚硬而有一定韧性的结缔组织，由大量钙化的坚硬细胞间质及数种细胞组成。钙化的细胞间质称为骨基质。细胞类型有骨祖细胞、成骨细胞、骨细胞及破骨细胞 4 种。

骨祖细胞是骨组织中的干细胞，位于骨膜内侧，细胞较小，呈梭形，细胞质嗜酸性。当骨组织生长或修复时，骨祖细胞能分裂分化为骨细胞。成骨细胞分布在骨组织表面，呈矮柱状或立方状，常排成一层，细胞质嗜碱性。成骨时，成骨细胞分泌骨基质的有机成分，称为类骨质，当成骨细胞被类骨质包埋后，便称为骨细胞。骨细胞单个分散于骨板内或骨板间，细胞有许多细长突起，胞体较小呈扁椭圆形，位于骨陷窝内，突起所在的腔隙称为骨小管。骨陷窝和骨小管内含组织液，可为骨细胞提供营养和输送代谢产物。破骨细胞散在于骨组织边缘，数目较少，是一种多核的大细胞，由多个单核细胞融合而成，无分裂能力。破骨细胞能溶解和吸收骨基质，参与骨组织的重建和维持血钙的平衡（图 2-17）。

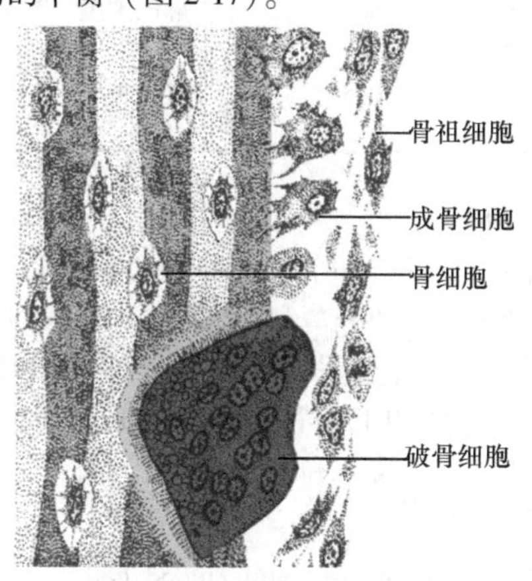

图 2-17 骨组织的各种细胞模式图

（三）血细胞

血细胞（blood cell）包括红细胞、白细胞和血小板。在正常生理情况下，各类血细胞的形态结构和数量相对稳定。血细胞形态的光镜观察通常采用 Wright 或 Giemsa 染色的血液涂片标本（图 2-18）。

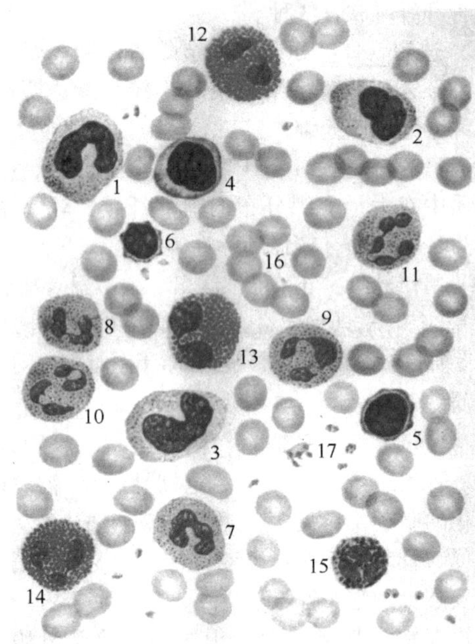

图 2-18 血细胞

1~3. 单核细胞；4~6. 淋巴细胞；7~11. 中性粒细胞；12~14. 嗜酸性粒细胞；15. 嗜碱性粒细胞；16. 红细胞；17. 血小板

血细胞分类和正常值见表 2-4。

表 2-4 血细胞分类和正常值

血细胞	正常值	血细胞	正常值
红细胞（RBC）	男：(4.0~5.5) ×10^{12}/L 女：(3.5~5.0) ×10^{12}/L	嗜碱性粒细胞	0~1%
白细胞（WBC）	(4~10) ×10^{12}/L	单核细胞	3%~8%
中性粒细胞	50%~70%	淋巴细胞	25%~30%
嗜酸性粒细胞	0.5%~3%	血小板	(100~300) ×10^{9}/L

1. 红细胞

红细胞（erythrocyte, red blood cell）直径 7~8.5μm，呈双凹圆盘状，中央较薄，周缘较厚，故在血液涂片标本上中央染色较淡，周围染色较深。成熟红细胞无核、无细胞器，细胞质内充满血红蛋白（hemoglobin）。血红蛋白具有结合与运输 O_2 和 CO_2 的功能。

2. 白细胞

白细胞（leukocyte，white blood cell）为无色有核的球形细胞，体积比红细胞大，能做变形运动，具有防御和免疫功能。

（1）**中性粒细胞（neutrophilic granulocyte）**：是白细胞内数量最多的一种，细胞呈球形，直径 10~12μm，细胞核中染色质呈团块状，有杆状核和分叶核两种形态。分叶越多，表明细胞越接近衰老。细胞质染成粉红色，含有细小的淡紫色及淡红色颗粒，分别称为嗜天青颗粒和特殊颗粒。中性粒细胞具有活跃的变形运动和吞噬功能，在体内起着重要的防御功能。中性粒细胞吞噬细菌后自身也常坏死，成为脓细胞。

（2）**嗜酸性粒细胞（eosinophilic granulocyte）**：直径 10~15μm，细胞核常分两叶，细胞质内充满粗大、均匀的嗜酸性颗粒，染成橘红色。嗜酸性粒细胞也能做变形运动，并具有趋化性，它能吞噬抗原抗体复合物，释放组胺酶，灭活组胺，从而减轻过敏反应；还可释放颗粒性物质，杀灭寄生虫。

（3）**嗜碱性粒细胞（basophilic granulocyte）**：数量最少，直径 10~12μm。细胞核分叶或呈“S”形或不规则形，着色较浅。细胞质内含嗜碱性颗粒，大小不等，分布不均，染成深蓝色，可覆盖在核上。颗粒内含有肝素和组胺，可被快速释放；细胞质内含白三烯，释放缓慢，肝素具有抗凝血作用，组胺和白三烯参与过敏反应。

（4）**单核细胞（monocyte）**：是白细胞中体积最大的细胞，直径 14~20μm，细胞核形态多样，呈卵圆形、肾形或马蹄形。细胞质含有许多细小的嗜天青颗粒，染成深浅不匀的灰蓝色。单核细胞是巨噬细胞的前身，它在血流中停留 1~4 天后穿出血管壁进入组织和体腔，分化为巨噬细胞。

（5）**淋巴细胞（lymphocyte）**：大小不等，圆形或椭圆形，以小淋巴细胞居多。根据淋巴细胞的发生部位、表面特征、寿命长短和免疫功能的不同，淋巴细胞可分为胸腺依赖淋巴细胞（T 细胞）、骨髓依赖淋巴细胞（B 细胞）、杀伤性淋巴细胞（K 细胞）和自然杀伤细胞（NK 细胞）4 类。

3. 血小板

血小板（platelet）又称血栓细胞，是骨髓中巨核细胞质脱落下来的小块，故无细胞核，但有完整的细胞膜，其体积很小，直径 2~4μm。血小板在止血和凝血过程中起着重要作用。

三、肌组织

（一）骨骼肌

骨骼肌（skeletal muscle）纤维呈长圆柱状，长短不一，含多个细胞核，位于肌膜下。肌浆内含有许多与细胞长轴平行排列的肌原纤维。每条肌原纤维上都有许多明暗相间排列的明带和暗带，相邻各条肌原纤维的明带和暗带整齐地排列在同一水平上，因此整条肌纤维上显示出明暗交错的横纹，故称横纹肌。明带着色较浅，称I带；暗带着色较深，称A带；在暗带中央有一浅染的窄带，称H带；H带中央有一条着色较深的线，称M线；在明带中央有一条较深的细线，称Z线。两相邻Z线之间的一段肌原纤维称肌节，即一个肌节包括一个完整的A带和与A带相邻的两个1/2 I带，它是肌原纤维的结构和功能单位（图2-19，图2-20）。

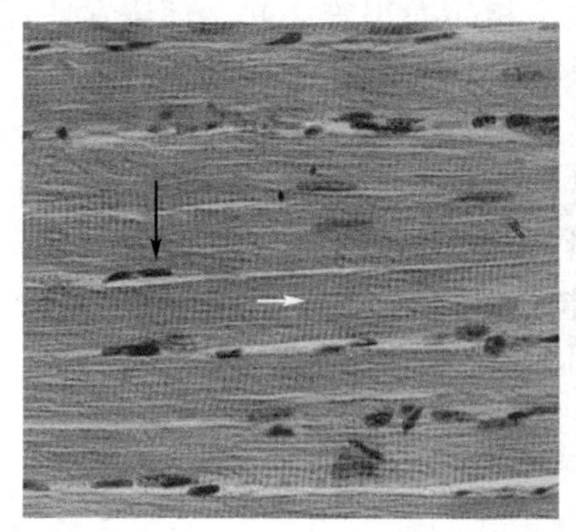
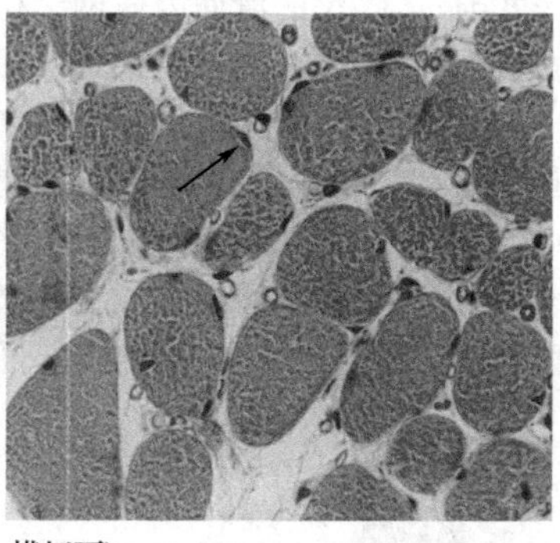

骨骼肌(纵、横切面)

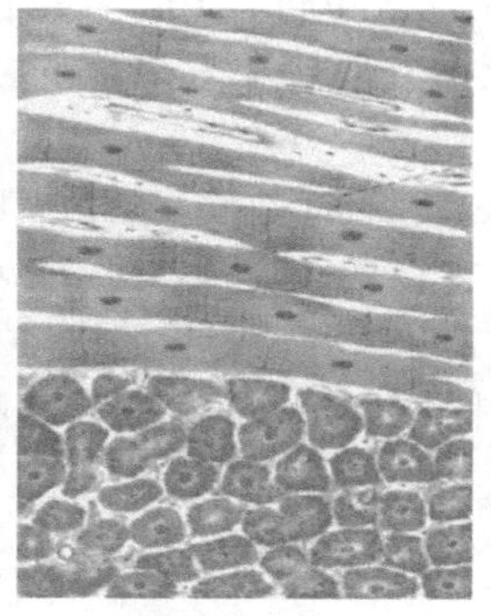

心肌(纵、横切面)

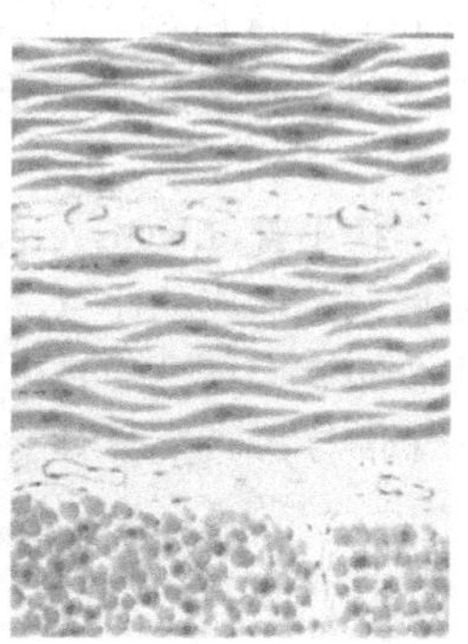

平滑肌(纵、横切面)

图 2-19　3种肌组织箭头指的是肌细胞核

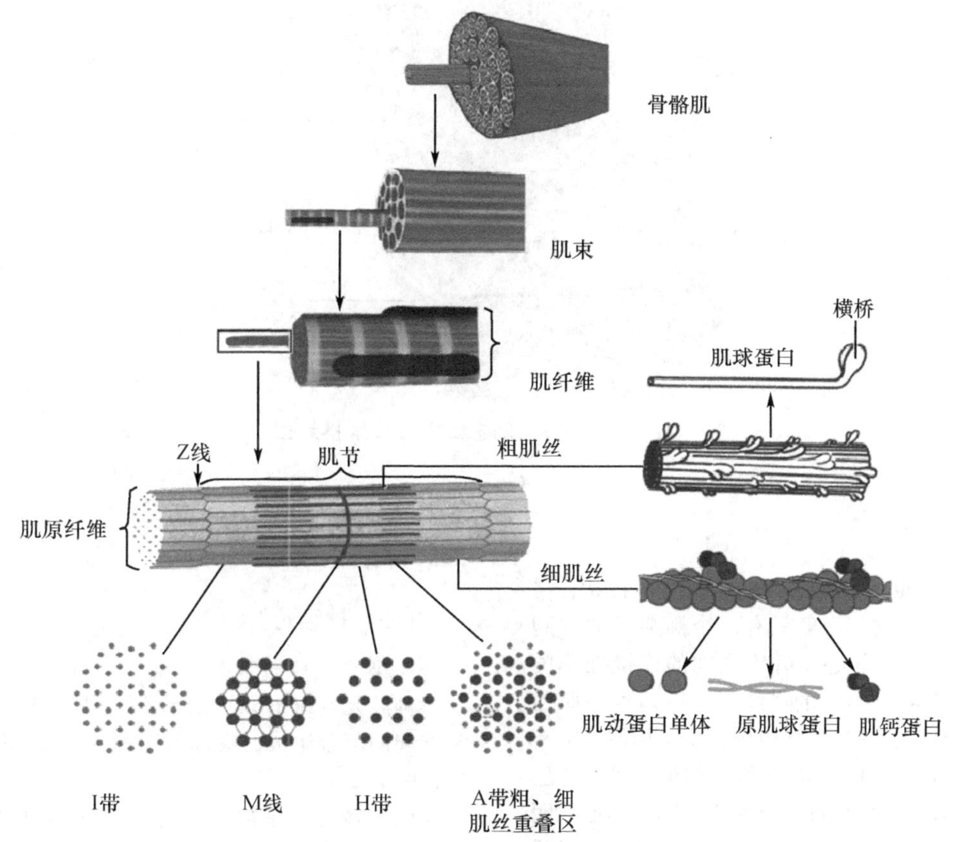

图 2-20　骨骼肌逐级放大示意图

肌原纤维由许多平行排列的肌丝组成，肌丝又分粗、细两种。①**粗肌丝**（**thick myofilament**）由**肌球蛋白**（**myosin**）组成，肌球蛋白分子平行排列，集合成束，组成一条粗肌丝。肌球蛋白形如豆芽状，分为头部和杆部，在头、杆部的连接点及杆上有两处类似关节的结构，可以屈动。M线两侧的肌球蛋白分子对称排列，尾端朝向M线，头端则朝向Z线。肌球蛋白分子的头部突出粗肌丝表面形成**横桥**（**cross bridge**）。肌球蛋白头部是一种ATP酶，可结合并分解ATP释放能量。②**细肌丝**（**thin myofilament**）由**肌动蛋白**（**actin**）、**原肌球蛋白**（**tropomyosin**）和**肌钙蛋白**（**troponin**）3种分子组成。肌动蛋白由两列球形肌动蛋白单体组成，相互缠绕呈串珠状螺旋链。肌动蛋白分子的单体呈球形，有极性，每个单体上都有与肌球蛋白结合的位点，单体相连呈串珠状。原肌球蛋白是由较短的双股螺旋多肽链组成，首尾相连，嵌在肌动蛋白双螺旋两侧的浅沟内。肌钙蛋白由 3 个球形亚单位组成——TnT 亚单位固定于原肌球蛋白上，TnI 亚单位是抑制肌动蛋白和肌球蛋白相互作用的亚单位，TnC 亚单位可与 Ca^{2+} 结合而引起肌钙蛋白空间构象发生改变（图 2-20）。

横小管（**transverse**）又称 T 小管，是由肌膜向肌浆内凹陷形成的小管，它垂直于肌膜表面。T 小管膜上分布有大量钙通道。人和哺乳动物骨骼肌横小管位于 I 带与 A 带交界处，同一水平的横小管相互吻合环绕在每条肌原纤维周围，其功能是将肌膜的电兴奋快速同步地传至每个肌节。

肌质网（**sarcoplasmic reticulum**）是肌纤维内特化的滑面内质网，位于相邻横小管之间，环绕在肌原纤维周围，又称纵小管（longitudinal tubule）。位于横小管两侧的肌质网扩大成的环形扁囊称为**终池**（**terminal cisternae**），终池之间是相互吻合的纵小管网。终池膜上分布有大量钙释放通道。每条横小管与其两侧的终池组成**三联体**（**triad**），此部位将兴奋从肌膜传递到肌质网膜（图 2-21）。

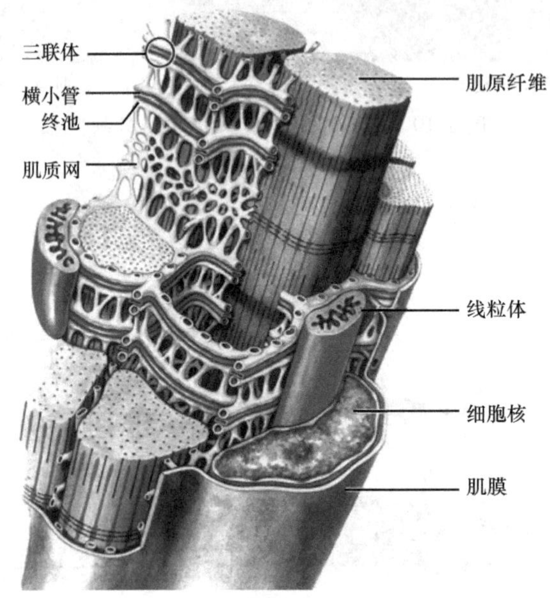

图 2-21　骨骼肌纤维超微结构立体模式图

（二）心肌

心肌纤维（**cardiac muscle fiber**）呈短圆柱状，常有分支并互相吻合成网，一般只有一个椭圆形的细胞核，位于细胞中央，相邻心肌纤维之间的连接处称闰盘。心肌纤维也有明暗相间的横纹，但不如骨骼肌明显。心肌属不随意肌，其超微结构与骨骼肌相似，但有如下特点：①大量纵行排列的肌丝组成粗细不等的肌丝束，肌丝束之间含有大量纵行排列的线粒体，不形成明显的肌原纤维；②横小管较粗，位于 Z 线水平；③肌质网较稀疏，纵小管不发达，终池少而小，横小管多与一侧终池相贴，组成二联体（diad），故心肌肌质网储存 Ca^{2+} 的能力较差；④**闰盘**（**intercalated disk**），由相邻心肌纤维的突起嵌合而成。

（三）平滑肌

平滑肌（**smooth muscle**）广泛分布于消化道、呼吸道、子宫、输卵管、血管等中空性器官壁内。平滑肌纤维呈长梭形，无横纹；细胞核卵圆形或杆状，位于细胞中央。平滑肌纤维大都成束或成层排列，平滑肌也属于不随意肌。

四、神经组织

（一）神经元

1. 神经元的结构

神经元（**neuron**）的形态多种多样，但都由胞体和突起两部分组成，突起又分树突和轴突两种（图 2-22，图 2-23）。

（1）胞体：是神经元代谢和营养的中心，主要位于大脑和小脑皮质、脑干和脊髓的灰质及神经节内。细胞膜是接收刺激、整合信息和产生冲动的单位膜。细胞核大而圆，位于胞体中央，着色浅淡，核仁大而明显。细胞质中除含一般细胞器外，尚有尼氏体和神经元纤维两种特殊性结构。

（2）树突：神经元有一个至多个树突，从胞体发出，起始部分较粗，逐级分支变细，形如树枝状。树突表面有许多鼓槌状的小突起，称树突棘，是神经元接受刺激的主要部位。树突分支越多，接受的信息也就越多，它的主要功能是接受刺激，并将兴奋传向胞体。

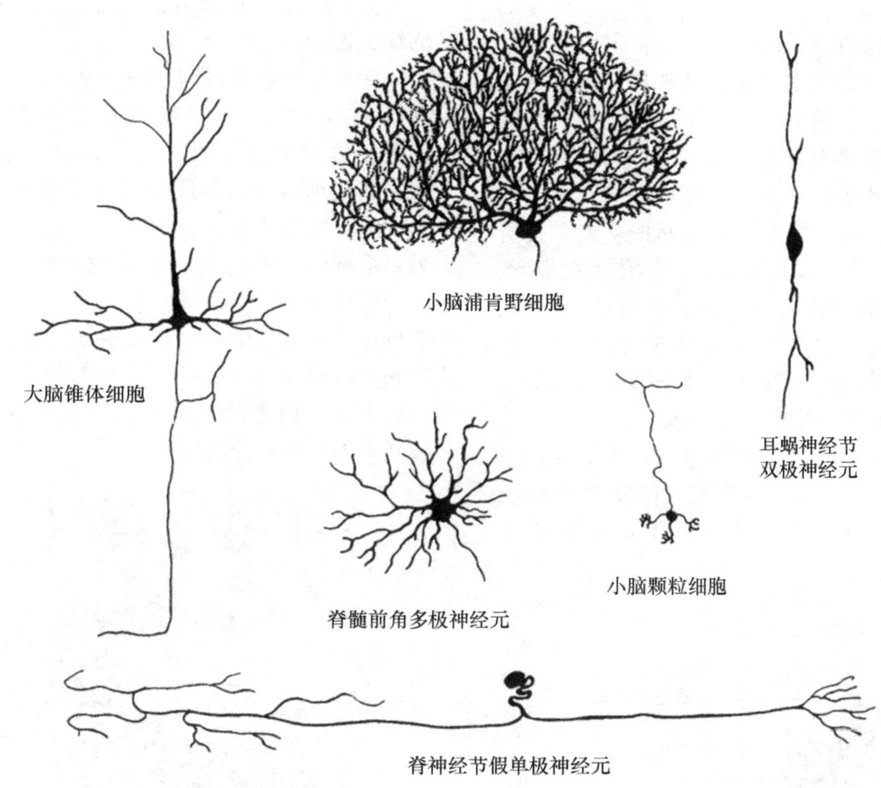

图 2-22　神经元主要形态示意图

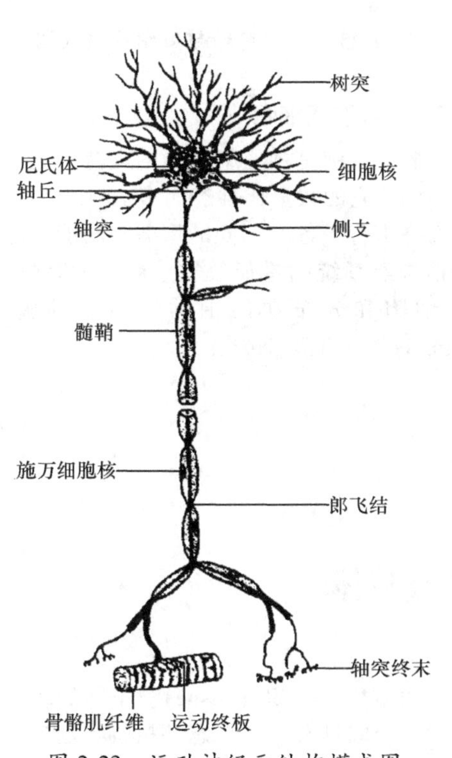

图 2-23　运动神经元结构模式图

（3）轴突：一个神经元只有一个轴突，其长短因神经元种类不同而有很大差别，短的仅数微米，长的可达 1m 以上，偶有侧支分出。轴突的末梢有树枝状的终末分支，形成轴突终末，其内有许多含有神经递质的小泡，轴突终末参与构成突触。轴突表面的细胞膜称轴膜，内含的细胞质称轴浆，轴浆内含大量纵行排列的神经丝、微管、微丝等结构。轴突的主要功能是传导神经冲动，冲动沿轴膜传向轴突终末。

（4）神经纤维：神经元的长轴突和感觉神经元的长树突及包裹在其外表面的神经胶质细胞构成神经纤维（nerve fiber）。包裹中枢神经纤维的神经胶质细胞是少突胶质细胞；包裹周围神经纤维的是施万细胞。根据包裹轴突的神经胶质细胞是否形成髓鞘，可将神经纤维分为有髓神经纤维和无髓神经纤维两种。

（5）神经末梢：神经末梢是周围神经纤维的终末部分，分布于全身，按其功能可分为感觉神经末梢和运动神经末梢。

一部分感觉神经末梢本身即感受器（如痛觉感受器）；另一部分感觉神经末梢以突触方式接受感受细胞的信息、共同组成感受器（如听觉感受器），其功能是将特定刺激信息转换为能向中枢神经系统传输的神经冲动。依据其形态，可分为感受冷热、疼痛刺激的游离神经末梢；感受触-压刺激的触觉小体、环层小体等。详见第六章神经系统第七节感受器。

运动神经末梢是指运动神经元的轴突终末，分布于骨骼肌、腺细胞或脏器的平滑肌上。运动神经末梢通过释放递质，支配骨骼肌和平滑肌的收缩及腺体的分泌。

2. 神经元的分类

神经元按其突起的多少可分为3类：①多极神经元，有一个轴突和多个树突。②双极神经元，有两个突起，一个树突，一个轴突。③假单极神经元，从胞体发出一个突起，距胞体不远处又呈T形分为两支，一支分布到外周其他组织和器官，称周围突；另一支进入中枢神经系统，称中枢突。神经元按功能和传导方向也可分为3类：①感觉神经元，又称传入神经元，能将感受到的刺激信号传入到中枢。②运动神经元，又称传出神经元，能将中枢的信号传至外周效应器。③中间神经元，又称联络神经元，位于感觉神经元与运动神经元之间，起联络作用（图2-24）。

神经元按释放的神经递质还可分为：①胆碱能神经元，释放乙酰胆碱。②胺能神经元，释放多巴胺等。③氨基酸能神经元，释放谷氨酸等。④肽能神经元，释放脑啡肽等。

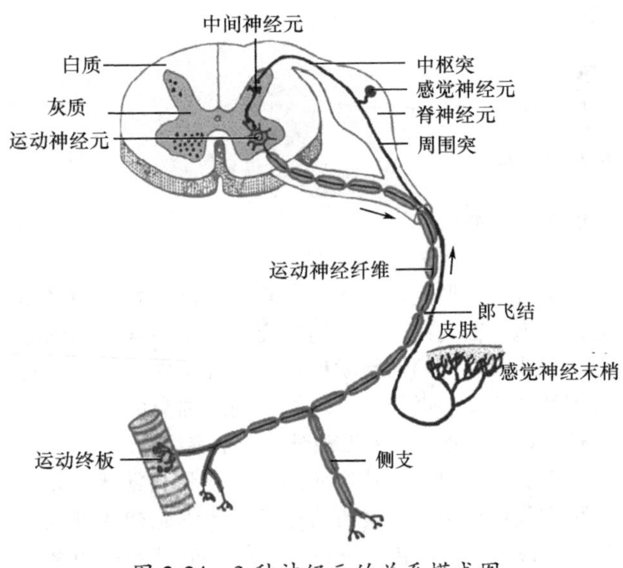

图2-24　3种神经元的关系模式图

（二）突触

突触（synapse）是神经元与神经元之间，或神经元与非神经元（肌细胞、腺细胞等）之间的一种特化的细胞连接。

突触分为电突触与化学突触两大类，电突触就是神经元之间的缝隙连接，细胞之间通过电流迅速传递信息。化学突触（图2-25）是以化学物质（神经递质）作为细胞之间的通信媒介，通常所指的突触即化学突触。常见的连接方式是一个神经元的轴突末梢与另一个神经元的树突、胞体或轴突末梢等部位连接，分别形成轴-树突触、轴-体突触、轴-轴突触等。电镜下可见，化学突触的结构可分为突触前成分、突触间隙和突触后成分3部分，突触前成分包括突触前膜和突触小泡（内含神经递质）；突触后成分包括突触后膜及膜上的特异性受体。

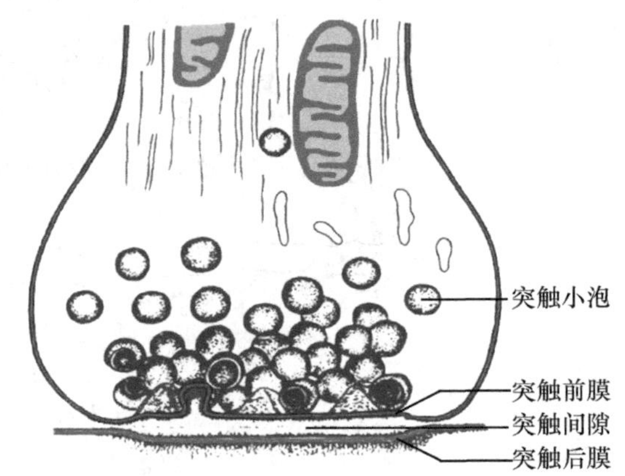

图2-25　化学突触超微结构模式图

（三）神经胶质细胞

神经胶质细胞是神经组织中的支持细胞，分布在神经元之间，它的数量比神经元多10~50倍。神经胶质细胞有许多种，各有不同的形态和功能，可分为分布在中枢神经系统的星形胶质细胞、少突胶质细胞、小胶质细胞和分布在周围神经系统的施万细胞（Schwann cell）、卫星细胞。

（苗乃周）

第四节　器官、系统与整体

一、人体器官、系统与整体

人体是由庞大的细胞群与细胞外基质（细胞间质）共同构成的复杂的有机体。细胞是组成人体结构和功能的基本单位；每种细胞具有各自的结构特征、代谢特点与功能活动。由形态、功能相同或相似的细胞与细胞间质构成**组织**（**tissue**）。不同的组织按照一定的规律组合成具有一定形态并执行特定生理功能的结构，称为**器官**（**organ**），如心脏、肝、肺、肾等。一些器官为完成共同的生理功能而联合成**系统**（**system**）。人体有运动、消化、呼吸、泌尿、生殖、循环、感觉、神经、内分泌和免疫十大系统。各系统在神经、体液和免疫系统的调节下，彼此联络、互相协调与影响，共同构成一个完整统一的有机体。

运动系统（locomotor system）由**骨**、**骨连结**和**骨骼肌** 3 部分构成，约占成人体重的 60%。全身各骨借骨连结相连形成**骨骼**，骨骼构成人体的支架，赋予人体基本形态，支持体重，保护内脏。骨骼肌附着于骨，在神经系统的调控下进行收缩和舒张，牵引骨改变位置和角度，产生运动。在运动过程中，骨起着杠杆作用，骨连结为运动的枢纽，骨骼肌为运动的动力器官。

消化系统（alimentary system）包括**消化管**和**消化腺**两大部分。消化管包括口腔、咽、食管、胃、小肠（十二指肠、空肠、回肠）和大肠（盲肠及阑尾、结肠、直肠、肛管）。临床上通常将从口腔到十二指肠的消化管道称**上消化道**，空肠及其以下的消化管道称**下消化道**。消化腺有大消化腺和小消化腺两种。大消化腺位于消化管的管壁外，所分泌的消化液经导管流入消化管腔内，如大唾液腺、肝和胰。小消化腺位居消化管壁内，如唇腺、胃腺和肠腺等。消化系统的基本功能是摄取食物并进行物理和化学性消化，经消化管黏膜上皮细胞吸收其营养物质，最后将食物残渣形成粪便排出体外。

呼吸系统（respiratory system）由**呼吸道**和**肺**组成。呼吸道包括鼻、咽、喉、气管及支气管等。通常称鼻、咽、喉为**上呼吸道**，气管和各级支气管为**下呼吸道**。肺由实质组织和间质组织组成。呼吸系统的主要功能是进行气体交换，即吸入氧，排出二氧化碳。此外，还有发音、嗅觉、内分泌、协助静脉血回心和体内某些物质代谢等功能。

泌尿系统（urinary system）由**肾**、**输尿管**、**膀胱**和**尿道**组成。其主要功能是排出机体新陈代谢中产生的废物和多余的水，保持机体内环境的平衡和稳定。肾生成的尿液，经输尿管输送至膀胱，膀胱为储存尿液的器官，尿道将尿液排出体外。

生殖系统（reproductive system）包括**男性生殖系统**和**女性生殖系统**。二者均由**内生殖器**和**外生殖器**两部分构成。内生殖器由**生殖腺**、**生殖管道**和**附属腺**组成，外生殖器则以两性交接的器官为主。生殖系统的功能是产生生殖细胞、繁殖后代和分泌性激素、形成并保持第二性征。

循环系统（circulatory system）是由一系列连续封闭的管道系统构成，分布于人体各部，包括**心血管系统**和**淋巴系统**。心血管系统由**心脏**、**动脉**、**毛细血管**和**静脉**组成，血液在其内终生循环流动。淋巴系统包括**淋巴管道**、**淋巴器官**和**淋巴组织** 3 部分。淋巴液沿淋巴管道向心脏流动，最后汇入静脉，故淋巴管道可视为静脉的辅助管道。循环系统的主要功能是物质运输，即将消化管吸收的营养物质和肺吸收的氧运送到全身器官的组织和细胞，同时将组织和细胞的代谢产物及二氧化碳运送到肾、肺、皮肤，排出体外，以保证身体新陈代谢的不断进行。内分泌器官和分散在体内各处的内分泌细胞所分泌的激素及生物活性物质也经脉管系统管道输送至相应的靶器官，以调节机体的生理功能。

感觉器（sensory organs）是**感受器**（receptor）及其附属结构的总称，是机体感受刺激的装置。感受器广泛分布于人体全身各部，有的结构非常简单，仅是感觉神经的游离末梢，如痛觉感受器；有的结构则较为复杂，除了感觉神经末梢外，还有一些细胞或数层结构共同形成的各种被囊神经末梢，如接受触觉、压觉等刺激的触觉小体、环层小体等；有的则更为复杂，是由感受器及其辅助装置共同构成的特殊感觉器官，这一类称为特殊感觉器或感觉器官，如视器、前庭蜗器、味器及嗅器等。感受器的功能是接受机体内、外环境的各种不同刺激，并将其转变为神经冲动，神经冲动由感觉神经传入中枢，经中枢对其整合后，产生感觉；再由高级中枢发出神经冲动，经运动神经传至效应器，对刺激作出反应。

神经系统（nervous system）由**脑**、**脊髓**，以及附于脑和脊髓周围的**脑神经**和**脊髓神经**组成。神经系统是人体结构和功能最复杂的系统，由数以亿万计高度分化的相互联系的神经细胞组成，在体内起主导作用。其功能：①控制和调节其他系统的活动，使人体成为一个有机的整体。例如，当体育锻炼时，除了肌肉强烈收缩外，同时也出现呼吸加深加快、心跳加速、出汗等一系列的变化，这些都是在神经系统的调控下完成的。②维持机体与外环境间的统一。

内分泌系统（endocrine system）是神经系统以外的一个重要调节系统，与神经系统相辅相成，共同维持机体内环境的平衡与稳定，调节机体的生长发育和各种代谢活动，并调控生殖和影响行为。内分泌系统由内分泌细胞、内分泌组织和内分泌腺组成。**内分泌腺**（endocrine gland）在结构上与一般腺体最显著的不同是没有排泄管，因而又称无管腺。其分泌的物质称**激素**（hormone），直接进入血液被运送至全身，作用于特定的靶器官。内分泌组织以细胞团分散存在于机体的其他器官或组织内，如胰腺内的胰岛、睾丸内的间质细胞、卵巢内的卵泡和黄体等。人体内的内分泌腺或内分泌组织包括：垂体、甲状腺、甲状旁腺、肾上腺、胰岛、松果体、胸腺和性腺等。

人体从外形上可分为**头部**、**颈部**、**背部**、**胸部**、**腹部**、**盆会阴部**和**上**、**下肢**。其中背部、胸部、腹部和盆会阴部合称**躯干部**，上、下肢合称**四肢**。构成头部和躯干部的基本结构和层次大致相同，由浅入深均由皮肤、浅筋膜、深筋膜、骨骼肌和骨骼等共同构成腔或管，如颅腔、胸腔、腹腔和盆腔，其内容纳并保护中枢神经器官、感觉器官和内脏器官等。四肢则以骨骼为支架，骨骼肌跨越关节附着于骨骼，深筋膜包裹肌肉，浅筋膜位于皮下。全身各局部、器官均有血管、淋巴管和神经分布。

二、解剖学姿势、方位术语和人体的轴与面

为了正确地描述人体各器官的形态结构和位置关系，必须有公认的统一标准和术语，以便统一认识，避免误解，这在临床医生对患者的检查记录和病志的书写上尤为重要。为此确定了轴、面和方位等术语。这些概念和术语是人为规定的学习解剖学必须遵循的基本原则（图 2-26）。

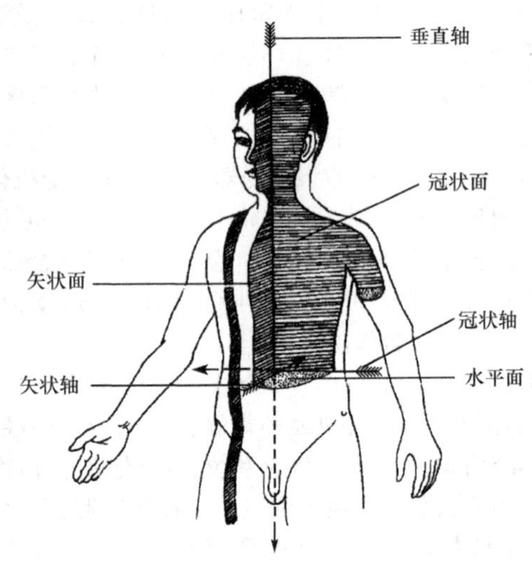

图 2-26　人体的轴和面

（一）人体的标准解剖学姿势

人体的标准**解剖学姿势（anatomical position）**是指身体直立，面向前，两眼平视正前方，两足并拢，足尖向前，双上肢下垂于躯干的两侧，掌心向前。描述任何人体结构时，均以此姿势为标准，即使被观察的客体、标本或模型是俯卧位、仰卧位、横位或倒置，或只是身体的一个局部，仍应依人体的标准解剖学姿势进行描述。

（二）轴

可在躯干、四肢或各个脏器等任何部位设置，分为垂直轴、矢状轴及冠状轴 3 种。

1. 垂直轴

垂直轴（vertical axis）为上自颅侧，下至尾侧，与身体长轴一致的轴，垂直于水平面。

2. 矢状轴

矢状轴（sagittal axis）为自腹侧面至背侧面，同时与垂直轴呈直角交叉的轴。

3. 冠状轴

冠状轴（coronal axis）也称**额状轴（frontal axis）**，为左右方向与水平面平行，与上述二轴相垂直的轴。

（三）面

1. 矢状面

矢状面（sagittal plane）是指前后方向，将人体分成左、右两部分的纵切面，该切面与水平面垂直。经过人体正中的矢状面称为**正中矢状面**，它将人体分成左右相等的两半。

2. 冠状面

冠状面（coronal plane）也称**额状面（frontal plane）**，是指左、右方向，将人体分为前、后两部分的纵切面，该切面与水平面及矢状面互相垂直。

3. 水平面

水平面（horizontal plane）又称**横切面**，是指与地平面平行，与矢状面和冠状面相互垂直，将人体分为上、下两部分的平面。

在描述器官的切面时，则以器官自身的长轴为标准，与其长轴平行的切面称**纵切面**，与其长轴垂直的切面称**横切面**，而不用冠状面、矢状面和水平面来描述。

（四）方位

靠近腹侧面者为**前（anterior）**或**腹侧（ventral）**；靠近背侧面者为**后（posterior）**或**背侧（dorsal）**。描写身体各部的高低关系，靠近颅顶者为**上（superior）**或**颅侧（cranial）**；远离颅顶者为**下（inferior）**或**尾侧（caudal）**。在四肢往往用**近侧（proximal）**和**远侧（distal）**以表示空间位置关系，其近肢根者为近侧，远离肢根者为远侧。就躯体而言，近正中矢状面者为**内侧（medial）**，远离正中矢状面者为**外侧（lateral）**。在前臂往往用**尺侧（ulnar）**和**桡侧（radial）**，在小腿用**胫侧（tibial）**和**腓侧（fibular）**以表示内侧和外侧的位置关系。另外用**内（internal）**和**外（external）**以表示与空腔的关系。注意切不可将内、外与内侧、外侧混淆。还有**浅（superficial）**、**深（profound）**、**左（left）**和**右（right）**等术语，顾名思义，无需加以说明。

（王唯析）

复习思考题

1. 简述超二级结构、模体和结构域的概念及其与二级、三级结构的差别。
2. 举例说明蛋白质的结构与功能的关系。
3. 何谓核酶？核酶有何应用前景？
4. 试述竞争性抑制作用的动力学特点有哪些？并比较竞争性抑制作用与非竞争性抑制作用的区别。
5. 核酸的紫外线吸收是哪些物质引起的？为什么 DNA 和 RNA 溶液的紫外线吸收值同为 1 时，核酸的含量不同？
6. 简述 tRNA 的二级结构要点。
7. 叙述 DNA 双螺旋结构特点及 DNA 高级结构的组装意义。
8. 试述细胞的基本结构。

9. 试述细胞膜的功能。
10. 试述细胞外基质的功能。
11. 试比较上皮组织与结缔组织的异同。
12. 疏松结缔组织有哪些纤维和细胞？试列举3~5个主要细胞并说明其结构和功能。
13. 试述软骨组织的分类与构造。
14. 骨组织中有哪些细胞？试述它们的形态特点及相互间的关系。
15. 试比较光镜下3种肌纤维的结构。
16. 试述神经元的结构与分类。
17. 什么是器官？系统如何划分？
18. 什么是解剖学姿势？
19. 常用的解剖学方位、轴和切面的术语有哪些？

参考文献

丁文龙，王海杰. 2015. 系统解剖学［8年制及7年制（“5+3”一体化”）临床医学等专业规划教材］. 3版. 北京：人民卫生出版社

陈海英. 2008. 组织学与胚胎学（高等医药院校教材）. 北京：人民卫生出版社

胡继鹰. 2007. 医学细胞生物学导论. 2版. 北京：科学出版社

贾弘禔，屈伸. 2005. 生物化学. 北京：人民卫生出版社

刘贤钊. 2000. 组织学和胚胎学（卫生部规划教材）. 3版. 北京：人民卫生出版社

王镜岩，朱圣康，徐长法. 2002. 生物化学. 3版. 北京：高等教育出版社

杨抚华. 2007. 细胞生物学. 5版. 北京：科学出版社

邹仲之. 2013. 组织学与胚胎学. 8版. 北京：人民卫生出版社

Robert KM. David AB，Kathleen MB et al. 2000. Harper's Illustrated Biochemistry. New York：McGraw-Hill/Appleton & Lange

Moore KL，Dalley AF，Agur AMR. 2010. Clinically Oriented Anatomy. 6th ed. New York：Lippincott Williams & Wilkins

Nelson DL ，Cox MM. 2000. Lehninger Principles of Biochemistry. 3rd ed. New York：Worth Publishers

Srandring S. 2008. Gray's Anatomy. 4th ed. New York：Churchill Livingstone

第三章 基因信息传递、表达调控及基因重组

要点：①DNA 分子的碱基顺序携带遗传信息，通过 DNA 复制由亲代传递到子代，通过转录成 RNA，翻译成蛋白质表现其生物性状，此规律称中心法则。基因是编码生物活性物质的 DNA 功能片段，其表达产物是蛋白质或各种 RNA。遗传信息是按照中心法则进行传递的。②DNA 生物合成指遗传信息的传递是以母链 DNA 为模板合成子链 DNA 的遗传信息传递的过程。DNA 复制是半保留复制，遗传信息通过 DNA 复制代代相传。③以 DNA 为模板合成 RNA 的过程称为转录。转录是生物界 RNA 合成的主要方式，是遗传信息由 DNA 向 RNA 传递的过程，也是基因表达的开始。④蛋白质生物合成也称翻译，是细胞内以 mRNA 为模板，按照 mRNA 分子中由核苷酸组成的密码信息合成蛋白质的过程。复制、转录和翻译过程大体都可以分为起始、延长和终止 3 个阶段。⑤遗传和变异是通过生物表现出的具体性状而被认识的。表型是指生物所表现出的这些独特的形态、功能或生化特点。生物体内 DNA 所包含的全部基因称为基因型。基因型是生物体在适当环境条件下发育表型的内因；表型则是基因型和环境条件共同作用的结果。在基因传递过程中 DNA 的序列组成或结构发生改变将引起生物性状的改变，这就是基因变异。内外环境因素可使 DNA 损伤，机体能对损伤进行修复。⑥原核生物和真核生物在基因信息传递过程中各有特点，基因表达是指储存遗传信息的基因经过一系列步骤表现出其生物功能的整个过程，基因表达具有严格的规律，即时空特异性。⑦ DNA重组是 DNA 片段的重新排列组合，其中人工 DNA 重组是按照人的意志定向改变生物遗传信息，以获得人类所需的蛋白质和对人类有益的生物性状，即基因工程。从构建的基因组 DNA 文库或 cDNA 文库分离、扩增某一目的基因即分子克隆或重组 DNA 技术。具体包括分、切、接、转、筛等过程，实现此过程需要一些重要的工具酶。该技术对于疾病的诊断、治疗、预防及表达有药用价值的蛋白质等方面有广泛的应用价值。

第一节 DNA、RNA、蛋白质的生物合成

一、DNA 的生物合成

DNA 生物合成（**DNA biosynthesis**）即**复制**（**replication**），指遗传物质的传递是以母链 DNA 为模板合成子链 DNA 的遗传信息传递过程。碱基配对和 DNA 双螺旋结构是复制的分子基础，其化学本质是酶促的生物细胞内单核苷酸聚合。各种酶和蛋白质因子的参与是聚合能够迅速、准确完成的保证。复制过程通常分为起始、延长和终止 3 个阶段。

（一）DNA 复制的基本规律

1. DNA 复制是半保留复制

Waston 和 Click 在提出 DNA 双螺旋结构模型时曾就 DNA 复制过程进行过研究，他们推测，DNA 在复制过程中碱基间的氢键首先断裂，双螺旋解旋分开，每条链分别作模板合成新链，每个子代 DNA 的一条链来自亲代，另一条则是新合成的，故称为**半保留复制**（**semiconservative replication**）。

1958 年，Meselson 和 Stahl 进行实验证明了 DNA 分子是以半保留方式进行自我复制的。按照半保留复制的方式，子代保留了亲代 DNA 的全部遗传信息，体现了代与代之间 DNA 碱基序列的一致性。

2. DNA 复制的起始、方向和速度

原核生物基因组是环状 DNA，只有一个复制起点（origin）。复制时，DNA 从起始点向两个方向解链，

形成两个延伸方向相反的复制叉，称为双向复制。例如，大肠杆菌（*E. coli*）经放射性标记其DNA后，在电镜下观察到复制开始时呈眼睛状的图形。

真核生物基因组庞大而复杂，由多个染色体组成，全部染色体均须复制，每个染色体又有多个起始点，是多复制子的复制。从一个DNA复制起始点起始的DNA复制区域称为**复制子（replicon）**。复制子是独立完成复制的功能单位，每个起始点产生两个移动方向相反的复制叉，复制完成时，复制叉相遇并汇合连接。

DNA在复制时，双链DNA解旋成两股分别进行，是反向平行（antiparallel）的，新合成的两股子链，一股的方向为5′→3′，另一股为3′→5′。所有的DNA聚合酶都只能催化5′→3′方向合成。复制过程的复制起点呈现叉子的形式，故称**复制叉（replication fork）**。以复制叉向前移动的方向为标准，复制时以亲代DNA分子中那股从3′→5′方向解链的母链作为模板，以5′→3′方向连续合成的新链称为**前导链（leading strand）**。在前导链延长1000~2000个核苷酸后，另一母链也作为模板指导新链也是沿5′→3′合成100~200个核苷酸（真核）或1000 ~2000个核苷酸（原核）的小片段，这就是**冈崎片段（Okazaki fragment）**。随着链的延长，可以有许多个冈崎片段，这条称为**后随链（lagging strand）**。可见，后随链为不连续复制，所以DNA复制为**半不连续复制（semi-discontinuous replication）**。复制后，这些冈崎片段由DNA连接酶连接成完整的新链。

（二）参与DNA复制的一些酶类和蛋白质

1. *原核生物的DNA聚合酶*

（1）DNA聚合酶Ⅰ：1958年，Kornberg发现了**DNA聚合酶Ⅰ**（简称为polⅠ）。DNA聚合酶Ⅰ是一条分子质量为109kDa的多肽链，具有多种催化功能。若用蛋白酶轻度水解可得一个604个氨基酸残基的大片段和一个323个氨基酸残基的小片段，常将大片段称为Klenow片段，此片段具有两种催化活性，其一为聚合功能，另一为3′→5′外切酶的活性，从3′端水解DNA产生3′单核苷酸。

这种3′→5′外切酶活性对保证DNA复制的真实性具有重要的意义。DNA聚合酶在接上新的核苷酸前，它能对3′端的碱基进行识别。若为配错的碱基，即通过3′→5′外切酶活性把配错的碱基切除，再使正确的碱基聚合上去，保证DNA复制的高度真实性，这种功能也称**校读功能（proofreading）**。小片段则具5′→3′外切酶的活性，它能从5′→3′方向一个挨一个切除，产物为5′单核苷酸，或跨过若干个核苷酸再进行酶解，从5′端释放一寡核苷酸。可除去冈崎片段5′端的RNA引物，在DNA损伤修复中也起重要作用。可见，DNA聚合酶Ⅰ为一条多肽链，其上具有3种酶的活性，也是一种多功能酶。但DNA聚合酶Ⅰ并不是大肠杆菌DNA复制中主要的DNA合成酶，它的主要作用是切除RNA引物、填补空缺和DNA损伤的修复。

（2）DNA聚合酶Ⅱ：由一条多肽链构成。此酶除具有聚合酶的活性外，还具有3′→5′外切酶活性。它在生物体内的确切作用不详，可能也是在DNA损伤修复中起作用。

（3）DNA聚合酶Ⅲ：此酶是一个多聚酶，由10种不同亚基组成不对称异源二聚体。DNA聚合酶Ⅲ催化活性比DNA聚合酶Ⅰ高很多倍，每秒可催化1000个核苷酸的聚合，而DNA聚合酶Ⅰ每秒仅催化16~20个核苷酸聚合。DNA聚合酶Ⅲ不但催化活性大、合成速度快，而且由于具有校正功能，有3′→5′外切酶活性，产物保真性高。因此，大肠杆菌DNA聚合酶Ⅲ是DNA复制必需的酶。

2. *真核细胞的DNA聚合酶*

真核细胞的DNA聚合酶有5种，即DNA聚合酶α、DNA聚合酶β、DNA聚合酶γ、DNA聚合酶δ和DNA聚合酶ε。DNA聚合酶α负责后随链的合成，DNA聚合酶δ和**增殖细胞核抗原（proliferating cell nuclear antigen，PCNA）**负责前导链的合成。PCNA是作为DNA聚合酶δ活性所需的一种辅助蛋白，有与*E. coli* DNA聚合酶Ⅲ的β亚基类似的结构和功能，形成环状的夹钳，大大地增强DNA聚合酶δ的续进性。DNA聚合酶γ负责**线粒体DNA（mitochondria DNA，mt DNA）**的复制，DNA聚合酶β和DNA聚合酶ε的功能为DNA修复。

3. *DNA解螺旋酶*

DNA复制时，复制开始部位的DNA双螺旋必须解开成单链，模板链上的碱基才能以碱基配对原则指导新链的合成。解开DNA双螺旋的酶有多种，称为**DNA解螺旋酶（DNA helicase）**，该酶具有ATP酶的活性，在ATP的存在下，能解开DNA双链，每解开一对碱基消耗两个ATP。

4. *单链结合蛋白*

单链结合蛋白（single strand binding protein，SSB），能与已被解螺旋酶解开的单链DNA结合，以维持模板处于单链状态，又可保护其不被核酸酶水解。单链DNA结合SSB后既可避免重新形成双链，又可避免自身发夹螺旋的形成，还能使前端双螺旋的稳定性降低，易被解开。当DNA聚合酶在模板上前进，逐个接上脱氧核苷酸时，SSB既不断脱离，又不断与新解开的链结合。

DnaA蛋白是由相同亚基组成的四聚体。复制起始时，DnaA蛋白辨认并结合*E. coli*上复制起始点oriC，10~20个DnaA蛋白相互靠近形成DNA蛋白质复合体结构，促使oriC局部解链。DnaB蛋白解螺旋酶、复制蛋白rep，利用ATP供能，作用于氢键，使DNA双链解开成为两条单链。DnaC蛋白的作用是将具有解链酶活性的DnaB蛋白运送到复制模板，并协同DnaB蛋白的作用（表3-1）。

表3-1 原核生物复制起始的相关蛋白质

蛋白质（基因）	通用名	功能
DnaA（*dnaA*）	解螺旋酶	辨认起始点
DnaB（*dnaB*）		解开DNA双链
DnaC（*dnaC*）		运送和协同DnaB
DnaG（*dnaG*）	引物酶	催化RNA引物生成
SSB	单链结合蛋白	稳定已解开的单链
拓扑异构酶（*gyrA*，*gyrB*）		理顺DNA链

5. DNA拓扑异构酶

拓扑一词是指物体作弹性移位而又保持物体不变的性质。DNA **拓扑异构酶（topoisomerase）** 有两类：其中拓扑异构酶Ⅰ，曾有过多种其他名称，如转轴酶、解缠酶等；它能切断DNA双链中的一股，使DNA解链旋转时不致缠结，解除张力后又把切口封闭；反应不需ATP。拓扑异构酶Ⅱ，又称**旋转酶（gyrase）**，暂时切断DNA双链，使另一DNA双链经过此切口，随后又再封闭切口；利用ATP供能，连接断端，DNA分子进入负超螺旋状态。

6. 引发体

引发体（primosome） 是由多种蛋白质及酶组成，是DNA复制开始所必需的。引发体中的某些蛋白质如DnaA能结合至DNA复制起始部位，DnaB具有解螺旋酶的作用，DnaC辅助DnaB结合到复制起始点，使起始部位的双链解开。而引发体中的**引物酶（primase）** 在已解开起始部位的DNA单链，按碱基互补配对催化核苷三磷酸（NTP）聚合，合成一小片段的RNA，作为DNA合成的引物，然后沿此引物RNA的3′-OH进行延伸。

7. DNA连接酶

DNA连接酶（DNA ligase） 催化两段DNA链之间磷酸二酯键的形成。要求DNA链3′端有游离的羟基，而5′端带有磷酸根，连接过程需要ATP供能。

DNA连接酶不能连接两分子单链的DNA，只能作用于双链DNA分子中一股链上的缺口，或双链DNA分子双股的缺口。如DNA经限制性内切核酸酶切割后，两个片段的黏性末端相配，DNA连接酶能使之连接。即使是两段平齐DNA，DNA连接酶也能使之连接。在DNA复制过程中，当RNA引物清除后，靠DNA聚合酶Ⅰ填补空缺，冈崎片段之间的缺口靠DNA连接酶作用而连成完整的一条新链。DNA连接酶在DNA损伤修复中也起重要作用，并且是一种重要的工具酶。

（三）DNA生物合成的过程

1. 原核生物DNA生物合成过程

（1）DNA双螺旋的解旋：DNA在复制时，其双链首先解开，形成复制叉，而复制叉的形成则是由多种蛋白质及酶参与的较复杂的复制过程。

DNA在复制前不仅是双螺旋而且处于超螺旋状态，而超螺旋状态的存在是解链前的必需结构状态，参与解链的除解链酶外还有一些特定蛋白质，如大肠杆菌中的Dna蛋白等。一旦DNA局部双链解开，就必须有SSB蛋白结合以稳定解开的单链，保证此局部不会恢复成双链。

（2）引发体的生成和DNA解链成复制叉：所有DNA的复制都是从一个固定的起始点开始的，而DNA聚合酶只能延长已存在的DNA链，不能从头合成DNA链，新DNA的复制是如何形成的？经大量实验研究证明，DNA复制时，往往先由RNA聚合酶在DNA模板上合成一段RNA引物，再由聚合酶从RNA引物3′端开始合成新的DNA链。对于前导链来说，这一引发过程比较简单，只要有一段RNA引物，DNA聚合酶就能以此为起点，一直合成下去。对于后随链，引发过程较为复杂，需要多种蛋白质和酶参与。后随链的引发过程由引发体来完成。含有解螺旋酶、DnaC蛋白、引物酶和DNA复制起始区域的复合结构称为引发体。DnaA蛋白辨认起始点，形成起始复合物，DnaB蛋白解螺旋，DnaC蛋白协助DnaB，SSB维持单链稳定。引发体的蛋白质部分在DNA链上可以移动，并需由ATP供给能量。引发体到达适当位置就可按照模板的配对序列，催化NTP［不是脱氧核苷三磷酸（dNTP）］的聚合，生成引物。引发体沿后随链分叉的方向前进，并在模板上断断续续地引发生成引物RNA短链，再由DNA聚合酶Ⅲ作用合成DNA，直至遇到下一个引物或冈崎片段为止。

两条单链DNA复制的引发过程有所差异，但是不论是前导链还是后随链，都需要一段RNA引物用于启动子链DNA的合成。

（3）复制的延长：复制起始时，母链即解开，两股单链都是模板，其作用是按碱基配对规律指引核苷酸加入到新链。每次加入的单个核苷酸，都是以dNTP为原料，复制时子链从5′→3′方向延长。复制延长速度相当快。*E. coli* 每秒钟能加入的核苷酸数达2500个。

因DNA的两条链是反向平行的，故在复制叉附近解开的DNA链，一条是5′→3′方向，另一条是3′→5′方向。所有已知DNA聚合酶合成方向均是5′→3′方向，不是3′→5′方向。为解释DNA的两条链同时进行复制的问题，日本学者冈崎（Okazaki）等用^{3}H脱氧胸苷短时间标记大肠杆菌，提取DNA，变性后用超离心方法得到了许多^{3}H标记的被后人称为冈崎片段的

DNA。延长标记时间后，冈崎片段可转变为成熟 DNA 链，因此这些片段必然是复制过程中的中间产物。

（4）复制的终止：原核生物基因是环状 DNA，双向复制的复制片段在复制的终止点处汇合。复制的起始点和终止点刚好把环状 DNA 分为两个半圆。

复制终止后 RNase H 降解 RNA 引物，由 DNA 聚合酶Ⅰ将缺口补齐，再由 DNA 连接酶将每两个冈崎片段连在一起形成大分子 DNA。

2. 真核生物 DNA 生物合成过程

（1）复制的起始：真核生物每个染色体有多个起始点，是多复制子复制。复制有时序性，即复制子以分组方式激活而不是同步启动。复制的起始异构需要 DNA pol α（引物酶活性）和 DNA pol δ（解螺旋酶活性）参与。还需拓扑酶和复制因子（replication factor，RF）。增殖细胞核抗原在复制起始和延长中起关键作用。

（2）复制的延长：在延伸过程中发生了 DNA 聚合酶 α/DNA 聚合酶 δ 的转换。

（3）复制的终止：染色体 DNA 呈线状，复制在末端停止。复制中存在冈崎片段的连接和复制子之间的连接。染色体两端 DNA 子链上 RNA 引物最后水解，留下空隙。

（4）真核生物端粒 DNA 的复制：真核生物和原核生物复制的重要区别在于**端粒（telomere）**的复制。真核生物线性染色体的两个末端称为端粒。

DNA 复制时新链 5′端的 RNA 引物被切除后，空缺是如何被填补的呢？按 DNA 复制机制，新合成子链 5′端的那段 RNA 引物被切除后，必留下一个空缺，假如每次细胞分裂或 DNA 复制都是如此，端粒将会不断缩短，最终导致关键基因的丧失及种系灭绝的危险。但事实并非如此。那么真核生物一定存在着某种阻止端粒缩短的机制。1941 年，McClintock 就提出了端粒的假说，认为端粒是染色体末端必然存在的一种特殊结构。现在已知染色体端粒的作用是保护染色体末端免受损伤，使染色体保持稳定；并与核纤层相连，使染色体得以定位。

对端粒 DNA 序列的分析，发现端粒 DNA 的 3′端是由数百个串联重复的 TG 短寡核苷酸序列组成，如四膜虫的重复序列为-TTGGGG-，人为-TTAGGG-。端粒 DNA 序列虽不含功能基因，但对维持染色体的稳定性起着重要作用。如果端粒丧失，染色体之间可能出现末端融合、降解、重排乃至染色体丢失等变化，最后细胞衰亡。

近年来发现了一种能防止端粒缩短的酶，称为**端粒酶（telomerase）**。该酶由蛋白质和 RNA 两部分组成，其中 RNA 作为合成端粒 DNA 的模板，端粒酶是目前所知唯一携带 RNA 模板的逆转录酶，具有种属特异性。端粒酶可防止细胞分裂时 DNA 复制端粒的缩短。

（四）逆转录和其他复制方式

1. 逆转录

逆转录是在**逆转录酶**的作用下以 RNA 为模板合成 DNA 的过程。此过程中，核酸合成（RNA→DNA）与转录（DNA→RNA）过程遗传信息的流动方向相反，故称为**逆转录（reverse transcription）**。

2. 逆转录病毒

RNA 病毒的基因组是 RNA 而不是 DNA，其复制方式是逆转录，故称为**逆转录病毒（retrovirus）**。RNA 病毒感染活细胞后，要先经逆转录成为双链 DNA，通过基因重组方式，加入宿主细胞基因组，并随宿主细胞复制和表达。这种重组方式称为**整合（integration）**。病毒基因的整合可能是病毒致癌的重要方式。

3. 逆转录酶

能催化以单链 RNA 为模板合成双链 DNA 的反应的酶称为**逆转录酶（reverse transcriptase）**。它兼有 3 种酶的活性：RNA 指导的 DNA 聚合酶，DNA 指导的 DNA 聚合酶和 RNase H 活性。所谓 RNase H 活性是指除去杂合分子中的 RNA。它可以从 5′→3′和 3′→5′两个方向水解杂合分子中的 RNA。逆转录酶和其他 DNA 聚合酶一样，合成 DNA 的方向为 5′→3′，并且不能从头合成 DNA，也需要引物，该引物是病毒本身的一种 tRNA。

4. 逆转录过程

（1）以单链 RNA 的基因组为模板，在逆转录酶（RNA 指导的 DNA 聚合酶）的催化下，合成一条单链 DNA。

（2）产物与模板生成 RNA/DNA 杂化双链，杂化双链中的 RNA 被逆转录酶（RNase H）水解。

（3）以新合成的单链 DNA 为模板，逆转录酶（DNA 指导的 DNA 聚合酶）催化合成第二链的 DNA。

5. 逆转录酶和逆转录现象的生物学意义

（1）逆转录酶和逆转录现象是分子生物学研究中的重大发现，RNA 同样兼有遗传信息传代与表达功能。

（2）对逆转录病毒的研究，拓宽了病毒致癌理论。

（3）分子生物学研究应用逆转录酶（cDNA 法），作为获取基因工程目的基因的重要方法之一。

二、RNA 的生物合成

执行生命功能、表现生命特征的主要物质是蛋白质分子。直接决定蛋白质合成及蛋白质特征的是 DNA。DNA 储存着决定生物特征的遗传信息，但只有通过蛋白质才能表达出它的生命意义。20 世纪 50 年代末，RNA 聚合酶的发现开始证实了 DNA 是通过 RNA 去决定蛋白质合成的推测。

生物体以 DNA 为模板合成 RNA 的过程称为**转录（transcription）**。转录是生物界 RNA 合成的主要方式，是遗传信息由 DNA 向 RNA 传递的过程，也是基因表达的开始。转录也是一种酶促的核苷酸聚合过程，所需的酶称为**依赖于 DNA 的 RNA 聚合酶（DNA-dependent RNA polymerase，DDRP）**。转录产生初级转录物为 RNA 前体（RNA precursor），它们必须经过加工过程变为成熟的 RNA，才能表现其生物活性。

（一）转录模板

为保留物种的全部遗传信息，基因组 DNA 全长均需要复制。而在如此庞大的基因组中，只有少部分基因按照细胞不同的发育时空顺序、生存条件和生理需要进行转录。DNA 分子上转录出 RNA 的区段，称为**结构基因（structural gene）**。

DNA 双链中按碱基配对规律能指引转录生成 RNA 的一股单链，称为**模板链（template strand）**，也称为有意义链或 Watson 链。相对的另一股单链是**编码链（coding strand）**，也称为反义链或 Crick 链。

转录的这种选择性称为**不对称转录（asymmetric transcription）**，包括两方面含义，在 DNA 分子双链上某一区段，一股链用作模板指引转录，另一股链不转录；模板链并非永远在同一条单链上。

（二）RNA 聚合酶

1. 原核生物的 RNA 聚合酶

催化转录的 RNA 聚合酶是一种由多个蛋白亚基组成的复合酶。目前已研究透彻的是大肠杆菌的 RNA 聚合酶，它的分子质量达 480kDa，由 4 种亚基 α、β、β′ 和 σ 组成五聚体的蛋白质。**全酶（holoenzyme）**的组成是 $\alpha_2\beta\beta'\sigma$。α 亚基与 RNA 聚合酶的四聚体核心（$\alpha_2\beta\beta'$）的形成有关；β 亚基含有核苷三磷酸的结合位点；β′亚基含有与 DNA 模板的结合位点；而σ因子只与 RNA 转录的起始有关，与链的延伸没有关系。一旦转录开始，σ因子就被释放，而链的延伸则由四聚体**核心酶（core enzyme）**催化。所以，σ因子的作用就是识别转录的起始位置，并使 RNA 聚合酶结合在启动子部位。

2. 真核生物的 RNA 聚合酶

真核生物中已发现有 4 种 RNA 聚合酶，分别称为 RNA 聚合酶Ⅰ、RNA 聚合酶Ⅱ、RNA 聚合酶Ⅲ和线粒体 RNA 聚合酶。它们专一性地转录不同的基因，因此由它们催化的转录产物也各不相同。

RNA 聚合酶Ⅰ合成 RNA 的活性最显著，它位于核仁，负责转录编码 rRNA 的基因。

RNA 聚合酶Ⅱ，位于核质，负责核内不均一 RNA（hnRNA）的合成，而 hnRNA 是 mRNA 的前体。

RNA 聚合酶Ⅲ负责合成 tRNA 和许多小的核内 RNA。

鹅膏蕈碱是真核生物 RNA 聚合酶特异性抑制剂，3 种真核生物 RNA 聚合酶对鹅膏蕈碱的反应不同。原核生物靠 RNA 聚合酶就可完成起始、延长、终止的转录全过程，而真核生物转录除 RNA 聚合酶外还需另一种称为**转录因子（transcription factor，TF）**的蛋白质分子参与转录的全过程。

（三）模板与 RNA 聚合酶的辨认、结合

1. 原核生物

转录是不连续的，分区段进行。每一个转录区段可被视为一个转录单位，称为**操纵子（operon）**。其包括若干个结构基因及其上游（upstream）的调控序列。调控序列中的启动子是 RNA 聚合酶结合模板 DNA 的部位。

原核生物启动子具有以下结构特点。序列一致性（concensus），即保守序列：碱基序列相对稳定，不易发生突变。包括 -35 区的 TTGACA 序列，是 RNA 聚合酶的辨认位点和 σ 亚基结合位点；-10 区的 TATAAT 序列，称 Pribnow 盒，是 RNA 聚合酶的稳定结合位点（图 3-1）。

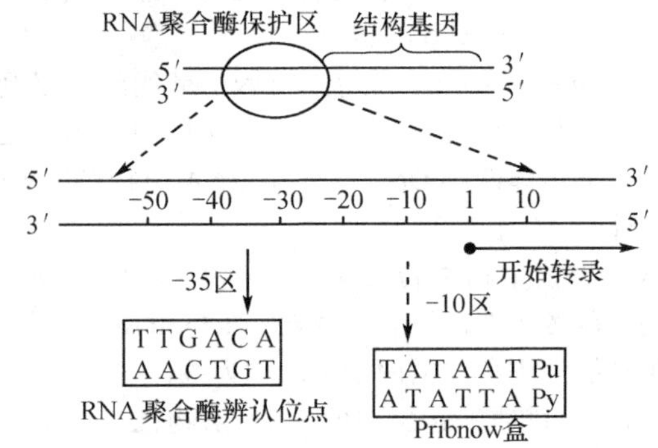

原核生物启动子保守序列

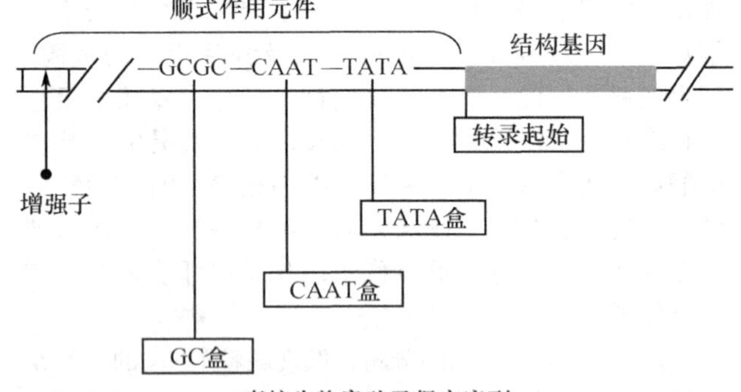

真核生物启动子保守序列

图 3-1 原核生物与真核生物启动子

2. 真核生物

在真核生物中，转录的起始过程较为复杂。不同物种、不同细胞或者不同基因转录起始点上游有不同的 DNA 序列，这些序列可统称为顺式作用元件（**cis-acting element**）。转录起始上游区段比原核生物多样化，真核生物的转录起始点上游 -25bp 区也存在一段富含 TA 的顺序，称为 Hogness 盒或 TATA 盒。除此之外，在真核生物中还可见到其他带共性的序列，如 CAAT 盒及 GC 盒等。在远离受控基因处存在的，能够增强基因转录活性的调控序列称为**增强子**（**enhancer**）。

现已发现数百种蛋白质因子与RNA转录合成有关。凡是与基因表达调控相关，能直接、间接辨认和结合转录上游区段DNA的蛋白质因子统称为**反式作用因子**（**trans-acting factor**）。在反式作用因子中，直接或间接参与转录起始复合体形成的蛋白质因子称为转录因子。不同的RNA聚合酶存在相应的转录因子。例如，与RNA聚合酶Ⅱ相关的转录因子包括TFⅡA、TFⅡB、TFⅡD、TFⅡE、TFⅡF、TFⅡH等。

（四）转录过程

1. 原核生物的转录过程

（1）转录的启动：RNA的转录是从DNA模板上的特定部位开始的。RNA聚合酶的σ亚基识别启动子特殊碱基顺序，导致RNA聚合酶与启动子特殊部位紧密结合，并局部打开DNA双螺旋，第一个核苷三磷酸底物插入转录起点部位，与模板配对结合，转录从此开始。所谓启动子，是指RNA聚合酶识别、结合和开始转录的一段DNA序列。在RNA聚合酶作用下发生第一次聚合反应，形成转录起始复合物：RNA pol（$\alpha 2\ \sigma'\beta\beta$）-DNA -pppGpN-OH 3′。

（2）RNA链的延伸：模板上转录起始点第一位碱基一般是嘧啶，RNA新链5′端第一个掺入的核苷酸则多为嘌呤核苷三磷酸，当与模板碱基互补的第二个核苷三磷酸的5′-磷酸基与第一个核苷酸的3′-羟基形成3′,5′-磷酸二酯键，并释放出焦磷酸则开始了RNA链的延伸。随着RNA聚合酶沿模板3′→5′方向移动，DNA双链不断解开，与模板碱基互补的核苷三磷酸不断掺入，新生的RNA链就不断延伸。当新生的RNA延长到10~20个核苷酸后，σ亚基从全酶上脱落，核心酶继续催化链的延伸。

新生RNA链与模板DNA链形成的RNA-DNA杂交双链不稳定，核心酶移动过后留下的两条单链DNA有更强的复性能力，从而取代了杂交链中的新生RNA链，双链DNA模板恢复原来的双螺旋，RNA新生链便游离出来。

（3）转录终止：在DNA分子上（基因末端）有终止转录的特殊碱基顺序，称为终止子。它具有使RNA聚合酶停止合成RNA和释放RNA链的作用。大肠杆菌的终止子有两类：一类是依赖于ρ因子的终止子；另一类是不依赖于ρ因子的终止子。

原核生物中的终止子ρ蛋白是一种六聚体的蛋白质，亚基的分子质量为50kDa。ρ蛋白能识别转录终止信号，并与RNA紧密结合，导致RNA的释放。ρ因子能与RNA聚合酶结合但不是酶的组分。它的作用是阻止RNA聚合酶向前移动，于是转录终止，并释放出合成的RNA链。

DNA模板上靠近终止处，有些特殊的碱基序列，转录出的RNA产物形成特殊的茎环结构来终止转录。其机制包括：使RNA聚合酶变构，转录停顿；使转录复合物趋于解离，RNA产物释放。不依赖于ρ因子的转录终止就是这种模式。模板DNA链在接近转录终止点处存在相连的富含GC和AT的区域，使RNA转录产物形成寡聚U及发夹形的二级结构，引起RNA聚合酶变构及移动停止，导致RNA转录的终止。

2. 真核生物的转录过程

（1）起始阶段：转录起始上游区段比原核生物多样化，转录起始时，RNA pol不直接结合模板的启动子，其起始过程比原核生物复杂。

真核生物转录起始时，首先由TFⅡD的TBP亚基识别并结合TATA盒，然后在其他转录因子的配合下，与RNA聚合酶Ⅱ组装形成转录起始前复合物（**pre-initiation complex，PIC**）。真核生物RNA pol不与DNA分子直接结合，而需依靠众多的转录因子。

（2）延长阶段：真核生物转录延长过程与原核生物大致相似，但因有核膜相隔，没有转录与翻译同步的现象。RNA pol前移处处都遇上核小体。转录延长过程中可以观察到核小体移位（图3-2）和解聚现象。

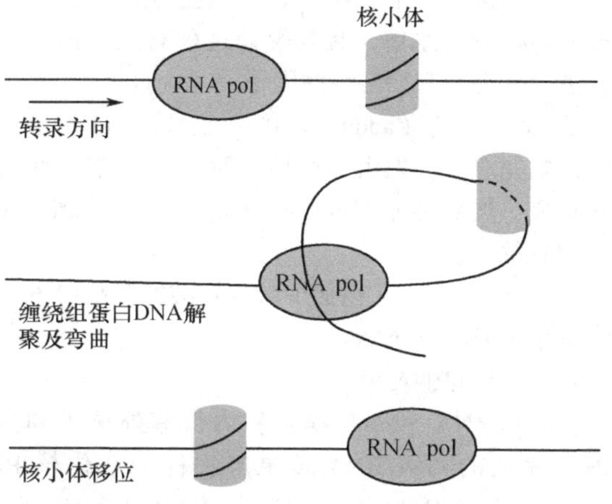

图3-2　转录延伸时的核小体移位

（3）终止阶段：真核生物转录终止与转录后修饰，即polyA尾巴结构的添加密切相关。在polyA修饰位点的下游存在一组共同序列AATAAA和GTGTGT，为转录终止的识别修饰位点。在转录越过修饰点后，RNA链在修饰点处被切断，随即进行加帽和加尾修饰（图3-3）。

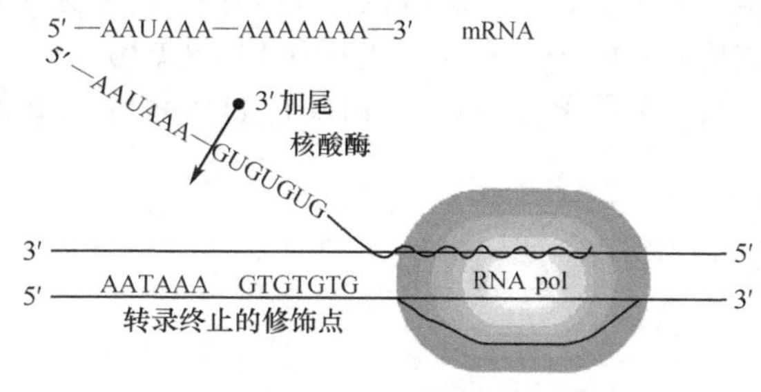

图3-3　真核生物RNA转录的终止

3. mRNA 的转录后加工

原核生物中，多基因的 mRNA 生成后，绝大部分直接作为模板去翻译各个基因所编码的蛋白质，不再需要加工。

真核生物编码蛋白质的基因以单个基因作为转录单位，不像原核生物那样组成操纵子，其转录产物为单顺反子，而不是多顺反子。真核生物中转录和翻译的时间和空间都不相同，mRNA 的合成是在细胞核内，而蛋白质的翻译是在细胞质中进行，而且许多真核生物的基因是不连续的，包括内含子和被内含子隔开的外显子部分。外显子和内含子一起被转录在一条初转录物 RNA 分子中，在核内加工过程中形成分子大小不等的中间物，称为核不均一 RNA 或杂化核 RNA，其中至少有一部分可转变为成熟 mRNA。

真核细胞 mRNA 的加工包括以下 4 个过程。

1）5′端加帽（adding cap）　即在 mRNA 的 5′端加上 m^7GTP 的结构。此过程发生在细胞核内，hnRNA 即可进行加帽。加工过程首先是在磷酸酶的作用下，将 5′端的磷酸基水解，然后再加上鸟苷三磷酸，形成 GpppN 的结构，再对 G 进行甲基化。

帽子结构的功能：在细胞核内生成，保护 mRNA 不被外切核酸酶水解，且与翻译过程有关，帽子结构结合蛋白是翻译起始必需的因子。

2）3′端加尾（adding tail）　这一过程也是在细胞核内完成，首先由外切核酸酶切去 3′端一些过剩的核苷酸，然后再加入 polyA。polyA 结构与 mRNA 的半衰期有关。

3）甲基化　在内部少数腺苷酸的腺嘌呤 6 位氨基酸发生甲基化（m^6A）。

4）前体 mRNA 的剪接

（1）hnRNA 和 snRNA：核内带有外显子和内含子编码序列的初级 RNA 转录产物称为杂化核 RNA（hetero-nuclear RNA，hnRNA）。snRNA（small nuclear RNA）为核内小 RNA，富含尿嘧啶，故以 U 作分类和命名，如 U1、U2 等。snRNA 与核内蛋白质组装形成小核蛋白体（snRNP），参与 hnRNA 的剪接加工。hnRNA 经剪接加工除去内含子编码序列，并将外显子编码序列连接起来才能形成成熟的 mRNA。

（2）**断裂基因（split gene）**：真核生物结构基因，由若干个编码区和非编码区互相间隔开但又连续镶嵌而成，去除非编码区再连接后，可翻译出由连续氨基酸组成的完整蛋白质，这些基因称为断裂基因。

（3）**外显子（exon）**和**内含子（intron）**：外显子指在断裂基因及其初级转录产物上出现并表达为成熟 RNA 的核酸序列。内含子指隔断基因的线性表达而在剪接过程中被除去的核酸序列。

（4）mRNA 的剪接：除去 hnRNA 中的内含子，将外显子连接。hnRNA 的剪接过程涉及 snRNP 与 hnRNA结合成为剪接体。

（5）mRNA 编辑（mRNA editing）：由于对 mRNA 外显子的加工，造成 mRNA 与其 DNA 模板序列之间不匹配，使同一 mRNA 前体翻译出序列、功能不同的蛋白质。这种基因表达的调节称为 **mRNA 编辑**。这说明基因的编码序列经过转录后加工，是可有多用途分化的，因此也称为**分化加工（differential RNA processing）**（图 3-4）。

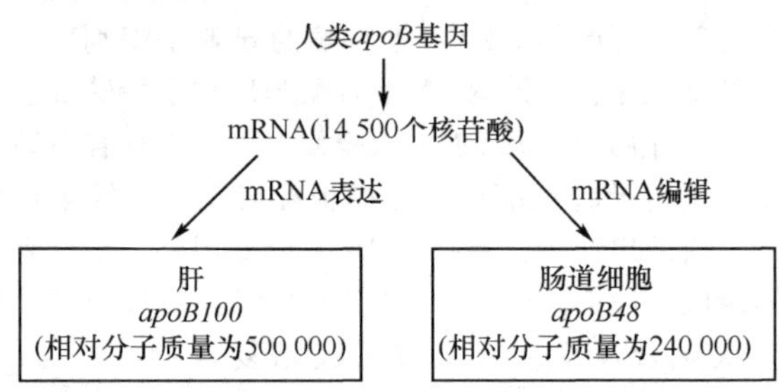

图 3-4　*apoB* 基因的 mRNA 表达及编辑

4. tRNA 的转录后加工

原核生物和真核生物的多数细胞有 40～50 种不同的 tRNA。编码 tRNA 的基因较多，一般为多拷贝。原核生物和真核生物 tRNA 前体加工基本相同（图 3-5）。

最后是 tRNA 的碱基修饰，涉及碱基的甲基化、还原反应、核苷内的转位反应和脱氨反应。

5. rRNA 的转录后加工

真核细胞的 rRNA 基因属于丰富基因，即具有高度重复序列并纵列串联的基因，包括组蛋白基因、免疫球蛋白基因等。

rRNA 的转录和剪接加工过程如图 3-6 所示。

6. 核酶

核酶（ribozyme）是具有酶促活性的 RNA。最简单的核酶二级结构——锤头结构（hammerhead structure）通常含有 60 个左右核苷酸。同一分子上包括有催化部分和底物部分，催化部分和底物部分组成锤头结构（图 3-7），箭头表示切断点。核酶的发现，对中心法则作了重要补充，同时是对传统酶学的挑战。利用核酶的结构设计可合成人工核酶。

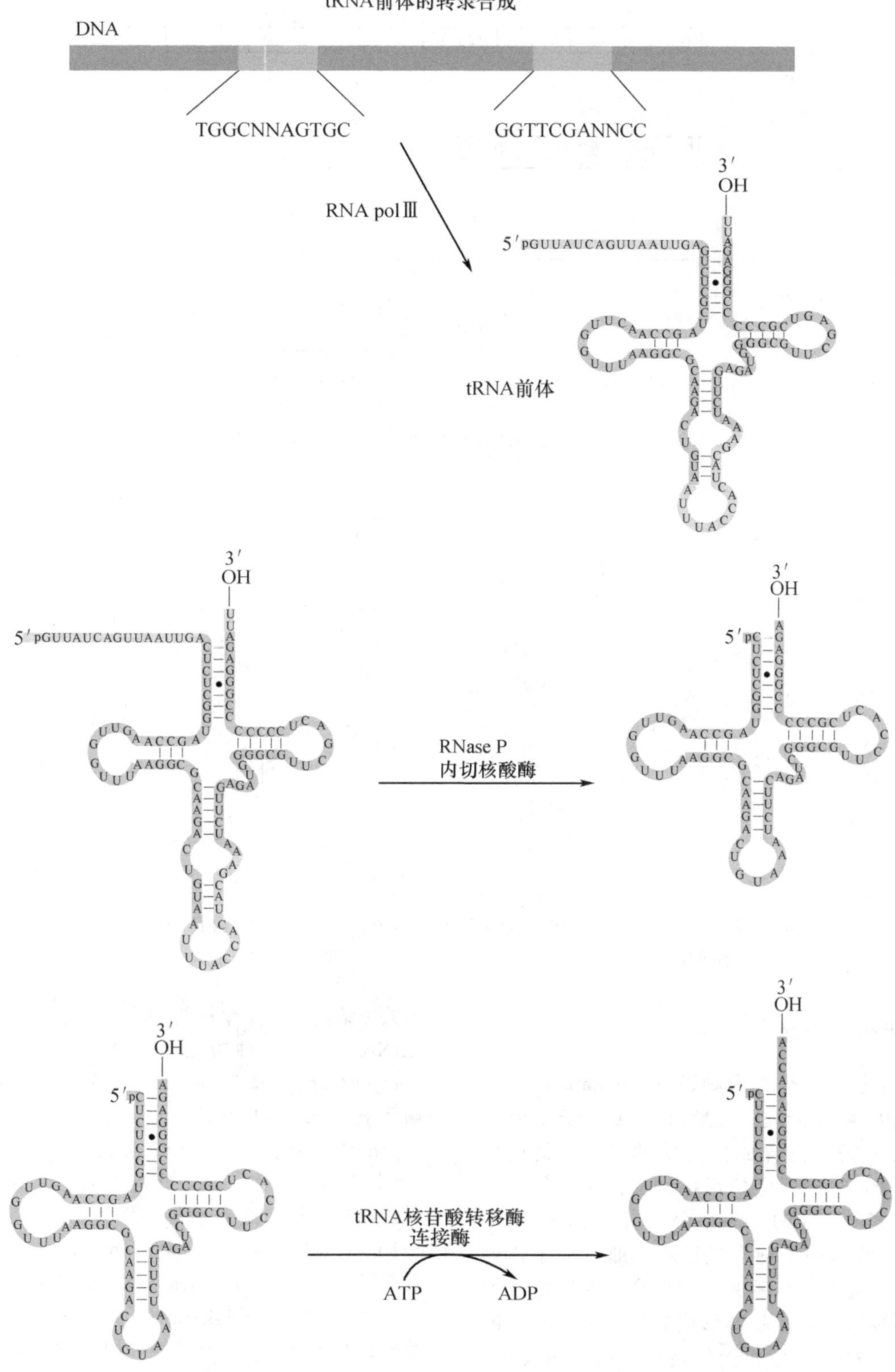

图 3-5　tRNA 前体转录合成及剪接成熟过程

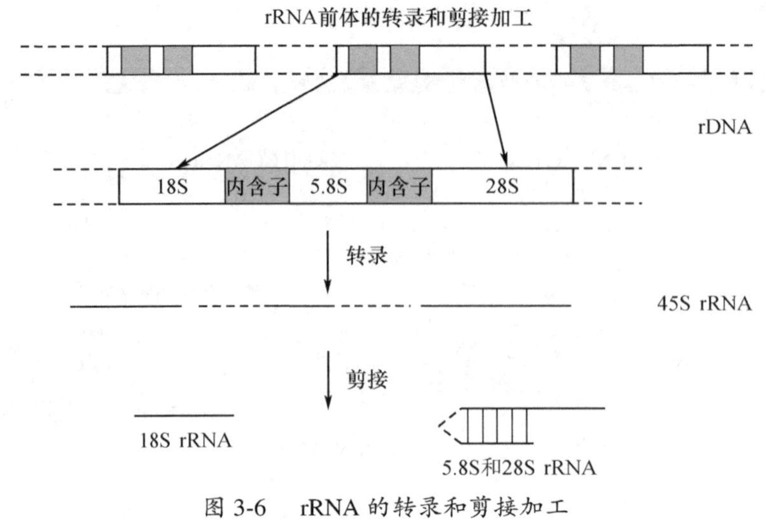

图 3-6　rRNA 的转录和剪接加工

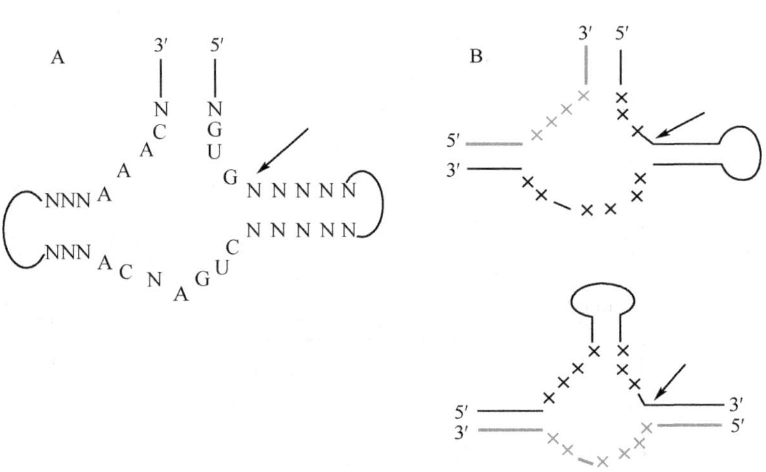

图 3-7　核酶的二级结构——锤头结构（A）及人工设计的核酶（B）

黑线表示合成的核酸分子，灰线表示天然的核酸分子；×表示一致性序列；箭头表示切断点

三、蛋白质生物合成

蛋白质生物合成也称为**翻译**（**translation**），是细胞内以 mRNA 为模板，按照 mRNA 分子中由核苷酸组成的密码信息合成蛋白质的过程。其包括 3 个反应过程：①氨基酸的活化过程，即各种氨基酸分别加载到各自的 tRNA 分子上，形成氨基酰-tRNA；②肽链的生物合成过程，即将碱基排列顺序转换成肽链中氨基酸的排列顺序，并通过肽键将氨基酸连接起来；③肽键形成后的加工过程，即肽链合成后通过折叠形成天然蛋白质的三维构象，并对一级结构和空间结构进行修饰等，才能成为有生物学功能的天然蛋白质。

（一）蛋白质合成体系

1. 翻译模板 mRNA 及遗传密码

mRNA 分子是蛋白质翻译的模板。遗传学将编码一个多肽的遗传单位称为**顺反子**（**cistron**）。原核细胞中数个结构基因常串联为一个转录单位，转录生成的 mRNA 可编码几种功能相关的蛋白质，为**多顺反子**（**polycistron**）。真核 mRNA 只编码一种蛋白质，为**单顺反子**（**single cistron**）。

mRNA 分子上以 5′→3′方向，由 AUG 开始，每 3 个核苷酸为一组，决定肽链上某一个氨基酸或蛋白质合成的起始、终止信号，称为三联体密码（triplet coden）。起始密码子（initiation coden）：AUG。终止密码子（termination coden）：UAA、UAG 和 UGA。

从 mRNA 5′端起始密码子到 3′端终止密码子之间的核苷酸序列，各个三联体密码连续排列编码一个蛋白质多肽链，称为**可读框**（**open reading frame, ORF**）。

遗传密码的特点如下。

（1）方向性：组成密码子的各个碱基在 mRNA 序列中的排列具有方向性，即翻译时的阅读方向只能为 5′→3′方向。

（2）连续性（commaless）：编码蛋白质氨基酸序

列的各个三联体密码连续阅读，密码间既无间断也无交叉。基因损伤引起 mRNA 可读框内的碱基发生插入或缺失，可能导致**框移突变（frame shift mutation）**。

（3）简并性（degeneracy）：遗传密码中，除色氨酸和甲硫氨酸仅有一个密码子外，其余氨基酸有2~4个或多至6个三联体密码为其编码。编码同一氨基酸的几组简并密码子上第一、二位碱基多相同，而第三位碱基改变往往不影响氨基酸翻译。遗传密码的特异性主要取决于前两位碱基。

（4）通用性（universal）：蛋白质生物合成的整套密码，从原核生物到人类都通用。已发现少数例外，如动物细胞的线粒体、植物细胞的叶绿体。

（5）摆动性（wobble）：转运氨基酸的 tRNA 的反密码需要通过碱基互补与 mRNA 上的遗传密码反向配对结合，但反密码与密码间不严格遵守常见的碱基配对规律，称为摆动配对。这一现象常见于反密码子的第一位碱基与密码子的第三位碱基之间。

2. 核蛋白体是多肽链合成的装置

不同细胞核蛋白体的组成（图 3-8A）与原核生物核蛋白体结构模式（图 3-8B）如下。

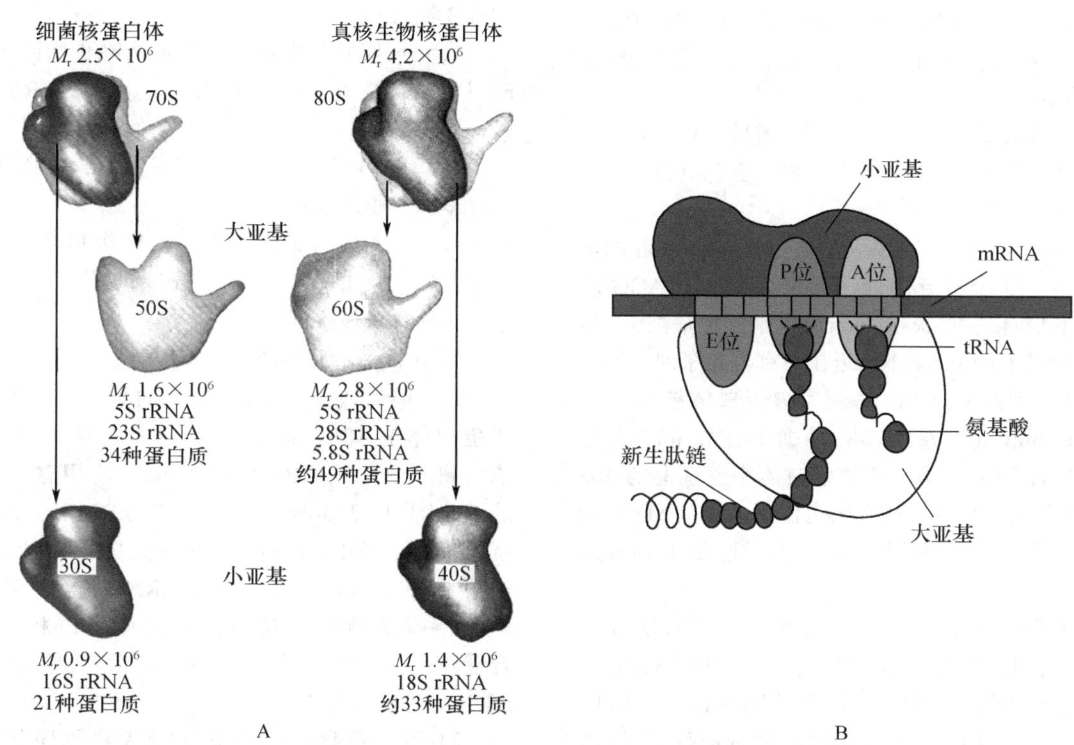

图 3-8　原核和真核细胞核蛋白体的组成（A）与原核生物核蛋白体结构模式（B）

P 位．肽酰位（peptidyl site），结合肽酰或起始氨基酰-tRNA 的肽酰位。A 位．氨基酰位（aminoacyl site），结合氨基酰-tRNA 的氨基酰位。E 位．排出位（exit site），排出卸载 tRNA 的排出位

3. tRNA 与氨基酸的活化

tRNA 在翻译过程中起接合体（adaptor）作用，又是氨基酸的运载体。20 种氨基酸均需先活化才能参加合成，每种 tRNA 只能携带特定的氨基酸，1 种氨基酸可以与 2~6 种 tRNA 特异地结合。已发现的 tRNA 有 40~50 种。

（二）蛋白质生物合成的过程

1. 氨基酸的活化与转运

氨基酸的活化由**氨基酰-tRNA 合成酶（aminoacyl-tRNA synthetase）**催化。

第一步反应：氨基酸结合于 AMP-酶（AMP-E）。

氨基酸 +ATP-E ⟶氨基酰-AMP-E + PPi

第二步反应：

氨基酰-AMP-E +tRNA ⟶氨基酰-tRNA +AMP+E

氨基酰-tRNA 合成酶对底物氨基酸和 tRNA 都有高度特异性，氨基酰-tRNA 合成酶具有校正活性。

2. 起始肽链合成的氨基酰-tRNA

肽链合成起始是指 mRNA 和起始氨基酰-tRNA 分别与核蛋白体结合而形成**翻译起始复合物（translational initiation complex）**。参与起始过程的蛋白质因子称**起始因子（initiation factor，IF）**。

真核生物：具有起始功能的 $tRNAi^{Met}$ 与甲硫氨酸结合后形成 Met-$tRNAi^{Met}$，在 mRNA 的起始密码子 AUG 处就位。

原核生物：具有起始功能的 $tRNA^{fMet}$ 与甲硫氨酸

结合，很快被甲酰化为*N*-甲酰甲硫氨酸（*N*-formyl methionine，fMet），形成 fMet-tRNA^{fMet}。

翻译过程从阅读框架的 5′-AUG 开始，按 mRNA 模板三联体密码的顺序延长肽链，直至终止密码子出现。

翻译过程可分为起始、延长、终止 3 个阶段，肽链的合成是从 N 端到 C 端。

3. 原核生物的翻译过程

1）起始阶段　由起始氨基酰-tRNA、mRNA 和核蛋白体组成 70S 起始复合物。原核生物的起始因子有 3 种，IF-3 结合核蛋白体 30S 亚基，使大、小亚基拆离，IF-1 协助 IF-3 结合和亚基拆离，单独的 30S 亚基易于与 mRNA 及起始 tRNA 结合，IF-2 促进 fMet-tRNA 结合 mRNA 及核蛋白体。

（1）核蛋白体大、小亚基分离：起始因子 IF-3 结合到核糖体（70S）的小亚基上，使大亚基（50S）与小亚基（30S）解离。

（2）mRNA 结合小亚基：原核生物 mRNA 起始密码子上游 8～13 个核苷酸处，普遍存在-AGGAGG-序列，因其发现者是 Shine-Dalgarno 而称为 SD 序列。核蛋白体小亚基上的 16S rRNA 近 3′端有与此序列互补的-UCCUCC-。因此又称 SD 序列为**核蛋白体结合位点（ribosomal binding site，RBS）**。原核生物 mRNA 通过 5′端 SD 序列配对结合到核蛋白体小亚基上的 16S rRNA 近 3′端处，IF-3 对此有固定作用。紧接 SD 序列的小段核苷酸，又可以被核蛋白体小亚基蛋白（rps-l）辨认结合。

（3）fMet-tRNA^{fMet}结合于 mRNA-小亚基复合体的 AUG 上，形成 30S 起始复合体。fMet-tRNA 和 IF-2 及 GTP 形成复合物，只能辨认和结合于 mRNA 的起始密码子 AUG 上。这个过程和 mRNA 在核蛋白体小亚基就位同时发生，这一结合推动了 mRNA 的前移，也保证了 mRNA 就位的准确性，进入起始密码子位置。

（4）大亚基加入 30S 起始复合体，形成 70S 起始复合体。IF-3 脱落，在已有 mRNA 和 fMet-tRNA 的小亚基上，加入核蛋白体的大亚基，成为一个已准备好的翻译系统整体，即翻译起始复合物。

2）延长阶段　肽链延长按照 mRNA 密码序列的指导，依次添加氨基酸从 N 端向 C 端延伸肽链，直到合成终止的过程。在核蛋白体上连续性循环式进行，又称为**核蛋白体循环（ribosomal cycle）**，每次循环增加一个氨基酸，包括以下 3 步。

（1）进位：根据 A 位上密码引导，相应的氨基酰-tRNA 进入 A 位，称为进位（注册）。EF-T 由 EF-Tu 和 EF-Ts 两个亚基组成，EF-Tu-GTP 与氨基酰-tRNA 形成氨基酰-tRNA-Tu-GTP 三元复合物并进入 A 位，消耗 GTP 完成进位，释出 EF-Tu-GDP，EF-Ts 促进 EF-Tu 释出 GDP，并重新形成 EF-T，再次被利用。

（2）成肽：转肽酶催化 P 位上甲酰甲硫氨酰基或肽酰基转移给 A 位上进入的氨基酰-tRNA，形成肽键连接，生成的二肽酰-tRNA 占据 A 位，P 位连有空载 tRNA，将迅速从核蛋白体脱落。

（3）转位：EF-G 有转位酶活性，催化 A 位二肽酰 tRNA 进入 P 位，同时核蛋白体沿 mRNA 移动一个密码子，A 位再次空缺，使第 3 个氨基酰-tRNA 进位。重复上述循环，肽链在 N 端加入一个氨基酸。使 P 位依次出现 3 肽、4 肽等。

3）终止阶段　终止需要释放因子 RF，原核生物有 3 种 RF。

（1）任何氨基酰-tRNA 不辨认终止密码子，而由 RF-1 辨认终止密码子 UAA、UAG，RF-2 辨认 UAA、UGA。

（2）RF-3 可使转肽酶的构象改变，发挥酯酶活性水解多肽、脱离 tRNA。

（3）tRNA、mRNA、RF 与核蛋白体分离，大、小亚基分开，重新参与蛋白质合成过程。

具体合成过程如图 3-9 所示。

4. 真核生物的翻译过程

1）起始阶段　真核生物的翻译起始特点包括核蛋白体是 80S，起始因子种类包括 10 种起始因子（eIF），起始 tRNA 的 Met 不需甲酰化。RNA 的 5′帽子和 3′polyA 尾结构与 mRNA 在核蛋白体就位有关，起始 tRNA 先与核蛋白体小亚基结合，然后再结合 mRNA。真核 mRNA 没有 SD 序列，但 5′端帽子结构与其在核蛋白体就位相关。帽结合蛋白（CBP）可与 mRNA 帽子结合，促进 mRNA 与小亚基结合。

2）延长阶段　根据 mRNA 密码序列的指导，次序添加氨基酸从 N 端向 C 端延伸肽链，直到合成终止的过程。每次核蛋白体循环增加一个氨基酸，同样包括进位、成肽和转位 3 步。延伸过程所需蛋白质因子称为延长因子。

真核生物肽链合成的延长过程与原核生物基本相似，但有不同的反应体系和延长因子。另外，真核细胞核蛋白体没有 E 位，转位时卸载的 tRNA 直接从 P 位脱落。

（1）进位：根据 mRNA 下一组遗传密码指导，使相应氨基酰-tRNA 进入核蛋白体 A 位。

（2）成肽：是由**转肽酶（transpeptidase）**催化的肽键形成过程。

（3）转位：延长因子 EF-G 有**转位酶（translocase）**活性，可结合并水解 1 分子 GTP，促进核蛋白体向 mRNA 的 3′侧移动。

3）终止阶段　当 mRNA 上终止密码子出现后，多肽链合成停止，肽链从肽酰-tRNA 中释出，

mRNA、核蛋白体等分离，这些过程称为肽链合成终止。真核生物仅需一种释放因子 eRF，其有 GTP 酶活性，识别所有终止密码子，完成真核生物各类 RF 的功能。

（三）蛋白质合成后加工和输送

从核蛋白体释放出的新生多肽链不具备蛋白质生物活性，必须经过不同的翻译后加工过程才转变为天然构象的功能蛋白。这个复杂的加工过程称为**翻译后修饰（posttranslational modification）**。其主要包括多肽链正确折叠为天然构象的蛋白质、蛋白质一级结构的修饰、空间结构的修饰和蛋白质合成后的靶向输送等。

1. 多肽链正确折叠为天然构象的蛋白质

新生肽链的折叠在肽链合成中、合成后进行，新生肽链 N 端在核蛋白体上一出现，肽链的折叠即开始。可能随着序列的不断延伸肽链逐步折叠，产生正确的二级结构、模体、结构域到形成完整的空间构象。一般认为，多肽链自身氨基酸顺序储存着蛋白质折叠的信息，即一级结构是空间构象的基础。大多数天然蛋白质折叠都需要其他酶和蛋白质的辅助。

（1）分子伴侣（molecular chaperon）：是细胞中一类保守蛋白质，可识别肽链的非天然构象，促进功能域和整体蛋白质的正确折叠。

分子伴侣可逆地与未折叠肽段的疏水部分结合随后松开，如此重复进行可防止错误的聚集发生，使肽链正确折叠。分子伴侣也可与错误聚集的肽段结合，使之解聚后，再诱导其正确折叠。分子伴侣在蛋白质分子折叠过程中二硫键的正确形成起了重要的作用。

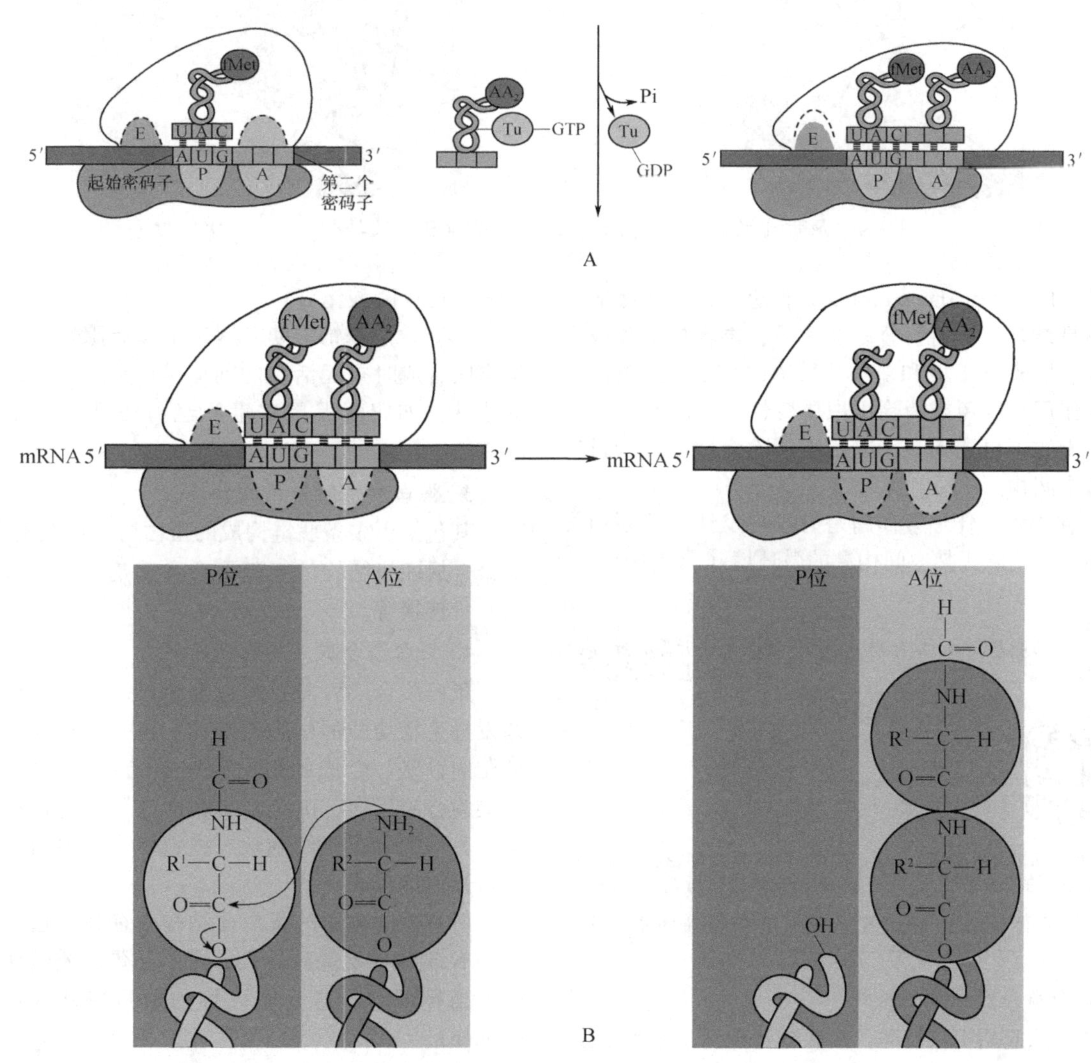

图 3-9　原核生物翻译的进位（A）、成肽（B）及转位（C）

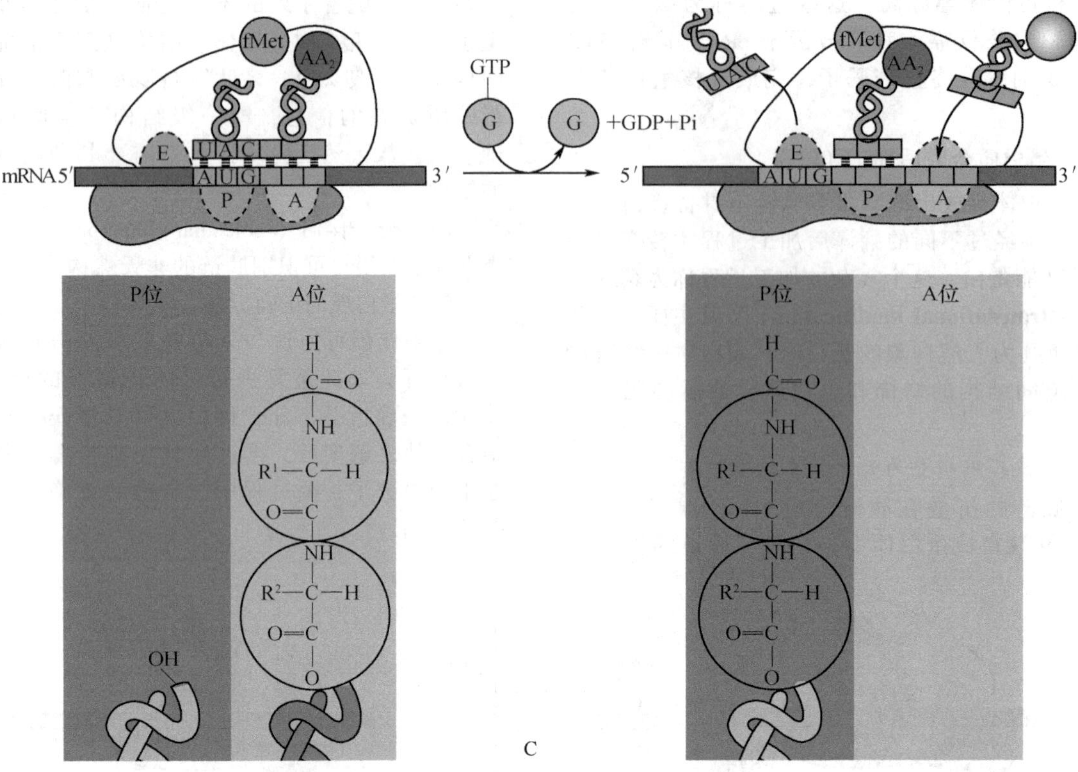

图 3-9 原核生物翻译的进位（A）、成肽（B）及转位（C）（续）

热激蛋白（heat shock protein）促进蛋白质折叠的基本作用是结合保护待折叠多肽片段，再释放该片段进行折叠。形成 HSP70 和多肽片段依次结合、解离的循环。其作用是避免或消除蛋白质变性后因疏水基团暴露而发生的不可逆聚集，以利于清除变性或错误折叠的多肽中间物。

（2）伴侣素：伴侣素作用是为非自发性折叠蛋白质提供能折叠消除天然空间构象的微环境（图 3-10）。

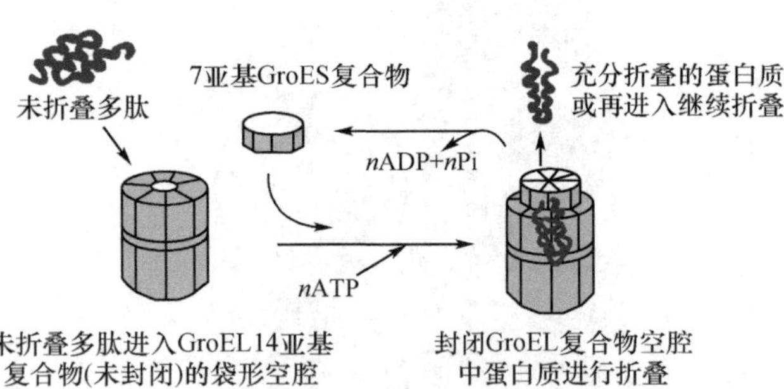

图 3-10 伴侣素 GroEL/GroES 系统促进蛋白质折叠过程

2. 蛋白质一级结构的修饰

（1）去除起始甲硫氨酸：多肽链延长到一定程度，脱甲酰基酶或氨基肽酶切去起始 *N*-甲酰基或 N 端甲硫氨酸。

（2）个别氨基酸的修饰：如肽链内或肽链间两个半胱氨酸形成二硫键。脯氨酸、赖氨酸羟基化生成羟脯氨酸和羟赖氨酸。某些蛋白质的丝氨酸、苏氨酸、酪氨酸可被磷酸化等。

（3）水解修饰：胰岛素、甲状旁腺素、生长素等激素刚合成时是无活性的前体，经水解剪去部分肽段而成熟，如鸦片促黑皮素原经剪切可生成几种肽类激素。

3. 蛋白质空间结构的修饰

其包括由多条肽链构成的蛋白质，各亚基合成后，需聚合成四级结构的亚基聚合及辅基连接和疏水脂链的共价连接等。

4. 蛋白质合成后的靶向输送

蛋白质合成后需要经过复杂机制，定向输送到最终发挥生物功能的细胞靶部位，这一过程称为蛋白质的靶向输送。合成的蛋白质按功能和去向分成两类，一类为分泌蛋白，由结合于粗面内质网的核蛋白体合成；另一类分布于细胞液、线粒体及核内蛋白，由游离核蛋白体合成。

所有靶向输送的蛋白质结构中存在分选信号，主要为 N 端特异氨基酸序列，可引导蛋白质转移到细胞的适当靶部位，这一序列称为**信号序列**（**signal sequence**）。

信号肽假说：**信号肽**（**signal peptide**）位于新合成的分泌蛋白 N 端。对分泌蛋白的靶向运输起决定作用。分泌性蛋白质进入内质网的过程如下（图 3-11）。

（1）信号肽被信号肽识别颗粒（SRP）辨认、结合，多肽链合成暂停；信号肽识别颗粒是由 6 种不同的蛋白质和1个7S RNA组成的复合体，可结合GTP，有GTPase活性。

（2）SRP与对接蛋白（DP）结合，多肽链开始继续延长；对接蛋白是内质网膜上的1种SRP受体蛋白，由α、β亚基组成，结合GTP，有GTPase活性。

（3）核蛋白体大亚基与内质网膜的核蛋白体受体结合，诱导肽转位复合物开放跨内质网膜通道。

（4）信号肽直接经内质网膜通道进入内质网腔；信号肽被信号肽酶切除并迅速降解。

（5）在分子伴侣的作用下，多肽折叠成功能构象。

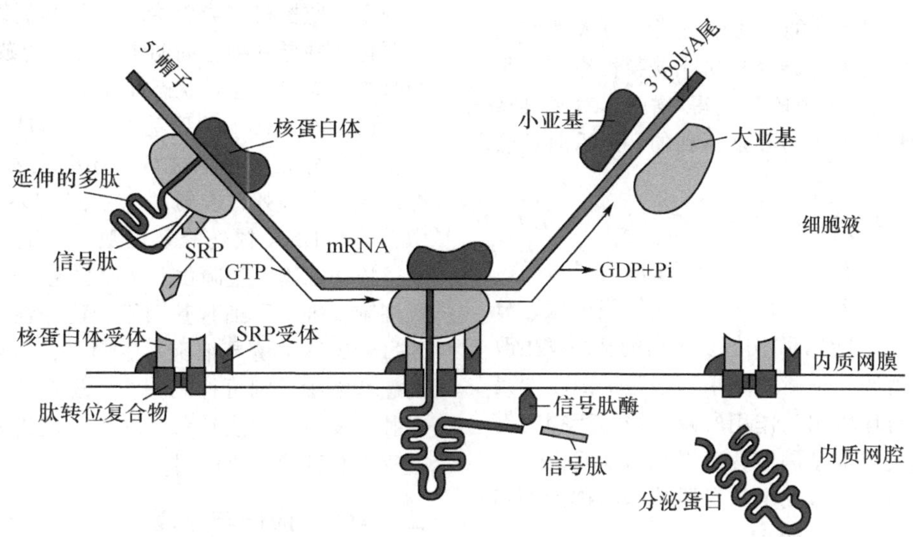

图3-11 信号肽引导真核分泌蛋白进入内质网

（四）蛋白质生物合成的干扰和抑制

蛋白质生物合成是很多天然抗生素和某些毒素的作用靶点。它们就是通过阻断真核生物、原核生物蛋白质翻译体系某组分功能，干扰和抑制蛋白质生物合成过程而起作用的。

可将蛋白质生物合成必需的关键组分作为研究新抗菌药物的作用靶点。同时尽量利用真核生物、原核生物蛋白质合成体系的差异以设计、筛选仅对病原微生物有特效而不损害人体的药物。

1. 抗生素类

通过直接阻断蛋白质生物合成而起抑菌作用，是微生物产生的能够杀灭或抑制细菌的一类药物。

2. 其他类别物质

（1）毒素：多种毒素在肽链延长阶段可阻断蛋白质合成。例如，白喉毒素通过抑制翻译延长的移位，而抑制细菌蛋白质合成。

（2）干扰素：干扰素可抑制病毒繁殖。其机制有两方面：一是在某些病毒双链RNA存在时，诱导特异蛋白激酶活化，使起始因子eIF_2磷酸化失活，抑制病毒蛋白质合成；二是干扰素与双链RNA共同活化特殊的2′,5′A合成酶，生成2′,5′A，再活化内切核酸酶RNase L，使病毒RNA降解。

（刘 戟）

第二节 基因变异及其生物学效应、DNA损伤与修复

一、基因变异及其生物学效应

（一）基因型、表型与基因变异

遗传和变异是通过生物表现出的具体性状而被认识的。表型（phenotype）又称表现型，是指生物所表现出的这些独特的形态、功能或生化特点。但生物世代相传的并不是这些具体性状，而是决定性状的基因，生物体内DNA所包含的全部基因称为基因型（genotype）。基因型是生物体在适当环境条件下发育表型的内因；表型则是基因型和环境条件共同作用的结果。如果在基因传递过程中DNA的序列组成或结构发生改变，将引起生物性状的改变，这就是基因变异（variation）。

（二）基因变异包括DNA多态性和致病突变

依据基因变异在人群中的分布和生物学效应，可将其划分为DNA多态性和致病突变。DNA多态性侧重表示DNA序列在人群中不同个体、不同等位基因间

的差异性，并不能将其简单理解为非致病突变。而致病突变通常用于描述那些导致人类遗传病的基因变异，这类突变主要发生在人类基因组的结构基因上。基因变异是可以遗传的。

（三）基因变异的生物学效应

就基因变异对基因功能的影响分类，可大致将基因突变划分为功能失去性突变和功能获得性突变。无论是基因功能的丧失/减弱还是获得/增强，对于维持细胞的正常代谢和生命活动都是不利的，严重时就会导致疾病。

（四）基因变异与肿瘤

肿瘤的发生发展是一个异常复杂的生物学过程。目前认为，肿瘤的发生发展是一些编码细胞增殖、分化、凋亡调控信号及DNA损伤修复蛋白的基因发生改变，导致细胞增殖调控失衡的结果。这些基因改变是遗传，以及基因与环境相互作用所致。编码产物能够促进肿瘤发生与发展的基因称为**癌基因（oncogene）**；而编码产物能够抑制肿瘤发生与发展的基因称为**抑癌基因（cancer suppressor gene）**。

1. 病毒癌基因与细胞癌基因

癌基因是指细胞或病毒内存在的、编码产物能促使正常细胞恶性转化（transformation）的基因。存在于逆转录病毒中的称为**病毒癌基因（virus oncogene，v-onc）**，存在于细胞中的称为**细胞癌基因（cellular oncogene，c-onc）**或**原癌基因（proto-oncogene）**。

迄今为止，人们发现的原癌基因都是一些具有重要功能的“管家基因”，它们在进化过程中高度保守。原癌基因的编码产物是调节细胞正常生长和分化所必需的蛋白质分子，正常生理条件下，原癌基因表达产物的活性和剂量受到内外环境各种生长信号的严格控制，并不会诱导细胞异常增殖，只有在某些因素作用下，基因突变使原癌基因活性或剂量效应过高才会导致肿瘤的发生。

原癌基因在物理、化学及生物等外界刺激因素的作用下发生变异，造成基因表达在时空上的改变，以及表达产物的结构和剂量变化，都有可能使细胞发生恶性转化。

2. 抑癌基因

抑癌基因是一类编码产物可抑制细胞生长并具有潜在抑癌作用的基因，当其受阻抑、失活、丢失，或其表达产物丧失功能，可导致细胞发生恶性转化；反之，若激活它们则可抑制细胞的恶性表型。

3. 癌基因与抑癌基因在肿瘤发生中的作用

（1）细胞癌变是多基因协同作用的结果。

（2）癌基因、抑癌基因与细胞周期调控。肿瘤细胞失控性增生的根本原因是细胞周期调控机制的破坏，包括驱动机制和监控机制的破坏。监控机制的破坏可发生在损伤感应、生长停滞、DNA修复和凋亡机制的任何一个环节上，结果将导致细胞基因组不稳定，受累突变基因数量增加，这些突变的基因往往就是癌基因和抑癌基因。同时，很大一部分癌基因和抑癌基因又是细胞周期调控机制的重要组成部分。在肿瘤发展过程中，监控机制异常会促使细胞周期调控机制进一步恶化，并导致细胞周期驱动机制的破坏和异常强化，细胞进入失控性生长状态即癌变。

（3）癌基因、抑癌基因与细胞凋亡。正常细胞除了生长和分化等现象之外，还存在着细胞死亡现象，即细胞程序性死亡或凋亡。在细胞DNA损伤修复过程中，倘若DNA损伤修复失败，细胞凋亡机制将被启动，损伤细胞发生凋亡，从而避免DNA损伤传递到子代细胞，维持了细胞基因组的稳定性。有些抑癌基因的过量表达可诱导细胞发生凋亡，而与细胞生存相关的癌基因激活则可抑制凋亡，现在已经发现细胞凋亡在肿瘤发生、肿瘤转移、肿瘤免疫逃逸、肿瘤复发等过程中起到了重要作用。

二、DNA损伤与修复

DNA是储存遗传信息的物质。从生物遗传角度来讲，要求在复制过程中保持遗传密码的稳定性，物种才能得以延续。动物一生中，从受精卵细胞到个体死亡，这些遗传密码要经过千万次的复制。在物种进化的长河中，DNA复制的次数更是难以计数，而生物体内外环境都存在着使**DNA损伤（DNA damage）**的因素。因此，除了DNA复制的高保真性外，还存在修复DNA损伤的机制。每一遗传信息都以不同拷贝储存在DNA两条互补链上。因此，若一条链有损伤，可被修复酶切除，并以未损伤的信息重新合成与原来相同的序列，这就是**DNA修复（DNA repair）**的基础。DNA修复是机体维持DNA结构的完整性与稳定性，保证生命延续和物种稳定的重要环节。

但在进化过程中DNA序列还是会发生改变，并通过复制传递给子代成为永久。这种DNA的核苷酸序列永久的改变称为**突变（mutation）**。生物的变异是绝对的，修复是相对的。

（一）造成DNA损伤的因素

造成DNA损伤的因素有生物体内自发的，也有外界物理、化学和生物等因素。

（二）DNA损伤的类型

DNA分子中的碱基、核糖及磷酸二酯键等都是DNA损伤因素作用的对象。根据DNA分子结构的改变，可把损伤类型分为碱基脱落、碱基结构破坏、碱基错配、嘧啶二聚体形成、DNA单链或双链断裂及DNA交联等。

上述DNA损伤导致的DNA模板的突变分为下面几种主要类型。

1. 点突变

点突变（point mutation）是DNA分子上一个碱基的变异，可分为：①**转换（transition）**，同型碱基变异，如一种嘌呤代替另一种嘌呤或一种嘧啶代替另一种嘧啶；②**颠换（transversion）**，异型碱基变异，即嘌呤变嘧啶，或嘧啶变嘌呤。点突变可根据发生在DNA分子的部位而分类，如发生在启动子或剪接信号部位可以影响整个基因的功能；若发生在编码序列，有的可以改变蛋白质的功能，如引起镰状红细胞贫血；有的则为中性变化，即编码氨基酸虽变化，但功能不受影响；有的甚至是静止突变，碱基虽变但编码氨基酸种类不变。

2. 缺失

缺失（deletion）是一个碱基或一段核苷酸链乃至整个基因，从DNA大分子上丢失。例如，Lesch-Nyhan综合征是由*HGPRT*基因缺失引起的。

3. 插入

插入（insertion）是一个原来没有的碱基或一段原来没有的核苷酸序列插入到DNA大分子中去，或有些芳香族分子如吖啶嵌在DNA双螺旋碱基对中，可以引起**移码突变（frame-shift-mutation）**，影响三联体密码的阅读方式。

4. 倒位

DNA链内部重组，使其一段方向颠倒。

（三）DNA损伤的修复机制

1. 光修复机制

这种机制主要存在于低等生物。当280nm紫外线照射DNA产生的嘧啶二聚体，在短波239nm照射下，该二聚体即分解成单体。此外，紫外线照射还可使光复活酶激活，能解聚嘧啶二聚体。

2. 切除修复（excision repair）

切除修复是生物界最普遍的一种DNA损伤修复方式，可将不正常的碱基或核苷酸除去并替换。其包括**碱基切除修复（base-excision repair）**和**核苷酸切除修复（nucleotide-excision repair）**。

3. 碱基错配修复

错配是指非Watson-Crick碱基配对。碱基错配修复主要负责纠正复制、重组中出现的碱基错配，以及因碱基损伤导致的碱基错配，此外还纠正碱基插入、碱基缺失等。

4. 重组修复

DNA损伤严重时需要进行**重组修复**，包括同源重组修复及非同源末端连接的重组修复。

DNA损伤修复的缺陷与肿瘤、衰老、人类遗传病及免疫性疾病密切相关。

（刘　戟）

第三节　基因表达调控

基因表达调控是在细胞生物学、分子生物学及分子遗传学研究基础上发展起来的新领域。对基因表达调控的深入研究可以认识人类如何从一个受精卵细胞和具有一套基因组发育成为具有不同形态和功能的多细胞、多组织和多器官的个体。同样也使人们初步认识同一个体中不同组织细胞虽然拥有相同的遗传信息，但却产生各自专一的蛋白质。

一、基因表达调控的基本概念

（一）基因表达的概念

基因组（genome）是指含有一个生物体生存、发育、活动和繁殖所需要的全部遗传信息的整套核酸。但生物基因组的遗传信息并不是同时全部都表达出来的，即使极简单的生物（如病毒），其基因组所含的全部基因也不是以同样的强度同时表达的。大肠杆菌基因组含有约4000个基因，一般情况下只有5%~10%在高水平转录状态，其他基因有的处于较低水平的表达或暂时不表达。人的基因组含有数万个基因，但在一个组织细胞中通常只有一部分基因表达，多数基因处在沉静状态。典型的哺乳类细胞中开放转录的基因约在1万个，即使蛋白质合成量比较多、基因开放比例较高的肝细胞，一般也只有不超过20%的基因处于表达状态。

基因表达（gene expression）是指储存遗传信息的基因经过一系列步骤表现出其生物功能的整个过程。典型的基因表达是基因经过转录、翻译，产生有生物活性的蛋白质的过程。rRNA或tRNA的基因经转录和转录后加工产生成熟的rRNA或tRNA，也是rRNA或tRNA的基因表达。

（二）基因表达的时间及空间特异性

（1）时间特异性（temporal specificity）：按功能需要，某一特定基因的表达严格按特定的时间顺序发生，称为基因表达的时间特异性。例如，噬菌体、病毒或细菌侵入宿主后，呈现一定的感染阶段。随感染阶段发展、生长环境变化，这些病原体及宿主的基因表达都有可能发生改变。有些基因开启，有些基因关闭。

霍乱弧菌在感染宿主后，导致宿主44种基因的表达上调，193种基因表达受到抑制，而相伴随的是这些细菌呈现出高传染状态。

多细胞生物基因表达的时间特异性又称为阶段特异性。一个受精卵含有发育成一个成熟个体的全部遗传信息，在个体发育分化的各个阶段，各种基因极为有序地表达，一般在胚胎时期基因开放的数量最多，随着分化发展，细胞中某些基因关闭，某些基因转向开放。胚胎发育不同阶段、不同部位的细胞中开放的基因及其开放的程度不一样，合成蛋白质的种类和数量都不相同，显示出基因表达调控在空间和时间上极高的有序性，从而逐步生成形态与功能各不相同、极为协调、巧妙有序的组织脏器。

（2）空间特异性（spatial specificity）：在个体生长全过程，某种基因产物在个体中按不同组织空间顺序出现，称为基因表达的空间特异性。例如，肝细胞中涉及编码鸟氨酸循环酶类的基因表达水平高于其他组织细胞，合成的某些酶（如精氨酸酶）为肝所特有；胰岛β细胞合成胰岛素等。细胞特定的基因表达状态，决定了这个组织细胞特有的形态和功能。基因表达伴随时间顺序所表现出的这种分布差异，实际上是由细胞在器官的分布决定的，所以空间特异性又称为细胞或组织特异性。

（三）基因表达的方式

生物只有适应环境才能生存。当周围的营养、温度、湿度、酸度等条件变化时，生物体就要改变自身基因表达状况，以调整体内执行相应功能蛋白质的种类和数量，从而改变自身的代谢、活动等以适应环境。根据基因表达随环境变化的情况，可以大致把基因表达分成两类。

（1）**组成性表达（constitutive expression）**：指不大受环境变动而变化的一类基因表达。其中某些基因表达产物是细胞或生物体整个生命过程中都持续需要而必不可少的，这类基因可称为**管家基因（housekeeping gene）**。这些基因中不少是在生物个体其他组织细胞、甚至在同一物种的细胞中都是持续表达的，可以看成细胞基本的基因表达。组成性基因表达也不是一成不变的，其表达强弱也是受一定机制调控的。

（2）**适应性表达（adaptive expression）**：指环境的变化容易使其表达水平变动的一类基因表达。随环境条件变化基因表达水平增高的现象称为**诱导（induction）**，这类基因称为可诱导的基因；相反，随环境条件变化而基因表达水平降低的现象称为**阻遏（repression）**，相应的基因称为可阻遏的基因。在一定机制控制下，功能上相关的一组基因，无论其为何种表达方式，均需协调一致、共同表达，即协调表达，这种调节称为协调调节。

改变基因表达的情况以适应环境，在原核生物、单细胞生物中尤其显得突出和重要，因为细胞的生存环境经常会有剧烈的变化。例如，周围有充足的葡萄糖，细菌就可以利用葡萄糖作能源和碳源，不必去合成利用其他糖类的酶类。当外界没有葡萄糖时，细菌就要适应环境中存在的其他糖类（如乳糖、半乳糖等），开放能利用这些糖的酶类基因以满足生长需要。

即使是内环境保持稳定的高等哺乳类，也经常要变动基因的表达来适应环境。例如，与适宜温度下生活相比较，在冷或热环境下适应生活的动物，其肝合成的蛋白质图谱就有明显的不同。所以，基因表达调控是生物适应环境，维持生长和增殖，维持细胞分化和个体发育所必需的。

二、基因表达调控的基本原理

（一）基因表达的多级调控

基因表达呈现多层次性和复杂性，遗传信息转录由DNA传向RNA过程的许多环节，是基因表达调控最重要、最复杂的一个层次。在真核细胞，初始转录产物需经转录后加工修饰才能成为有功能的成熟RNA，并由细胞核转运至细胞质，对这些转录后加工修饰及转运过程的控制也是调节某些基因表达的重要方式，如对mRNA的选择性剪接、RNA编辑等。蛋白质生物合成即翻译是基因表达的最后一步，影响蛋白质合成的因素，同样也能调节基因表达。并且，翻译与翻译后加工可直接、快速地改变蛋白质的结构与功能，因而对此过程的调控是细胞对外环境变化或某些特异刺激应答时的快速反应机制。总之，在遗传信息传递的各个水平上均可进行基因表达调控。

（二）基因转录激活调节基本要素

基因表达的调节与基因的结构、性质，生物个体或细胞所处的内、外环境，以及细胞内所存在的转录调节蛋白有关。

1. 原核生物特异DNA序列和调节蛋白质

原核生物大多数基因表达调控是通过**操纵子（operon）**机制实现的。操纵子通常由2个以上的**编码序列（coding sequences）**与**启动子**、**操纵序列（操纵基因，operator）**及其他调节序列在基因组成中成簇串联组成。启动子是RNA聚合酶结合并启动转录的特异DNA序列。各种原核基因启动子特定区域内，通常在转录起始上游-10及-35区域存在一些相似序列，称为共有序列。*E. coli*及一些细菌启动子的共有序列在-10区域，是TATAAT，又称Pribnow盒（Pribnow box），在-35区域为TTGACA。

原核生物中，营养状况（nutritional status）和环境因素（environmental factor）对基因表达起着举足轻重的影响。

（1）启动子：是 RNA 聚合酶结合并启动转录的特异 DNA 序列。

某些特异因子（蛋白质）决定 RNA 聚合酶对一个或一套启动子的特异性识别和结合能力。共有序列（consensus sequence）决定启动子的转录活性大小。

（2）操纵序列：是**阻遏蛋白（repressor）**的结合位点。

当操纵序列结合有阻遏蛋白时，会阻碍 RNA 聚合酶与启动子的结合，或是 RNA 聚合酶不能沿 DNA 向前移动，阻碍转录。

（3）其他调节序列、调节蛋白：激活蛋白（activator）可结合启动子邻近的 DNA 序列，促进 RNA 聚合酶与启动子的结合，增强 RNA 聚合酶活性。有些基因在没有激活蛋白存在时，RNA 聚合酶很少或完全不能结合启动子。

2. 真核生物特异 DNA 序列和调节蛋白

真核生物尤其是高等真核生物中，激素水平（hormone level）和发育阶段（developmental stage）是基因表达调控的最主要手段，营养和环境因素的影响力大为下降。真核生物基因组结构庞大，参与真核生物基因转录激活调节的 DNA 序列比原核更为复杂。绝大多数真核基因调控机制几乎普遍涉及编码基因两侧的 DNA 序列，即**顺式作用元件（*cis*-acting element）**。其是指可影响自身基因表达活性的 DNA 序列。不同真核生物的顺式作用元件中也会发现一些共有序列，如 TATA 盒、CAAT 盒等，这些共有序列是 RNA 聚合酶或特异转录因子的结合位点。

真核基因转录调节蛋白又称转录调节因子或转录因子。绝大多数真核转录调节因子由它的编码基因表达后，通过与特异的顺式作用元件的识别、结合（即蛋白质互相作用），反式激活另一基因的转录，故称反式作用蛋白或**反式作用因子（trans-acting factor）**。还有蛋白质因子可特异识别、结合自身基因的调节序列，调节自身基因的表达，这种调节蛋白即顺式调节蛋白。

3. DNA-蛋白质、蛋白质-蛋白质的相互作用

DNA-蛋白质相互作用指反式作用因子与顺式作用元件之间的特异识别及结合。结合方式通常是非共价结合，被识别的 DNA 结合位点通常呈对称或不完全对称的结构。绝大多数调节蛋白质结合 DNA 前，需通过蛋白质-蛋白质相互作用，形成二聚体（dimer）或多聚体（polymer）。

4. RNA 聚合酶与基因的启动子结合

DNA 元件与调节蛋白对转录激活的调节最终是由 RNA 聚合酶活性体现的。启动子的结构、调节蛋白的性质对 RNA 聚合酶活性影响很大。启动子的核苷酸序列会影响其与 RNA 聚合酶的亲和力，而亲和力大小则直接影响转录起始的频率。一些基因都有一个由启动子决定的基础频率，一些特异调节蛋白在适当环境刺激下在细胞内表达，随后这些调节蛋白通过 DNA-蛋白质相互作用或蛋白质-蛋白质相互作用影响 RNA 聚合酶活性，从而使基因转录频率发生改变，出现表达水平变化。

三、原核基因转录调节

原核生物基因组大多按功能相关性成簇串联、密集于染色体上，共同组成一个转录单位——操纵子。操纵子的活性是由调节基因控制的，调节基因的产物可以和操纵子上的顺式作用控制元件相互作用。原核生物的基因调控主要发生在转录水平上，根据调控机制的不同可分为**负转录调控（negative transcription regulation）**和**正转录调控（positive transcription regulation）**。

在负转录调控系统中，调节基因的产物是阻遏蛋白，起着阻止结构基因转录的作用。根据其作用特征又可分为负控诱导和负控阻遏两大类。在负控诱导系统中，阻遏蛋白不与效应物（诱导物）结合时，结构基因不转录；在负控阻遏系统中，阻遏蛋白与效应物结合时，结构基因不转录。阻遏蛋白作用的部位是操纵区。

在正转录调控系统中，调节基因的产物是激活蛋白（activator）。也可根据激活蛋白的作用性质分为正控诱导系统和正控阻遏系统。在正控诱导系统中，效应物分子（诱导物）的存在使激活蛋白处于活性状态；在正控阻遏系统中，效应物分子的存在使激活蛋白处于非活性状态。

（一）原核生物基因转录调节特点

1. σ 亚基决定 RNA 聚合酶识别特异性

参与大肠杆菌中基因表达调控最常见的蛋白质可能是 σ 亚基，共存在 6 种 σ 亚基，其中 σ70 是调控最基本的生理功能如碳代谢、生物合成等基因的转录所必需的。所有 σ 亚基都含有 4 个保守区，其中第二个和第四个保守区参与结合启动区 DNA，第二个保守区的另一部分还参与双链 DNA 解开成单链的过程。

2. 操纵子模型的普遍性和阻遏蛋白与阻遏机制的普遍性

法国巴斯德研究院的 Francois Jacob 与 Jacques Monod 于 1960 年首先提出了操纵子和操纵基因的概念。他们的操纵子学说使人们得以从分子水平认识基因表达的调控，是一个划时代的突破。他们两人也因此于 1965 年荣获诺贝尔生理学或医学奖。

3. 原核生物具有不同的基因转录终止调节机制

即不依赖 Rho 因子和依赖 Rho 因子的转录终止机制。

（二）乳糖操纵子调节机制

1. 乳糖操纵子（*lac* operon）的结构

大肠杆菌的乳糖操纵子含 *Z*、*Y* 及 *A* 三个结构基因，分别编码 β-半乳糖苷酶、透酶、乙酰基转移酶，此外还有一个操纵序列 O、一个启动子 P 及一个调节基因 *I*。*I* 基因编码一种阻遏蛋白，后者与 O 序列结合，使操纵子受阻遏而处于转录失活状态。在启动子 P 上游还有一个分解（代谢）物基因激活蛋白 CAP 结合位点，由 P 序列、O 序列和 CAP 结合位点共同构成乳糖操纵子的调控区，3 个酶的编码基因即由同一调控区调节，实现基因产物的协调表达。

2. 阻遏蛋白的负性调节

在没有乳糖存在时，乳糖操纵子处于阻遏状态。此时，*I* 基因在 P 启动子操纵下表达的乳糖阻遏蛋白与 O 序列结合，故阻断转录启动。阻遏蛋白的阻遏作用并非绝对，偶有阻遏蛋白与 O 序列解聚，每个细胞中可能会有少量 β-半乳糖苷酶和透酶生成。

当有乳糖存在时，乳糖操纵子即可被诱导。真正的诱导剂并非乳糖本身。乳糖经透酶催化、转运进入细胞，再经原先存在于细胞中的少数 β-半乳糖苷酶催化，转变为别乳糖。后者作为一种诱导剂分子结合阻遏蛋白，使蛋白质构型变化，导致阻遏蛋白与 O 序列解离、发生转录，使 β-半乳糖苷酶分子增加 1000 倍（图 3-12）。

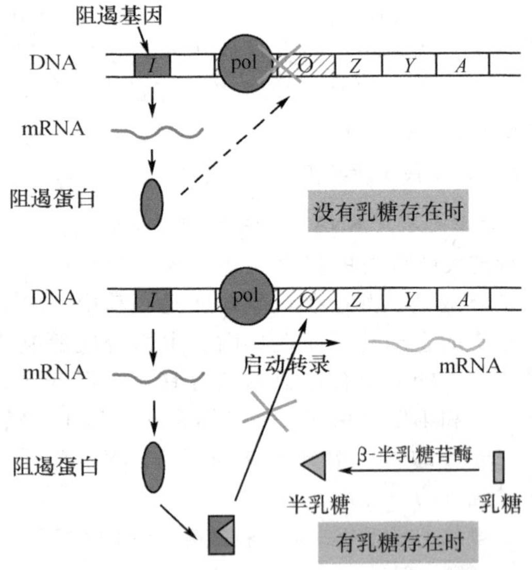

图 3-12 乳糖操纵子阻遏蛋白的负性调节

3. CAP 的正性调节

分解代谢物基因激活蛋白 CAP 是同二聚体，在其分子内有 DNA 结合区及 cAMP 结合位点。当没有葡萄糖及 cAMP 浓度较高时，cAMP 与 CAP 结合，这时 CAP 结合在乳糖启动子附近的 CAP 位点，可刺激 RNA 转录活性，使之提高 50 倍；当葡萄糖存在时，cAMP 浓度降低，cAMP 与 CAP 结合受阻，因此乳糖操纵子表达下降。

4. 协调调节

当阻遏蛋白封闭转录时，CAP 对该系统不能发挥作用；如无 CAP 存在，即使没有阻遏蛋白与操纵序列结合，操纵子仍无转录活性。若有葡萄糖或葡萄糖/乳糖共同存在时，细菌首先利用葡萄糖。葡萄糖通过降低 cAMP 浓度，阻碍 cAMP 与 CAP 结合而抑制乳糖操纵子转录，使细菌只能利用葡萄糖。葡萄糖对 *lac* 操纵子的阻遏作用称**分解代谢阻遏（catabolic repression）**。在没有葡萄糖而只有乳糖的条件下，阻遏蛋白与 O 序列解聚，CAP 结合 cAMP 后与乳糖操纵子的 CAP 位点，激活转录，使得细菌利用乳糖作为能量来源。

四、真核基因转录调节

（一）真核基因组结构特点

1. 真核基因组结构庞大

哺乳类动物基因组 DNA 由约 3×10^9bp 的核苷酸组成，有数万个基因，80%～90% 的哺乳类基因组可能没有直接的遗传学功能，这是真核基因组与原核基因组截然不同的特征。

2. 单顺反子

由操纵子机制控制转录生成的 mRNA 是多顺反子。真核基因转录产物为单顺反子，即一个编码基因转录生成一个 mRNA 分子，经翻译生成一条多肽链。

3. 重复序列

重复序列及基因重组均与生物进化有关。某些重复序列发生在调控区，如转录终止区、衰减调控区及某些酶或蛋白质因子结合位点，则可能对 DNA 复制、转录调控具有重要意义。重复序列包括高度重复序列（重复次数可达 10^6 次以上）、中度重复序列（重复次数可达 10^3～10^4 次）、单拷贝序列（仅一次或数次重复）。

4. 基因不连续性

真核结构基因两侧存在不被转录的非编码序列，往往是基因表达的调控区。在编码基因内部尚有一些不为蛋白质编码的间隔序列即内含子，而编码序列称外显子，因此真核基因是不连续的。不同剪接方式可形成不同的 mRNA，翻译出不同的多肽链，因此转录后的剪接过程是真核基因表达调控的另一重要环节。

（二）真核基因表达调控特点

1. RNA 聚合酶

真核生物 RNA 聚合酶有 3 种，即 RNA pol Ⅰ、RNA pol Ⅱ 和 RNA pol Ⅲ，分别负责 3 种 RNA 转录。

2. 活性染色体结构变化

（1）对核酸酶敏感：当用 DNase Ⅰ 处理时，活化的染色质DNA会出现一些DNase Ⅰ超敏位点，常出现在调节蛋白结合位点附近。活化基因常有超敏位点，位于调节蛋白结合位点附近。

（2）DNA拓扑结构变化：天然双链DNA均以负性超螺旋构象存在。基因活化时，RNA聚合酶下游的转录区为正超螺旋，阻碍核小体的形成；RNA聚合酶上游的DNA则为负超螺旋，有利于核小体的再形成。

（3）DNA碱基修饰变化：真核DNA约有5%的胞嘧啶被甲基化，甲基化范围与基因表达程度成反比。

（4）组蛋白变化：表现为富含Lys组蛋白水平降低，H2A、H2B二聚体不稳定性增加，组蛋白修饰和H3组蛋白巯基暴露。

3. 正性调节占主导

采用正性调节机制更有效，可提高特异性和精确性，而采用负性调节不经济。

4. 转录与翻译分隔进行

真核细胞有细胞核及胞质等区间分布，转录与翻译在不同亚细胞结构中进行。

5. 转录后修饰、加工

转录后存在修饰、加工。

（三）真核基因RNA pol Ⅱ转录调节

真核基因RNA pol Ⅰ、RNA pol Ⅲ催化生成基因转录产物为rRNA前体和tRNA等小分子RNA，其调节比较简单。而RNA pol Ⅱ参与转录生成所有的mRNA前体和大部分snRNA，转录调节较前二者复杂得多。

1. 启动子

真核基因启动子是RNA聚合酶结合位点周围的一组转录控制组件，至少包括一个转录起始点及一个以上的功能组件，如TATA盒、GC盒、CAAT盒。启动子中的元件可以分为以下两种。

（1）核心启动子元件（core promoter element）：指RNA聚合酶起始转录所必需的最小的DNA序列，包括转录起始点及其上游-25/-30bp处的TATA盒。核心元件单独起作用时只能确定转录起始位点和产生基础水平的转录。

（2）上游启动子元件（upstream promoter element）：包括通常位于-70bp附近的CAAT盒和GC盒，以及距转录起始点更远的上游元件。这些元件与相应的蛋白质因子结合能提高或改变转录效率。

2. 增强子

增强子（enhancer）是一种能够提高转录效率的顺式调控元件，最早是在SV40病毒中发现的长约200bp的一段DNA，可使旁侧的基因转录提高100倍，其后在多种真核生物、甚至在原核生物中都发现了**增强子**。增强子的作用有以下特点。

（1）增强子提高同一条DNA链上基因转录效率，可以远距离起作用，通常可距离1~4kb，个别情况下离开所调控的基因30kb仍能发挥作用，而且在基因的上游或下游都能起作用。

（2）增强子的作用与其序列的正反方向无关，将增强子方向倒置依然能起作用。

（3）增强子要有启动子才能发挥作用，没有启动子存在，增强子不能表现活性。但增强子对启动子没有严格的专一性，同一增强子可以影响不同类型启动子的转录。

（4）增强子的作用机制虽然还不明确，但与其他顺式调控元件一样，必须与特定的蛋白质因子结合后才能发挥增强转录的作用。增强子一般具有组织或细胞特异性。

3. 沉默子

沉默子（silencer）是某些基因的负性调节元件。当其结合特异蛋白质因子时，对基因转录起阻遏作用。**沉默子**的作用可不受序列方向的影响，也能远距离发挥作用，并可对异源基因的表达起作用。

4. 反式作用因子的作用

以反式作用影响转录的因子可统称为**转录因子**（**transcription factor，TF**）。RNA聚合酶就是一种反式作用于转录的蛋白质因子。在真核细胞中，RNA聚合酶通常不能单独发挥转录作用，而需要与其他转录因子共同协作。与RNA聚合酶Ⅰ、RNA聚合酶Ⅱ、RNA聚合酶Ⅲ相应的转录因子分别称为TFⅠ、TFⅡ、TFⅢ，对TFⅡ研究最多。表3-2列出了真核基因转录需要的基本的TFⅡ。

表3-2　真核基因转录需要的基本的TFⅡ

转录因子	分子质量/kDa	功能
TBP	30	与TATA盒结合
TFⅡ-B	33	介导RNA聚合酶Ⅱ的结合
TFⅡ-F	30，74	解旋酶
TFⅡ-E	34，37	ATP酶
TFⅡ-H	62，89	解旋酶
TFⅡ-A	12，19，35	稳定TFⅡ-D的结合
TFⅡ-I	120	促进TFⅡ-D的结合

5. 转录调节因子结构

所有转录因子至少包括两个不同结构域，即DNA结合域和转录激活域，有的还包括一个介导蛋白质-蛋白质相互作用的结构域。

最常见的DNA结合域的结构形式是锌指（**zinc finger**）结构。每个重复的“指”状结构约含23个氨基酸残基，锌以4个配价键与4个半胱氨酸，或2个半胱氨酸和2个组氨酸相结合。整个蛋白质分子可有2~9个这样的锌指重复单位。每一个单位可以其指部伸入DNA双螺旋的深沟，接触5个核苷酸。例如，与

GC盒结合的转录因子SP1中就有连续的3个锌指结构。

6. *真核基因mRNA的转录调节*

真核RNA聚合酶Ⅱ不能单独识别、结合启动子，而是先由基本转录因子TFⅡ-D组成成分TBP识别TATA盒或启动元件，并有TFⅡ-A参与结合，形成TFⅡ-D-启动子复合物；继而在TFⅡ-A～TFⅡ-F等参与下，RNA聚合酶Ⅱ与TFⅡ-D、TFⅡ-B聚合，形成一个功能性的前起始复合物。在几种基本转录因子中，TFⅡ-D是唯一具有位点特异的DNA结合能力的转录因子，在上述有序的组装过程中起关键性指导作用。这样形成的前起始复合物尚不稳定，也不能有效启动mRNA转录。然后由结合在增强子上的转录激活因子直接或间接与TFⅡ-D结合，从而影响前起始复合物的形成、稳定性及RNA聚合酶的活性（图3-13）。

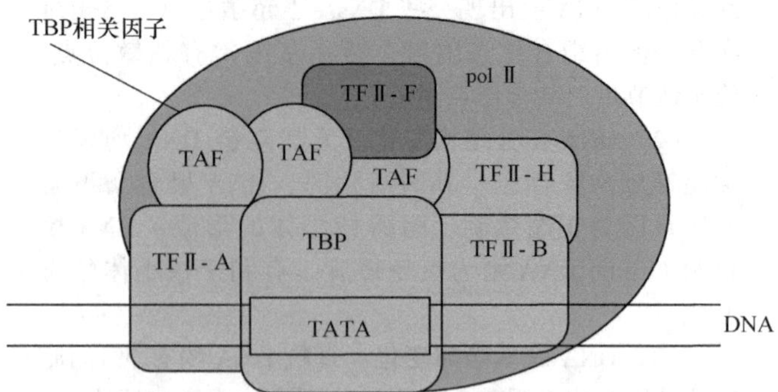

图3-13　*真核基因mRNA的转录起始复合物*

真核RNA聚合酶Ⅱ在转录因子的帮助下，形成的转录起始复合物

真核基因转录调节是复杂的、多样的。不同的DNA元件组合可产生多种类型的转录调节方式，多种转录因子又可结合相同或不同的DNA元件。转录因子与DNA元件结合后，对转录激活过程所产生的效果各异。

（刘　戟）

第四节　基因重组

1856年，G. Mendel进行了豌豆杂交试验。1944年，O. T. Avery等的肺炎球菌转化实验完成。1973年，美国斯坦福大学的科学家构建了第一个重组DNA分子。1977年，美国在南旧金山由博耶和斯旺森建立世界上了第一家遗传工程公司，专门应用重组DNA技术制造医学上重要的药物。1980年，第一家应用重组DNA技术生产胰岛素的工厂开始建造。1997年，英国罗林研究所成功地克隆了多莉羊。以上研究进展表明，人类完全可以改变一个生物个体的遗传性状。所有这些改变都是以重组DNA技术为基础的，该技术对人类生活与健康的影响是巨大的。

一、基因重组原理

DNA作为遗传物质，具有保守性、变异性和流动性。自然界不同物种和个体之间的DNA重组和基因转移经常发生，而且是基因变异、物种演变和生物进化的基础。人类进行基因克隆、基因治疗等科学实践中进行的人工基因操作过程就是**重组DNA技术（recombinant DNA technology）**。重组DNA技术相关概念如下。

1. *DNA克隆*

应用酶学的方法，在体外将各种来源的遗传物质（同源或异源的、原核或真核的、天然或人工合成的DNA）与载体DNA结合成具有自我复制能力的重组DNA分子，继而通过转化或转染宿主细胞，筛选、鉴定出含有目的基因的转化子细胞，再进行扩增获得大量同一DNA分子，即DNA克隆（DNA cloning）。DNA克隆又称**基因克隆（gene cloning）**。“克隆”某一基因或DNA片段过程中，将外源DNA插入载体分子所形成的复制子是杂合分子——嵌合DNA，所以DNA克隆又称重组DNA（recombinant DNA）。

基因工程（genetic engineering）：实现基因克隆所用的方法及相关的工作，又称重组DNA技术。

2. *工具酶*

在重组DNA技术即基因工程技术中需应用某些酶类进行基因操作，称为工具酶。常用的工具酶包括DNA聚合酶Ⅰ、DNA连接酶、末端转移酶、逆转录酶、多聚核苷酸激酶等（表3-3）。其中**限制性内切核酸酶（restriction endonuclease）**特别重要，应用最广。

限制性内切核酸酶主要是从原核生物中提取的，与甲基化酶共同构成细菌的限制修饰系统，限制外源DNA，保护自身DNA。Ⅱ类限制性内切核酸酶能识别专一的核苷酸顺序，并在该顺序内的固定位置上切割双链。由于这类限制性内切核酸酶的识别和切割的核苷酸都是专一的，因此总能得到同样核苷酸顺序的DNA片段，并能构建来自不同基因组的DNA片段，形成杂合DNA分子。因此，Ⅱ类限制性内切核酸酶是DNA重组技术中最常用的工具酶之一。这种酶识别的专一核苷酸顺序最常见的是 4 个或 6 个核苷酸。大部分限制性内切核酸酶识别 DNA 序列具有回文结构特征，切断的双链 DNA 都产生 5′ 磷酸基端和 3′ 羟基端。不同限制性内切核酸酶识别和切割的特异性不同。可产生带黏性或钝性末端的切割产物。带有相同类型的黏性末端或钝性末端的 DNA 都能再相互连接。

表 3-3　重组 DNA 技术中常用的工具酶

工具酶	功能
限制性内切核酸酶	识别特异序列，切割 DNA
DNA 连接酶	催化 DNA 中相邻的 5′磷酸基和 3′羟基端之间形成磷酸二酯键，使 DNA 切口封合或使两个 DNA 分子或片段连接
DNA 聚合酶 I	合成双链 cDNA 分子或片段连接；缺口平移制作高比活探针；DNA 序列分析；填补 3′端
Klenow 片段	又名 DNA 聚合酶 I 大片段，具有完整 DNA 聚合酶 I 的 5′→3′聚合、3′→5′外切活性，而无 5′→3′外切活性。常用于 cDNA 第二链合成，双链 DNA 3′端标记等
逆转录酶	合成 cDNA；替代 DNA 聚合酶 I 进行填补，标记或 DNA 序列分析
多聚核苷酸激酶	催化多聚核苷酸 5′羟基端磷酸化，或标记探针
末端转移酶	在 3′羟基端进行同质多聚物加尾
碱性磷酸酶	切除末端磷酸基

3. 目的基因

应用重组 DNA 技术有时是为分离、获得某一感兴趣的基因或 DNA 序列，或是为获得其表达产物蛋白质。这些感兴趣的基因或 DNA 序列就是目的基因，又称为目的 DNA。目的 DNA 一般有 cDNA 和基因组 DNA 两种类型。进行 DNA 克隆时所构建的嵌合 DNA 分子是由载体 DNA 与某一来源的 cDNA 或基因组 DNA 连接而成。相对载体 DNA 而言，各种来源的基因组 DNA、cDNA 序列又称外源 DNA。

4. 基因载体

载体（vector）是指运载外源 DNA 有效进入受体细胞内的工具。载体同外源 DNA 在体外重组成 DNA 重组分子，在进入受体后形成一个复制子，即形成在细胞内能独自进行自我复制的遗传因子。因此，作为载体应该满足以下几方面的要求：①有某种限制酶的一个切点，最好是有许多种限制酶的切点，而且每种酶的切点只有一个；②外源 DNA 插入后不影响载体在受体细胞中进行自我复制，载体应对受体细胞无害，以及载体能接纳尽可能大的外源 DNA 片段；③有利于选择的标记基因，可以很方便地知道外源 DNA 已经插入，以及把接受了载体的受体细胞选出；④具有促进外源 DNA 表达的调控区。

重组 DNA 技术中最常用的载体有**质粒（plasmid）**、λ 噬菌体、**柯斯质粒（cosmid）**和噬菌体 M13。它们的受体细胞都是大肠杆菌。这 4 种载体的大小和结构尽管各不相同，但它们的共同特点是符合前述的对载体的基本要求。

（1）质粒：存在于细菌染色体外的小型环状双链 DNA 分子。能在宿主细胞独立自主地进行复制，会赋予宿主细胞一些遗传性状。质粒赋予细菌的表型可用于识别质粒的存在，是筛选转化子细菌的根据。

（2）噬菌体 DNA：常用作基因载体的噬菌体 DNA 有 λ 噬菌体、M13 噬菌体，经 M13 噬菌体改造的载体含不同位置的克隆位点，可接受不同限制性内切核酸酶酶切片段。

另外还有可插入大片段外源基因的柯斯质粒载体、酵母人工染色体载体，用于真核基因表达的腺病毒载体和逆转录病毒载体等。

二、基因重组的操作步骤

（一）目的基因的获取

1. 化学合成法

如果已知某种基因的核苷酸序列，或根据某种基因产物的氨基酸序列推导出该多肽编码基因的核苷酸序列后，再利用 DNA 合成仪通过化学合成原理合成目的基因。

2. 从基因组 DNA 文库中分离组织或细胞染色体 DNA

利用限制性内切核酸酶将染色体 DNA 切割成基因水平的许多片段，其中即含有人们感兴趣的基因片段。将它们与适当的克隆载体拼接成重组 DNA 分子，继而转入受体菌扩增，使每个细菌内都携带一种重组 DNA 分子的多个拷贝。不同细菌所包含的重组 DNA 分子内可能存在不同的染色体 DNA 片段，这样生长的全部细菌所携带的各种染色体片段就代表了整个基因组。存在于细菌内、由克隆载体所携带的所有基因组 DNA 的集合称基因组 DNA 文库（genomic DNA library）。基因组 DNA 文库涵盖了基因组全部基因信息，也包括人们感兴趣的基因。建立基因文库后需要结合适当筛选方法从众多转化子菌落中筛选出含有某一基因的菌落，再进行扩增，将重组 DNA 分离、回收，获得目的基因的克隆。

3. cDNA 文库

以 mRNA 为模板，利用逆转录酶合成与 mRNA 互补的 DNA（complementary DNA，cDNA），再复制成双链 cDNA 片段，与适当载体连接后转入受菌体，扩增为 **cDNA 文库（cDNA library）**，然后再采用适当方法从 cDNA 文库中筛选出目的 cDNA。与基因组 DNA 文库类似，由总 mRNA 制作的 cDNA 文库包括了细胞全部 mRNA 信息，自然也含有人们感兴趣的编码 cDNA。

4. 聚合酶链反应

目前，采用聚合酶链反应（polymerase chain reaction，PCR）获取目的 DNA 十分广泛，应用这一技术可以将微量的目的 DNA 片段在体外扩增 100 万倍以上。PCR 的基本工作原理是以拟扩增的 DNA 分子为模板，以一对分别与模板 5′端和 3′端互补的寡核苷酸片段为引物，在 DNA 聚合酶的作用下，按照半保留复制的机制沿着模板链延伸直至完成新的 DNA 合成，重复这一过程，即可使目的 DNA 片段得到扩增。组成 PCR 反应体系的基本成分包括：模板 DNA、特异性引物、DNA 聚合酶（具耐热性）、dNTP 及含有 Mg^{2+} 的缓冲液。

（二）克隆载体的选择

根据不同目的和操作基因的性质，选择基因克隆的载体。因为外源 DNA 片段离开染色体是不能独立复制的，必须与适当的载体连接，才能作为复制子的一部分在受体细胞中复制。

（三）外源基因与载体的连接

外源基因与载体的连接方式包括以下几种。

1. 黏性末端连接方式

包含同一限制酶切位点连接和不同限制酶切位点连接。用同一种限制性内切核酸酶或者用能够产生相同黏性末端的两种限制性内切核酸酶分别消化外源 DNA 分子和载体，所形成的 DNA 末端彼此互补，用 DNA 连接酶共价连接起来，形成重组体 DNA 分子。

2. 平端连接

适用于限制性内切核酸酶切割产生的平端、黏端补齐或切平形成的平端。

3. 同聚物加尾连接

在**末端转移酶（terminal transferase）**的作用下，在 DNA 片段末端加上同聚物序列、制造出黏性末端，再进行黏端连接。

4. 人工接头连接

由平端加上带有新的酶切位点的接头（linker），再用限制性内切核酸酶酶切产生黏性末端，而进行黏端连接。

（四）重组 DNA 导入宿主细胞

重组体 DNA 分子只有导入合适的受体细胞，才能进行大量地复制、扩增和表达。受体细胞有多种，原核细胞、低等真核生物的细胞如酵母、植物细胞、哺乳动物细胞等。例如，胰岛素基因工程生产就是将外源 DNA 导入原核细胞大肠杆菌中进行表达实现的。

（五）重组体的筛选

体外重组产生的 DNA 分子，通过转化、转染、转导等适当途径引入宿主会得到大量的重组体细胞或噬菌体。面对这些大量的克隆群体，需要建立和采用一整套特殊的行之有效的方法才能筛选出可能含有目的基因的重组体克隆。

1. 根据载体表型特征选择重组体分子的直接选择法

在基因工程中使用的所有的载体分子，都带有一个可选择的遗传标记或表型特征。质粒及柯斯载体具有抗药性标记或营养标记，而对于噬菌体来说，噬菌斑的形成则是它们的自我选择特征。根据载体分子所提供的遗传特征进行选择，是获得重组体 DNA 分子群体的必不可少的条件之一。这种遗传选择法能将重组体的 DNA 分子同非重组体的亲本载体分子区别开来。抗药性标记的插入失活作用，或者是诸如 β-半乳糖苷酶基因一类的显色反应，便是属于这种依据载体编码的遗传特性选择重组体分子的典型方法。

（1）抗药性标志选择（插入失活法）：检测外源 DNA 插入作用的一种通用的方法是**插入失活（insertional inactivation）**效应。在 pBR322 质粒的 DNA 序列上，有许多种不同的限制性内切核酸酶的识别位点都可以接受外源 DNA 的插入。例如，在 tet^r（四环素抗性）基因内有 *Bam*H Ⅰ和 *Sal* Ⅰ两种限制性内切核酸酶的单一识别位点，在这两个识别位点中的任何插入作用，都会导致 tet^r 基因出现功能性失活，于是形成的重组质粒都将具有 Amp^r（青霉素抗性）和 Tet^s（四环素敏感）的表型。如果野生型的细胞（Amp^rTet^r）用被 *Bam*H Ⅰ或 *Sal* Ⅰ切割过的、并同外源 DNA 限制性片段退火的 pBR322 转化，然后涂布在含有氨苄西林的琼脂平板上，那么存活的 Amp^r 菌落就必定是已经获得了这种重组体质粒的转化子克隆。接着进一步检测这些菌落对四环素的敏感性（图 3-14A）。

（2）β-半乳糖苷酶显色反应选择法：pUC 质粒这样的载体系列，外源 DNA 插入到它的 *lacZ* 基因上所造成的 β-半乳糖苷酶失活效应，可以通过大肠杆菌转化子菌落在 X-gal-IPTG 培养基中的颜色变化直接观察出来。β-半乳糖苷酶会把乳糖水解成半乳糖和葡萄糖。将 pUC 质粒转化的细胞培养在补加有 5-溴-4-氯-3-吲哚-β-D-半乳糖苷（X-gal）和乳糖诱导物异丙基硫代-β-D-半乳糖苷（IPTG）的培养基中时，由于基因内互补作用形成的有功能的半乳糖苷酶，会把培养基中无色的 X-gal 切割成半乳糖和深蓝色的底物 5-溴-4-氯-靛蓝（5-bromo-4-chloro-indigo），使菌落呈现出蓝色反应。在 pUC 质粒载体 *lacZ* 序列中，含有一系列不同限制酶的单一识别位点，其中任何一个位点插入了外源克隆 DNA 片段，都会阻断读码结构，使其编码的肽失去活性，结果产生出白色的菌落。因此，根据这种β-半乳糖苷酶的显色反应，便可以检测出含有外源DNA插入序列的重组体克隆（图3-14B）。

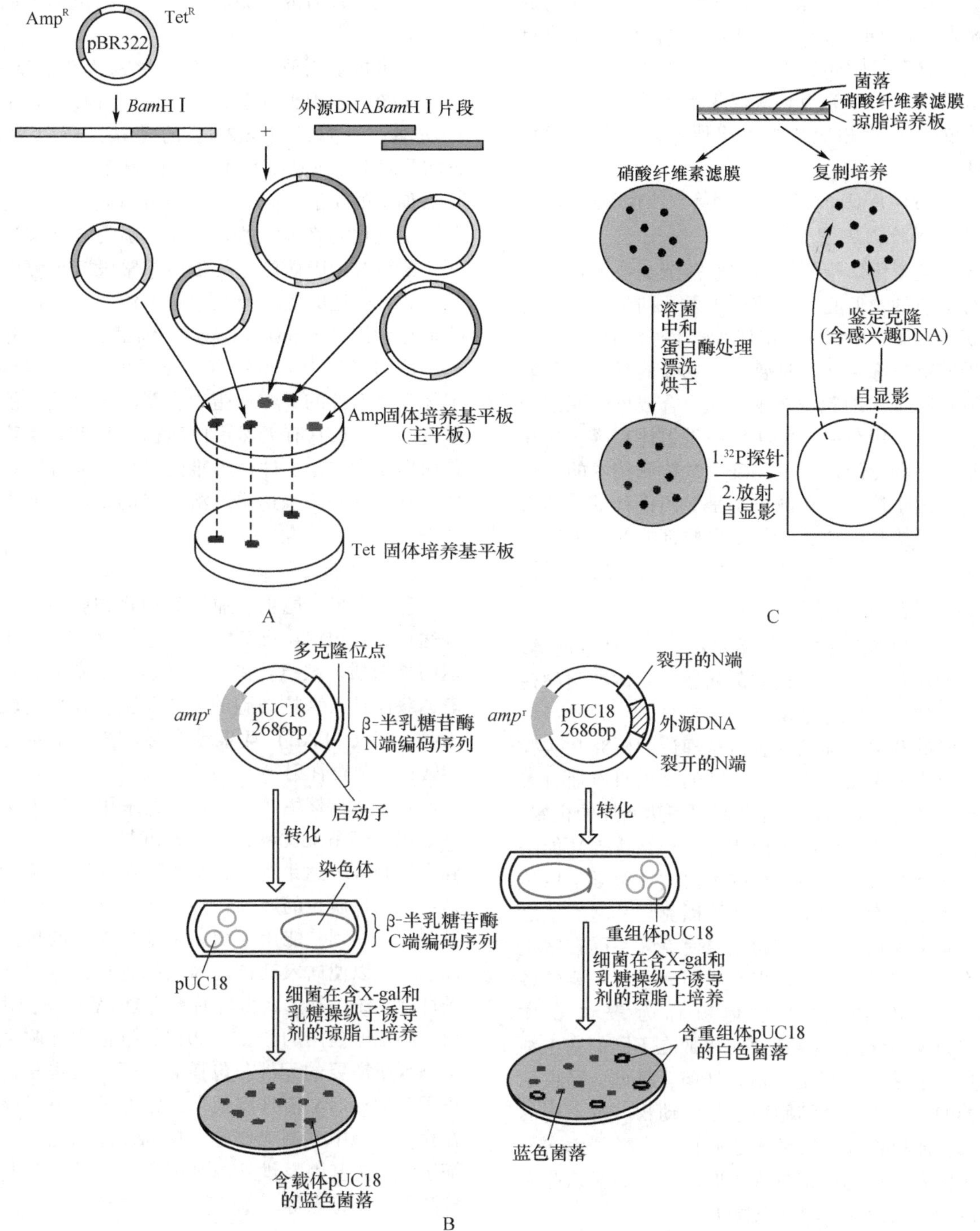

图3-14 插入失活法抗药性标志选择（A）、α-互补的检测（B）和原位杂交筛选法（C）

（3）核酸杂交筛选法：从基因文库中筛选带有目的基因插入序列的克隆，最广泛使用的一种方法是核酸分子杂交技术。它所依据的原理是利用放射性同位素（^{32}P或^{125}I）标记的DNA或RNA探针进行DNA-DNA或RNA-DNA杂交，即利用同源DNA碱基配对的原理检测特定的重组克隆。

原位杂交（***in situ*** **hybridization**）也称菌落杂交或噬菌体杂交。这是因为生长在培养基平板上的菌落或噬菌斑按照其原来的位置不变地转移到滤膜上，并在原位发生溶菌、DNA变性和杂交作用。

这种方法的基本程序：将被筛选的大肠杆菌菌落，从其生长的琼脂平板原位转移到铺放在琼脂平板表面的硝酸纤维素滤膜上，同时保藏原来的菌落平板作为参照。使用碱处理已经长有菌落的硝酸纤维素滤膜，使DNA随之变性。然后再用适当的方法处理滤膜除去蛋白质，留下的便是同硝酸纤维素滤膜结合的有很强亲和力的变性DNA印迹。在80℃条件下烘烤滤膜固定DNA。用放射性同位素标记的RNA或DNA作为探针，同滤膜上的DNA杂交，并用放射自显影技术进行检测。凡是含有与探针互补序列的菌落DNA，就会在X射线胶片上出现曝光点。根据曝光点的位置，便可以从保留的母板上相应位置挑出所需要的阳性菌落（图3-14C）。

此外，还有Southern印迹杂交等方法检测重组体。

2. *免疫学检测法*

直接的免疫化学检测技术同菌落杂交技术在程序上是十分类似的，但它不是使用放射性同位素标记的核酸作探针，而是用抗体鉴定那些产生外源DNA编码的抗原的菌落或噬菌斑。只要一个克隆的目的基因能够在大肠杆菌寄主细胞中实现表达，合成出外源的蛋白质，就可以采用免疫化学法检测重组体克隆。现在已经发展出一套专门适用于免疫化学检测技术的表达载体系统。由于这些表达载体都是专门设计的，插入到它上面的真核基因所编码的蛋白质都能够在大肠杆菌寄主细胞中表达，适宜用免疫化学检测法进行检测。

（六）克隆基因的表达

表达体系包括原核表达体系和真核表达体系两类。表达体系的建立包括表达载体的构建、受体细胞的建立、表达产物的分离纯化等。

使克隆的基因在细胞中表达对理论的研究和实验的应用都有十分重要的意义。克隆的基因只有通过表达才能探索和研究基因的功能及基因表达调控的机制，克隆基因表达出所编码的蛋白质可供作结构与功能的研究。有些具有特定生物活性的蛋白质在医学上以至在工业上都是很有应用价值的，可以克隆其基因使之在宿主细胞中大量表达而获得。要使克隆基因在宿主细胞中表达，就要将它放入带有基因表达所需要的各种元件的载体中，这种载体就称为**表达载体（expression vector）**。克隆基因可以放在不同的宿主细胞中表达，包括大肠杆菌、枯草杆菌、酵母、昆虫细胞、培养的哺乳类动物细胞以至整体动物。对不同的表达系统，需要构建不同的表达载体。克隆基因在不同的系统中表达成功的把握性，取决于人们对这些系统中基因表达调控规律的认识程度。

1. *原核表达体系*

人类对大肠杆菌（*E. coli*）经过长期的研究，对其特性和遗传背景了解得最清楚，大肠杆菌培养操作简单、生长繁殖快、价格低廉，表达外源基因产物的水平远高于其他基因表达系统。因此，大肠杆菌是目前应用最广泛的蛋白质表达系统。设计外源基因在大肠杆菌表达就需要外源基因在大肠杆菌中表达所需要的元件，包括转录起始必需的启动子、翻译起始所必需的核糖体识别序列等；外源基因还应当插入到适合于表达的位置，所以表达载体中要设有适合的多克隆位点。此外，还应具备基因克隆筛选的条件，包括在细胞中复制必需的复制起始序列、筛选标志如抗药性基因等。

将真核基因放入原核细胞中表达产生蛋白质时，原核系统会表现出许多缺陷：①没有真核转录后加工的功能，不能进行mRNA的剪接，所以只能表达cDNA而不能表达真核的基因组基因；②没有真核翻译后加工的功能，表达产生的蛋白质，不能进行糖基化、磷酸化等修饰，难以形成正确的二硫键配对和空间构象折叠，因而产生的蛋白质常没有足够的生物学活性；③表达的蛋白质经常是不溶的，会在细菌内聚集成包涵体（inclusion body）。细菌裂解后，包涵体在离心后的沉淀中，虽然有利于目的蛋白的初步纯化，但无生物活性的不溶性蛋白，要经过复性，使其重新散开、折叠成具有天然蛋白质构象和良好生物活性的蛋白质，常常是一件很困难的事情。也可以设计载体使大肠杆菌分泌表达出可溶性目的蛋白，但表达量往往不高。

2. *真核表达体系*

包括酵母、昆虫、哺乳类动物细胞等。优点：可表达克隆的cDNA及真核基因组DNA，可适当修饰表达的蛋白质。缺点：操作技术较难、费时、费钱。将表达载体导入真核细胞的方法包括：磷酸钙转染、二乙氨乙基（DEAE）葡聚糖介导转染、电穿孔、脂质体转染、显微注射等。

要表达真核生物的蛋白质，采用真核表达系统自然应比原核系统优越，常用的酵母、昆虫、动物和哺乳类细胞等表达系统。真核表达载体至少要含两类序列：①原核质粒的序列，包括在大肠杆菌中起作用的复制起始序列、能用在细菌中筛选克隆的抗药性基因标志等，以便插入真核基因后能先在很方便操作的大肠杆菌系统中筛选获得目的重组DNA克隆，并复制繁殖得到足够使用的数量。②在真核宿主细胞中表达重组基因所需要的元件，包括启动子、增强子、转录终止子和加polyA信号序列、mRNA剪接信号序列、能在宿主细胞中复制或增殖的序列、能用在宿主细胞中筛选的标志基因及供外源基因插入的单一限制性内切核酸酶识别位点等。

三、基因重组应用

基因重组技术应用十分广泛，尤其与医学的关系非常密切，其应用前景远大。随着医学实践与基因克隆技术、基因转移技术、PCR技术等的密切结合和广泛的临床应用，产生了诸如基因诊断、基因治疗和基因预防的一系列新方法，包含的内容和领域遍布医学的各个分支。

（一）疾病基因的发现与克隆

根据基因定位克隆并研究其性质，而认识疾病的分子机制。一个疾病相关基因的发现不仅可以导致发现新的遗传疾病，而且促进了遗传疾病的诊断和治疗。人类基因组计划的完成使对遗传疾病基因的发现越来越多。

（二）生物制药

利用基因工程生产有药用价值的蛋白质和多肽类产品已逐渐成为21世纪的支柱产业。在功能研究、基因克隆基础上构建表达载体表达有生物活性的蛋白质、多肽，再经科学的动物实验和严格的临床实验及药物审查，发展成为新药物。

（三）基因诊断

基因诊断（genetic diagnosis）是利用分子生物学及分子遗传的技术和原理，在DNA水平分析、鉴定遗传疾病所涉及基因的置换、缺失或插入等突变，以探测基因的存在，分析基因的类型和缺陷及其表达功能是否正常，从而诊断疾病的一种方法。它是继形态学、生物化学和免疫学诊断之后的第四代诊断技术，它的诞生与发展得益于分子生物学理论和技术的迅速发展。

常用基因诊断技术如下。

1. Southern印迹法（Southern blot）

基本原理是：硝酸纤维素滤膜或尼龙滤膜对单链DNA的吸附能力很强，当电泳后凝胶经过DNA变性处理，原位转移到滤膜上，即DNA片段的位置保持不变。转移结束后固定。然后与同位素标记了的探针进行杂交，洗去膜上的未结合的探针，X射线胶片放射自显影。结合了同位素标记探针的DNA片段所在部位将显示杂交带，基因的缺失或突变则可能导致杂交带位置的改变。

2. 聚合酶链反应（PCR）

应用PCR技术可以使特定的基因或DNA片段在短短的2~3h体外扩增数十万至百万倍。扩增的片段可以直接通过电泳观察，也可用于进一步的分析。这样，少量的单拷贝基因不需通过同位素提高其敏感性来观察，而通过扩增至百万倍后直接观察到，而且原先需要一、二周才能作出的诊断可以缩短至数小时。

3. 扩增片段长度多态性（AFLP）

小卫星DNA和微卫星DNA的长度多态性可以通过PCR扩增后电泳来检出，并用于致病基因的连锁分析，这种诊断方法称为扩增片段长度多态性连锁分析法。PCR扩增后，产物即等位片段之间的差别有时只有几个核苷酸，用聚丙烯酰胺凝胶电泳分离鉴定。此法多用于突变性质不明的连锁分析。

4. 等位基因的特异寡核苷酸探针诊断法

当基因的突变部位和性质已完全明了时，可合成等位基因特异的**寡核苷酸探针（allele-specific oligonucleotide，ASO）**，以同位素或非同位素标记进行诊断。探针通常为长20bp左右的核苷酸。用于探测点突变时一般需要合成两种探针，与正常基因序列完全一致，能与之稳定地杂交，但不能与突变基因序列杂交；另一种与突变基因序列一致，能与突变基因序列稳定杂交，但不能与正常基因序列稳定杂交，这样就可以区别只有一个碱基发生了突变的基因。

此外，还可以采用PCR技术结合ASO，即PCR-ASO技术，更简化了实验方法，节约时间，且只需极少量的基因组DNA就可进行。

5. 单链构象多态性诊断法

单链构象多态性（single strand conformation polymorphism，SSCP）是指单链DNA由于碱基序列的不同可引起构象差异，这种差异将造成相同或相近长度的单链DNA电泳迁移率不同，从而可用于DNA中单个碱基的替代、微小的缺失或插入的检测。用SSCP法检查基因突变时，通常在可能有突变的DNA片段附近设计一对引物进行PCR扩增，然后将扩增物变性，并在聚丙烯酰胺凝胶中电泳，突变所引起的DNA构象差异将表现为电泳带位置的差异。

（四）基因治疗

基因治疗是指将人的正常基因或有治疗作用的基因通过一定方式导入人体靶细胞，以纠正基因的缺陷或者发挥治疗作用，从而达到治疗疾病目的的生物医学新技术。将外源的基因导入生物细胞内必须借助一定的技术方法或载体，目前基因转移的方法分为生物学、物理学和化学方法。腺病毒载体是目前基因治疗最为常用的病毒载体之一。

基因治疗与常规治疗方法不同。一般意义上疾病的治疗针对的是因基因异常而导致的各种症状，而基因治疗针对的是疾病的根源即异常的基因本身。基因治疗的靶细胞主要分为两大类：体细胞和生殖细胞。生殖细胞的基因治疗是将正常基因直接引入生殖细胞，以纠正缺陷基因。这样不仅可使遗传疾病在当代得到治疗，而且还能将新基因传给患者后代，使遗传病得到根治。但生殖细胞的基因治疗涉及问题较多，技术也较复杂，尤其是可能引起遗传改变而受到限制。目前更多的是采用体细胞基因治疗。体细胞应该是在体内能保持相当长的寿命或者具有分裂能力的细胞，这样才能使被转入的基因能有效地、长期地发挥“治疗”作用。干细胞、前体细胞都是理想的转基因治疗靶细胞。目前研究表明，骨髓细胞是唯一满足以上标准的靶细胞。骨髓的抽取、体外培养、再植入等所涉及的技术都已成熟，另外，骨髓细胞还构成了许多组织细胞的前体。不仅一些涉及血液系统的疾病如腺苷脱氨酶（ADA）缺乏症、珠蛋白生成障碍性贫血、镰状细胞贫血等以骨髓细胞作为靶细胞，而且一些非血液系统疾病如苯丙酮尿症、溶酶体储积病等也都以此作为靶细胞。除了骨髓以外，肝细胞、神经细胞、内皮细胞、肌细胞也可作为靶细胞来研究或实施转基因治疗。

基因治疗目前主要是治疗那些对人类健康威胁严

重的疾病，包括遗传病（如血友病、囊性纤维病、家庭性高胆固醇血症等）、恶性肿瘤、心血管疾病、感染性疾病（如艾滋病、类风湿等）。

（五）遗传疾病的预防

疾病基因的克隆不仅为有效预测、诊断和治疗遗传疾病提供了有力手段，而且利用这些结果可以进行产前诊断、携带者测试、症候前诊断和遗传病易感性研究，从根本上杜绝遗传疾病的发生和流行。

（刘　戟）

复习思考题

1. DNA 复制的特征是什么？可通过什么实验证实？
2. 原核生物与真核生物的 RNA 聚合酶有什么区别？
3. 真核生物成熟 mRNA 5′端和 3′端分别有什么样的化学结构？
4. 简述原核生物与真核生物翻译起始过程的异同。
5. 真核生物是怎样解决染色体末端复制问题的？
6. 如何体会操纵子学说是原核生物基因表达调控的基本规律？乳糖操纵子是如何运作的？
7. 通过 cDNA 文库筛选到一个新基因后，进一步研究的策略是什么？
8. 试述实现原核基因表达的基因操作过程。

参考文献

查锡良，药立波 . 2013. 生物化学与分子生物学 . 8 版 . 北京：人民卫生出版社

贾弘褆，冯作化 . 2011. 生物化学与分子生物学 . 2 版 . 北京：人民卫生出版社

李刚，马文丽 . 2014. 生物化学 . 3 版 . 北京：北京大学医学出版社

刘秉文，陈俊杰 . 2005. 医学分子生物学 . 2 版 . 北京：中国协和医科大学出版社

药立波，冯作化，周春燕 . 2007. 医学分子生物学 . 3 版 . 北京：人民卫生出版社

Berg JM，Tymoczko JL，Stryer L. 2002. Biochemistry. 5th ed. New York：W. H. Freeman and Company

Krebs JE，Kilpatrick ST，Goldstein ES. 2011. Lewin's Genes Ⅹ. 10th ed. Sudbury：Jones and Bartlett Publishers，LLC

Lodish H，Berk A，Zipursky S，et al. 2000. Molecular Cell Biology. 4th ed. New York：W. H. Freeman and Company

Nelson DL，Cox MM. 2008. Lehninger Principles of Biochemistry. 5th ed. New York：W. H. Freeman and Company

Weaver RF. 2002. Molecular Biology. 2nd ed. New York：McGraw-Hill Higher Education

第四章 机体的运动系统

要点：①运动系统由骨、骨连结和骨骼肌构成，它对人体具有支持、保护和运动的功能。②成人有206块骨，可分为颅骨、躯干骨和四肢骨3部分，前二者又称中轴骨。③骨组织主要由骨细胞、胶原纤维和基质等构成，具有一定的形态，外被骨膜，内容骨髓，含有丰富的血管、淋巴管及神经。④全身各骨借骨连结相连形成骨骼，构成人体的支架，赋予人体基本形态，在支持体重、保护内脏等方面起着重要作用。⑤肌根据结构不同可分为平滑肌、心肌和骨骼肌。平滑肌主要分布于内脏的中空器官及血管壁；心肌为构成心壁的主要部分；骨骼肌主要存在于躯干和四肢，人体有600多块骨骼肌，约占体重的40%。⑥骨骼肌附着于骨，在神经系统调控下进行收缩和舒张，牵引骨改变位置和角度，产生运动。在运动过程中，骨起着杠杆作用，关节为运动的枢纽，骨骼肌为运动的动力器官。⑦由于骨或骨骼肌在体表形成明显的隆起或凹陷，易被触摸到，故在临床上可作为定位内脏的位置、血管和神经的走向及针灸取穴的体表标志。⑧骨折、脱位或骨骼肌病变都会造成运动障碍或体表外形改变，因此，学习运动系统也可为初步了解和防治这些疾病奠定基础。

第一节 骨

骨（**bone**）是人体重要的器官之一，骨组织主要由骨细胞、胶原纤维和基质等构成，具有一定的形态，外被骨膜，内容骨髓，含有丰富的血管、淋巴管及神经；它能不断进行新陈代谢和生长发育，并有修复、再生和重塑的能力。骨基质中沉积有大量钙盐和磷酸盐，是人体钙、磷的储存库，参与体内钙、磷代谢。骨髓有造血功能。成人有206块骨（图4-1），可分为颅骨、躯干骨和四肢骨，前二者又称中轴骨。

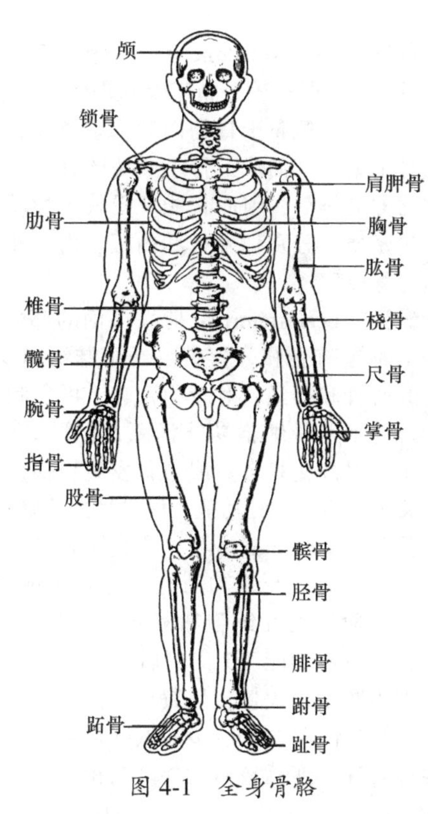

图4-1　全身骨骼

一、概述

（一）骨的分类

按骨的形态，可分为长骨、短骨、扁骨和不规则骨4类。

（1）**长骨**（**1ong bone**）：呈长管状，分布于四肢，如尺骨和掌骨等。长骨分为一体两端，体又称骨干，内有空腔称髓腔，容纳骨髓。两端膨大称骺，有一光滑的关节面，与相邻关节面构成关节。骨干与骺相邻的部分称干骺端，幼年时保留一片软骨，称骺软骨，骺软骨细胞不断分裂繁殖和骨化，使骨不断加长。成年后，骺软骨骨化，骨干与骺融为一体，其间遗留一骺线，骨的增长停止。

（2）**短骨（short bone）**：形似立方体，多成群分布于连结牢固且较灵活的部位，如腕骨和跗骨。

（3）**扁骨（flat bone）**：呈板状，主要构成颅腔、胸腔和盆腔的壁，起保护作用，如颅盖骨和肋骨。

（4）**不规则骨（irregular bone）**：形状不规则，如椎骨。有些不规则骨内有腔洞，称含气骨，如上颌骨。

（二）骨的构造

骨由骨质、骨膜和骨髓组成（图 4-2）。

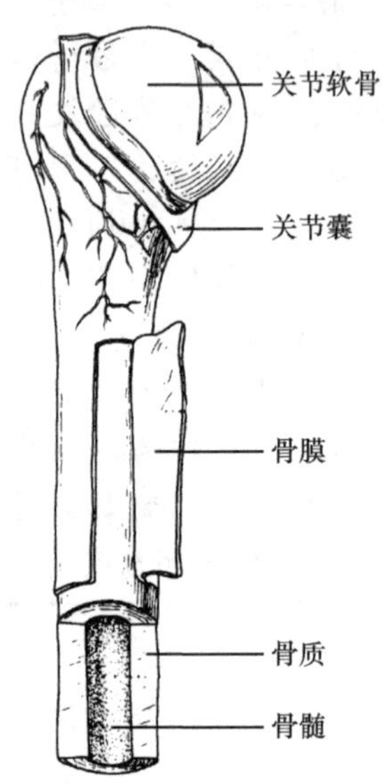

图 4-2　长骨的构造

（1）**骨质（bony substance）**：由骨组织构成，分骨密质和骨松质。骨密质分布于骨的表面，质地致密，耐压性强。骨松质配布于骨的内部，呈海绵状，由相互交织的骨小梁排列而成，骨小梁按照骨所承受的压力和张力的方向排列，因而骨能承受较大的质量。颅盖骨表层为密质，分别称外板和内板，内、外板之间为骨松质，称板障。

（2）**骨膜（periosteum）**：除关节面的部分外，新鲜骨的表面都覆有骨膜。骨膜由纤维结缔组织构成，含有丰富的血管和神经，对骨的营养、再生和感觉有重要作用。幼年期骨细胞功能活跃，促进骨的生长；成年时处于相对静止状态。但当骨发生损伤，如骨折时，骨膜又重新启动成骨功能，促进骨折的修复愈合。

（3）**骨髓（bone marrow）**：充填于长骨的骨髓腔和骨松质的间隙内。胎儿和幼儿的骨髓有造血功能，内含不同发育阶段的红细胞和某些白细胞，呈红色，称红骨髓，有造血功能。5 岁以后，长骨骨干内的红骨髓逐渐被脂肪组织代替，呈黄色，称黄骨髓，失去造血能力。但在慢性失血过多或重度贫血时，黄骨髓能转化为红骨髓，恢复造血功能。在椎骨、髂骨、肋骨、胸骨及肱骨和股骨等长骨的骺内终生都是红骨髓，因此，临床常在髂骨和胸骨进行骨髓穿刺，检查骨髓内细胞的形态和数量，用于诊断血液系统疾病。

（三）骨的化学成分和物理性质

骨主要由有机质和无机质组成。有机质主要是骨胶原纤维束和黏多糖蛋白，构成骨的支架，赋予骨的形态，使骨具有弹性和韧性。无机质主要是以碱性磷酸钙为主的无机盐类，赋予骨的硬度和脆性。去掉无机质的脱钙骨仍具原骨形状，但柔软有弹性；去掉有机质的煅烧骨虽形状不变，但脆而易碎。两种成分的比例，随年龄的增长而发生变化。幼儿时期骨的有机质和无机质各占一半，故弹性较大，柔软；成年人骨有机质和无机质的比例约为 3∶7，具有很大硬度和一定的弹性，较坚韧；老年人的骨无机质所占比例更大，骨质出现多孔性，骨组织的总量减少，表现为骨质疏松症，此时骨的脆性较大，易发生骨折。

（四）骨的可塑性

骨的基本形态是由遗传因子调控的，但环境因素对骨生长发育也有影响。影响骨生长发育的因素有神经、内分泌、营养、疾病及其他物理、化学因素等。神经系统调节骨的营养过程，功能加强时，可促使骨质增生，使骨坚韧粗壮；功能减弱时，则使骨质变得疏松，神经损伤后的瘫痪患者骨出现脱钙、疏松和骨质吸收，甚至出现自发性骨折。内分泌对骨的发育影响很大，成年之前，如果垂体生长激素分泌亢进，会促使骨过快过度生长而导致巨人症；若分泌不足，则发育停滞导致侏儒症。成年人垂体生长激素分泌亢进，出现肢端肥大症。骨折后，折断处有骨痂形成。骨折愈合的初期，骨痂颇不规则，经过一定时间的吸收和改建，骨可基本恢复原貌。

二、中轴骨骼

中轴骨骼包括躯干骨和颅骨。

（一）躯干骨

躯干骨共 51 块，包括 24 块椎骨、12 对肋、1 块胸骨、1 块骶骨和 1 块尾骨。它们分别参与脊柱、胸廓和骨盆的构成。

1. 椎骨（vertebrae）　幼年时为 32 块或 33 块，分为颈椎 7 块，胸椎 12 块，腰椎 5 块，骶椎 5 块，尾椎 3~4 块。成年后 5 块骶椎融合成骶骨，3~4 块尾椎融合成尾骨。

1）椎骨的一般形态（图 4-3）　椎骨由前方形的椎体和后方的椎弓组成。**椎体（vertebral body）**是椎骨负重的主要部分，表面的骨密质较薄，内部充满骨松质，故暴力冲击时易形成压缩性骨折。**椎弓（vertebral arch）**是弓形骨板，连接椎体的缩窄部分，称**椎弓根**。椎体与椎弓共同围成**椎孔**，各椎孔上下贯通，构成容纳脊髓的**椎管**。相邻椎弓根的上、下切迹共同围成**椎间孔**，有脊神经和血管通过。由椎弓发出 7 个突起：1 个**棘突**；1 对

横突；1 对**上关节突**和 1 对**下关节突**。

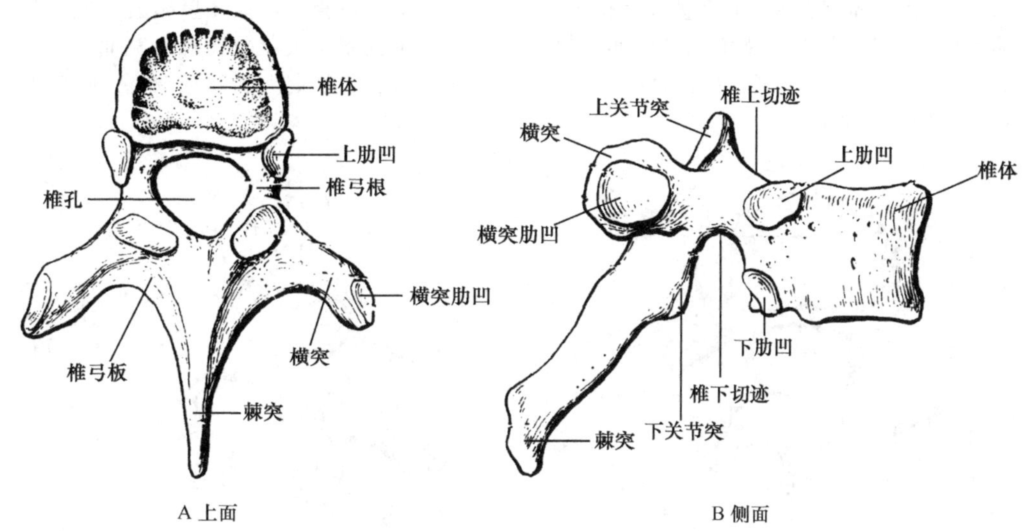

图 4-3　胸椎

2）各部椎骨的主要特征

（1）**颈椎（cervical vertebrae）**（图 4-4）：椎体较小，横断面呈椭圆形；关节突的关节面几乎呈水平位；椎孔较大，呈三角形；横突根部有横突孔，有椎动脉和椎静脉通过；第 2~6 颈椎的棘突末端分叉。第 1 颈椎又名**寰椎**，呈环状，无椎体、棘突和关节突，由前、后弓及侧块组成。第 2 颈椎又名**枢椎**，特点是椎体向上伸出齿突。第 7 颈椎又名**隆椎**，棘突特长，末端不分叉，活体易于触及，常作为计数椎骨的标志。

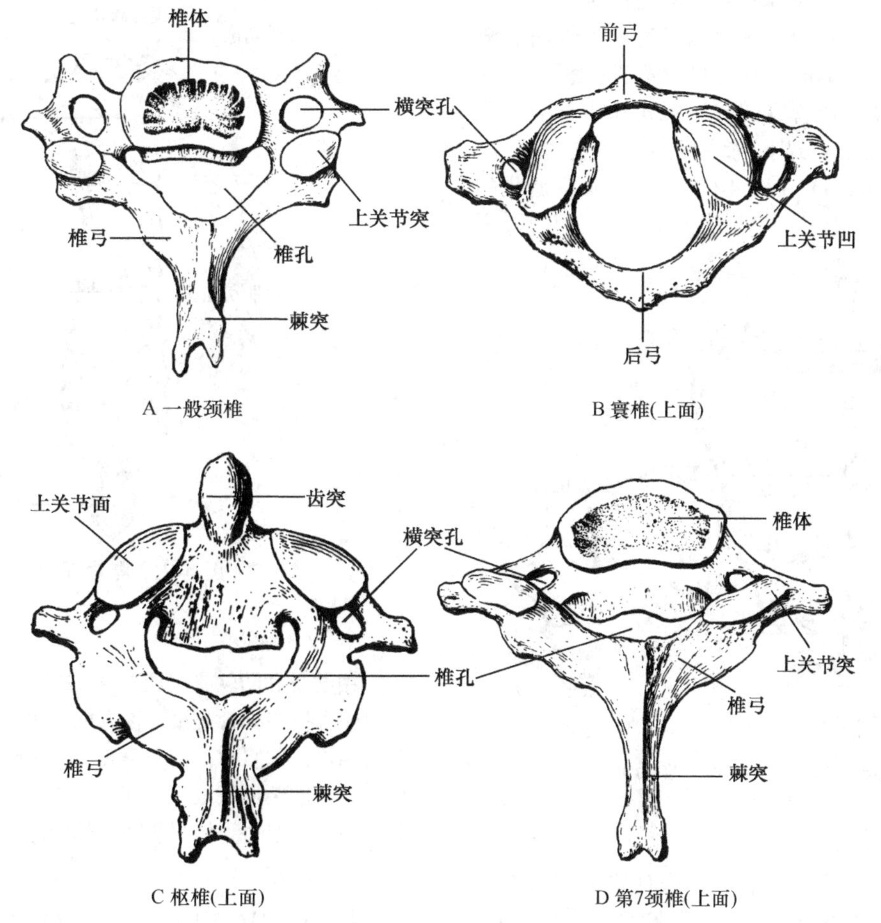

图 4-4　颈椎

（2）**胸椎（thoracic vertebrae）**（图 4-3）：椎体从上向下逐渐增大，横断面呈心形，其两侧面后份上、下缘分别有与肋头相关节的肋凹；横突末端前面有横突肋凹；关节突的关节面几乎呈冠状位；棘突较长，向后下方倾斜，呈叠瓦状排列。

（3）**腰椎（lumbar vertebrae）**（图 4-5）：椎体粗壮，横断面呈肾形；椎孔呈卵圆形或三角形；关节突的关节面几乎呈矢状位；棘突宽而短，呈板状，水平伸向后方，各棘突间的间隙较宽，临床上可于此作腰椎穿刺术。

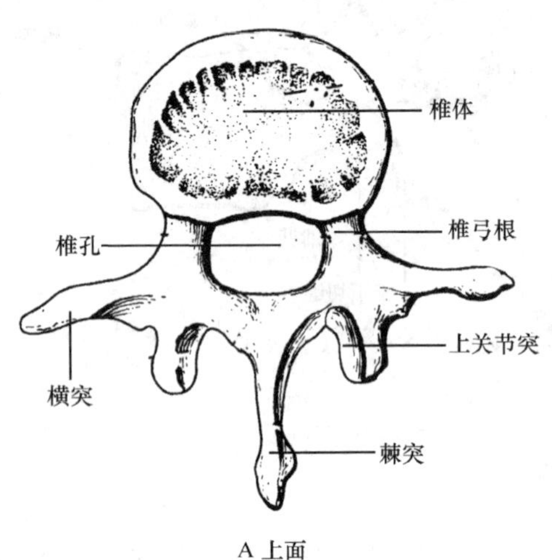

A 上面

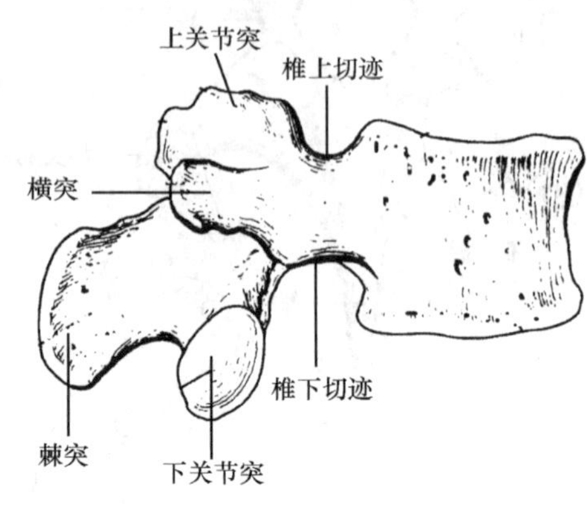

B 侧面

图 4-5 腰椎

（4）**骶骨（sacral bone）**（图 4-6）：呈三角形，底在上，尖向下，盆（前）面凹陷，上缘中份向前隆凸，称**岬**。盆面有 4 对**骶前孔**；背面粗糙隆凸，正中线上有**骶正中嵴**，嵴外侧有 4 对**骶后孔**。骶骨内有**骶管**，它上通椎管，下端的裂孔称**骶管裂孔**，裂孔两侧有向下突出的**骶角**，骶管麻醉常以骶角作为标志。骶前、后孔与骶管相通，分别有骶神经前、后支通过。

（5）**尾骨（coccyx）**（图 4-6）：由 3~4 块退化的尾椎融合而成。

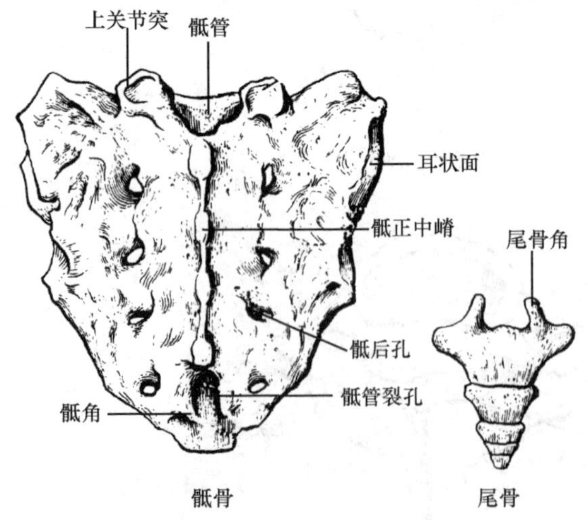

图 4-6 骶骨和尾骨（后面）

2. 胸骨（sternum）

位于胸前壁正中，分胸骨柄、胸骨体和剑突 3 部分。柄与体连接处微向前突，称**胸骨角（sternal angle）**，可在体表扪及，两侧平对第 2 肋，是计数肋的重要标志。胸骨体呈长方形，外侧缘接第 2~7 肋软骨。剑突扁而薄，下端游离（图 4-7）。

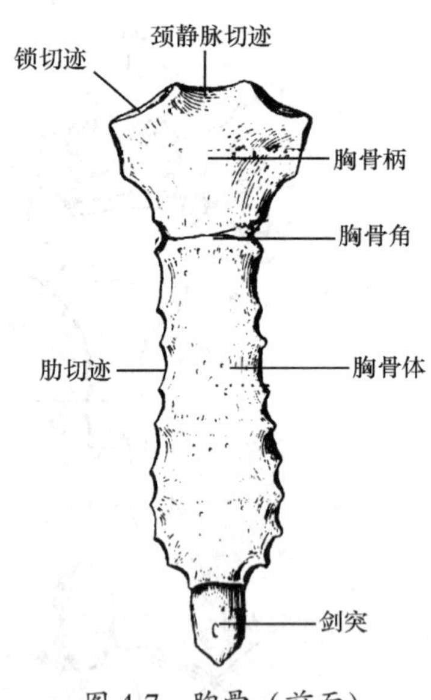

图 4-7 胸骨（前面）

3. 肋（ribs）

由肋骨和肋软骨组成，共 12 对（图 4-1）。第 1~7 对肋前端直接与胸骨连接，称真肋。第 8~12 对肋不直接与胸骨相连，称假肋；其中第 8~10 对肋前端借肋软骨与上位肋软骨连接形成**肋弓**，第 11~12 对肋前端游离于腹壁肌层中，称浮肋。相邻两肋间的间隙称肋间隙。

（二）颅

颅（skull）位于脊柱上方，由 23 块扁骨和不规则骨组成（中耳的 3 对听小骨未计入）。除下颌骨和舌骨以外，彼此借缝或软骨牢固连结。以眶上缘和外耳门上缘的连线为界线，颅分为后上部的脑颅和前下部的面颅（图 4-8）。

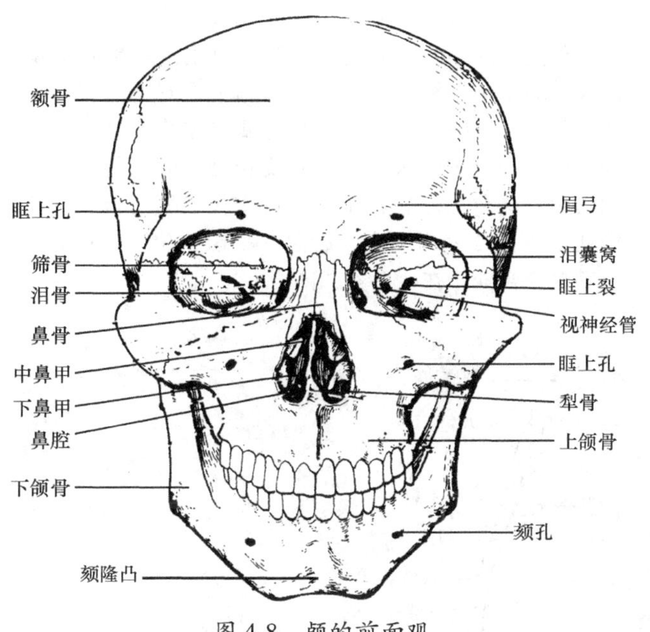

图 4-8 颅的前面观

1. 颅骨

（1）脑颅骨：共 8 块，不成对的有**额骨**、**筛骨**、**蝶骨**和**枕骨**，成对的有**颞骨**和**顶骨**。它们构成颅腔。

（2）面颅骨：共 15 块，不成对的有**犁骨**、**下颌骨**和**舌骨**，成对的有**上颌骨**、**腭骨**、**颧骨**、**鼻骨**、**泪骨**及**下鼻甲**。它们围成眶腔、鼻腔和口腔。

2. 颅的整体观

（1）颅顶面观：呈卵圆形，前窄后宽，光滑隆凸。额骨与两侧顶骨连接构成**冠状缝**，两侧顶骨连接为**矢状缝**，两侧顶骨与枕骨连接成**人字缝**。

（2）颅侧面观：中部有外耳门，门后方为**乳突**，前方是**颧弓**。颧弓将颅侧面分为上方的**颞窝**和下方的**颞下窝**。颞窝前下部较薄，额、顶、颞、蝶骨会合处最为薄弱，形成 H 形的缝，称**翼点**。其内面有脑膜中动脉前支通过（图 4-9）。

（3）颅底内面观：颅底内面高低不平，呈阶梯状的窝，分别称颅前、中、后窝（图 4-10）。

颅前窝（**anterior cranial fossa**）：正中线上由前至后，有**额嵴**、**盲孔**、**鸡冠**等结构。**筛板**上有**筛孔**通鼻腔。

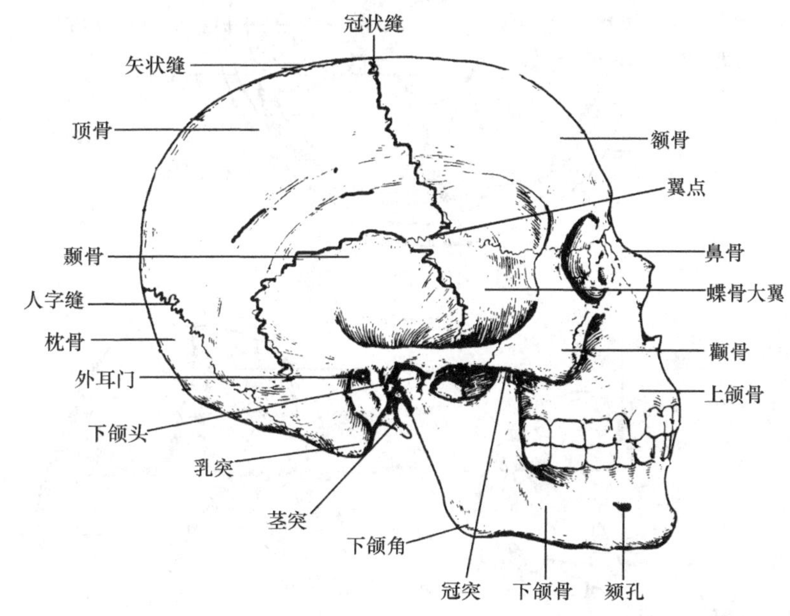

图 4-9 颅的侧面观

颅中窝（**middle cranial fossa**）：中央是**蝶骨体**，上面有**垂体窝**，窝前外侧有**视神经管**，通入眶腔。垂体窝后方的骨隆起是**鞍背**，垂体窝和鞍背统称**蝶鞍**，其两侧浅沟为**颈动脉沟**，沟向前外侧通**眶上裂**。蝶鞍两侧，由前内向后外依次有**圆孔**、**卵圆孔**和**棘孔**。

颅后窝（**posterior cranial fossa**）：窝中央有**枕骨大孔**，孔的前方为**斜坡**。孔的前外缘有**舌下神经管内口**，孔后上方有**枕内隆凸**，由此向两侧续于**横窦沟**，横窦沟继转向前下内走行改称**乙状窦沟**，末端终于**颈静脉孔**。颞骨岩部后面有**内耳门**，通**内耳道**。

（4）颅前面观：分为额区、眶、骨性鼻腔和骨性口腔（图 4-8）。

眶（**orbit**）：为底朝前外，尖向后内的一对四棱锥形深腔，可分上、下、内侧、外侧 4 壁。眶上缘中内 1/3 交界处有**眶上孔**，眶下缘中份下方有**眶下孔**。眶尖端有**视神经管口**通入颅中窝。上壁前外侧份有**泪腺窝**，容纳泪腺。内侧壁前下份有**泪囊窝**，容纳泪囊，此窝向下经**鼻泪管**通鼻腔。下壁和外侧壁交界处后份有**眶下裂**，裂中部有向前行的**眶下沟**，该沟向前导入眶下管，开口于**眶下孔**。

骨性鼻腔（**bony nasal cavity**）：位于面颅中央，介于两眶和上颌骨之间，由犁骨和筛骨垂直板构成的骨性鼻中隔，将其分为左右两半。外侧壁由上而下有3个向下弯曲的骨片，分别称**上**、**中**、**下鼻甲**，每个鼻甲下方为相应的鼻道，分别称**上**、**中**、**下鼻道**。上鼻甲后上方与蝶骨之间的间隙，称**蝶筛隐窝**。鼻腔前方开口称**梨状孔**，后方开口称**鼻后孔**。

鼻旁窦（**paranasal sinuses**）：是上颌骨、额骨、蝶骨及筛骨内的腔隙，位于鼻腔周围并开口于鼻腔。有额窦、筛窦、蝶窦和上颌窦。**额窦**居眉弓深面，开口于中鼻道前部。**筛窦**位于筛骨迷路内，分前、中、后3群。前、中群开口于中鼻道，后群开口于上鼻道。**蝶窦**居蝶骨体内，开口于蝶筛隐窝。**上颌窦**在上颌体内，最大，开口于中鼻道，窦口高于窦底，故窦内积液时直立体位不易引流。

3. 新生儿颅的特征及生后的变化

新生儿的脑颅明显大于面颅，面颅占全颅的1/8，而成人为1/4（图4-11）。上、下颌骨和鼻旁窦尚不发达，眉弓及眉间不明显。颅顶各骨尚未完全发育，骨缝间充满纤维组织膜，在多骨交接处，间隙的膜较大称**颅囟**。**前囟**（**额囟**）最大，位于矢状缝与冠状缝相接处，在1~2岁时闭合。**后囟**（**枕囟**）位于矢状缝与人字缝会合处，在生后不久闭合。

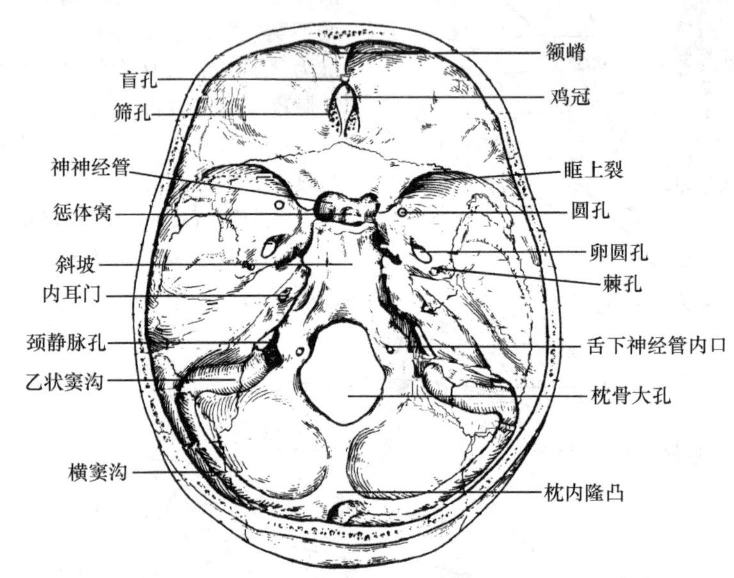

图4-10　颅底内面观

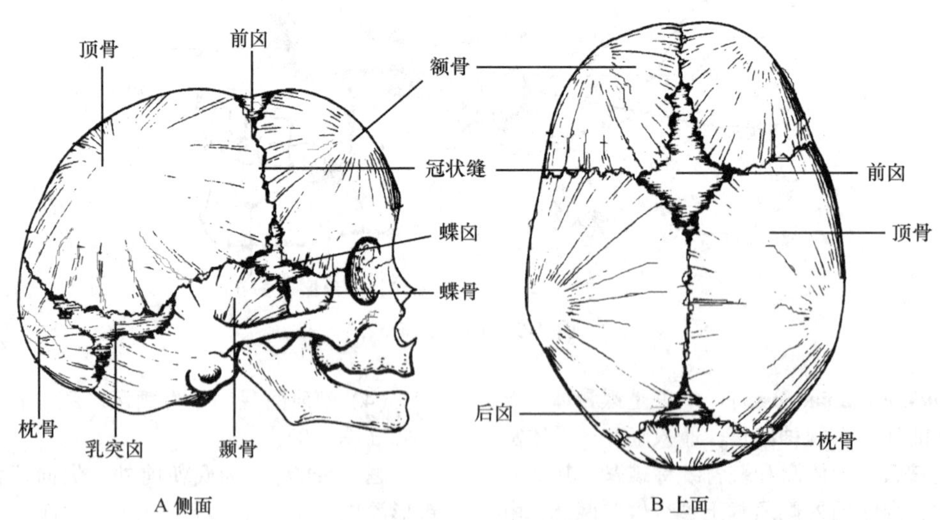

图4-11　新生儿颅

三、附肢骨

（一）上肢骨

1. 上肢带骨

(1) **锁骨**（**clavicle**）：呈"~"形弯曲，架于胸廓前上方，全长可在体表扪到。内侧端粗大，为**胸骨端**；外侧端扁平，为**肩峰端**。内侧2/3与外侧1/3交界处较薄弱，骨折多发生在此处（图4-12）。

(2) **肩胛骨**（**scapula**）：为三角形扁骨，贴于胸廓后外面，介于第2~7肋骨，分为二面、三缘和三个角。腹侧面的浅窝称**肩胛下窝**。背侧面的横嵴称**肩胛冈**，冈上、下方的浅窝分别称**冈上窝**和**冈下窝**。肩胛冈向外侧延伸的扁平突起称**肩峰**。上缘外侧的指状突起称**喙突**。**上角**平对第 2 肋；**下角**平对第 7 肋或第 7 肋间隙，为计数肋的标志；**外侧角**的梨形浅窝称**关节盂**（图 4-13）。

2. 自由上肢骨

1）肱骨（humerus） 是典型的长骨。上端有呈半球形的**肱骨头**，头周围的环状浅沟称**解剖颈**。上端与体交界处稍细称**外科颈**，较易发生骨折。中部外侧面有**三角肌粗隆**。后面中部有一自内上斜向外下的浅沟称**桡神经沟**，有桡神经和肱深动脉经过。下端外侧部前面有**肱骨小头**，内侧部有**肱骨滑车**。滑车前面上方有**冠突窝**，后面上方有**鹰嘴窝**。小头外侧和滑车内侧各有一突起分别称**外上髁**和**内上髁**。内上髁后方有一浅沟称**尺神经沟**，尺神经由此经过（图 4-14）。

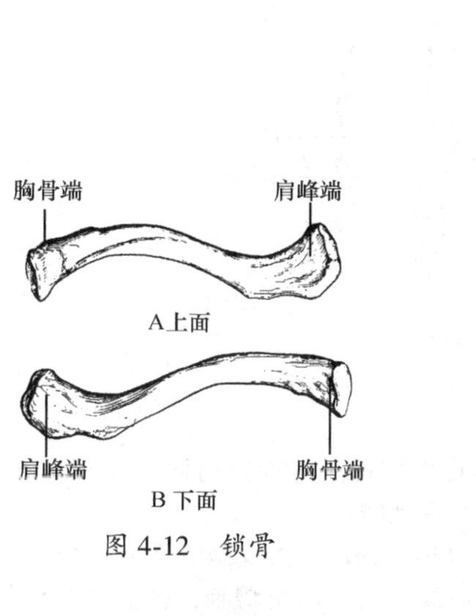

图 4-12 锁骨

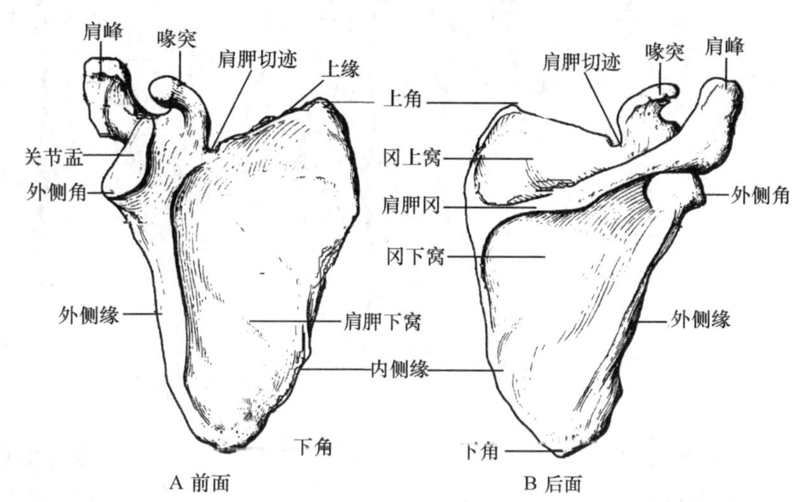

图 4-13 肩胛骨

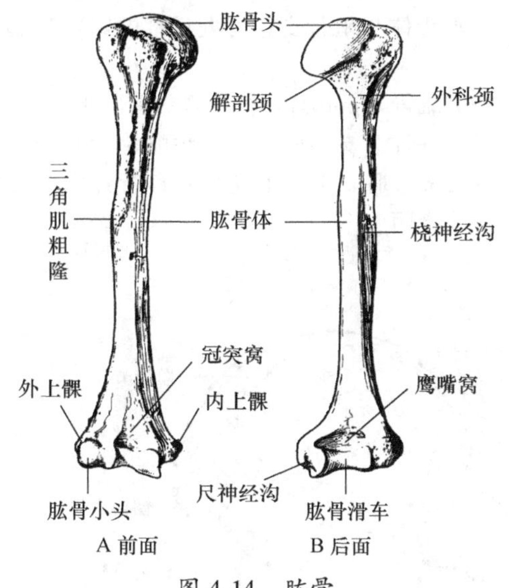

图 4-14 肱骨

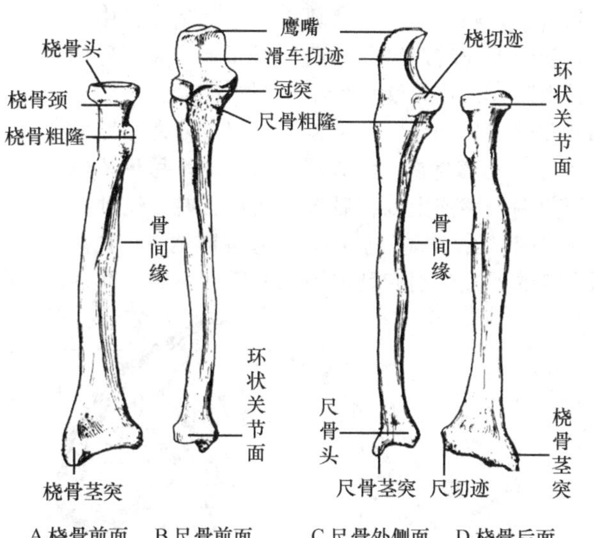

图 4-15 桡骨和尺骨

2）桡骨（radius） 位于前臂外侧部。上端膨大称**桡骨头**，头下方略细称**桡骨颈**。下端外侧向下突出称**茎突**（图 4-15）。

3）尺骨（ulna） 居前臂内侧部。上端前面有一半圆形深凹称**滑车切迹**，切迹后上方的突起称**鹰嘴**，前下方的突起称**冠突**。下端为**尺骨头**，头后内侧的突起称**尺骨茎突**（图 4-15）。

4）手骨 包括腕骨、掌骨和指骨（图 4-16）。

（1）**腕骨（carpal bone）**：共 8 块。排成近、远两列。由桡侧向尺侧近侧列为**手舟骨**、**月骨**、**三角骨**和**豌豆骨**；远侧列为**大多角骨**、**小多角骨**、**头状骨**和**钩骨**。

（2）**掌骨（metacarpal bone）**：共 5 块。由桡侧向尺侧，依次为第 1~5 掌骨。近端为**底**，远端为**头**，中间部为**体**。

（3）**指骨（phalanges of fingers）**：共 14 块。拇指

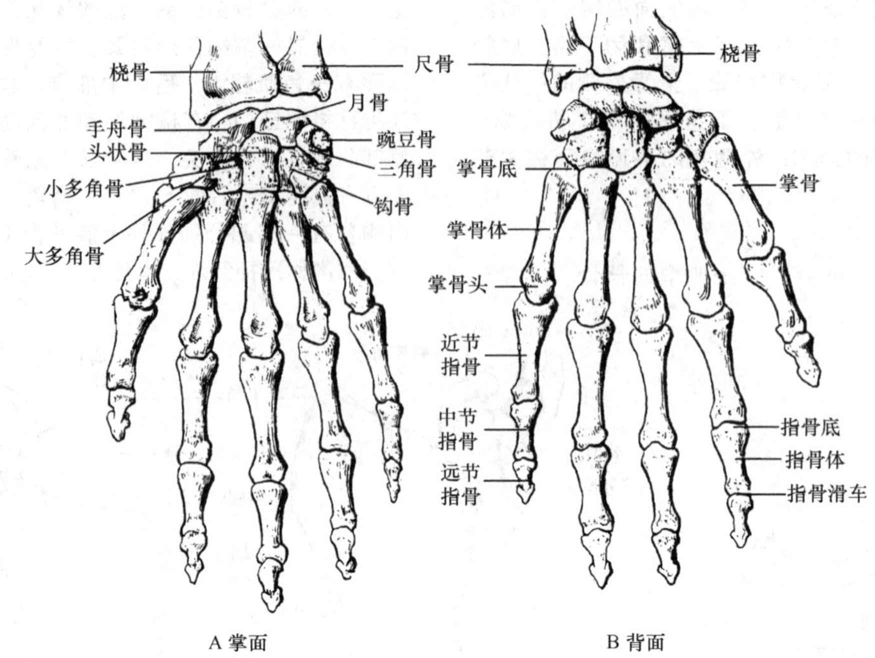

图 4-16 手骨

有 2 节，其余各指为 3 节。

（二）下肢骨

1. 下肢带骨

髋骨（hip bone）：是不规则骨，上部扁阔，中部窄厚，有朝向下外的深窝称**髋臼**；下部有一大孔称**闭孔**。髋骨由髂骨、耻骨和坐骨组成（图 4-17）。

（1）**髂骨（ilium）**：构成髋骨上部，分为肥厚的**髂骨体**和扁阔的**髂骨翼**。髂骨翼上缘肥厚呈弓形称**髂嵴**，髂嵴前端为**髂前上棘**，后端为**髂后上棘**。髂前上棘后方 5~7cm 处，髂嵴外唇向外突起称**髂结节**。在髂前、后上棘的下方分别有**髂前下棘**和**髂后下棘**，髂后下棘下方有**坐骨大切迹**。髂骨翼内面的浅窝称**髂窝**，窝下界的骨嵴称**弓状线**。

（2）**坐骨（ischium）**：构成髋骨下部，分**坐骨体**和**坐骨支**。体后缘有尖形的**坐骨棘**，棘下方有**坐骨小切迹**。坐骨体与坐骨支移行处后部的粗糙隆起为**坐骨结节**。

（3）**耻骨（pubis）**：构成髋骨前下部，分体和上、下两支。耻骨上支上面有一条锐嵴称**耻骨梳**，向前终于**耻骨结节**。耻骨上、下支相互移行处内侧的粗糙面称**耻骨联合面**。

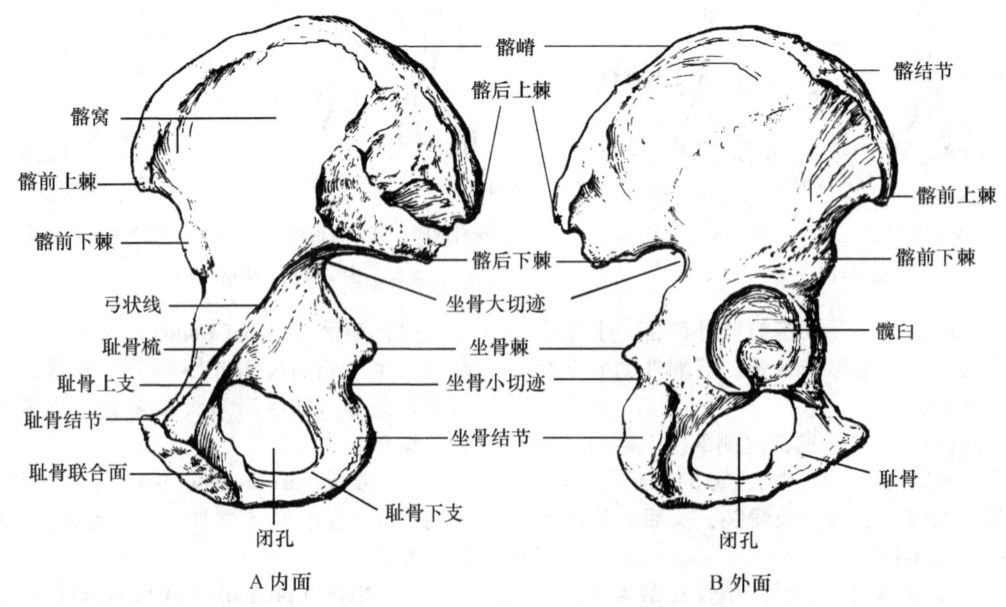

图 4-17 髋骨

2. 自由下肢骨

1）股骨（femur） 是人体最长最结实的长骨，长度约为体高的1/4。上端有朝向内上前的**股骨头**；头下外侧的狭细部称**股骨颈**。颈与体连接处上外侧的隆起称**大转子**，内下方的隆起称**小转子**。股骨体略弓向前，后面有纵行骨嵴为**粗线**，此线向上外延续为**臀肌粗隆**。下端有两个向后突出的膨大为**内侧髁**和**外侧髁**（图4-18）。

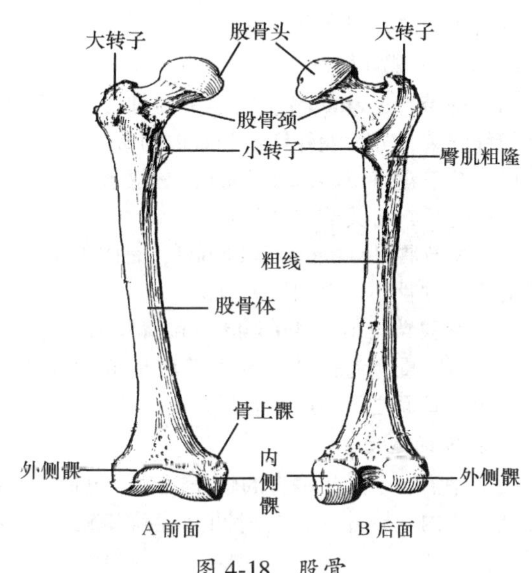

图 4-18 股骨

2）髌骨（patel1a） 是人体最大的籽骨，在股四头肌腱内，上宽下尖（图4-19）。

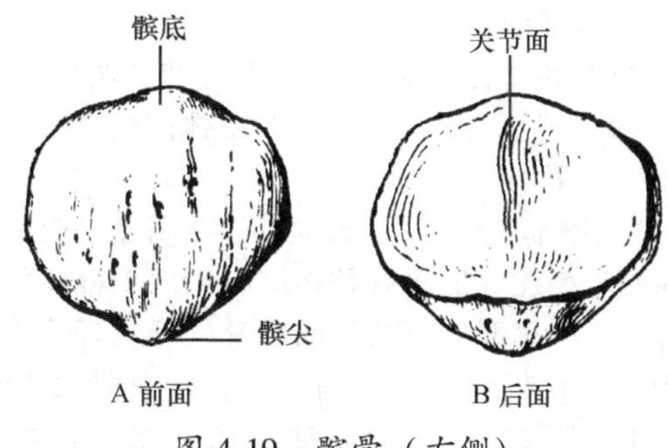

图 4-19 髌骨（右侧）

3）胫骨（tibia） 位于小腿内侧部，是长骨。上端膨大形成**内侧髁**和**外侧髁**，两髁上面之间的隆起称**髁间隆起**，上端前面的隆起称**胫骨粗隆**。下端内下方的突起称**内踝**（图4-20）。

4）腓骨（fibula） 位于胫骨外后方，为长骨。上端稍膨大称**腓骨头**。头下方缩窄称**腓骨颈**。下端膨大形成**外踝**（图4-20）。

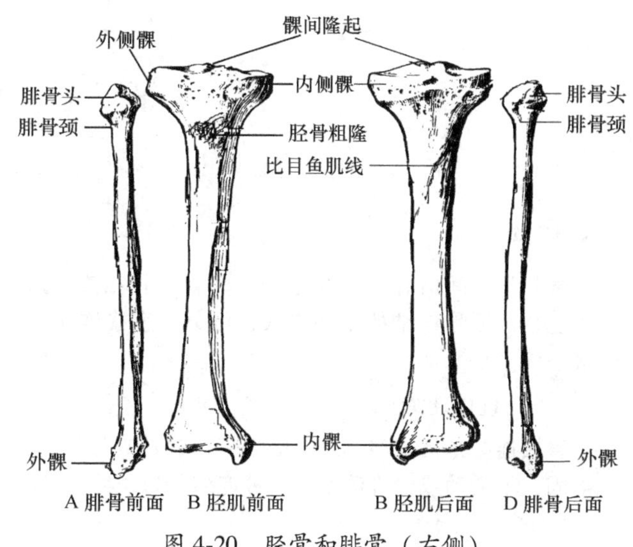

图 4-20 胫骨和腓骨（右侧）

5）足骨 包括跗骨、跖骨和趾骨（图4-21）。

（1）**跗骨（tarsal bone）**：共7块，属短骨。后列包括**距骨**和**跟骨**；中列为**足舟骨**；前列为**内侧楔骨**、**中间楔骨**、**外侧楔骨**及**骰骨**。

（2）**跖骨（metatarsal bone）**：共5块，为第1~5跖骨。

（3）**趾骨（phalanges of toes）**：共14块。蹋趾为2节，其余各趾为3节。

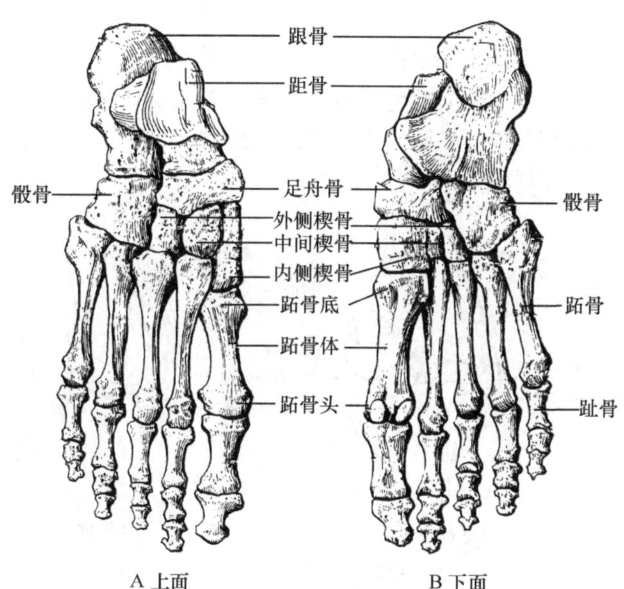

图 4-21 足骨

（李文春）

第二节 骨 连 结

一、概述

骨与骨之间借纤维结缔组织、软骨或骨相连，形成骨连结。按骨连结的不同方式，可分为直接连结和间接连结。

（一）直接连结

直接连结是指骨与骨之间借韧带、软骨或骨相连，较牢固，不活动或少许活动。这种连结分为3类。

1. 纤维连结

借纤维结缔组织相连结，分为两种：韧带连结（椎骨棘突之间的棘间韧带、前臂骨间膜）和缝（颅的矢状缝和冠状缝）。

2. 软骨连结

借软骨相连结，分为两种：透明软骨结合（如长骨骨干与骺之间的骺软骨）和纤维软骨联合（如椎体间的椎间盘、耻骨联合）。

3. 骨性结合

借骨组织连结，如髂骨、耻骨、坐骨之间的骨性结合。

（二）间接连结

间接连结又称为关节或滑膜关节，关节的相对骨面互相分离，之间为充以滑液的腔隙，其周围借结缔组织相连结（图4-22）。

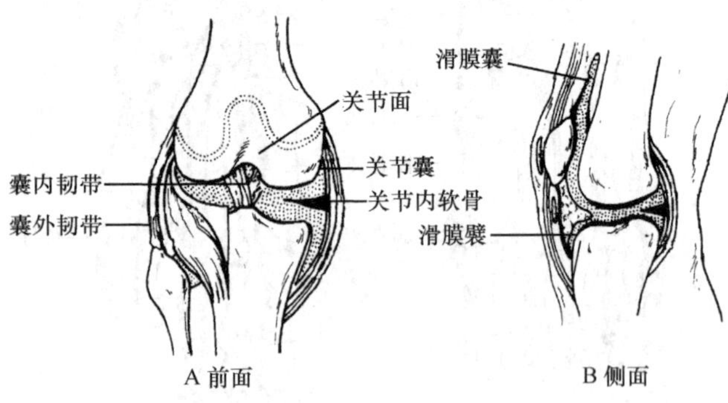

图4-22 滑膜关节的构造

1. 关节的基本构造

（1）**关节面（articular surface）**：是组成关节的各相关骨的接触面，一般为一凸一凹，凸者称关节头，凹者称关节窝。关节面上被覆有关节软骨。关节软骨表面光滑，运动时可减少摩擦，缓冲震荡和冲击。

（2）**关节囊（articular capsule）**：由纤维结缔组织膜构成的囊，附着于关节的周围，包围关节，封闭关节腔，可分为内、外两层。外层为**纤维膜**，厚而坚韧，由致密结缔组织构成；内层为**滑膜**，由薄而柔润的疏松结缔组织构成，富含血管网，能产生滑液。

（3）**关节腔（articular cavity）**：是滑膜和关节面围成的密闭腔隙，内含有少量滑液，呈负压。

2. 关节的辅助结构

（1）**韧带（ligament）**：是连于两骨之间的致密结缔组织纤维束，分为囊外韧带和囊内韧带。

（2）**关节盘（articular disc）**：是位于关节面之间的纤维软骨板，将关节腔分成两部。

（3）**关节唇（articular labrum）**：是附着于关节窝周缘的纤维软骨环，它加深关节窝。

（4）**滑膜襞（synovial fold）**和**滑膜囊（synovial bursa）**：滑膜重叠卷折并突入关节腔形成滑膜襞，膨出于肌腱与骨面之间形成滑膜囊。

3. 关节的运动

关节是沿3个互相垂直的轴作运动，包括屈和伸、收和展、旋内和旋外（前臂骨间为旋前和旋后）及环转运动。

二、中轴骨连结

（一）躯干骨连结

1. 脊柱（vertebral column）

由24块椎骨、1块骶骨和1块尾骨连结形成。

1）椎骨间的连结　可分为椎体间的连结和椎弓间的连结（图4-23）。

（1）椎体间的连结：椎体间借椎间盘、前纵韧带和后纵韧带相连。**椎间盘**是连结相邻两个椎体的纤维软骨盘，由中央部的髓核和周围部的纤维环构成。**前纵韧带**位于椎体前面，宽而坚韧，上自枕骨大孔前缘，下达第1或第2骶椎椎体。**后纵韧带**位于椎体后面，窄而坚韧，上自枢椎，下达骶骨。

（2）椎弓间的连结：包括韧带和关节。**黄韧带**连于相邻两椎弓板间；**棘间韧带**连于相邻棘突间；**棘上韧带**连于颈、胸、腰、骶椎各棘突尖之间，在颈部，从棘突尖向后扩展成板状的**项韧带**；**横突间韧带**连于相邻椎骨横突间。**关节突关节**由相邻椎骨的上、下关节突构成。

2）脊柱的整体观　成年男性脊柱长约70cm，女性长约60cm。椎间盘总厚度约为脊柱全长的1/4（图4-24）。

（1）脊柱前面观：从前面观察脊柱，椎体自上而下逐渐加宽，到第2骶椎最宽，再向下逐渐缩小。

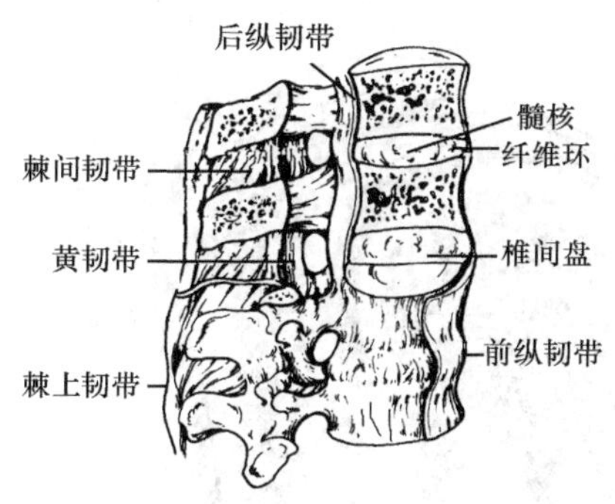

图 4-23 椎骨间的连结

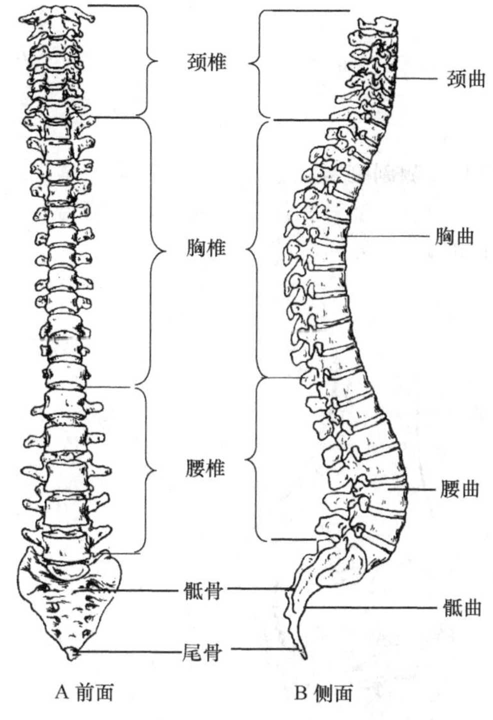

图 4-24 脊柱的整体观

（2）脊柱后面观：从后面观察脊柱，可见所有棘突连贯形成纵嵴，位于背部正中线上。颈椎棘突短而分叉，近水平位；胸椎棘突斜向后下方，呈叠瓦状；腰椎棘突呈板状，水平伸向后方。

（3）脊柱侧面观：从侧面观察脊柱，可见脊柱有颈、胸、腰、骶 4 个生理性弯曲，颈曲和腰曲凸向前，胸曲和骶曲凸向后。脊柱的这些弯曲增大了脊柱的弹性，对维持人体的重心稳定和减轻震荡有重要意义。

3）脊柱的运动　相邻两椎骨之间运动是有限的，但整个脊柱的活动范围较大，可作屈、伸、侧屈、旋转和环转运动。

2. 胸廓（thorax）

由 12 块胸椎、12 对肋和 1 块胸骨连结而成。构成胸廓的主要关节有肋椎关节和胸肋关节。成人胸廓近似圆锥形，上窄下宽，前后扁平。胸廓有上、下两口，上口较小，由胸骨柄上缘、第 1 肋和第 1 胸椎椎体围成，是胸腔与颈部的通道。胸廓下口宽而不整，由第 12 胸椎，第 12、11 对肋前端，肋弓和剑突围成。两侧肋弓构成**胸骨下角**。

（二）颅骨连结

颅骨连结可分为纤维连结、软骨连结和滑膜关节 3 种。各颅骨之间借缝、软骨和骨相连结，彼此之间结合较为牢固。颅盖骨是在膜的基础上骨化的，骨与骨之间留有薄层结缔组织膜，构成缝；颅底骨是在软骨的基础上骨化的，骨与骨之间的连结是软骨。

颞下颌关节（temporomandibular joint）：又称下颌关节，由下颌骨的下颌头与颞骨的下颌窝和关节结节构成。关节囊松弛，囊外有外侧韧带加强，关节腔内有关节盘。关节囊的前份较薄弱，下颌关节易向前脱位。两侧颞下颌关节属于联动关节，下颌骨可作上提、下降、前进、后退和侧方运动（图 4-25）。

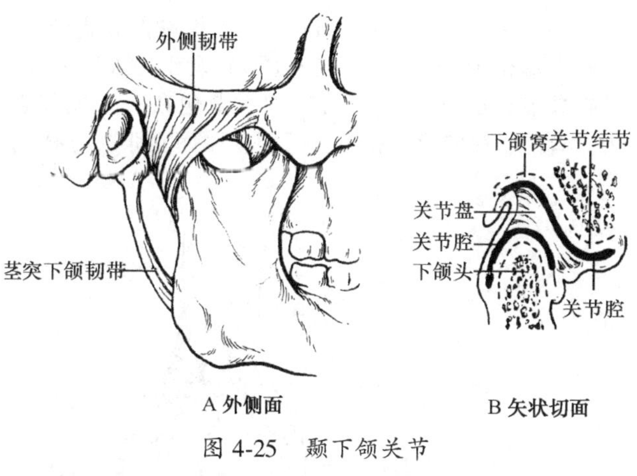

图 4-25 颞下颌关节

三、附肢骨连结

（一）上肢骨连结

1. 上肢带连结

（1）**胸锁关节（sternoclavicular joint）**：是上肢骨与躯干骨间连结的唯一关节。由锁骨的胸骨端与胸骨的锁切迹及第一肋软骨构成。关节腔内有关节盘。胸锁关节允许锁骨外侧端向前、向后、向上、向下、旋转和环转运动。

（2）**肩锁关节（acromioclavicular joint）**：由锁骨的肩峰端与肩峰的关节面构成，属于平面关节，活动度小。

2. 自由上肢骨连结

1）肩关节（shoulder joint）　由肱骨头与肩胛骨关节盂构成。关节盂的周缘有关节唇，关节囊薄而松弛，囊的上壁有喙肱韧带，前壁和后壁也有数条肌腱的纤维加入，以增加关节的稳固性，下壁最为薄弱，故肩关节易发生前下方脱位。肩关节为全身最灵活的关节，可作屈和伸、收和展、旋内和旋外及环转运动（图 4-26）。

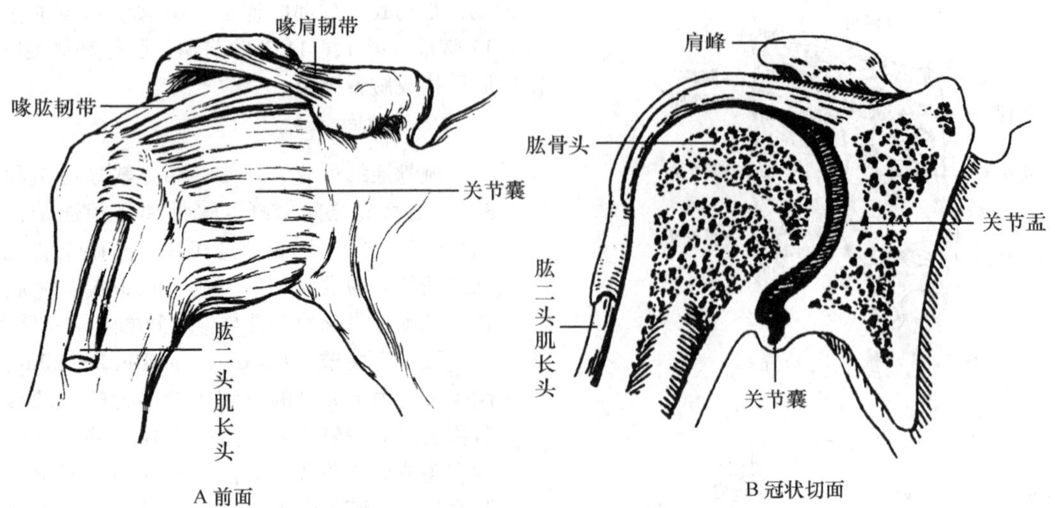

图 4-26 肩关节

2）肘关节（elbow joint） 是由肱骨下端与尺、桡骨上端构成的复关节，包括 3 个关节：**肱尺关节**、**肱桡关节**和**桡尺近侧关节**，3 个关节包在一个关节囊内。囊前、后壁薄而松弛；两侧壁厚而紧张，有**桡侧副韧带**和**尺侧副韧带**加强；后壁最薄弱，常见桡、尺两骨向后脱位。桡骨头周围有**桡骨环状韧带**。肘关节主要能做屈、伸运动（图 4-27）。

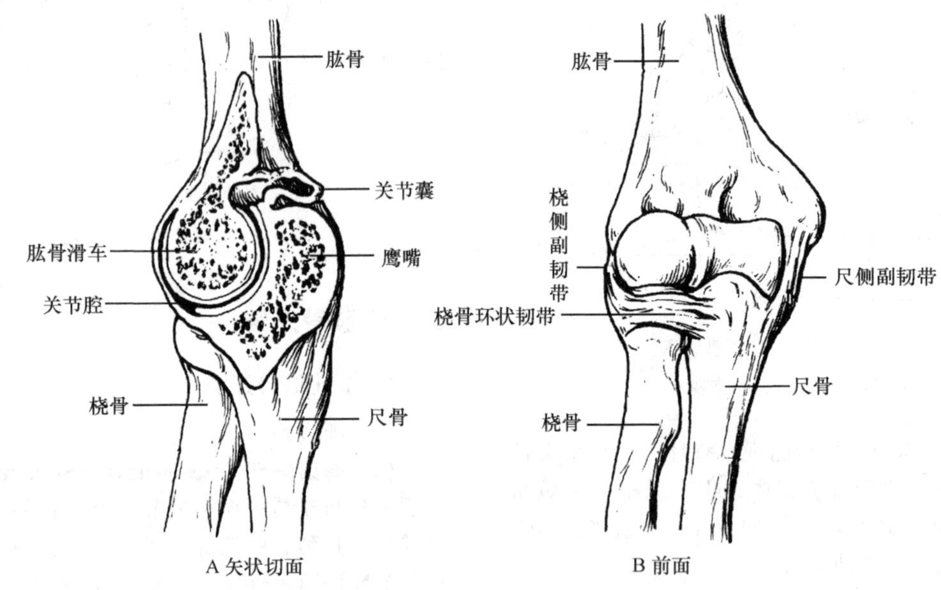

图 4-27 肘关节

3）桡尺骨连结 桡、尺骨借桡尺近侧关节、桡尺远侧关节和前臂骨间膜相连（图 4-28A）。

（1）**桡尺近侧关节**（见肘关节）。

（2）**前臂骨间膜**：连于尺、桡骨之间的坚韧纤维膜。

（3）**桡尺远侧关节**：由尺骨头环状关节面与桡骨的尺切迹及尺骨茎突构成。桡尺近侧和远侧关节是联合关节，前臂可作旋前和旋后运动。

4）手关节（joints of hand） 包括**桡腕关节**、**腕骨间关节**、**腕掌关节**、**掌骨间关节**、**掌指关节**和**指骨间关节**（图 4-28B）。

（二）下肢骨连结

1. 下肢带连结（图 4-29）

（1）**骶髂关节**（**sacroiliac joint**）：由骶骨和髂骨

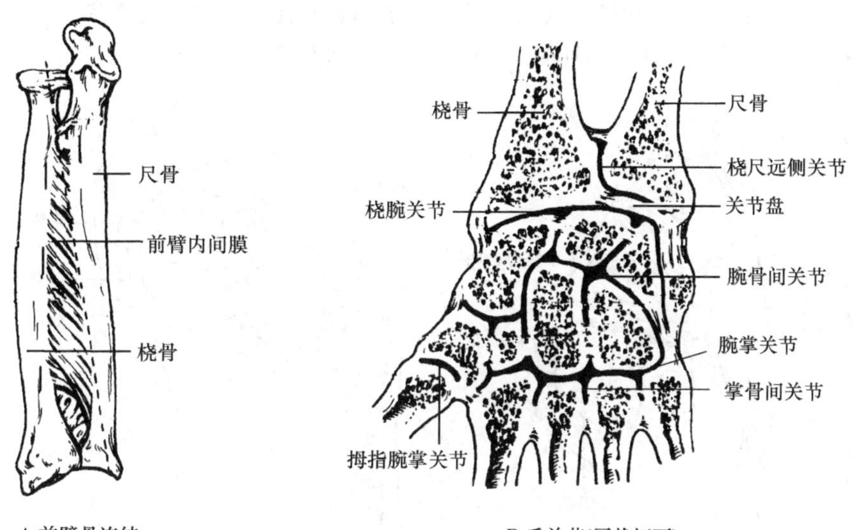

A 前臂骨连结　　B 手关节(冠状切面)

图 4-28　桡尺骨连结和手关节

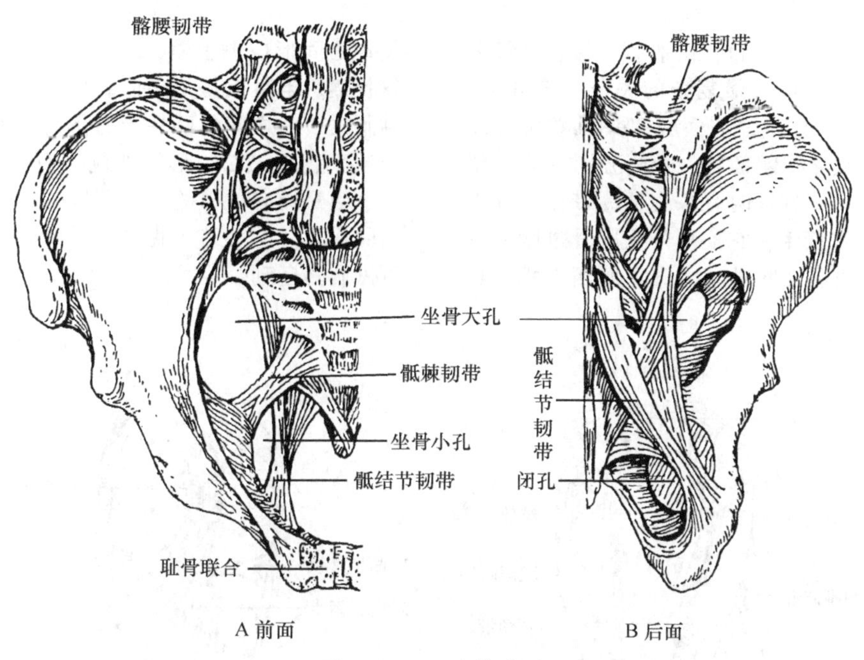

A 前面　　B 后面

图 4-29　下肢带连结

的耳状面构成，彼此结合十分紧密。关节囊紧张，有骶髂前、后韧带加强，稳固性相当大。

（2）**骶结节韧带**（**sacrotuberous ligament**）和**骶棘韧带**（**sacrospinous ligament**）：骶结节韧带起自骶、尾骨的侧缘，附着于坐骨结节内侧缘；骶棘韧带位于骶结节韧带的前方，起自骶、尾骨侧缘，止于坐骨棘。此二韧带分别与坐骨大、小切迹围成**坐骨大孔**和**坐骨小孔**。

（3）**耻骨联合**（**pubic symphysis**）：由两侧耻骨联合面借耻骨间盘连结构成。耻骨间盘内常有一矢状裂隙，上、下有耻骨上韧带和耻骨弓状韧带。

（4）**骨盆**（**pelvis**）：由左右髋骨和骶、尾骨连结构成。骨盆可由骶岬向两侧经弓状线、耻骨梳、耻骨结节至耻骨联合上缘构成的**界线**，分为上方的**大骨盆**和下方的**小骨盆**。小骨盆有上、下口，**骨盆上口**由界线围成，**骨盆下口**由尾骨尖、骶结节韧带、坐骨结节、坐骨支、耻骨下支和耻骨联合下缘围成。两侧坐骨支与耻骨下支连成**耻骨弓**，其夹角为**耻骨下角**。骨盆上、下口之间的腔称**骨盆腔**。骨盆起着传导重力和保护盆腔脏器的作用。

2. 自由下肢骨连结

（1）**髋关节**（**hip joint**）：由髋臼与股骨头构成，髋臼周缘附有髋臼唇，增加了髋臼的深度，股骨头几乎全部位于髋臼内（图 4-30）。关节囊坚韧致密，起于髋臼周缘，向下附着于股骨颈，前面达转子间线，后面包裹股骨颈的内侧2/3。关节囊外有韧带加强，关节囊内有股骨头韧带。髋关节可做屈、伸、收、展、旋内、旋外及环转运动。

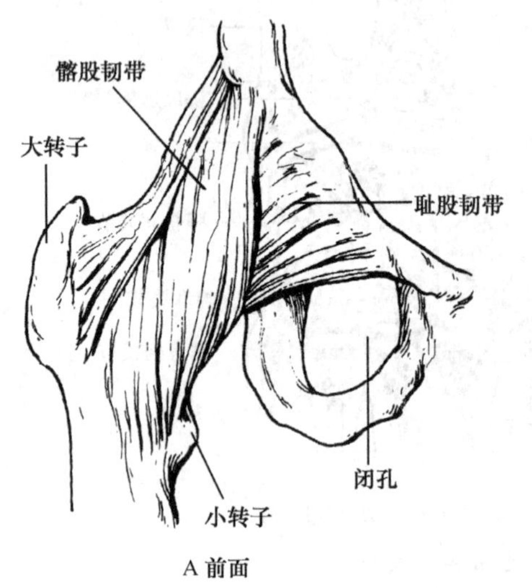

A 前面

B 冠状切面

图 4-30　髋关节

（2）**膝关节（knee joint）**：由股骨下端、胫骨上端和髌骨构成，是人体最大最复杂的关节（图 4-31，图 4-32）。关节囊薄而松弛，前面股四头肌腱包绕髌骨，向下止于胫骨粗隆称**髌韧带**。两侧分别有**腓侧副韧带**和**胫侧副韧带**。关节囊内有膝交叉韧带，可分为**前交叉韧带**和**后交叉韧带**，它们可防止胫骨过度前后移位。关节囊的滑膜层在髌骨上方突入股四头肌腱和股骨之间形成**髌上囊**，在髌骨下方突向关节腔内形成**翼状襞**。**半月板**是垫在股骨内、外侧髁与胫骨内、外侧髁关节面之间的两块半月形纤维软骨板。内侧半月板较大，呈“C”形，外侧半月板较小，近似“O”形。半月板有加强关节的稳固性、缓冲压力和吸收震荡的作用。膝关节可做屈、伸运动，在半屈位时，还可做旋转运动。

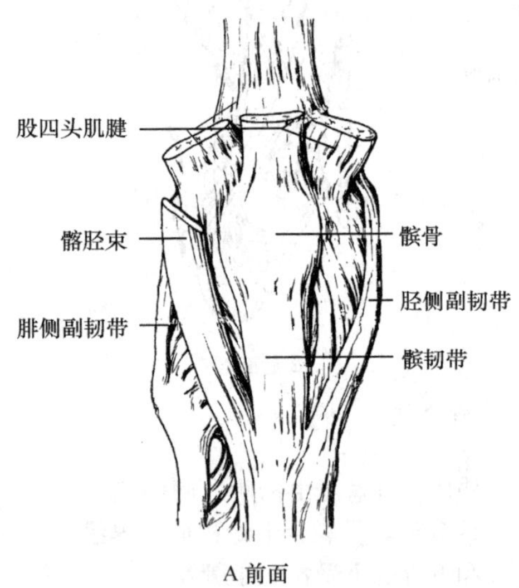

A 前面

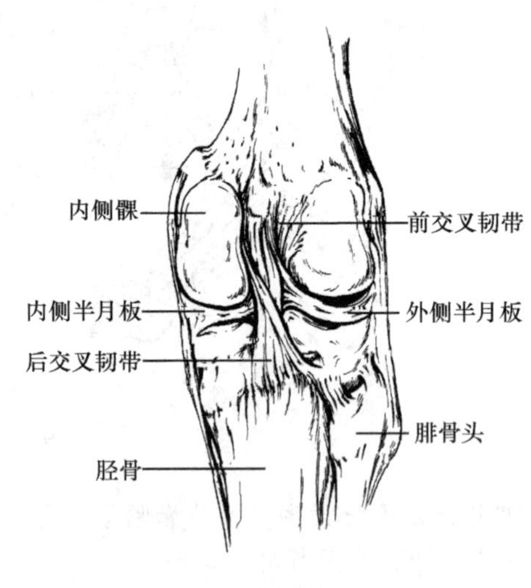

B 后面

图 4-31　膝关节

（3）**胫腓骨连结**：胫、腓两骨连结紧密，上端由胫骨外侧髁与腓骨头构成微动的**胫腓关节**；两骨干之间有小腿骨间膜相连；下端借韧带连结。

（4）**足关节（joints of foot）**：包括**距小腿（踝）关节**、**跗骨间关节**、**跗跖关节**、**跖骨间关节**、**跖趾关节**和**趾骨间关节**（图 4-33）。

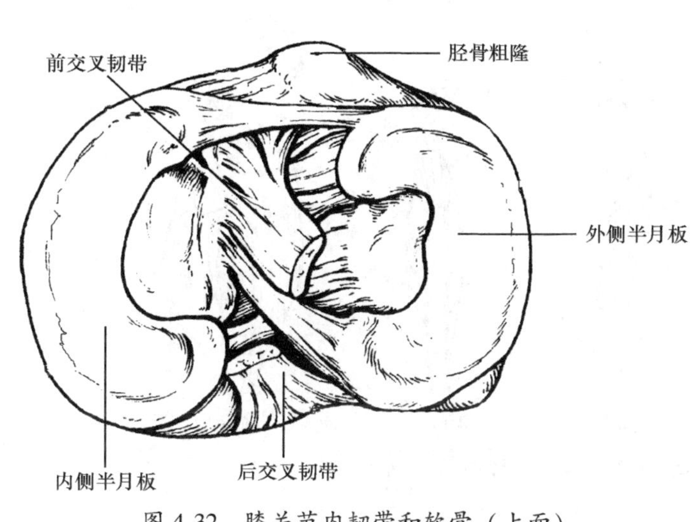

图 4-32 膝关节内韧带和软骨（上面）

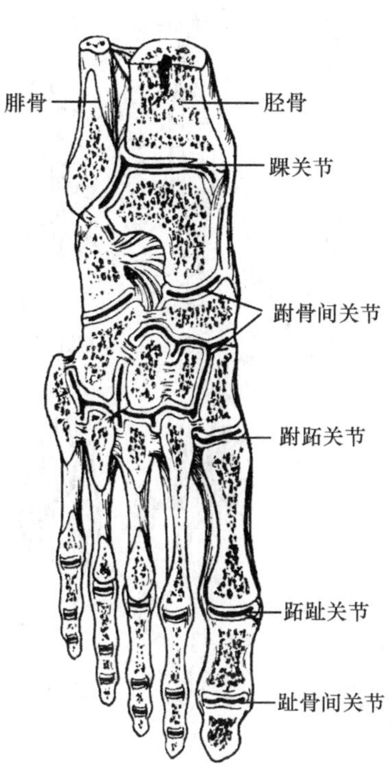

图 4-33 足关节（水平切）

（李文春）

第三节 骨 骼 肌

肌（**muscle**）根据结构不同可分为平滑肌、心肌和骨骼肌。平滑肌主要分布于内脏的中空器官及血管壁，心肌为构成心壁的主要部分，骨骼肌主要存在于躯干和四肢。心肌和平滑肌受内脏神经支配，属不随意肌。骨骼肌受躯体神经支配，直接受人的意志控制，故又称随意肌。

运动系统叙述的肌均属骨骼肌，是运动系统的动力部分。骨骼肌一般附着于骨骼，少数附着于皮肤。骨骼肌在人体内的分布很广泛，有600多块，约占体重的40%。每块肌都有一定的形态、结构、位置和辅助装置，执行一定的功能，有丰富的血管和淋巴管分布，并接受神经的支配，所以每块肌都可视为一个器官。

一、概述

（一）肌的构造

每块骨骼肌包括**肌腹**和**肌腱**两部分。肌腹主要由肌纤维组成，色红而柔软，有收缩能力。肌腱主要由平行致密的胶原纤维束构成，色白而强韧，无收缩功能。肌借腱附着于骨骼。

（二）肌的形态

肌按其外形可分为**长肌**、**短肌**、**扁肌**和**轮匝肌**4种（图4-34）。长肌多见于四肢，收缩时，肌显著缩短，可引起大幅度的运动。短肌多见于躯干深层，具有明显的节段性，收缩幅度较小。扁肌多见于胸腹壁，除运动功能外，还有保护内脏的作用。轮匝肌位于孔裂的周围，由环形的肌纤维构成，收缩时关闭孔裂。

（三）肌的配布和作用

肌通常以两端附着在两块或两块以上的骨面上，中间跨过一个或多个关节。肌在关节周围配布的方式和多少与关节的运动轴一致，即在一个运动轴的相对侧配布有两组作用相反的肌，这两组肌称为**拮抗肌**。关节在完成某一种运动时，通常是几块肌共同配合完成的。而在一个运动轴同侧配布，并具相同作用的肌称为**协同肌**。

（四）肌的辅助装置

1. 筋膜

分浅筋膜和深筋膜。

（1）**浅筋膜**（**superficial fascia**）：又称皮下筋膜，位于真皮之下，包被全身各部，由疏松结缔组织构成，内富有脂肪。浅筋膜内还有浅动脉、皮下静脉、皮神经及淋巴管。

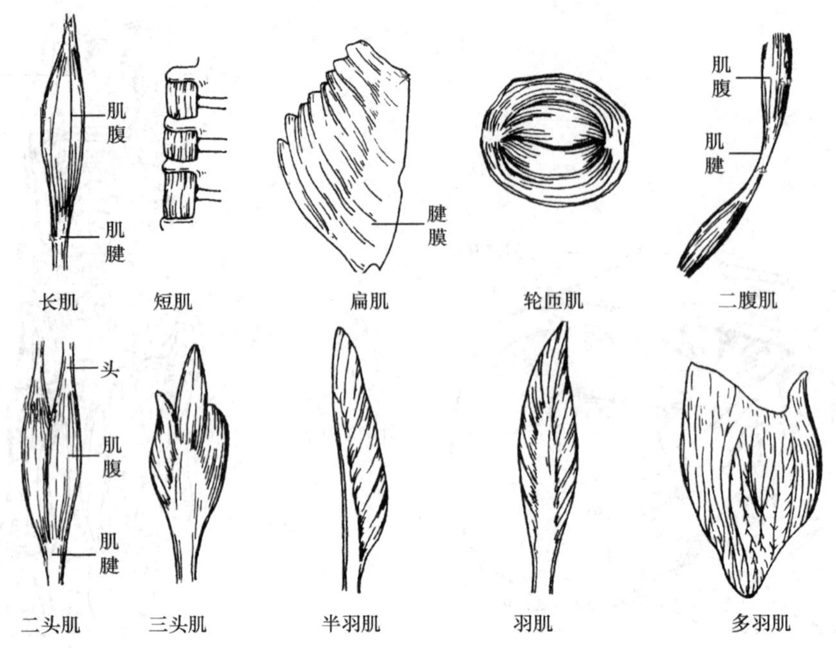

图 4-34　肌的各种形态

（2）**深筋膜**（**deep fascia**）：又称固有筋膜，由致密结缔组织构成，位于浅筋膜的深面，包被体壁、四肢的肌和血管神经等。在四肢，深筋膜插入肌群之间，并附着于骨，构成**肌间隔**；包绕血管神经形成**血管神经鞘**。

2. 滑膜囊

为封闭的结缔组织小囊，形扁壁薄，内有滑液，多位于腱与骨面相接触处，以减少两者之间的摩擦。在关节附近的滑膜囊可与关节腔相通。

3. 腱鞘

是包围在肌腱外面的鞘管，存在于活动性较大的部位，如腕、踝、手指和足趾等处（图 4-35）。腱鞘可分**纤维层**和**滑膜层**两部分。纤维层又称腱纤维鞘，为深筋膜增厚所形成的骨性纤维性管道；滑膜层又称腱滑膜鞘，是由滑膜构成的双层圆筒形的鞘，内层包在肌腱的表面称脏层，外层贴在腱鞘纤维层的内面和骨面称壁层。脏、壁两层间含少量滑液，使肌腱能在鞘内自由滑动。腱滑膜鞘从骨面移行到肌腱的部分称**腱系膜**，其中有供应肌腱的血管通过。

二、头肌

头肌分为面肌和咀嚼肌两部分（图 4-36）。

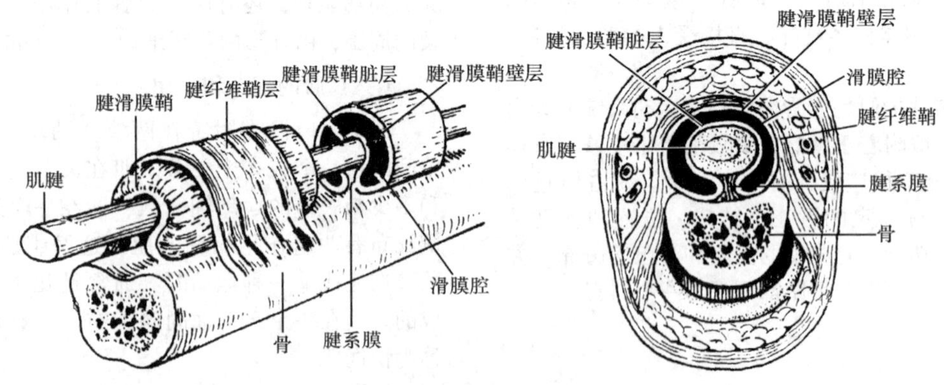

图 4-35　腱鞘示意图

1. 面肌

面肌起自颅骨，止于面部皮肤，主要分布于面部口、眼、鼻等孔裂周围。有闭合或开大上述孔裂的作用，同时牵动皮肤显示喜怒哀乐等表情，故面肌又称表情肌。

2. 咀嚼肌

咀嚼肌包括**咬肌**、**颞肌**、**翼外肌**和**翼内肌**，配布于下颌关节周围，参与咀嚼运动。

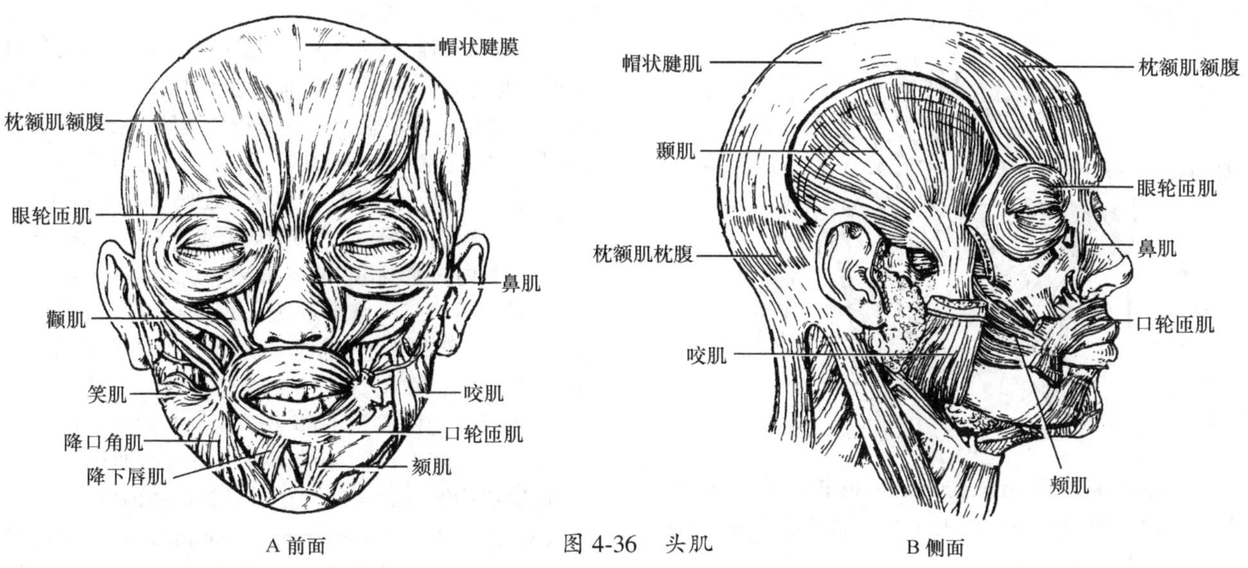

A 前面　　图 4-36　头肌　　B 侧面

三、颈肌

颈肌可依其所在位置分为颈浅肌、颈前肌、颈深肌3群。颈浅肌有**颈阔肌**和**胸锁乳突肌**。胸锁乳突肌起自胸骨柄和锁骨的胸骨端，斜向后上止于颞骨的乳突。其作用是一侧肌收缩使头向同侧倾斜，脸转向对侧；两侧收缩可使头后仰。颈前肌包括舌骨上肌群和舌骨下肌群。颈深肌主要有**前斜角肌**、**中斜角肌**和**后斜角肌**。前、中斜角肌与第1肋之间的间隙为**斜角肌间隙**（**scalene fissure**），有锁骨下动脉和臂丛神经通过。

四、躯干肌

（一）背肌

背肌为位于躯干后面的肌群，可分为浅、深两层（图 4-37）。

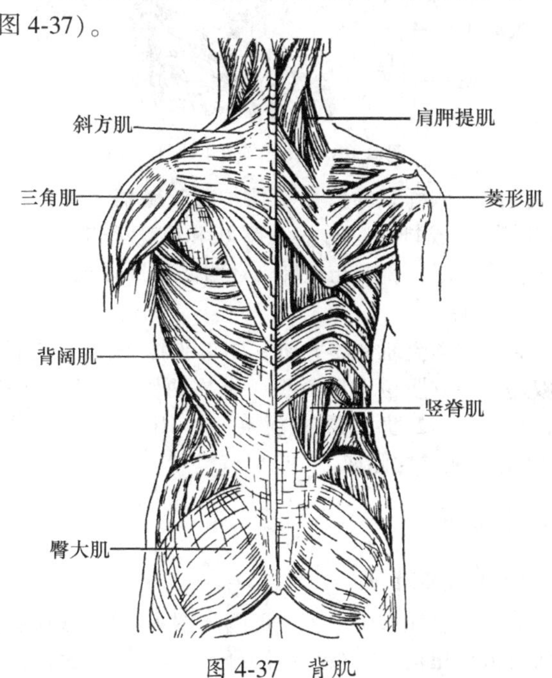

图 4-37　背肌

1. 背浅肌

浅层有斜方肌和背阔肌，浅层深面有肩胛提肌和菱形肌。

（1）**斜方肌**（**trapezius**）：起自上项线、枕外隆凸、项韧带、第7颈椎和全部胸椎的棘突，止于锁骨外侧1/3部、肩峰和肩胛冈。作用是使肩胛骨向脊柱靠拢，上部肌束可上提肩胛骨，下部肌束使肩胛骨下降。

（2）**背阔肌**（**latissimus dorsi**）：起自下6个胸椎的棘突、全部腰椎的棘突、骶正中嵴及髂嵴后部，止于肱骨小结节嵴。作用是使肱骨内收、旋内和后伸，当上肢固定时，可引体向上。

2. 背深肌

主要有**竖脊肌**（**erector spinae**），纵列于脊柱两侧的沟内。作用是使脊柱后伸和仰头，一侧收缩使脊柱侧屈。

（二）胸肌

胸肌可分为胸上肢肌和胸固有肌（图 4-38）。

1. 胸上肢肌

（1）**胸大肌**（**pectoralis major**）：起自锁骨的内侧半、胸骨和第1~6肋软骨，止于肱骨大结节嵴。作用是使肩关节内收、旋内和前屈；如上肢固定，可上提躯干，也可提肋助吸气。

（2）**胸小肌**（**pectoralis minor**）：位于胸大肌深面，起自第3~5肋骨，止于肩胛骨的喙突。作用是拉肩胛骨向前下方；肩胛骨固定时，可上提肋助吸气。

（3）**前锯肌**（**serratus anterior**）：起自上8个或9个肋骨，止于肩胛骨内侧缘和下角。作用是拉肩胛骨向前和紧贴胸廓，下部肌束使肩胛骨下角旋外；肩胛骨固定时，可上提肋骨助深吸气。

2. 胸固有肌

（1）**肋间外肌**（**intercostales externi**）：起自肋骨

下缘，止于下一肋骨的上缘。作用是提肋助吸气。

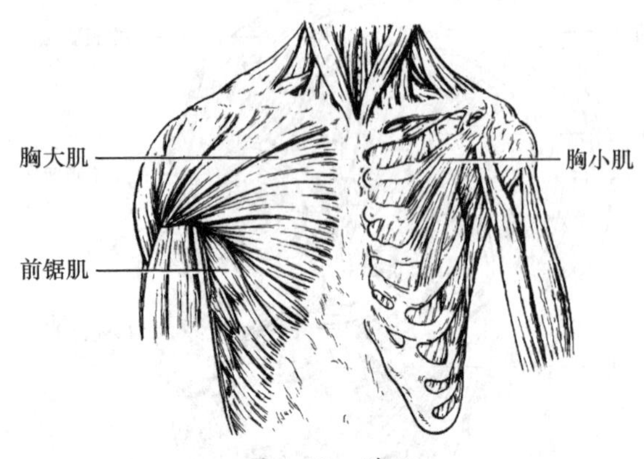

图 4-38　胸肌

（2）**肋间内肌（intercostales interni）**：位于肋间外肌的深面，起自下位肋骨的上缘，止于上位肋骨的下缘。作用是降肋助呼气。

（三）膈

膈（diaphragm）（图 4-39）是向上膨隆的扁肌，位于胸腹腔之间。肌纤维起自胸廓下口的周缘和腰椎前面，止于**中心腱**。其可分为 3 部：胸骨部起自剑突后面；肋部起自下 6 对肋骨和肋软骨；腰部以左、右两个膈脚起自上 2~3 个腰椎。膈上有 3 个裂孔：在第 12 胸椎体前方，左、右膈脚与脊柱之间有**主动脉裂孔**，有主动脉和胸导管通过；约在第 10 胸椎水平，主动脉裂孔左前上方有**食管裂孔**，有食管和迷走神经通过；约在第 8 胸椎水平，食管裂孔的右前上方有**腔静脉孔**，有下腔静脉通过。膈为主要的呼吸肌，收缩时下降，胸腔容积扩大，以助吸气；松弛时恢复原位，胸腔容积减小，以助呼气。膈与腹肌同时收缩，能增加腹压，协助排便、呕吐及分娩等活动。

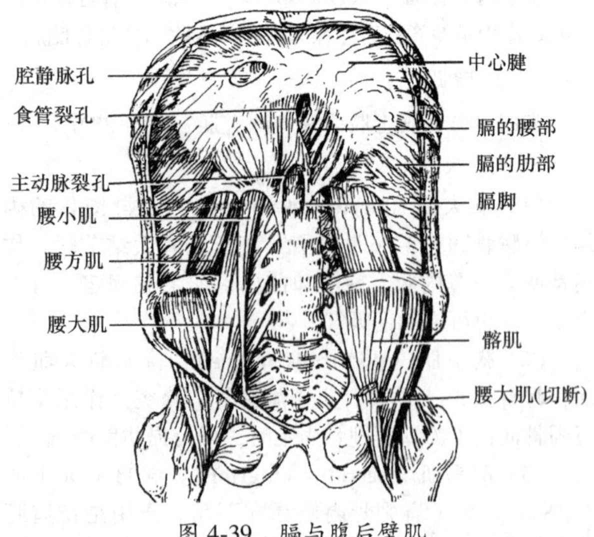

图 4-39　膈与腹后壁肌

（四）腹肌

1. 前外侧群

构成腹腔的前外侧壁，包括腹外斜肌、腹内斜肌、腹横肌和腹直肌（图 4-40）。

（1）**腹外斜肌（obliquus externus abdominis）**：以 8 个肌齿起自下 8 个肋骨的外面，肌纤维斜向前下，后部肌束止于髂嵴，其余肌束向内移行为腱膜，经腹直肌的前面终于白线。腹外斜肌腱膜的下缘增厚连于髂前上棘与耻骨结节之间，称**腹股沟韧带**。在耻骨结节外上方，腱膜形成三角形的裂孔，为**腹股沟管浅（皮下）环**。

（2）**腹内斜肌（obliquus internus abdominis）**：在腹外斜肌深面，起于胸腰筋膜、髂嵴和腹股沟韧带的外侧 1/2。后部肌束止于下 3 个肋骨；大部分肌束向前上方延为腱膜，在腹直肌外侧缘分为前、后两层，包裹腹直肌后止于白线；下部起于腹股沟韧带的肌束行向前下，越过精索前面延为腱膜，与腹横肌的腱膜会合形成**腹股沟镰**或**联合腱**，止于耻骨梳的内侧端。

（3）**腹横肌（transversus abdominis）**：在腹内斜肌深面，起自下 6 肋内面、胸腰筋膜、髂嵴和腹股沟韧带的外侧 1/3。肌束横行向前延为腱膜，越过腹直肌后面止于白线。

（4）**腹直肌（rectus abdominis）**：位于腹前正中线两旁，起自耻骨嵴，肌束向上止于剑突和第 5~7 肋软骨。肌的全长被 3~4 条横行的**腱划**分成多个肌腹。

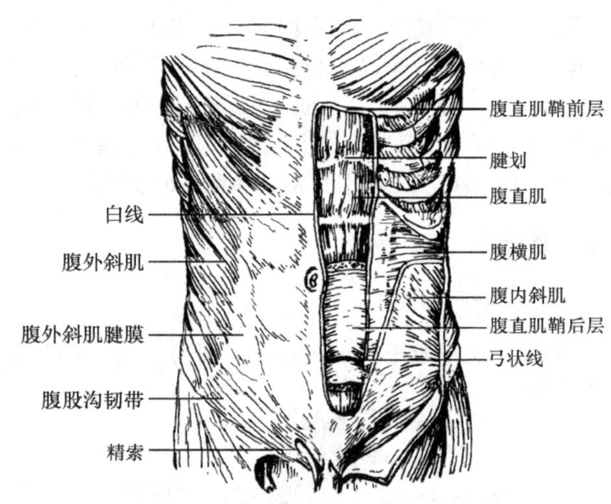

图 4-40　腹前外侧壁肌

腹前外侧群肌的作用是保护腹腔脏器，维持腹内压；参与完成排便、分娩、呕吐和咳嗽等生理功能；能使脊柱前屈、侧屈与旋转，还可降肋助呼气。

2. 后群

后群有**腰大肌**和**腰方肌**（图 4-39）。腰大肌在下肢中叙述。腰方肌位于腹后壁、脊柱两侧，起自髂嵴后部，止于第 12 肋和腰椎横突。作用是下降和固定第 12 肋，使脊柱侧屈。

五、上肢肌

（一）上肢带肌

上肢带肌配布于肩关节周围（图 4-41）。浅层有**三角肌（deltoid）**，起自锁骨外侧段、肩峰和肩胛冈，肌束向外下方止于肱骨的三角肌粗隆。主要作用是外展肩关节。深层有**冈上肌**、**冈下肌**、**小圆肌**、**大圆肌**和**肩胛下肌**，其中大圆肌起自肩胛骨下角的背面，止于肱骨小结节嵴，作用是使肩关节内收和旋内。

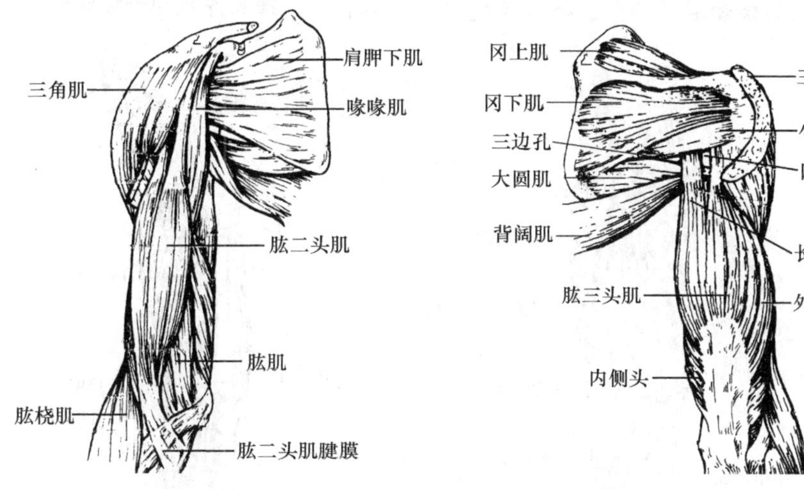

图 4-41 上肢带肌与臂肌

（二）臂肌

臂肌覆盖肱骨，分为前、后群（图 4-41）。

1. 前群

（1）**肱二头肌（biceps brachii）**：起端有两个头，长头起自肩胛骨盂上结节，短头起自肩胛骨喙突。两头合并成一个肌腹，向下移行为肌腱，止于桡骨粗隆。主要作用是屈肘关节。

（2）**喙肱肌（coracobrachialis）**：起自肩胛骨喙突，止于肱骨中部的内侧。作用是协助肩关节屈和内收。

（3）**肱肌（brachialis）**：起自肱骨下半的前面，止于尺骨粗隆。作用是屈肘关节。

2. 后群

肱三头肌（triceps brachii）起端有 3 个头，长头起自肩胛骨盂下结节，内、外侧头起自肱骨后面，止于尺骨鹰嘴。作用是伸肘关节，长头还可后伸和内收肩关节。

（三）前臂肌

1. 前群

包括屈肘、屈腕和使腕收展、屈指及前臂旋前的肌，共 9 块，分 4 层排列（图 4-42）。第一层有 5 块，自桡侧向尺侧依次为**肱桡肌**、**旋前圆肌**、**桡侧腕屈肌**、**掌长肌**和**尺侧腕屈肌**。第二层只有 1 块，即**指浅屈肌**。第三层有外侧的**拇长屈肌**和内侧的**指深屈肌**。第四层为贴在桡、尺骨远端前面的**旋前方肌**。

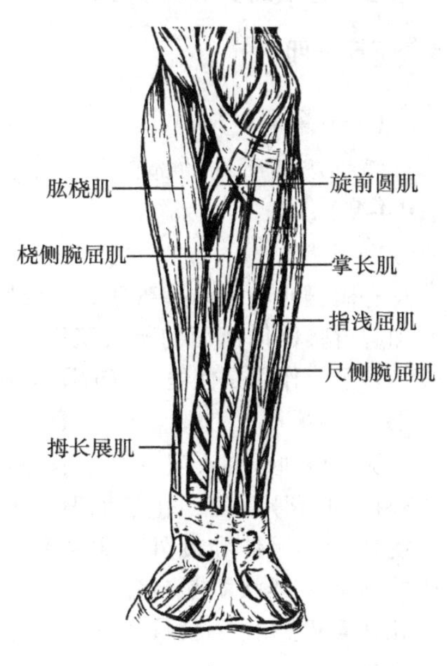

旋后肌
桡侧腕长伸肌
指深屈肌
砗长屈肌
旋前方肌
B 深层

图 4-42 前臂肌前群

2. 后群

共 10 块肌，分浅、深两层（图 4-43）。浅层有 5 块，自桡侧向尺侧依次为**桡侧腕长伸肌**、**桡侧腕短伸肌**、**指伸肌**、**小指伸肌**和**尺侧腕伸肌**。作用是伸腕或伸指。深层从上外向下内依次为**旋后肌**、**拇长展肌**、**拇短伸肌**、**拇长伸肌**和**示指伸肌**。

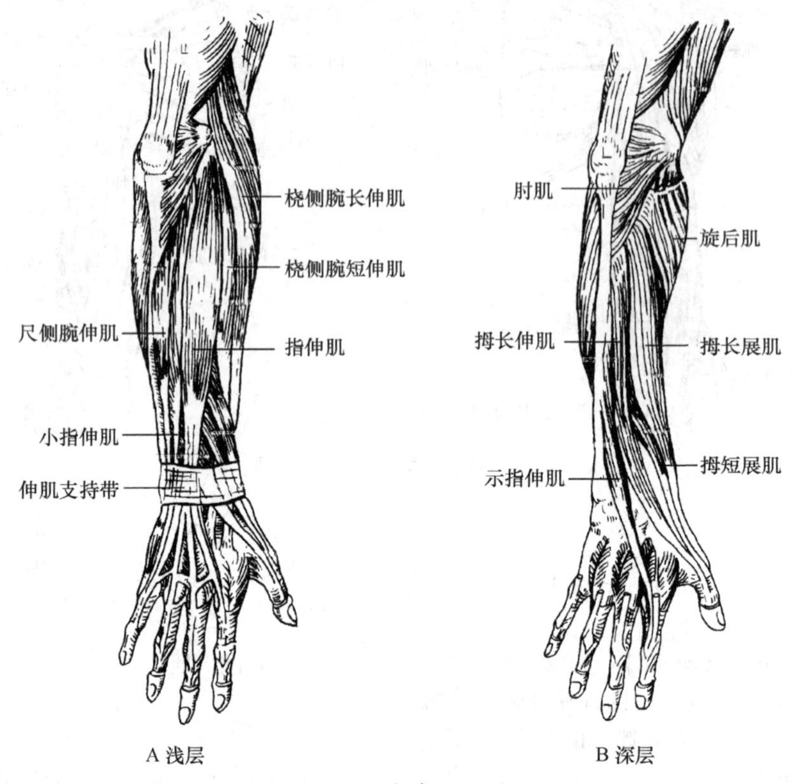

图 4-43　前臂肌后群

（四）手肌

手肌位于手掌侧，分为外侧、中间和内侧 3 群（图 4-44）。外侧群在手掌拇指侧形成一隆起称**鱼际**，有**拇短展肌**、**拇短屈肌**、**拇对掌肌**和**拇收肌**，其作用是使拇指展、屈、对掌和收。内侧群在手掌小指侧形成一隆起称**小鱼际**，有**小指展肌**、**小指短屈肌**和**小指对掌肌**，其作用是使小指外展、屈和对掌。中间群位于掌心，包括**蚓状肌**和**骨间肌**。

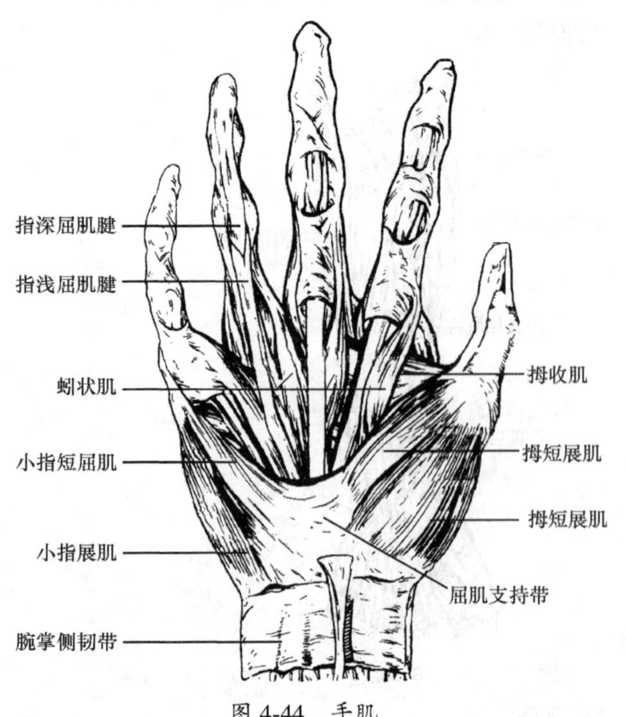

图 4-44　手肌

六、下肢肌

（一）髋肌

髋肌按其所在的部位和作用，分为前、后两群（图 4-45）。

1. 前群

有**髂腰肌**和**阔筋膜张肌**。髂腰肌由起自髂窝的髂肌和起自腰椎体侧面的腰大肌组成，两肌会合止于股骨小转子。作用是使髋关节前屈和旋外。

2. 后群

又称臀肌。**臀大肌（gluteus maximus）**起自髂骨翼外面和骶骨背面，止于髂胫束和臀肌粗隆，作用是使髋关节后伸和旋外。**臀中肌**、**臀小肌**位于臀大肌的深面。**梨状肌**起自盆内骶骨前面，肌束经坐骨大孔达臀部，止于股骨大转子，作用是使髋关节展和旋外。

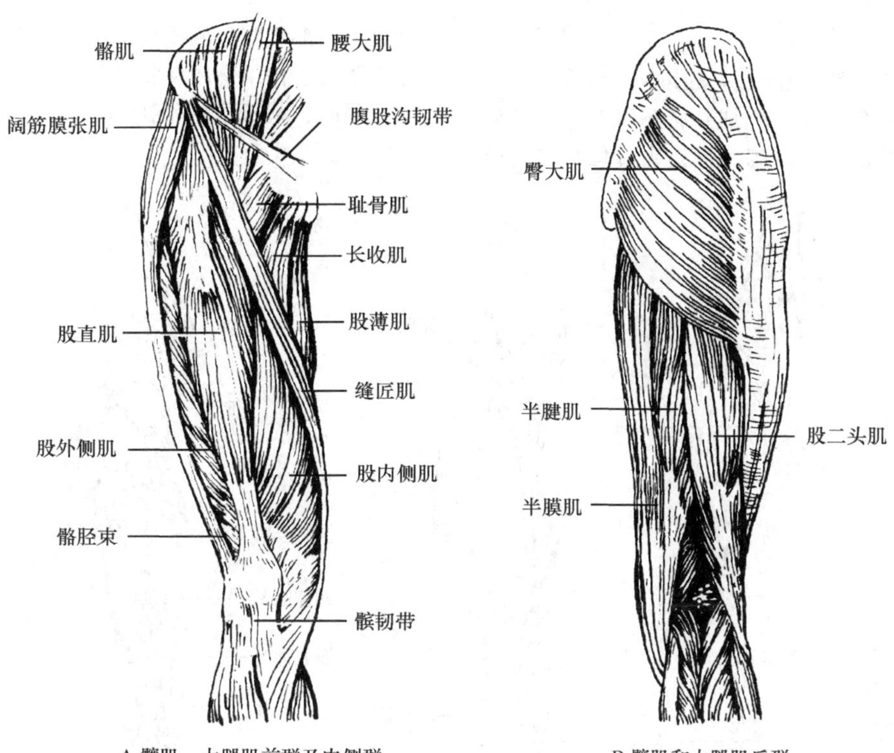

图 4-45　髋肌和大腿肌

（二）大腿肌

大腿肌分为前群、内侧群和后群（图 4-45）。

1. 前群

（1）**缝匠肌**（**sartorius**）：起于髂前上棘，斜向下内，止于胫骨上端内侧面。作用是屈髋和屈膝关节，并使已屈的膝关节旋内。

（2）**股四头肌**（**quadriceps femoris**）：有股直肌、股内侧肌、股外侧肌和股中间肌 4 个头。股直肌起自髂前下棘，股内侧肌和股外侧肌起自股骨粗线，股中间肌起自股骨体的前面。4 个头向下形成腱包绕髌骨，向下续为髌韧带止于胫骨粗隆。作用是伸膝关节，屈髋关节。

2. 内侧群

共 5 块，即**股薄肌**、**耻骨肌**、**长收肌**、**短收肌**和**大收肌**。作用是使髋关节内收、旋外。

3. 后群

（1）**股二头肌**（**biceps femoris**）：长头起自坐骨结节，短头起自股骨粗线，两头会合止于腓骨头。

（2）**半腱肌**（**semitendinosus**）：起自坐骨结节，止于胫骨上端内侧。

（3）**半膜肌**（**semimembranosus**）：起自坐骨结节，止于胫骨内侧髁后面。

后群肌的作用是屈膝关节，伸髋关节。

（三）小腿肌

1. 前群

有 3 块。由内向外依次为**胫骨前肌**、**跗长伸肌**和**趾长伸肌**。分别起自胫、腓骨和骨间膜前面，肌腱向下经伸肌上、下支持带深面至足背。作用是伸踝关节（背屈），胫骨前肌还可使足内翻，跗长伸肌和趾长伸肌还可伸趾（图 4-46）。

2. 外侧群

有**腓骨长肌**和**腓骨短肌**。两肌均起自腓骨外侧，经外踝后方转向前，腓骨短肌止于第 5 跖骨粗隆，腓骨长肌止于内侧楔骨和第 1 跖骨底。作用是使足外翻和屈踝关节（跖屈）（图 4-46）。

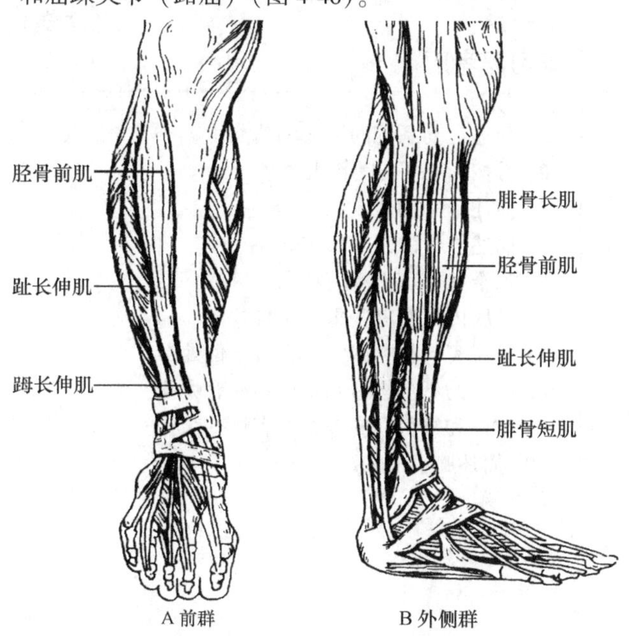

图 4-46　小腿肌前群和外侧群

3. *后群*

浅层有**小腿三头肌**（**triceps surae**），由浅面的**腓肠肌**和深面的**比目鱼肌**会合而成。腓肠肌有内、外侧头，分别起自股骨内、外侧髁后面；比目鱼肌起自腓骨后面上部和胫骨的比目鱼肌线。两肌的腱合成**跟腱**，止于跟骨。作用是屈踝关节和屈膝关节。深层有**腘肌**、**趾长屈肌**、**踇长屈肌和胫骨后肌**（图 4-47）。

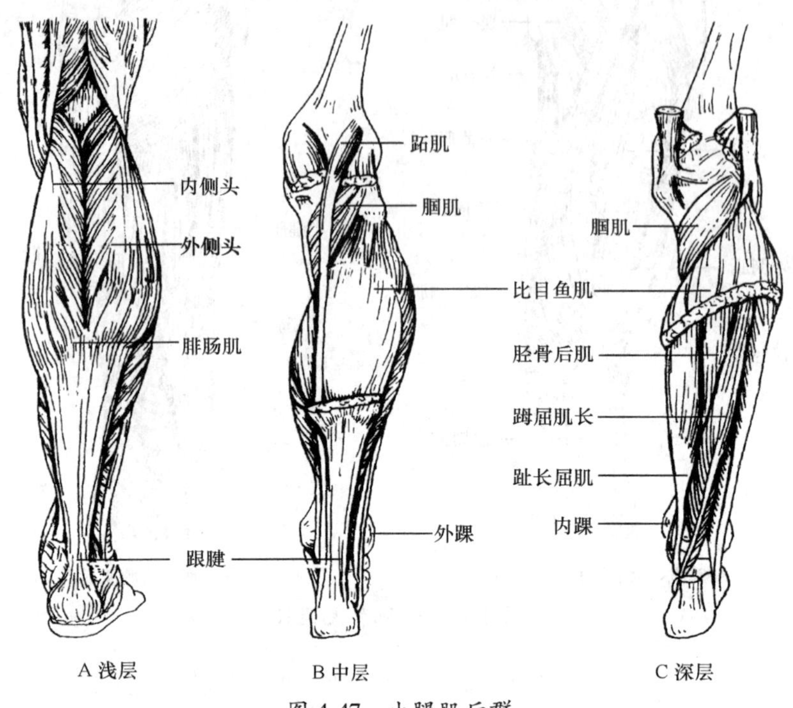

图 4-47　小腿肌后群

（四）足肌

分为足背肌和足底肌。足背肌为伸踇趾的踇短伸肌和伸第 2~4 趾的趾短伸肌。足底肌的配布情况和作用与手肌相似，也分为内侧群、外侧群和中间群，但没有与拇指和小指相当的对掌肌。作用是运动足趾。

（李文春）

复习思考题

1. 简述运动系统的组成和功能。
2. 骨按形态可分为哪几类？
3. 简述骨的构造。
4. 简述椎骨的一般形态。
5. 颈椎在形态上有何特点？
6. 颅底内面有哪些重要结构？
7. 鼻旁窦包括哪些？各开口于何处？
8. 关节的基本构造和辅助结构有哪些？
9. 椎体和椎弓间的连结各有哪些结构？
10. 简述胸廓的构成。
11. 简述颞下颌关节的构成及结构特点。
12. 简述肩关节的构成、结构特点和运动方式。
13. 膝关节的辅助结构有哪些？
14. 咀嚼肌包括哪些？
15. 上肢肌的前臂肌有哪些？
16. 大腿肌分为哪几群？各群包括哪些肌？
17. 小腿肌分为哪几群？各群包括哪些肌？

参考文献

柏树令，应大君 . 2013. 系统解剖学 . 7 版 . 北京：人民卫生出版社

顾晓松 . 2012. 系统解剖学 . 2 版 . 北京：科学出版社

威廉斯 . 1999. 格氏解剖学 . 38 版 . 杨琳，高英茂译 . 沈阳：辽宁教育出版社

徐达传 . 2012. 系统解剖学 . 3 版 . 北京：高等教育出版社

第五章 跨细胞膜转运和细胞信号转导

要点：①细胞膜转运物质的方式有单纯扩散、易化扩散、主动转运及入胞和出胞作用。②细胞的生物电现象主要包括静息电位和动作电位。静息电位是指细胞在安静时存在于细胞膜两侧的电位差，主要由K^+外流形成。动作电位是指可兴奋细胞在受到有效刺激后，在静息电位的基础上，细胞膜两侧发生的迅速而短暂的、可扩布的电位变化。上升支由Na^+内流产生，下降支为K^+外流产生。动作电位具有“全或无”和不衰减传播的特点。阈刺激或阈上刺激可使膜电位去极化到阈电位水平，从而爆发动作电位。由阈下刺激引发的局部兴奋可以总和，并随传播距离增大而迅速减小以至消失。③无髓神经纤维上的动作电位是以局部电流的方式传导，而在有髓神经纤维上动作电位呈跳跃式传导。传导的特点为双向性、安全性和不衰减性。④介导细胞信号转导的膜受体主要有离子通道型受体、G蛋白偶联受体和酶联型受体。⑤在神经-肌肉接头处兴奋传递过程的主要事件包括：动作电位到达运动神经纤维末梢，该末梢释放ACh，ACh与终板膜上N_2型乙酰胆碱受体结合，终板膜产生终板电位和骨骼肌细胞产生动作电位。⑥将骨骼肌细胞的兴奋和收缩联系在一起的中介过程，称为骨骼肌的兴奋-收缩偶联，偶联的最重要物质是Ca^{2+}。⑦骨骼肌的收缩机制目前用肌丝滑行理论解释。⑧一个有效刺激只能引起骨骼肌完成一次单收缩。当两个或两个以上有效刺激的间隔时间小于单收缩的时程时，骨骼肌可发生复合收缩。⑨影响骨骼肌收缩的主要因素是前负荷、后负荷和肌肉收缩能力。前负荷可以影响肌肉的初长度，在最适初长度下，骨骼肌的收缩效果最佳。在中等程度的后负荷条件下，肌肉完成的机械功最大。

第一节 细胞膜的物质转运功能

细胞膜作为一个天然屏障把细胞内、外的物质分隔开，这对于维持细胞内一个相对稳定的理化环境具有重要意义。细胞通过不同方式与细胞外环境进行多种物质的交换。根据物质跨膜转运时是否需要消耗能量，可将跨膜转运分为被动转运和主动转运两大类。

一、被动转运

被动转运（**passive transport**）是指分子或离子顺着浓度梯度和（或）电位梯度所进行的跨细胞膜转运。这种方式的转运不需要额外消耗能量，转运的结果是膜两侧的物质浓度或电位趋于一致。根据物质转运过程是否需要膜上蛋白质的帮助，又可将被动转运分为单纯扩散和易化扩散两种形式。

（一）单纯扩散

单纯扩散（simple diffusion）是指脂溶性的小分子物质从细胞膜高浓度一侧向低浓度一侧移动的过程。在生物体系中，细胞内液和细胞外液都是水溶液，溶于其中的各种溶质分子，只要是脂溶性的，就可能按物理扩散原理通过脂质膜，无需消耗能量。但由于细胞膜脂质双分子层的存在，某一物质跨膜转运量的大小，不仅取决于它在膜两侧的浓度差，还取决于该物质脂溶性的大小，以及膜对该物质通透性的大小。浓度差越大，通透性越大，单位时间物质转运量也就越多。

人体体液中存在的脂溶性物质的数量并不很多，因而靠单纯扩散方式进出细胞膜的物质也不多。比较肯定的是O_2、CO_2和N_2等气体分子，它们属于脂溶性小分子物质，可以依靠各自的浓度差快速通过细胞膜。体内一些类固醇激素也是脂溶性的，但分子质量较大，扩散速度较慢。水是不带电荷的极性小分子，靠单纯扩散方式通过脂质双分子层的速率很低。在多种细胞（如肾小管和集合管的上皮细胞），细胞膜上分布有水通道，可加速水的跨膜转运。分子较大的非脂溶性物质，如葡萄糖、氨基酸等则很难直接通过细胞膜。

（二）易化扩散

某些非脂溶性的分子或带电荷的无机离子，借助于细胞膜上特殊的蛋白质，也能顺浓度梯度和（或）电位梯度转运，这种跨膜转运方式称为**易化扩散（facilitated diffusion）**。易化扩散时物质分子转运的动力来自该物质在膜两侧的浓度差，而带电离子移动的动力还与膜两侧的电位差有关。因此，离子的移动方向取决于膜两侧的电势能和化学势能的代数和，即顺电-化学梯度转运。

根据膜蛋白质在物质转运过程中所起作用的不同，可将易化扩散分为以下两种形式。

1. 载体介导的易化扩散

细胞膜上有许多**载体蛋白（carrier protein）**，简称**载体（carrier）**，它们有一个或数个能与某种被转运物相结合的位点。当载体同膜一侧的某种物质分子选择性地结合后，载体蛋白的分子构象发生变化，使被转运物移向膜的另一侧，随后，被转运物与载体分离，载体蛋白恢复原来的构型，进行新一轮的转运，直至膜两侧该物质浓度相等。葡萄糖和氨基酸从组织液进入细胞的过程就是典型的载体介导的易化扩散。

载体介导的易化扩散都具有以下一些特点：①载体蛋白有较高的结构特异性。以葡萄糖为例，在同样浓度差的情况下，右旋葡萄糖的跨膜转运量大大超过左旋葡萄糖，木糖则几乎不能被载运。②有饱和现象。膜结构中载体数量是有限的，每一载体分子上能与该物质结合的位点数也是有限的。当被转运物达到一定的浓度时，转运速度不再随被转运物浓度的增加而继续增大，此时转运速度达到最大值，即出现了饱和现象。③存在竞争性抑制。如果某一载体对结构类似的A、B两种物质都有转运能力，那么加入B物质将会减弱载体对A物质的转运能力，称为**竞争性抑制（competitive inhibition）**。这是因为有一定数量的载体或结合位点竞争性地被B所占据。

2. 通道介导的易化扩散

一些带电离子，如Na^+、K^+、Ca^{2+}、Cl^-等，都是极性很强的水化离子，不能自由通过脂质膜，但可经镶嵌在膜上的、由特殊蛋白质围成的亲水孔道通过细胞膜。膜上这种亲水蛋白孔道称为**离子通道（ion channel）**。通道蛋白分子的空间构型在细胞内、外多种理化因素的影响下发生改变，表现出开放（激活）、关闭（失活）等不同的功能状态。当通道处于关闭状态时离子无法通过，而处于开放状态时，离子可以快速地顺着电-化学梯度流动。离子通过通道的速度远大于经载体介导的易化扩散。离子通道具有两个重要特性：①通道的离子选择性。即特定通道允许具有特定半径和电荷的离子通过。通道对离子的选择性主要取决于通道开放时孔道口径的大小及孔道壁所带电荷的情况，因此通道对离子选择性没有载体蛋白那样严格。例如，Na^+通道除主要对Na^+通透外，可能对K^+和NH_4^+也具有一定通透性。②通道的门控特性。大部分离子通道蛋白内部都存在一些可移动的结构或化学基团，对亲水孔道起“闸门”作用，启动“闸门”开放的过程称为**门控（gating）**。根据“闸门”运动对特定刺激的敏感性，一般将通道分为**电压门控通道（voltage-gated ion channel）**、**配体门控通道（ligand-gated ion channel）**和**机械门控通道（mechanically gated channel）**。电压门控通道的开、闭受细胞膜两侧电位差的控制，如电压门控Na^+通道、K^+通道、Ca^{2+}通道等。配体门控通道，也称为**化学门控通道（chemical gated ion channel）**。这类通道本身既是通道又是受体。机体内还有些通道不需要特定刺激就可保持一定程度的开放概率，这类通道称为非门控通道。例如，一些细胞上的背景钾通道就属于这类。

二、主动转运

由细胞代谢提供能量，在膜蛋白的帮助下，物质逆浓度梯度和（或）电位梯度进行跨膜转运，称为**主动转运（active transport）**。主动转运又可根据膜蛋白在转运物质时是否直接消耗能量，分为原发性主动转运和继发性主动转运。

（一）原发性主动转运

原发性主动转运（primary active transport）是指细胞直接利用代谢产生的能量将物质逆浓度梯度和（或）电位梯度跨膜转运的过程。介导这一过程的膜蛋白称为**离子泵（ion pump）**。离子泵是细胞膜内一种具有ATP酶活性的蛋白质，可将细胞内的ATP水解为ADP，并释放出能量，以此为物质跨膜转运提供能量，同时离子泵自身被磷酸化而发生构象改变，从而完成离子的跨膜转运。离子泵种类很多，如**钠-钾泵（sodium-potassium pump）**，简称钠泵。

钠泵是哺乳动物细胞膜中普遍存在的离子泵。钠泵是由α和β亚单位组成的二聚体蛋白质，肽链多次穿越脂质双分子层，是一种结合蛋白质。转运Na^+、K^+和促使ATP分解的功能主要由α亚单位来完成，β亚单位的作用目前还不很清楚。钠泵每分解一分子ATP可将3个Na^+移出细胞外，同时将2个K^+移入细胞内，使细胞外液中的Na^+浓度约为胞内的12倍，胞内K^+浓度约为细胞外液的30倍，以维持膜内高K^+和膜外高Na^+的不均衡离子分布（图5-1）。钠泵蛋白质转运Na^+、K^+的具体机制尚不十分清楚，但它的启动和活动强度与膜内出现较多的Na^+和膜外出现较多的K^+有关。

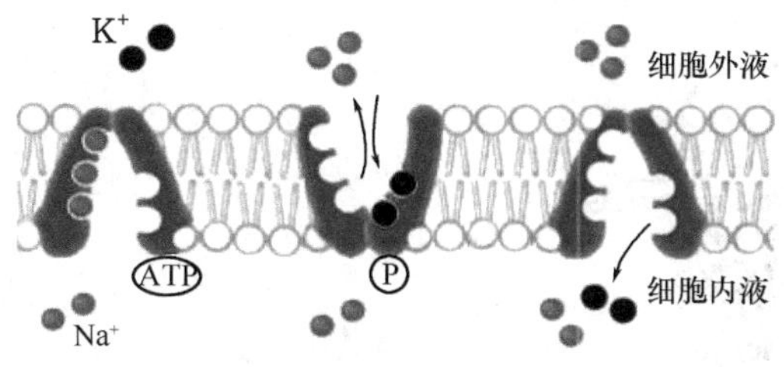

图 5-1 钠泵作用机制模式图

细胞膜上钠泵活动的意义是：①由钠泵活动造成的细胞内高 K^+，是许多代谢反应进行的必需条件。②钠泵的活动可将细胞内 Na^+ 不断转运出去，保持细胞内正常的渗透压，防止过多水分进入细胞内，从而维持细胞的正常形态。③它能够建立起一种势能储备。当钠泵分解 ATP 时，释放的能量促使 Na^+ 和 K^+ 逆电-化学梯度跨膜移动，形成一种势能储备。由钠泵造成的 Na^+ 势能储备，可用来完成某些物质（如氨基酸、葡萄糖等）的逆浓度差跨膜转运（参见继发性主动转运）。Na^+、K^+ 等离子在膜两侧的不均衡分布，还是神经和肌肉等组织具有兴奋性和生物电现象的基础。

主动转运是人体最重要的物质转运形式，除上述的钠泵外，目前了解较多的还有钙泵、H^+-K^+ 泵等。这些泵在分子结构上和钠泵有很大类似，都以直接分解 ATP 为能量来源，将有关离子进行逆浓度差转运。

（二）继发性主动转运

物质进行逆电-化学梯度转运时，所需要的能量并不直接来自 ATP 的分解，而是来自原发性主动转运所形成的离子浓度梯度，这种间接利用 ATP 能量而完成的主动转运过程，称为**继发性主动转运**（**secondary active transport**）。继发性主动转运也称为**联合转运**（**cotransport**），因为介导这种转运的载体需要同时结合和转运两种或两种以上的分子或离子。被转运的物质可以都向同一方向移动，也可以向相反方向移动，分别称为**同向转运**（**symport**）和**反向转运**（**antiport**），相关载体也分别称为**同向转运体**（**symporter**）和**反向转运体**（**antiporter**）。葡萄糖和氨基酸在肠上皮细胞顶端膜（管腔侧）的吸收就是通过 Na^+-葡萄糖同向转运体和 Na^+-氨基酸同向转运体介导而进行的跨膜转运过程（图 5-2）。上皮细胞基底侧膜上钠泵的活动造成细胞内低 Na^+，并在顶端膜的内、外形成 Na^+ 的浓度差。于是 Na^+ 不断由肠腔顺浓度差进入上皮细胞内，由此释放的势能则用于葡萄糖和氨基酸逆浓度进入细胞内。

三、胞吐与胞饮作用

一些大分子物质或物质团块可通过**出胞**（**exocytosis**）和**入胞**（**endocytosis**）方式进行跨膜转运。

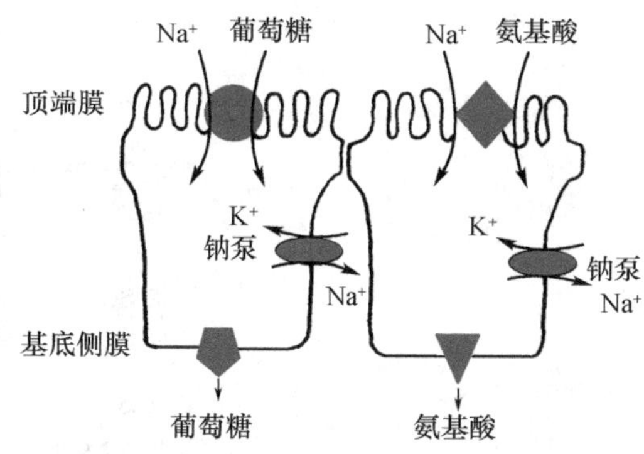

图 5-2 葡萄糖和氨基酸的跨上皮细胞吸收

在小肠和肾近端小管上皮细胞的顶端膜分布有 Na^+-葡萄糖同向转运体（圆形）和 Na^+-氨基酸同向转运体（菱形），在基底侧膜分布有钠泵（椭圆形）、葡萄糖载体（五边形）和氨基酸载体（三角形）。葡萄糖和氨基酸的跨上皮细胞吸收包括发生在顶端膜的继发性主动转运和在基底侧膜经载体介导的转运两个不同过程

出胞主要见于细胞的分泌活动。例如，内分泌腺把激素分泌到细胞外液中，外分泌腺把酶原颗粒和黏液等分泌到腺管的管腔中，以及神经细胞的轴突末梢把神经递质分泌到突触间隙中。细胞的各种分泌物在细胞内合成后，通常先被一层膜性结构所包被，形成分泌囊泡，再逐渐向细胞膜的特定部位移动，最后囊泡膜和细胞膜在某点接触，相互融合，并在融合处出现裂口，将囊泡一次性排空，囊泡的膜也随即变成了细胞膜的组成部分（图 5-3）。这个过程主要是由于膜外的特殊化学物质或膜两侧的电位改变所引起，使膜结构中钙通道开放，细胞外 Ca^{2+} 内流而触发囊泡的移动和排放。

入胞是指大分子物质或物质团块（如细菌、细胞碎片、异物等）进入细胞的过程。被转运物质以液态形式进入细胞的过程称为**吞饮**（**pinocytosis**）。吞饮发生时，首先是细胞外被转运物质与细胞膜接触，接着此处细胞膜向细胞内内陷，并最终与膜结构断离，形成直径为 0.1～0.2μm 的囊泡（图 5-3）。与被转运物接触的细胞膜上常存在有该物质的特异性受体，当物质与膜上受体发生特异性结合后，才能选择性地进入细胞内，这种入胞方式称为**受体介导式入胞**（图 5-3）。许多大分子物质，如运铁蛋白、低密度脂蛋白、多种生长因子和一些多肽类激素等都以这种方式入胞。物质颗粒或团块以固态形式进入细胞的过程称为**吞噬**（**phagocytosis**）。吞噬只发生于一些特殊的细胞，如巨噬细胞、单核细胞和中性粒细胞等。与吞饮不同的是，吞噬发生时接触被转运物质处的细胞膜不是凹陷，而是伸出伪足将物质包裹，形成直径较大（1～2μm）的囊泡。

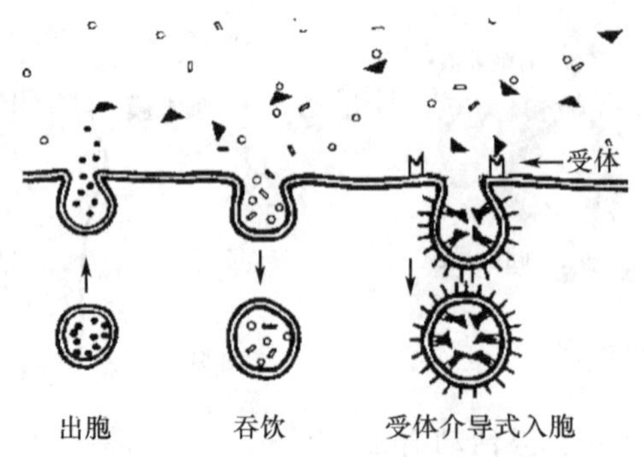

图 5-3 出胞及入胞过程示意图

（杨 威）

第二节 细胞通讯

细胞和细胞之间可以高效、精确地传递信息即细胞通讯，这是机体实现各种功能活动的重要基础。不论是单细胞生物还是组成多细胞有机体的每一个细胞，在它们的生命过程中，都会不断受到来自外部环境的各种理化因素的影响。在多细胞动物，由于绝大多数细胞直接浸浴在细胞外液中，即内环境之中，不与外界环境直接接触，因此外界的刺激需要通过细胞间复杂的信号传递系统，才能调控机体内细胞的代谢与功能活动。

一、直接通讯

直接通讯是指信息物质从一个细胞直接进入相邻细胞的通信方式。**缝隙连接（gap junction）**就是这样一种细胞间直接通讯的通道。在人体内的一些组织，如神经组织、心肌组织、肠平滑肌细胞、肝细胞和晶状体细胞等，普遍存在着缝隙连接。如图 5-4 所示，在缝隙连接处分属两个细胞的细胞膜仅相隔 2. 0nm 左右，在每一侧膜上都整齐地排列一种称为**连接蛋白（connexin）**的整合蛋白质，其中每 6 个连接蛋白（即 6 个亚单位）包绕成一个水相孔道，称为**连接子（connexon）**或**半通道（hemi-channel）**。分属两个细胞的半通道两两对接形成细胞间的通道，即缝隙连接。这种通道的口径较一般离子通道大、选择性低，可允许分子质量 1. 0～1. 5kDa 或分子直径小于 1. 0nm 的物质分子通过，如带电离子、氨基酸、葡萄糖和核苷酸等。缝隙连接的通道开放状态受到多种因素的调控。例如，细胞内 Ca^{2+} 和 H^{+} 浓度增加可促使通道关闭。缝隙连接有利于功能相同而又紧密相邻的一组细胞之间进行离子、营养物质、信息物质的沟通及动作电位的传播，从而使它们的功能同步化。

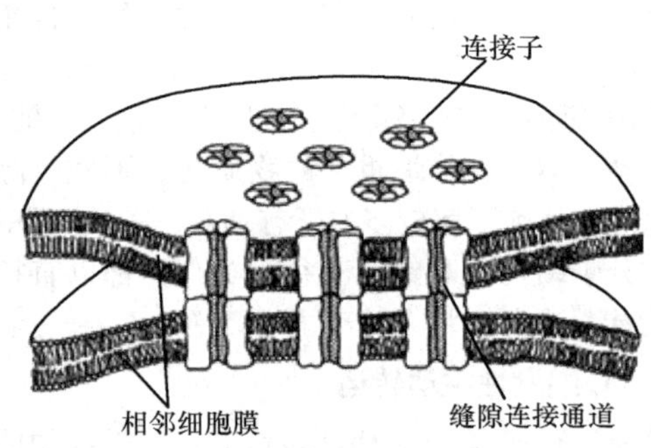

图 5-4 缝隙连接模式图

二、间接通讯

细胞所分泌的化学物质，如蛋白质或小分子有机化合物，以体液为媒介作用于周围或距离较远的其他种类细胞（靶细胞），调节这些细胞的功能，这种通讯方式称为间接通讯，也称为化学传递。在间接通讯过程中，细胞产生的这些化学物质作为“信号分子”被分泌到细胞外，经扩散或血液运输到周围或距离较远的靶细胞，调控靶细胞的生物学效应。

细胞外液的信号分子种类繁多，可以是机体内源性物质，如激素、调节因子（详见第十三章内分泌系统）和神经递质等（详见本章第三节），也可以是外源性物质（如异物、药物等）。细胞外液的信号分子可能来自邻近细胞如旁分泌，也可能来自很远距离的细胞如远距分泌（详见第十三章内分泌系统）。

信号分子通常并不进入细胞或直接影响细胞内过程（一些脂溶性小分子类固醇激素和甲状腺激素例外），而是先选择性地与靶细胞膜上相应受体结合，受体被激活后再通过跨膜信号传递或跨膜信号转导过程，将细胞外信息以新的信号形式传递到细胞内，再间接引发靶细胞相应的功能变化，包括细胞电变化或其他功能改变，以实现细胞间通讯。

（杨 威）

第三节　细胞的信号转导

细胞的**信号转导**（**signal transduction**）是指生物学信息在细胞间或细胞内转换和传递，并产生生物学效应的过程。但通常所说的信号转导是指**跨膜信号转导**（**transmembrane signal transduction**），即生物信息物质（激素、神经递质和细胞因子等）通过受体或离子通道从细胞外转入细胞内并引起细胞代谢和功能变化的过程。生物学信息可以是物理信号，如电、声、光和机械牵张等，更多的是化学物质，如激素、神经递质和细胞因子等。这些细胞外信号物质统称为**配体**（**ligand**）。细胞中具有接受和转导信息功能的蛋白质称为受体，分布于细胞膜中的受体称为膜受体，位于胞质内和核内的受体则分别称为胞质受体和核受体。根据所介导的配体和受体的不同，信号转导可通过两类方式进行。一类是脂溶性、分子质量小的物质，如甾体类激素、 氧化氮和脂肪酸等，扩散透过细胞膜后，与细胞内受体结合后发挥作用（详见第十三章内分泌系统）。另一类是水溶性物质或物理信号，与膜受体结合后，依次经跨膜和细胞内信号转导机制产生效应。这类信号转导的方式大致可分为3类：①由离子通道型受体介导的信号转导；②由G蛋白偶联受体介导的信号转导；③由酶联型受体介导的信号转导。

一、离子通道型受体介导的信号转导

离子通道受体的本质就是前面提到的参与离子跨膜转运的各种离子通道。通道的开放或关闭不仅涉及离子本身的跨膜转运，还可实现化学信号的跨膜转运，因此将这一信号转导途径称为离子通道型受体介导的信号转导，同其他信号转导方式相比，其作用方式简单且速度快。

1. 配体门控通道

配体门控通道种类繁多（参见第六章第二节神经递质和受体）。分布于神经-肌接头终板膜上的N_2型ACh受体就是一种典型的化学门控通道。N_2型ACh受体是由4种不同的亚单位组成的五聚体蛋白质，形成一个结构为$\alpha_2\beta\gamma\delta$的梅花状通道样结构，其中的两个α亚单位的细胞外部分各有一个与ACh相结合的位点（图5-5）。当两个ACh分子分别与两个α亚单位结合后，通道蛋白构象改变，通道开放。N_2型ACh受体是一种非选择性阳离子通道，主要引起Na^+内流，产生终板电位，参与神经-肌接头的信号转导。

2. 电压门控通道

电压门控通道同样是种类繁多。其共同点是通过膜电位的变化控制通道开放。这类通道的分子结构中，通常存在一些带有较多正电荷的肽段。当膜电位突然发生去极化改变时，这些肽段发生位移，促使整个通道构型改变，导致通道开放（即激活）（参见第九章第二节心脏生理特征）。由于膜片钳技术和分子生物学技术的应用，目前已对电压门控通道的基因、结构、门控机制和功能研究得相当深入。

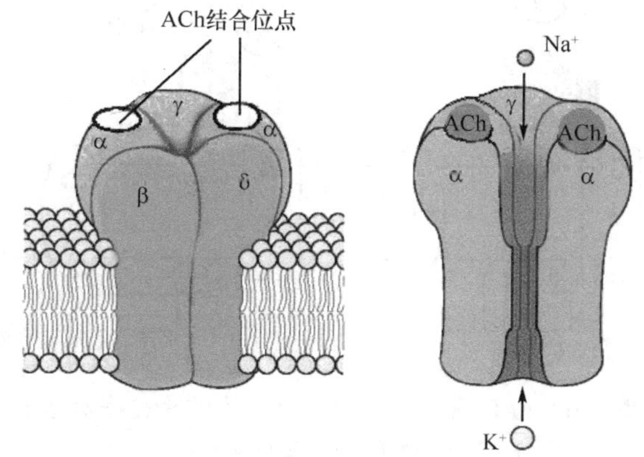

图5-5　N_2型ACh受体结构示意图

3. 机械门控通道

体内存在不少对机械性刺激非常敏感的细胞，这些细胞的质膜上存在**机械门控通道**，参与各种力学信号的转导。例如，内耳毛细胞顶部的听毛产生弯曲时，膜中机械门控通道开放，引起离子的跨膜流动，使毛细胞产生暂短的感受器电位。当血压升高时，对血管壁的牵张刺激可以激活血管平滑肌细胞膜上的机械门控Ca^{2+}通道，引起Ca^{2+}内流，从而触发血管平滑肌细胞的收缩。有关机械门控通道的基因和激活的分子机制仍有待深入研究。

二、G蛋白偶联受体介导的信号转导

人类**G蛋白偶联受体**（**G protein-coupled receptor, GPCR**）是一个相当大的超家族，其准确数目尚不清楚。根据对基因组的分析，现已发现将近800个*GPCR*基因。GPCR下游的信号转导分子依次是G蛋白和G蛋白效应器。信号转导大致过程为：当GPCR被配体（如激素、神经递质和细胞因子等，又称为第一信使）激活后，受体分子构象发生改变，进而结合并激活G蛋白，而后者的激活又可导致膜结构中靠近膜内侧面的第三类蛋白质，即G蛋白效应器的激活，然后通过效应器酶使细胞内生成**第二信使**（**second messenger**）物质，调节细胞的各种生物效应，从而完成了受体-G蛋白-第二信使的信号转导过程（图5-6）。信号转导过程不单纯是信号分子的转换，同时具有信号放大作用，因此细胞外极其微量的配体常可引起强烈的细胞反应。这一信号转导不仅可以调节离子通道活动，还可以调节细胞的生长、代谢、细胞骨架结构，以及通过改变转录因子的活性而调控基因表达等活动。

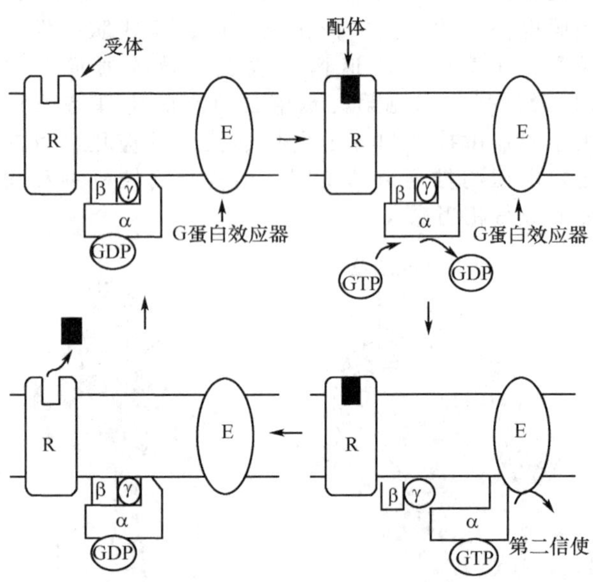

图5-6　由G蛋白偶联受体介导的信号转导示意图
R. G蛋白偶联受体；E. G蛋白效应器

GPCR分子镶嵌在细胞膜上，以其7个跨膜片段为特征，这类受体既无通道样结构，又无酶活性。因其激活后会触发G蛋白及下游信号蛋白发生一系列生物化学反应，所以被归类为**促代谢型受体**（**metabotropic receptor**）。

G蛋白（**G protein**）是**鸟苷酸结合蛋白**（**guanine nucleotide-binding protein**）的简称。G蛋白存在于细胞膜内侧面，通常由$G_α$、$G_β$和$G_γ$ 3个亚单位组成三聚体，$G_α$亚单位具有GTP酶活性，可水解GTP为GDP和一个磷酸；$G_β$和$G_γ$总是结合在一起形成$G_{βγ}$二聚体。当G蛋白未被激活时，$G_α$结合一分子的二磷酸鸟苷（GDP），同时又与$G_{βγ}$结合形成三聚体。一旦GPCR被相应配体激活，G蛋白即与GPCR结合，导致与$G_α$结合的GDP被鸟苷三磷酸（GTP）所替换，形成激活型G蛋白。G蛋白随即分解为$G_α$-GTP复合物和$G_{βγ}$二聚体两部分，这两部分可分别激活其下游效应器。随后，$G_α$将与之结合的GTP水解生成GDP，并重新与GDP和$G_{βγ}$二聚体相继结合，形成失活型G蛋白三聚体，从而终止信号转导。

G蛋白效应器是G蛋白直接作用的靶点，主要包括**腺苷酸环化酶**、**磷脂酶C**、**磷脂酶A_2**和**磷酸二酯酶**等效应器酶，此外也包括膜离子通道和膜转运蛋白等。效应器酶的作用是催化产生第二信使物质。

第二信使是指激素、神经递质和细胞因子等信号分子（第一信使）作用于细胞膜受体后在细胞内产生的信号分子。目前已知的第二信使主要包括**环磷酸腺苷**（**cAMP**）、**三磷酸肌醇**（**IP_3**）、**二酰甘油**（**DG**）、**环磷酸鸟苷**（**cGMP**）、**Ca^{2+}**、**花生四烯酸**（**AA**）及其代谢产物等。第二信使可以通过激活蛋白激酶，使靶蛋白（如离子通道或受体等）磷酸化和构象改变，从而调节细胞功能。由第二信使激活的蛋白激酶常称为第二信使依赖性蛋白激酶，如**cAMP依赖性蛋白激酶**［即**蛋白激酶A**（**protein kinase A，PKA**）］、Ca^{2+}依赖性蛋白激酶［即**蛋白激酶C**（**protein kinase C，PKC**）］等。

三、酶联型受体介导的信号转导

酶联型受体是指自身就具有酶的活性或在细胞膜内侧面与酶相连的膜受体。其中较为重要的有酪氨酸激酶受体和鸟苷酸环化酶受体两类。

1. 酪氨酸激酶受体

激活这类受体的配体主要是各种生长因子，包括表皮生长因子、血小板源生长因子、成纤维细胞生长因子等。当受体的细胞膜外侧部分与相应配体结合后，可直接激活细胞膜内侧的酪氨酸激酶，继而使下游蛋白的酪氨酸残基磷酸化，改变细胞功能。在这一信号转导过程中，既没有G蛋白的参与，也没有第二信使产生。

2. 鸟苷酸环化酶受体

鸟苷酸环化酶受体在细胞膜外侧有与配体相结合的位点，膜内侧肽链上有鸟苷酸环化酶的活性结构域。受体与配体结合后，可激活**鸟苷酸环化酶**（**guanylyl cyclase，GC**），催化细胞内GTP生成cGMP，后者可作为第二信使进一步激活cGMP依赖的**蛋白激酶G**（**protein kinase G，PKG**），使下游靶蛋白磷酸化，实现信号转导。这一过程中不需要G蛋白的参与。心房钠尿肽和脑钠尿肽都可通过与鸟苷酸环化酶受体结合而实现信号跨膜转导。

需要指出的是，同一种配体可能通过作用于受体不同亚型产生完全不同的效应。以ACh为例，当ACh在神经-肌接头处与终板膜上N_2型受体结合时，可通过N_2型受体（本身属于离子通道）直接产生终板电位和后续的兴奋性效应；但ACh作用于心肌M_2受体（属于GPCR）后，需要先激活G蛋白，再通过$G_{βγ}$二聚体激活一种K^+通道（乙酰胆碱依赖的K^+通道），从而导致心肌膜的超极化，产生抑制效应。

（杨　威）

第四节　细胞的生物电活动

细胞在生命活动中常伴有一定程度的膜电位变化，称为**细胞生物电**（**bioelectricity**）。生物电活动突出地表现在神经元、肌肉纤维和内分泌细胞。细胞水平的生物电现象主要有两种表现形式，一种是在安静时的静息电位，另一种是在受到刺激时产生的动作电位。细胞生物电活动主要是 K^+、Na^+、Ca^{2+} 和 Cl^- 在细胞膜两侧分布的不均衡，以及这些离子规律性地跨膜移动造成的。大量同类细胞电活动的总和即器官水平的生物电活动。将电极放置于体表特定部位可分别在器官水平采集到脑、心脏和骨骼肌持续的电活动，即脑电图、心电图和肌电图。

一、细胞的兴奋性

几乎所有活组织或细胞都具有某种程度的对外界刺激发生反应的能力。狭义而言，机体某些组织或细胞（如神经、肌肉和内分泌细胞），当其受到较小程度的刺激时，功能活动可明显地由相对静止的状态转变为比较活跃的状态。生理学上将这一明显的状态转变过程或结果称为**兴奋**（**excitation**），还将这些组织或细胞称为**可兴奋组织或细胞**（**excitable cell**），同时将这些组织或细胞可发生兴奋的能力称为**兴奋性**（**excitability**）。对于可兴奋细胞，其兴奋时有一个共同的、最先出现的反应，就是动作电位。因此，兴奋性又可定义为细胞接受刺激后产生动作电位的能力，而动作电位的产生则被视为兴奋的标志。体内不同组织具有不同的兴奋性。同一组织在不同生理和病理情况下，如环境中离子成分、酸碱度、温度的改变，以及存在着特殊毒物或药物等情况下，都可能引起兴奋性的改变。

二、静息电位

（一）静息电位的测定和概念

膜电位是指膜内相对于膜外的电位差（即以膜外电位为零或参照电位）。**静息电位**（**resting potential, RP**）则是指细胞静息状态下的膜电位。测量神经纤维静息电位的方法如图 5-7 所示。与示波器相连的一对电极中有一个作为参考电极，置于细胞外液中，细胞外液接地。另一个为微电极，作为记录电极，准备刺入细胞。当两个电极都处于细胞膜外时，只要细胞未受到刺激或损伤，示波器荧光屏上的光点保持在零电位，说明细胞膜外各点都是等电位的。但是当记录电极尖端刺入细胞膜内的瞬间，示波器荧光屏会显示电位突然的下降，此负电位水平将稳定不变，即静息电位，表明安静状态下，细胞膜内电位是稳定的，且低于膜外电位。

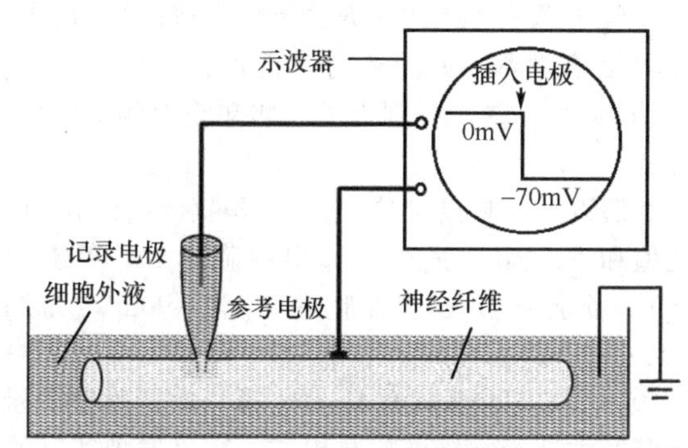

图 5-7　神经纤维静息电位记录测定示意图

根据测定，所有细胞的静息电位都是负值，大都为 −100 ~ −10mV。例如，骨骼肌细胞的静息电位为 −90mV，神经细胞为 −70mV，红细胞为 −10mV。静息电位在大多数细胞是一种稳定的电位（一些有自律性的心肌细胞和胃肠道平滑肌细胞例外），只要细胞未受到外来刺激而且保持正常的新陈代谢，静息电位就稳定在某一相对恒定的水平。

生理学上，通常将细胞膜内负、外正的状态称为膜的**极化**（**polarization**）。当静息电位的数值变得更负时，称为膜的**超级化**（**hyperpolarization**）。相反，如果膜电位绝对值变小时，称为**去极化**（**depolarization**）或**除极**。膜电位变为正值时称为反极化。细胞膜去极化后，膜电位向静息电位恢复的过程，则称为**复极化**（**repolarization**）。

（二）静息电位的产生机制

细胞内、外 K^+ 的不均衡分布和安静状态下细胞膜主要对 K^+ 通透，是细胞能保持内负、外正极化状态的基础。所有细胞内的 K^+ 浓度高于细胞外，而细胞外 Na^+ 浓度高于细胞内，这种浓度差主要由细胞膜中 Na^+ 泵的活动所形成和维持的。在这种情况下，K^+ 必然会有一个向膜外扩散的趋势，而 Na^+ 有一个向膜内扩散的趋势。在安静状态下，细胞膜主要对 K^+ 有通透性，而对 Na^+ 通透性很小，于是 K^+ 在浓度差的驱动下，由细胞内向细胞外扩散。膜内带负电荷的蛋白质大分子不能自由通过细胞膜，假设此时也不存在 Na^+ 的跨膜移动，于是随着 K^+ 移出，膜内逐渐变负而膜外相对变正。但是 K^+ 的这种外向扩散并不能无限制地进行，因为移到膜外的 K^+ 所造成的电场力，将阻碍 K^+ 的继续外移，而且 K^+ 移出越多，这种阻碍也会越大。最终，

当促使 K^+外移的膜两侧 K^+浓度差驱动力与阻碍 K^+外移的电位差驱动力相等时，即膜两侧的电-化学驱动力代数和等于零时，K^+的跨膜净移动为零，此时膜内外电位差称为 **K^+平衡电位**（E_K）。K^+平衡电位可根据著名的 Nernst 公式算出。

$$E_K = \frac{RT}{ZF}\ln\frac{[K^+]_o}{[K^+]_i}$$

式中，E_K为 K^+平衡电位；R 为气体常数；Z 为离子价；F 为法拉第常数；T 为热力学温度；式中 $[K^+]_o$和 $[K^+]_i$是主要变量，分别为膜外侧和膜内侧溶液中 K^+浓度。

如假设细胞膜只对 Na^+通透，根据膜内外 Na^+的浓度比值和 Nernst 公式可计算出细胞的 **Na^+平衡电位**（E_{Na}）。哺乳动物心肌细胞的 E_K 为－90mV，而 E_{Na} 为+50～+70mV。

1939 年，Hodgkin 和 Huxley 第一次精确地记录到枪乌贼巨大神经纤维的静息电位，结果发现实际测得的静息电位值（-60mV）和计算所得的 E_K（-75mV）非常接近，从而证明了细胞内高 K^+浓度和安静时膜对 K^+通透性较大是产生静息电位的主要原因。至于静息电位的数值为何略小于理论上的 E_K值，一般认为是由于膜在静息时对 Na^+也有极小的通透性（大约只有 K^+通透性的 1/100～1/50），允许小量的 Na^+顺浓度梯度移入膜内，从而抵消掉一部分 K^+外移造成的膜内负电位。

三、动作电位

（一）动作电位的概念和特征

动作电位（action potential，AP）是指细胞在静息电位的基础上接受有效刺激后产生的一个迅速的，可沿细胞膜向远处传播的膜电位波动。图 5-8 是从神经细胞内记录到的动作电位。当细胞受到一个有效刺激时，膜电位从-70mV 迅速去极化至+30mV，形成动作电位的升支，即去极相；随后又迅速下降至接近静息电位水平，形成动作电位的降支，即复极相，两者共同形成尖峰状的电位变化，称为**锋电位**（**spike potential**）。锋电位是动作电位的主要部分，被视为动作电位的标志。在峰电位下降支最后恢复到静息电位以前，膜两侧电位还有缓慢的波动，称为后电位。不同类型的可兴奋细胞，其动作电位虽有类似之处，但在幅度、波形和持续的时间等方面可有相当大的差异。例如，神经和骨骼肌细胞的动作电位持续时间约几毫秒，而心肌细胞的动作电位则可持续数百毫秒。

动作电位或锋电位的产生是细胞兴奋的标志，它具有以下特征：①“全或无”现象。动作电位只在刺激达到一定强度时才能产生，但动作电位不随刺激强度增大而进一步改变。②不衰减传播。动作电位一旦在细胞产生后，可沿着细胞膜向周围传播，直至整个细胞的膜都依次兴奋。动作电位沿神经纤维远距离传播时，动作电位的幅度和波形不变，这一点不同于电紧张扩布。

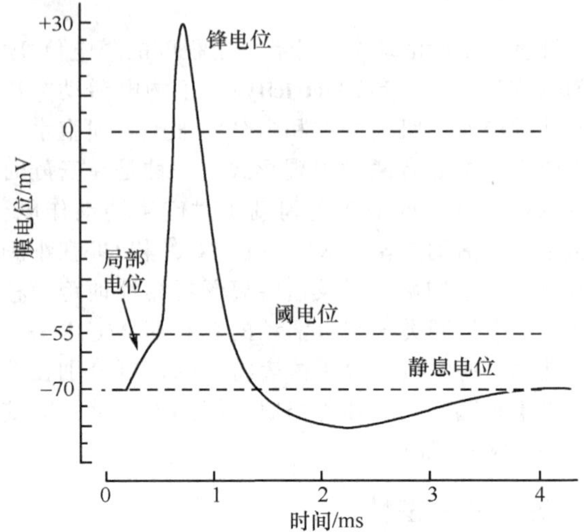

图 5-8　单一神经纤维的动作电位示意图

（二）神经动作电位的产生机制

静息状态下，由于细胞外 Na^+的浓度比细胞内高很多，而且膜内的负电位也对 Na^+的内流起驱动作用，因此 Na^+向膜内移动的电-化学驱动力很大。当细胞受到有效刺激时，膜电位去极化，随即 Na^+通道开放，膜对 Na^+通透性突然增大，超过了 K^+的通透性，于是 Na^+迅速内流，结果导致膜两侧的电位差趋向 Na^+平衡电位值（E_{Na}），形成动作电位的上升支。然而 Na^+通道很快失活，同时 K^+通道被激活。K^+在电化学梯度的驱动下外移，使膜电位复极化到静息电位水平（趋向 K^+平衡电位）。**河豚毒**（**tetrodotoxin，TTX**）和**四乙铵**（**tetraethylammonium，TEA**）可分别特异性阻断 Na^+通道和 K^+通道，为研究动作电位发生过程提供了方便。

细胞每产生一次动作电位，总有一部分 Na^+进入膜内，一部分 K^+逸出膜外，但它们实际进出的量却很小。据估计，神经纤维每兴奋一次，进入膜内的 Na^+量大约只能使膜内的 Na^+浓度增加八万分之一，复极时移出的 K^+量也大致相当。因此即使神经纤维连续多次产生兴奋，也不可能明显改变膜内高 K^+和膜外高 Na^+的状态。同时钠泵对膜内 Na^+浓度增加十分敏感，Na^+的轻微增加就能促使钠泵的活动。因此在每次兴奋后，钠泵活动的程度也相应增强，将兴奋时进入膜内的 Na^+泵出，同时也将复极时移出膜外的 K^+泵入，使离子分布状态得以恢复。

还有一些细胞动作电位的升支是 Ca^{2+}内流产生的，如平滑肌细胞、某些心肌细胞和内分泌细胞等。Ca^{2+}通道的开闭与 Na^+通道类似，但速度较慢。

（三）动作电位的引发

引发动作电位的前提是细胞具有兴奋性，其次所施加的刺激强度需大于或等于阈值。

1. 阈刺激

具有兴奋性的组织和细胞，并不是对任何程度的刺激都能产生兴奋性反应。实验表明，刺激要引起组织细胞发生兴奋，必须使刺激的强度、刺激的持续时间及刺激强度的变化率3个参数都达到某一临界值。在实验室中，常用各种形式的电刺激作为人工刺激，因为电刺激的强度、持续时间及强度变化率易于控制和改变，而且可以重复使用。在测量中，通常将刺激的强度变化率和持续时间固定，然后逐渐增加刺激强度，观察细胞的反应。生理学上将引起细胞产生动作电位的最小刺激强度称为该细胞的**阈强度**（**threshold intensity**）或**阈值**（**threshold**）。强度等于阈值的刺激称为**阈刺激**（**threshold stimulus**），强度低于阈值的刺激，称为阈下刺激。阈刺激和阈上刺激都可引发动作电位，阈下刺激虽不能引发动作电位，但有可能使组织细胞产生局部兴奋。阈值的大小反映组织细胞兴奋性的高低。阈值越小，兴奋性就越高；阈值越大，兴奋性就越低。同一细胞或组织的兴奋性是动态的，依自身状态的改变而变化。

2. 阈电位

细胞膜电位必须去极化到某一临界值时，才能爆发一次动作电位，这个能触发动作电位的膜电位临界值称为**阈电位**（**threshold potential**）。一般来说，细胞的阈电位约比正常静息电位的绝对值小10～20mV。例如，神经轴突的静息电位为-70mV，它的阈电位约为-55mV。当膜电位处于阈电位以下时，仅有少量Na^+通道开放，膜对K^+的通透性仍大于Na^+的通透性，因而少量的Na^+内流及其对膜内电位的影响随即被K^+的外流所抵消，使去极化不能继续发展下去，也就不能形成动作电位。只有当刺激引起膜去极化达到阈电位水平时，引起电压门控Na^+通道开放，此时膜对Na^+的通透性突然增大，并且超过了膜对K^+的通透性，Na^+内流大于K^+的外流，造成膜进一步去极化。而膜的进一步去极化又导致Na^+通道开放数量进一步增多，结果造成更多的Na^+内流，如此反复促进，就形成一种正反馈过程，称为再生性循环，最终使膜的去极化迅速发展下去，直至膜电位上升至接近E_{Na}水平。由此可见，阈电位本质上是指能使Na^+通道开放的数目增大到足以引起再生性循环的膜电位水平。

一个阈下刺激虽不能使膜电位达到阈电位水平，但有可能引起膜内Na^+通道的少量开放，使膜局部出现一个较小的去极化电位波动，称为**局部电位**（**local potential**）或**局部兴奋**（**local excitation**）。局部兴奋的强度较弱，很快会被外流的K^+所抵消，因而不能引起再生性循环。图5-9就记录了一组这样的实验曲线，说明阈下刺激的强度越强，引起膜的去极化即局部兴奋的幅度越大。只有当局部兴奋的幅度大到足以引发再生性循环，即膜去极化达到阈电位水平时，膜去极化的速度才突然加大，这样局部兴奋就发展成为动作电位。

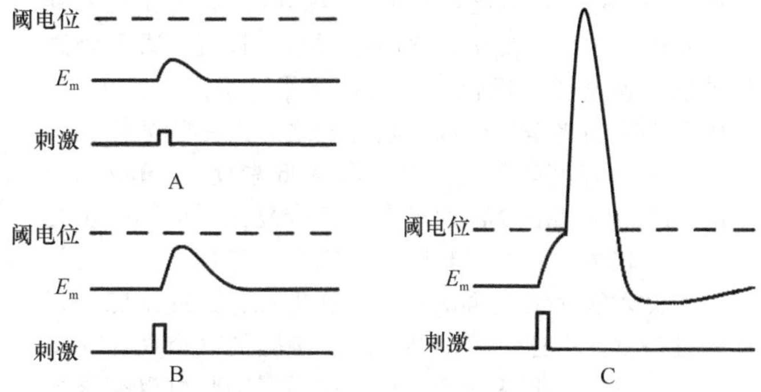

图5-9　阈下刺激及阈上刺激引起膜电位变化

局部兴奋有以下几个基本特性：①不是“全或无”的，而是随着阈下刺激的强度增加而增大。②呈电紧张性扩布。局部兴奋不能在膜上作远距离的传播，但是能沿着细胞膜以递减的方式传播，这种传播方式称为**电紧张性扩布**（**electrotonic propagation**）。③在空间上或时间上临近发生的局部兴奋可以叠加总和，以致有可能达到阈电位而引发一次动作电位（图5-10）。因临近部位上同时产生局部兴奋所发生的总和，称为**空间总和**（**spatial summation**）。连续多次阈下刺激产生多个局部兴奋，局部兴奋可能叠加、甚至引发动作电位，称为**时间总和**（**temporal summation**）。

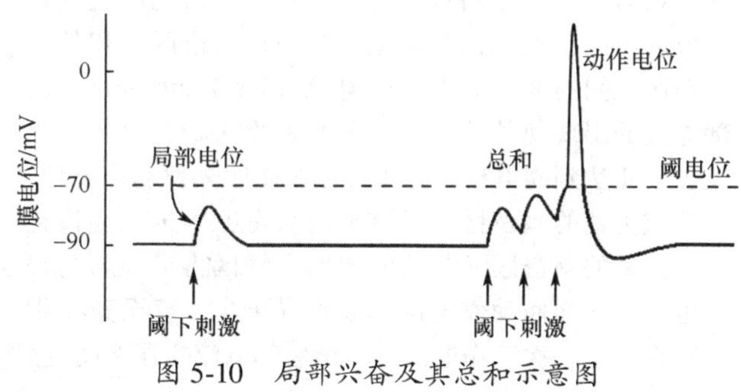

图5-10　局部兴奋及其总和示意图

3. 细胞兴奋性变化

当可兴奋细胞产生一次兴奋后，其兴奋性会发生一系列周期性变化。在兴奋发生后的最初一段时间内，无论施加多强的刺激也不能使细胞兴奋，这段时间称为**绝对不应期**（**absolute refractory period**），大致相当于锋电位发生的时期。在此期间内大部分Na^+通道都已失活关闭，不能再次接受刺激而激活开放。绝对不应期的存在决定了动作电位不会发生融合，其时间长短也决定了细胞产生动作电位的最大频率。绝对不应期后，细胞兴奋性逐渐恢复，受刺激后可发生兴奋，但刺激强度必须大于原来的阈值，这一时期称为**相对**

不应期（relative refractory period）。此期间细胞的兴奋性较低，其原因是失活的 Na^+ 通道虽已开始复活，但复活数量较少，必须给予阈上刺激才能引发动作电位。相对不应期之后，有的细胞可出现兴奋性轻度增高的时期，此期称为**超常期**（**supranormal period**）。此时 Na^+ 通道基本已经复活，但膜电位尚未完全回到静息电位水平，由于距离阈电位水平较近，阈下刺激就能使膜电位去极化到阈电位水平，引发动作电位，因而细胞的兴奋性较高。超常期之后，有些细胞会出现兴奋性轻度降低的时期，称为**低常期**（**subnormal period**）。此期的 Na^+ 通道虽已完全复活，但膜电位处于轻度超级化状态，与阈电位水平距离加大，需要阈上刺激才能使细胞再次产生动作电位，因此细胞的兴奋性较低。当这一时期结束后，细胞的兴奋性才完全恢复正常。以上各期的长短，在不同细胞可以有很大差异。例如，绝对不应期在神经纤维或骨骼肌只有0.5~2.0ms，在心肌细胞可达200~400ms。在神经纤维，相对不应期持续几毫秒，超常期和低常期可达30~50ms。

（四）动作电位的传导

细胞膜某一部分产生的动作电位可沿细胞膜不衰减地传遍整个细胞，这一过程称为传导。设想一条枪乌贼的无髓神经纤维的某一小段，因受到足够强的外加刺激而出现了动作电位（图5-11），即该处膜电位由静息时的内负外正变为内正外负，但和该段神经相邻接的神经段仍处于安静时的极化状态。由于膜两侧的溶液都是导电的，于是在已兴奋的神经段与两侧相邻的未兴奋神经段之间将出现电位差，并由此产生由正电位区流向负电位区的电流。这种在兴奋区与相邻未兴奋区之间的电流称为**局部电流**（**local current**）。局部电流的出现使邻接的未兴奋膜发生去极化，当此处膜去极化达到阈电位时，即可触发该区爆发动作电位，使它成为新的兴奋区，而原来的兴奋区则进入复极化状态。新的兴奋区又与其前方的安静区再形成新的局部电流，从而使动作电位不断传导下去，直至整个细胞膜都产生一次动作电位。由于局部电流的强度超过了引起邻近膜兴奋所必需的阈值数倍以上，因而以局部电流为基础的传导过程是相当“安全”的，不易因某处动作电位不足以使邻接的膜产生兴奋而导致传导“阻滞”。

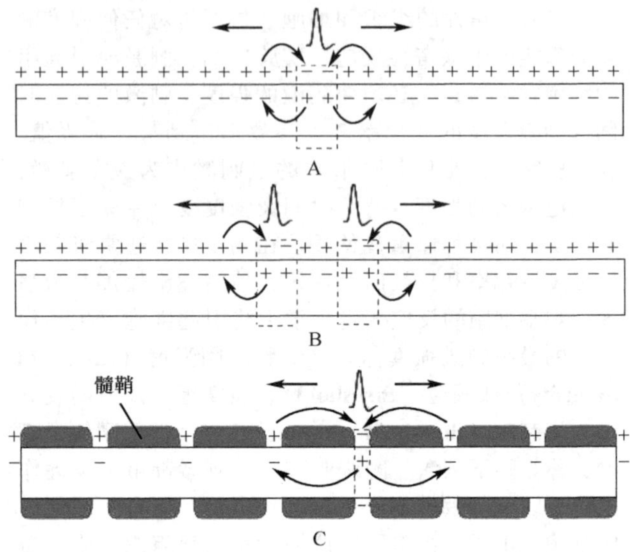

图5-11　动作电位在神经纤维上的传导示意图

在其他可兴奋细胞（如骨骼肌细胞），兴奋传导的机制也基本相同。但是有髓神经纤维的兴奋传导比较特殊。如图5-11C所示，在有髓神经纤维的轴突表面间断地包绕着一层相当厚的髓鞘，其主要成分是脂质，可发挥绝缘作用。髓鞘中断处的轴突裸露于细胞外液，称郎飞结，此处轴突膜上钠通道密集，膜外是低电阻区。有髓纤维动作电位只能在郎飞结处产生，而局部电流的作用可影响到相邻的若干个郎飞结。因此，动作电位能以跳跃的方式从一个郎飞结至另一个郎飞结传导，这种传导方式称为**跳跃式传导**（**saltatory conduction**）。跳跃式传导的速度，显然比上述无髓纤维的传导速度快得多，而且每传导一次兴奋所涉及的离子跨膜移动的总数要少得多，因此它还是一种“节能”的传导方式。

（杨　威）

第五节　骨骼肌的兴奋与收缩

一、骨骼肌神经-肌接头处的兴奋传递

骨骼肌是机体内最多的组织，约占体重的40%。在骨和关节的配合下，通过骨骼肌的收缩和舒张，完成人和高等动物的各种躯体运动。骨骼肌由大量成束的肌纤维组成，每条肌纤维就是一个肌细胞。每个骨骼肌纤维都是一个独立的结构和功能单位，它们至少接受一个运动神经末梢的支配，并且只有在支配它们的神经纤维有神经冲动传来时，骨骼肌纤维才能进行收缩。

神经-肌接头（**neuromuscular junction**）是运动神经纤维末梢在骨骼肌肌纤维上的接触点（图5-12）。在

接近肌纤维处，运动神经纤维先脱去髓鞘，以裸露的轴突末梢嵌入到一个肌细胞的细胞膜（终板膜）的凹陷中，从而形成一种能够将神经信息传递到肌肉纤维的特殊结构，称为神经-肌接头。终板膜也指接头后膜，是肌细胞膜的一部分，但较一般肌细胞膜厚，且有很多皱褶，可使神经-肌接头的接触面积增大。运动神经纤维的轴突末梢膜也称为接头前膜。接头前膜与后膜间存在宽约50nm的间隙，称为接头间隙。接头间隙与细胞外间隙相通，其中充满细胞外液。在接头前膜的轴浆中有线粒体和许多直径为50nm左右的囊泡。囊泡中含有乙酰胆碱（ACh）分子。每个囊泡中储存的ACh量通常是相当恒定的，且当它们被释放时，是通过出胞作用，以囊泡为单位的“倾囊”释放，称为“量子式”释放。据推算，一次动作电位能使200~300个囊泡内近10^7个ACh分子被释放。在终板膜上分布有N_2型ACh受体，能与ACh分子发生特异性结合。

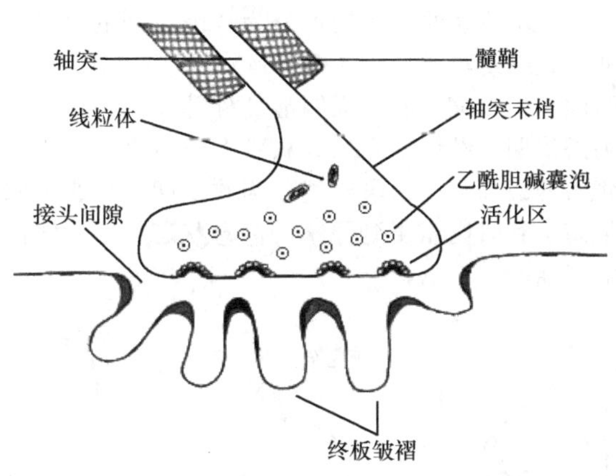

图 5-12 骨骼肌神经-肌接头结构示意图

当神经冲动沿神经膜到达轴突末梢时，轴突末梢膜去极化，引起该处特有的电压门控Ca^{2+}通道开放，细胞外液中的Ca^{2+}进入神经末梢，从而触发囊泡向接头前膜移动，最终囊泡膜与接头前膜融合，ACh释放到接头间隙内，并与接头后膜上的N_2型ACh受体结合，使终板膜去极化，这一电变化，称为**终板电位（endplate potential）**。终板电位属于局部电位，不具备“全或无”特性，其幅度与接头前膜释放的ACh的量成比例。终板电位以电紧张性扩布的形式影响终板膜周围的一般肌细胞膜，通常终板电位足够大，能使之去极化到阈电位水平，引发一次向整个肌细胞膜作“全或无”式传导的动作电位，后者再通过“兴奋-收缩偶联”，使肌细胞出现一次机械收缩。ACh的清除主要靠乙酰胆碱酯酶的降解作用来完成，此酶主要分布在接头间隙和接头后膜上，可以在2.0ms的时间内将一次神经冲动所释放的ACh清除掉。许多药物可以作用于接头传递过程中的不同阶段，影响正常的接头功能。例如，美洲箭毒和α银环蛇毒可以竞争性结合终板膜的ACh受体，阻断接头传递而使肌肉失去收缩能力。有机磷农药和新斯的明对胆碱酯酶有选择性的抑制作用，可造成ACh在接头处大量积聚，引起肌肉抽搐等中毒症状。

二、骨骼肌的收缩和舒张

（一）骨骼肌细胞的结构

1. 肌原纤维和肌小节

详见第二章第三节肌组织。

2. 肌管系统

详见第二章第三节肌组织。

（二）骨骼肌的兴奋-收缩偶联

无论是在整体还是在离体的情况下，骨骼肌细胞动作电位发生在前，然后才出现收缩反应。从肌细胞发生动作电位到肌细胞出现收缩活动之间，存在着能把两者联系起来的中介过程，这一过程称为**兴奋-收缩偶联（excitation-contraction coupling）**。兴奋-收缩偶联的基本过程包括：①肌膜上的动作电位沿横管膜扩布至三联管，同时激活横管膜和肌膜上的L型Ca^{2+}通道；②L型Ca^{2+}通道的激活通过变构作用激活与之相对的终池膜上的Ca^{2+}释放通道，导致终池中的Ca^{2+}顺着浓度梯度进入胞质，胞质内Ca^{2+}浓度可迅速升高100多倍；③胞质内Ca^{2+}浓度的升高促使肌钙蛋白与Ca^{2+}结合并引发肌肉收缩；④胞质内Ca^{2+}同时激活肌质网膜上的钙泵，使胞质中的Ca^{2+}逆浓度差被重新转运至肌质网中储存。随着胞质中Ca^{2+}浓度的降低，Ca^{2+}从肌钙蛋白上解离下来，引起肌纤维的舒张。

（三）骨骼肌的收缩机制

目前解释骨骼肌收缩机制的**肌丝滑行学说（sliding theory）**已被大家所公认。该学说的主要内容是：当肌肉收缩时，由Z线发出的细肌丝在某种力量的作用下主动向暗带中央滑动，结果相邻的各Z线互相靠近，肌节的长度变短，从而导致肌原纤维以至整条肌纤维和整块肌肉的缩短。这一理论最直接的证据是：肌肉收缩时暗带长度不变，只有明带缩短，同时可见H带相应变窄。

肌丝滑行的主要过程如图5-13所示：①横桥头部具有ATP酶活性，在舒张状态时，横桥结合的ATP被分解，产生的能量使横桥竖起，与细肌丝成90°。此时的横桥处于高势能状态，并对细肌丝上的肌动蛋白具有高度亲和力。②当胞质内Ca^{2+}浓度升高时，肌钙蛋白与Ca^{2+}结合并发生变构，导致肌钙蛋白与肌动蛋白的结合减弱，使原肌球蛋白移动，从而暴露出肌动蛋白的活化位点，使横桥能与肌动蛋白结合。③肌动蛋白与横桥的结合造成横桥头部构象发生改变，头部向M线方向摆动45°，并拖动细肌丝向M线方向滑动，横桥释放能量，同时，它结合ADP和无机磷酸便与之分离。④在ADP解离的位点，横桥头部又结合一个ATP分子。结合后，横桥头部对肌动蛋白的亲和力明显下降，与之解离，横桥重新竖起，恢复高势能状态。如果Ca^{2+}浓度仍较高，横桥将与下一个新的肌动蛋白结合，重复收缩过程。如果Ca^{2+}浓度降低，则不再与肌动蛋白结合，肌肉进入舒张状态。上述横桥与肌动蛋白结合、摆动、复位、再结合的过程，称为**横桥周期**（**cross-bridge cycling**）。

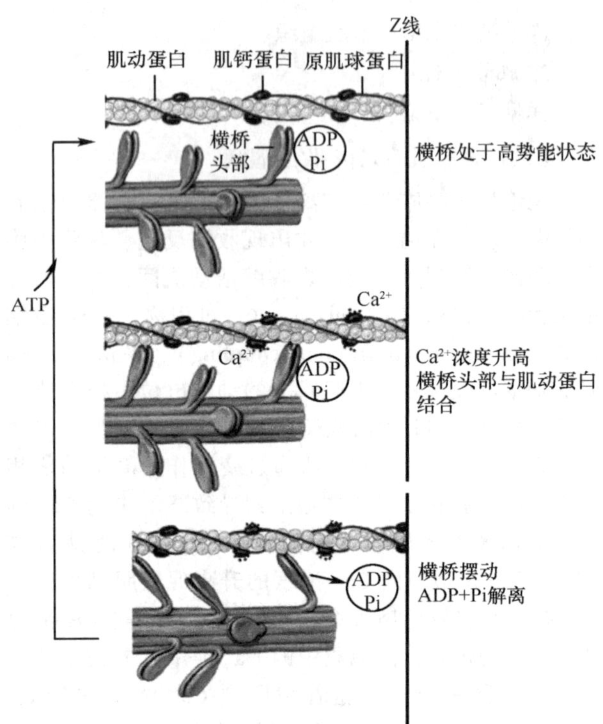

图 5-13　横桥摆动时产生张力和缩短的示意图

现已知道，每个横桥周期都需要ATP分解供能。而肌肉收缩时，每个横桥都要发生多次的结合与脱开。因为肌球蛋白的横桥与肌动蛋白的结合非常牢固，所以必须有一个新的ATP分子结合至肌球蛋白之后，才能使横桥脱开。尸体之所以成为僵硬的状态，就是由于刚死亡的肌细胞中ATP缺乏的缘故。这时肌球蛋白的横桥能与肌动蛋白结合，但不能脱开，结果使粗、细肌丝持续连接，就形成了死亡肌肉的僵硬状态。

从以上肌丝滑行过程可知，Ca^{2+}与肌钙蛋白的结合和分离是触发和终止肌肉收缩的关键，而肌肉收缩的力量则取决于横桥与细肌丝结合的数目。一般来说，横桥与细肌丝结合的数目越多，肌肉收缩的力量越大。

（四）骨骼肌收缩的外部表现

骨骼肌的收缩表现为肌肉的长度或张力的变化，影响骨骼肌收缩效能的因素包括前负荷、后负荷、肌肉收缩能力、参与收缩的肌纤维数量及动作电位的频率等。

1. 等长收缩和等张收缩

当肌肉接受刺激发生收缩时，可发生长度和张力的变化。如果肌肉收缩时肌肉长度保持不变而只有张力的增加，这种收缩形式称为**等长收缩**（**isometric contraction**）；若收缩时只发生肌肉的缩短而张力保持不变，则称为**等张收缩**（**isotonic contraction**）。在人体内，既有等张收缩，又有等长收缩，而且经常是两种收缩形式不同程度的复合。例如，当人们在移动一个重物时，在肌肉收缩的最初阶段，仅表现为肌肉张力的增加，而肌肉长度并不缩短，这段时间内的肌肉收缩形式即等长收缩。当肌肉张力增加到足以提起该重物时，肌肉开始缩短，在肌肉缩短过程中肌肉张力相对恒定，此时肌肉的收缩形式可视为等张收缩。

2. 单收缩和强直收缩

当整块骨骼肌或单个肌细胞受到一次短促的刺激时，可发生一次动作电位，随后出现一次肌肉的收缩和舒张，这种形式的收缩称为**单收缩**（**single twitch**）。

一个单收缩的全程均可分为3个不同的时期：潜伏期、收缩期与舒张期（图5-14）。从施加刺激的时刻到肌肉开始收缩，肌肉无明显的外部表现，这段时间称为潜伏期。潜伏期之后，从肌肉开始收缩至肌肉收缩张力的最高点，这段时间称为收缩期。从肌肉收缩的最高点到肌肉恢复到原来的静息状态，这段时间称为舒张期。

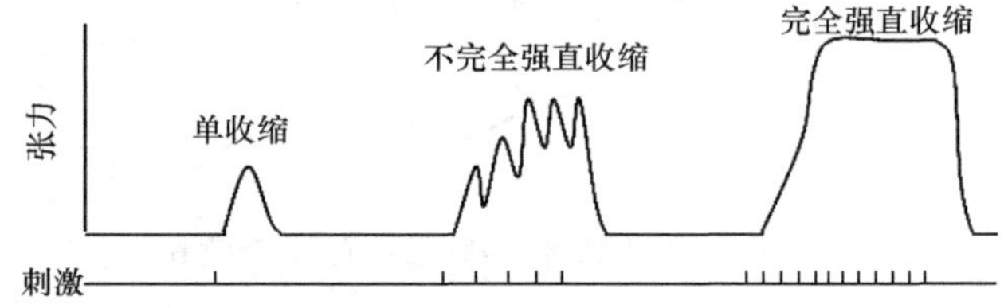

图 5-14　单收缩与强直收缩示意图

一个有效刺激只能引起一次单收缩。如果给肌肉以连续的脉冲刺激，肌肉收缩情况将随刺激的频率而有所不同（图5-14）。在刺激频率较低时，每一个新的刺激到来前，由前一次刺激引起的单收缩过程已经结束，于是每次刺激都引起一次独立的单收缩；当刺激频率增加时，后一次刺激有可能在前一次收缩的舒张期结束前即到达肌肉，于是在舒张期发生了收缩的复合，肌肉表现为**不完全强直收缩**（**incomplete tetanus**）。如果刺激频率继续增加，那么肌肉就有可能在前一次收缩的收缩期结束前开始新的收缩，于是肌肉在收缩期发生了收缩的复合，表现为**完全强直收缩**（**complete tetanus**）。由于正常体内由运动神经传到骨骼肌的兴奋冲动都是成串的序列，骨骼肌收缩几乎都表现为完全强直收缩，只是收缩的持续时间可长可短。强直收缩可以产生更大的收缩效果。例如，强直收缩所能产生的最大张力可达单收缩的4倍左右。这是因为肌肉接受连续刺激时可使肌质中的Ca^{2+}维持在一个饱和的高浓度水平。

需要强调的是，无论完全强直收缩还是不完全强直收缩，引发肌肉收缩的动作电位并不融合，只有频率的变化。

（五）影响肌肉收缩的因素

影响骨骼肌收缩的主要因素有：前负荷、后负荷和肌肉收缩能力。

1. 前负荷

前负荷（preload）是指肌肉收缩前所承受的负荷。前负荷使肌肉在收缩前有一定长度，这称为**初长度（initial length）**。静息条件下，肌肉在一定初长度时的张力称为被动张力或静息张力。肌肉收缩时额外产生的力称为主动张力。利用图 5-15A 装置，可以测定肌肉在不同肌节长度条件下，进行等长收缩时产生的主动张力，由此得到肌肉长度-主动张力关系曲线（图 5-15B）。该曲线表明，当初长度逐渐增大时，最初主动张力相应增大，但在初长度超过某一限度后，主动张力反而减小，以致最后下降至零。肌肉收缩产生最大主动张力时的初长度，称为**最适初长度（optimal initial length）**。由于整个肌肉的初长度决定了收缩前肌肉中每个肌节的长度和肌丝间的相互关系，因此能维持最适肌节长度的肌肉初长度，就是肌肉的最适初长度，也即最适前负荷。图 5-15C 中，曲线 d 点肌节的初长度最大，粗、细肌丝完全不重叠，肌肉收缩时产生的主动张力为零；在曲线 c 点和 b 点，肌节的初长度分别为 2.2μm 和 2.0μm，粗、细肌丝处于最适重叠状态，肌肉等长收缩时产生的主动张力可达最大值；在曲线的 a 点，肌节长度为 1.6μm，细肌丝穿过M 线，造成两侧细肌丝相互重叠而发生卷曲，影响了部分横桥与细肌丝的相互作用，收缩张力相应减少。以上结果表明，最适肌节长度应是 2.0～2.2μm。骨骼肌在体内的自然长度大致相当于它们的最适初长度。

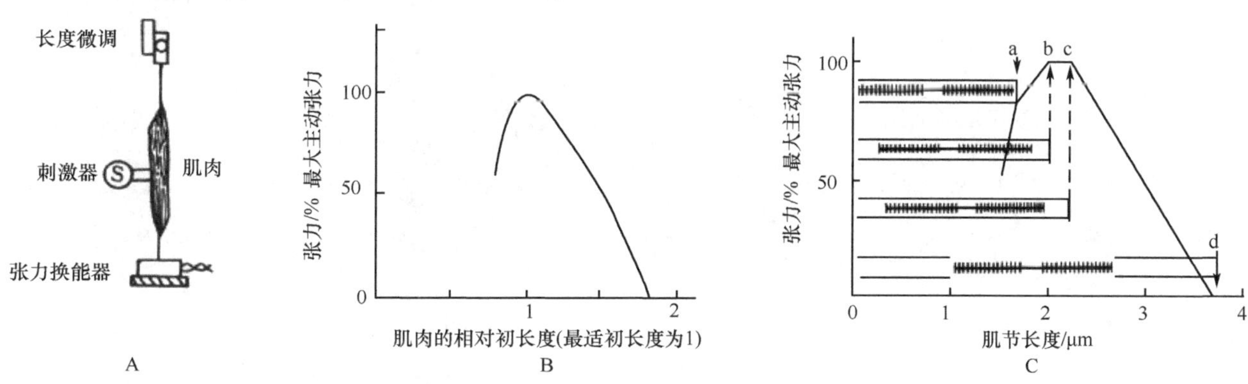

图 5-15　肌肉等长收缩时的长度-张力关系

2. 后负荷

后负荷（afterload）是指肌肉在缩短过程中所承受的负荷。由于后负荷的存在，肌肉不可能立即缩短，而首先表现为张力增加以克服负荷，当张力增加到与后负荷相等时，肌肉开始以一定的速度缩短。因此，肌肉收缩的速度与后负荷的大小有关。如果固定肌肉的前负荷，测定在不同后负荷情况下肌肉的收缩张力和缩短速度，可得到张力-速度曲线（图 5-16）。该曲线表明，在有后负荷的条件下，肌肉产生的张力和缩短速度呈反变关系。随着后负荷的增加，收缩张力增加而缩短速度减小。当后负荷增加到使肌肉不能缩短时，肌肉可产生最大等长收缩张力（P_0）。当后负荷为零时，肌肉缩短可达最大缩短速度（V_{max}）。

上面的实验也说明了在不同后负荷情况下肌肉的做功情况。当后负荷过大时肌肉将完全不能缩短，缩短速度为零，不利于做功。而后负荷过小时，缩短速度虽然最大，而张力却减小或为零，也不利于做功。因此，在中等强度后负荷条件下，肌肉收缩所能完成的机械功最大。

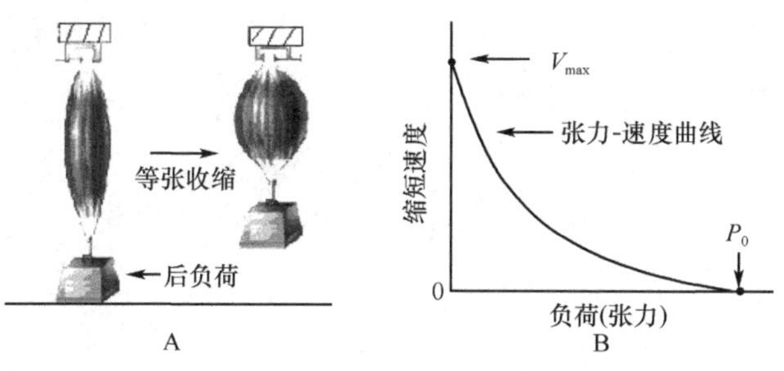

图 5-16　肌肉等张收缩时的张力-速度关系

3. 肌肉收缩能力

肌肉收缩能力（contractility）是指与负荷无关的、决定肌肉收缩效能的内在特性。很显然，肌肉收缩能力提高后，收缩时产生的张力、缩短的程度，以及产生张力和缩短的速度都会提高，表现为长度-张力曲线上移和张力-速度曲线右上移。肌肉收缩能力降低则出现相反的改变。肌肉这种内在的收缩特性主要取决于兴奋-收缩偶联过程中胞质内 Ca^{2+} 的水平和肌球蛋白 ATP 酶的活性。例如，缺氧、酸中毒及其他可引起兴奋-收缩偶联、肌肉蛋白或横桥功能改变的各种因素，都可能降低肌肉收缩的效能；而咖啡因、肾上腺素等体液因素则可能通过影响肌肉的收缩机制而提高肌肉的收缩效能。

（杨 威）

复习思考题

1. 物质被动跨膜转运的方式有哪几种？各有何特点？细胞膜物质转运方式有哪些？
2. 细胞膜上钠泵的活动有何生理意义？
3. 简述平衡电位的形成机制。
4. 简述静息电位的形成机制。
5. 简述动作电位的形成机制及特征。
6. 简述局部兴奋及其特点。
7. 兴奋在神经纤维上是如何传导的？
8. 试述骨骼肌神经-肌接头处的兴奋传递过程。
9. 简述细胞的跨膜信号转导方式及其主要内容。
10. 简述兴奋-收缩偶联的基本过程。
11. 横桥的活动如何影响肌肉收缩过程张力的大小和肌肉收缩速度。
12. Ca^{2+}对骨骼肌收缩有何影响？为什么？

参考文献

朱大年，王庭槐 . 2013. 生理学 . 8 版. 北京：人民卫生出版社

Ganong WF. 2005. Review of Medical Physiology. 22th ed. New York：McGraw-Hill Medical

Guyton AC，Hall JE. 2006. Textbook of Medical Physiology. 11th ed. Philadelphia：WB Saunders

Guyton AC，Hall JE. 2010. Textbook of Medical Physiology. 12th ed. Philadelphia：WB Saunders

Kandel ER，Schwartz JH，Jessell TM. 2012. Principles of Neural Science. 5th ed. New York：McGraw-Hill Company

第六章 神经系统

要点：①神经系统是机体的主导系统，它控制和调节其他系统器官的活动，使机体适应内、外环境的各种变化，保证生命活动的正常进行。②神经系统可分为中枢神经系统和周围神经系统两部分，前者包括脑和脊髓，后者包括12对脑神经和31对脊神经。③神经系统的结构和功能单位是神经元，神经元之间及神经元和效应器细胞之间发生功能性联系的部位是突触。经典突触传递是一个电-化学-电过程，神经递质是重要媒介。兴奋性递质可使突触后神经元兴奋性增高或爆发兴奋；抑制性递质则使突触后神经元抑制。④神经调节的方式是反射，包括非条件反射和条件反射。各种反射活动在中枢都表现为兴奋和抑制的对立统一。中枢抑制包括突触后抑制和突触前抑制两种类型。⑤脊髓调节躯体活动的反射有屈肌反射、牵张反射等；脑干网状结构可易化和抑制肌紧张；小脑主要是维持机体平衡、调节肌紧张、协调随意运动和参与运动设计；基底神经节与随意运动产生、稳定及肌紧张调节有关，也参与运动设计和程序编制；大脑皮质通过锥体系和锥体外系发动和控制躯体运动。⑥内脏活动受交感和副交感神经的调节；下丘脑在调节体温、水平衡、内分泌和日节律中有重要作用，还参与摄食行为、性行为和情绪反应调节。⑦神经系统还具有思维、语言、学习和记忆等高级功能。⑧感受器是机体中能将内、外环境刺激直接转换为电信号的结构。⑨感受器的基本特征是：需要适宜刺激，具备换能和编码功能，有一定的适应特性。⑩眼的调节包括晶状体曲率、瞳孔大小和眼轴的调节。⑪视网膜的感光换能系统包括视杆系统和视锥系统，又分别称为暗视觉和明视觉系统。⑫视杆细胞通过视紫红质的光化学反应和一系列信号通路，导致超极化感受器电位。⑬听觉和前庭器官通过毛细胞完成机械-电转导功能。⑭基底膜的物理特征和外毛细胞的放电器功能对耳蜗音频分析能力具有重要作用。⑮前庭器官包括椭圆囊、球囊和半规管，负责感受身体的运动状态和空间位置，对保持身体平衡具有重要作用。

第一节 神经系统的构成

一、概述

神经系统（**nervous system**）是人体结构和功能最复杂的系统，在机体活动中起主导作用。神经系统通过其基本的活动方式反射，控制和调节体内各器官、系统活动的协调和统一，使之成为有机的整体；同时维持机体与外环境的统一，保证生命活动得以正常进行。

与高等动物相比，人类神经系统的形态和功能高度发达，更具有意识思维、学习记忆和语言交流等高级神经活动能力。

（一）神经系统的区分

神经系统在结构和功能上是不可分的整体，为了学习和研究方便，将其分为**中枢神经系统**（**central nervous system**）和**周围神经系统**（**peripheral nervous system**）。中枢神经系统包括**脑**和**脊髓**，分别位于颅腔和椎管内。周围神经系统按与中枢神经系统的连接关系可分**脑神经**和**脊神经**两部分，其中枢端分别连于脑和脊髓，外周端连于感受器或效应器。还可根据分布的结构，将周围神经系统分为**躯体神经**

(somatic nerve)和**内脏神经**(visceral nerve)。躯体神经分布于皮肤、骨、关节和骨骼肌;内脏神经分布于内脏、心血管、平滑肌和腺体。二者均由传入性感觉纤维和传出性运动纤维组成。内脏传出纤维又分为**交感神经**和**副交感神经**(图 6-1)。

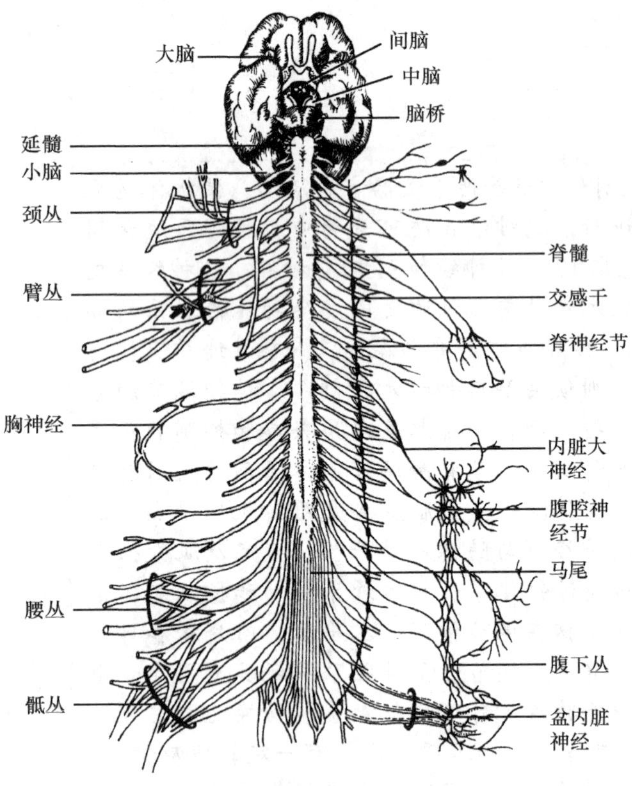

图 6-1　神经系统的区分

(二)神经系统的组成

神经系统的基本组织是**神经组织**,神经组织由**神经元**和**神经胶质**组成。神经元也称神经细胞,具有感受刺激和传导神经冲动等功能,由胞体和突起构成。神经元的胞体形状和大小不一,可呈圆形、梭形或锥形等,直径 4~120μm,存在于脑和脊髓灰质、神经节及其他器官中。神经元的突起有**树突**(dendrite)和**轴突**(axon)之分。每个神经元有一至多个树突,短而侧支多,表面有小棘。每个神经元只有一个轴突,长而分支少,表面光滑(图 6-2)。

(三)神经系统的解剖术语

神经元是神经系统的主要成分。在中枢神经系统和周围神经系统中,神经元胞体和突起在不同部位有不同的组合编排方式,故用不同的术语表示。在中枢神经系统内,神经元胞体和树突聚集处因血管丰富,呈暗灰色,称**灰质**(gray matter),其中分布在大脑和小脑表面的灰质称**皮质**(cortex);神经纤维束聚集处,因髓鞘富含类脂质而色泽白亮,称**白质**(white matter),其中位于大脑和小脑深部的白质称**髓质**(medulla);形态相似、功能相同的神经元胞体聚集成

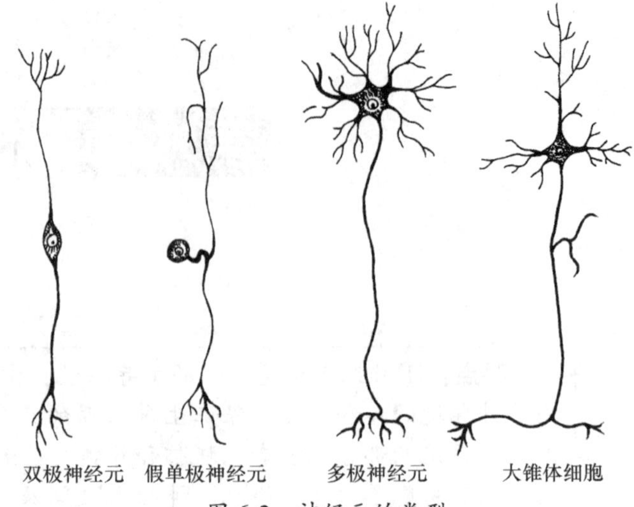

图 6-2　神经元的类型

团,位于中枢神经系统内者,称**神经核**(nucleus),位于周围神经系统内者,称**神经节**(ganglion)。在中枢神经系统内,起止、经行和功能相同的神经纤维聚集成条索状,称**纤维束**(tract);在周围神经系统内,一种或多种神经纤维聚集成条索状,外包以结缔组织膜,称**神经**(nerve)。在中枢神经系统内,神经纤维交织成网状,其间含有分散的神经元和较小的核团,这些区域称为**网状结构**(reticular formation)。

二、中枢神经系统

(一)脊髓

1. 脊髓的位置和外形

脊髓(spinal cord)位于椎管内,上端平枕骨大孔处与延髓相续;下端在成人平第 1 腰椎体下缘,全长 42~45cm。脊髓呈前、后稍扁的圆柱形,全长粗细不等,有两个梭形的膨大部:**颈膨大**位于第 4 颈髓节到第 1 胸髓节高度;**腰骶膨大**位于第 2 腰髓节到第3骶髓节高度。两膨大的形成与四肢的出现有关,是由于该处神经细胞和纤维增多所致。脊髓下端呈圆锥状称**脊髓圆锥**,再向下延伸为无神经组织的一条细纤维丝称**终丝**,止于第 2 尾椎骨背面。脊髓表面有 6 条纵行的沟裂。**前正中裂**在腹侧面正中线上,沟深略宽。**后正中沟**在背侧正中线上,沟浅而窄。在脊髓的两侧,有左、右对称的**前外侧沟**和**后外侧沟**,分别有脊神经前、后根的根丝附着。后根在近椎间孔处形成的膨大称**脊神经节**(spinal ganglion),内含感觉性假单极神经元的胞体(图 6-3)。

2. 脊髓节段及其与椎骨的对应关系

脊髓表面无分节现象。但依附着的脊神经根作为表面标志,将每对脊神经的前、后根所连的一段脊髓称为一个**脊髓节段**。脊髓可分为 31 个节段,即颈髓8节,胸髓 12 节,腰髓 5 节,骶髓 5 节和尾髓 1 节。

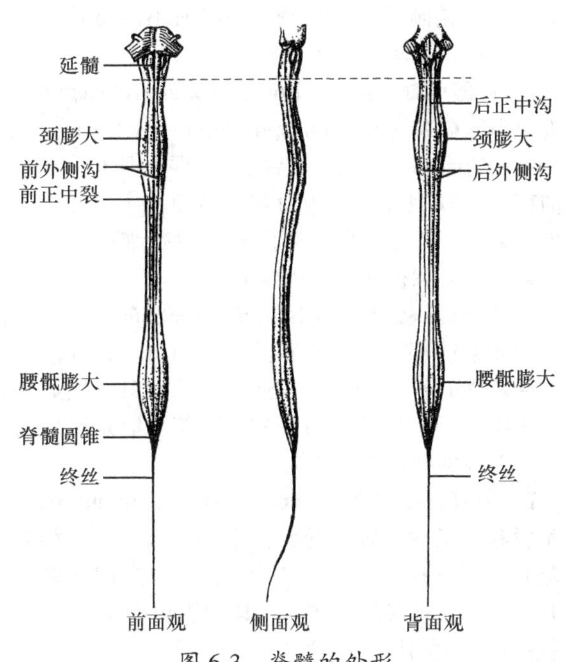

图 6-3 脊髓的外形

胚胎早期，脊髓几乎与脊柱等长，脊神经根基本呈直角与脊髓相连。从胚胎第 4 个月起，脊柱的生长较脊髓快，脊髓上端因连于脑而被固定，导致脊髓节段的位置逐渐高于相应椎骨。到出生时，脊髓下端已平齐第 3 腰椎高度。到成年人，男性脊髓下端即平对第 1 腰椎，女性平对第 2 腰椎高度。因此各脊髓节段与相应椎骨及椎间孔的距离由上向下逐渐增大。颈段脊髓所连的脊神经根基本上仍水平横行，胸髓的脊神经根倾斜向下穿出相应的椎间孔，而腰、骶、尾髓的脊神经根则在椎管内垂直下行较长的距离后才能达相应的椎间孔出椎管。这些下行的腰、骶和尾神经根围绕终丝，形成的束状结构称为**马尾**。马尾漂浮在脑脊液中，腰椎穿刺时不易伤及神经根丝。

成人脊髓与脊柱的长度不等，脊髓节段与椎骨的节段不完全对应，但有一定的规律性。了解脊髓节段与椎骨的对应关系，对脊髓病变位置和麻醉平面的判断具有重要意义。在成人，脊髓颈段上部（C_1 ~ C_4）与同序数椎骨等高；颈髓下部与胸髓上部（C_5 ~ T_4）较同序数椎骨高出一个椎体；胸髓中部（T_5 ~ T_8）则高出两个椎体；胸髓下部（T_9 ~ T_{12}）高出 3 个；而腰髓平对第 10~12 胸椎体；骶、尾髓平对第 1 腰椎体。

3. 脊髓的内部结构

脊髓主要由灰质和白质构成。在脊髓的横切面上，可见中央有一细小的中央管，周围是 H 形的灰质，灰质的外周是白质（图 6-4）。

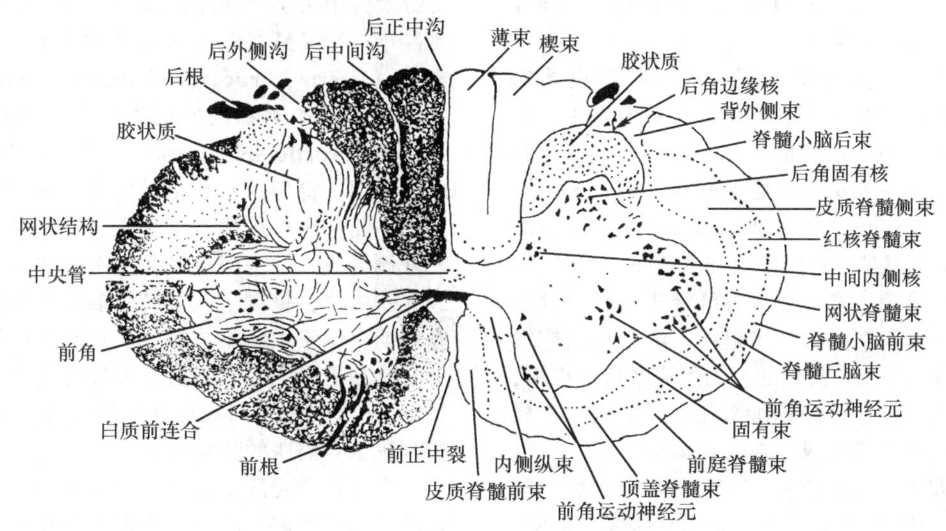

图 6-4 新生儿脊髓颈膨大部的水平面

1）*灰质* H 形灰质纵贯脊髓全长。每侧灰质的前部扩大称**前角**，后部狭细为**后角**，前、后角之间的区域为**中间带**，在胸髓和上腰段脊髓，中间带常向外伸出**侧角**。位于两侧灰质之间，中央管前、后的灰质称**灰质前连合**和**灰质后连合**。

后角可分为尖、颈和底 3 部分，聚集着与传导感觉有关的联络神经元，接受由后根传入的躯体和内脏感觉冲动。其中**胶状质**由密集的小型细胞组成，纵贯脊髓全长，接受后根传导痛温觉的细纤维的侧支，主要参与脊髓节段间联系，对分析、加工脊髓的感觉信息特别是痛觉信息起重要作用。**后角固有核**位于胶状质的腹侧，多为大、中型细胞构成，接受后根传入的痛、温觉和粗略触压觉纤维，其轴突主要经白质前连合至对侧白质内组成脊髓丘脑侧束和前束上行。**胸核（背核或 Clarke 核）**位于后角基底内侧部，由大型细胞构成，仅见于 C_8 ~ L_3 脊髓节段，接受后根内侧部纤维，其轴突进入同侧白质构成脊髓小脑后束并上行至小脑。

中间带内含大量的中间神经元，分为**中间内侧核**和**中间外侧核**。中间外侧核位于 T_1 ~ L_3 脊髓节段的侧角，是交感神经的低级中枢。在 $S_2 \sim S_4$ 脊髓节段，在中间带的外侧部，有**骶副交感核**，是副交感神经的低级中枢。

前角内是成群排列的躯体运动神经元，包括大型的 α 运动神经元和小型的 γ 运动神经元，二者的轴突参与组成脊神经前根，经脊神经分布于骨骼肌，前者至梭外肌纤维司骨骼肌随意运动，后者至梭内肌纤维以维持肌张力。前角躯体运动神经元可分为内、外两群。内侧群支配躯干肌；外侧群位于脊髓两个膨大部，支配四肢肌。

前角内还有一种小型的中间神经元，称**闰绍细胞**（**Renshaw cell**），它们接受 α 运动神经元轴突的侧支，其轴突反过来与同一或其他 α 运动神经元形成突触，可能通过释放甘氨酸，对 α 运动神经元起抑制作用，形成负反馈环路。

20 世纪 50 年代，Rexed 等根据脊髓神经细胞构筑的不同特点，从后向前将脊髓灰质分成 10 个板层结构，分别用罗马数字 Ⅰ ~ Ⅹ 命名。灰质细胞板层与传统的灰质核团有明确的对应关系。

2）白质　脊髓的白质借脊髓表面的纵沟可分为**前索**、**外侧索**和**后索**。在灰质前连合的前方为**白质前连合**，由左右相互交叉的纤维组成。脊髓的纤维束依据纤维联系和功能可分为**固有束**、**上行纤维（传导）束**和**下行纤维（传导）束** 3 类。

（1）固有束：紧贴在灰质的边缘，位于白质的 3 个索内，即前固有束、外侧固有束和后固有束。固有束主要由后角细胞的轴突构成，其行程不超过脊髓的范围。在本侧或对侧灰质边缘上升或下降一定距离后，又返回灰质而终止。固有束是联系脊髓不同节段的纤维束，其机能是实现脊髓节段和节段间的反射。

（2）上行传导束：脊神经后根纤维进入脊髓分为内、外侧两部。内侧部由粗纤维组成，沿后角内侧缘进入后索分成升、降支。其长的升支组成薄束和楔束，传导躯干四肢的本体感觉和精细触觉，降支进入灰质后角。外侧部由细纤维组成，在后角后外方进入，形成**背外侧束**（即 **Lissauer 束**），上升 1 ~ 2 个脊髓节段后，终于灰质，其功能是传导躯干四肢的痛觉、温觉、粗触压觉和内脏感觉信息。

A. **薄束**（**fasciculus gracilis**）和**楔束**（**fasciculus cuneatus**）：位于后索内，是后根内侧部纤维在同侧后索的直接延续。薄束成自于同侧第 5 胸脊髓节段以下的脊神经节细胞的中枢突，楔束成自于同侧第 4 胸脊髓节段以上的脊神经节细胞中枢突。此两束纤维在后索中上行，分别在延髓的薄束核和楔束核中继。薄、楔束分别传递下半身和上半身的肌、腱和关节的意识性本体感觉（深感觉）（运动觉、位置觉和震动觉）及皮肤的精细触觉（两点辨别觉、纹理感和实物感等）。后索病变，同侧躯干、四肢的本体感觉和精细触觉产生障碍，患者闭眼时不能确认各关节的位置；闭眼站立时身体摇晃倾斜，易跌倒；闭眼时不能感觉出检查者在他皮肤上所写文字等。

B. **脊髓小脑后束**（**posterior spinocerebellar tract**）和**脊髓小脑前束**（**anterior spinocerebellar tract**）：位于外侧索的边缘部。脊髓小脑后束起于同侧胸核，脊髓小脑前束起于双侧（主要为对侧）后角基底部和中间带的外侧部，二者分别经小脑下脚和小脑上脚入小脑，传导反射性（非意识性）本体感觉。

C. **脊髓丘脑侧束**（**lateral spinothalamic tract**）：位于外侧索前部，脊髓小脑前束的内侧。其纤维起于对侧后角固有核，经白质前连合交叉上升，组成脊髓丘脑侧束，止于丘脑腹后外侧核。其功能是传导对侧躯干、四肢的痛、温觉冲动。

D. **脊髓丘脑前束**（**anterior spinothalamic tract**）：位于脊髓前索内，脊髓丘脑侧束的前方，其纤维起于双侧后角固有核（主要为对侧），经白质前连合交叉上升，止于丘脑腹后外侧核。其功能是传导双侧躯干、四肢的粗触觉和压觉冲动。

（3）下行传导束：脊髓的下行传导束来自脑的不同部位。

A. **皮质脊髓束**（**corticospinal tract**）：是人类最大的下行束。起自大脑皮质的运动区（中央前回中、上部及旁中央小叶前部），在下降途中，大部分纤维经延髓锥体交叉到脊髓对侧的外侧索下行，称**皮质脊髓侧束**（**lateral corticospinal tract**）；小部分纤维不交叉，直接至本侧脊髓的前索下行，称**皮质脊髓前束**（**anterior corticospinal tract**）。皮质脊髓侧束位于外侧索的后部，脊髓小脑后束的内侧，纵贯脊髓全长。下降中不断分出纤维逐节终止于同侧脊髓前角运动神经元外侧群或经过中间神经元中继后再止于前角运动神经元外侧群，控制上、下肢骨骼肌的随意运动。皮质脊髓前束位于前索的内侧，一般只下降到胸髓。大部分纤维在下降中逐节经白质前连合交叉（小部分不交叉），止于对侧（同侧）脊髓前角运动神经元内侧群，控制躯干骨骼肌的随意运动。

由于皮质脊髓束和前角运动神经元共同组成随意运动的传导通路，因此当脊髓半侧受损伤时，因前角运动神经元损伤而产生该节段所支配肌肉的软瘫，肌肉萎缩；而皮质脊髓束损伤时，表现为同侧损伤平面以下部位的痉挛性瘫痪，肌张力升高，腱反射亢进，肌肉不萎缩，并出现病理反射等。

B. **红核脊髓束**（**rubrospinal tract**）：位于外侧索，皮质脊髓侧束的前方。起自中脑红核，交叉后下行止于脊髓后角前部和中间带，中继后止于前角运动神经元。其功能是调节屈肌的运动和张力。

C. **前庭脊髓束**（**vestibulospinal tract**）：位于前索内。起自脑干同侧的前庭神经外侧核。其功能是调节伸肌张力，维持身体平衡。

此外，脊髓的下行传导束还有**顶盖脊髓束**、**网状**

脊髓束、**内侧纵束**等。这些纤维束参与维持躯体运动的平衡协调、肌张力和某些躯体反射。

4. 脊髓的功能

(1) 传导功能：脊髓的白质是执行传导功能的主要结构，将机体周围部分与脑的各部联系起来。来自躯干四肢各种感受器的传入信息，经脊神经后根传入脊髓，然后经上行纤维束将感觉信息传至脑的高级部位；同时，脊髓又通过下行纤维束将大脑皮质或皮质下结构的运动冲动传至脊髓前角运动神经元、中间外侧核和骶副交感核，再经脊神经的运动纤维传至周围效应器，支配骨骼肌、心肌、平滑肌的运动和腺体的分泌。

(2) 反射功能：脊髓作为一个低级中枢，许多反射中枢位于脊髓灰质内，其反射弧不经过脑，故为脊髓的固有反射功能。通过固有束和脊神经的前、后根等完成诸多的反射活动，如腱反射、屈肌反射、牵张反射、排便和排尿反射等。正常情况下，脊髓的反射活动始终在脑的控制下进行。

(二) 脑

脑 (**brain, encephalon**) 位于颅腔内，在成人其质量约为1400g，可分为**端脑**、**间脑**、**中脑**、**脑桥**、**延髓**和**小脑** 6 部分。通常将中脑、脑桥和延髓合称为**脑干**。

1. 脑干

脑干 (**brain stem**) 是位于脊髓和间脑之间的较小部分。延髓在枕骨大孔处下接脊髓，中脑向上与间脑衔接，脑干背面与小脑相连。

1) 脑干的外形 (图 6-5，图 6-6)

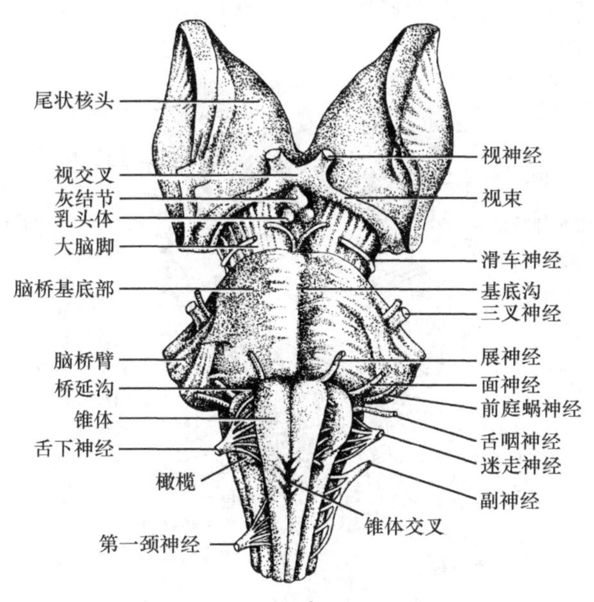

图 6-5 脑干的外形 (腹侧面)

(1) **延髓** (**medulla oblongata**)：呈倒置的锥体形，腹侧面上部以延髓脑桥沟与脑桥为界。在腹侧面

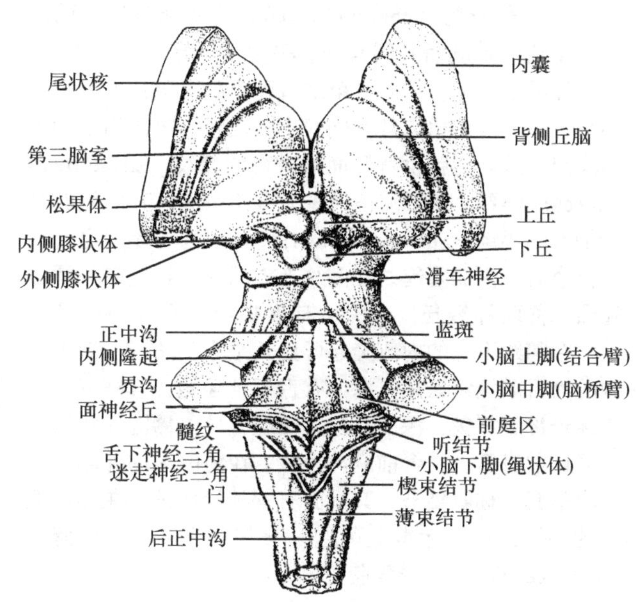

图 6-6 脑干的外形 (背侧面)

前正中裂的两侧，各有一对纵行隆起，称**锥体** (**pyramid**)，内有皮质脊髓束通过。在锥体的下端，大部分皮质脊髓束纤维越过中线左右交叉，形成发辫状的**锥体交叉**。锥体上部外侧的卵圆形隆起称**橄榄** (**olive**)，内含下橄榄核。锥体与橄榄之间有舌下神经根出脑。在橄榄的背侧，由上而下连有舌咽神经、迷走神经和副神经根。延髓的背侧面，下部形似脊髓，在后正中沟两侧，脊髓后索的薄、楔束向上分别扩展为膨隆的**薄束结节** (**gracile tubercle**) 和**楔束结节** (**cuneate tubercle**)，二者深面分别含有薄束核及楔束核，它们是薄束和楔束的终止核。楔束结节外上方为**小脑下脚** (**inferior cerebellar peduncle**)，连于小脑。上部因中央管向后开放成为第四脑室底 (菱形窝) 下半部。

(2) **脑桥** (**pons**)：腹侧面中部宽阔隆起，称**脑桥基底部** (**basilar part of pons**)，其正中线上的纵行浅沟称**基底沟** (**basilar sulcus**)，容纳基底动脉。基底部向两侧逐渐缩细的部分，称**小脑中脚**。基底部与小脑中脚交界处有三叉神经根相连。脑桥与延髓交界处 (延髓脑桥沟) 自中线向外依次有展神经、面神经和前庭蜗神经 (位听神经) 根穿出。背侧面形成菱形窝的上半部。

(3) **中脑** (**midbrain**)：腹侧面上界为间脑的视束，下界为脑桥上缘。两侧粗大的纵行柱状隆起为**大脑脚** (**cerebral peduncle**)，主要由来自大脑皮质的下行纤维束组成。两侧大脑脚之间的凹陷称**脚间窝** (**interpeduncular fossa**)，动眼神经由此穿出。背侧面有两对丘状隆起，合称**四叠体**，上方一对为**上丘** (**superior colliculus**) (与视觉反射有关)，下方一对为**下丘** (**inferior colliculus**) (与听觉反射有关)，二者的深面分别有上丘核和下丘核。下丘的下方有滑车神经出脑。

（4）**菱形窝**（**rhomboid fossa**）：由延髓背侧面的上部及脑桥背侧面共同构成，呈菱形，是第四脑室底。其下外界是薄束结节、楔束结节和小脑下脚；上外界是小脑上脚；外侧角与其背侧的小脑之间为第四脑室的外侧隐窝。延髓与脑桥背侧面借横行的**髓纹**（**striae medullares**）分界。菱形窝正中线上有**正中沟**，其两侧有与其平行的**界沟**（**sulcus limitans**）。正中沟与界沟之间的纵行隆起称**内侧隆起**。在髓纹上方的内侧隆起有一圆形隆凸，称**面神经丘**，其深面有展神经核和面神经膝纤维。在髓纹下方的内侧隆起可见两个小三角区，近正中沟的为**舌下神经三角**，深面有舌下神经核；其外下方者为**迷走神经三角**，深面有迷走神经背核。界沟外侧的三角区称**前庭区**，内含前庭神经核。在前庭区的外侧角有一小隆起，称**听结节**，其深面有蜗神经后核。在界沟上端的外侧，新鲜标本上可见一蓝灰色小区域，称**蓝斑**（**locus ceruleus**），内含蓝斑核。

（5）**第四脑室**（**fourth ventricle**）：位于延髓、脑桥和小脑之间。呈四棱锥形，底为菱形窝，两侧角为外侧隐窝。顶朝向小脑蚓，顶的前上部由上髓帆和小脑上脚组成，后下部由下髓帆和第四脑室脉络组织构成。部分第四脑室脉络组织形成的脉络丛，能够产生脑脊液。此室向上借中脑水管通第三脑室，向下续为延髓下部和脊髓的中央管；还可借单一的正中孔和成对的外侧孔通蛛网膜下隙。

2）*脑干的内部结构*　脑干的内部结构除和脊髓一样含有灰质和白质外，还有大量的网状结构。与脊髓相比，脑干具有下列结构特点：①灰质柱不再互相连续，而是分段聚合成各种脑干神经核团；②延髓上部和脑桥的中央管向背侧面开放，围绕在中央管周围的灰质核团由前后关系变成内外关系，白质则集中到腹外侧；③由脊髓上行的各种传导束，皮质发出的下行传导束及脑干与小脑之间联系的纤维，有的止于脑干，有的则在脑干内中继，所以又出现了许多新的神经核团及纤维束；④网状结构范围大，结构和功能复杂，出现了许多重要的神经核团及生命中枢。

（1）脑干的灰质：在脑干灰质内，形态和功能相同的神经元胞体聚集成神经核。一般可分为3类：第一类是**脑神经核**，与第3～12对脑神经发生联系；第二类是**中继核**，上、下行的传导束在此进行中继换元；第三类是**网状核**，位于脑干网状结构中。后两类合称**非脑神经核**。

脑神经核按其功能可分为7类（图6-7）：①一般躯体运动核，4对，自上而下依次为**动眼神经核**（**nucleus of oculomotor nerve**）、**滑车神经核**（**nucleus of trochlear nerve**）、**展神经核**（**abducens nucleus**）和**舌下神经核**（**hypoglossal nucleus**），相当于脊髓前角运动核。它们发出一般躯体运动纤维分别支配由肌节衍化的眼外肌和舌肌的随意运动。②特殊内脏运动核。4对，位于一般躯体运动核的腹外侧，在网状结构内。自上而下依次为**三叉神经运动核**（**motor nucleus of trigeminal nerve**）、**面神经核**（**nucleus of facial nerve**）、**疑核**（**nucleus ambiguus**）及**副神经核**（**accessory nucleus**）。它们发出特殊内脏运动纤维支配由鳃弓衍化而成的表情肌、咀嚼肌、咽喉肌及胸锁乳突肌和斜方肌。③一般内脏运动核，为4对副交感核，分别为**动眼神经副核**（**accessory nucleus of oculomotor nerve**）、**上泌涎核**（**superior salivatory nucleus**）、**下泌涎核**（**inferior salivatory nucleus**）和**迷走神经背核**（**dorsal nucleus of vagus nerve**），相当于脊髓的骶副交感核。它们发出一般内脏运动（副交感）纤维管理头、颈、胸、腹部的平滑肌和心肌收缩及腺体的分泌。④一般内脏感觉核，只有1对，即**孤束核**（**nucleus of solitary tract**）下部。接受来自内脏器官、心血管系统的一般内脏感觉纤维。⑤特殊内脏感觉核，即孤束核头端，接受来自味蕾的味觉传入纤维。⑥一般躯体感觉核，1对，即**三叉神经感觉核**（**sensory nucleus of trigeminal nerve**），位于内脏感觉核的腹外侧，纵贯脑干的全长。根据位置分为**三叉神经中脑核**、**三叉神经脑桥核**和**三叉神经脊束核**，相当于脊髓后角固有核。它们接受来自头面部皮肤和口、鼻腔黏膜的一般躯体感觉冲动。⑦特殊躯体感觉核，分别为位于前庭区深面的**前庭神经核**（**vestibular nuclei**）和**蜗腹侧核**（**ventral cochlear nucleus**）及听结节深面的**蜗背侧核**（**dorsal cochlear nucleus**）。接受来自内耳的平衡觉和听觉纤维。以上所述脑神经核在脑干各部的位置和功能见表6-1。

中继核主要包括位于延髓的**薄束核**、**楔束核**和**下橄榄核**，脑桥的**脑桥核**和**蓝斑核**，中脑的**红核**、**黑质**等，它们在传导通路中起中继作用或具有特定的功能。

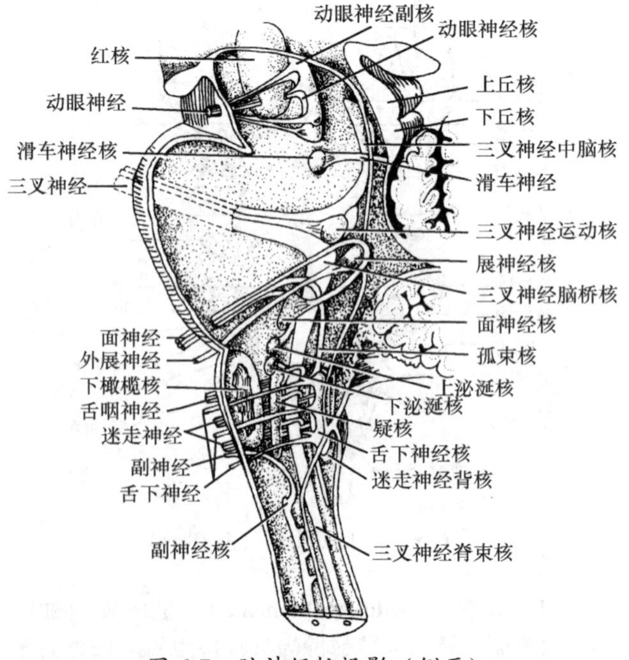

图6-7　脑神经核投影（侧面）

表 6-1 脑神经核在脑干各部的位置及功能简表

功能柱			一般躯体运动柱	特殊内脏运动柱	一般内脏运动柱		一般和特殊内脏感觉柱	一般躯体感觉柱	特殊躯体感觉柱
位置/平面			中线两侧	躯体运动柱腹外侧	躯体运动柱背外侧		一般内脏运动柱外侧	内脏感觉柱腹外侧	最外侧（前庭区深面）
脑神经核所在具体断面位置	中脑	上丘	动眼神经核（Ⅲ）		动眼神经副核（Ⅲ）	界沟		三叉神经中脑核（Ⅴ）	
		下丘	滑车神经核（Ⅳ）						
	脑桥	上部							
		中部		三叉神经运动核（Ⅴ）				三叉神经脑桥核（Ⅴ）	
		下部	展神经核（Ⅵ）	面神经核（Ⅶ）	上泌涎核（Ⅶ）		孤束核（此核上部为味觉核，下部为心—呼吸核）（Ⅶ、Ⅸ、Ⅹ）	三叉神经脊束核（Ⅴ、Ⅶ、Ⅸ、Ⅹ）	
	延髓	橄榄上部			下泌涎核（Ⅸ）				
		橄榄中部	舌下神经核（Ⅻ）	疑核（Ⅸ、Ⅹ、Ⅺ）	迷走神经背核（Ⅹ）				前庭神经核（Ⅷ）；蜗神经核（Ⅷ）
		内侧丘系交叉							
		锥体交叉		副神经核（Ⅺ）					
功能			1. 动眼神经核、滑车神经核、展神经核支配眼球外肌。 2. 舌下神经核支配舌内、外肌	1. 三叉神经运动核支配咀嚼肌。 2. 面神经核支配面肌。 3. 疑核支配咽喉肌。 4. 副神经核支配胸锁乳突肌和斜方肌	1. 动眼神经副核支配睫状肌和瞳孔括约肌。 2. 上泌涎核控制泪腺、舌下腺和下颌下腺的分泌。 3. 下泌涎核控制腮腺的分泌。 4. 迷走神经背核控制大部分胸、腹内脏和心血管活动		1. 味觉核接受来自味蕾的特殊内脏感觉冲动。 2. 心—呼吸核接受颈、胸、腹腔器官的一般内脏感觉冲动	1. 三叉神经中脑核接受咀嚼肌的本体感觉冲动。 2. 三叉神经脑桥核主要接受头、面部、牙、口、鼻腔的触、压觉冲动。 3. 三叉神经脊束核主要接受头、面部的痛、温觉冲动	1. 前庭神经核接受内耳球囊斑、椭圆囊斑和壶腹嵴的平衡觉冲动。 2. 蜗神经核接受内耳螺旋器的听觉冲动

（2）脑干的白质：主要由上行纤维束、下行纤维束和出入小脑的纤维束组成。其次还有脑干内各核团间及各核团与脑干外结构间的联系纤维。脑干内各纤维束的位置也较脊髓复杂。

A. 上行纤维束：①**内侧丘系（medial lemniscus）**传导对侧躯干、四肢深感觉和精细触觉。脊髓后索上行的薄束、楔束纤维终止于延髓薄束核、楔束核。中继后，薄束核和楔束核发出的二级感觉纤维，向前绕过延髓中央管的腹侧，左右交叉，形成**内侧丘系交叉**。交叉后的纤维即在中线两侧上行，形成**内侧丘系**，向上经脑桥和中脑，止于丘脑腹后外侧核。②**脊丘系（spinal lemniscus）**是脊髓的脊髓丘脑侧束和脊髓丘脑前束上升进入延髓后，逐渐合拢而成，走在延髓外侧部。向上经脑桥和中脑，止于丘脑腹后外侧核。主要传导对侧躯干、四肢的痛温觉、粗触觉和压觉。③**三叉丘系（trigeminal lemniscus）**由三叉神经脑桥核和三叉神经脊束核发出的二级感觉纤维，越过脑干中线，交叉到对侧上行而组成，向上经过脑干，终于丘脑腹后内侧核。主要传导对侧头、面部的痛觉、温觉和触压觉。④**外侧丘系（lateral lemniscus）**由蜗神经核发出的纤维，大部分在脑桥尾段的基底部与被盖部之间穿过纵行的内侧丘系纤维交叉至对侧，形成**斜方体**，然后折转上行而形成；小部分纤维不交叉而直接进入同侧的外侧丘系上行。该丘系经脑桥和中脑上行，终止于间脑的内侧膝状体，部分纤维终止于中脑下丘。功能为传导双侧的听觉冲动。

B. 下行纤维束：包括锥体系和锥体外系的一些纤维束。前者支配骨骼肌的随意运动，后者主要与运动的协调、肌张力的调节及姿势的维持和平衡有关。①**锥体束**（**pyramidal tract**）：由**皮质脊髓束**和**皮质核束**（**皮质脑干束**）组成。大脑皮质中央前回的大锥体细胞和其他类型的锥体细胞发出的纤维组成锥体束，经内囊下降，依次穿过中脑的大脑脚底、脑桥的基底部和延髓的锥体。皮质核束纤维在下降途中，分别终止于脑神经一般躯体运动核和特殊内脏运动核；皮质脊髓束纤维至延髓锥体下端，经锥体交叉分成皮质脊髓侧束和皮质脊髓前束入脊髓。②**锥体外系**（**extrapyramidal system**）：是锥体系以外的调节骨骼肌活动的所有下行传导束的总称。其中一部分来自大脑皮质广泛区域的纤维，终于桥核，脑桥核发出纤维横行交叉，经对侧小脑中脚入小脑的皮质，称**皮质脑桥小脑束**；另一部分起于脑干内相应核团，发出下行传导束入脊髓，终止于脊髓灰质前角运动神经元，如**红核脊髓束**、**顶盖脊髓束**、**前庭脊髓束**和**网状脊髓束**等。

C. 脑干与小脑联系：其纤维束构成了 3 对脚，即小脑下脚连于延髓，小脑中脚连于脑桥，小脑上脚连于中脑。

（3）脑干的网状结构：在脑干内，延髓中央管、第四脑室室底灰质及中脑中央灰质三者的腹外侧，除明显的核团和纤维束以外的广大区域，神经纤维纵横交织成网，其间散在大小不等的神经元，此种灰白质相间的区域称为**网状结构**。脑干网状结构的核团可分为**中缝核**、**内侧群**及**外侧群**。依化学性质而言，这些核团主要是 5-羟色胺、去甲肾上腺素和肾上腺素能神经元。内侧群包括延髓、脑桥内侧的巨细胞网状核和中脑网状核等；外侧群包括延髓、脑桥外侧的小细胞网状核等。

脑干网状结构有着广泛联系和复杂的功能：①与脊髓联系，内侧区的大细胞发出下行的网状脊髓束，止于脊髓前角的 α 运动神经元和 γ 运动神经元，对肌张力具有兴奋和抑制作用，其抑制区在延髓，兴奋（易化）区在脑桥和中脑。②与大脑联系，沿脑干上行的各种特异性感觉纤维束均发侧支进入脑干网状结构，经过多次中继，再由脑干内侧部的大细胞发出上行纤维，止于背侧丘脑的非特异性核团及底丘脑、下丘脑。如此，特异性感觉冲动逐渐转化为非特异性冲动，再投射到大脑皮质的广泛区域。这种非特异性的上行投射系统称为网状结构的**上行激活系统**。大脑皮质各区也发下行纤维进入脑干网状结构。③与小脑联系，网状结构经过小脑下脚、中脚与小脑有往返性联系。④脑干内部联系，脑干网状结构与脑干内各神经核之间有纤维联系。

2. 小脑

（1）小脑（cerebellum）的位置、外形和分叶：位于颅后窝，大脑的后下方，连于脑干的背侧面。小脑中间部狭窄，称**小脑蚓**（**vermis**），两侧部膨隆，称**小脑半球**（**cerebellar hemisphere**）。小脑蚓部上面高出于半球之上，下面凹陷于两半球之间。小脑半球上面平坦，下面膨隆。在两半球下面的前内侧，各有一突起，称**小脑扁桃体**（**tonsil of cerebellum**）。小脑扁桃体紧邻延髓背侧面和枕骨大孔的两侧。当颅内压增高时，小脑扁桃体有可能受挤而嵌入枕骨大孔，造成枕骨大孔疝（或小脑扁桃体疝），压迫延髓，危及生命（图 6-8）。

小脑表面有许多相互平行的浅沟，将其分为许多狭窄的**小脑叶片**（**cerebellar folia**）。小脑借表面较深的原裂和后外侧裂被分为前叶、后叶和绒球小结叶 3 部分。原裂以前的小脑半球和小脑蚓为**前叶**（**anterior lobe**）。以后的其余部分为**后叶**（**posterior lobe**），占据后外侧裂的绒球、绒球脚和小结为**绒球小结叶**（**flocculonodular lobe**）。前叶和后叶构成了小脑的主体，又合称**小脑体**（**corpus of cerebellum**）。

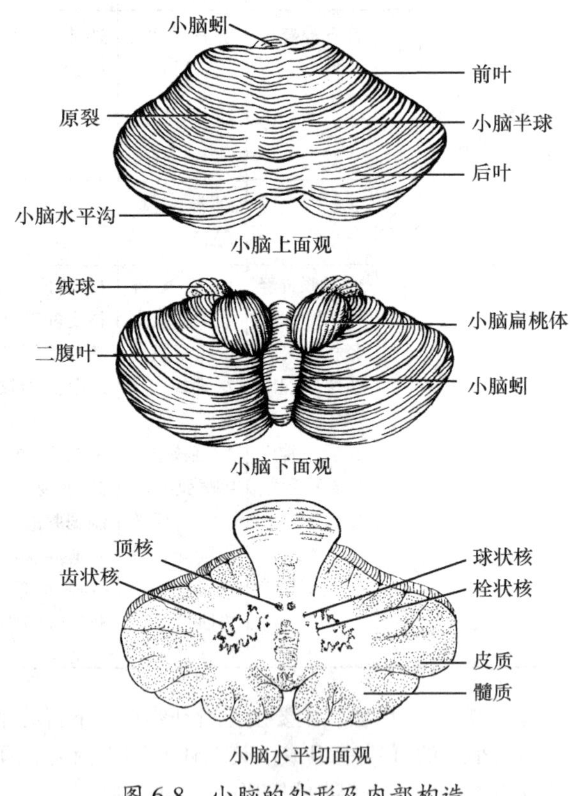

图 6-8 小脑的外形及内部构造

（2）小脑的内部结构：小脑表面的灰质称小脑皮质，深部的白质称髓质，位于髓质内的灰质团块称小脑核，共 4 对，由内侧向外侧依次为**顶核**（**fastigial nucleus**）、**球状核**（**globose nucleus**）、**栓状核**（**emboliform nucleus**）和**齿状核**（**dentate nucleus**），其中球状核和栓状核合称**中间核**。小脑皮质的神经元构成3 层结构，由浅至深依次为分子层、梨状细胞层和颗粒层。

（3）小脑的功能分部、纤维联系和功能：①**前庭小脑**，即绒球小结叶，主要接受来自同侧前庭神经核和前庭神经的传入纤维，经小脑下脚进入小脑。其传出纤维主要经小脑下脚回到同侧前庭神经核，通过前庭脊髓束和内侧纵束影响支配躯干肌的运动神经元。经此途径，前庭小脑可调整由于各种前庭刺激引起的肌紧张变化，维持身体平衡。在种系发生上，前庭小脑是最古老的结构，也称**古小脑**。②**脊髓小脑**，由前叶、后叶的蚓垂和蚓锥体、顶核和中间核及其有关的纤维共同构成。在种系发生上出现较晚，又称**旧小脑**。主要接受脊髓小脑前、后束经小脑上、下脚传入的本体感觉冲动。其传出纤维主要投射至顶核和中间核，中继后发出纤维到前庭神经核、脑干网状结构和红核，再经前庭脊髓束、网状脊髓束及红核脊髓束来影响脊髓前角运动神经元，以调节肌张力。③**大脑小脑**，由蚓垂和蚓锥体以外的后叶、齿状核和有关的纤维共同构成。种系发生上出现最晚，也称**新小脑**。主要接受皮质脑桥束在脑桥核中继后经小脑中脚传入的纤维。发出纤维在齿状核中继后经小脑上脚进入对侧的红核和对侧背侧丘脑腹前核及腹外侧核（又称腹中间核），后者再发出纤维投射到大脑皮质躯体运动区，最后经皮质脊髓束下行至脊髓，以调控骨骼肌的随意、精细运动（协调运动）。

3. 间脑

间脑（diencephalon）位于中脑与大脑两半球之间。两侧和背侧被大脑半球所覆盖，仅有前下部及后部的一小部分游离。其体积虽不及中枢神经系统的2%，但结构和功能相当复杂，是仅次于端脑的中枢高级部位。间脑可分为背侧丘脑、上丘脑、下丘脑、后丘脑和底丘脑5部分。间脑的内腔为第三脑室（图6-6）。

1）背侧丘脑（dorsal thalamus）　又名丘脑。为左右对称的两个卵圆形灰质团块，其前端的突出部分称**丘脑前结节**，后端膨大为**丘枕**；背侧面及内侧面游离，内侧面参与构成第三脑室侧壁，其上的浅沟称**下丘脑沟**，是背侧丘脑与下丘脑的分界线。左、右侧背侧丘脑借**丘脑间黏合**相互连接；外侧面接大脑半球白质部的内囊；背侧面为侧脑室的底壁；背外与尾状核相邻；底部接底丘脑和中脑。

背侧丘脑实质被Y形的白质内髓板分为三大核群（图6-9）：①**前核群**，位于内髓板分叉处的前方，是边缘系统的重要中继核之一，与内脏活动有关。②**内侧核群**，居内髓板内侧，此核联系广泛，可能是躯体感觉和内脏感觉的整合中枢。③**外侧核群**，位于内髓板外侧，可分为背侧部和腹侧部。腹侧部又可分为**腹前核**、**腹外侧核**和**腹后核**。腹后核再分为**腹后内侧核**（**ventral posteromedial nucleus**）和**腹后外侧核**（**ventral posterolateral nucleus**），二者为躯体感觉的皮质下中枢。腹后外侧核接受内侧丘系和脊丘系的纤维，发出的纤维组成丘脑皮质束，终止于大脑皮质中央前、后回的中、上部和旁中央小叶后部，传导躯干、四肢的感觉；腹后内侧核接受三叉丘系的纤维，发出纤维参与组成丘脑皮质束，终止于中央后回下部，传导头面部感觉。

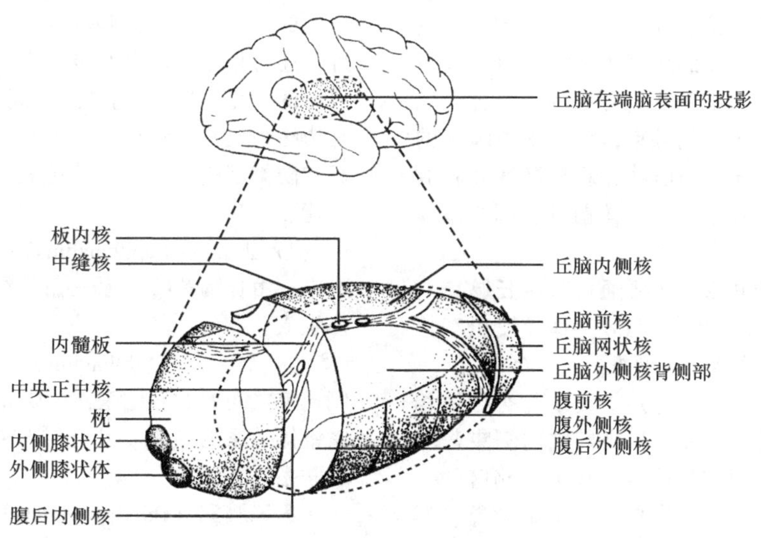

图6-9　背侧丘脑的内部结构

2）后丘脑（metathalamus）　位于丘枕的外下方，包括**内侧膝状体**（**medial geniculate body**）和**外侧膝状体**（**lateral geniculate body**）。内侧膝状体内的内侧膝状体核，接受外侧丘系的纤维，其传出纤维组成听辐射，投射到大脑颞叶皮质的听觉区。外侧膝状体内的外侧膝状体核，接受视束的纤维，其传出纤维组成视辐射，投射到大脑枕叶皮质的视觉区。

3）下丘脑（hypothalamus）　位于下丘脑沟的前下方，构成第三脑室前下部的前下壁及侧壁。下丘脑包括的结构由前向后依次有视交叉及视束、灰结节及漏斗、脑垂体和乳头体等。视交叉位于下丘脑最前部，前接视神经，后续视束（终于外侧膝状体）。灰结节位于视交叉的后方，呈圆形隆起。其下方接狭细的漏斗，漏斗的下方接脑垂体。乳头体是灰结节后方的一对圆形隆起。

下丘脑自前至后分为**视前区**、**视上区**、**结节区**和**乳头体区**。从内向外可分为**室周带**、**内侧带**和**外侧带**。视前区位于视交叉前缘与前连合之间，核团有**视前核**。视上区位于视交叉上方，核团有**视上核**（**supraoptic nucleus**）、**室旁核**（**paraventricular nucleus**）和**下丘脑前核**。结节区位于灰结节的上方，核团有**漏斗核**（**infundibular nucleus**）、**腹内侧核**和**背内侧核**。乳头体区包括乳头体及其背侧灰质，核团有**乳头体核**和**下丘脑后核**（图 6-10）。

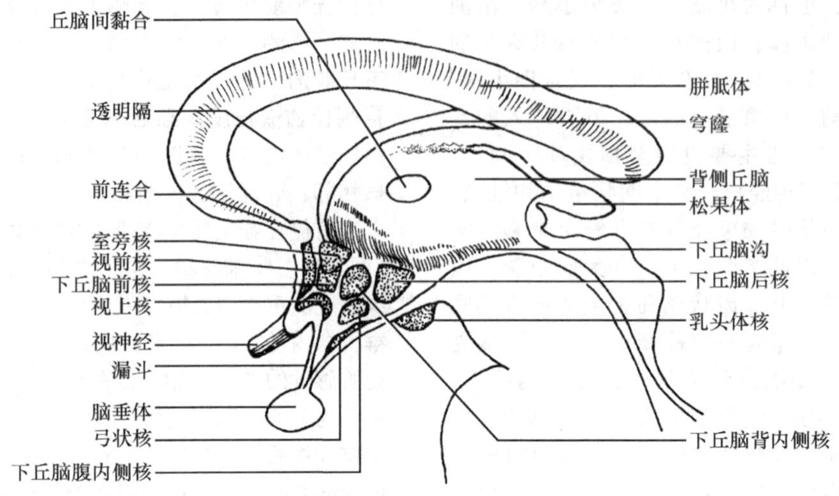

图 6-10　下丘脑的核团

下丘脑的纤维联系复杂，主要包括以下 4 个方面。

（1）与垂体的联系：由下丘脑神经元产生的激素，沿轴突送至垂体后叶（神经垂体）或送至正中隆起，后者再通过其**垂体门静脉**（**hypophysial portal veins**）送至垂体前叶（腺垂体）。分别起自室旁核和视上核的**室旁垂体束**和**视上垂体束**，输送加压素和催产素到神经垂体，再通过神经垂体的血管扩散到全身。起自漏斗核（弓状核）和下丘脑基底内侧部的一些神经细胞的结节垂体束，又称**结节漏斗束**，终于正中隆起的毛细血管丛，将神经内分泌物质（如释放激素和释放抑制激素）经垂体门静脉运送至垂体前叶，调控垂体前叶的内分泌功能。

（2）与背侧丘脑的联系：主要通过**乳头丘脑束**与丘脑前核相联系，其纤维由下丘脑乳头体核发出至丘脑前核，是丘脑前核的主要传入纤维。

（3）与边缘系统的联系：包括借**终纹**与杏仁体相联系；借**穹窿**与海马结构相联系；借**前脑内侧束**与隔区相联系。其中前脑内侧束是通过下丘脑外侧区的一大束松散的纤维，连接隔区、下丘脑和中脑被盖，不仅是下丘脑重要的传入和传出纤维通路，也是端脑重要的出入门户。

（4）与脑干和脊髓的联系：主要是与自主神经核群相联系，通过前脑内侧束接受来自脑干的纤维；经背侧纵束向下投射到脑干和脊髓自主神经节前神经元。背侧纵束是位于中脑水管的腹外侧的一束上、下行纤维，联系着下丘脑和脑干及脊髓的许多细胞核群，如动眼神经副核、上丘、疑核、上泌涎核、下泌涎核、孤束核、脊髓胸段灰质的中间外侧核等。

下丘脑的功能：①下丘脑是神经内分泌中心，通过与垂体的密切联系，将神经调节和体液调节融为一体，调节机体的内分泌活动。②下丘脑也是皮质下自主神经活动高级中枢，涉及的功能极为广泛，对机体的体温、摄食、生殖、水盐平衡和内分泌活动等进行广泛的调节。③下丘脑除通过神经通路接受有关信息外，还可直接通过血液接受有关信息（如体温、血液成分的变化等），能有效地实现其调节功能。④下丘脑与边缘系统有密切联系，参与情绪行为的调节，如发怒和防御反应等。⑤下丘脑具有调节人类昼夜节律的功能。

4）上丘脑（epithalamus）　位于第三脑室的背上方，由丘脑髓纹、缰三角、缰连合、后连合和松果体组成。

5）底丘脑（subthalamus）　位于中脑被盖与背侧丘脑之间的过渡地区，主要有一扁圆形的**底丘脑核**，属锥体外系的结构。其纤维与苍白球、黑质、红核等有联系。

第三脑室（**third ventricle**）是位于左、右背侧丘脑与下丘脑之间的矢状位狭窄裂隙。前界为终板；底由下丘脑的视交叉、乳头体和灰结节形成；顶为第三脑室脉络组织和脉络丛。第三脑室借两侧的室间孔与大脑半球内的侧脑室相通；向后借中脑水管通第四脑室（图 6-6，图 6-13）。

4. 大脑

大脑（cerebrum）又名**端脑**（**telencephalon**），是脑的顶端部，由左、右大脑半球和半球连合及内腔构成。两半球之间的深裂称**大脑纵裂**（**cerebral longitu-**

dinal fissure)，纵裂底部是连接两侧半球的白质纤维板，称**胼胝体**（corpus callosum）。大脑与小脑之间的水平深裂称**大脑横裂**。

1）大脑半球的外形和分叶 大脑半球表面凸凹不平，布满深浅不等的沟裂及其之间的隆起部分，称脑回。每侧半球有3极：颞极、额极和枕极。3面：背外侧面、内侧面和下面。3条恒定的沟：**外侧沟**（**lateral sulcus**）、**中央沟**（**central sulcus**）和**顶枕沟**（**parietooccipital sulcus**）。借此3沟将半球分成5叶：**额叶**（**frontal lobe**）（中央沟以前、外侧沟以上）、**顶叶**（**parietal lobe**）（外侧沟以上、中央沟与顶枕沟之间）、**颞叶**（**temporal lobe**）（外侧沟以下）、**枕叶**（**occipital lobe**）（顶枕沟以后）和**岛叶**（**insula**）（深藏在外侧沟内）。每叶内的主要沟回见图6-11和图6-12。

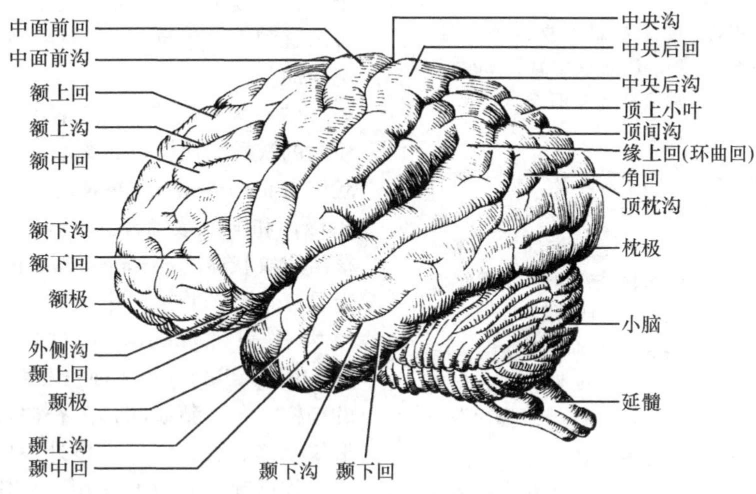

图6-11 大脑半球的背外侧面

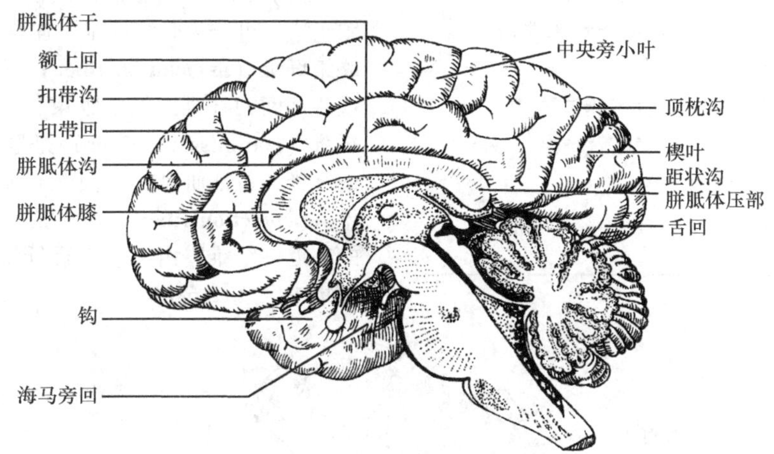

图6-12 大脑半球的内侧面

2）大脑的内部结构 大脑半球表层的灰质称**大脑皮质**，深面的白质称**髓质**，白质中的灰质团块为**基底神经核**，半球内的室腔为**侧脑室**。

（1）大脑皮质的构造、分区和功能定位：大脑皮质由130亿~200亿个神经元相互联系而成，神经胶质细胞充填其间。人类大脑皮质高度进化，约1/3露于脑表面，2/3陷于脑沟内。根据进化，大脑皮质可分为形成海马和齿状回的**古皮质**，形成嗅脑的**旧皮质**和其余部分的**新皮质**。依据神经细胞构筑学的研究，一般认为，古、旧皮质由3层结构组成。新皮质由6层结构组成，但各区略有差异，少则5层，多则7~8层。在人类，由于新皮质的高度发育，约占全部皮质的96%。Brodmann（1909）根据皮质不同部位的细胞大小、形状、密度和排列方式，将大脑皮质划分为52个区。例如，运动区为Brodmann 4、Brodmann 6区，感觉区为Brodmann 3、Brodmann 1、Brodmann 2区等。这对脑的形态和功能研究，均有重要的实际意义。

脑皮质是脑的最重要部分，是高级神经活动的物质基础。机体各种功能活动的最高中枢在大脑皮质上具有定位关系，但这些中枢只是执行某种功能的核心部分，因此大脑皮质功能定位概念是相对的。除了一些具有特定功能的中枢外，还存在着广泛的脑区，它们不局限于某种功能，而是对各种信息进行加工和整合，完成高级的神经精神活动，称为**联络区**，联络区在高等动物显著增加。主要的大脑皮质功能中枢定位见表 6-2。

表 6-2 主要的大脑皮质功能中枢定位

中枢名称	部位	功能
1. 第Ⅰ躯体运动区	中央前回与中央旁小叶的前部	支配对侧半身体骨骼肌的随意运动（左右交叉，上下倒置）
2. 第Ⅰ躯体感觉区	中央后回和中央旁小叶的后部	接受对侧半身体痛、温、触、压觉及位置觉和运动觉信息（左右交叉，上下倒置）
3. 视觉区	枕叶内侧面距状沟两侧的皮质	一侧视觉区接受同侧视网膜颞侧半和对侧视网膜鼻侧半的视觉信息（一侧视觉区损伤，可导致两眼对侧同向视野偏盲）
4. 听觉区	颞横回	接受两耳的听觉冲动（一侧听觉区受损，可引起双耳听力下降，但不致全聋）
5. 内脏中枢	边缘叶	接受内脏传入冲动，调节血压，管理呼吸、胃肠运动，且与情绪、记忆、性行为等活动有关系
6. 运动性语言中枢	额下回后部	受损导致运动性失语症
7. 书写中枢	额中回后部	受损导致失写症
8. 视觉性语言中枢	角回	受损导致失读症
9. 听觉性语言中枢	颞上回后部	受损导致感觉性失听症

边缘系统（**limbic system**）包括边缘叶、边缘叶附近的皮质和有关的皮质下结构。边缘叶是隔区、扣带回、海马旁回和钩连成的半环形脑回，位于间脑和大脑新皮质交界处。边缘叶附近的皮质包括额叶的眶部、岛叶、颞极、海马和齿状回等。皮质下结构包括隔核、杏仁核、下丘脑、上丘脑、丘脑前核、丘脑背侧核及中脑被盖区等。该系统的功能主要有：①保存个体，延续种族，具有寻食、防御和生殖行为；②调节内脏和情绪活动；③储存、转换信息，参与学习记忆活动。

（2）大脑**基底核**（**basal nuclei**）：是大脑底部白质内的灰质团块，包括**尾状核**（**caudate nucleus**）、**豆状核**（**lentiform nucleus**）、**杏仁核**（**amygdaloid nucleus**）和**屏状核**（**claustrum**）。其中，尾状核和豆状核组成**纹状体**（**corpus striatum**）。豆状核在水平切面上呈三角形，并被两个白质板分隔成 3 部分，外侧部最大称**壳**（**putamen**），内侧两部分合称**苍白球**（**globus pallidus**），在种系发生上，尾状核和壳是较新的结构，合称**新纹状体**。苍白球为较古老的结构，称**旧纹状体**。纹状体是锥体外系的重要组成部分，在调节躯体运动中起重要作用，近年来发现苍白球作为基底前脑的一部分参与机体的学习记忆功能。

（3）白质：大脑的白质由大量纵横交叉的有髓纤维组成，可分为联络纤维、连合纤维和投射纤维 3 类。**联络纤维**（**association fiber**）是连接同侧半球各叶间或各回间的纤维，如上纵束、下纵束和钩束等。**连合纤维**（**commissural fiber**）是联系左、右两半球之间的纤维，包括胼胝体、前连合及穹窿连合等。**投射纤维**（**projection fiber**）是大脑皮质与皮质下中枢之间的往返性纤维，由上、下行纤维组成。内囊是投射纤维集中区（图 6-13）。

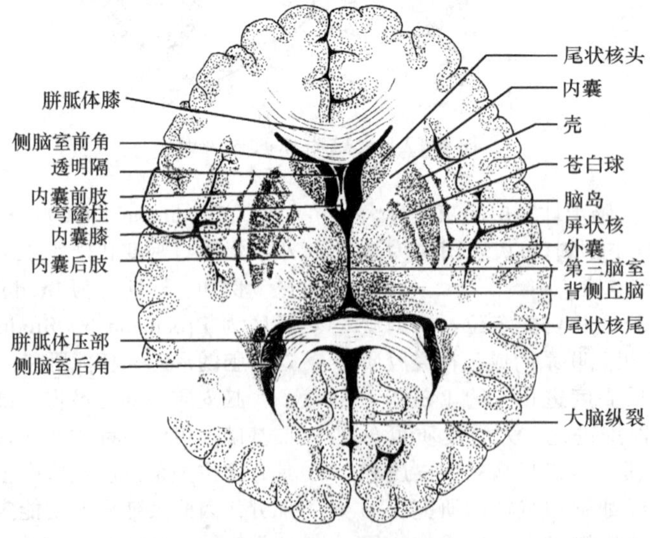

图 6-13 大脑水平切面

内囊（internal capsule）是位于丘脑、尾状核与豆状核之间的白质板。在水平切面上，内囊呈向外侧开放的“><”字形。可分为前肢、膝部和后肢3部分。前肢位于尾状核头与豆状核之间，内含由大脑额叶至脑桥核的额桥束和丘脑背内核投射至额叶的丘脑前辐射；膝部介于前、后肢之间，有皮质脑干束通过；后肢位于丘脑与豆状核之间，由前向后，大致依次通过皮质脊髓束、丘脑皮质束（丘脑中央辐射）、枕颞桥束、听辐射和视辐射等。由于内囊膝和后肢，集中通过重要的运动和感觉传导束，若一侧内囊脑血管出血、栓塞或痉挛等，则引起对侧肢体的运动、感觉障碍和两眼对侧视野偏盲症，即所谓“三偏”症。

侧脑室（lateral ventricle）位于大脑半球内，是左、右对称的腔隙，内含脑脊液。其形状与大脑外形一致，室腔深入到额、顶、枕、颞叶内。分为前角、中央部、后角和下角4部分。前角位于额叶内；中央部位于顶叶内，上为胼胝体干，下为背侧丘脑背侧面；后角伸入枕叶内；下角最长伸到颞叶，其底面有海马和海马伞（图6-13）。

（三）周围神经

1. 脊神经

脊神经（spinal nerves）共31对，包括颈神经8对、胸神经12对、腰神经5对、骶神经5对和尾神经1对。每对脊神经由与脊髓相连的前根和后根在椎间孔处合并而成。前根属于运动性，由脊髓前角运动神经元及脊髓T_1～L_3侧角中间外侧核和S_2～S_4的骶副交感核神经元的轴突组成；后根属于感觉性，由脊神经节内的假单极神经元的中枢突组成。在椎间孔附近，后根有一椭圆形的膨大，称**脊神经节**，其内假单极神经元的中枢突组成后根进入脊髓，周围突参与组成脊神经。由前根和后根合成的脊神经是混合性神经，含4种不同性质的纤维：①躯体传入纤维（感觉性），将躯干、四肢的浅感觉（痛、温觉）冲动和肌肉、肌腱、关节的深感觉冲动传入中枢；②内脏传入纤维（感觉性），将内脏、心血管和腺体的感觉冲动传入中枢；③躯体传出纤维（运动性），将中枢发出的冲动传给躯干、四肢骨骼肌，使之收缩；④内脏传出纤维（运动性），将中枢发放的冲动传给内脏、心血管、腺体和立毛肌，调节其功能（图6-14）。

脊神经出椎间孔后，立即分为4支，即前支、后支、脊膜支和交通支。其中，前支粗大，分布于躯干前外侧部和四肢的肌肉和皮肤。在人类，胸神经前支保留着明显的阶段性走行和分布，其余各部的前支则分别交织成丛，即颈丛、臂丛、腰丛和骶丛，由丛再发出分支分布于相应的区域。后支细小，向后分布于项、背、腰和臀部皮肤及相应深部肌肉。脊膜支细小，经椎间孔返回椎管内，分布于脊膜等。交通支连于脊神经与交感干之间。

（1）**颈丛（cervical plexus）**：由第1～4颈神经的前支组成。位于胸锁乳突肌上部的深面。是一个较小的丛，由丛发出浅支和深支。浅支位置浅表，粗大，自胸锁乳突肌后缘中点处浅出，扇形向各方散开。主要浅支有**枕小神经**、**耳大神经**、**颈横神经**和**锁骨上神经**，分布于枕部、耳廓、颈前外侧部、肩部和胸前壁上部的皮肤。深支主要有**膈神经**等，支配颈深部肌、肩胛提肌、舌骨下肌群和膈。

膈神经（phrenic nerve）由第3～5颈神经的前支组成。含有大量运动纤维及少量感觉纤维。膈神经在前斜角肌前面下行至胸廓上口，经锁骨下动、静脉之间入胸腔，过肺根的前方，在纵隔胸膜与心包之间下降至膈。膈神经除运动纤维支配膈肌运动外，感觉纤维分布于胸膜、心包和部分腹膜。一般认为右膈神经的感觉纤维可分布于肝、胆囊和胆道系统。

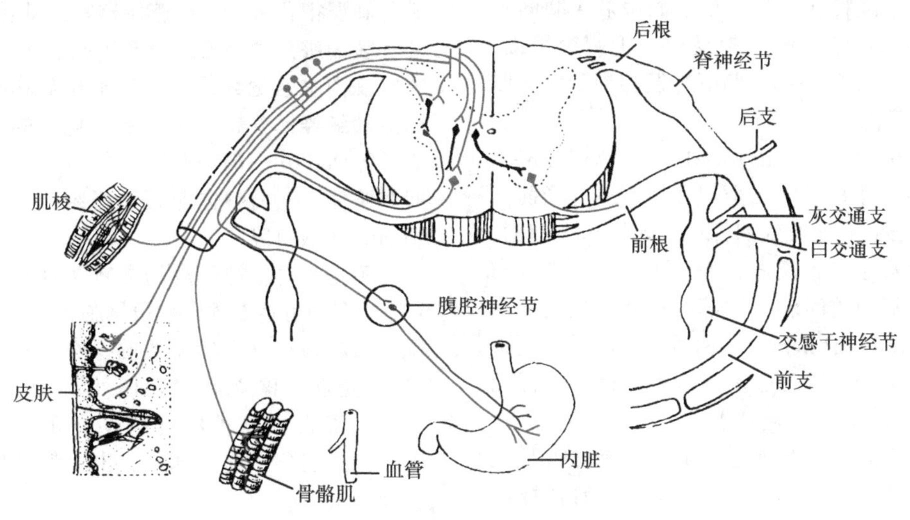

图6-14 脊神经组成及其分支

（2）**臂丛**（**brachial plexus**）：由第5~8颈神经前支和第1胸神经前支的大部分组成，经锁骨后方交织成丛进入腋窝，形成3束纤维，分别从内、外、后3面包围腋动脉。主要分支有：①**腋神经**（**axillary nerve**），于肩胛下肌前面发自后束，伴随旋肱后动脉穿四边孔，绕肱骨外科颈至三角肌深面，支配三角肌、小圆肌及肩部和臂外侧区上部的皮肤；②**肌皮神经**（**musculocutaneous nerve**），发自外侧束，向外下经肱二头肌与肱肌之间下行，支配上臂肌前群及前臂外侧部的皮肤；③**正中神经**（**median nerve**），由分别起自内、外侧束的内、外侧根合成。主干行于肱二头肌内侧沟，伴肱动脉下降至肘窝，再向下经前臂正中部，最后经腕管入手掌。支配前臂大部分屈肌、手肌（尺侧半除外）及前臂、手掌桡侧半的皮肤；④**桡神经**（**radial nerve**），起于后束，在腋腔位于腋动脉后方，与肱深动脉一同行向臂后部，贴肱骨桡神经沟行向外下方，于肱骨外上髁的前上方分为浅支和深支，支配上臂（肱三头肌）和前臂的全部伸肌及皮肤等；⑤**尺神经**（**ulnar nerve**），起始内侧束后，沿肱动脉内侧下行，穿内侧肌间隔至臂后部，下行到肱骨内上髁后面的尺神经沟，再向下穿尺侧腕屈肌至前臂掌侧与尺动脉伴行至腕部，在豌豆骨的外侧，经屈肌支持带的浅层和掌腱膜的深面入手掌，支配前臂屈肌、手肌（桡侧半除外）及前臂、手掌尺侧半的皮肤。

（3）胸神经前支：共12对，第1~11对各自走行于相应的肋间隙，称为**肋间神经**（**intercostal nerves**）；第12对走行于第12肋的下方，称为**肋下神经**（**subcostal nerve**）。各肋间神经支配相应肋间肌及胸壁皮肤外，下6对还支配腹壁肌和腹壁皮肤。胸神经皮支在胸、腹壁皮肤上的分布有明显阶段性，呈环带状分布：第2肋间神经分布区相当于胸骨角平面；第4肋间神经相当于乳头平面；第6肋间神经相当于剑突平面；第10肋间神经相当于脐平面；肋下神经相当于脐与耻骨联合连线中点平面。

（4）**腰丛**（**lumbar plexus**）：由第12胸神经前支的一部分、第1~3腰神经前支全部和第4腰神经前支的一部分组成。腰丛位于腰大肌深面，腰椎横突前面，除发出肌支支配髂腰肌和腰方肌外，还发出分支分布于腹股沟区及大腿的前面和外侧部的皮肤。主要分支有：①**股神经**（**femoral nerve**），由腰丛发出后，在腰大肌与髂肌之间下行，经腹股沟韧带中点稍外侧深面于股动脉的外侧入股三角，在股前部分为肌支和皮支，其最长的皮支为**隐神经**。股神经支配大腿前群肌及大腿前面、小腿内侧和足内侧缘的皮肤。②**闭孔神经**（**obturator nerve**），由腰丛发出后，于腰大肌内缘走出，沿盆侧壁行至闭孔，穿闭膜管进入股内侧群肌。支配大腿内收肌群及大腿内侧面皮肤。

（5）**骶丛**（**sacral plexus**）：由腰骶干（第4腰神经前支的一部分与第5腰神经前支合成）、全部骶神经及尾神经前支组成，为全身最大的神经丛。在盆腔内，位于梨状肌的前面，髂内动脉的后方，为盆筋膜所覆盖。骶丛略呈三角形，尖端朝向坐骨大孔。主要分支有：①**阴部神经**（**pudendal nerve**），经梨状肌下孔出盆，绕坐骨棘后面，经坐骨小孔进入坐骨肛门窝。分支分布于肛门外括约肌、会阴部肌肉及皮肤。②**坐骨神经**（**sciatic nerve**），是全身最粗最长的神经。在臀大肌的深面，自梨状肌下孔出骨盆后，经股骨大转子和坐骨结节之间降至大腿后面，在股二头肌与半腱肌、半膜肌之间下行至腘窝。在股后部发出肌支支配股后群肌肉。一般在腘窝上角附近分为**胫神经**（**tibial nerve**）和**腓总神经**（**common peroneal nerve**）两终支。胫神经支配小腿后群肌、足底肌及小腿后部和足底的皮肤；腓总神经支配小腿前群肌、外侧群肌及小腿外侧面和足背的皮肤。

2. 脑神经

脑神经（cranial nerves）是与脑相连的周围神经，共12对，按连脑的前后顺序通常用罗马数字表示：Ⅰ嗅神经、Ⅱ视神经、Ⅲ动眼神经、Ⅳ滑车神经、Ⅴ三叉神经、Ⅵ展神经、Ⅶ面神经、Ⅷ前庭蜗神经、Ⅸ舌咽神经、Ⅹ迷走神经、Ⅺ副神经、Ⅻ舌下神经（图6-15）。

在生物进化过程中，随着头部出现高度分化的视、听、嗅、味觉感受器，以及由鳃弓演化而成的面部和咽喉部骨骼肌，与脊神经相比，脑神经的纤维成分变得更加复杂——含有7种不同性质的纤维：①**一般躯体感觉纤维**，分布于皮肤、骨骼肌、肌腱、眶内及口腔、鼻腔的大部分黏膜；②**特殊躯体感觉纤维**，分布于外胚层衍化来的特殊感觉器官，即视器和前庭蜗器；③**一般内脏感觉纤维**，分布于头、颈、胸、腹的脏器；④**特殊内脏感觉纤维**，分布于味蕾和嗅器；⑤**一般躯体运动纤维**，分布于中胚层衍化来的眼球外肌、舌肌等骨骼肌；⑥**一般内脏运动纤维**，分布于平滑肌、心肌和腺体；⑦**特殊内脏运动纤维**，分布于咀嚼肌、表情肌和咽喉肌等。

不是每对脑神经内均含有7种脑神经纤维，少则1种，多则可达5种。可根据脑神经所含纤维性质的不同，将脑神经分为**感觉性脑神经**（第Ⅰ、Ⅱ、Ⅷ脑神经）、**运动性脑神经**（第Ⅲ、Ⅳ、Ⅵ、Ⅺ、Ⅹ、Ⅱ脑神经）和**混合性脑神经**（第Ⅴ、Ⅶ、Ⅸ、Ⅹ脑神经）。脑神经的名称、连脑部位、出入颅部位及分布和功能见表6-3。

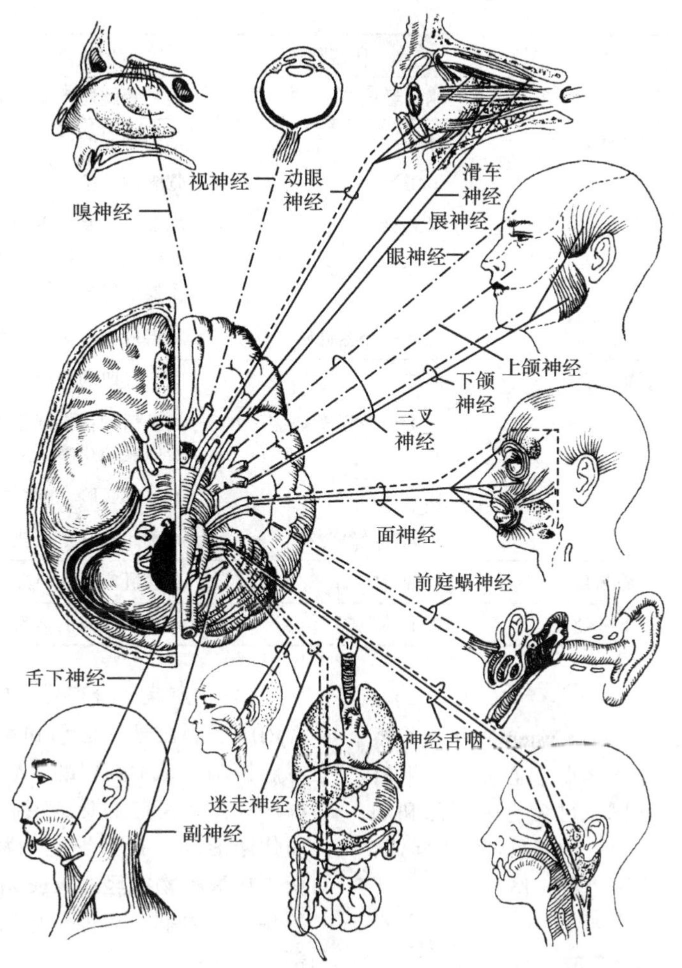

图 6-15 脑神经概观

表 6-3 脑神经的名称、连脑部位、出入颅部位及分布和功能

顺序名称	连脑部位	出入颅部位	所连核团	分布和功能
Ⅰ嗅神经	端脑	筛孔	嗅球	鼻腔上部黏膜（嗅黏膜），司嗅觉
Ⅱ视神经	间脑	视神经管	外侧膝状体核	眼球视网膜，司视觉
Ⅲ动眼神经	中脑	眶上裂	动眼神经核	上、下、内直肌和下斜肌，调节眼球运动；上睑提肌，提上睑
			眼神经副核	瞳孔括约肌使瞳孔缩小；睫状肌调节晶状体凸度
Ⅳ滑车神经	中脑	眶上裂	滑车神经核	眼球上斜肌，使瞳孔转向外下方
Ⅴ三叉神经	脑桥	眼神经：眶上裂	三叉神经感觉核	头面部皮肤、鼻腔及口腔和舌前 2/3 黏膜、
		上颌神经：圆孔		牙龈和角膜等一般感觉
		下颌神经：卵圆孔	三叉神经运动核	咀嚼肌等运动
Ⅵ展神经	脑桥	眶上裂	展神经核	眼球外直肌，使瞳孔转向外侧
Ⅶ面神经	脑桥	内耳门→茎乳孔	面神经核	表情肌等运动
			上泌涎核	泪腺、下颌下腺、舌下腺及鼻腔腺体分泌
			孤束核	舌前 2/3 味蕾，司味觉
			三叉神经感觉核	耳廓皮肤，司一般感觉
Ⅷ前庭蜗神经	脑桥	内耳门	前庭神经核	椭圆囊、球囊和壶腹嵴，司位置觉

续表

顺序名称	连脑部位	出入颅部位	所连核团	分布和功能
			蜗神经核	内耳螺旋器，司听觉
Ⅸ舌咽神经	延髓	颈静脉孔	疑核	茎突咽肌的运动
			下泌涎核	腮腺的分泌
			孤束核	咽部、鼓室、咽鼓管、软腭、舌后 1/3 一般感觉和味觉、动脉窦压力感受器和颈动脉小球化学感受器的感觉
			三叉神经感觉核	耳后皮肤，司一般感觉
Ⅹ迷走神经	延髓	颈静脉孔	疑核	咽、喉肌的运动
			迷走神经背核	心脏活动；支气管平滑肌、横结肠以上消化道平滑肌和消化腺分泌
			孤束核	咽喉部，胸、腹腔脏器感觉
			三叉神经感觉核	耳廓、外耳道皮肤和硬脑膜，司一般感觉
Ⅺ副神经	延髓	颈静脉孔	副神经核	胸锁乳突肌和斜方肌的运动
Ⅻ舌下神经	延髓	舌下神经管	舌下神经核	舌内、外肌的运动

3. 内脏神经系统

内脏神经系统（visceral nervous system）是神经系统的一个组成部分，主要分布于内脏、心血管、平滑肌和腺体。按照分布部位的不同，可分为中枢部和周围部。内脏神经和躯体神经一样，按照纤维的性质，可分为感觉和运动两种纤维成分（图 6-16）。

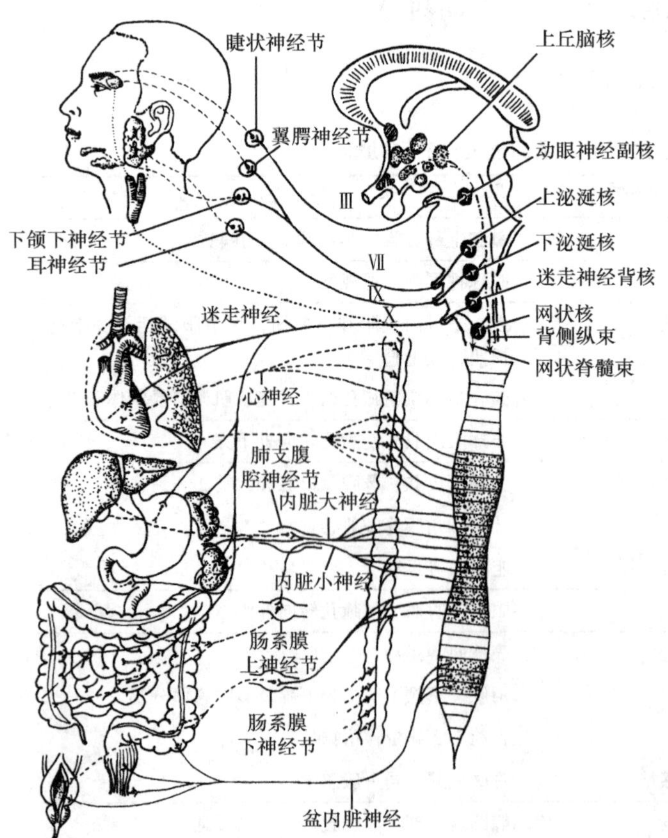

图 6-16 内脏运动神经概况示意图

1）内脏运动神经　内脏运动神经主要功能是调节内脏、心血管的运动和腺体的分泌，通常不受人的意志控制，是不随意的，故又称**自主神经**（**autonomic nerve**）；又因它主要是控制和调节动、植物共有的物质代谢活动，并不支配动物所特有的骨骼肌的运动，所以也称**植物神经**（**vegetative nerve**）。依形态、功能等特点，内脏运动神经分为交感神经和副交感神经两部分。

（1）**交感神经**（**sympathetic nerve**）：包括中枢部和周围部。交感神经中枢部的低级中枢位于脊髓 T_1～L_3节段的中间外侧核。交感神经节前纤维起自此核的细胞。交感神经周围部包括**交感干**、**交感神经节**，以及交感神经**节后纤维**的分支和**交感神经丛**等。根据交感神经节所在位置不同，又可分为**椎旁节**和**椎前节**。交感神经活动时，其高级中枢边缘叶和皮质下中枢下丘脑发出的神经冲动至低级中枢脊髓中间外侧核，后者发出的节前纤维经脊神经前根和脊神经到达椎旁节或椎前节交换神经元，椎旁节和椎前节神经元发出的节后纤维到达效应器。交感神经的主要功能为应急、应付机体内外环境的急剧变化、耗能。

（2）**副交感神经**（**parasympathetic nerve**）：高级中枢、皮质下中枢与交感神经相同，低级中枢是脑干一般内脏运动核和脊髓骶部第 2～4 节段的骶副交感核，由这些核的神经元发出的纤维即节前纤维。周围部的副交感神经节有**器官旁节**和**器官内节**，位于颅部的器官旁节较大，肉眼可见，计有**睫状神经节**、**下颌下神经节**、**翼腭神经节**和**耳神经节**等。颅部副交感神经节前纤维即在这些神经节内交换神经元，然后发出节后纤维随相应脑神经到达所支配的器官。此外，还有位于身体其他部位很小的副交感神经节，只有在显微镜下才能看到。例如，位于心丛、肺丛、膀胱丛和子宫阴道丛内的神经节，以及位于支气管和消化管壁内的神经节等。骶副交感核发出的节前纤维构成盆内脏神经加入盆丛，随盆丛的分支分布到盆腔脏器，在脏器附近或脏器壁内的副交感神经节交换神经元，节后纤维支配结肠左曲以下的消化管和盆腔脏器。副交感神经的主要功能为机体的建设、恢复体力、储能。

2）*内脏感觉神经*　内脏感觉神经如躯体感觉神经，其初级神经元胞体也位于脑神经节和脊神经节内，周围突随相应脑神经和脊神经分布于内脏和心血管等处的内脏感受器，把感受到的刺激传递到各级内脏感觉中枢，中枢整合后作出反应，通过内脏运动神经调节相应器官的活动，以维持机体内、外环境的动态平衡，保持机体生命活动的正常进行。

内脏感觉的传入途径分散，即一个脏器的感觉纤维可经几个节段的脊神经进入中枢。而一条脊神经又可包含几个脏器的感觉纤维。因此，内脏痛往往是弥散的，而且定位不准确。内脏病变可牵涉到躯体一定部位产生疼痛或感觉过敏，这种现象称**牵涉痛**。例如，胆道疾患可引起右肩疼痛；心脏及心包疾患可感到左胸前壁、左肩和左上肢内侧的疼痛和感觉过敏；肾或输尿管结石可感到腹股沟区疼痛等。

（王唯析）

第二节　神经系统功能活动的一般规律

神经系统是机体功能活动中起主导作用的调节系统。神经调节是通过反射实现的。

一、反射

（一）反射的概念

反射（reflex）是指在中枢神经系统参与下，机体对内、外环境变化所作出的规律性的应答。例如，膀胱内尿液增多形成的压力刺激可诱发排尿反射；强光照射眼睛可引起瞳孔对光反射；口腔内食物的刺激引起唾液分泌反射等。一般来说，反射效应总是与内、外环境变化相适应的。例如，对光反射发生时，瞳孔缩小可防止强光对视网膜造成伤害；食物引起的消化液分泌，有助于食物的消化。

（二）反射弧及反射过程

反射弧（reflex arc）是实现反射的结构基础，通常由5个部分组成，即感受器、传入神经、反射中枢、传出神经和效应器。其中，感受器专门感受内、外环境的变化，并将这种变化转换成一定的电信号；传入神经将感受器换能后产生的电信号以动作电位形式传向中枢；反射中枢是中枢神经系统中调节某一特定生理功能、发挥分析和信息整合作用的神经细胞群，如膝反射的中枢在腰段脊髓，调节呼吸的反射中枢主要在延髓；传出神经将反射中枢整合后的信息以动作电位形式传向效应器；效应器则是执行反应的机构，如骨骼肌、腺体等。

在整体情况下，传入冲动进入中枢后不仅与基本反射中枢发生联系，也传导至更高级的中枢部位。高级中枢发出的下行冲动可以调整基本反射中枢的活动，这种多水平的整合，使反射活动具有更好的适应性。例如，排尿反射发生时，传入神经（盆神经）的冲动不但进入位于骶髓的初级排尿中枢，也到达大脑皮质引起尿意，大脑皮质可以根据环境是否许可发出下行冲动兴奋或抑制初级排尿中枢。反射弧任何一个部分的损伤将影响反射的进行。例如，颅内压增高形成的脑疝可压迫中脑的对光反射中枢，将使对光反射消失；脊髓休克时脊髓内的各种反射中枢兴奋性极度低下、反射消失，出现大小便潴留、发汗消失、肌紧张丧失、血压下降等病理现象。临床上通过药物或手术阻断反射弧，可用于某些疾病的治疗。例如，使用麻醉剂阻断感受器或神经干可用于手术或某些诊断性操作。

（三）反射的分类

反射有多种分类和命名方法：按照感受器或其接受的刺激，有颈动脉窦和主动脉弓压力感受性反射、对光反射、牵张反射等；按照中枢突触的数量，有单突触反射和多突触反射；按照效应器活动，有排尿反射、排便反射、发汗反射、唾液分泌反射、屈肌反射等。按照反射的形成过程，可分为非条件反射和条件反射两类。

1. 非条件反射

非条件反射（unconditioned reflex）是动物生来就有、数量有限、形式低级和反应比较固定的反射活动。非条件反射的反射弧在长期种系进化和发展中建立、巩固而又遗传给后代，无需大脑皮质参与。排尿反射、瞳孔对光反射、唾液分泌反射、膝跳反射、角膜反射、缩回反射及性反射等都是非条件反射。引起非条件反射的刺激称为非条件刺激。非条件反射活动的意义在于初步适应环境，维持最基本的个体生存和种族延续。

2. 条件反射

条件反射（conditioned reflex）是动物在后天生活过程中所获得的反射，属于高级形式的反射活动。所有的条件反射都是在非条件反射的基础上，通过不断学习而建立的。建立条件反射必须将非条件刺激与无关刺激在时间上反复结合，这个过程称为强化。通过强化，无关刺激与非条件刺激的中枢在脑内彼此建立了联系，从而使该无关刺激能够经建立起的神经联系通路到达非条件刺激的中枢，引起反应。这时的无关刺激也就转化为条件刺激，该刺激引起的反射则称为条件反射。例如，曾经吃过梅子的人看到梅子就会条件反射性引起唾液分泌，就是因为梅子的形象和梅子在口腔中的刺激反复结合，使看见梅子形状的脑区和分泌唾液的脑区暂时联系起来的缘故。目前认为，条件反射的建立与中枢许多部位都有关系，其中脑干网状结构和大脑皮质起着重要作用。条件反射扩展了机体对外界复杂环境的适应范围，使机体具有更大的预见性、灵活性和适应性。同时，条件反射具有更大的易变性，反射数目是可变的，可以建立，也可以消退。

二、突触传递

（一）突触和突触传递的概念

突触（**synapse**）是神经元之间及神经元和其他效应器细胞之间发生功能性联系的特殊结构。一个神经元将其活动的信息传给其后的神经元或效应器的过程称为神经元信息传递，也称为**突触传递**（**synaptic transmission**）。突触传递是反射活动进行中的一个重要环节。按照有无化学性物质的介导，突触传递可分为化学性突触传递和电突触传递两类。化学性突触传递需要神经递质介导，包括定向式突触传递（也称经典的突触传递）和非定向式突触传递两类；电突触传递无需神经递质参与，一个神经元的兴奋可通过缝隙连接直接引起另一个细胞兴奋。体内的突触传递以化学性突触传递为主，而且中枢的化学性突触传递又以定向式突触传递即经典的突触传递为主。

（二）经典突触的微细结构

经典的突触包括突触前膜、突触间隙和突触后膜3部分结构（见第二章第三节神经组织）。突触前膜和突触后膜具有明确的定向关系，突触前膜释放的神经递质仅作用于相对应的范围极为局限的突触后膜，故经典的突触传递也称为**定向式突触传递**（**directed synaptic transmission**）。在电子显微镜下，突触前膜或突触后膜较一般的细胞膜稍厚，约7.5nm。两膜之间的间隙称为突触间隙，宽20~40nm。突触前膜内侧的轴浆内含有较多的线粒体和大量的**突触小泡**（**synaptic vesicle**）。突触小泡含有神经递质，聚集在突触前膜的特定部位即活性带（active zone）处，并在此释放神经递质。活性带含有许多与递质释放有关的蛋白质。与活性带相对应的突触后膜上具有与神经递质相应的受体或化学门控通道，它们及与其相联系的某些突触后胞质内的蛋白质共同形成了电镜下突触后膜的特定结构——突触后致密物质（postsynaptic dencity，PSD）。按照突触活动后突触后神经元被兴奋或被抑制，可将突触分为兴奋性和抑制性两类。神经-骨骼肌接头可视为兴奋性突触。

（三）经典突触的传递过程

经典突触的传递过程是一个电-化学-电的传递过程（图6-17），主要环节如下：①动作电位到达神经末梢，使突触前膜发生去极化；②去极化到达一定程度时，突触前膜电压门控 Ca^{2+} 通道开放，Ca^{2+} 内流；③突触前胞质 Ca^{2+} 浓度的增高触发突触小泡向突触前膜方向移动，与突触前膜融合；④突触小泡发生胞吐，倾囊释放神经递质；⑤神经递质经突触间隙扩散到突触后膜，并与特异性受体/通道结合；⑥突触后膜离子通透性改变、离子跨膜流动，突触后膜产生去极化或超极化的**突触后电位**（**postsynaptic potential，PSP**）。

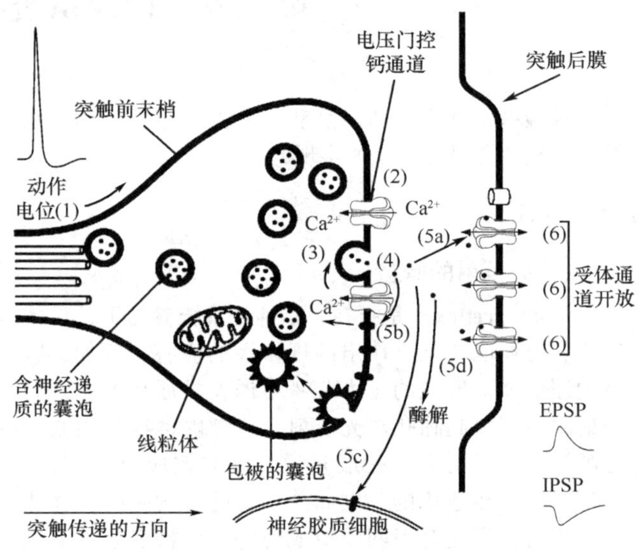

图6-17　经典突触的传递过程

以上过程中，突触前末梢递质释放的量与进入突触前末梢内的 Ca^{2+} 量呈正相关。细胞外液低 Ca^{2+} 或使用钙通道阻断剂均可抑制神经递质释放。神经递质释放后，突触前末梢内增加的 Ca^{2+} 可以被 Ca^{2+} 泵、Na^{+}-Ca^{2+} 交换体重新转运到细胞外，从而恢复突触前末梢内 Ca^{2+} 浓度。释放到突触间隙中的神经递质与突触后膜上的特异性受体结合（图6-17，5a）并完成突触传递后，可以被突触前膜重新摄取（图6-17，5b）、被神经胶质细胞转运（图6-17，5c）或被突触间隙中的酶所水解（图6-17，5d），从而终止突触传递。

（四）突触后电位

突触前神经元释放的神经递质与突触后膜受体结合后，最主要的效应是直接开启突触后膜上的化学门控通道，产生突触后电位。突触后电位有以下两种类型。

1. 兴奋性突触后电位

在神经递质作用下，突触后膜发生短暂的局部去极化，使该突触后神经元兴奋性提高，这种电位变化称为**兴奋性突触后电位**（**excitatory postsynaptic potential，EPSP**）。兴奋性突触就是以突触后神经元能够产生 EPSP 为特征的。如图 6-18A 所示，伸肌肌梭的传入纤维和支配该伸肌的运动神经元形成直接的兴奋性突触。当给予伸肌肌梭传入纤维（Ia）一个有效电刺激时，经短暂的潜伏期（约 0.7ms），可以在伸肌运动神经元的胞体内用微电极记录到一个膜电位的去极化改变，即 EPSP（图 6-18B）。EPSP 没有不应期，当刺激强度增大时，参与活动的突触数目增多，EPSP 可以发生总和。因此，EPSP 属于一种局部兴奋。EPSP 产生的机制是：突触前膜释放的兴奋性递质（如谷氨酸）作用于突触后膜上的促离子型受体（本质属于离子通道），提高了后膜对 Na^+ 和 K^+ 的通透性，由于静息电位下 Na^+ 所受的电化学驱动力较大，故 Na^+ 内流大于 K^+ 外流，由此产生的净的内向电流使膜发生局部去极化。另外，EPSP 的形成还可能与 Ca^{2+} 内流有关。

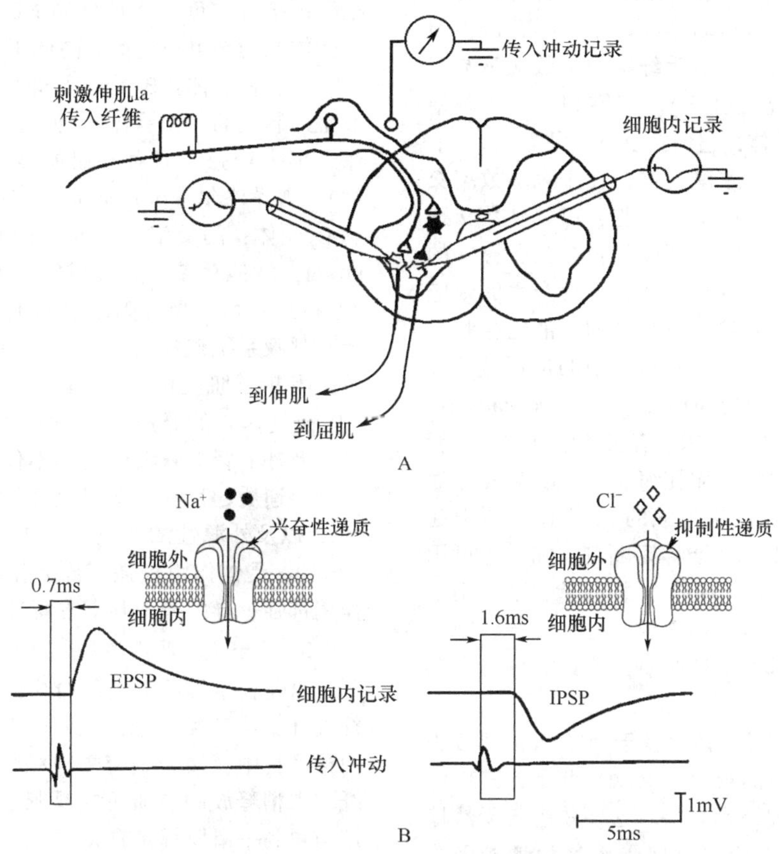

图 6-18　兴奋性突触后电位和抑制性突触后电位

A. 实验设置，刺激伸肌的传入纤维，记录背根传入冲动和脊髓前角伸肌、屈肌运动神经元细胞内的电活动；B. 上线为前角伸肌运动神经元（左）及屈肌运动神经元（右）突触后电位；下线为背根传入冲动。插图分别显示 EPSP 和 IPSP 的形成机制

2. 抑制性突触后电位

某些神经递质作用于后膜上的受体后可引起突触后膜发生超极化，使突触后神经元兴奋性下降，这种超极化的电位变化称为**抑制性突触后电位**（**inhibitory postsynaptic potential，IPSP**）。突触后神经元产生 IPSP 是抑制性突触的一个重要特征。仍以图 6-18 为例，来自伸肌肌梭的传入冲动，在兴奋脊髓伸肌运动神经元的同时，通过抑制性中间神经元抑制屈肌运动神经元。所以，在电刺激伸肌肌梭传入纤维时，在脊髓屈肌运动神经元内可以记录到一个潜伏期较长（1.6ms）的超极化电位改变，即 IPSP（图 6-18B）。IPSP 形成的机制是：抑制性中间神经元释放的抑制性递质（如 γ-氨基丁酸）作用于突触后膜的促离子型受体（一种氯离子通道），使之开放，引起 Cl^- 内流，从而使突触后膜发生超极化。有人认为，IPSP 的产生也与 K^+ 通透性加大引起的 K^+ 外流有关。

神经元的胞体和突起上分布有大量的突触，可接受来源不同、性质不同（EPSP 或 IPSP）的传入活动，其最终传出效应取决于突触活动的整合。如果整合的结果使神经元的膜电位接近阈电位，该神经元的兴奋性即增高，一旦达到阈电位水平，该神经元即可发生动作电位；如果整合的结果使神经元的膜电位比静息电位更负，该神经元则受到抑制。

三、神经递质和受体

神经递质（**neurotransmitter**）是突触前神经元合

成、释放，并能与突触后神经元或效应器细胞上的受体特异性结合，使受体所在细胞产生一定效应的信息传递物质。**受体（receptor）**则是存在于细胞膜或细胞内，能与某些化学物质包括神经递质、激素等特异结合并引起生物效应的特殊生物分子。

（一）外周神经递质及其受体

1. 乙酰胆碱

乙酰胆碱（acetylcholine，ACh）是第一个被发现的神经递质。在外周，能够释放ACh的神经纤维称为胆碱能纤维，包括：躯体运动神经纤维、所有自主神经节前纤维、大多数副交感节后纤维和少数交感节后纤维（支配汗腺和骨骼肌血管）。能够和乙酰胆碱结合的受体称为胆碱能受体，它包括以下两种类型。

（1）毒蕈碱受体：毒蕈碱受体存在于大多数副交感神经节后纤维所支配的效应器细胞，以及少数交感节后纤维支配的效应器细胞（汗腺和骨骼肌血管）的细胞膜上。乙酰胆碱与毒蕈碱受体结合后产生的效应包括：心肌活动抑制、内脏平滑肌收缩、消化腺和汗腺分泌增加等。这些效应与天然植物中的毒蕈碱效应相似，故将这类受体称为**毒蕈碱受体（muscarinic receptor）**，简称为M受体。临床上有机磷中毒时，患者出现的多汗、流涎、腹痛、瞳孔缩小、心跳减慢等症状正是由于ACh堆积，产生过强的M样作用所引起的。阿托品、山莨菪碱是M受体阻断剂，临床上可用于缓解有机磷中毒时患者出现的M样症状，还常用于扩瞳、解除平滑肌痉挛等；毒蕈碱、毛果芸香碱则是M受体激动剂。M受体有多种亚型，都属于G蛋白偶联受体。

（2）烟碱受体：烟碱受体存在于神经-骨骼肌接头的终板膜及自主神经节的神经元突触后膜上，其效应是引起骨骼肌和节后神经元兴奋。这些效应与天然植物中的烟碱效应相似，所以这些受体称为**烟碱受体（nicotinic receptor）**，简称为N受体，其作用称为N样作用。N受体可以分为两个亚型，神经节处神经元突触后膜上的N受体为N_1受体（神经元型），骨骼肌终板膜上的N受体为N_2受体（肌肉型）。N_1受体和N_2受体都属于促离子型受体，本质都是化学门控通道。筒箭毒可以阻断N_1受体和N_2受体；六烃季铵可选择性阻断N_1受体；十烃季铵可选择性阻断N_2受体。临床上常用筒箭毒和十烃季铵作为肌肉松弛剂。有机磷中毒时，患者除了出现M样症状外，ACh在神经-肌接头处过度蓄积可刺激N_2受体，使面、眼睑、四肢和全身骨骼肌发生肌纤维颤动。

2. 去甲肾上腺素

大部分交感神经节后纤维释放的递质是**去甲肾上腺素（norepinephrine，NE）**，这些神经纤维称为肾上腺素能纤维。能与儿茶酚胺类（包括去甲肾上腺素和肾上腺素等）物质结合的受体称为**肾上腺素能受体**。这种受体分布于大部分交感神经节后纤维支配的效应器细胞上，可分为α型和β型。

（1）α受体：α受体兴奋后，主要使平滑肌产生兴奋效应（α_1受体），如扩瞳肌收缩，使瞳孔开大；血管收缩，使外周阻力增大，血压升高。但对平滑肌也有抑制效应，如使小肠平滑肌舒张（α_2受体）。酚妥拉明可以阻断α_1和α_2受体。肾上腺素能纤维末梢存在α_2受体，属于突触前受体，其作用在于调节神经末梢递质的释放。当末梢释放的NE超过一定量时，即能与α_2受体结合，负反馈性抑制NE的释放。临床上应用α_2受体激动剂可乐定治疗高血压，正是基于此理。

（2）β受体：β受体兴奋后产生的平滑肌效应一般是抑制性的（β_2受体），如冠状血管舒张、支气管舒张、小肠舒张。但对心肌的效应却是兴奋的（β_1受体）。普萘洛尔（propranolol，心得安）可阻断β_1受体和β_2受体；阿提洛尔（atenolol）和美托洛尔（metoprolol，倍他乐克）可选择性阻断β_1受体；丁氧胺（心得乐）可选择性阻断β_2受体。所以当心绞痛患者伴有呼吸系统疾病时，应采用阿提洛尔或美托洛尔以单独阻断心肌上的β_1受体，而不影响支气管平滑肌（有β_2受体）的舒张。

此外，肾上腺素能受体不仅对交感神经末梢释放的神经递质起反应，对肾上腺髓质分泌的肾上腺素和NE，以及外源性的儿茶酚胺类药物也起反应。其中，NE对α受体作用较强；肾上腺素对α受体和β受体作用都强；异丙肾上腺素主要对β受体发挥作用。

3. 嘌呤类或肽类递质

这是自主神经节后纤维中除胆碱能、肾上腺素能纤维外的第三类纤维，主要存在于胃肠，胞体位于壁内神经丛中，接受副交感神经节前纤维的支配。这类纤维末梢释放的递质可能是腺苷三磷酸或肽类，其作用与胃肠平滑肌舒张有关。

（二）中枢神经递质及其受体

1. 乙酰胆碱

胆碱能神经元在中枢神经系统中分布广泛。脊髓前角α运动神经元、丘脑后腹核的特异性投射神经元、脑干网状结构上行激动系统及丘脑非特异性投射系统的各个环节、尾核，以及边缘系统中杏仁核、海马等结构内的某些神经元都属于胆碱能神经元。中枢内的胆碱能受体也有M受体和N受体之分。中枢乙酰胆碱参与感觉形成、运动调节和觉醒维持，并且能促进学习和记忆。临床发现，阿尔茨海默病（AD，即老年性痴呆）患者的基底前脑胆碱能神经元有明显的退行性改变，因而针对AD的治疗主要是设法提高脑内胆碱能系统的功能活动。

2. 单胺类

主要包括多巴胺、去甲肾上腺素和5-羟色胺。**多巴胺（dopamine，DA）**能神经元主要存在于脑内的

3个部位：①中脑黑质的DA能神经元，形成黑质-纹状体投射，与行为觉醒和躯体运动调节有关；②中脑脚间核头端背侧部的DA能神经元，形成中脑-边缘系统通路，可影响精神情绪活动；③下丘脑弓状核的DA能神经元，形成结节-漏斗部通路，与垂体内分泌功能调节有关。DA能系统功能障碍时，可出现明显的运动和精神活动异常。例如，帕金森病是黑质DA能神经元退变的结果；精神分裂症与脑内DA能系统功能增强有关。去甲肾上腺素能神经元主要位于低位脑干，尤其是中脑网状结构、脑桥蓝斑及延髓网状结构的腹外侧部分，其纤维投射分为上行、下行和支配低位脑干3部分。NE有维持脑电觉醒，维持血压、体温、情绪及某些神经内分泌功能的重要作用。5-羟色胺（5-HT）能神经元主要位于低位脑干中缝核内，其纤维投射也可分为上行、下行和支配低位脑干3部分，其功能与睡眠、体温、情绪反应、痛觉等活动的调节有关。

3. 氨基酸类

（1）兴奋性氨基酸：主要是谷氨酸。谷氨酸在中枢神经系统内含量很高，尤其在大脑皮质和脊髓背侧部，是感觉传入纤维和大脑皮质内的兴奋性递质。谷氨酸受体有促离子型受体和促代谢型受体两类。**促离子型受体（inotropic receptor）**激活时主要是增加Na^+和K^+的通透性，某些受体也对Ca^{2+}具有通透性。如果兴奋性氨基酸浓度异常增高时，可造成大量Ca^{2+}内流而引起神经元死亡，称为谷氨酸的兴奋毒作用。谷氨酸**促代谢型受体（metabotropic receptor）**属于G蛋白偶联受体，通过第二信使改变细胞功能。

（2）抑制性氨基酸：主要有甘氨酸和γ-氨基丁酸。①甘氨酸在脊髓腹侧部含量最高，它由脊髓前角闰绍细胞合成并释放，与α运动神经元上的甘氨酸受体结合后，对α运动神经元发挥抑制效应。甘氨酸受体属于Cl^-离子通道。甘氨酸与其结合后，可使通道开放、Cl^-内流，导致α运动神经元出现超极化。破伤风杆菌毒素能够阻断闰绍细胞释放甘氨酸，从而使前角α运动神经元活动亢进，引起惊厥。②γ-氨基丁酸（GABA）在大脑皮质的浅层和小脑皮质的浦氏细胞层含量最多，纹状体-黑质投射纤维也释放GABA。一般认为，GABA是一种抑制性递质。GABA受体中的亚型$GABA_A$是Cl^-通道；$GABA_B$则是G蛋白偶联受体。

4. 肽类

脑内的肽类递质种类多、分布广、作用多样。例如，视上核和室旁核的加压素能神经元及其纤维投射可以抑制痛觉；催产素能神经元及其纤维投射有调节自主神经活动的作用；脑啡肽常和阿片受体相伴存在，在纹状体、下丘脑前区、中脑中央灰质及杏仁核等部位含量很高，在脊髓背角胶状质区含量也很高，可能是调控痛觉传入的递质；脑内还有脑肠肽，如缩胆囊素（CCK）、促胰液素、血管活性肠肽等，其中CCK具有抑制摄食行为的作用；脑内还有其他肽类，如P物质、心房钠尿肽等。

5. 气体分子

一氧化氮（NO）和一氧化碳（CO）属于气体分子的神经递质，它们在脑内可以透过细胞膜，通过直接激活鸟苷酸环化酶而发挥多种生物效应，如参与神经系统的发育、调节脑血流和促进学习记忆等。

四、中枢兴奋传播的特征

中枢兴奋是突触活动的结果，因而兴奋在中枢的传播不同于兴奋在神经纤维上的传导。同时，由于中枢神经元之间存在复杂的联系及中枢突触的固有特性，中枢兴奋传播也具有与外周兴奋传递（如神经-骨骼肌接头）不同的特征。

（一）单向传递

刺激脊髓背根可以在腹根引出动作电位，刺激腹根则不能在背根上引出动作电位。这说明兴奋通过中枢时，只能沿着单一方向传播。单向传递的特征是由突触本身的结构和递质释放等因素所决定的，因为与兴奋传递有关的神经递质只能由突触前膜所释放，而与兴奋传递有关的受体只分布在突触后膜上。

（二）中枢延搁

兴奋通过中枢时往往较慢，称为**中枢延搁（central delay）**。这是由于兴奋通过化学性突触传递时，需经历突触前神经递质释放、神经递质在突触间隙扩散及其和突触后膜上受体结合、改变后膜离子通透性等多个环节，因而耗费时间较长。据测定，兴奋通过一个化学性突触所需的最短时间也需要0.5ms，比兴奋在神经纤维上通过同样的距离所需时间要长得多。兴奋在中枢内经过的突触数目越多，中枢延搁就越长。例如，由大脑皮质参与的反射活动，其中枢延搁可达500ms左右。

（三）总和

外周的神经-骨骼肌接头具有1∶1的传递特征，即神经纤维上1个动作电位能可靠地引起骨骼肌纤维产生一个动作电位和一次收缩。但是，中枢的突触传递与之不同，单根传入纤维上的一个动作电位一般不能引起传出效应。因为一个动作电位在中枢突触处引起神经递质释放的量较少、产生的EPSP较小，达不到阈电位。如果同时有若干传入纤维兴奋（图6-19A），在同一突触后神经元上同时产生的多个EPSP就会总和起来，这一总和形式称为**空间总和（spatial summation）**；如果在单一纤维上给予连续刺激，就会使突触后神经元相继产生的多个EPSP总和起来，这种总和形式称为**时间总和（temporal summation）**（图6-19B）。总和特征是中枢神经系统实现整合效应和完善调节的基础。如果去极化总和达到阈电位水平，突触后神经元就会爆发动作电位。如果经总和未达到阈电位，此时突触后神经元虽未产生兴奋，但和静息时相比兴奋性已有所提高，对原来不易发生传出效应的一个弱刺激变得较敏感，容易发生传出效应，这一现象称为易化（facilitation）。

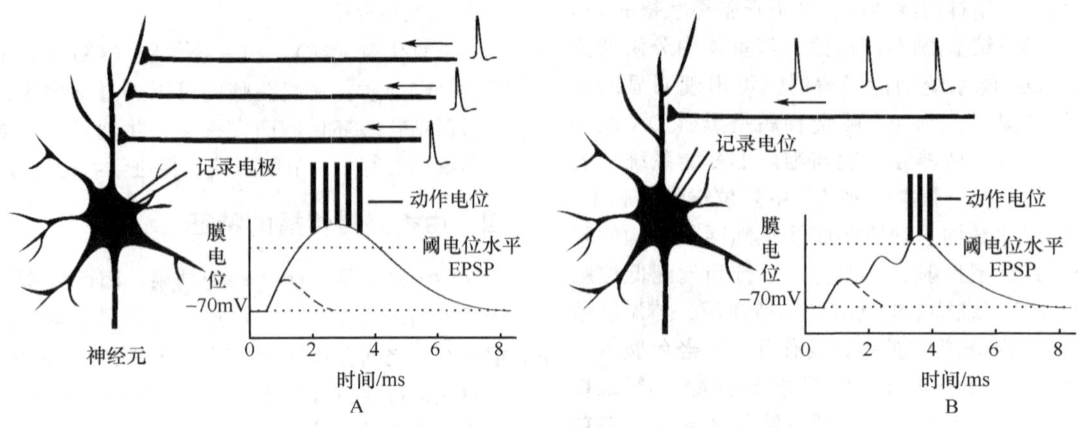

图 6-19　中枢突触传递的空间总和（A）和时间总和（B）

（四）兴奋节律的改变

反射活动中，传入神经和传出神经上冲动频率不一的现象，称为兴奋节律的改变。这是因为中枢的传出神经元不仅受传入神经的影响，而且还受中间神经元、其他高位神经元及自身功能状态的影响。另外，如果反射通路中存在环路式正反馈联系，或效应器活动后又有继发的反馈性传入，反射效应就可以在刺激停止后仍能持续一段时间，这种现象称为**后发放**（**after discharge**）。

（五）对内环境变化敏感和易疲劳

突触间隙与细胞外液沟通，故内环境的变化，如pH改变、缺氧、二氧化碳堆积、麻醉剂及有关药物均能影响突触传递过程。其中，酸中毒可引起神经元兴奋性降低，碱中毒则增加兴奋性，甚至发生癫痫样放电；数秒的脑细胞缺氧即可导致意识丧失；咖啡因类药物可使神经元的阈值下降，提高神经元的兴奋性；大部分的麻醉剂可以提高神经元发生兴奋的阈值，阻断脑内突触传递。易疲劳是指长时间、快速的突触活动后，突触后神经元的放电频率逐渐下降、反射效应逐渐减弱的现象。这与突触前神经元的神经递质耗竭有关。

五、中枢抑制

反射活动的发生和协调是中枢内兴奋和抑制活动对立统一的结果。与中枢兴奋相反，中枢抑制的本质是突触活动的抑制，根据抑制首先发生在突触后膜还是突触前膜，可将突触抑制分为突触后抑制和突触前抑制两类。

（一）突触后抑制

实现**突触后抑制**（**postsynaptic inhibition**）的主要结构基础是抑制性中间神经元。抑制性中间神经元释放的抑制性递质可使突触后神经元产生IPSP，从而使突触后神经元受到抑制。根据抑制性中间神经元在神经通路中的联系方式，可将突触后抑制分为两种形式。

1. 传入侧支性抑制

传入侧支性抑制指传入纤维在兴奋某一中枢神经元的同时，发出侧支兴奋一个抑制性中间神经元，经它转而抑制另一中枢的神经元。这种抑制又称为交互抑制。交互抑制的两个中枢往往具有相互拮抗的性质。传入侧支性抑制的意义是协调不同中枢之间的活动。如图6-20A所示，后根中来自伸肌的传入纤维使伸肌中枢兴奋的同时，经一抑制性中间神经元使屈肌中枢受到抑制。脑内吸气中枢和呼气中枢之间、产热中枢和散热中枢之间也存在交互抑制。

2. 回返性抑制

回返性抑制指某一中枢神经元兴奋时，其冲动沿轴突外传的同时，又经侧支兴奋一个抑制性中间神经元，经它转而抑制原先发动兴奋的神经元或同一中枢的其他神经元。显然，这是以神经元环路式联系为基础的，是一种负反馈抑制，其意义在于及时终止神经元的活动并使同一中枢内许多神经元的活动同步化。最典型的例子是脊髓前角α运动神经元和闰绍细胞之间的联系。如图6-20B所示，闰绍细胞是脊髓一种抑制性中间神经元，其接受前角α运动神经元侧支的传入，发出的轴突又与该运动神经元或邻近的运动神经元发生突触联系，通过其释放的抑制性递质（甘氨酸）使运动神经元产生IPSP而受到抑制。甘氨酸受体拮抗剂士的宁或破伤风杆菌毒素可破坏闰绍细胞的功能，使闰绍细胞对运动神经元的回返性抑制解除，从而引起运动神经元强烈的兴奋和肌痉挛。

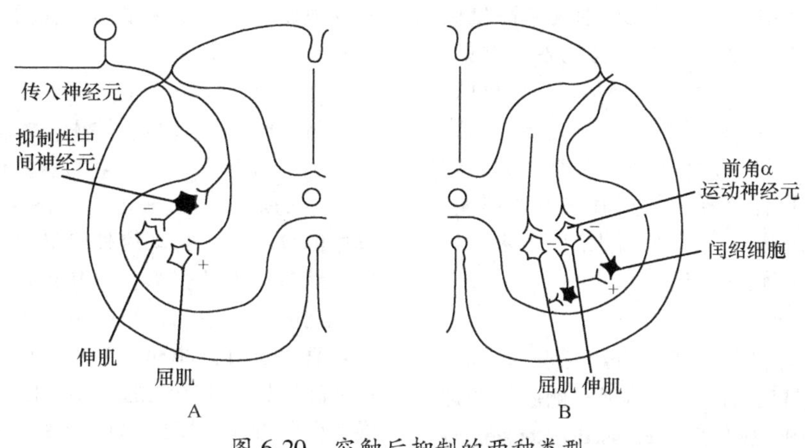

图 6-20 突触后抑制的两种类型

A. 传入侧支性抑制；B. 回返性抑制

（二）突触前抑制

实现**突触前抑制**（**presynaptic inhibition**）的主要结构基础是轴-轴型突触。如图 6-21A 所示，轴突 1 与神经元 3 的胞体构成轴-胞型突触，单独刺激轴突 1 可引起神经元产生一个一定幅度的 EPSP（图 6-21B 上实线）。轴突 2 与轴突 1 构成轴-轴型突触，当仅有轴突 2 兴奋时，神经元 3 不产生反应。如果先刺激轴突 2，使轴-轴型突触活动一定时间后再刺激轴突 1，此时神经元 3 产生的 EPSP 比单独刺激轴突 1 产生的 EPSP 明显减小（图 6-21B 上虚线），这表明神经元 3 受到了抑制。这种抑制不是通过抑制性中间神经元释放抑制性递质、突触后膜产生 IPSP，而是通过轴-轴型突触活动使轴突 1 突触前膜的动作电位幅度减小、钙内流减少（图 6-21B 上虚线）、兴奋性递质释放减少引起的。所以，这种抑制称为突触前抑制。突触前抑制多见于感觉传入途径，可调节外周感觉信息的传入。例如，在集中注意力时，通过突触前抑制就使得那些不需要的信息的传入受到抑制；针刺镇痛的原理也与突触前抑制有关。

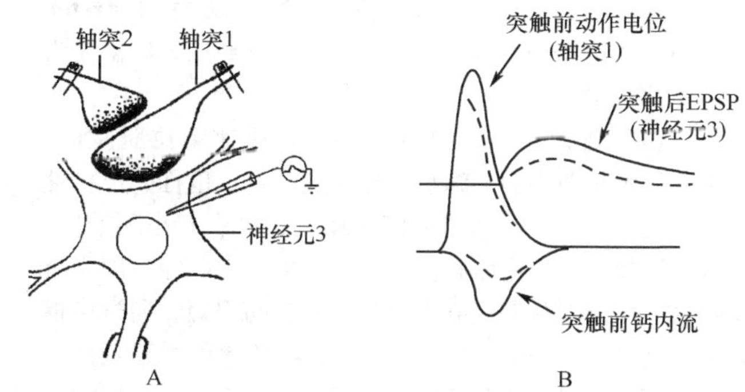

图 6-21 突触前抑制的结构基础及形成机制

A. 突触前抑制的结构基础及刺激和记录装置示意图；B. 突触前抑制的形成机制，实线为单独刺激轴突 1 记录的结果，虚线为先刺激轴突 2 后再刺激轴突 1 的结果

（祁金顺）

第三节 神经系统对躯体运动的调节

人类的各种姿势和躯体运动，都是以骨骼肌活动为基础的。骨骼肌没有自律性，其活动完全受躯体神经的支配。而且骨骼肌的运动越复杂，就越需要高级中枢参与活动。

一、脊髓在躯体运动调节中的作用

脊髓前角属于躯体运动传出区。前角中主要有 α 运动神经元和 γ 运动神经元。α 运动神经元胞体较大，除了接受后根来自皮肤、肌肉和关节等外周传入的信息外，还接受从脑干到大脑皮质等高位中枢下传的信息，其轴突构成 A 纤维，支配骨骼肌的梭外肌纤维。因此，α 运动神经元称为**最后公路**（**final common path**）。γ 运动神经元是脊髓前角中较小的一种运动神经元，分散在 α 运动神经元之间。γ 运动神经元的轴突构成 A_γ 纤维，也经前根离开脊髓，但支配的效应器是骨骼肌的梭内肌纤维。脊髓对躯体运动的调节是通过脊髓的躯体反射实现的。

（一）脊髓的躯体反射

1. 屈肌反射

伤害性刺激作用于动物的肢体皮肤时，反射性引起该肢体的屈肌收缩、伸肌舒张，关节出现屈曲反应，称为**屈肌反射**（**flexor reflex**）。屈肌反射可使机体避开伤害性刺激，具有保护意义。屈肌反射效应的大小与刺激强度有关。正常情况下，屈肌反射受到高位中枢的影响，脱离高位中枢控制后则容易诱发。例如，当人类皮层脊髓侧束损伤时，用钝器划足跖外侧皮肤，可出现大拇指背屈，其他四指外展呈扇形，称为巴宾斯基征（Babinski sign）阳性。这是一种屈肌反射，因为若刺激强度加大还可伴有踝、膝和髋关节的屈曲。正常成人熟睡后、麻醉状态下或婴儿的锥体束未发育完全时，均可出现巴宾斯基征阳性。

2. 对侧伸肌反射

当引起屈肌反射的刺激强度增加到一定程度时，可在同侧肢体发生屈肌反射的同时出现对侧肢体的伸直，这种现象称为**对侧伸肌反射**（**crossed extensor reflex**）。对侧伸肌反射的结果可保持直立动物的体位，使身体不致跌倒，属于姿势反射。

3. 牵张反射

骨骼肌受到外力牵拉而伸长时，能反射性引起被牵拉的同一肌肉收缩，称为**牵张反射**（**stretch reflex**）。由于外力牵拉的方式不同，牵张反射表现为以下两种类型。

（1）**腱反射**（**tendon reflex**）：快速牵拉肌腱时，引起受牵拉肌肉明显缩短，称为腱反射，也称为位相性牵张反射。例如，叩击股四头肌腱，可引起小腿前踢，称为膝反射；叩击跟腱使腓肠肌发生一次收缩，即跟腱反射。腱反射从刺激到出现反应的时间很短，通过中枢的时间仅约 0.7ms，相当于一个突触传递的中枢延搁时间。因此，腱反射为单突触反射。临床上，腱反射的减弱或消失，提示反射弧某一部分（如脊髓的某一节段）的损害；腱反射的亢进，则提示高位中枢的病变。

（2）**肌紧张**（**muscular tone**）：肌肉受到缓慢、持续牵拉时，被牵拉的肌肉可发生轻度、持久的收缩，主要表现为一定的肌肉张力，但没有明显缩短，这称为肌紧张，也称为紧张性牵张反射。例如，人在保持直立姿势时，重力作用持续牵拉下肢的伸肌，通过牵张反射，伸肌便发生收缩，以对抗关节屈曲，维持抬头、挺胸、伸腰、直腿的直立姿势。因此，肌紧张是维持躯体姿势最基本的反射活动。

牵张反射的感受器是肌梭。肌梭是骨骼肌肌腹内一种感受牵拉刺激的梭形装置，外层有一结缔组织囊。囊内含有 6～12 根肌纤维，称为梭内肌。囊外的普通肌纤维则称为梭外肌。肌梭附于梭外肌纤维旁，并与其平行排列，呈并联关系。当肌肉受到外力牵拉时，梭内肌中间部的感受装置被动拉长，传入神经冲动增加，冲动传入中枢后，引起支配同一肌肉和协同肌的 α 运动神经元兴奋，由此引起相应的梭外肌收缩，出现牵张反射效应。脊髓 γ 传出纤维支配到梭内肌纤维可收缩的两端，当 γ 传出活动增加时，梭内肌收缩，牵拉其中间的感受装置，也能引起传入冲动增加，并使同一块肌肉的 α 运动神经元兴奋和梭外肌收缩，这一反射途径称为 **γ-环路**（**γ-loop**）。

4. 反牵张反射

在牵张反射活动中，当牵拉肌肉的力量达到一定程度时，肌肉收缩突然停止，转为肌肉舒张。这种肌肉受到强烈牵拉时所产生的舒张反应，称为**反牵张反射**（**inverse stretch reflex**）。该反射的感受器是位于肌腱中的腱器官，其与梭外肌呈串联关系，能感受骨骼肌收缩时产生的张力，但其兴奋的阈值较高。随着牵拉肌肉的力量增加，当肌肉产生的肌张力达到足够使腱器官兴奋时，冲动经 I_b 纤维传入脊髓，通过中枢内 I_b 抑制性中间神经元的活动，使支配该肌肉的运动神经元受到抑制，肌肉出现舒张。腱器官引起的反牵张反射可以避免被牵拉的肌肉过度收缩而受损。

（二）脊休克

脊髓与高位中枢离断后，断面以下的脊髓在一段时间内暂时丧失反射活动能力，进入无反应状态，这种现象称为**脊休克**（**spinal shock**）。脊休克的主要表现是：断面以下脊髓所支配的骨骼肌肌张力降低甚至消失，外周血管扩张导致血压下降，发汗反射消失，直肠和膀胱内粪尿潴留等。这些现象说明动物的脊髓躯体反射和脊髓内脏反射活动均减弱或消失。脊休克的产生原因是：断面以下的脊髓突然失去高位中枢的调节，特别是失去大脑皮质、前庭核和脑干网状结构下行纤维对脊髓的易化作用后，兴奋性处于极度低下状态，以至对任何刺激都不发生反应。

脊休克发生后，经一定时间可逐渐恢复反射活动。一般来说，低等动物如蛙恢复最快，脊休克仅持续几分钟，而犬则保持几天无反应，人类需数周以至数月才能恢复反射活动；较简单和较原始的反射如屈肌反射恢复较早，较复杂的反射如对侧伸肌反射恢复较迟。脊髓反射恢复后，由于离断的脊髓上下行神经束很难再生，反射失去了高位中枢的控制，因而某些内脏反射可自动进行。例如，排尿反射和排便反射失去皮层控制后，便由脊休克期间的大、小便潴留转变为大、小便失禁。此外，脊髓的离断也使离断水平以下的躯体失去知觉和随意动作。

二、脑干对肌紧张的调节

脑干影响躯体运动主要是通过脑干网状结构对肌紧张进行双向调节，包括抑制和易化两种作用，分别通过下行抑制系统和下行易化系统实现。

（一）脑干网状结构下行抑制系统

刺激动物脑干网状结构的不同区域，发现在网状结构中具有抑制肌紧张及肌运动的区域，称为抑制区。抑制区较小，位于延髓网状结构的腹内侧部分（图 6-22）。抑制区及其下行神经通路称为脑干网状结构下行抑制系统。另外，大脑皮质运动区、纹状体及小脑前叶蚓部可以加强脑干网状结构抑制区的活动，也属于调节肌紧张的抑制区。电刺激这些区域可使肌紧张减弱，破坏这些区域则肌紧张增强。

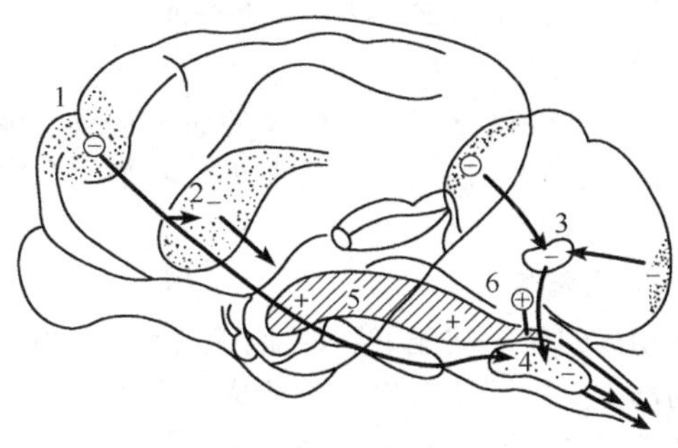

图 6-22 脑干网状结构下行抑制（-）和下行易化（+）系统

1. 大脑皮质运动区；2. 尾状核；3. 小脑；4. 网状结构抑制区；5. 网状结构易化区；6. 前庭核

（二）脑干网状结构下行易化系统

脑干网状结构中还存在有加强肌紧张和肌运动的区域，称为易化区。易化区分布于广大脑干中央区域，包括延髓网状结构的背外侧部分（图 6-22）、脑桥的被盖、中脑的中央灰质及被盖、底丘脑等，刺激这些部位可以增强肌紧张及运动皮层所引起的运动反应。易化区及其下行神经通路称为脑干网状结构下行易化系统。另外，小脑前叶两侧部和延髓的前庭核也属于易化区，它们通过神经联系可以加强网状结构易化区的活动或直接下行作用于脊髓而加强肌紧张。

脑干网状结构下行易化和抑制系统，都是通过网状脊髓束下传的，主要作用于前角的 γ 运动神经元，通过 γ-环路，改变肌梭感受装置的敏感性，影响牵张反射而间接调节肌紧张和肌运动。在活动强度上，脑干网状结构易化区的活动较抑制区的活动强。因此，对肌紧张的调节，脑干网状结构下行易化系统略占优势。正常情况下，脑内对肌紧张的易化作用和抑制作用相互对抗而取得相对平衡，维持了正常的肌紧张。当这种平衡发生失调时，便会出现肌紧张亢进或减弱。

（三）去大脑僵直

在中脑上、下丘之间切断脑干，动物可出现全身肌紧张亢进，表现为四肢伸直、脊柱后挺、头尾昂起的角弓反张状态，这种现象称为**去大脑僵直（decerebrate rigidity）**。去大脑僵直产生的原因是：脑干网状结构抑制区失去了来自大脑皮质运动区和纹状体的传入冲动，使网状结构抑制区及下行抑制系统的活动减弱，而网状结构易化区及下行易化系统的活动相对亢进，从而导致全身肌紧张增强。由于去大脑僵直发生时，脑干网状结构下行易化系统首先是提高了脊髓 γ 运动神经元的活动，通过 γ-环路，转而使脊髓的 α 运动神经元兴奋性增强，导致肌紧张加强而出现僵直。所以，这种经典的去大脑僵直属于 **γ-僵直（γ-rigidity）**。当切断脊髓背根，消除肌梭传入冲动后，γ-僵直即可消失。

三、小脑的功能

按功能联系，小脑可分为前庭小脑、脊髓小脑和皮层小脑 3 部分，它们分别与躯体平衡、肌紧张调节和运动计划形成有关。

（一）前庭小脑——维持躯体平衡

前庭小脑即绒球小结叶，它的主要功能是维持躯体平衡。实验观察到，切除绒球小结叶的猴，由于平衡功能失调站立不稳，只能在墙角靠墙而立，但其随意运动仍很协调。第四脑室附近出现肿瘤的患者，如果肿瘤压迫绒球小结叶，患者将站立不稳，出现倾倒和代偿性宽基步等表现。前庭小脑维持躯体平衡的功能与其特殊的传入和传出神经联系密切相关。前庭小脑接受前庭器官的直接或间接（经前庭核）投射，传出纤维则投射到前庭核，经前庭脊髓束影响脊髓前角内侧部的运动神经元，支配躯体近端肌肉的运动。

（二）脊髓小脑——协调随意运动、调节肌紧张

脊髓小脑可以协调随意运动，使正在进行中的随意运动方向准确，力度和限度恰当。当脊髓小脑损伤后，患者可出现小脑性共济失调，表现为随意运动的方向、力量和限度不能很好控制，不能完成精巧动作。例如，在完成随意动作时出现意向性震颤，行走时摇晃呈酩酊蹒跚状，不能作拮抗肌的快速交替动作等。随意动作越迅速，协调障碍就越明显。但静止时则肌肉无异常运动表现。所以，这部分小脑是在肌肉随意运动过程中起协调作用的。

脊髓小脑还可以调节肌张力，其中前叶作用较大。前叶的蚓部属于抑制区，通过加强延髓网状结构抑制区的活动，使同侧肌紧张减弱；前叶的两侧部和后叶中间部属于易化区，其作用是通过加强网状结构易化区活动使同侧肌紧张增强的。在进化过程中，小脑前叶抑制肌紧张的作用逐渐减弱，易化作用逐渐占主要地位，故人类小脑损伤后，表现为肌紧张降低，四肢乏力。

（三）皮层小脑——参与运动设计和程序编制

皮层小脑参与运动计划的形成和运动程序的编制。在学习精巧运动（如打字或乐器演奏）的开始阶段，动作往往不协调、不熟练，需要专门注意和思考；学习过程中，大脑皮质和小脑之间不断进行联合活动，皮层小脑不断接受来自联络区的运动意念信息，脊髓小脑接受外周感觉传入信息，纠正运动偏差，使运动逐步协调起来。在此运动的学习过程中，皮层小脑逐渐形成和储存了完成该精巧运动的一套“计划”或“程序”。以后，当大脑皮质发动该精巧运动时，只需在开始阶段调用皮层小脑储存的该“程序”，即可使随意运动迅速而协调地发生，而不再需要大脑皮质全程注意或思考。临床上，皮层小脑损伤可导致原已形成的精巧运动缺失，运动起始延缓，运动学习功能下降等症状。

四、基底神经节对躯体运动的调节

基底神经节（basal ganglia）是一些皮层下核团的总称，主要包括：尾状核、壳核、苍白球、丘脑底部和黑质等。其中，尾状核、壳核和苍白球合称为纹状体。新纹状体是指尾状核和壳核，旧纹状体是指苍白球。基底神经节与随意运动的产生、稳定及肌紧张的调节有关，也参与运动的设计和程序编制。当基底神经节发生病变时，主要表现为运动异常和肌紧张的改变，按症状可分为两类：一类是运动过少-僵直综合征，如震颤麻痹；另一类是运动过多-低张力综合征，如舞蹈病。

（一）震颤麻痹

震颤麻痹又称**帕金森病（Parkinson’s disease，PD）**。患者的主要临床表现是：随意运动减少，动作缓慢（特别是发起困难），面部表情呆板呈“面具脸”（面肌运动减少），全身肌张力增强、常伴有静止性震颤，晚期可出现痴呆。其中，震颤常为首发症状，多自一侧上肢远端开始，手指节律性震颤（4~5 次/s）形成“搓丸样”动作。震颤可逐渐波及四肢和头部。震颤为静止性，动作开始后减弱，睡眠时停止，情绪激动时加重。研究表明，中脑黑质多巴胺能神经元功能受损是导致帕金森病的主要原因。帕金森病的药物治疗可采用左旋多巴，以补充多巴胺前体物质供合成多巴胺所用。

（二）舞蹈病

舞蹈病又称**亨廷顿病（Huntington’s disease，HD）**。患者主要表现为：不自主的上肢和头部的舞蹈样动作、肌张力降低，并有进行性的精神症状和智能减退。患者的黑质-纹状体通路完好无损，脑内多巴胺含量也正常。若用左旋多巴治疗反而加重症状，而用利血平耗竭多巴胺可使症状减轻。神经病理和神经化学研究表明，该病的病变部位主要在新纹状体，其中的γ-氨基丁酸（GABA）能神经元功能明显受损。

五、大脑皮质对躯体运动的调节

机体在发起随意运动之前，首先由大脑皮质联络区产生“运动意念”，同时联络区又从基底神经节和皮层小脑两个皮层下中枢提取已经存储的相关“运动程序”。发动随意运动时，这些“运动意念”和“运动程序”的信息传递到大脑皮质运动区以完成“运动执行”功能。

（一）大脑皮质的主要运动区

电刺激大脑皮质的某些区域时，能引起身体一定部位的肌肉产生收缩活动，这些区域称为运动区。人类的主要运动区是中央前回（4 区）和运动前区（6 区），它们接受来自基底神经节和皮层小脑设计好的“运动程序”信息及运动中本体感觉的传入，经整合后通过运动传导通路控制全身的躯体运动。如果仅仅刺激运动区，可以出现不自主的、简单而定型的肌肉运动反应，说明运动区皮层仅仅是运动的“执行”机构。运动区控制随意运动有以下特征。

1. *交叉支配*

即一侧运动区支配对侧躯体的肌肉运动。但头面部的肌肉中，除下部面肌和舌肌外，咀嚼肌、喉肌及上部面肌是双侧支配。

2. *倒置分布*

运动区的顶部支配下肢的肌肉，运动区顶部向内反折的部分支配膝关节以下的肌肉，运动区的中间部支配上肢，底部则支配头面部肌肉，与直立的人体方位相反，呈倒置分布。但头面部代表区的内部安排仍是正立的。这种躯体定位分布与临床上局灶性癫痫发作时的扩布规律是一致的。

3. *面积大小与运动精细复杂程度有关*

肌肉运动越精细、复杂，其代表区也越大。例如，手运动灵巧复杂，代表区最大，其中大拇指代表区是大腿代表区的 10 倍左右；发声部位的代表区面积也很大。

（二）运动传导通路

1. *皮层脊髓束和皮层脑干束*

大脑皮质运动区发出的动作指令经皮层脊髓束和皮层脑干束（合称锥体系）向下到达脊髓或脑干的运动神经元。其中，皮层脑干束终止于脑干内各脑神经运动神经元，皮层脊髓束终止于脊髓前角的运动神经元。皮层脊髓束中，约有 80% 的纤维在延髓锥体处交叉至对侧而下行，形成皮层脊髓侧束，该束终止于脊髓前角外侧部的神经元，控制四肢远端的肌肉，与精细的技巧性运动有关。该束损伤后四肢远端肌肉尤其是手指的精细、技巧性运动丧失。另有约 20% 的皮层脊髓束纤维在延髓锥体处不交叉，在同侧下行，形成皮层脊髓前束，该束在下降至胸段前，陆续经白质前连合交叉至对侧，并通过中间神经元接替后与脊髓前角内侧部的运动神经元形成突触联系，控制躯干和四肢近端的肌肉，与姿势的维持和粗大运动有关。该束损伤后躯干和四肢近端肌肉失去控制，身体平衡、行走及攀登等发生困难。

2. *脑干核团形成的下行通路*

直接起源于皮层运动区的纤维或上述传导通路发出的侧支经脑干某些核团接替后，也形成下行传导通路，如顶盖脊髓束、网状脊髓束、前庭脊髓束等。它们的功能与皮层脊髓前束相似，主要参与肌紧张、粗大运动和姿势调节，称为姿势调节通路（也称锥体外系）。如果同时损伤锥体系和锥体外系，将不仅出现随意运动的丧失，也将出现明显的肌张力改变。例如，内囊出血时，除了运动麻痹，同时常伴有肌紧张增强和腱反射亢进（痉挛性瘫痪），称为锥体束综合征。

（祁金顺）

第四节 神经系统对内脏活动的调节

一、自主神经系统的结构和功能

机体内脏活动受自主神经的调节。自主神经分为交感和副交感两部分，大多数内脏器官受它们的双重支配，只有少数器官例外，如食管上段只有副交感神经支配，汗腺、竖毛肌、肾上腺髓质、肾等只有交感神经支配。交感、副交感神经的结构特征和主要功能见表6-4和表6-5。

表6-4 交感和副交感神经的结构特征

	交感神经	副交感神经
中枢起源	脊髓 $T_1 \sim L_3$ 的灰质侧角	1. 脑干Ⅲ、Ⅶ、Ⅸ、Ⅹ对脑神经的副交感核； 2. 脊髓 $S_2 \sim S_4$ 灰质相当于侧角的部位
神经节所在部位	靠近中枢，于椎前或椎旁（肾上腺髓质只有交感节前纤维支配）	靠近支配器官或在器官壁内
外周分布	几乎所有内脏器官（食管上段无）	部分器官不受副交感神经支配，如皮肤和肌肉的血管、汗腺、竖毛肌、肾上腺髓质、肾等

表6-5 交感和副交感神经的主要功能

	交感神经	副交感神经
循环器官	心脏：心跳加快、加强 血管：皮肤、腹腔内脏、唾液腺及外生殖器的血管收缩，脾脏包囊收缩，肌肉血管可收缩（肾上腺素能）或舒张（胆碱能）	心脏：心跳减慢，心房收缩减弱 血管：软脑膜动脉和分布于外生殖器的血管舒张
呼吸器官	支气管平滑肌舒张	支气管平滑肌收缩，促进黏膜腺分泌
消化器官	消化腺：分泌黏稠唾液 平滑肌：抑制胃肠运动，促进括约肌收缩，抑制胆囊活动	消化腺：分泌稀薄唾液，促进胃液、胰液分泌 平滑肌：促进胃肠运动和括约肌舒张，胆囊收缩
泌尿、生殖器官	促进肾素分泌和肾小管重吸收；括约肌收缩和逼尿肌舒张；射精；使有孕子宫收缩、无孕子宫舒张	使逼尿肌收缩、括约肌舒张；阴茎勃起

续表

	交感神经	副交感神经
眼	瞳孔开大；睫状体环增大；上眼睑平滑肌收缩	瞳孔缩小；睫状体环缩小；促进泪腺分泌
皮肤	竖毛肌收缩，汗腺分泌	
代谢	促进糖原分解、肾上腺髓质分泌	促进胰岛素分泌

从总体功能看，交感神经系统的活动有助于机体动员能量，应付紧急情况；副交感神经系统的活动则有利于保护机体、储存能量和休整恢复等。安静情况下，自主神经纤维经常有低频的神经冲动传至效应器官，这种现象称为**紧张性作用**（**tonic action**），包括**交感紧张**（**sympathetic tone**）和**副交感紧张**（**parasympathetic tone**）。在紧张性作用的基础上，任何一种自主神经的活动都可双向性调节其支配器官的功能活动。例如，交感紧张通常使小动脉保持在其最大直径的一半左右。当交感紧张增加时，小动脉可以进一步收缩；当交感紧张减弱时，则引起舒张。安静情况下，副交感神经的紧张性占优势；运动时，交感神经的紧张性占优势。

二、各级中枢对内脏活动的调节

（一）脊髓对内脏活动的调节

所有交感神经和部分副交感神经（盆神经）起源于脊髓。因此，脊髓是调节内脏活动的初级中枢。临床上发生脊休克时，血压下降，发汗反射消失，大小便潴留等现象就是脊髓内脏反射活动减弱或消失的结果。脊休克过后，可见到脊髓调节的各种内脏反射逐渐恢复，如血管张力反射、发汗反射、排尿和排便反射、勃起反射等。但这时仅靠这种初级的反射不能适应生理需要。例如，当患者由平卧突然直立时，常会感到头晕，这是由于脊髓初级交感中枢丧失了高位（延髓等）心血管中枢调节的缘故；患者排尿和排便反射虽能进行，但排空不全，而且不受意识控制，出现大小便失禁。

（二）低位脑干对内脏活动的调节

延髓发出的副交感神经支配头面部所有腺体、心脏、支气管、喉头、胃、胰腺、肝和小肠等。脑干网状结构与内脏活动有关的中枢还可经下行纤维调节脊髓的自主神经功能。调节循环和呼吸的基本中枢位于延髓（称为生命中枢）；吞咽反射和呕吐反射的中枢也存在于延髓；呼吸调整中枢和角膜反射中枢则存在于脑桥；瞳孔对光反射中枢位于中脑。

（三）下丘脑对内脏活动的调节

下丘脑是调节内脏活动和内分泌活动的较高级中枢，也是将内脏活动和其他生理活动如本能行为、情绪进行联系、整合的中枢。

1. 体温调节

视前区-下丘脑前部（PO/AH）存在有温度敏感神经元，能够直接感受所在部位的温度变化，也能接受来自外周的温度传入信息并进行整合，其传出活动通过调节产热和散热过程使体温保持相对恒定。

2. 水平衡调节

水平衡包括水的摄入和水的排出。人体通过渴感引起摄水，通过肾的活动排出水分。血浆晶体渗透压增高时，对下丘脑前部渗透压感受器形成的刺激和血容量减少时引起的血管紧张素Ⅱ水平升高，均可使机体产生渴感而引发摄水行为。肾对水排出的调节主要是通过抗利尿激素（antidiuretic hormone，ADH）的作用实现的。ADH由下丘脑视上核和室旁核内的神经分泌大细胞合成，经下丘脑-神经垂体束运输至神经垂体储存。当血浆晶体渗透压升高或血容量降低时，ADH合成和释放增加，使肾远曲小管和集合管对水的通透性加大，水分重吸收增加，排出尿量减少。另外，下丘脑还存在有较高浓度的心房钠尿肽，其在外周具有利钠、利尿作用，在中枢能对抗ADH和血管紧张素，故与水平衡的中枢调节有密切关系。

3. 腺垂体激素分泌的调节

下丘脑促垂体区（弓状核、视前区等）的神经分泌小细胞能合成多种调节腺垂体激素的肽类物质，称为**下丘脑调节肽（hypothalamic regulatory peptide，HRP）**，如**促性腺激素释放激素（GnRH）**、**促甲状腺激素释放激素（TRH）**、**促肾上腺皮质激素释放激素（CRH）**等。这些调节性多肽经轴突运输到正中隆起处释放，再经垂体门脉系统到达腺垂体，以调节腺垂体相应的激素合成与分泌。此外，下丘脑有些神经元对血中激素浓度的变化比较敏感，称为监察细胞（detector cell），这是下丘脑HRP接受激素反馈性调节的基础。

4. 日节律控制

机体大部分细胞的功能活动都表现为以24h为周期的节律性波动，即**日节律（circadian rhythm）**或昼夜节律。日节律是人体最重要的生物节律。许多生理活动，如觉醒与睡眠、血细胞计数、体温、松果体激素、促肾上腺皮质激素和其他垂体激素分泌等都呈现明显的日节律变化。研究表明：下丘脑的视交叉上核（SCN）可能是日节律的控制中心。即使在离体培养情况下，SCN的细胞也表现出节律性的放电活动。SCN发出的神经和体液信号控制了机体各种日节律活动。同时，SCN接受视网膜神经节细胞纤维（视网膜-下丘脑束）的传入，这使机体活动的日节律能与外界光照周期同步运转。

5. 摄食行为的调节

摄食行为是动物维持个体生存的基本活动，主要受下丘脑和边缘系统的调节。下丘脑外侧区存在有**摄食中枢（feeding center）**，电刺激该区可使清醒动物发生摄食行为，破坏此区，则发生拒食。该中枢的活动与血糖水平有关，血糖降低时，摄食中枢细胞放电频率增高。这有助于解释饥饿时出现的饮食动机和行为。下丘脑的腹内侧核是**饱中枢（satiety center）**的所在部位，电刺激该区或血糖水平的增高，可使该中枢兴奋，动物停止摄食；破坏该区后，则使动物食欲过盛并导致逐渐肥胖（下丘脑性肥胖症）。边缘系统中的杏仁核也能影响摄食行为，并可能是下丘脑有关摄食行为调节的上一级中枢。刺激杏仁核基底外侧核群，可抑制摄食活动；破坏杏仁核，动物则有过食行为。

6. 情绪反应的调节

下丘脑内存在**防御反应区（defence area）**，如腹内侧区和外侧区，杏仁核也与防御反应有关。电刺激这些区域或核团可引起动物的防御反应，表现为出汗、瞳孔开大、攻击行为或企图逃跑等发怒、恐惧表现。损毁这些部位后，动物则变得温顺驯服。下丘脑还有奖赏中枢和惩罚中枢，可分别引起动物出现愉快或痛苦的情绪反应。

各种情绪活动常伴随自主神经功能、内分泌功能、躯体运动功能及本能行为的改变。例如，“发怒”时，出现心跳加快、血压增高、瞳孔开大、血浆儿茶酚胺激素水平升高、肌张力增高等表现；“恐惧”时，精神性发汗增加、皮肤血管收缩，甚至大小便失禁；“悲伤”时流泪、没有食欲；“情绪波动”可引起女性月经失调等。

（四）大脑皮质对内脏活动的调节

新皮层及边缘系统都与内脏活动密切相关，但其神经联系及功能意义还不十分清楚。

（祁金顺）

第五节 觉醒、睡眠和脑电图

觉醒（**wakefulness**）和**睡眠**（**sleep**）以近似昼夜节律的方式互相转化。在觉醒状态下，机体才能与周围环境保持主动的感觉和运动联系；通过睡眠，方可使机体的精力和体力得以恢复。觉醒和睡眠过程中，大脑皮质功能活动的变化可以反映在脑电活动上，脑电记录也是鉴定睡眠和区分睡眠不同时相的依据。

一、脑电图

大脑皮质神经元具有生物电活动。在无明显刺激情况下，大脑皮质广泛区域自发性产生的、持续而有节律的电位变化，称为自发脑电活动。由头皮表面记录到的自发脑电活动称为**脑电图**（**electroencephalogram，EEG**）。

（一）正常成人脑电波的波形

根据自发脑电的频率，正常脑电波被分为α、β、θ、δ四种基本波形（图6-23A）。

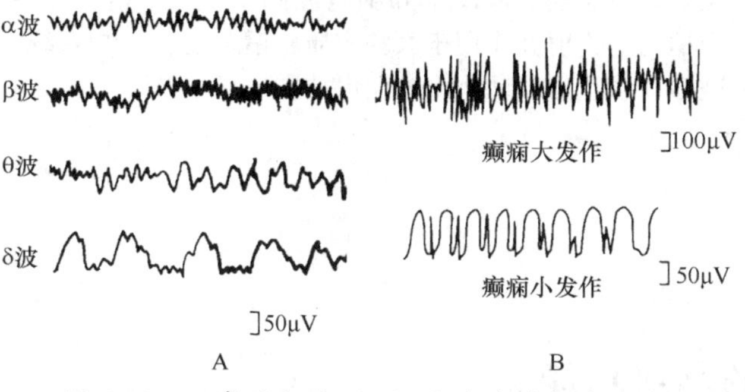

图6-23 正常脑电波（A）和癫痫脑电波（B）

1. α波

α波是频率为8～13Hz的脑电波，振幅为20～100μV。α波波幅由小变大、然后再变小，如此反复形成所谓"α梭形"。α波是成人处于安静时的主要脑电波，可在清醒、安静、闭目时记录到，枕叶最明显，反映了大脑皮质处于相对安静的状态。睁眼或接受其他刺激时，α波立即消失而呈现快波，这一现象称为"α阻断"。如果受试者再次安静、闭目，则α波又重新出现。

2. β波

β波是频率为14～30Hz的脑电波，振幅较低，为5～10μV。安静闭目时只在额叶出现。如果被试者睁眼视物或接受其他刺激时，在皮层其他部位也出现β波。β波还是异相睡眠的一个特征。β波一般代表大脑皮质兴奋。

3. θ波

θ波是频率为4～7Hz的脑电波，振幅较大，为100～150μV。成人在困倦时可见到，是中枢神经系统处于抑制状态的表现。幼儿期脑电频率比成人慢，常可见到θ波。

4. δ波

δ波的频率最慢，为0.5～3Hz，振幅20～200μV。成人只有在睡眠时可见到。此外，在深度麻醉、缺氧或大脑有器质性病变时也可出现。婴儿可常见到δ波。

当许多皮层神经元的电活动趋于步调一致时，脑电波就会出现低频率、高振幅，这种现象称为同步化。α波就是一种同步化波，θ波和δ波的同步化程度更高。当神经元的电活动不太一致时，脑电波就会出现高频率、低振幅，称为去同步化。β波就属于去同步化波。一般来说，当脑电波由高振幅的慢波转为低振幅的快波时，表示兴奋过程的增强；反之，由低振幅的快波转为高振幅的慢波时，表示抑制过程的发展。

（二）记录脑电图的临床意义

在临床上，癫痫患者的脑电图可出现高频高幅的棘波、尖波或高频高幅波后跟随一个慢波的棘-慢综合波（图6-23B）。棘波的时程在80ms以下，波幅为50～150μV。尖波的时程为80～200ms，幅度为100～200μV。根据出现癫痫脑电波的电极所在位置，可估计癫痫病灶在脑内的大致部位。近年来，通过采用摄像监控患者行为表现和脑电图记录同步进行的方法，在一定程度上提高了癫痫诊断及其脑内病灶定位的准确性。另外，脑内具有占位性病变如脑肿瘤时，即使成年患者处于清醒状态，也可记录到θ波或δ波；脑电波出现病理性电静息（幅度<2.5μV）对脑死亡诊断也有一定的参考价值。

二、觉醒状态的维持

觉醒是大脑皮质保持正常知觉或意识的一种功能状态，也称清醒。实验表明，在中脑头端中断网状结构时，动物出现长期昏睡，脑电图出现同步化慢波；相反，电刺激中脑网状结构，能够唤醒动物，脑电波呈现去同步化快波。这说明，觉醒状态的维持与脑干网状结构保持一定活动有关，这种脑干网状结构具有的上行唤醒作用的功能系统称为**脑干网状结构上行激动系统**（**ascending reticular activating system，ARAS**）。ARAS是一个多突触接替的系统，易受药物影响。一些催眠药和麻醉药正是通过阻断ARAS的活动发挥作用的。

行为觉醒和脑电觉醒的机制不同。行为觉醒表现为对新异刺激有探究行为，可能与中脑黑质多巴胺递质系统的功能有关；脑电觉醒是指脑电呈现去同步化快波，但不一定有探究行为，其与蓝斑上部去甲肾上腺素递质系统和脑干网状结构上行激动系统中的胆碱能系统活动有关。

三、睡眠的时相

根据生理功能表现，特别是脑电图的变化特点，睡眠可分为两种时相，即慢波睡眠和快波睡眠。

1. 慢波睡眠

该期的脑电波呈现同步化趋势，以高幅慢波 δ 波为主，故称为**慢波睡眠**（**slow wave sleep，SWS**）或同步睡眠。一般表现为：①各种感觉功能如嗅、视、听、触觉等暂时性降低；②骨骼肌肌紧张减弱，但仍保持一定肌张力，以维持正常睡眠者调整睡眠姿势；③内脏活动改变，如呼吸和心率减慢、血压下降、代谢率降低、发汗增多、体温下降、胃液分泌增多、唾液分泌减少等。同时，生长激素分泌水平明显升高。因此，慢波睡眠有利于促进生长和体力恢复。

2. 快波睡眠

该时期睡眠进一步加深，但脑电波与觉醒时相似，是去同步化的低电压快波 β 波。所以，又称为**快波睡眠**（**fast wave sleep，FWS**）、去同步化睡眠或异相睡眠。快波睡眠时，各种感觉功能进一步降低，唤醒阈增高；骨骼肌肌紧张进一步减弱，肌肉几乎完全松弛，但部分肢体可出现抽动，眼球出现快速扫视运动（故又称快动眼睡眠）；内脏活动有间断性阵发表现，如血压升高、心率加快、呼吸加快而不规则等。另外，做梦也是快波睡眠的特征之一，其发生可能与此期脑电波呈现去同步化快波，大脑皮质处于紧张活动状态有关。快波睡眠期间的快速眼动和呼吸、循环功能变化可能与梦境有关。据认为，快波睡眠与幼儿神经系统的成熟有密切关系，有利于建立新的突触联系而促进记忆活动，对促进精力的恢复有利。实验表明，快波睡眠期间脑内蛋白质合成加快；剥夺快波睡眠的受试者，将出现注意力不集中、学习记忆能力下降。临床上，某些疾病如心绞痛、哮喘等在夜间的发作，可能与快波睡眠期间出现间断的阵发性表现有关。

慢波睡眠和快波睡眠是两个互相转化的时相。一般情况下，成年人首先进入慢波睡眠，持续 80～120min 后，转入快波睡眠；快波睡眠持续 20～30min 后，又转入慢波睡眠。整个睡眠期间，这种反复转化有 4～5 次。越接近睡眠后期，快波睡眠持续时间越长。慢波睡眠和快波睡眠均可直接转为觉醒状态，但觉醒状态一般只能先进入慢波睡眠，而不能直接转入快波睡眠。然而，在长期剥夺快波睡眠后，机体可以由觉醒直接进入快波睡眠，并且该时相的持续时间还可以出现补偿性增加。这也反映了快波睡眠是必需的生理过程。

睡眠是一个主动的神经过程。有证据表明，脑干尾端存在着能引起睡眠和脑电波同步化的中枢，这一中枢向上投射并作用于大脑皮质，谓之上行抑制系统。破坏该系统后，动物将长期保持在清醒状态。

（祁金顺）

第六节　脑的高级功能

一、学习和记忆

学习是指人和动物获取外界信息，形成新的行为、习惯的神经过程。记忆则是将获取的信息或新的行为、习惯进行储存和读出的神经过程。这两个过程是互相联系的。

（一）学习的两种形式

1. 非联合型学习

非联合型学习（nonassociative learning）是一种简单的学习形式，是指在学习过程中引起反应的刺激是单一的，不需要和其他刺激相联系或联合。习惯化和敏感化即属于这种类型的学习。

（1）习惯化：当非伤害性刺激重复作用于机体时，其引起的反射性效应会逐渐减弱，这个过程称为习惯化。例如，刚买回的钟表，其摆动时发出的“嘀嗒”声，可能使人难以入睡，但几夜过后，该钟表便不再被注意到；触摸刺激可引起海兔发生缩鳃反射，但反复触摸则可使缩鳃反应逐渐减弱，甚至不再有反应出现。习惯化的意义是使个体学会了对某些重复的非伤害性刺激“不注意”，从而主动放弃对这些刺激的反应，这有利于机体接受其他类型的刺激。

（2）敏感化：是指在较强的伤害性刺激后，机体对原先弱刺激引起的反应明显增强的过程。例如，电刺激作用于海兔的头部或尾部后，原先触摸刺激引起的缩鳃反应将大大加强。敏感化的意义是使个体学会了对某些伤害性刺激的注意，有利于躲避该刺激。

2. 联合型学习

联合型学习（associative learning）是指在学习过程中需要两种在时间上很接近的刺激按照一定次序进行配对，由此在脑内形成相互联系。经典的条件反射

(classical conditioning) 和操作性条件反射 (operate conditioning) 均属联合型学习。

(1) 经典的条件反射：又称巴甫洛夫条件反射。例如，进食时，食物作为非条件刺激可以引起犬唾液分泌，这属于非条件反射；铃声不能引起唾液分泌，是无关刺激。但如果每次给犬喂食物时，先给予铃声刺激，然后再立即给予食物。多次将铃声刺激和食物刺激相结合后，铃声一出现，犬的唾液便开始分泌。这种由铃声引起的唾液分泌称为条件反射。铃声由无关刺激转化为能够引起唾液分泌的条件刺激，是铃声和食物反复结合的结果。这种无关刺激和非条件刺激在时间上反复结合的过程，称为强化。可见，只有通过强化，才能建立条件反射。经典的条件反射的出现，表明条件刺激（如铃声）和非条件刺激（如食物）之间已形成了一定的联系，条件刺激已经成为非条件刺激即将到来的信号。自然界中可以成为条件刺激的信号是多种多样的，所以，经典的条件反射大大提高了机体的预见能力。

(2) 操作性条件反射：也称工具性条件反射。其形成特点是，动物（如饥饿的大鼠）必须通过自己完成某种运动或操作（如压杠杆）后才能得到非条件刺激（如食物）的强化。在形成简单的操作性条件反射后，可以进一步联合其他的刺激，以形成更复杂的操作性条件反射。例如，训练动物时，只有当某种信号出现时，踩杠杆才能得到食物强化，这就又将信号、踩杠杆、食物等多因素联合在一起。可见，这种学习过程是在动物接受的一定刺激和动物作出的一定行为之间形成联系，因此，也属于联合型学习。操作性条件反射常用于动机行为的研究。

(二) 记忆的过程

1. 感觉性记忆

感觉性记忆是机体经感觉系统获得的信息在脑的感觉代表区储存的阶段。所有进入机体的信息都要经过这一阶段。信息在此阶段保留的时间很短，一般不超过1s。如果对这些即时感觉性的信息加以注意和加工处理，如将感觉性信息转换成表达性符号（如语言），感觉性记忆便可转入第一级记忆。

2. 第一级记忆

信息在第一级记忆中的保留时间仍很短，只有几秒。这对那些即时应用性的信息，如临时拨打一个陌生的电话号码等还是有意义的。如果某些信息反复应用，信息便在第一级记忆中循环，并可转入第二级记忆中。

3. 第二级记忆

第二级记忆属于长时性记忆。信息在此可以保存数分至数年，因此是一个持久的储量较大的系统。人体需要保存的信息，大部分都储存在此记忆之中。

4. 第三级记忆

第三级记忆是终生难忘的记忆。对于终生累月运用的信息，如自己的名字和常年进行的操作手艺等，可以转入此记忆中。

(三) 记忆障碍

记忆障碍是指储存新的信息或回忆原有信息产生困难。临床上把记忆障碍分为以下两类。

1. 顺行性遗忘症

顺行性遗忘症表现为不能保留新近获得的信息，即近期记忆严重障碍。其发生机制可能是信息不能从短时性记忆转入长时性记忆，即信息储存过程发生障碍。本症多见于慢性酒精中毒者。另外，阿尔茨海默病等神经退行性疾病也常以近期记忆障碍为早期临床表现。

2. 逆行性遗忘症

逆行性遗忘症表现为不能回忆发病之前一段时间内的经历，但新的信息仍能转入长时性记忆之中，第三级记忆也不受影响。发病机制可能是第二级记忆中原有的信息不能读出或第二级记忆本身发生紊乱。本症多见于非特异性的脑疾患，如脑震荡、电击和麻醉等。

(四) 学习和记忆的机制

1. 神经生理学机制

记忆的最简单形式是神经元活动的后作用，即感觉性刺激停止后，神经元活动仍能持续短暂时间。这可能是感觉性记忆的机制。第一级记忆的基础与神经环路联系有关。例如，信息在海马环路中通过正反馈联系而连续活动，使信息留存的时间较后作用更长，其反复活动又能促进第一级记忆向第二级记忆的转移。长时性记忆与突触传递效率发生改变即突触可塑性有关。

2. 神经生物化学机制

脑内蛋白质的合成与长时性记忆有关。将嘌呤霉素注入金鱼脑内以抑制蛋白质的合成，则该金鱼不能建立新的条件反射。中枢神经递质也可以调节学习记忆过程。例如，脑内胆碱能系统与记忆有关。拟胆碱药可增强记忆，抗胆碱药则使学习记忆功能减弱。临床上，阿尔茨海默病患者学习记忆等认知功能的明显下降与脑内胆碱能系统功能障碍有关，可用胆碱酯酶抑制剂治疗。与学习记忆有关的另一个递质是去甲肾上腺素。用利血平耗竭儿茶酚胺后，可破坏学习记忆过程。另外，血管升压素也可增强记忆，用该药治疗遗忘症在临床上已收到一定疗效。相反，催产素和脑啡肽可使动物学习记忆功能减退。

3. 神经解剖学机制

新的突触联系的建立被认为是长时性记忆的解剖学基础。动物实验可见到，生活在复杂环境中的大鼠皮层厚度大，突触联系多；反之则较少。人类第三级记忆的机制可能与此有关。

二、语言功能

（一）大脑皮质的语言中枢

语言是人类由于社会劳动和交往的需要、随着人脑的进化发展而产生和完善的一种极其复杂的高级神经活动。研究表明，人类左侧大脑皮质一定区域的损伤，可以引起特有的语言活动功能发生障碍，这些区域称为语言中枢。语言中枢包括运动性和感觉性两类，前者有说话语言中枢和书写语言中枢，后者有听觉语言中枢和视觉语言中枢。各语言中枢在发育上有时间差异，感觉性语言中枢发育较快，运动性语言中枢发育较慢。

1. 说话语言中枢

说话语言中枢位于额下回后 1/3 处，又称 Broca 区（44 区，中央前回底部之前）。损伤 Broca 区，会引致“运动性失语症”。这时，患者可以看懂文字，能听懂别人的谈话，但自己却不会讲话。然而，与发音有关的肌肉并不麻痹。

2. 书写语言中枢

书写语言中枢位于额中回后部，接近中央前回手部代表区的部位。损伤后，出现“失写症”。患者可以听懂别人的说话，看懂文字，自己也会说话，但不会书写。然而，其手部的其他运动并不受影响。

3. 听觉语言中枢

听觉语言中枢位于颞上回后部，接近听觉代表区。损伤后，可出现“感觉性失语症”。患者可以讲话及书写，也能看懂文字，但听不懂别人的谈话。这时，患者不是听不到，只是听不懂，好像在听根本不懂的外语一样。患者可以模仿别人的讲话，但回答不出别人提出的问题。

4. 视觉语言中枢

位于角回，损伤后出现“失读症”。这时，患者看不懂文字的含义，但其视觉却是良好的。

（二）大脑皮质语言功能的一侧优势

人类两侧大脑半球的功能是不对称的，高级功能往往向一侧半球集中，称为一侧优势。例如，语言活动功能主要集中在大脑左半球。由于左半球在听、说、读、写语言活动功能上占优势，一般将左半球称为优势半球或主要半球。左半球在语言功能上的优势现象与遗传因素有一定的关系，但主要是在后天生活实践中逐步形成的，这与人类习惯使用右手进行劳动有密切关系。小孩在 3 岁之前尚未建立左侧优势，如果发生左侧大脑半球损伤时，其语言活动功能的扰乱同右半球损害时的情况相比，没有明显差别。到 10~12 岁时，左侧优势逐步建立，但在左侧大脑半球损伤后，尚有可能在右侧大脑皮质重新建立起语言活动中枢。成年以后，左侧优势已经形成，如果发生左半球损伤就很难在右侧大脑皮质再建立起语言活动中枢。

大脑皮质还具有非语言性的认识功能。非语言性认识功能主要集中在右半球，包括：空间辨认、触觉识别、音乐欣赏、相貌识别等。当右侧大脑皮质损伤后，患者常分不清左右、穿衣困难、不能绘制图表、不能识别面孔，而且对颜色、物体、场所的认识也发生障碍。

（祁金顺）

第七节　感　受　器

感受器（**sensory receptor，receptor**）是机体中能将内、外环境刺激直接转换为电信号（感受器电位和动作电位）并能通过专用的传入神经通路向神经中枢输送对应信息的结构。机体通过感受器快速收集内、外环境各种信息形成感觉。感觉是人认识世界的起点，是人生存、适应环境和改造环境的基础。

一、感受器和感觉

1. 感受器的分类

人体内存在各种各样的感受器（表 6-6）。按感受器所在位置，可分为体表和躯干的外感受器和分布于内脏的内感受器。按所接受刺激的能量形式，感受器又可分为机械感受器、温度感受器、光感受器、化学感受器等。简单的感受器为感觉神经末梢；较复杂的感受器由神经末梢及其周围包绕的被膜样结缔组织所组成。更为复杂的感受器由感受细胞、感觉神经末梢、附属结构等组成，称为感觉器官。例如，眼、鼻、耳蜗、前庭、味蕾分别称为视觉、嗅觉、听觉、平衡觉和味觉器官。

表 6-6 感受器的类型和定位

感觉类型	刺激的能量形式	换能结构及感受器类型	感受器所在部位
触-压觉	机械能	神经末梢（机械感受器）	皮肤
温觉	热能	神经末梢（温度感受器） 神经元（温度感受器）	皮肤、内脏 中枢神经系统
痛觉	化学能、热能、机械能	神经末梢（伤害性感受器）	皮肤、内脏
痒觉	化学能	神经末梢（伤害性感受器）	皮肤
关节位置和运动	机械能	神经末梢（本体感受器）	关节及其周围
肌肉长度	机械能	神经末梢（本体感受器）	肌梭
肌肉张力	机械能	神经末梢（本体感受器）	腱器官
视觉	可见光（光能）	视锥、视杆细胞（光感受器）	眼视网膜
听觉	机械能（声波振动）	毛细胞（机械感受器）	内耳螺旋器
平衡觉	机械能（直线加速度）	毛细胞（机械感受器）	内耳椭圆囊、球囊
平衡觉	机械能（角加速度）	毛细胞（机械感受器）	内耳半规管
嗅觉	化学能	嗅细胞（化学感受器）	嗅上皮
味觉	化学能	味细胞（化学感受器）	味蕾
血压	机械能	神经末梢（机械感受器）	颈动脉窦、主动脉弓
血 PO_2、PCO_2、H^+	化学能	球细胞（化学感受器）	颈动脉体、主动脉体
脑脊液 pH	化学能	神经元（化学感受器）	下丘脑
血浆渗透压	化学能	神经元（化学感受器）	下丘脑

资料来源：姚泰．2010．生理学．2 版．北京：人民卫生出版社，有修改

2. 感觉

从进化角度，感觉经历由简单到复杂、由低级到高级的发展过程。从生理学上分析，**感觉（sensation）**是神经中枢对感受器传入信息加工的结果，这一结果反映了特定刺激的属性（能量形式、强度、强度变化率、持续时间、空间方位等）。在一个个体，传入冲动在不同层次的神经中枢，产生的感觉不同。传入冲动如仅到达皮层下的某级中枢水平，虽然仍可被分析和整合，也能引起特定反射活动，但是不能被意识到和被感知。因此，生理意义上的感觉比主观感觉的含义更为宽泛。实验中应用盐酸刺激动物的皮肤可引发四肢的保护性活动，表明脊髓也有感觉。在减压反射中，动脉压力感受器接受血管压力的刺激，通过传入神经不断向延髓心血管中枢传递血压信息，参与血压调节（见第九章循环系统），但是这种压力信息即使在人清醒状态下也不会被感知和意识到，这种感觉主要在延髓水平发挥作用。下丘脑渗透压感受器感受血浆渗透压的变化并调节抗利尿激素的分泌（见本书 287 页），但是对于血浆渗透压的下降，人是无法感知的。传入冲动只有到达大脑皮质特定区域并经分析才可能被感知和意识到。当人处于清醒状态时，对皮肤、五官等部位的各种刺激都可清晰地感知和意识到。

3. 感受器的基本特征

1）适宜刺激　漫长的生物进化过程造就了各种不同类型的感受器。一种感受器通常只对某一种能量形式的刺激最为敏感，这种刺激称为该感受器的适宜刺激。例如，光感受器对光刺激敏感、嗅觉感受器对气味分子敏感、耳蜗对声波的振动刺激敏感。引起感受器兴奋的最小适宜刺激强度称为感受器的感觉阈值。

2）感受器的换能作用　感受器在接受适宜刺激时，刺激信息的能量形式由非电量（如光、振动、温度等）转换为一种分级的和连续的膜电位变化。这种转换过程即**换能作用**，而这种膜电位变化称为**感受器电位（receptor potential）**（图 6-24）。感受器电位与终板电位类似，具有局部电位的性质。感受器电位的大小取决于刺激的强度和强度变化率。

大部分感受器的换能作用直接通过感受器膜上特定的离子通道，如专门感受热、冷、酸、机械的各种通道。通道可能在接受某一种（少数情况为若干种）适宜刺激后被激活，导致膜通透性和膜电位的改变。少部分感受器换能作用较为复杂。例如，嗅觉感受器和光感受器需要先激活不同 G 蛋白偶联受体，再经一定步骤后作用于离子通道，从而将刺激信息（非电信息）转换为感受器电位。

3）感受器的编码作用　伴随换能过程，感受器还将感受器电位转换为传入神经上的动作电位序列（图 6-24）。而动作电位具有“全或无”的性质，属于一种离散的脉冲信号。将刺激的信息由感受器电位转

移到动作电位序列频率信息中的过程，称为**编码（coding）**作用。

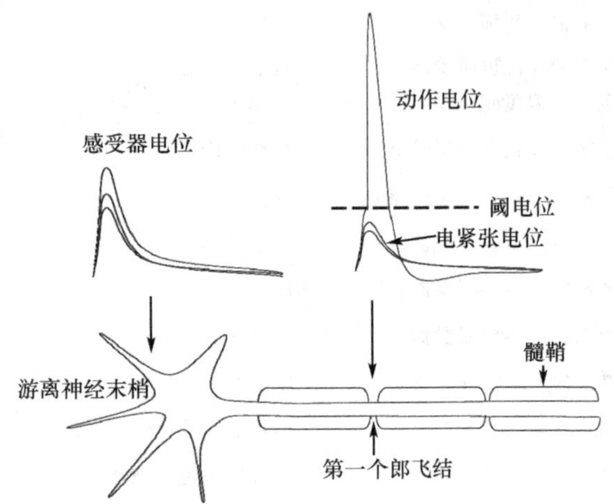

图 6-24 有髓感觉神经纤维末梢换能和编码过程的示意图
感受器电位随刺激强度增加而增加。感受器电位以电紧张扩布（随距离衰减）的方式沿神经膜传播，当在第一个郎飞结位置的电紧张电位到达阈值，该处爆发动作电位。当感受器电位更大时，动作电位出现的频率增加。动作电位以“全或无”方式向中枢方向传播

不同感受器的结构不同。皮肤的多种感受器实质上是感觉神经末梢，这些感受器的换能作用和编码作用发生在同一感觉神经末梢上。以有髓感觉神经纤维为例（图 6-24），产生感受器电位的部位在感觉末梢的最远端，而产生动作电位和编码的位置在紧靠末梢的第一个郎飞结附近。感受器电位通常是变化较慢的去极化电位，能以电紧张扩布方式（纯物理的方式）影响邻近区域（如邻近的郎飞结）的膜电位，该电位称为电紧张电位。电紧张电位一旦达到阈电位，就产生动作电位。感受器电位越大，动作电位出现的频率越高。无髓感觉纤维上动作电位的产生过程可能与有髓纤维类似，但缺少明确报道。在头部感觉器官的编码过程较为复杂，感受器电位和动作电位分别由不同细胞完成，细胞间通过突触传递信息，具体产生的原理可参见视觉和听觉器官部分。

4）适应现象　当同样强度的刺激继续作用于感受器，而传入神经纤维上的动作电位频率有所下降，这一现象称为**感受器的适应**。对于适应现象应注意区分感觉的适应和感受器的适应两个概念。感受器的适应体现在刺激持续时间与传入神经冲动频率的关系上；而感觉的适应是指感受器受到持续刺激时，感觉呈现一定程度的减弱。感觉的适应涉及整个感觉传入通路和感觉中枢，可发生在感受器、传入通路和感觉中枢不同水平，因而有更复杂的机制。

按照适应发生的快慢，感受器可分为快适应感受器和慢适应感受器两种。皮肤触觉感受器属于快适应感受器。该感受器对于恒定的刺激，仅在最初短时间内发放动作电位，而后很快停止，但是，如有新的刺激出现，该感受器仍能很快响应，发出动作电位。快适应感受器敏感而又快速适应的特性有利于这类感受器监测刺激的变化。

机体有多种慢适应感受器。肌梭、颈动脉体化学感受器、伤害性（痛觉）感受器等都属于慢适应感受器。一些慢适应感受器（如动脉压力感受器、动脉化学感受器等）的生理意义在于以稳定的敏感性实时监测某项功能指标，然后通过一定的负反馈调节机制，维持机体内环境或功能的稳定。而另一些慢适应感受器（如视觉、听觉、痛觉感受器等）的意义在于向中枢持续报告某些信号（如视觉信息、听觉信息、伤害性刺激等）的存在和变化，对机体获取关键信息有重要意义。

二、眼的视觉功能

人获得视觉信息，取决于 5 个因素：眼的光学通路透明、被视物准确成像于视网膜、视网膜感光换能功能正常、视神经传入通路通畅和视觉中枢功能正常。其中前 3 个因素由眼完成。

在人脑所获得的外界信息中，至少有 70% 来自视觉。通过视觉，人能感知外界物体的大小、形状、亮度、颜色等特征。视觉信息对于人类认识世界和改造世界具有重要意义。

（一）眼的结构

眼由眼球和眼副器两部分组成（图 6-25）。

1. 眼球

眼球近似球形，位于眼眶内。眼球分为眼球壁和眼内容物两部分（图 6-25）。

1）眼球壁　从外向内，眼球壁依次为眼球纤维膜、眼球血管膜和眼球内膜 3 层。

（1）眼球纤维膜：分为角膜和巩膜两部分。**角膜（cornea）**无色透明，位于眼球正前部位，占眼球表面积的 1/6。角膜无血管，靠泪液和房水提供营养和氧气。角膜有十分敏感的感觉神经末梢，具有保护作用。巩膜富含纤维，质地坚韧，占眼球纤维膜的后 5/6，其前缘与角膜相接，其后部延续为视神经鞘。

（2）眼球血管膜：此层因富含血管而得名。眼球血管膜自前向后依次为虹膜、睫状体和脉络膜。

虹膜处于冠状位，位于角膜后方，其中央有圆形孔，即瞳孔。虹膜将眼球前部腔隙分隔为前房和后房两部分，虹膜悬在房水中。虹膜内分布有放射状和环形排列的平滑肌，分别称为瞳孔开大肌和括约肌。瞳孔开大肌受交感神经支配，收缩时瞳孔放大；瞳孔括约肌受副交感神经支配，兴奋时瞳孔缩小。瞳孔的大小决定进入眼球的光量。

睫状体位于巩膜和角膜移行部的内面，其前部有向内突出呈放射状排列的皱襞，称睫状突。悬韧带（又

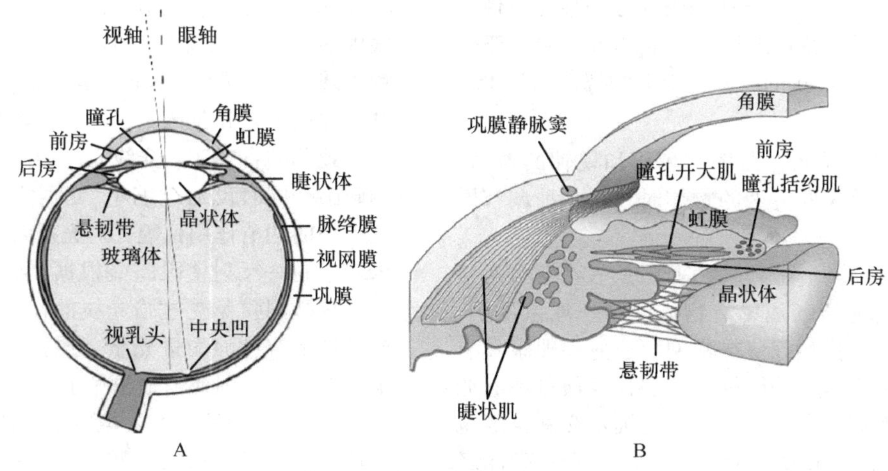

图 6-25 眼的解剖结构

A. 右眼水平切面示意图；B. 显示睫状体与晶状体的联系

称睫状小带）起自睫状突，终止于晶状体周边。睫状体内含放射状和环形排列的平滑肌，分别接受交感神经和副交感神经支配。睫状体具有两方面作用：产生房水和调节晶状体的曲率。

脉络膜占血管膜的后 2/3 部分，位于巩膜与视网膜之间。

（3）眼球内膜：即视网膜，内衬于脉络膜。视网膜可分为内、外两层。外层为色素上皮细胞层，内层为神经细胞层。

视网膜后极有一凹陷区，称为**中央凹（fovea）**，也称为黄斑，是视网膜上视觉分辨率最高的部位。中央凹鼻侧 1.5~1.75mm 处有一圆盘样结构，称为视乳头（又称为视盘），是神经纤维汇集组成视神经的部位，此处无感光细胞分布，形成盲点。视乳头中有视网膜中央动、静脉通过。

2）眼内容物　眼内容物包括房水、晶状体和玻璃体。三者无色透明，与角膜一起组成一个具有不同折光指数、形成不同曲率界面的折光系统。房水为透明组织液，充满于前房和后房，房水处于动态循环中。

2. 眼副器

眼副器包括眼睑、结膜、泪腺、眼球外肌、眶脂体等，担负保护、运动和支持眼球的功能。

（二）眼的折光系统与调节

1. 眼的折光系统

根据几何光学理论，当透射光经过由两种光媒质构成的球形界面时，光在界面上发生折射，其折射程度取决于两种媒质的折光指数和界面的曲率。

如图 6-25 所示，光线从外界射入眼球依次经过空气、角膜、房水、晶状体和玻璃体 5 种媒质，分别在空气与角膜的前表面、角膜的后表面与房水、房水与晶状体的前表面、晶状体的后表面与玻璃体前表面所形成的 4 个球形界面上发生折射，最后聚焦在视网膜上成像，因此眼球的光学结构是一个复杂的共轴球面折光系统。在此系统中，晶状体的曲率受自主神经的调节，使得晶状体能承担自动聚焦的功能。其他结构的折光程度不受神经调节。在整个折光系统中，光线在角膜前表面折射的程度最人。

眼的折光系统非常复杂，为便于研究和理解，人们创建了一个与人眼折光系统等效的简化光学模型，称为**简化眼（reduced eye）**。该模型依据人眼复杂的光学参数构建了一个前后径为 20mm 的单一的球面折光体，其折射率为 1.333，曲率半径为 5mm，后主焦点位于折光体的后极（相当于视网膜位置）（图 6-26）。这些参数完全与正常人眼注视远方时的光学参数等效。

利用简化眼可以方便地用于计算不同远近物体在视网膜上成像的大小。如图 6-26 所示，字体 E 中缺口 AB 在视网膜的像为 ab，三角形 ABn 与三角形 abn 为相似形，因此，ab/nb=AB/nB，由此可计算出 ab。应用简化眼的参数还可用于估算正常人可看清物体两个点的最小视角（α）。如图 6-26 所示，A 和 B 两点的

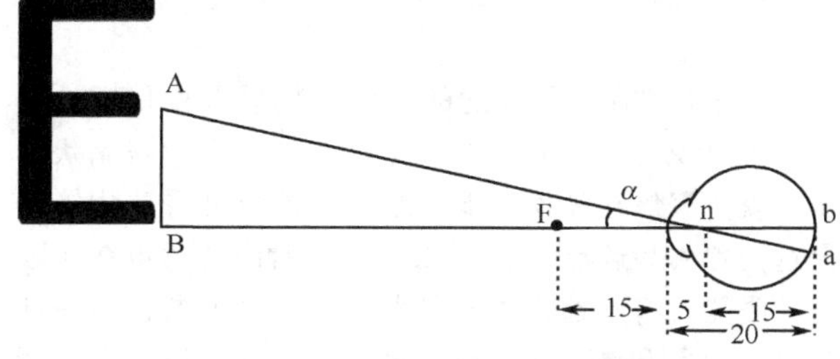

图 6-26 简化眼的参数及其成像

简化眼以简单的模型模拟正常人眼注视远方时的光学参数。简化眼假设眼球为均匀媒质的球面折光体，其前表面相当于角膜的前表面，其后表面紧贴视网膜。n 为节点（即折光球面的曲率中心），距折光体前表面 5mm。折光体第一焦点（F）距角膜 15mm（第一焦距）、视网膜上 b 点距角膜前表面 20mm，为第二焦距。图中直线 Ana 和 Bnb 的夹角为 α

像分别为 a 和 b。a 和 b 可被视网膜区分的最低条件是分别落在两个临近的视锥细胞上，即 ab 距离需大于一个视锥细胞的直径（5μm），其值对应的视角 α 为 1°。

2. 眼的调节

眼的调节包括晶状体曲率、瞳孔和视轴的调节。当注视一个从远处移向近处的物体时，这 3 种调节同时发生。

1）晶状体曲率的调节　对于在一定范围内移动的物体，人仍能清晰地看清物体。这一现象说明，被视物体移动时物像始终落在视网膜位置，即眼具有自动调焦的功能。这一功能是由植物神经通过不断调节晶状体的曲率完成的。尽管有研究提示交感神经也发挥作用，但是一般认为调节主要靠副交感神经完成。

晶状体是一个具有一定弹性的凸透镜，其曲率（焦距）可被睫状肌调节。悬韧带（睫状小带）起自睫状体，终止于晶状体的环形边缘。当悬韧带张力高时，晶状体形状变得相对扁平；而悬韧带松弛时，晶状体弹性复位，变厚（图 6-27）。睫状体内含环形平滑肌，受副交感神经支配。当视远处物体，环形平滑肌松弛，悬韧带被拉紧，导致晶状体曲率变小，物像正好落在视网膜上。随着物体向近处移动，神经反射促使环形平滑肌逐渐收缩，使悬韧带的张力相应减小、晶状体因弹性复位而变厚，折光性提高。这一调节保证物体与眼的距离在相当大范围内变动时，物像仍能落在视网膜上。

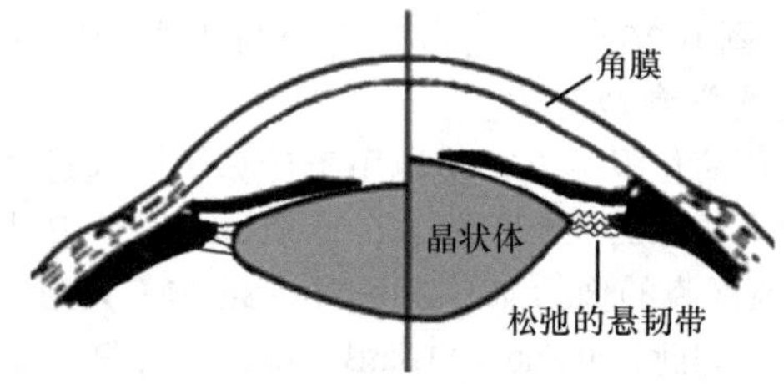

图 6-27　眼调节前后晶状体形状的改变

图左半部分表示视远物时，悬韧带拉紧，晶状体变薄。图右半部分表示视近物时，悬韧带松弛，晶状体变厚，前凸明显

对于正常眼，无限远的物体（如星星和月亮）发出的光可视为平行光，这些光进入眼球后无需晶状体调节就能聚焦在视网膜上。眼无需调节可看清物体的最远位置称为**远点**（**far point**）。正常眼的远点在无限远。眼能看清近处物体，很大程度取决于晶状体弹性复位（变厚和增加折光性）的能力。眼作最大限度调节时能看清物体的最近距离称为**近点**（**near point**）。近点随年龄增长逐渐远离眼球，人 10 岁、20 岁和 60 岁时的近点分别为 9cm、11cm 和 83cm。晶状体的弹性下降和眼的调节能力降低，使得近点随年龄增大，这一现象称为**老视**（presbyopia）。

2）瞳孔的调节　正常人瞳孔的直径为 1.5～8.0mm，通过反射调节。改变瞳孔的大小可调节进入眼内的光量。当视近物时，双眼瞳孔反射性地缩小，称为**瞳孔近反射**（**near reflex of pupil**）。瞳孔缩小可减少球面像差和色像差，使物像更为清晰。

瞳孔的直径还受光线亮度的影响。当环境较亮时，两眼瞳孔同时反射性缩小，反之则扩大。入光量对瞳孔大小的调节作用称**瞳孔对光反射**（**pupillary light reflex**）。这一反射使眼睛能根据光强控制进光量，一方面保护视网膜免受过强光线的伤害，另一方面保证弱光条件下有足够的进光量。瞳孔对光反射的中枢在中脑，该反射减弱或消失常见于重度昏迷的患者。

3）视轴的调节　当双眼注视一个从远方移近的物体时，两眼视轴向鼻侧汇聚，称为**辐辏反射**（**convergence reflex**）。其意义在于保证物像始终落在双眼视网膜的对称点，否则会出现复视的现象。

3. 眼折光能力的异常

若眼的折光能力异常或者眼球前后径不正常时，平行光进入未经调节的眼内，不能聚焦在视网膜上，称为非正视眼或屈光不正。屈光不正包括近视眼、远视眼和散光眼。

1）近视眼　平行光射入眼球后聚焦于视网膜之前，称为**近视眼**（**myopia**）。近视眼的发生与眼球前后径过长或折光能力过强有关（图 6-28）。在这两种情况下，远处物体在视网膜的影像不清晰。随着物体近移，物像后移。当物体近移到一定程度，物像恰好落在视网膜上时，产生清晰的影像，这时物体的距离定义为近视眼的远点距离。近视眼程度越深，其远点越近。当物体从远点继续移近时，晶状体启动调节（增加曲率），以保证物像能落在视网膜上，否则物像将落到视网膜之后。由于近视眼的发生与眼球前后径过长或折光能力过强有关，近视眼的近点比正常眼更近。近视眼的特点是视远物不清楚、视近物清楚。近视可通过佩戴适度的凹透镜加以矫正（图 6-28）。

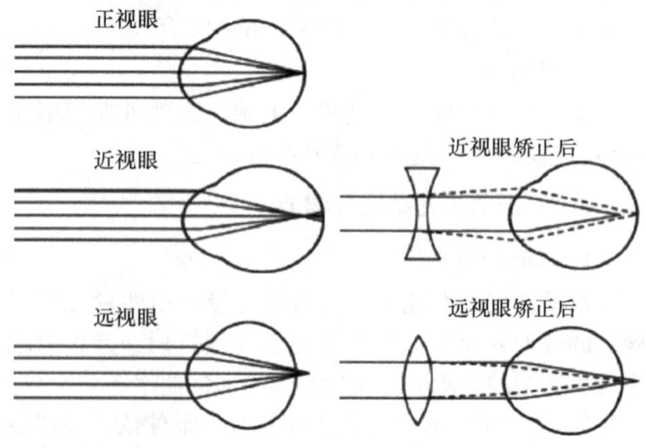

图 6-28　眼折光异常及其矫正

注意远方物体在眼内成像位置。在正视眼、近视眼和远视眼，远方物体分别成像视网膜上、膜前和膜后。近视眼和远视眼的屈光不正经矫正后，物像落在视网膜上（以虚线表示）

2）远视眼　**远视眼（hyperopia）**的发生是由于眼球的前后径过短或折光能力不足。对于远视眼，如无调节，即睫状肌如果完全舒张（睫状小带处于紧张状态），平行光将聚焦在视网膜之后，因此所有物像都落在视网膜之后，而在视网膜上的影像都是模糊的（图6-28）。生活中，远视眼在视远方物体时，睫状肌已经对晶状体的曲度进行调节（增加曲度），这样有利于看清远方物体。然而，随着物体近移，远视眼对晶状体的调节提前达到最大限度，这样导致近点远移。远视眼的特点是，在无晶状体调节的情况下，无论物体远近，都看不清楚，尤其看近物更不清楚。远视眼看物体无论远近都需要对晶状体调节，因此视疲劳症状较为明显。远视眼可通过佩戴适度的凸透镜加以矫正（图6-28）。

需注意远视眼与花眼的区别。对于前者，如无调节，远近物体都看不清楚；而后者视远处物体能看清楚（不需调节），但是由于调节能力下降，近处物体看不清。

3）散光眼　理想的眼的角膜表面呈正球面，即角膜球面不同子午线（通过眼球前极的经线）上的曲率相同。这样保证平行光射入眼球后能聚焦在视网膜上的同一个点。

平行入射光如在不同子午线发生折射后，只有部分聚焦在视网膜上一个点，而其他光聚焦在视网膜之前或之后，因此造成视网膜上的影像模糊不清。这种屈光不正状态称为**散光（astigmatism）**。造成散光的原因主要是角膜曲率的不均一，其次是晶状体曲率的不均一。散光有不同类型，其中规则的散光可用柱面镜矫正。

（三）视网膜的感光换能功能

视网膜最外层为色素上皮细胞层，由富含黑色素颗粒和维生素A的上皮细胞组成，对感光细胞发挥营养和保护的作用。色素细胞吸收光，可防止反射光干扰感光细胞的换能过程。

神经细胞层位于色素细胞层内，由外向内主要有3层，即感光细胞层、中层和节细胞层（图6-29）。感光细胞的作用是将光信号转变为感受器电位。节细胞位于最内层，是产生动作电位的部位。节细胞的轴突汇集于视神经乳头，构成视神经。中层主要是双极细胞，此外还有水平细胞和无长突细胞。所有这些神经细胞形成复杂的神经网络，不但完成感光换能和动作电位编码的功能，还对图像信号进行初步处理（如提高图像的反差和边界的清晰度等）。视网膜图像信号最终以动作电位阵列（多路动作电位的序列）的形式由节细胞发出，再经视神经同时传向视觉中枢。以下简介视网膜的感光换能功能。

1. 感光细胞

感光细胞层包含两种感光细胞，**即视杆细胞（rod cell）**和**视锥细胞（cone cell）**（图6-30）。根据两种细胞的结构，可区分出外段、内段和终足3个部分。外段内含有大量重叠的圆盘状脂质囊盘，称为膜盘。膜盘膜上镶嵌着视色素，承担感光功能。视杆细胞较长，其外段呈圆柱形，所含视色素的类型为视紫红质。视锥细胞较短，外段呈圆锥形。视锥细胞主要分布在视网膜黄斑部位，而视杆细胞分布在周边区域。感光细胞通过终足与双极细胞发生突触联系。

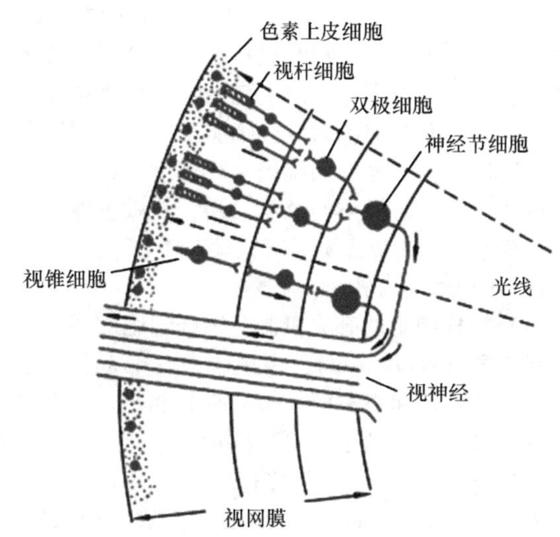

图6-29　视网膜主要的细胞层次及其联系模式图

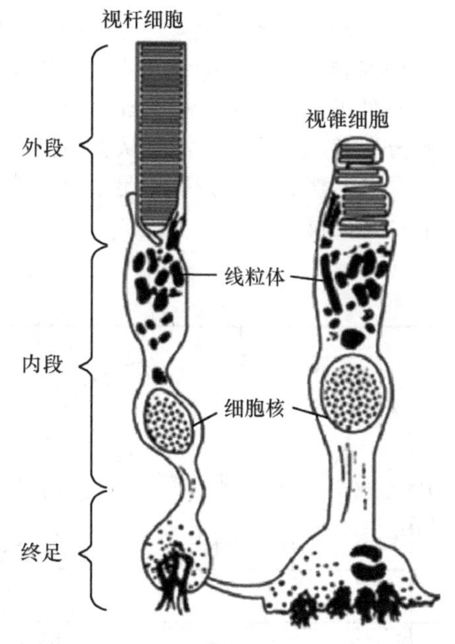

图6-30　哺乳动物感光细胞的模式图

2. 视网膜的两套感光换能系统

如图6-29所示，两种感光细胞分别通过各自的终足与双极细胞建立突触联系，双极细胞再与神经节细胞建立突触联系。视锥细胞与双极细胞及神经节细胞的突触联系会聚程度低，在中央凹甚至达到1∶1∶1

的联系，这是中央凹具有高度空间分辨率的结构基础。视锥细胞及其传入联系称为视锥系统。这套系统光敏感性低、空间分辨率高、产生色觉，又称为昼光觉或明视觉系统。视杆细胞与双极细胞及神经节细胞的联系构成视杆系统。这一系统因会聚程度高，牺牲了空间分辨率，但是通过空间总和作用，光敏感性明显增高。视杆系统称为夜光觉或暗光觉系统。

1）视杆细胞的感光换能机制

（1）视杆细胞的感光机制。视杆细胞的感光物质是**视紫红质（rhodopsin）**，由视蛋白（opsin，属于G蛋白偶联受体）和视黄醛（retinene）组成。视黄醛有两种主要的空间构型：11-顺型视黄醛和全反型视黄醛。暗光条件下，视杆细胞将视蛋白和11-顺型视黄醛合成为视紫红质，因而具有光敏感性。在光照条件下，视黄醛由顺型转变为全反型，导致视紫红质迅速分解为视蛋白和全反型视黄醛。视杆细胞恢复光敏感性还需补充合成视紫红质。这一过程涉及视黄醛由全反型恢复为11-顺型的一系列复杂的酶促反应。其中的主要过程包括（图6-31）：全反型视黄醛在视杆细胞内被还原为全反型视黄醇（维生素A）；全反型视黄醇由视杆细胞转运到色素细胞；在色素细胞，全反型视黄醇被转变为11-顺型视黄醇，继而转变为11-顺型视黄醛；11-顺型视黄醛由色素细胞转运回视杆细胞，用于合成视紫红质。

视紫红质的合成和分解处于动态平衡中，视紫红质的水平取决于环境的光照强度。在强光下，视紫红质分解，视杆细胞对光的敏感性下降。因此视杆细胞主要在暗光条件下发挥作用。视紫红质分解和再合成过程中，部分视黄醛被消耗，需要从食物摄入维生素A补充，如果维生素A长期摄入不足，会影响暗光下的视觉，表现为夜盲症。

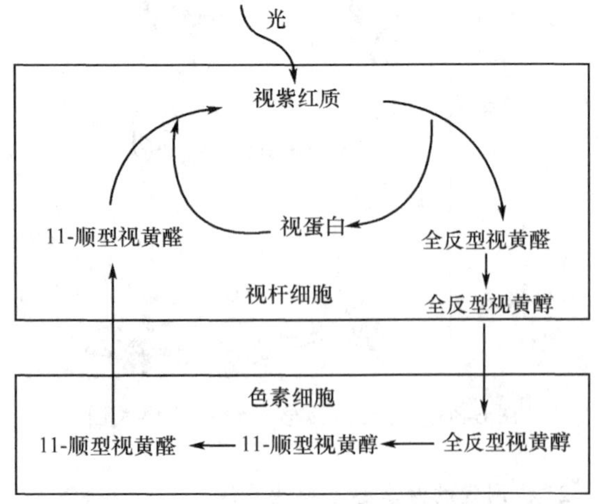

图6-31 视紫红质的合成与光化学反应
图中两个方框分别表示视杆细胞和色素细胞

（2）视杆细胞的感受器电位。视杆细胞外段细胞膜上分布有一种**环核苷酸门控的离子通道（cyclic-nucleotide gated channel，CNG通道）**，这种通道属于非选择性阳离子通道。在暗光条件下，细胞内cGMP水平较高，该通道开放，形成持续的以Na^+为主的内向电流，因此导致静息膜电位处于较低水平（－40～－30mV）。在有光照射下，视紫红质分解，激活膜盘上的一种G蛋白（转导蛋白，transducin G_t），进而激活磷酸二酯酶，促使cGMP水解。cGMP水平下降导致CNG通道关闭，使原来在暗光条件下的内向电流减小，这样外向电流占主导地位，形成一个光照引发的超极化电位，即感受器电位。

2）视锥细胞的感光换能功能和色觉　视锥细胞参与有色光的感光换能过程。视网膜上分布有3种视锥细胞，分别含有对红、绿、蓝3种光敏感的视色素。当某一波长（单色光）或混合波长（感觉为某种颜色）的光作用于视锥细胞时，使3种视锥细胞按一定比例产生不同程度的感受器电位，这些信息接着被神经节细胞编码为动作电位后传入中枢，经进一步分析和处理产生对应的色觉。当所有这3种视锥细胞被广谱的光同样照射激活时，就产生白色光的感觉。某些人的视锥细胞因先天性地缺乏某种或几种视色素或因后天因素导致视色素敏感性不够，不能很好地区分相应的颜色，表现出对一种或多种颜色感觉的缺失或减弱，即色盲或色弱。

（四）与视觉有关的生理概念

1. 暗适应和明适应

当人从亮处突然进入暗处时，看不清任何物体，经过25～30min后才逐渐恢复在暗处的视觉，这种现象称为**暗适应（dark adaptation）**。相反，当人从暗处突然进入明亮处时，最初感到刺眼的亮光，看不清物体，稍待片刻后才恢复在明亮处的视觉，这一现象称为**明适应（light adaptation）**。

感光细胞的光敏感度与细胞内感光色素的量有关。暗适应过程实质上是由于感光色素合成增多、分解减少造成的。图6-32表示暗适应曲线，在曲线的第一时相，阈值下降主要与视锥细胞视色素逐渐累积（合成增强和分解减少）有关；在第二时相，阈值下降则与视杆细胞中视紫红质的合成增加有关。

明适应进程很快，几秒钟即可完成。其机制是，视杆细胞在暗处蓄积的大量视紫红质，在突然接受强光时迅速分解，立即产生强烈的换能信号和耀眼的光感，随后视杆细胞的光敏感度下降，视锥细胞才能在亮环境中感光。

因此，视网膜的功能虽然有些类似胶卷，但绝不仅仅是一个胶卷。视网膜不同部位的输出并不是等比例地反映投射其上的光的绝对强度，而是突出地检测投射到不同部位的光强的差别。

2. 视野

单眼正视前方一点时所能看到的空间范围称为该

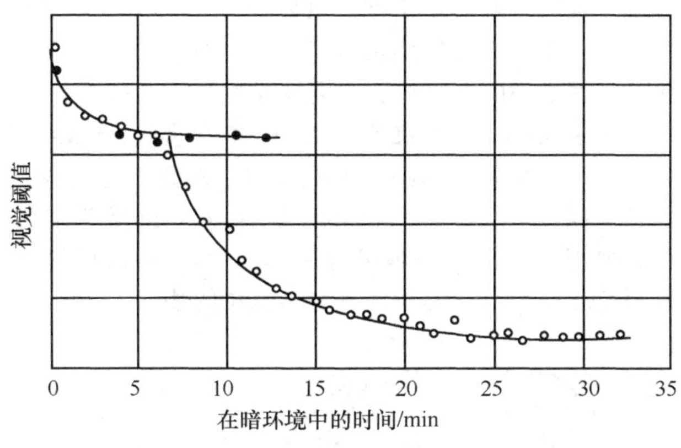

图 6-32 暗适应曲线

实心点表示用红光对中央凹测定的结果，即表示感红视锥细胞（在中央凹位置）的暗适应曲线。空心点表示用白光对全眼测定的结果，其曲线的第一相与感红视锥细胞的暗适应曲线一致，曲线的第二相表示视杆细胞的暗适应过程

眼的**视野**（**visual field**）。与视野坐标对应的是视网膜上特定感光细胞的位置、特定传入神经通路及其在中枢的投射。由于不同类型感光细胞的分布范围不同，不同光的视野大小也不同，从小到大依次为绿色、红色、蓝色和白色光视野。视神经乳头部位没有感光细胞，因而形成生理盲区。对视野的检查有助于对一些眼部和中枢神经系统疾病的诊断。

三、听觉

（一）外耳和中耳的结构和功能

1. 外耳

外耳包括耳廓和外耳道（图 6-33）。耳廓具有收集声波的作用。外耳道传导声波，功能上类似一个共振器，其共振频率在 3500Hz 左右，有利于提高鼓膜的声压和听觉灵敏度。

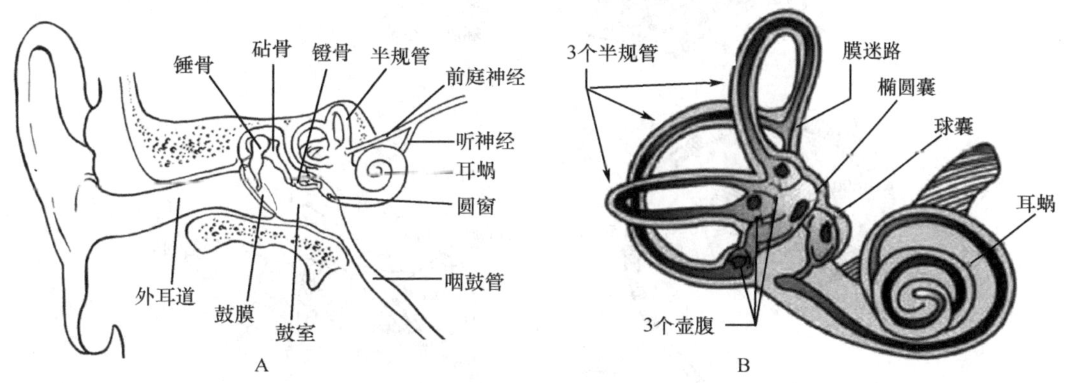

图 6-33 听觉和前庭器官的解剖

A. 显示听觉器官的冠状切面；B. 显示耳蜗和前庭器官（引自 http://es. wikipedia. org）

2. 中耳

中耳位于外耳和内耳之间，由鼓室、听骨链、咽鼓管等组成（图 6-33）。

1）鼓室 **鼓室**（**tympanic cavity**）是位于颞骨岩部内的不规则含气小腔。鼓室内有听小骨、韧带、肌肉、血管和神经。鼓室的外侧壁又称鼓膜壁，大部分由鼓膜构成。鼓膜是鼓室和外耳道分界。鼓膜为椭圆形半透明薄膜。鼓膜中心向内凹陷，是锤骨柄末端的附着处，称鼓膜脐。鼓膜的内侧壁又称迷路壁。壁上有两个孔，其一为卵圆形，称卵圆窗，由镫骨底及其周缘的韧带所封闭；另一孔呈圆形，称圆窗，被膜状结构封闭。鼓室的上壁很薄，毗邻颅中窝。中耳的感染容易经此途径侵入颅内。

2）听骨链 **听骨链**由锤骨、砧骨和镫骨依次连接而成。锤骨柄附着在鼓膜内侧，镫骨的脚板贴附在卵圆窗膜。3 块听小骨组成一个联动杠杆，锤骨柄为杠杆长臂，砧骨的长突为短臂。长短臂的长度比为 1.3∶1。鼓膜与卵圆窗的面积比为 18.6∶1。两种因素导致声波振动在中耳的总增压效应为两者乘积（1.3×18.6=24.2），即 24.2 倍。

3）咽鼓管 **咽鼓管**（**Eustachian tube**）长 3.5~4.0cm，是连接鼓室和鼻咽腔的通道。其通向鼻咽部的开口经常处于闭合状态，但在吞咽和打哈欠时短时开放。咽鼓管有助于维持鼓膜两侧的压力平衡，对于维持鼓膜的位置、形状和振动具有重要意义。咽鼓管闭塞影响中耳的正常功能。鼻咽部的感染有可能经咽鼓管侵入中耳，导致中耳炎。

（二）内耳的结构

内耳又称迷路，包括一个骨质的外壳（骨迷路）及内含的膜性管道系统（膜迷路）。内耳位于颞骨岩部的骨质内。迷路分为耳蜗、耳石器官（椭圆囊和球囊）和半规管 3 部分（图 6-33）。膜迷路内形成互相连通的密闭的管道，内含内淋巴液。从功能上，耳蜗为听觉器官，传入神经为蜗神经（听神经）；耳石器官和半规管与平衡和运动的感知有关，属于前庭系统，传入神经为前庭神经。

1）耳蜗 **耳蜗**（图 6-33，图 6-34）的中心轴称蜗轴，螺旋形的骨板从蜗轴壁伸向管腔，从耳蜗底部盘旋上升至蜗顶，称为骨螺旋板。骨螺旋板的外缘由膜性软组织连到耳蜗的外侧壁，此即基底膜。骨螺旋板向耳蜗外侧壁还延伸出一个膜性结构，称为前庭膜。这样耳蜗螺旋管被前庭膜、骨螺旋板及基底膜分隔为3个并行的螺旋管道，分别称为前庭阶、蜗管和鼓阶。前庭阶和鼓阶在蜗顶的蜗孔处相通，管内有外淋巴液。在耳蜗蜗底，前庭阶和鼓阶分别被卵圆窗膜和圆窗膜封闭。镫骨紧贴卵圆窗膜，通过该膜传递声波振动，而圆窗膜起缓冲作用（图6-33～图6-35）。蜗管介于前庭阶和鼓阶之间，其断面呈三角形，上壁为前庭膜，下壁为骨螺旋板及基底膜，外侧壁为血管纹上皮。耳蜗内的管道螺旋环绕蜗轴两周半。

基底膜上有**螺旋器**（又称**柯蒂器，organ of Corti**）（图6-34），是听觉的感受器。蜗管内有内淋巴液，其成分与细胞内液相似，富含 K^+。外壁为血管纹，血管纹的上皮细胞可分泌 K^+，造成内淋巴液高 K^+ 状态。这一状态是形成感受器电位的基本条件。

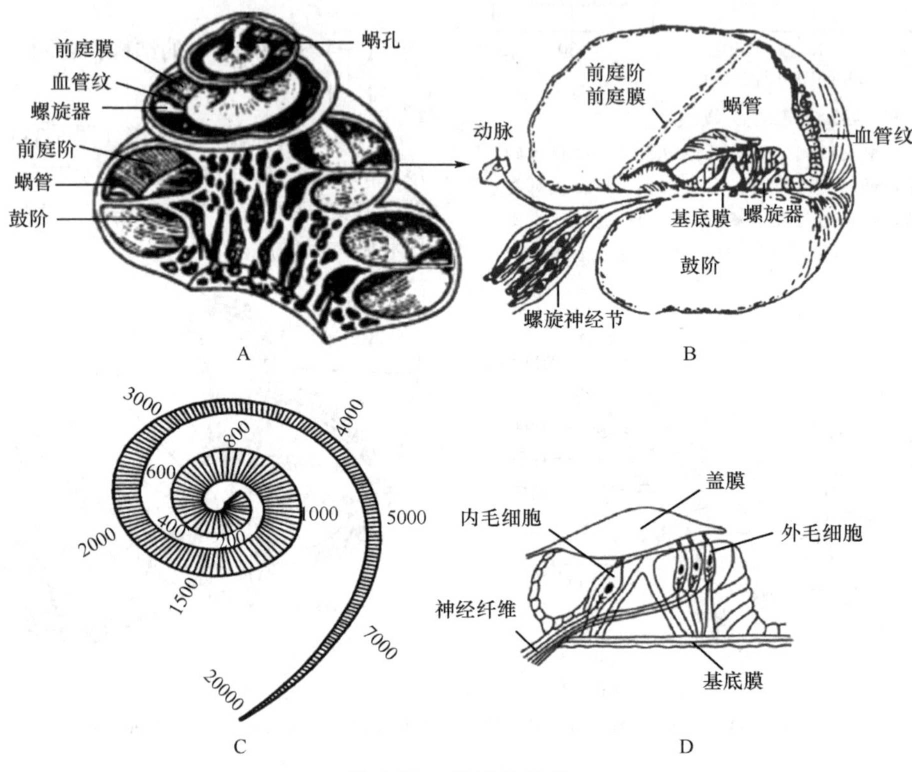

图6-34 耳蜗的结构

A. 显示沿耳蜗轴的纵切面；B. 为局部放大的耳蜗断面；C. 显示随着从蜗底盘旋至蜗顶，基底膜逐渐加宽，图中数字表示基底膜频率响应的分布情况，数字的单位为Hz（仿 science. education. nih. gov）；D. 显示螺旋器的基本结构

2）耳石器官　**耳石器官**包括**椭圆囊**和**球囊**，是感受头部方位和直线加速运动的感受器。

3）半规管　**半规管**由互相垂直的3个半圆形组成，每一半规管有一膨大的壶腹部，内有机械感受器，感受头部各个方位的旋转加速运动。

（三）耳蜗的感音换能、频率分析和编码作用

外部声波振动主要通过外耳道、鼓膜、听骨链和卵圆窗的传递，作用于耳蜗内部（气传导途径）（图6-35）。声波振动还可经颅骨传播到内耳（骨传导途径）。声波在耳蜗内传播过程中，耳蜗对声波特征（频率和振幅）进行换能和编码。在此过程中，基底膜和膜上的螺旋器发挥着关键作用。

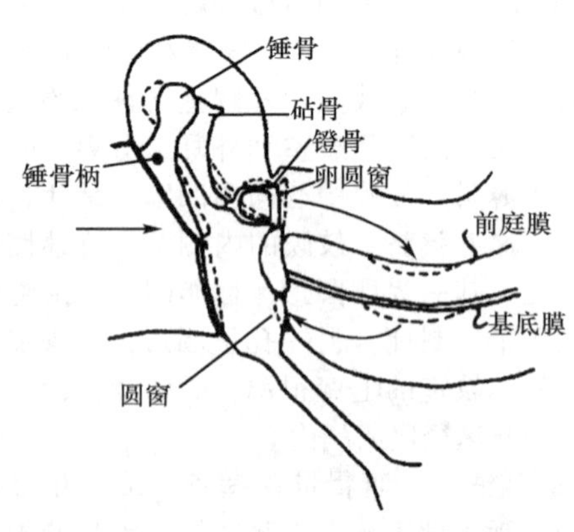

图6-35 听骨链与耳蜗的力学联系

声波经外耳道、鼓膜、听骨链的传递作用于卵圆窗，通过外淋巴传导引起前庭膜和基底膜的振动。图中的虚线表示振动引起的位移

1. 基底膜的声学特性

基底膜从耳蜗蜗底螺旋上升到蜗顶，总长为30～35mm。基底膜在蜗底部最窄，为40～80μm。随着螺旋上升，基底膜逐渐加宽、变软，在蜗顶基底膜宽达500μm。基底膜这一物理特征使得蜗底端基底膜对高频振动敏感，而蜗顶端基底膜对低频振动敏

感（图 6-34A）。

2. 毛细胞对机械刺激的换能作用

基底膜上规则地排列着毛细胞和支持细胞，组成螺旋器。其中毛细胞负责感受声波振动，可分为**内毛细胞**和**外毛细胞**两类（图 6-34D）。每个毛细胞顶端伸出许多细小纤毛，面向蜗管的内淋巴液（图 6-36A，B）。纤毛分为动纤毛和静纤毛两种。动纤毛最长，只有一根，但是随着发育成熟逐渐消失。静纤毛数量多，依其长短，规则地排列，纤毛相互间存在一种蛋白细丝（称为**顶连接，tip link**）（图 6-36C），可传递力学信息，激活分布于纤毛顶端的机械敏感通道。**盖膜（tectorial membrane）**从前庭膜的基部发出，其外缘游离（图 6-36D）。盖膜与毛细胞较长的纤毛相接触。基底膜振动时，盖膜与毛细胞纤毛之间发生剪切力，导致纤毛摆动。如图 6-36D 所示，当基底膜向上振动时，纤毛朝远离蜗轴的方向摆动，激活了纤毛上的机械敏感通道；当基底膜向下时，抑制该通道。由此，声波振动导致毛细胞产生感受器电位。毛细胞通过与听神经末梢的突触联系，激活听神经纤维末梢，产生动作电位。这些纤维来自蜗轴内的螺旋神经节双极细胞，其中枢端汇集成听神经。

人一侧耳蜗约有 3500 个内毛细胞，20 000 个外毛细胞。基底膜上分布有 25 000～30 000 根听神经纤维，其中 90%～95% 的传入纤维分布在内毛细胞，其余 5%～10% 的传入纤维分布在外毛细胞。研究表明，内毛细胞及其传入纤维是转导声音信息的主要部分。

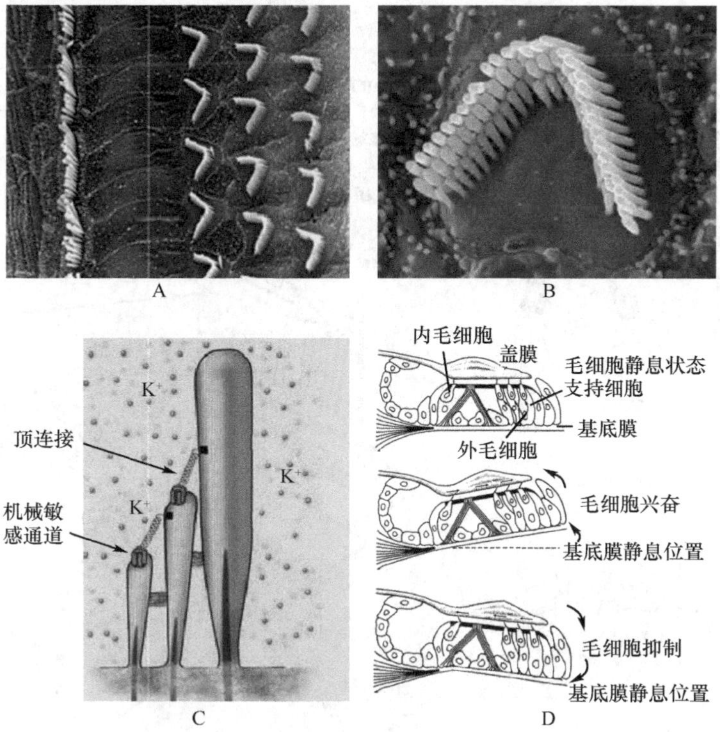

图 6-36 毛细胞的纤毛与机械-电转导

A. 扫描电镜图，显示耳蜗内毛细胞和外毛细胞的纤毛（引自 medcell. med. yale. edu）；B. 扫描电镜图，显示单个外毛细胞的纤毛排列（引自 livelovehear. wordpress. com）；C. 表示纤毛间的顶连接和位于纤毛顶端的机械敏感通道，纤毛浸浴在含高 K^+ 的内淋巴液中（引自 tpeemileetcharlotte. e-monsite. com）；D. 显示基底膜振动时，盖膜与毛细胞纤毛间的剪切力及其与毛细胞兴奋状态的关系

3. 外毛细胞放大基底膜振动的作用

外毛细胞不仅能感受机械刺激和产生感受器电位，同时还能在细胞的长轴方向上同步地产生收缩和舒张活动。据报道，这种舒缩活动可使基底膜局部振动的幅度扩大 100 倍。因此，只要基底膜某个频率区有微小的振动，就会被外毛细胞放大，这对于提高耳蜗的敏感性和音频区分能力有重要意义。

4. 耳蜗的频率分析和编码功能

基底膜从蜗底到蜗顶存在着由高到低的频率响应分布（图 6-34C），与此相对应，基底膜上的传入纤维也存在类似的分布。如图 6-37A 所示，当分别应用不同频率的纯音刺激耳蜗时，一根传入纤维只在某一特定频率的纯音刺激下放电频率最高，而对邻近频率的纯音刺激响应较小，这一特定的纯音频率称为该神经元的**特征频率（characteristic frequency）**。在图 6-37B 中，当耳蜗同时受到含有 3 种频率（1kHz、4kHz 和 16kHz）的混声刺激时，声波的频率信息分别通过基底膜 3 个部位的毛细胞和各自的传入通路送至听觉高级中枢。因此，耳蜗是通过基底膜上不同位置的毛细胞和对应的传入通路进行频率编码的。而某一频率声波的振动幅度则是靠对应传入通路上动作电位的频率（图 6-37A）和参与兴奋的神经元数量编码的。

四、前庭感觉

前庭器官包括内耳中的椭圆囊、球囊和半规管。椭圆囊和球囊负责感受人体头部位置和直线加速度运动。半规管感受头部各个方位旋转加速度运动的信息。前庭感觉对于维持正常姿势和保持身体平衡具有重要作用。

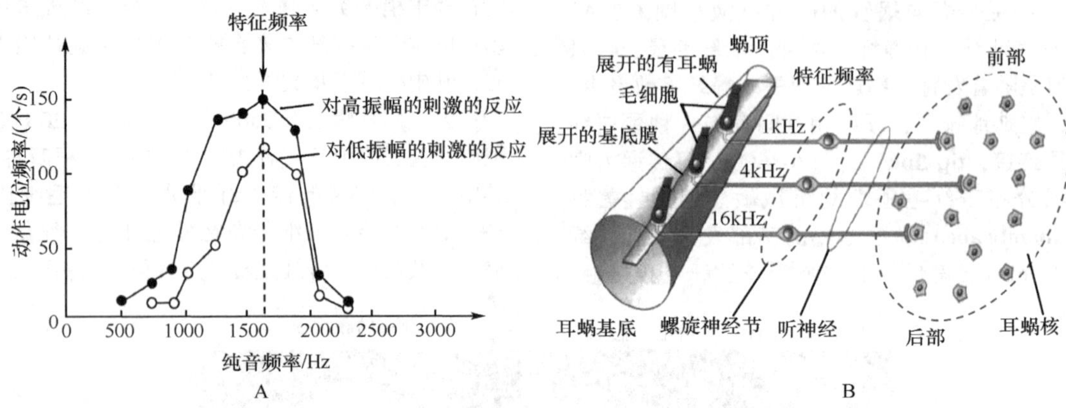

图 6-37 耳蜗的频率分析功能

A. 分别应用高、低两种振幅的不同频率纯音刺激耳蜗时，在单个听神经纤维上（反映某一个螺旋神经节神经元的活动）记录动作电位频率。注意，当纯音的振幅（强度）增加时，该神经元的放电频率增加，但是最大放电频率发生在同一频率的纯音刺激下。B. 显示不同频率的纯音信息分别被基底膜上特定部位的毛细胞感受，并通过对应的传入纤维传到耳蜗核（二级感觉核团）的特定神经元（引自 Bear et al.，2006）

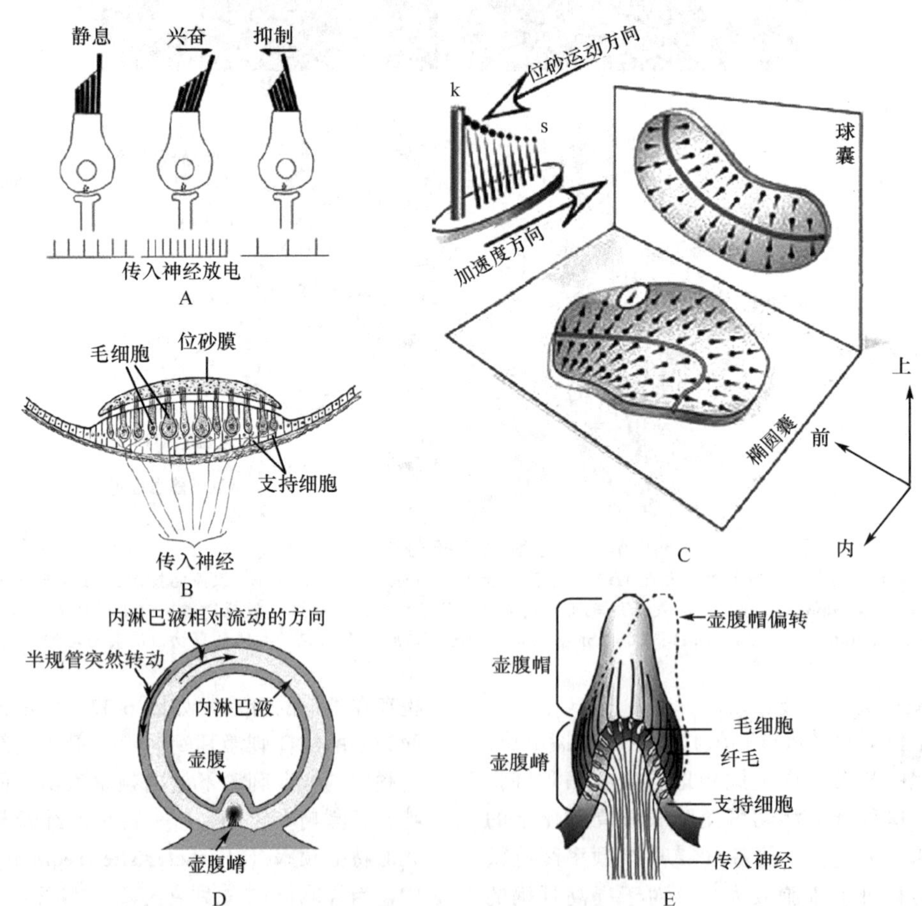

图 6-38 前庭器官的机械-电转导功能

A. 表示毛细胞纤毛的受力方向对传入神经放电频率的影响（引自 imgarcade. com），当纤毛偏转朝向动纤毛一侧时，机械敏感通道开放，产生去极化电位；反之，机械敏感通道关闭，产生超极化电位；B. 表示囊斑的结构（引自 www. studyblue. com）；C. 表示右耳椭圆囊和球囊的大致方位，k 和 s 分别表示动纤毛和静纤毛，图中蝌蚪样标志表示纤毛由低到高的方向，该标志的头部表示动纤毛位置（引自 Fitzpatrick and Day，2004）；D. 表示一个半规管的结构，两个弯曲的箭头分别表示半规管突然转动的方向和内淋巴液的相对运动方向（引自 faculty. stcc. edu，修改后）；E. 表示壶腹帽与毛细胞纤毛的关系（引自 lyceum. algonquincollege. com）

（一）前庭器官的毛细胞

前庭器官与耳蜗尽管在接受的刺激和功能方面有所不同，但都属于机械感受器，其感受细胞也都是毛细胞，而且换能机制也基本相同。椭圆囊和球囊的囊斑及半规管壶腹部分布大量毛细胞，该细胞上有两种纤毛，其中一条最粗、最长的称为动纤毛；其余的纤毛为静纤毛，数量多且依次变短。在外力作用下，纤毛朝向动纤毛偏转时，导致兴奋；反之抑制（图 6-38A）。毛细胞通过突触传递影响传入神经纤维的放电（图 6-38B）。

（二）椭圆囊与球囊的功能

椭圆囊与球囊的结构相似，感受装置是囊斑。前者的囊斑近似处于水平位，而后者的囊斑与前者平面垂直（图 6-38C）。囊斑上有大量毛细胞。毛细胞的纤毛插入胶质样的**位砂膜**内。位砂膜内含有主要成分为碳酸钙的颗粒，比重高于内淋巴，具有较大惯性。囊斑上每个毛细胞的纤毛排列方向都不完全相同（图 6-38C），因此当头部方位改变（如低头或抬头）或在某一方向以直线加速度运动（如在电梯内，电梯加速和减速时）时，位砂膜发生位移，总会有一些毛细胞的纤毛受到的剪切力最大，或者兴奋或者抑制，而其他毛细胞的纤毛受力较小。所有这些毛细胞受力信息传输到中枢，经过整合，就形成相应的位置觉和运动觉。

（三）半规管的功能

半规管由 3 个互相垂直的 C 形管道组成，每一半规管都有一膨大的壶腹。壶腹部有一凸入腔内的嵴，与半规管所在平面垂直，称壶腹嵴（图 6-38D）。嵴上分布有大量毛细胞，其纤毛包埋于胶质性的壶腹帽内（图 6-38E）。当某一半规管随头部突然转动时，内淋巴液因惯性表现为相对于半规管的逆向运动，因此推动壶腹帽连同纤毛朝转动相反的方向偏转（图 6-38E），并改变毛细胞的兴奋状态；而当半规管突然停止转动时，内淋巴液因惯性而继续流动，这时壶腹帽连同纤毛的受力方向立即翻转，同时毛细胞的兴奋状态也被翻转。由于 3 个半规管所在的平面互相垂直，而且头部两侧的半规管处于镜像位置，因此头部不同方位的旋转加速运动对各个半规管的毛细胞产生不同程度的刺激，这些信息传入中枢后经整合形成相应的转动感觉。

（黄海霞　钮伟真　樊小力）

复习思考题

1. 简述灰质和皮质、白质和髓质、神经核和神经节、纤维束和神经的概念。
2. 简述脊髓半横断的典型表现及解剖学基础。
3. 简述内囊的位置、形态区分及其通过的主要传导纤维束。
4. 举例说明何谓反射，并指出条件反射和非条件反射的主要区别。
5. 以经典突触的传递过程为基础，分析药物影响突触传递的可能作用位点。
6. 运用生理学知识分析有机磷中毒患者可能出现的临床表现及抢救措施。
7. 中枢抑制有哪些类型？各有何生理意义？
8. 何谓肌紧张？肌紧张是如何产生和调节的？举例说明患中枢神经系统疾病时肌紧张的改变。
9. 何谓脊休克？脊休克的主要表现和发生原因是什么？
10. 下丘脑是如何调节内脏活动的？
11. 试比较睡眠两个时相的特点。
12. 感受器的基本特征是什么？
13. 眼的折光系统包括哪些部分？
14. 晶状体是如何被调节的？
15. 试说明视杆细胞的光电换能过程。
16. 内耳毛细胞都分布在什么位置？毛细胞如何感受机械刺激？

参考文献

柏树令. 2010. 系统解剖学（8 年制及 7 年制临床医学等专业用）. 2 版. 北京：人民卫生出版社

贝尔，柯勒斯，帕罗蒂斯. 2004. 神经科学——探索脑. 王建军主译. 北京：高等教育出版社

韩济生. 2009. 神经科学原理. 3 版. 北京：北京医科大学出版社

姚泰. 2010. 生理学. 2 版. 北京：人民卫生出版社

朱大年. 2013. 生理学. 8 版. 北京：人民卫生出版社

Bear MF，Connors BW，Paradiso MA. 2006. Neuroscience：Exploring the Brain. 3rd ed. New York：Lippincott Williams & Wilkin

Brodmann K. 1909. Vergleichende Lokalisationslehre der Grosshirnrinde in Ihren Prinzipien Dargestelltauf Grunodes Zellenbaues. Leipzig：Johann Ambrosius Barth：324

Fitzpatrick RC，Day BL. 2004. Probing the human vestibular system with galvanic stimulation. J Appl Physiol，96：2301-2316

Ganong WF. 2005. Review of Medical Physiology. 22nd ed. Connectcut：McGraw-Hill Company

Guyton AC，Hall JE. 2010. Textbook of Medical Physiology. 12th ed. Philadelphia：WB Saunders

Knadel ER. 2012. Principles of Neural Science. 5th ed. Connectcut：McGraw-Hill Company

Moore KL，Dalley AF，Agur AMR. 2010. Clinically Oriented Anatomy. 6th ed. New York：Lippincott Williams & Wilkins

第七章 物质代谢与体温调节

要点：①糖是体内最主要的供能物质，正常人空腹时血糖浓度为3.89~6.11mmol/L，糖尿病患者糖代谢发生紊乱。葡萄糖的主要代谢途径有糖的无氧分解（酵解）、有氧氧化、磷酸戊糖途径、糖原合成与分解及糖异生。这些途径中的一些酶十分重要，是这些途径的调节酶。②人体内脂类分为甘油三酯和类脂。血液中的脂类以脂蛋白的形式进行运输。甘油三酯的代谢包括分解代谢与合成代谢，其中脂肪酸的分解是重点内容，包括脂肪酸的活化、转运和β-氧化过程。酮体是脂肪酸在体内不完全氧化的中间产物，糖尿病和严重饥饿时容易引起酮体产生过多。胆固醇可以由体内直接合成，是胆汁酸、类固醇激素和维生素D的前体。③氨基酸代谢的主要途径是联合脱氨基作用，体内氨基酸脱下的氨主要在肝转变成无毒的尿素。一碳单位是某些氨基酸代谢的产物，具有重要功能。④核苷酸可以在体内从头合成，因此不是体内必需的营养物质。嘌呤核苷酸体内分解代谢终产物是尿酸。⑤体内物质代谢脱下的氢可以通过呼吸链传递给氧生成水，同时伴有ATP生成。体内有两条重要的呼吸链。⑥ 在细胞水平上的代谢调节主要是对酶活性的调节，主要调节方式有别构调节和酶的化学修饰。⑦肝在人体糖、脂类、氨基酸、核苷酸、维生素和激素等物质代谢中具有重要的作用。⑧肝可以将体内一些非营养物质进行氧化、还原、水解和结合反应，反应后大多数物质水溶性增加，毒性减小，称为生物转化。⑨胆汁酸是胆汁的主要成分，生成部位是肝。⑩胆色素是铁卟啉化合物在肝分解代谢的主要产物，胆色素代谢异常可导致高胆红素血症，即黄疸。黄疸按照发病机制不同可分为溶血性、阻塞性和肝细胞性3种黄疸。⑪严重肝损伤，使其代谢、分泌、合成、解毒和免疫功能出现严重障碍，机体出现黄疸、出血、感染，以及肾功能障碍、肝性脑病等临床综合征，称为肝功能不全。⑫机体活动所需能量来源于食物或组织中的糖、脂肪和蛋白质，能源物质氧化后以ATP形式供能。⑬机体在单位时间内所消耗的能量称为能量代谢率；影响能量代谢的主要因素包括肌肉活动、精神活动、食物的特殊动力作用和环境温度等；基础状态下单位时间内的能量代谢称为基础代谢率。⑭体温是指机体深部组织的平均温度；体温保持相对恒定是机体产热和散热活动动态平衡的结果；机体主要的产热器官是内脏和骨骼肌，散热的主要途径是皮肤；皮肤的散热方式有辐射、传导、对流和蒸发。⑮自主性体温调节属于负反馈控制系统；下丘脑PO/AH中的温度敏感神经元起着调定点作用，体温调节中枢经传出途径影响产热和散热活动，使体温在一定水平保持相对稳定。⑯发热激活物作用于体内能产生内生致热原的细胞，使之释放内生致热原，导致体温升高。⑰能够产生和释放内生致热原的细胞包括单核/巨噬细胞、肿瘤细胞和内皮细胞。⑱发热的临床过程可分为体温上升期、高温持续期和体温下降期3个时相。

第一节　物质代谢

一、糖代谢

糖是自然界存在的一大类有机化合物，其化学本质是多羟基醛，或多羟基酮及其衍生物，或多聚物。绝大多数生物体内均含有糖，其中以植物体内含量最多，占其干重的 85%～95%。糖约占人体干重的 2%。在糖的代谢中，糖的运输、储存、分解供能与转变均以葡萄糖为中心。体内所有组织细胞都可利用葡萄糖，人体 50%～70% 的能量靠糖提供。葡萄糖完全氧化为二氧化碳和水可释放能量 2840kJ（679kcal）/mol，其中约 40%转变成为 ATP，以供各种生理活动所需能量，同时糖也是构成人体组织结构的重要成分。

（一）概述

1. 糖的生理功能

糖最主要的生理功能是提供生命活动所需要的能量。糖还是机体重要的碳源，它的中间产物可在体内转变成其他非糖含碳物质，如营养非必需氨基酸、脂肪和核苷等。此外，糖也是组织细胞的重要结构成分，如核酸、糖蛋白、蛋白聚糖和糖脂等。核糖或脱氧核糖是 DNA 和 RNA 的合成原料，参与遗传信息的储存与传递。蛋白聚糖主要作为结构成分，分布于软骨、结缔组织、角膜等基质内，其次分布于关节的滑液、眼玻璃体的胶状物，分别起润滑作用和透光作用，糖脂是细胞膜的组分。糖还参与构成体内某些重要生物活性物质，如激素、酶、免疫球蛋白、血型物质和血浆蛋白等。

2. 糖的消化吸收

人类摄入体内的糖类主要有植物淀粉、动物糖原、少量的双糖和单糖等。淀粉在口腔唾液淀粉酶、小肠胰 α-淀粉酶等的作用下，使相应的糖水解为葡萄糖、果糖和半乳糖。糖被消化成单糖后被小肠吸收，再经门静脉入肝。

3. 血糖的来源与去路

·血液中葡萄糖称为血糖。血糖是糖的运输形式，可供各组织器官利用。正常人空腹时血糖浓度较为恒定，为 3.89～6.11mmol/L。血糖浓度保持相对恒定具有重要的生理意义，特别是脑和红细胞，它们在生理条件下，主要靠血糖供能。如果血糖过低，会出现脑功能障碍，甚至出现低血糖昏迷。血液中葡萄糖实际浓度是由其来源和去路两方面的动态平衡所决定的（图 7-1）。

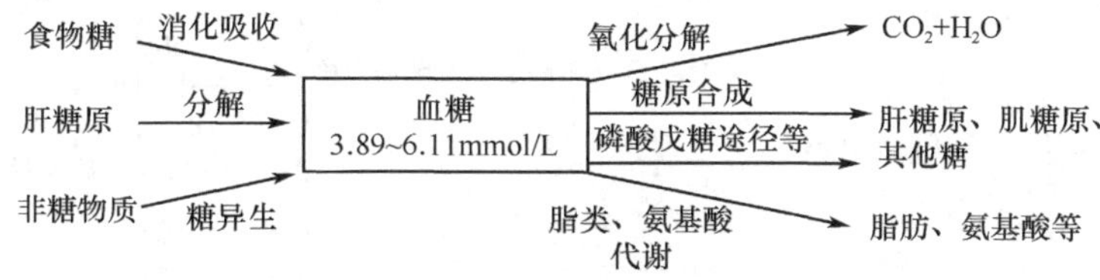

图 7-1　血糖的来源和去路

（二）糖的分解代谢

体内糖的氧化分解代谢途径主要有 3 条：①糖酵解途径。在缺氧时，糖酵解提供部分急需的能量，糖酵解也是少数组织如红细胞等生理情况下的供能途径。②有氧氧化途径。有氧氧化消耗氧，是供能的主要途径。1mol 葡萄糖经有氧氧化生成二氧化碳、水并放出 30mol 或 32mol ATP。③磷酸戊糖途径。磷酸戊糖途径提供有重要生理功能的磷酸核糖和还原型烟酰胺腺嘌呤二核苷酸磷酸（NADPH）。

1. 糖的无氧酵解

葡萄糖或糖原在无氧或缺氧情况下分解生成乳酸和 ATP 的过程与酵母中糖生醇发酵过程相似，故称为**糖酵解（glycolysis）**。全身各组织细胞内均可进行糖酵解，尤其以肌肉组织、红细胞、皮肤和肿瘤组织中进行更活跃。酵解在细胞液中进行，整个途径可以分为两个阶段。第一阶段从葡萄糖或糖原开始，到生成 2 分子磷酸丙糖；第二阶段由磷酸丙糖转变为乳酸。其反应过程如下。

1）糖酵解反应途径与酶　　葡萄糖在第一阶段分解为 2 分子磷酸丙糖，此阶段包括 4 步反应。

（1）葡萄糖磷酸化生成 6-磷酸葡萄糖：葡萄糖在己糖激酶催化下，消耗 ATP，生成 6-磷酸葡萄糖，反应不可逆。哺乳动物体内已发现 4 种己糖激酶同工酶，分别称为Ⅰ～Ⅳ型，肝细胞中存在的是Ⅳ型，也称为葡萄糖激酶。

（2）6-磷酸果糖的生成：这是由磷酸己糖异构酶催化的醛糖与酮糖的异构反应，反应是可逆的。

（3）6-磷酸果糖磷酸化为 1，6-二磷酸果糖：这是酵解途径中第二次磷酸化反应，在调节酶磷酸果糖激酶-1 催化下，同样需要 ATP 参加。该反应也是不可逆的，只有在另外的酶催化下，反应才可逆。

（4）磷酸己糖裂解为 2 分子磷酸丙糖：在醛缩酶催化下，1 分子 1，6-二磷酸果糖裂解为 1 分子 3-磷酸甘油醛和 1 分子磷酸二羟丙酮，反应是可逆的。1 分子六碳的 1，6-二磷酸果糖相当于裂解为 2 分子的 3-磷酸甘油醛。

由以上 4 步反应构成的第一阶段有两次活化反应，共消耗 2 分子 ATP，故这一阶段的特点是耗能和碳链断裂。

第二阶段磷酸丙糖转变为乳酸，该阶段包括 6 步反应。

（5）3-磷酸甘油醛氧化为 1，3-二磷酸甘油酸：这步反应由 3-磷酸甘油醛脱氢酶催化，以 NAD^+ 为辅酶接受氢和电子，此步反应可逆。当 3-磷酸甘油醛的醛基氧化脱氢为羧基即与磷酸形成混合酸酐，此酸酐的水解自由能很高。

（6）1，3-二磷酸甘油酸转变成 3-磷酸甘油酸：1，3-二磷酸甘油酸在 3-磷酸甘油酸激酶存在时，其混合酸酐上的磷酸基转移至 ADP，生成 ATP 和 3-磷酸甘油酸。这是酵解过程中第一个产生 ATP 的反应。由于底物分子内原子重新排列和能量重新分布，因而产生高能键，然后此底物分子中的高能磷酸基直接转移给 ADP 生成 ATP 的过程称为**底物水平磷酸化（substrate level phosphorylation）**。这是体内产生 ATP 的次要方式，它不需要氧。

（7）3-磷酸甘油酸转变为 2-磷酸甘油酸：这步反应由磷酸甘油酸变位酶催化磷酸根在甘油酸 C2 和 C3 上的可逆转移。

（8）2-磷酸甘油酸转变为磷酸烯醇式丙酮酸：烯醇化酶催化 2-磷酸甘油酸脱水生成磷酸烯醇式丙酮酸（phosphoenolpyruvate，PEP）。此步反应引起分子内部的电子重新排列和能量重新分布，形成含有一个高能磷酸键的 PEP。

（9）磷酸烯醇式丙酮酸高能磷酸键的转移：调节酶丙酮酸激酶催化此反应，将磷酸烯醇式丙酮酸的高能磷酸键转移到 ADP 上，生成丙酮酸和 ATP。生理条件下该反应是不可逆的。这是糖酵解途径中第二次底物水平磷酸化生成 ATP。

（10）丙酮酸还原为乳酸：乳酸脱氢酶（lactate dehydrogenase，LDH）催化丙酮酸还原为乳酸，供氢体还原型烟酰胺腺嘌呤二核苷酸（NADH）来自第 5 步3-磷酸甘油醛脱下的氢。故酵解过程中虽然有氧化还原反应，但不需要氧，这步反应可逆。糖酵解的全部反应见图 7-2。

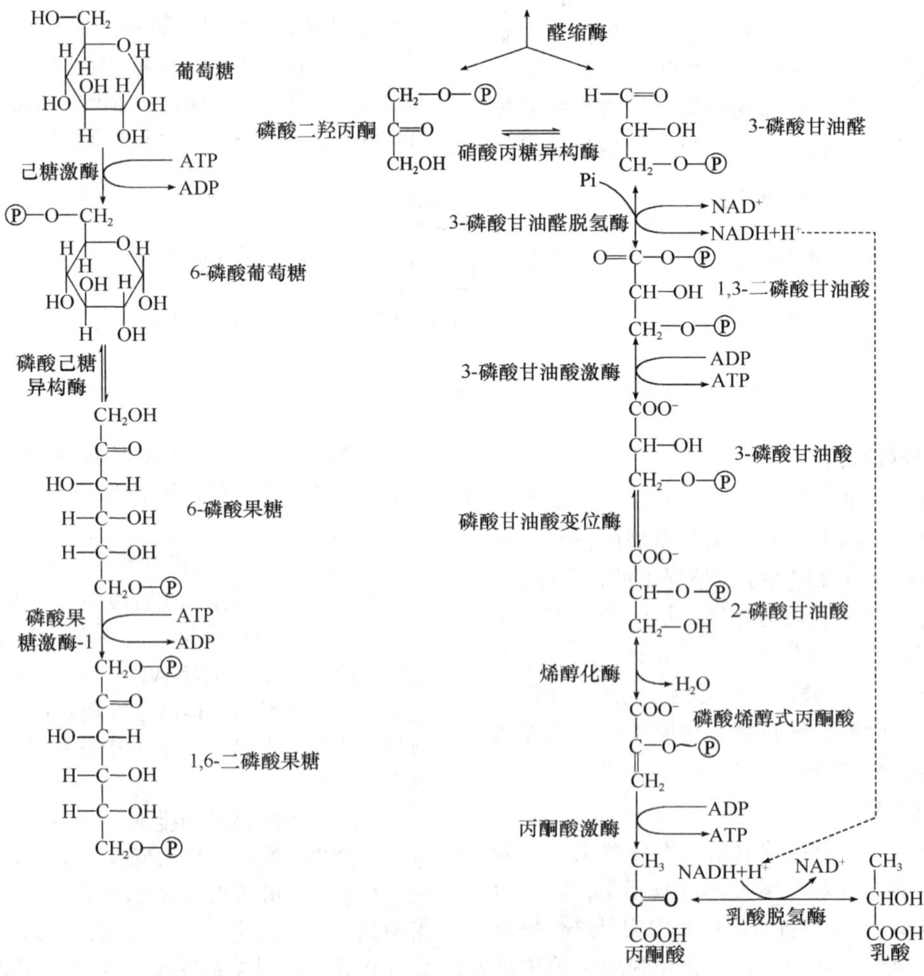

图 7-2　糖酵解的代谢途径

2）糖酵解的调节　综上所述，在糖酵解途径中，除了己糖激酶、磷酸果糖激酶-1和丙酮酸激酶催化的反应不可逆外，其他反应均可逆。这3个酶均是糖酵解途径的调节酶。这3个调节点在细胞内起着控制糖酵解的作用，影响整个代谢途径进行的速度与方向。

3）糖酵解的生理意义

（1）在缺氧情况下迅速提供一部分急需的能量。正常生理情况下，人体主要靠有氧氧化供能。但当氧供应不足时，如剧烈运动、心肺疾患、呼吸受阻时，需靠糖酵解提供一部分急需的能量，这对肌肉收缩极为重要。如机体缺氧时间较长，可造成酵解产物乳酸堆积，可能引起代谢性酸中毒。

（2）某些组织生理情况下的供能途径。少数组织即使在氧供应充足情况下，仍然主要进行糖酵解，如视网膜、肾髓质和皮肤等。神经、肿瘤细胞中糖酵解活跃，成熟红细胞由于无线粒体，故以糖酵解为其唯一供能途径。

2. 糖的有氧氧化

葡萄糖或糖原在有氧的条件下，彻底氧化成二氧化碳、水并产生ATP的过程，称为有氧氧化。有氧氧化是糖氧化分解的主要方式，绝大多数细胞都通过它获得能量。

1）有氧氧化的反应过程　有氧氧化可以人为地分为3个阶段。第一阶段葡萄糖或糖原分解为丙酮酸，此阶段反应过程与糖酵解完全相同。二者不同之处仅是3-磷酸甘油醛脱氢产生的$NADH+H^+$在有氧条件下，不再交给丙酮酸使其还原为乳酸，而是经呼吸链氧化生成水并放出能量。第二阶段丙酮酸氧化脱羧生成乙酰CoA。第三阶段乙酰CoA进入三羧酸循环彻底氧化成二氧化碳和水，并放出能量。

（1）丙酮酸氧化脱羧：丙酮酸氧化脱羧生成乙酰辅酶A（CoA）是在丙酮酸脱氢酶复合体催化下完成的（图7-3）。在真核细胞中，该复合体是由丙酮酸脱氢酶（E1）、二氢硫辛酰胺转乙酰酶（E2）和二氢硫辛酰胺脱氢酶（E3）3种酶按一定比例组合而成。这3种酶在复合体中的组合比例随生物体不同而异。反应产物为乙酰CoA、CO_2和$NADH + H^+$，反应不可逆。乙酰CoA接着进入三羧酸循环进一步分解，而$NADH + H^+$则在线粒体被氧化生成H_2O和ATP。

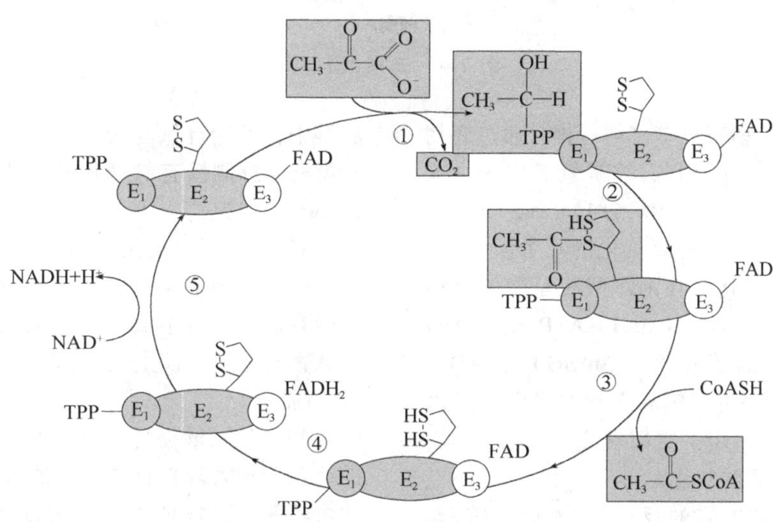

图7-3　丙酮酸脱氢酶复合体作用机制

TPP. 焦磷酸硫胺素；$FADH_2$. 还原型黄素腺嘌呤二核苷酸

（2）三羧酸循环：三羧酸循环（tricarboxylic acid cycle，TAC）是乙酰CoA彻底氧化的途径，从乙酰CoA与草酰乙酸缩合生成一个含有3个羧基的柠檬酸开始，经过一系列反应，最终仍生成1分子草酰乙酸而构成循环，故称为三羧酸循环或柠檬酸循环。三羧酸循环在线粒体中进行，包括8步反应，反应式见图7-4。

根据图7-4可小结如下：①三羧酸循环一周，实质上仅消耗了1分子乙酰CoA。通过脱氢，经呼吸链传递，与氧生成水并放出能量，通过脱羧，生成2分子CO_2。②三羧酸循环的调节酶是异柠檬酸脱氢酶、柠檬酸合酶和α-酮戊二酸脱氢酶复合体，整个循环反应不可逆。③葡萄糖有氧氧化第一阶段与糖酵解途径相似，在细胞液中进行。第二、三阶段在线粒体中进行。三羧酸循环中有4次脱氢反应，其中3次以NAD^+为受氢体，每分子$NADH + H^+$经呼吸链氧化产生2.5分子ATP。一次以FAD为受氢体，1分子$FADH_2$经氧化可生成1.5分子ATP，加上底物水平磷酸化生成的一个高能磷酸键（GTP），故1分子乙酰CoA经三羧酸循环氧化产生10分子ATP，1分子葡萄糖经有氧氧化，有6次脱氢，其中5次以NAD^+为受氢体，1次以FAD为受氢体，1分子六碳的葡萄糖可裂解为2分

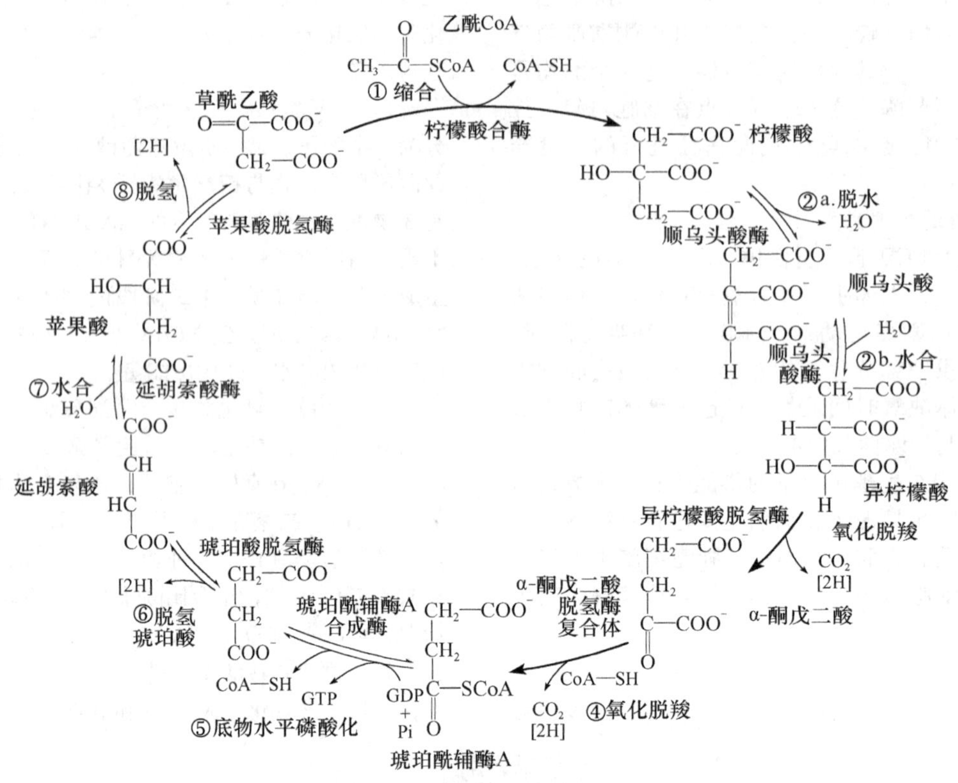

图 7-4 三羧酸循环

子磷酸丙糖，再加上第一阶段同糖酵解一样，通过底物水平磷酸化净生成的 2 分子 ATP，故有氧氧化净生成 30 分子或 32 分子 ATP[(5×2.5+1×1.5+1)×2+2]=32。

2）有氧氧化的调节　有氧氧化的几个阶段中，糖酵解途径的调节已如前述。在丙酮酸脱氢酶催化的反应中，反应产物乙酰 CoA、NADH、ATP 及长链脂肪酸是其抑制别构剂，而辅酶 A（CoASH）、NAD^+、ADP 是其激活别构剂。另外，胰岛素和 Ca^{2+} 可促进丙酮酸脱氢酶的去磷酸化作用，使酶转变为活性形式，通过共价修饰，加速丙酮酸氧化。

三羧酸循环中的调节酶的反应产物如柠檬酸、NADH、ATP、琥珀酰 CoA 或脂肪分解产物长链脂肪酰 CoA 是其抑制别构剂，反之其底物如 ADP 和 Ca^{2+} 是激活别构剂。另外，氧化磷酸化的速率对三羧酸循环的运转也起非常重要的作用。三羧酸循环 4 次脱氢产生的 NADH 或 $FADH_2$ 经氧化磷酸化生成 H_2O 和 ATP，才能使脱氢反应继续进行。

糖有氧氧化和糖酵解途径之间存在互相制约的调节。法国科学家 Pasteur 发现酵母菌在无氧时可进行生醇发酵，将其转移至有氧环境，生醇发酵即被抑制，这种有氧氧化抑制生醇发酵的现象称为巴斯德效应。此效应也存在于人体组织中，即在供氧充足的条件下，组织细胞中糖有氧氧化对糖酵解的抑制作用称为**巴斯德效应（Pasteur effect）**。与此相反，在少数糖酵解进行较旺盛的组织，如视网膜、肾髓质和粒细胞及癌细胞等中，不论有氧与否，都有很强的糖酵解作用，这种糖酵解抑制糖有氧氧化的作用称为反巴斯德效应或 Crabtree 效应。

3）有氧氧化的生理意义

（1）有氧氧化是体内供能的主要途径。1mol 葡萄糖经有氧氧化可生成 30mol 或 32mol 的 ATP，而糖酵解从葡萄糖开始仅生成 2mol ATP，前者是后者的15 倍或 16 倍。

（2）三羧酸循环是糖、脂、蛋白质彻底氧化的共同途径。三大营养物质糖、脂和蛋白质在代谢过程中均可转变成乙酰 CoA 或三羧酸循环的中间产物如草酰乙酸、α-酮戊二酸等，最后经三羧酸循环彻底氧化为 CO_2、H_2O，并生成大量 ATP。

（3）三羧酸循环是三大物质代谢联系的枢纽。糖分解代谢产生的丙酮酸、草酰乙酸、α-酮戊二酸等均可通过其他途径逆行分别转变成丙氨酸、天冬氨酸和谷氨酸，同样这些氨基酸也可脱氨基转变成相应的 α-酮酸。脂肪分解产生甘油和脂肪酸，前者在甘油磷酸激酶催化下，生成 α-磷酸甘油，进而脱氢氧化为磷酸二羟丙酮，后者可降解为乙酰 CoA，进而进入三羧酸循环彻底氧化，故三羧酸循环是糖、脂肪、氨基酸互变的枢纽。

3. 磷酸戊糖途径

细胞内绝大部分葡萄糖的分解代谢是通过有氧氧化生成 ATP 而供能的，这是葡萄糖分解代谢的主要途径。磷酸戊糖途径是另外一重要途径，葡萄糖经此途径生成的5-磷酸核糖和NADPH有重要意义。磷酸戊糖途径在细胞液中进行，反应过程可以人为地分为两个阶段。第一个阶段是6-磷酸葡萄糖脱氢氧化生成带有磷酸基团的戊糖，第二阶段则是一系列基团转移反应。其主要反应产物是5-磷酸核糖和NADPH + H^+。磷酸戊糖途径的调节酶是6-磷酸葡萄糖脱氢酶（glucose 6-phosphate dehydrogenase，G6PD），如先天缺乏此酶，进食蚕豆或服用氯喹、磺胺等药物后易发生溶血性贫血（蚕豆病）。

磷酸戊糖途径的生理意义如下。

（1）为核酸的生物合成提供核糖。5-磷酸核糖参与组成核酸和游离核苷酸，体内的5-磷酸核糖可从磷酸戊糖途径获得。

（2）提供NADPH作为供氢体参与多种代谢反应。例如，NADPH参与胆固醇、脂肪酸、皮质激素和性激素等的生物合成；作为单加氧酶系（羟化反应）的供氢体，参与药物、毒物和某些激素等的生物转化；作为谷胱甘肽还原酶的辅酶，对维持细胞中还原型GSH的正常含量，从而保护含巯基的蛋白质或酶免受氧化剂的损害起重要作用，并可保护红细胞膜的完整性。蚕豆病因缺乏6-磷酸葡萄糖脱氢酶，不能经磷酸戊糖途径得到充足的NADPH用于维持GSH的量，故红细胞易破裂，造成溶血性贫血。

（三）糖原的合成与分解

体内由葡萄糖合成**糖原（glycogen）**的过程称为**糖原合成（glycogenesis）**。糖原是动物体内储存糖的形式。体内肝、肌肉和肾都能合成糖原，以前两者含量最高。肝糖原占肝重的5%，总量约100g；肌糖原占肌肉质量的1%～2%，总量约为300g；肾糖原含量极少（主要参与肾的酸碱平衡调节作用）。人体糖原总量约为400g，如只靠糖原供能，仅能消耗8～12h。肝糖原的主要作用是维持空腹血糖浓度的恒定，供全身利用，而肌糖原的分解则是提供肌肉本身收缩所需的能量。

1. 糖原的合成

糖原合成过程包括以下4步反应。

（1）葡萄糖磷酸化生成6-磷酸葡萄糖（见“糖酵解”）。

（2）6-磷酸葡萄糖转变为1-磷酸葡萄糖。

$$\text{6-磷酸葡萄糖} \xrightleftharpoons{\text{磷酸葡萄糖变位酶}} \text{1-磷酸葡萄糖}$$

（3）尿苷二磷酸葡萄糖（UDPG）的生成。

1-磷酸葡萄糖与UTP反应生成尿苷二磷酸葡萄糖，此反应在UDPG焦磷酸化酶催化下进行，反应是可逆的。UDPG可看作“活性葡萄糖”，在体内作为葡萄糖供体。

（4）糖原的合成。在糖原合酶（glycogen synthase）和分支酶作用下，糖原的糖链延长增加一个葡萄糖残基，葡萄糖残基来自UDPG。糖原合成过程的调节酶是糖原合酶。

2. 糖原的分解

肝糖原能直接分解以补充血糖，但肌糖原不能直接分解补充血糖，而需要先经糖酵解生成乳酸，再经糖异生作用转变为葡萄糖。糖原分解与糖原合成是由不同的酶催化的两个方向相反，而又保持相互联系的反应途径。糖原分解从糖原分子的非还原端开始，在糖原磷酸化酶作用下分解1个葡萄糖基，生成1-磷酸葡萄糖。磷酸化酶是糖原分解的调节酶。1-磷酸葡萄糖在变位酶催化下，转变成6-磷酸葡萄糖，6-磷酸葡萄糖在葡萄糖-6-磷酸酶催化下，加水，脱磷酸，转变为葡萄糖。葡萄糖-6-磷酸酶只存在于肝、肾中，而不存在于肌肉中，所以只有肝糖原、肾糖原可直接补充血糖，而肌糖原只能先进行糖酵解生成乳酸后，再经糖异生作用转变为糖。糖原合成及分解代谢途径可归纳为图7-5。

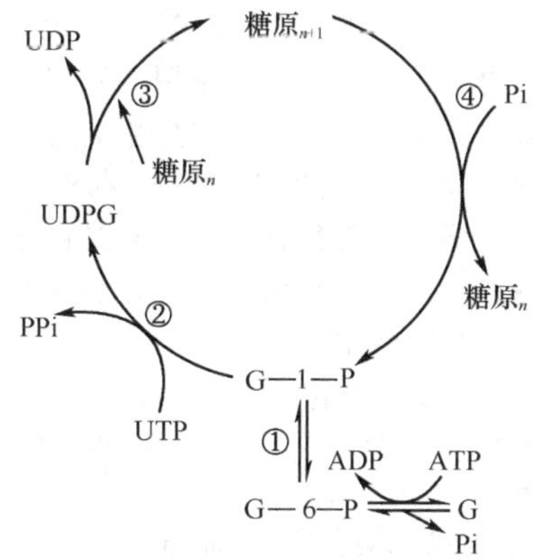

图7-5　糖原的合成与分解

（四）糖异生作用

体内糖原的储备有限，正常成人每小时可由肝释放出葡萄糖210mg/kg体重，如果不补充，8～12h肝糖原即被耗尽，此后如继续禁食，则主要靠糖异生作用维持血糖浓度恒定。非糖物质（乳酸、甘油、生糖氨基酸等）转变为葡萄糖或糖原的过程称为糖异生（gluconeogenesis）。糖异生进行的主要场所在肝，而肾在正常情况下糖异生能力只有肝的1/10，长期饥饿时肾糖异生能力增强。

1. 糖异生的途径及其调节

糖异生途径基本上是糖酵解的逆向反应。糖酵解的3个调节酶——己糖激酶、磷酸果糖激酶-1和丙酮酸激酶催化的反应是不可逆的，称为“能障”。在另外4个调节酶（表7-1）催化下，可绕过这3个能障，使非糖物质顺利转变为葡萄糖，这个过程就是糖异生途径。

表 7-1 糖酵解和糖异生作用之间相对应的酶

糖酵解的酶	糖异生作用的酶
己糖激酶	葡萄糖-6-磷酸酶
磷酸果糖激酶-1	果糖-1, 6-二磷酸酶
丙酮酸激酶	磷酸烯醇式丙酮酸羧激酶，丙酮酸羧化酶

糖异生途径的 4 个调节酶受多种别构剂及激素的调节。同时糖酵解与糖异生是方向相反的两条代谢途径，促进糖异生的别构剂或激素，必然抑制糖酵解，以达到最大生理效应。

2. 糖异生的生理意义

1）饥饿情况下维持血糖浓度恒定　空腹或饥饿时，肝糖原分解产生的葡萄糖仅能维持 8~12h，此后，机体基本依靠糖异生作用来维持血糖浓度恒定。饥饿时，肌肉产生的乳酸量较少，糖异生的原料主要为生糖氨基酸和甘油，经糖异生转变为葡萄糖，维持血糖水平，保证脑等重要组织器官的能量供应。

2）回收乳酸能量，补充肝糖原　当肌肉在缺氧或剧烈运动时，肌糖原经糖酵解产生大量乳酸，因为肌肉组织内不能进行糖异生作用，所以乳酸经细胞膜弥散入血液后再入肝，在肝内异生为葡萄糖。葡萄糖释入血液后又可被肌肉摄取，这就构成了一个循环，称为乳酸循环。乳酸循环的形成是由于肝和肌组织中酶的特点所致。乳酸循环的生理意义是防止和改善乳酸堆积引起的酸中毒及乳酸的再利用。乳酸循环是耗能的过程，2 分子乳酸异生为葡萄糖需消耗 6 分子 ATP。糖异生也是肝补充或恢复糖原储备的重要途径。

3）调节酸碱平衡　长期饥饿时，肾糖异生增强，可促进肾小管细胞分泌氨，有利于肾的排 H^+ 保 Na^+，使 NH_3 与 H^+ 生成 NH_4Cl 排出体外。另外，乳酸经糖异生作用转变为糖，可防止乳酸堆积引起的代谢性酸中毒，这些均对维持机体酸碱平衡有一定意义。

（五）糖代谢紊乱

神经系统疾患，内分泌失调，肝、肾功能障碍及某些酶的遗传缺陷等，均可影响血糖浓度的调节或引起糖代谢障碍，如高血糖、糖尿病或低血糖等代谢异常。如前所述，缺乏某些酶，可引起相应的先天性糖代谢障碍病（蚕豆病、半乳糖血症、糖原累积症等）。

空腹血糖低于 3. 30mmol/L（60mg/dl）称为低血糖。脑组织对低血糖极为敏感，低血糖时可出现头晕、心悸、出冷汗等虚脱症状。如果血糖持续下降至低于 2. 53mmol/L（45mg/dl），可出现昏迷，称为低血糖休克。如不能及时给患者静脉点滴葡萄糖，可导致死亡。

空腹血糖浓度持续超过 7. 22mmol/L（130mg/dl）时称为高血糖。当血糖浓度超过肾糖阈（8. 88 ~ 10mmol/L 或 160~180mg/dl）时，即超过了肾小管的重吸收能力，葡萄糖即从尿中排出，则可出现尿糖。正常人偶尔也可出现高血糖和尿糖。例如，进食大量糖或情绪激动时交感神经兴奋引起肾上腺素分泌增加等均可引起一过性高血糖，甚至尿糖，分别称为饮食性糖尿和情感性糖尿，但这只是暂时的，且空腹血糖正常，属于生理性的。糖尿病是以高血糖和糖尿为主要症状的疾病。糖尿病的可能原因有胰岛素相对或绝对缺乏、胰岛素分子结构异常、胰岛素受体数目减少、受体基因突变、胰岛素受体与胰岛素的亲和力降低而致病的。临床上糖尿病分为胰岛素依赖型（1 型）和非胰岛素依赖型（2 型）两型，它们的病因和发病机制不同。

二、脂类代谢

脂类是一大类有机化合物的统称，它们共同的物理性质是难溶于水而易溶于乙醚和苯等有机溶剂。脂类既参与了机体的物质和能量代谢，也广泛参与了机体代谢的调节。与医学相关的脂类主要可分为脂肪和类脂两大类。脂肪又称甘油三酯。类脂主要包括磷脂、糖脂、胆固醇及胆固醇酯等。

（一）脂类的生理功能

脂类的生理功能是多方面的，其主要生理功能至少可包括以下几点。

1. 脂肪是重要的供能和储能物质

1g 脂肪在体内完全氧化分解释放的能量约为 38kJ，是同等质量糖或蛋白质的一倍以上，因此脂肪是机体重要的供能物质。脂肪在人体储存的量远比糖原要多，因此脂肪又是机体有效的储能形式。

2. 类脂是生物膜必不可少的结构成分

生物膜的磷脂双层流动镶嵌结构强调了磷脂在生物膜结构中的重要作用，生物膜中磷脂结构的不同是生物膜功能差异的重要原因之一。

3. 磷脂作为第二信使参与了机体代谢的调节

细胞膜上的磷脂酰肌醇-4,5-二磷酸在相应磷脂酶的作用下可水解为 1,4,5-三磷酸肌醇和甘油二酯，二者均可作为激素的第二信使调节细胞内的代谢。

4. 胆固醇是许多生物活性物质的前体

机体内许多重要化合物是在体内由胆固醇转化生成的，这包括在钙磷代谢方面有重要作用的维生素 D_3，在生长发育和物质代谢等方面有重要作用的类固醇激素，以及在脂类消化吸收方面有重要作用的胆汁酸。

5. 其他功能

磷脂是血浆脂蛋白的重要结构成分，是载脂蛋白和非极性脂质结合的桥梁。脂溶性维生素的消化、吸收和运转都依赖于脂类的存在。

（二）脂类的消化吸收

膳食中的脂类主要是甘油三酯，其次是少量的磷脂和胆固醇等。胃可分泌胃脂酶，胃脂酶主要通过水解含短链、中链和不饱和长链脂肪酸的甘油三酯启动脂质的消化，水解产物主要为游离脂肪酸和甘油二酯。水解释放的亲水短链和中链脂肪酸可以经胃壁吸收并进入门静脉，长链脂肪酸溶解在脂滴中进入十二指肠。

脂类的消化吸收主要在小肠上段，在该处有胰液和胆汁的流入。胰液中含有胰脂酶、磷脂酶 A_2、胆固醇酯酶和辅脂酶等消化酶。胆汁中含有胆汁酸盐，它既能中和胃酸，又是较强的乳化剂，可明显地降低液体的表面张力。胆汁酸盐能使疏水的甘油三酯及胆固醇酯等乳化成脂小滴，增加酶与脂类物质的接触，有利于脂类的消化。消化脂类的酶以酶原的形式分泌，通过蛋白酶水解而被活化为有催化活性的酶。

膳食中的脂类经上述消化作用形成由单脂酰甘油、溶血磷脂、脂肪酸、游离胆固醇和甘油等物质组成的混合微粒，可以穿过小肠黏膜细胞而被吸收。

（三）血浆脂蛋白

血浆中的脂类统称为血脂，其共同的物理性质是难溶于水，血浆脂蛋白是由血浆脂质和特殊蛋白质所组成的可溶性的生物大分子。

1. 血浆脂蛋白的分类

血浆脂蛋白（lipoprotein）是指由血浆脂质和载脂蛋白组成的可溶性的生物大分子，但由游离脂肪酸与血浆白蛋白组成的复合物不属于传统脂蛋白的范畴。血浆脂蛋白在物理性质、化学组成和生理功能等方面都是不均一的。利用不同的技术和方法可将血浆脂蛋白分为若干类，目前应用较广泛的是超速离心法和电泳法。超速离心法可将血浆脂蛋白主要分为**乳糜微粒（chylomicron，CM）**、**极低密度脂蛋白（very low density lipoprotein，VLDL）**、**低密度脂蛋白（low density lipoprotein，LDL）**及**高密度脂蛋白（high density lipoprotein，HDL）**4类。电泳法也可将血浆脂蛋白分为乳糜微粒、β-脂蛋白（β-lipoprotein）、前β-脂蛋白（pre-β-lipoprotein）和α-脂蛋白（α-lipoprotein）4类。两种分类方法分出的4类血浆脂蛋白的对应关系及其组成、性质和主要生理功能见表7-2。

表7-2　各类血浆脂蛋白的组成、性质和主要生理功能

分类	超速离心法 电泳法	CM CM	VLDL 前β-脂蛋白	LDL β-脂蛋白	HDL α-脂蛋白
物理性质	密度/(g/mL)	<0.95	0.95~1.006	1.006~1.063	1.063~1.210
	颗粒大小/nm	90~1000	30~90	20~30	7.5~10
	S_f值	>400	20~400	0~20	沉降
	电泳位置	原点	α_2-球蛋白	β-球蛋白	α_1-球蛋白
化学	蛋白质	1~2	5~10	20~25	45~55
	脂质	98~99	90~95	75~80	45~55
	甘油三酯	84~88	50~54	8~10	6~8
	磷脂	8	16~20	20~24	21~23
	总胆固醇	4	20~22	43~47	18~20
	游离型	1	6~8	6~10	4
	酯化型	3	12~16	37~39	15
组成/% 主要载脂蛋白		B_{48}	B_{120}	B_{100}	A_1
		A_t	Cn		A_2
		CE	E		Cr
合成部位		小肠	肝	在血由VLDL转化	肝、肠
主要生理功能		转运外源性甘油三酯	转运内源性甘油三酯	转运胆固醇到全身组织	逆向转运胆固醇回肝

2. 异常脂蛋白血症

血脂水平高于正常范围上限即**高脂血症（hyperlipidemia）**。血液中的脂质不是游离存在的，它们是以可溶性的生物大分子即血浆脂蛋白的形式运输和代谢的。血脂的异常必然反映为血浆脂蛋白的异常，因此提出了**高脂蛋白血症（hyperlipoproteinemia）**的命名。1970年，世界卫生组织（WHO）建议将高脂蛋白血症分为6型，其血浆脂蛋白及血脂的改变见表7-3。

表7-3　高脂蛋白血症的类型

分型	血浆脂蛋白变化	血脂变化	
Ⅰ	乳糜微粒增高	甘油三酯↑↑	胆固醇↑
Ⅱa	低密度脂蛋白增加	胆固醇↑↑	
Ⅱb	低密度脂蛋白及极低密度脂蛋白同时增加	胆固醇↑↑	甘油三酯↑↑
Ⅲ	中间密度脂蛋白增加（电泳出现β带）	胆固醇↑↑↑	甘油三酯↑↑
Ⅳ	极低密度脂蛋白增加	甘油三酯↑↑	
Ⅴ	低密度脂蛋白及乳糜微粒同时增加	甘油三酯↑↑↑	胆固醇↑

注：箭头个数越多，表明升得越高

（四）甘油三酯的中间代谢

甘油三酯即脂肪，它是体内最丰富的脂类物质。与其他物质一样，其也在不断地更新，因此甘油三酯的分解和合成代谢是脂类代谢的重要内容之一。

1. 甘油三酯的动员

脂肪组织的脂肪在各种脂肪酶作用下被水解为游离脂肪酸和甘油释放入血并被机体组织利用的过程称为脂肪动员。甘油三酯脂肪酶是脂肪动员的限速反应酶，它受多种激素的调节，所以又称为**激素敏感脂肪酶**（hormone-sensitive lipase，HSL）。肾上腺素、胰高血糖素和促肾上腺皮质激素等能增强甘油三酯脂肪酶的活性，因此称为促脂解激素；胰岛素和前列腺素等能抑制脂肪动员，因此称为抗脂解激素。通过激素对各种物质代谢的不同影响，使得机体物质代谢协调进行，适应机体的状况和需求。

2. 脂肪酸的分解代谢

脂肪酸是机体主要的供能物质之一。大多数脂肪酸，特别是长链脂肪酸的氧化分解代谢可分为活化、转移、β-氧化和ATP生成4个阶段，现分别叙述如下。

1）脂肪酸的活化　　脂肪酸在氧化分解前首先与CoASH反应生成脂酰 CoA，这个过程称为脂肪酸的活化，反应需要的酶是脂酰 CoA 合成酶，需 ATP 参加。

$$\text{脂肪酸+ATP+CoASH} \xrightarrow{\text{脂酰 CoA 合成酶}} \text{脂酰 CoA+AMP+PPi}$$

由于焦磷酸（PPi）的迅速分解促进了活化反应进行完全。活化反应虽然仅消耗了 1 分子 ATP，但实际上消耗了 2 分子高能磷酸键，这在计算脂肪酸氧化分解产能时应予注意。

2）脂酰 CoA 转移进入线粒体　　脂酰 CoA 是在细胞液中形成的，催化其进一步代谢的酶系统却存在于线粒体基质，而长链脂酰 CoA 本身是不能穿越线粒体内膜的，这就需要特定物质的介导来完成其转运，该物质就是肉碱（carnitine），即 L-3-羟-4-三甲氨基丁酸。在线粒体内膜的两侧分别存在有肉碱脂酰转移酶Ⅰ和肉碱脂酰转移酶Ⅱ，二者为同工酶。位于内膜外侧的肉碱脂酰转移酶Ⅰ催化脂酰 CoA 转变为脂酰肉碱，后者借助线粒体内膜上的载体（肉碱-脂酰转位酶）转运到线粒体基质，在肉碱脂酰转移酶Ⅱ的催化下又重新转变为脂酰 CoA，同时释放出肉碱。肉碱可借助载体的运转重回内膜外侧，这就完成了脂酰 CoA 的转移，如图 7-6 所示。脂酰 CoA 的转移是脂肪酸氧化的限速步骤，肉碱脂酰转移酶Ⅰ则是脂肪酸氧化反应途径的调节酶。

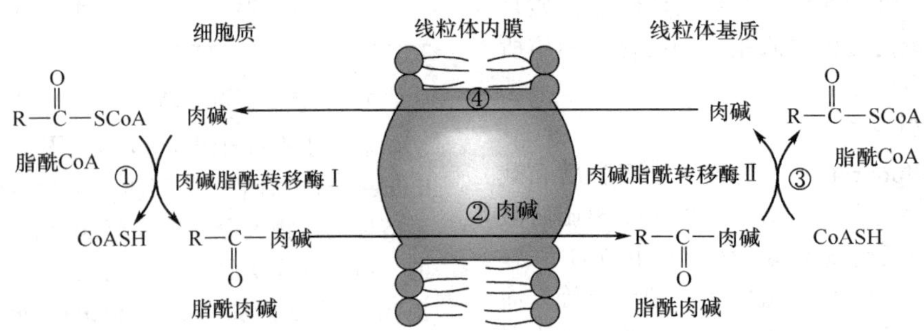

图 7-6　长链脂酰 CoA 进入线粒体

3）脂肪酸的 β-氧化　　人体内的饱和脂肪酸主要是偶数碳的脂肪酸，脂肪酸的主要氧化方式是 α-β 碳原子间键的裂解和 β 碳原子的氧化，故称为 β-氧化。具体的反应包括脱氢、加水、再脱氢和硫解 4 步反应。

（1）脱氢：脂酰 CoA 在脂酰 CoA 脱氢酶的催化下，其烃链的 α、β 位碳各脱去 1 个氢原子，生成烯酰 CoA，而脱下的 2 个氢原子由该酶的辅酶 FAD 接受生成 $FADH_2$。后者可经细胞呼吸链传递给氧生成水，同时生成 1. 5 分子 ATP。

（2）加水：烯脂酰 CoA 在烯脂酰 CoA 水合酶的催化下，加水生成 3-羟脂酰 CoA。

（3）再脱氢：3-羟脂酰 CoA 在 3-羟脂酰 CoA 脱氢酶的催化下，脱去 β 碳原子上的两个氢生成 β-酮脂酰 CoA，而脱下的两个氢原子由该酶的辅酶 NAD^+ 接受生成 NADH + H^+。后者可经细胞呼吸链传递给氧生成水，同时生成 2. 5 分子 ATP。

（4）硫解：生成的 β-酮脂酰 CoA 在 β-酮脂酰 CoA 硫解酶的催化下加上 1 分子的辅酶 A，同时 α-β 碳原子间的烃链断裂，生成 1 分子乙酰 CoA 和一个比原来少 2 个碳原子的新脂酰 CoA。

经过上述 4 步反应，1 分子脂酰 CoA 转化为 1 分子乙酰 CoA 和 1 分子短了两个碳原子的新脂酰 CoA。后者重复上述的反应，1 分子含偶数碳原子的脂酰 CoA 最终均生成乙酰 CoA。具体的反应过程见图 7-7。

4）ATP 生成　　线粒体基质中催化脂肪酸 β-氧化的酶统称脂肪酸氧化酶，它们邻近线粒体内膜上的呼吸链，使反应产生的还原当量经呼吸链传递生成 ATP。

以饱和的十六碳脂肪酸（软脂酸）为例，其活化为软脂酰 CoA 转移入线粒体后，经 7 次 β-氧化循环，产生 7 分子的 $FADH_2$、7 分子的 NADH +H^+ 和 8 分子的乙酰 CoA。前二者经呼吸链生成 28 分子（1. 5×7 + 2. 5×7 = 28）的 ATP，后者经三羧酸循环和呼吸链可产生 80 分子（10×8 = 80）的 ATP。软脂酸完全氧化可生成 108 分子的 ATP，除去其活化消耗的 2 分子 ATP，净生成 106 分子的 ATP。软脂酸相对分子质量为 256，

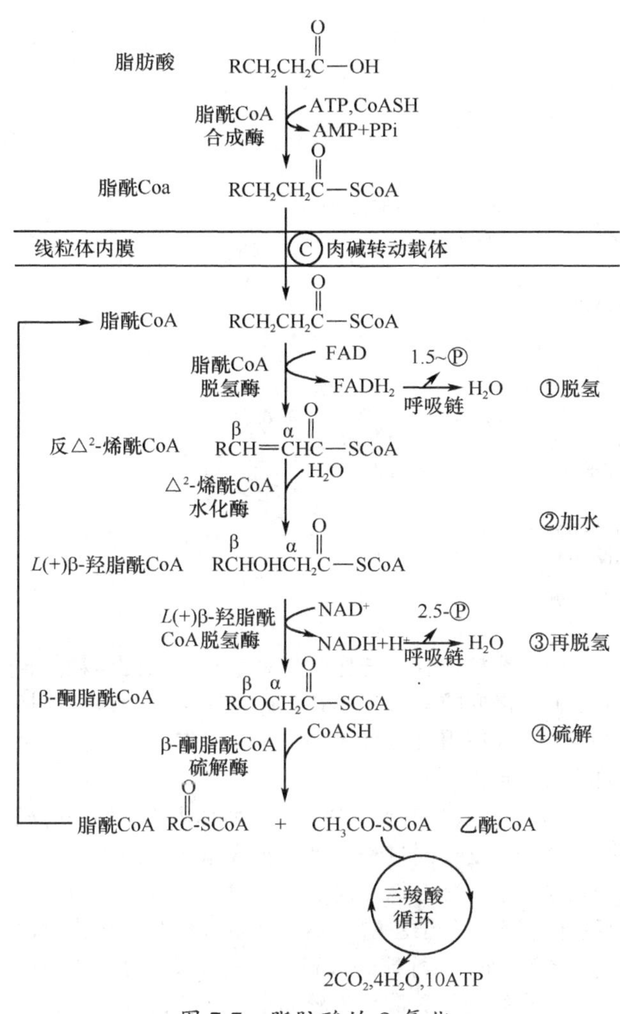

图 7-7　脂肪酸的 β-氧化

其彻底氧化生成 106 分子 ATP，葡萄糖相对分子质量为 180，其彻底氧化仅生成 30 分子或 32 分子 ATP。相比可见，脂肪酸氧化产能是很多的，这是脂肪为有效供能和储能物质的重要原因。

3. 酮体的生成和利用

酮体（ketone body）是脂肪酸在肝中不完全氧化的中间产物，包括乙酰乙酸、β-羟丁酸和丙酮。其中前二者是主要成分，丙酮量极微。酮体是脂肪酸在肝中氧化分解的正常产物，但其在肝不能进一步氧化分解，需转运至肝外彻底氧化利用。若肝内生成超过肝外组织利用的能力，则可能形成酮血症、酮尿症和酮症酸中毒。

1）酮体的生成　　脂肪酸 β-氧化产生的乙酰 CoA 是合成酮体的主要原料。酮体在肝合成是因为在肝细胞的线粒体内具有催化合成酮体反应的酶系，主要是 HMG-CoA 合酶和 HMG-CoA 裂解酶。酮体主要合成反应途径如下（图 7-8）。

（1）2 分子的乙酰 CoA 在硫解酶的作用下缩合成乙酰乙酰 CoA，并释放出 1 分子的 CoASH。

（2）乙酰乙酰 CoA 再与 1 分子的乙酰 CoA 缩合，生成 D-3-羟-3-甲基戊二酸单酰 CoA（D-3-hydroxy-3-methyl glutaryl-CoA，HMG-CoA），催化此反应的酶为 HMG-CoA 合酶（HMG-CoA synthase）。

（3）HMG-CoA 在裂解酶的催化下裂解生成为乙酰乙酸和 1 分子的乙酰 CoA。因为肝同时具有 HMG-CoA 合酶和 HMG-CoA 裂解酶，所以酮体可在肝中合成。

（4）乙酰乙酸在线粒体内膜 β-羟丁酸脱氢酶的催化下被还原生成 β-羟丁酸，还原所需要的氢由 NADH 提供，该反应是可逆的。一般情况下，β-羟丁酸含量最高，约占酮体总量的 70%。

（5）部分乙酰乙酸可自发地脱羧生成少量的丙酮。

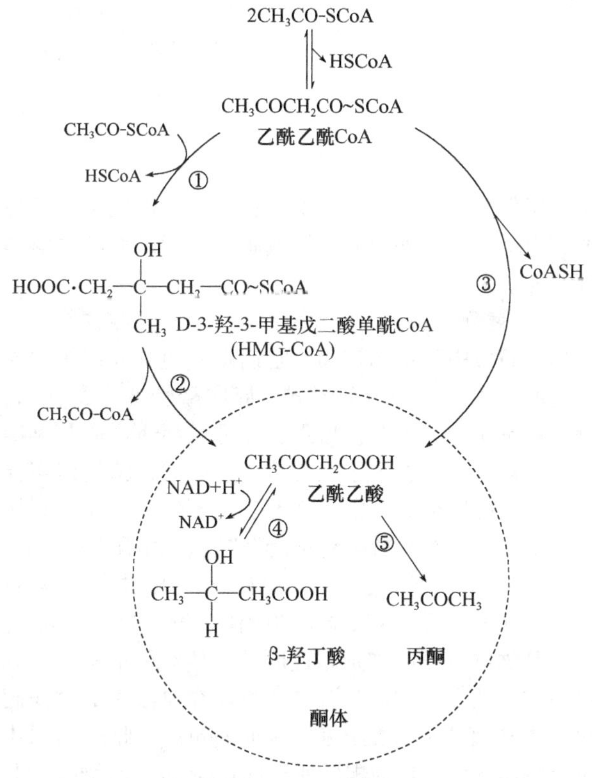

图 7-8　酮体在肝细胞中的生成

2）酮体的利用　　肝虽有合成酮体的酶系，却缺乏代谢酮体的酶系，所以肝合成的酮体必须通过血液运输到肝外组织利用。许多肝外组织，特别是心脏、肾、脑和骨骼肌具有利用酮体的酶系。在肝外组织，β-羟丁酸首先脱氢生成乙酰乙酸。乙酰乙酸既可在琥珀酰 CoA 转硫酶的催化下，也可在乙酰乙酰 CoA 合成酶（又称硫激酶）的催化下，重新转变为乙酰乙酰 CoA，进而在硫解酶的催化下生成乙酰 CoA。后者经三羧酸循环可彻底氧化成 CO_2 和 H_2O，并生成 ATP（图 7-9）。丙酮的代谢活性极低，一般可经肾随尿排出。血液中酮体浓度升高时，其中的丙酮也可经肺呼出，因此重症酮血症患者呼出的气体可有丙酮的特殊气味。肝外组织虽然缺乏生成酮体的酶，自身不能生成酮体，但其具有利用酮体的酶，可以利

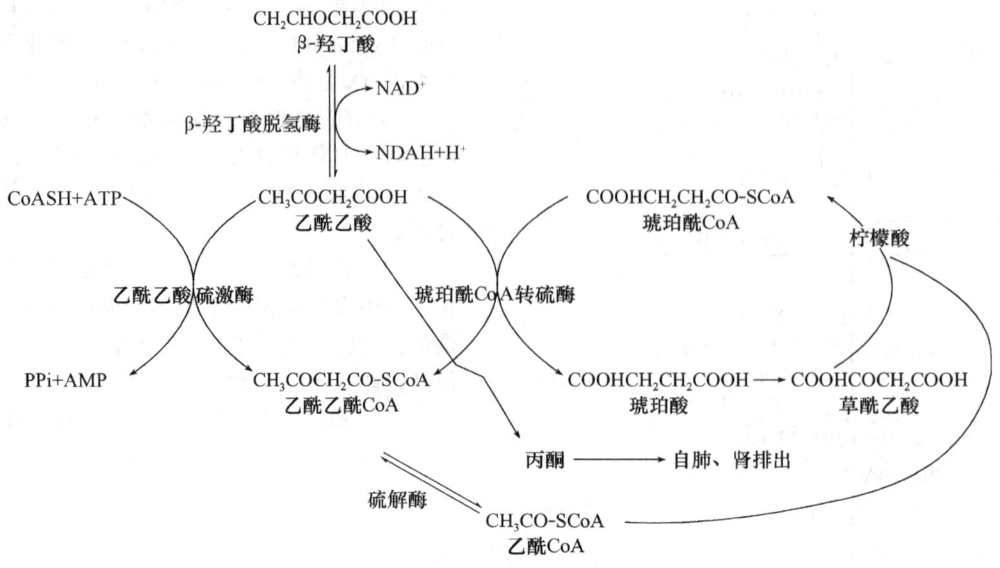

图 7-9　酮体的氧化

用肝所生成的酮体作为能源。在正常的情况下，酮体的肝内生成与肝外的利用协调平衡，所以血液中酮体维持在正常较低水平。

3）酮血症、酮尿症和酮症酸中毒　酮体是肝特有的脂肪酸中间代谢产物，它们是肝向肝外组织输送脂肪酸能量的一种有效形式。脂肪酸转变为酮体后，分子质量减小，水溶性增强，并可顺利通过血脑屏障和毛细血管壁，扩大了利用范围。例如，脑组织不能直接氧化脂肪酸，但能很好地利用酮体。在长期饥饿状态下，脑组织所需能量的大约 75% 是由酮体提供的。

在正常情况下，酮体在血液中的浓度不超过 0. 2mmol/L，通过尿液排出的酮体总量不超过 1mg/d。如果肝酮体生成的增加超过肝外酮体利用的能力，则可造成血液中酮体浓度升高。酮体在血液中的蓄积超过正常浓度，称为酮血症（ketonemia）。此时如尿中可检测出酮体，称为酮尿症（ketonuria）。乙酰乙酸和β-羟丁酸均是较强的酸，酮体的蓄积可产生酮症酸中毒，严重的酮症酸中毒可威胁患者的生命，具有重要的临床意义。一般情况下，酮血症的原因主要是由于脂肪动员增强所致肝酮体生成的增加。这种情况主要发生在糖供应不足（如饥饿）或糖利用障碍（如糖尿病）时，偶尔也可发生于高脂膳食后。因此，在临床处理酮症酸中毒时不仅要及时处理酸碱平衡，更要注意建立和恢复机体正常的糖代谢。

4. 脂肪酸的合成

1）合成部位及原料　与脂肪酸的β-氧化在线粒体中进行不同，脂肪酸的合成主要是在细胞液中进行的。脂肪酸合成最主要的原料为乙酰 CoA，其主要来自葡萄糖的氧化分解。线粒体中的柠檬酸可进入细胞液，在细胞液柠檬酸裂解酶作用下，裂解产生乙酰 CoA 和草酰乙酸，前者即可用于脂肪酸的合成，后者则需返回线粒体合成柠檬酸以补充柠檬酸的消耗。合成还原所需要的氢来自 NADPH，其主要来自磷酸戊糖途径，此外还需要 ATP 供能，以及 HCO_3^-、生物素及 Mn^{2+} 等辅助因子参加。

2）合成反应及催化酶系　机体内脂肪酸的合成是一个相当复杂的过程，虽然合成脂肪酸的所有碳原子均来源于乙酰 CoA，但在合成过程中直接参与合成反应的仅有 1 分子乙酰 CoA，其余的均需先羧化为丙二酸单酰 CoA 后才能进入脂肪酸的合成途径。在细胞液内合成的脂肪酸最长为软脂酸，更长链的及不饱和的脂肪酸的合成还需在微粒体或线粒体等其他亚细胞器中进一步加工。

（1）丙二酸单酰 CoA 的合成：乙酰 CoA 在乙酰 CoA 羧化酶的催化下生成丙二酸单酰 CoA，反应如下。

$$\text{乙酰 CoA}+HCO_3^-+\text{ATP}\xrightarrow{\text{乙酰 CoA 羧化酶}}\text{丙二酸单酰 CoA}+\text{ADP}+\text{Pi}$$

乙酰 CoA 羧化酶（carboxylase）存在于细胞液中，其辅基是生物素，在反应过程中起到携带和转移羧基的作用。该酶为一别构酶，其所催化的反应为脂肪酸合成过程中的限速反应。柠檬酸为其别构激活剂，而软脂酰 CoA 则为其别构抑制剂，这样机体脂肪酸的合成就能很好地与机体的糖代谢和脂肪代谢协调进行。

（2）脂肪酸的合成：哺乳动物脂肪酸的合成是由多功能酶组成的二聚体脂肪酸合酶系催化完成的，每一个单体均由 7 种酶（β-酮脂酰合酶、乙酰转移酶、丙二酸单酰转移酶、β-酮脂酰还原酶、β-羟脂酰脱水酶、烯酯酰还原酶和硫酯酶）和脂酰基载体蛋白（acyl carrier protein，ACP）组成，即每一个多肽链上存有 8 个结构域。在相应的转移酶催化下，乙酰 CoA 和丙二酸单酰 CoA 分别形成硫酯键而结合在β-酮脂酰合酶和 ACP 上，进而缩合生成与 ACP 相连的β-酮丁酰基，再经还原、脱水和再还原顺序形成与ACP相连的丁酰基。延长了2个碳原子的丁酰基再与丙二酸单酰CoA反应直至最终形成含16个碳原子的软脂酸。软脂酸的合成反应如下。

$$乙酰CoA+7丙二酸单酰CoA+14NADPH+H^+ \longrightarrow 软脂酸+7CO_2+14NADP^++8CoASH+6H_2O$$

（3）脂肪酸碳链的延长：在动物细胞内脂肪酸合酶系催化合成的脂肪酸为软脂酸，更长链的脂肪酸的合成是以软脂酸为前体在滑面内质网或线粒体中的脂肪酸碳链延长酶系催化下完成的。通过这种方式不仅可以合成硬脂酸，也可合成含24个或26个碳原子的长链脂肪酸。

5. 甘油的代谢

甘油既可来自脂肪组织的脂肪动员，也可来自血浆中脂蛋白脂肪酶对脂蛋白中甘油三酯的水解。甘油的进一步代谢需要在甘油激酶的催化下生成α-磷酸甘油。甘油激酶在脂肪组织的活性很低，故脂肪动员产生的甘油不能在脂肪组织进一步代谢。而肝、肾和肠等组织中甘油激酶的活性较高，是甘油代谢的主要器官。α-磷酸甘油可在磷酸甘油脱氢酶的催化下转变为磷酸二羟丙酮。脱下的氢可使该酶的辅酶NAD^+还原为$NADH + H^+$。磷酸二羟丙酮是糖代谢的重要中间代谢产物。通过磷酸甘油与磷酸二羟丙酮的可逆转变，甘油可异生为糖，糖也可转变为甘油和脂肪酸，进而合成为脂肪。

6. 甘油三酯的合成

人和动物能够合成甘油三酯，合成的主要器官是肝、小肠和脂肪组织。甘油三酯的合成原料是磷酸甘油和脂酰CoA，它们分别是甘油和脂肪酸的活性形式。糖酵解中间代谢产物磷酸二羟丙酮经磷酸甘油脱氢酶催化还原生成α-磷酸甘油，后者在酰基转移酶的催化下与两分子的脂酰CoA反应生成磷脂酸，它是合成甘油酯类的共同前体。磷脂酸在磷脂酸磷酸酶的作用下，水解释放出无机磷酸并转变为甘油二酯。甘油二酯与脂酰CoA反应，在脂酰转移酶的催化下生成甘油三酯。甘油三酯中3个脂肪酸可以是相同的，也可以是不同的，但在一般情况下2位常为多不饱和脂肪酸。

（五）磷脂的代谢

1. 磷脂的组成与分类

磷脂是含有磷酸基的脂类，可分为以甘油为骨架的甘油磷脂和以鞘氨醇为骨架的神经鞘磷脂两大类，体内含量最多的是甘油磷脂。磷脂酸是最简单的甘油磷脂，磷脂酸的磷酸基与不同的基团结合可生成不同的甘油磷脂，常见的甘油磷脂包括磷脂酰胆碱、磷脂酰乙醇胺、磷脂酰丝氨酸、磷脂酰肌醇、磷脂酰甘油和二磷脂酰甘油等。鞘氨醇酯酰化生成的神经酰胺不仅是神经鞘磷脂的结构成分，同时也是糖脂的结构成分。

2. 甘油磷脂的合成与降解

（1）甘油磷脂的合成代谢：几乎全身所有组织细胞的内质网均含有合成甘油磷脂的酶系，但以肝的合成最为活跃。肝不仅合成自身组织更新需要的磷脂，还有向肝外组织提供磷脂的功能。合成甘油磷脂的原料主要包括磷酸甘油、脂肪酸、胆碱、丝氨酸和肌醇等物质，合成还需要胞苷三磷酸（CTP）等供能。

（2）甘油磷脂的分解：甘油磷脂的分解代谢主要是由体内存在的磷脂酶催化的水解过程。这些磷脂酶因其水解化学键特异性不同，可分为磷脂酶A_1、磷脂酶A_2、磷脂酶B_1、磷脂酶B_2、磷脂酶C和磷脂酶D等。甘油磷脂的分解代谢产物有脂肪酸、甘油和磷脂等。这些产物可分别进入各自的代谢途径进行进一步的代谢。

（六）胆固醇的代谢

胆固醇是存在于动物体内的一类固醇，因最早发现于胆石而被命名。近一个世纪以来，胆固醇一直是基础医学和临床医学关注的热点，这不仅因为它是机体内许多具有重要生理功能化合物不可替代的前体，更因为高胆固醇血症与动脉粥样硬化和冠心病等的发病密切相关。

1. 胆固醇的结构与生理功能

1）胆固醇的结构　胆固醇是一个以环戊烷多氢菲为骨架含27个碳原子的复杂有机化合物。胆固醇有两种存在形式：游离胆固醇和酯化胆固醇（又称胆固醇酯），前者是胆固醇的代谢形式，后者则是胆固醇的储存形式。图7-10显示的是胆固醇的结构。

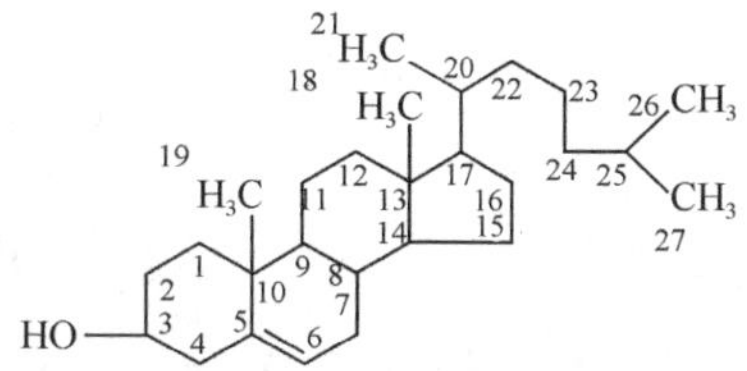

图7-10　胆固醇的结构

2）胆固醇的生理功能　胆固醇的生理功能是多方面的，主要可归纳为两方面：①胆固醇是动物生物膜必不可少的结构成分，如细胞的质膜、线粒体膜、微粒体膜及核膜等；②胆固醇是一些重要化合物的前体，如维生素D_3、胆汁酸和类固醇激素等。

2. 胆固醇的内源性合成和调节

一般情况下，内源性合成是机体胆固醇最主要的来源，约占胆固醇总量的2/3。机体除成年脑组织和成熟红细胞外，几乎所有的组织和细胞均能合成胆固醇，肝是机体胆固醇合成最旺盛的器官。

1）合成原料　胆固醇体内合成的原料是乙酰CoA，胆固醇分子中的氢原子主要来自NADPH。乙酰CoA是机体三大营养物质代谢的共同中间产物，NADPH主要来自葡萄糖的磷酸戊糖途径，这样机体胆固醇的内源性合成就有了稳定的原料来源。

2）合成部位　胆固醇合成的前期反应是在细胞液中完成的，合成 HMG-CoA 后进入微粒体直到合成胆固醇，因此细胞液和微粒体是细胞胆固醇合成的主要场所。

3）合成反应　胆固醇的合成反应相当复杂，至少包括了 20 余步反应，可分为 3 个阶段。

（1）由乙酰 CoA 到 HMG-CoA。该阶段由两步反应组成，具体反应与肝酮体的生成相同。但它们是两条不同的代谢反应途径，前者是在细胞液合成的，经过内质网还原酶的催化最终生成胆固醇。而后者是在线粒体内合成的，经过线粒体内裂解酶的催化最终生成酮体。

（2）由 HMG-CoA 还原为羟甲戊酸（mevalonic acid，MVA）。该阶段仅包括一步反应，但其是整个胆固醇合成反应途径的限速反应。催化该反应的是 HMG-CoA 还原酶，是机体胆固醇合成途径中的调节酶，在机体胆固醇的内源性合成调节中占有关键地位。

（3）由 MVA 最终合成胆固醇。胆固醇的主要生物合成途径见图 7-11。

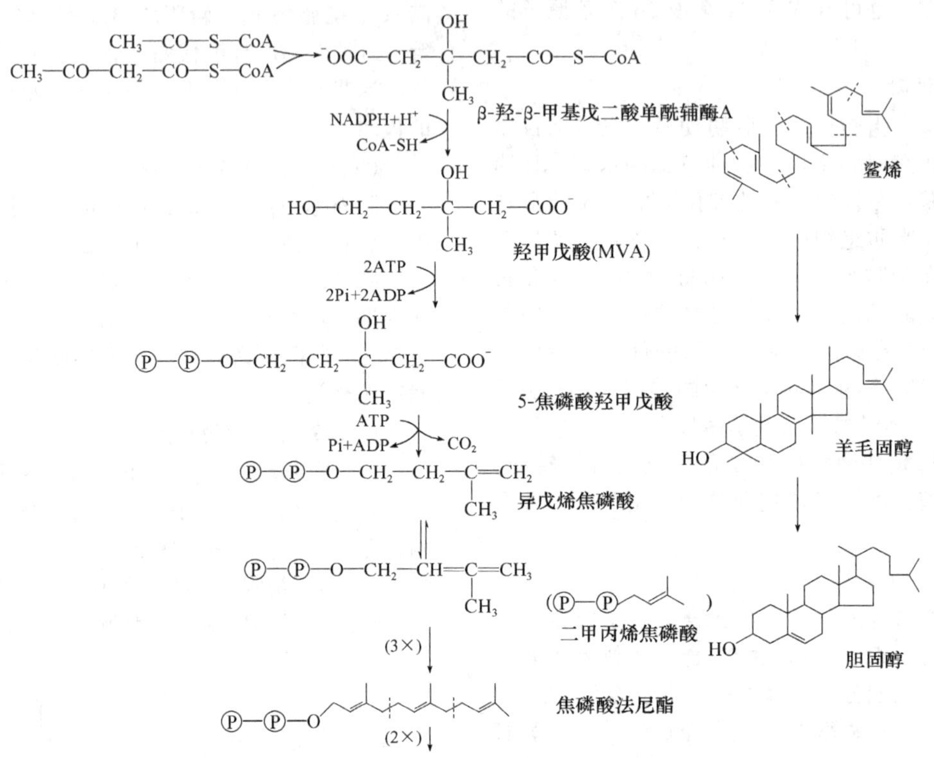

图 7-11　胆固醇的生物合成

4）合成调节　HMG-CoA 还原酶是胆固醇合成途径中的调节酶。该酶活性的调节不仅是机体胆固醇合成代谢调节中的关键所在，而且也是血脂调整药物作用的中心环节，近年来广泛应用于临床的他汀类血脂调整药物正是通过竞争性抑制该酶的活性而达到减少胆固醇合成和降低机体血胆固醇水平的目的。

3. 胆固醇的酯化

游离的胆固醇在相关酶的催化下可以酯化为胆固醇酯，催化胆固醇酯化的酶主要有两种：一是血浆中的磷脂酰胆碱-胆固醇脂酰基转移酶（LCAT），LCAT 在 HDL 的代谢和胆固醇的逆向转运中发挥有重要作用。二是细胞液中的脂酰 CoA-胆固醇脂酰基转移酶（ACAT），细胞内胆固醇水平是该酶活性的重要调节因子。ACAT 在调节细胞内胆固醇的合成和平衡中发挥重要作用。血浆和细胞液中的胆固醇酯均可在胆固醇酯酶的催化下水解为游离胆固醇和脂肪酸。

4. 胆固醇的转化与排泄

无论是外源性摄入还是内源性合成的胆固醇在体内均不能被彻底氧化分解，它们只能以胆固醇原形或转化产物排出体外。胆固醇的转化产物不仅是其主要的排泄形式，更为重要的是它们还具有重要的生理功能。

1）维生素 D_3　人皮肤细胞内的胆固醇经脱氢可生成 7-脱氢胆固醇，后者在紫外线的作用下可转变为胆钙化醇（又称维生素 D_3）。胆钙化醇是无生理活性的，它们需经肝、肾的代谢转化才能生成有活性的 1,25-$(OH)_2D_3$。1,25-$(OH)_2D_3$ 具有调节钙、磷代谢的活性。人体每日可合成维生素 D_3 200～400IU，所以只要充分接受阳光照射，基本上可以满足生理需要。

2）类固醇激素　所有的类固醇激素均由胆固醇转化产生。类固醇激素依其合成部位可分为肾上腺皮质激素和性激素。肾上腺皮质激素是由肾上腺皮质合成的，主要包括球状带合成的盐皮质激素——醛固酮，束状带合成的糖皮质激素——皮质醇和皮质酮及由网状带合成的雄激素——雄酮等。性激素主要是由性腺合成的，包括由睾丸合成的睾酮和由卵巢合成的雌激素和孕酮。此外，在妊娠期间胎盘合成的雌三醇也应包括在类固醇激素之内。

3）胆汁酸　**胆汁酸（bile acid）**是机体胆固醇最主要的转化产物，不仅在脂质和脂溶性维生素的消化和吸收中发挥着重要作用，而且是机体胆固醇最主要的排泄途径。促进胆固醇向胆汁酸的转化和排泄，是降低血胆固醇水平重要的可行途径之一。胆汁酸的主要生理功能有两方面：第一，胆汁酸作为强有力的表面活性剂，有助于肠道不溶于水的脂质形成可溶性的微团。通过极大地扩增表面积，有利于各种消化酶的作用，促进了脂质和脂溶性维生素的消化吸收。第二，胆汁酸也是机体排除胆固醇最主要的形式和途径。正常情况下机体每天排出胆固醇的大约一半是通过胆汁酸的合成和排泄完成的，因此增加胆汁酸的合成与排泄对于降低血胆固醇的水平具有重要意义。

肝中胆固醇转化为胆汁酸反应途径的限速反应是胆固醇的 7α-羟化反应，催化该反应的 **7α-羟化酶（hydroxylase）**是胆汁酸合成的调节酶。

三、氨基酸代谢

（一）蛋白质的营养和氨基酸的生理功能

蛋白质是生命的物质基础，维持细胞、组织的生长、更新、修补，以及催化、运输、代谢调节等均需要蛋白质参与。此外，蛋白质可以分解成其基本组成单位——氨基酸，氨基酸在体内也可以作为能源物质氧化分解释放能量，或转变成其他重要物质。因此，提供足够的食物蛋白质对正常代谢和各种生命活动的进行是十分重要的，对于生长发育的儿童和康复期的患者，供给足量、优质的蛋白质尤为重要。

由于各种蛋白质所含氨基酸的种类和数量不同，它们的质不同。有的蛋白质含有体内所需要的各种氨基酸，并且含量充足，则此种蛋白质的营养价值高，有的蛋白质缺乏体内所需要的某种氨基酸，或含量不足，则其营养价值较低。人体内有 9 种氨基酸不能合成。这些体内需要而又不能自身合成，必须由食物供应的氨基酸，称为**营养必需氨基酸（essential amino acid）**。它们是缬氨酸、异亮氨酸、亮氨酸、苏氨酸、甲硫氨酸、赖氨酸、苯丙氨酸、色氨酸和组氨酸。其余 11 种氨基酸体内可以合成，不一定需要由食物供应，在营养上称为营养非必需氨基酸（non-essential amino acid）。精氨酸虽能在人体内合成，但合成量不多，若长期缺乏也能造成负氮平衡，因此有的书中将精氨酸归为儿童生长时期的营养必需氨基酸。一般来说，含有营养必需氨基酸种类多和数量足的蛋白质，其营养价值高，反之营养价值低。由于动物性蛋白质所含营养必需氨基酸的种类和比例与人体需要相近，故营养价值高。营养价值较低的蛋白质混合食用，则营养必需氨基酸可以互相补充从而提高营养价值，称为食物蛋白质的互补作用。

氨基酸是蛋白质的基本组成单位，所以它的重要生理功能之一是合成蛋白质以满足机体生长发育及组织修复更新的需要。氨基酸还是合成许多有重要生理作用的含氮化合物，如核酸、烟酰胺、儿茶酚胺类激素、甲状腺素及一些神经介质的重要原料。某些氨基酸在体内还起着一些独特的作用。例如，甘氨酸参与生物转化作用，丙氨酸及谷氨酰胺担负组织间氨的运转。此外，多余的氨基酸可以转变成糖类或脂肪，也可氧化供能。

（二）蛋白质的消化及吸收

蛋白质是具有高度种属特异性的大分子化合物，不易被吸收，若未经消化而直接进入体内，常会引起（免疫）反应。蛋白质的消化作用主要在胃和小肠中进行，胃中有胃主细胞分泌的胃蛋白酶，在小肠中有肠激酶、氨基肽酶及二肽酶，胰蛋白酶原、糜蛋白酶原、弹性蛋白酶原、羧基肽酶原 A 及羧基肽酶原 B 等。消化液中蛋白酶类都以酶原形式存在，酶原一经分泌到肠腔，就转变为有活性的蛋白酶，由多种蛋白水解酶的催化，将其水解成以氨基酸为主的消化产物，然后再吸收、利用。

（三）大肠中氨基酸的腐败作用

食物中的蛋白质，平均有 95% 左右被消化、吸收。未被吸收的氨基酸及未被消化的蛋白质，在大肠下部受大肠杆菌的作用。这种作用称为**腐败作用（putrefaction）**。大多数腐败作用产物对人类是有害的。这些有害的产物主要有氨、胺类、酚类、吲哚及硫化氢等。

（四）氨基酸的一般代谢作用

1. 体内蛋白质的分解

1）体内蛋白质降解一般情况　人体内蛋白质处于不断降解和合成的动态平衡。成人每天有总体蛋白质的 1%～2% 被降解。不同蛋白质的寿命差异很大，短则数秒钟，长则数周，蛋白质的寿命通常用 $T_{1/2}$（half-life）表示，即蛋白质降低其原浓度一半所需要的时间。例如，人血浆蛋白 $T_{1/2}$ 约 10 天，肝中大部分蛋白质的 $T_{1/2}$ 为 1～8 天，结缔组织中一些蛋白质的 $T_{1/2}$ 可达 180 天以上。许多关键性调节酶的 $T_{1/2}$ 均很短。

2）体内蛋白质降解途径　体内蛋白质的降解也是由一系列蛋白酶和肽酶完成的。真核细胞中蛋白质的降解有两条途径：一是不依赖 ATP 的过程，在溶酶体内进行，主要降解细胞外来源的蛋白质、膜蛋白和长寿命的细胞内蛋白质。二是依赖 ATP 和**泛素**（**ubiquitin**）的过程，在细胞质中进行，主要降解异常蛋白质和短寿命的蛋白质。后一过程在不含溶酶体的红细胞中尤为重要。泛素是一种分子质量为 8.5×10^3 Da（含 76 个氨基酸残基）的小分子蛋白质，是降解体内蛋白质的主要途径，特别是降解错误折叠的蛋白质和短寿命的调节酶等。在蛋白酶体降解蛋白质过程中，泛素对各种蛋白质的标记起关键作用，参与反应还有 3 个酶：泛素激活酶、泛素结合酶和泛素-蛋白连接酶。在泛素和酶的共同作用下，蛋白质在蛋白酶体中降解成氨基酸。

2. 氨基酸的脱氨基作用

氨基酸分解代谢的第一步是脱氨基作用。氨基酸脱去氨基生成氨及相应的α-酮酸。

1）转氨基作用和转氨酶

（1）转氨基作用：转氨基作用是在转氨酶的催化下，可逆地把氨基酸（氨基供应者）的氨基转移给α-酮酸（氨基受体）。反应的结果是氨基酸脱去其氨基，转变成相应的α-酮酸，而作为受体的α-酮酸则因接受氨基而转变成另一种氨基酸。由于反应的实质是氨基的转移，所以反应命名为转氨基作用。

（2）转氨酶及其辅酶：**转氨酶**（**transaminase**）也称氨基移换酶（aminotransferase），广泛分布于几乎所有的组织中，其中以肝及心肌含量最丰富。转氨基作用的平衡常数接近 1.0，所以反应是完全可逆的。转氨酶不仅可促进氨基酸的脱氨基作用，也可自α-酮酸合成相应的氨基酸。这是机体合成非必需氨基酸的重要途径。能参加转氨基作用的氨基酸不少，可是作为氨基受体的α-酮酸只有丙酮酸、α-酮酸戊二酸及草酰乙酸 3 种。最重要的转氨酶是谷丙转氨酶（glutamic pyruvic transaminase，GPT）[又称丙氨酸转氨酶（alanine transaminase，ALT）]和谷草转氨酶（glutamic oxaloacetic transaminase，GOT）[又称天冬氨酸转氨酶（aspartate transaminase，AST）]。ALT 及 AST 催化的反应如下。

$$\text{谷氨酸+丙酮酸} \xrightleftharpoons{\text{ALT}} \alpha\text{-酮戊二酸+丙氨酸}$$

$$\text{谷氨酸+草酰乙酸} \xrightleftharpoons{\text{AST}} \alpha\text{-酮戊二酸+天冬氨酸}$$

ALT 和 AST 在体内广泛存在，但各组织中含量不等（表 7-4）。

表 7-4　正常成人各组织中 AST 及 ALT 活性

组织	AST/（IU/g 湿组织）	ALT/（IU/g 湿组织）	组织	AST/（IU/g 湿组织）	ALT/（IU/g 湿组织）
心脏	156 000	7 100	胰腺	28 000	2 000
肝	142 000	44 000	脾	14 000	1 200
骨骼肌	99 000	4 800	肺	10 000	700
肾	9 100	19 000	血清	20	16

所有转氨酶催化反应时，都必须有辅酶，即维生素 B_6 的磷酸酯（磷酸吡哆醛及磷酸吡哆胺）参加。磷酸吡哆醛及磷酸吡哆胺在转氨酶的催化下可以相互转变，因而它们可以起着传递氨基的作用。

（3）转氨酶的应用意义：人体各组织中转氨酶的含量差别很大。转氨酶只分布于细胞内，正常人血清中含量甚微。若因疾病造成组织细胞破损，或细胞膜通透性有所改变，血清转氨酶活力必然有所改变。心肌梗死患者血清 AST 异常升高。肝疾病患者，如传染性肝炎，可引起血清 AST 及 ALT 升高。这种改变常用来作为疾病的诊断和预后的指标之一。

（4）L-谷氨酸氧化脱氨基作用：哺乳类动物的大多数组织如肝、肾和脑等广泛存在着 L-谷氨酸脱氢酶，此酶活性较强，是一种不需氧的脱氢酶，催化 L-谷氨酸氧化脱氨生成α-酮戊二酸，辅酶是 NAD^+ 或 $NADP^+$。它所催化的反应是可逆的，因生成的氨在体内迅速被处理，所以反应趋向于脱氨基作用。由于它分布广，活力强，尤其是和转氨酶协同作用，几乎可催化所有氨基酸的脱氨基作用。所以，它在氨基酸脱氨基作用中，具有特殊的重要意义。

$$\underset{\text{L-谷氨酸}}{HOOC-CH_2-CH_2-\overset{H}{\underset{NH_2}{C}}-COOH} + NAD^+ \rightleftharpoons \underset{\alpha\text{-亚氨戊二酸}}{HOOC-CH_2-CH_2-\underset{\|NH}{C}-COOH} + NADH + H^+$$

$$\alpha\text{-亚氨戊二酸} \xrightleftharpoons{H_2O} \underset{\alpha\text{-酮戊二酸}}{HOOC-CH_2-CH_2-\underset{\|O}{C}-COOH} + NH_3$$

2）联合脱氨基作用　　转氨酶催化的转氨基作用，只是把氨基酸分子中的氨基转移给α-酮戊二酸（或丙酮酸及草酰乙酸）。这并没有达到脱氨基的目的。若是转氨酶和谷氨酸脱氢酶协同作用，即转氨基作用和谷氨酸的氧化脱氨基作用偶联进行，就达到把氨基酸转变成氨及相应的α-酮酸的目的。联合脱氨基是体内主要的脱氨基方式。其过程如下。

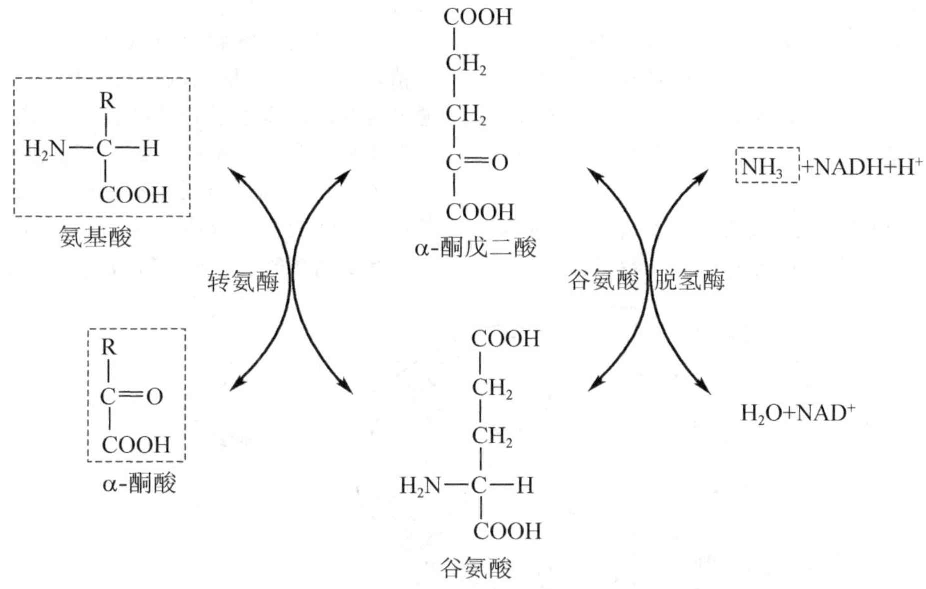

3. α-酮酸的代谢

脱氨基作用生成的α-酮酸在体内的代谢途径主要有3条，可经转氨基作用的逆反应再合成为氨基酸，可转变成糖类或脂类，可以通过三羧酸循环氧化生成二氧化碳及水并提供能量。转氨基作用形成氨基酸前文已述，不再赘述。根据α-酮酸在体内转变产物的性质，可以将氨基酸分为三大类，即生糖氨基酸、生酮氨基酸及生酮兼生糖氨基酸（表7-5）。

表7-5　氨基酸生糖及生酮性质的分类

类别	氨基酸
生糖氨基酸	甘氨酸、丝氨酸、缬氨酸、组氨酸、精氨酸、半胱氨酸、脯氨酸、羟脯氨酸、丙氨酸、谷氨酸、谷氨酰胺、天冬氨酸、天冬酰胺、甲硫氨酸
生酮氨基酸	亮氨酸、赖氨酸
生糖兼生酮氨基酸	异亮氨酸、苯丙氨酸、酪氨酸、苏氨酸、色氨酸

（五）氨的代谢

1. 氨的来源

体内氨来源有外源性的及体内代谢产生的两种。外源性氨是自消化道吸收入体内的，是体内氨的重要来源。氨基酸的主要分解代谢方式是脱去氨基生成氨，这是体内代谢作用产生氨的主要途径。一些氨基酸的酰胺基（天冬酰胺及谷氨酰胺）经水解，也可产生氨。例如，肾小管上皮细胞分泌的氨主要来自谷氨酰胺。谷氨酰胺在谷氨酰胺酶的催化下水解成谷氨酰胺和NH_3，这部分氨分泌到肾小管腔中主要与尿中的H^+结合成NH_4^+，以铵盐的形式由尿排出体外，这对调节机体的酸碱平衡起重要作用。

2. 血氨及氨的代谢途径

正常生理pH范围内，体液中氨的98.5%是NH_4^+，氨的毒性很强，正常人全血中氨的含量是75～196μg/100ml；血浆的含量是56～120μg/100ml。正常人不超出这个范围，因氨生成后迅速被处理。哺乳类动物体内氨的主要去路是在肝合成尿素，再经肾排出。尿素是氨基酸的主要最终代谢产物之一。成人排氮的80%～90%是尿素。当然把氨转变成谷氨酸也是氨代谢环节中的一个重要途径。将氨合成谷氨酸是由谷氨酸脱氢酶催化的，主要在肝中进行。

3. 尿素的生成

1）合成尿素的部位　把多余的氨合成尿素，从量上讲是氨的主要去路。肝是合成尿素的器官，合成机制是鸟氨酸循环。

2）鸟氨酸循环的详细步骤　鸟氨酸循环的具体过程可分为以下4步。

（1）氨基甲酰磷酸的合成：在Mg^{2+}、ATP及*N*-乙酰谷氨酸存在时，氨与CO_2可在氨基甲酰磷酸合成酶Ⅰ（carbamoyl phosphate synthetase-Ⅰ，CPS-Ⅰ）的催化下，合成氨基甲酰磷酸。

$$CO_2+NH_3+H_2O+2ATP \xrightarrow[N\text{-乙酰谷氨酸，}Mg^{2+}]{\text{氨基甲酰磷酸合成酶Ⅰ}} H_2N-\overset{\overset{\large O}{\|}}{C}-O-PO_3^{2-}+2ADP+Pi$$

CPS-Ⅰ是一种别构酶，*N*-乙酰谷氨酸是此酶的别构激活剂。

（2）瓜氨酸的合成：在鸟氨酸氨基甲酰转移酶催化下，氨基甲酰磷酸与鸟氨酸缩合成瓜氨酸，此反应不可逆。

(3) 精氨酸的合成：由瓜氨酸转变成精氨酸的反应分两步进行。首先，瓜氨酸在线粒体合成后，即被转运到线粒体外，在细胞液中经精氨酸代琥珀酸合成酶的催化下，与天冬氨酸生成精氨酸代琥珀酸，此反应由 ATP 供能。其次，精氨酸代琥珀酸再经精氨酸代琥珀酸裂解酶的催化，裂解成精氨酸和延胡索酸。

在上述反应过程中，天冬氨酸起着供给氨基的作用。天冬氨酸又可由草酰乙酸与谷氨酸经转氨基生成，而谷氨酸的氨基又可来自体内多种氨基酸。由此可见，多种氨基酸的氨基也可通过天冬氨酸的形式参与尿素合成。

(4) 精氨酸水解生成尿素：在细胞液中，精氨酸受精氨酸酶的作用，水解生成尿素和鸟氨酸。鸟氨酸通过线粒体内膜上运载体的转运再进入线粒体，并参与瓜氨酸的合成。如此反复完成尿素循环。

图 7-12 是尿素合成的全过程，在图 7-12 中除看出鸟氨酸循环的全部反应之外，还看出肝合成尿素的氨基来源及鸟氨酸循环和三羧酸循环的关系。

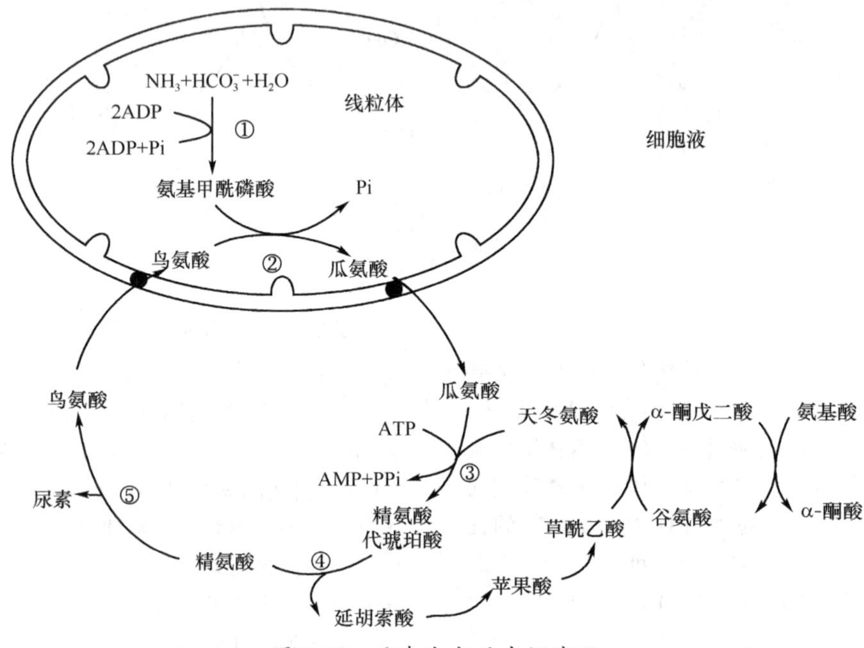

图 7-12　尿素生成的中间步骤

4. 高血氨症和氨中毒

正常生理情况下，血氨的来源与去路保持动态平衡，血氨浓度处于较低的水平。氨在肝中合成尿素是维持这种平衡的关键。当肝功能严重损伤时，尿素合成发生障碍，血氨浓度升高，称为高血氨症。一般认为，氨进入脑组织，可与脑中的α-酮戊二酸结合生成谷氨酸，氨也可与脑中的谷氨酸进一步结合生成谷氨酰胺。因此，脑中氨的增加可以使脑细胞中的α-酮戊二酸减少，导致三羧酸循环减弱，从而使脑组织中 ATP 生成减少，引起大脑功能障碍，严重时可发生昏迷，这就是肝昏迷氨中毒学说的基础。尿素合成酶的遗传性缺陷也可导致高血氨症。

(六) 个别氨基酸的代谢

以上论述了氨基酸代谢的一般过程。但是，有些氨基酸还有其特殊的代谢途径，并具有重要的生理意义。

1. 氨基酸的脱羧基作用

体内部分氨基酸也可进行脱羧基作用生成相应的胺，催化这些反应的是氨基酸脱羧酶。例如，谷氨酸脱羧基生成 **γ-氨基丁酸 (γ-aminobutyricacid，GABA)**，GABA 是一种强烈的血管舒张剂，并能增加毛细血管的通透性；组氨酸脱羧生成组胺 (histamine)，组胺是一种强烈的血管舒张剂，并能增加毛细血管的通透性；色氨酸首先通过色氨酸羟化酶的作用生成 5-羟色氨酸，再经脱羧酶作用生成 **5-羟色胺 (5-hydroxytryptamine，5-HT)**，脑内的 5-羟色胺可作为神经递质，具有抑制作用，在外周组织，5-羟色胺有收缩血管的作用；某些氨基酸的脱羧基作用可以产生多胺 (polyamine) 类物质，如精脒与精胺，精脒与精胺是调节细胞生长的重要物质。凡生长旺盛的组织，如胚胎、再生肝、生长激素作用的细胞及癌瘤组织等，多胺的含量也较高。

2. 一碳单位的代谢

某些氨基酸在分解代谢过程中可以产生含有一个碳原子的基因，称为**一碳单位 (one carbon unit)**。体内的一碳单位有：甲基 ($—CH_3$)、亚甲基 ($—CH_2—$)、次甲基 ($—CH=$)、甲酰基 ($—CHO$) 及亚氨甲基 ($—CH=NH$) 等。一碳单位不能游离存在，常与四氢叶酸（tetrahydrofolic acid，FH4 或 THFA）结合而转运和参加代谢。但是，CO_2不属于这种类型的一碳单位。一碳单位的载体是四氢叶酸。一碳单位的来源主要是丝氨酸，其次是甘氨酸、组氨酸和色氨酸。一碳单位的主要生理功能是作为合成嘌呤及嘧啶的原料，故在核酸生物合成中占有重要地位。一碳单位代谢的障碍可造成某些病理情况，如巨幼红细胞贫血等。磺胺药及某些抗恶性肿瘤药甲氨蝶呤等也正是分别通过干扰细菌及恶性肿瘤细胞的叶酸、四氢叶酸合成，进一步影响一碳单位代谢与核酸合成而发挥其药理作用。

3. 含硫氨基酸的代谢

体内的含硫氨基酸有 3 种，即甲硫氨酸、半胱氨酸和胱氨酸。这 3 种氨基酸的代谢是相互联系的，甲硫氨酸可以转变为半胱氨酸和胱氨酸，半胱氨酸和胱氨酸也可以互变，但后二者不能变为甲硫氨酸，所以甲硫氨酸是营养必需氨基酸。含硫氨基酸氧化分解均可以产生硫酸根，体内的硫酸根一部分以无机盐形式随尿排出，另一部分则经 ATP 活化成活性硫酸根，即3′-磷酸腺苷-5′-磷酸硫酸（3′-phospho-adenosine-5′-phosphosulfate，PAPS）。PAPS 的性质比较活泼，可使某些物质形成硫酸酯。以下主要介绍甲硫氨酸的代谢。

1）甲硫氨酸与转甲基作用　甲硫氨酸分子中含有 *S*-甲基，通过各种转甲基作用可以生成多种含甲基的重要生理活性物质，如肾上腺素、肌酸、肉毒碱等。但是，甲硫氨酸在转甲基之前，首先必须与 ATP 作用，生成 **S-腺苷甲硫氨酸**（*S*-adenosyl methionine，SAM）。此反应由甲硫氨酸腺苷转移酶催化。SAM 中的甲基称为活性甲基，SAM 称为活性甲硫氨酸。SAM 在甲基转移酶的作用下，可将甲基转移至另一种物质，使其甲基化。据统计，体内有 50 多种物质需要 SAM 提供甲基，生成甲基化合物。甲基化作用是重要的代谢反应，具有广泛的生理意义（包括 DNA 与 RNA 的甲基化），而 SAM 则是体内最重要的甲基直接供给体。

2）甲硫氨酸循环　甲硫氨酸在体内最主要的分解代谢途径是通过转甲基作用而提供甲基，与此同时产生的 *S*-腺苷同型半胱氨酸进一步转变成同型半胱氨酸。同型半胱氨酸可以接受甲基四氢叶酸提供的甲基，重新生成甲硫氨酸，形成一个循环过程，称为**甲硫氨酸循环（methionine cycle）**（图 7-13）。这个循环的生理意义是由甲基四氢叶酸供给甲基合成甲硫氨酸，再通过此循环的 SAM 提供甲基，以进行体内广泛存在的甲基化反应，由此，甲基四氢叶酸可看成是体内甲基的间接供体。

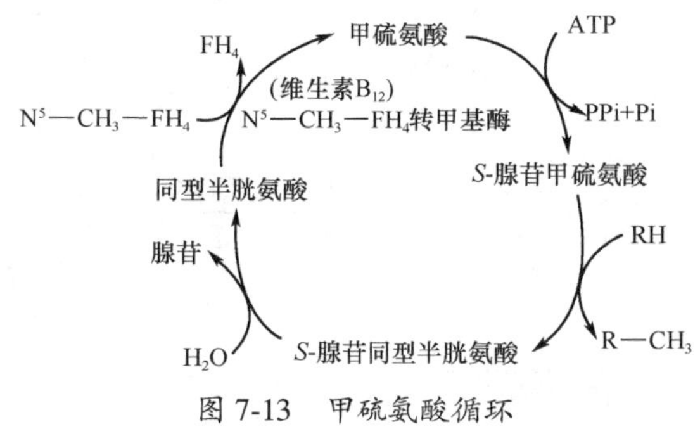

图 7-13　甲硫氨酸循环

4. 芳香族氨基酸的代谢

芳香族氨基酸包括苯丙氨酸、酪氨酸和色氨酸。苯丙氨酸在结构上与酪氨酸相似，苯丙氨酸在体内可变成酪氨酸，所以合并在一起叙述。

苯丙氨酸和酪氨酸的代谢：正常情况下，苯丙氨酸的主要代谢是经羟化作用，生成酪氨酸。催化此反应的酶是苯丙氨酸羟化酶。苯丙氨酸羟化酶是一种单加氧酶，其辅酶是四氢生物蝶呤，催化的反应不可逆，因而酪氨酸不能变为苯丙氨酸。

（1）儿茶酚胺与黑色素的合成：酪氨酸的进一步代谢与合成某些神经递质、激素及黑色素有关。酪氨酸经酪氨酸羟化酶作用，生成多巴。通过多巴脱羧酶的作用，多巴转变成多巴胺。在肾上腺髓质中，多巴胺侧链的 β 碳原子可再被羟化，生成去甲肾上腺素，后者经 *N*-甲基转移酶催化，由活性甲硫氨酸提供甲基，转变成肾上腺素。多巴胺、去甲肾上腺素、肾上腺素统称为儿茶酚胺。

酪氨酸代谢的另一条途径是合成黑色素。在黑色素细胞中**酪氨酸酶（tyrosinase）**的催化下，酪氨酸羟化生成多巴，后者经氧化、脱羧等反应转变成吲哚-5,6-醌。黑色素即吲哚醌的聚合物。人体缺乏酪氨酸酶，黑色素合成障碍，皮肤、毛发等发白，称为白化病（albinism）。

（2）苯酮酸尿症：如上所述，正常情况下苯丙氨酸代谢的主要途径是转变成酪氨酸。当苯丙氨酸羟化酶先天性缺乏时，苯丙氨酸不能正常地转变成酪氨酸，体内的苯丙氨酸蓄积，并可经转氨基作用生成苯丙酮酸，后者进一步转变成苯乙酸等衍生物。此时，尿中出现大量苯丙酮酸等代谢产物，称为苯酮酸尿症（phenyl ketonuria，PKU）。苯丙酮酸的堆积对中枢神经系统有毒性，故患儿的智力发育障碍。对此种患儿的治疗原则是早期发现，并适当控制膳食中的苯丙氨酸含量。

苯丙氨酸和酪氨酸的代谢过程可总结如下。

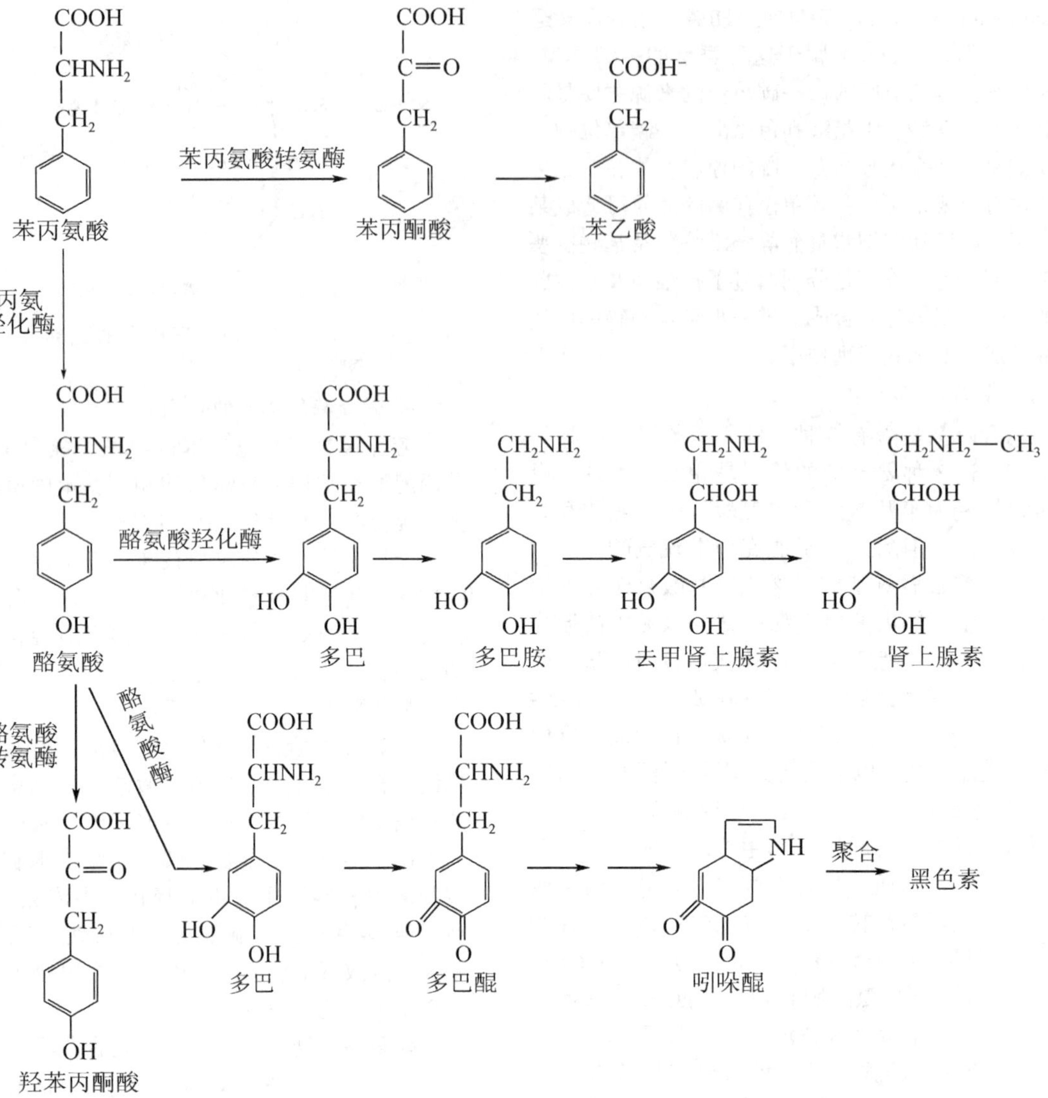

苯丙氨酸 —苯丙氨酸转氨酶→ 苯丙酮酸 → 苯乙酸

苯丙氨酸 —苯丙氨酸羟化酶→ 酪氨酸

酪氨酸 —酪氨酸羟化酶→ 多巴 → 多巴胺 → 去甲肾上腺素 → 肾上腺素

酪氨酸 —酪氨酸转氨酶→ 羟苯丙酮酸

酪氨酸 —酪氨酸酶→ 多巴 → 多巴醌 → → 吲哚醌 —聚合→ 黑色素

四、核苷酸代谢

核苷酸（nucleotide）不仅是构成核酸的基本单位，也参与如下多种生物化学的关键反应过程：①合成能量代谢的关键物质（ATP、GTP、UTP、CTP）。②作为生物合成过程中活性代谢物质的转运体。例如，UDP-葡萄糖与CDP-二酰甘油分别是合成糖原与磷酸甘油酯（phosphoglyceride）的活性前体，*S*-腺苷甲硫氨酸是活化甲基基团的携带体。③作为辅酶结构的组成部分（NAD^+、FAD、乙酰辅酶A）。④作为代谢信号的调节分子。例如，cAMP是很多激素的共同第二信使。⑤ATP的共价修饰作用可改变很多酶的活性。例如，糖原合酶的磷酸化与谷氨酰胺合成酶的腺苷化。同时，GTP与很多大分子运动有关，如核糖体新生肽的转移、信号偶联蛋白的活化。

（一）核苷酸的合成

1. 嘌呤核苷酸的合成

体内嘌呤核苷酸的生物合成由两种不同的途径组成：①从头合成（*de novo* synthesis）。利用磷酸核糖、氨基酸、一碳单位这类简单物质合成嘌呤核苷酸（图7-14）。②补救合成途径（salvage pathway）。通过嘌呤

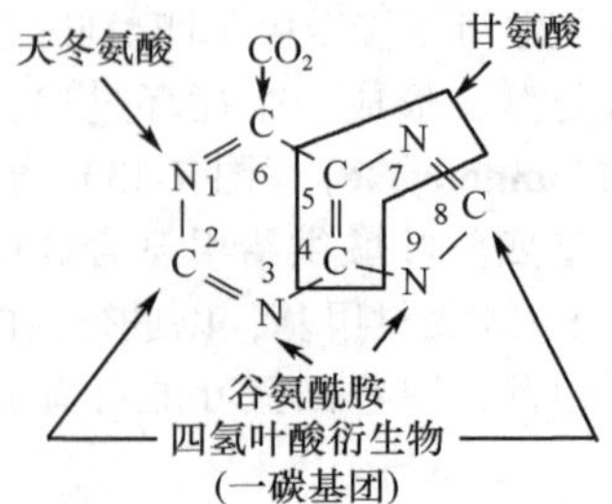

图7-14　嘌呤环碳原子与氮原子来源

碱基的磷酸核糖化或者嘌呤核苷的磷酸化两种方式生成嘌呤核苷酸。

1）嘌呤核苷酸的从头合成 图 7-14 中标明了嘌呤环原子的来源：甘氨酸提供嘌呤环上第 4、5 位碳原子与第 7 位氮原子。天冬氨酸提供第 1 位氮原子。其余第 3 位与第 9 位氮原子由谷氨酰胺侧链的酰胺基供给。一碳基团提供第 2 位与第 8 位碳原子，第 6 位碳原子由二氧化碳提供。通过下面讲述的由小分子简单物合成次黄嘌呤从头合成过程，可以了解到每一种原始的组分是如何参入组装成为嘌呤碱基的全部过程。

从头合成可分为两个阶段，首先合成次黄嘌呤核苷酸（inosine monophosphate，IMP），起始于 5-磷酸核糖从头合成次黄嘌呤核苷酸的过程是一个比较复杂的线性反应过程，由 11 步反应完成。图 7-15 中标明的反应过程，其中磷酸核糖焦磷酸（PRPP）合成酶和酰胺转移酶是整个反应的调节酶。

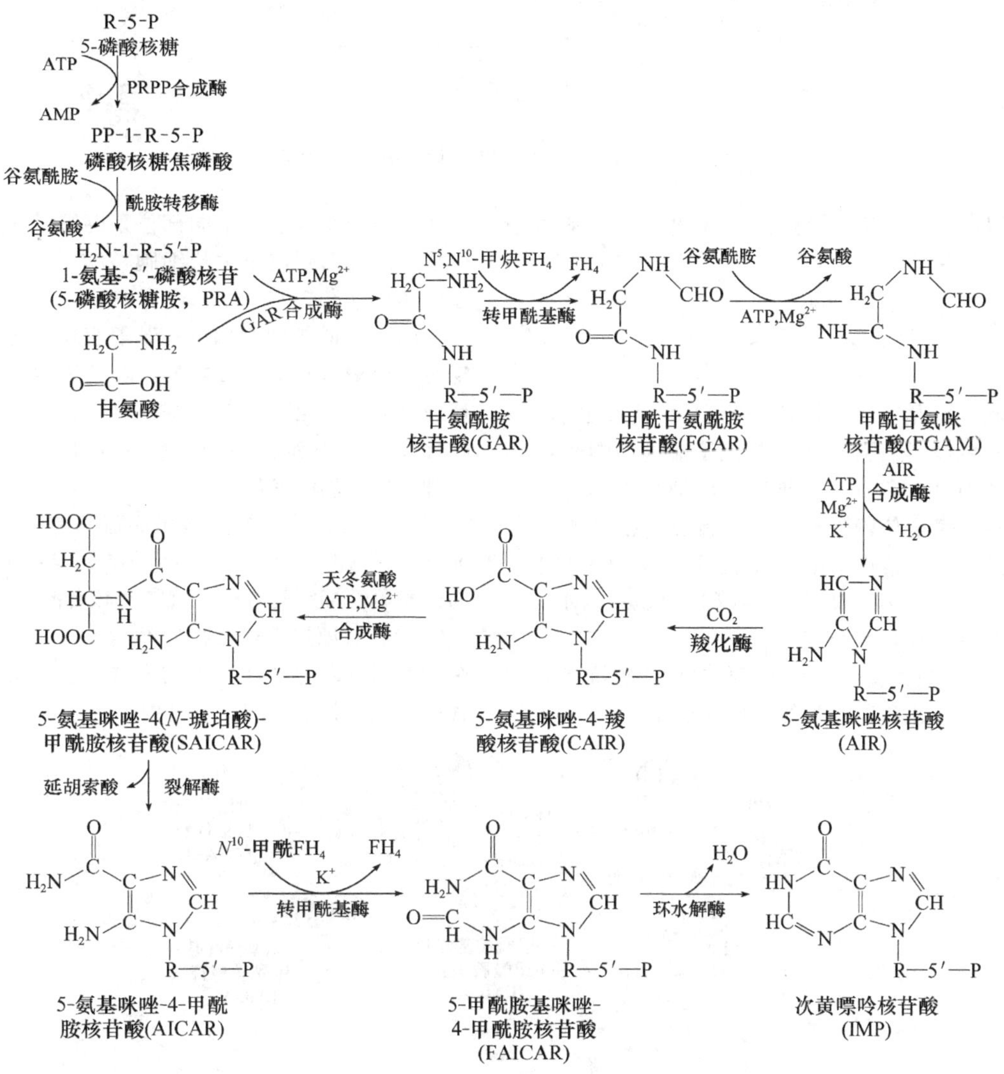

图 7-15 次黄嘌呤核苷酸的合成

第二阶段是次黄嘌呤核苷酸进一步可再转化成为腺苷一磷酸（adenosine monophosphate，AMP）和鸟苷一磷酸（guanosine monophosphate，GMP）（图 7-16）。

AMP 和 GMP 可在激酶作用下，经过两次磷酸化反应，进一步分别生成 ATP 和 GTP。

2）嘌呤核苷酸的补救合成 嘌呤核苷酸补救合成指嘌呤碱、嘌呤核苷/嘌呤脱氧核苷转变成为相应单核苷酸的反应过程。与从头合成途径比较，补救反应过程简单而且消耗能量少。体内存在两种类型的补救反应生成嘌呤核苷酸：①依赖 PRPP 的嘌呤磷酸核糖化反应；②在 ATP 存在下，由激酶直接催化嘌呤核苷的磷酸化生成嘌呤核苷酸。

在第一种补救反应中，由 PRPP 提供磷酸核糖，腺嘌呤磷酸核糖转移酶（APRT）催化腺嘌呤补救生成 AMP，次黄嘌呤-鸟嘌呤磷酸核糖转移酶（HGPRT）催化次黄嘌呤/鸟嘌呤分别生成 GMP 与 IMP。

$$\text{腺嘌呤}+\text{PRPP}\xrightarrow{\text{APRT}}\text{AMP}+\text{PPi}$$

$$\text{次黄嘌呤}+\text{PRPP}\xrightarrow{\text{HGPRT}}\text{IMP}+\text{PPi}$$

$$\text{鸟嘌呤}+\text{PRPP}\xrightarrow{\text{HGPRT}}\text{GMP}+\text{PPi}$$

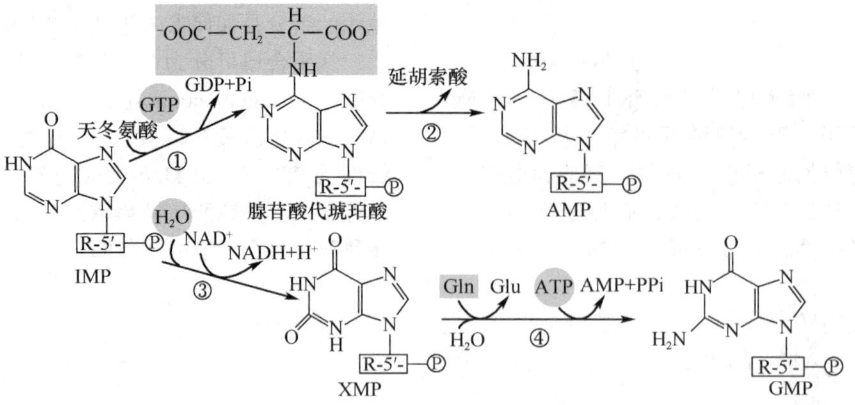

图 7-16　腺苷一磷酸和鸟苷一磷酸的合成

第二种补救反应由腺苷激酶催化 ATP 的磷酸基团转移到腺苷上，生成 AMP。

$$\text{腺嘌呤核苷} \xrightarrow[\text{ATP} \quad \text{ADP}]{\text{腺苷激酶}} \text{AMP}$$

哺乳动物的肝是嘌呤核苷酸补救反应的主要器官。由肝补救生成的嘌呤核苷酸供给其他不能进行嘌呤从头合成的组织利用。例如，红细胞与白细胞不能合成 5-磷酸核糖胺，完全依赖外源嘌呤进行嘌呤核苷酸的合成。次黄嘌呤-鸟嘌呤磷酸核糖转移酶（HGPRT）完全缺乏的患儿表现为自毁容貌症或称为 Lesch-Nyhan 综合征，这是一种遗传代谢病。

3）嘌呤核苷酸的抗代谢物　嘌呤核苷酸抗代谢物有叶酸类似物、次黄嘌呤类似物和谷氨酰胺类似物。上述 3 类药物分别在不同部位阻断嘌呤核苷酸的合成过程，由此抑制快速生长细胞核酸的合成，起到抗肿瘤的作用（图 7-17）。

（1）叶酸类似物如甲氧苄氨嘧啶、氨蝶呤与**甲氨蝶呤（methotrexate，MTX）**以竞争性抑制二氢叶酸还原酶的方式阻止四氢叶酸的生成，最终干扰嘌呤碱的合成。氨蝶呤与甲氨蝶呤被广泛应用于多种快速生长肿瘤性疾病的治疗。

（2）次黄嘌呤类似物如 6-巯基嘌呤（6-mercaptopurine，6-MP），6-巯基嘌呤的结构与次黄嘌呤相似，通过竞争性抑制的方式干扰嘌呤核苷酸的合成。

（3）谷氨酰胺类似物如 6-重氮-5-氧正亮氨酸与氮杂丝氨酸可以竞争性抑制的方式干扰嘌呤从头合成过程中谷氨酰胺参与的反应过程。

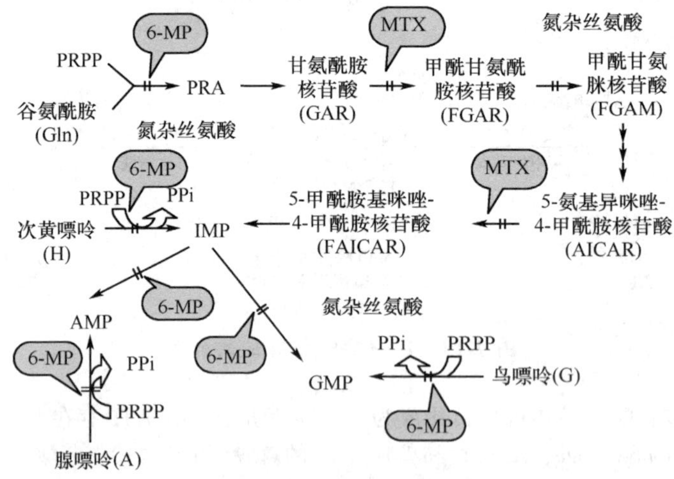

图 7-17　嘌呤核苷酸抗代谢物的作用

‖表示抑制（引自查锡良，2013）

2. 嘧啶核苷酸的合成

嘧啶核苷酸比嘌呤核苷酸的结构简单。供给从头合成嘧啶环的前体物是氨基甲酰磷酸与天冬氨酸（图 7-18）。与嘌呤核苷酸从头合成的过程相比，主要有两点不同：一是首先进行嘧啶环的合成，然后在较晚的反应阶段完成磷酸核糖部分的转移生成嘧啶核苷酸。二是嘧啶合成路径不进行分支。尿苷三磷酸（UTP）是嘧啶从头合成通路的最终产物，同时构成了生成胞苷三磷酸（CTP）的底物。

1）嘧啶核苷酸的从头合成　嘧啶的生物合成首

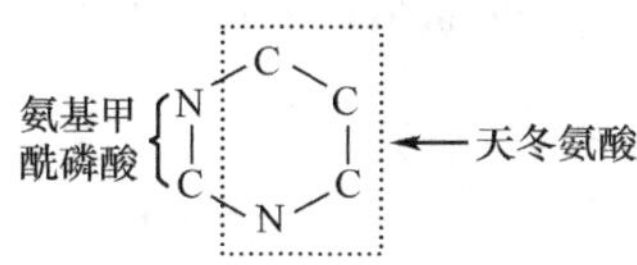

图 7-18　嘧啶环原子的来源

先形成氨基甲酰磷酸。用于嘧啶合成的氨基甲酰磷酸在细胞质内合成，谷氨酰胺是合成氨基甲酰磷酸所需氮的供体，反应过程由氨基甲酰磷酸合成酶Ⅱ（carbamoyl phosphate synthetase Ⅱ，CPS Ⅱ）催化完成（图 7-19）。人类嘧啶核苷酸合成的调节是在氨基甲酰磷酸合成酶Ⅱ水平完成的。嘧啶核苷酸的从头合成由 6 步反应完成，第一个产物是尿嘧啶核苷酸（UMP）。生成的 UMP 由尿嘧啶核苷酸激酶催化生成 UDP 和 UTP。UTP 嘧啶环第 4 位碳的羰基氧被氨基取代可生成胞苷三磷酸（CTP）。

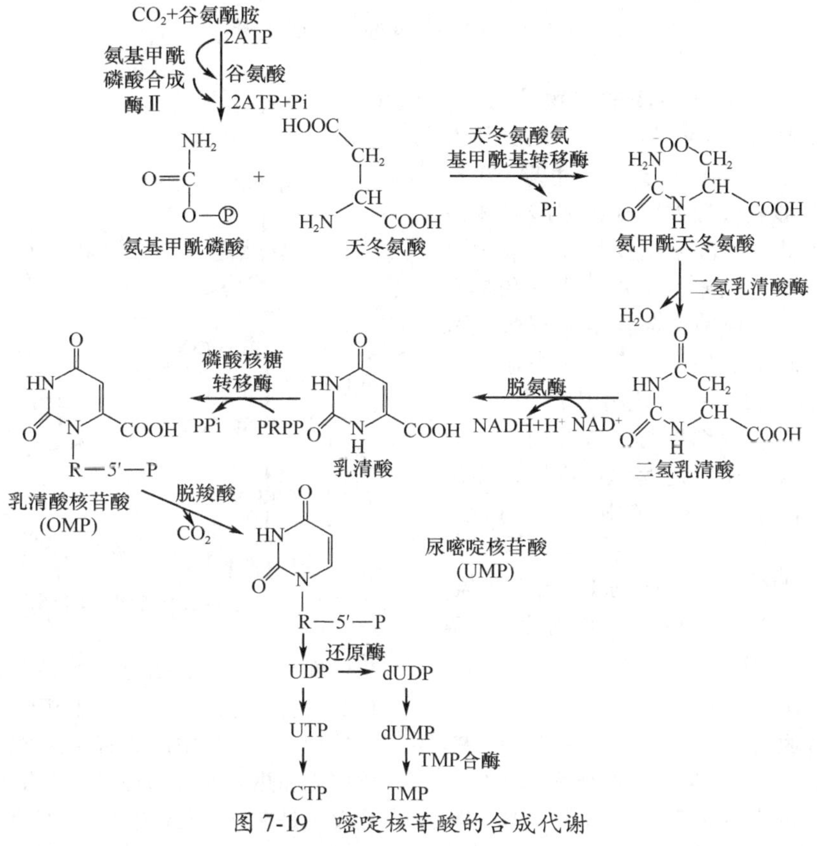

图 7-19　嘧啶核苷酸的合成代谢

2）脱氧核糖核苷酸的生成　　脱氧核糖核苷酸通过二磷酸核糖核苷水平的还原完成。核糖核苷酸还原酶催化全部 4 种二磷酸核糖核苷（ADP、GDP、UDP、CDP）转变成为对应的二磷酸脱氧核糖核苷（dADP、dGDP、dUDP、dCDP），然后，由激酶催化上述 4 种二磷酸脱氧核糖核苷的磷酸化反应，进一步生成三磷酸脱氧核糖核苷。

脱氧胸腺嘧啶核苷酸（dTMP）是在脱氧尿嘧啶核苷酸（dUMP）的基础上生成，途经 dUTP 脱掉焦磷酸，或者 dCMP 脱氨基生成的 dUMP 进一步甲基化生成 dTMP，并在激酶的作用下分步生成二磷酸脱氧胸苷、三磷酸脱氧胸苷（dTDP、dTTP）。

3）嘧啶核苷酸的补救合成途径　　两种基本的补救合成途径参与嘧啶核苷酸的合成：①嘧啶磷酸核糖转移酶催化嘧啶碱基与磷酸核糖焦磷酸（PRPP）生成嘧啶核苷酸。②核苷磷酸化酶催化嘧啶碱基（或嘌呤碱基）与一磷酸核糖形成嘧啶（或嘌呤）核苷，然后在特异性激酶的作用下将嘧啶核苷转变成为对应的嘧啶核苷酸。

$$\text{嘧啶+PRPP} \xrightarrow{\text{嘧啶磷酸核糖转移酶}} \text{嘧啶核苷酸}$$

4）嘧啶核苷酸的抗代谢物

（1）胸苷酸合酶抑制剂：**5-氟尿嘧啶（5-fluorouracil，5-FU）**是一种临床应用的抗癌药物。乳清酸磷酸核糖转移酶能够利用 5-FU 作为假底物，催化形成一磷酸氟尿嘧啶核苷，最终转变成为一磷酸脱氧氟尿嘧啶核苷（FdUMP）。这种 dUMP 类似物以不可逆抑制胸苷酸合酶活性的方式，阻断 TMP 的合成。

（2）叶酸类似物：甲氨蝶呤和氨蝶呤是二氢叶酸还原酶的抑制剂，以竞争性抑制四氢叶酸再生的方式阻滞 dTMP 的合成。氨基蝶呤与甲氨蝶呤在抗嘌呤核苷酸类似物中已经介绍，这两种药物在治疗多种快速生长肿瘤性疾病中有重要的价值。

（二）核苷酸的分解代谢

1. 嘌呤核苷酸的分解代谢

嘌呤碱的降解产物：图 7-20 显示了嘌呤核苷酸

（AMP 和 GMP）的降解途径。在酶的催化下，AMP 和 GMP 脱磷酸、释放核糖与嘌呤碱，后者分别为次黄嘌呤和鸟嘌呤。然后，次黄嘌呤氧化成黄嘌呤并进一步氧化成**尿酸（uric acid）**的过程均由黄嘌呤氧化酶催化完成。

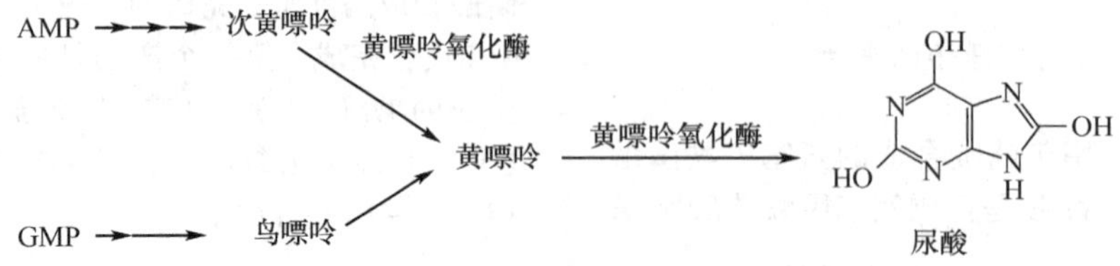

图 7-20　嘌呤核苷酸的分解代谢

在人类，嘌呤核苷酸的最终降解产物是尿酸。正常人 24h 尿酸的排泄量为 400～600mg，尿酸是人类嘌呤降解的最终产物并由尿中排泄。生理 pH 条件下尿酸可失掉质子形成尿酸盐，因此尿酸与尿酸钠是体液中存在的形式，尿酸钠是尿酸在体液中存在的主要形式。尿酸水溶性差，尿酸钠比尿酸具有较高的水溶性。由于各种原因引起体液中尿酸盐浓度增高时产生高尿酸血症。如果患者血液中尿酸盐的水平超过了溶解的限度，尿酸盐将从血中析出，以尿酸盐结晶形式沉淀于软组织与关节腔内，由此导致急性痛风性关节炎，经反复发作形成慢性痛风性关节炎，引起疼痛。疼痛部位集中出现在脚趾、踝关节与脚背部位。

临床广泛应用别嘌呤醇（allopurinol）治疗痛风。别嘌呤醇是一种次黄嘌呤的类似物，可抑制黄嘌呤氧化酶，从而抑制尿酸的生成。

2. 嘧啶核苷酸的分解代谢

嘧啶核苷酸经过脱磷酸、释放核糖生成嘧啶碱。胞嘧啶脱氨基转变成尿嘧啶，然后还原成为二氢尿嘧啶，水解开环后分解成为 β-丙氨酸、CO_2、NH_3。胸腺嘧啶降解成为 β-氨基异丁酸、CO_2、NH_3。与其他哺乳动物相似，人类可能经转氨基反应将 β-氨基异丁酸转变为甲基丙二酸半醛，然后形成琥珀酰 CoA。嘧啶碱分解生成的 NH_3 经转氨基作用可与谷氨酸结合生成谷氨酰胺。与嘌呤分解代谢形成对照，嘧啶降解生成了具有高度水溶性的终产物：CO_2、NH_3、β-丙氨酸及 β-氨基异丁酸（图 7-21）。

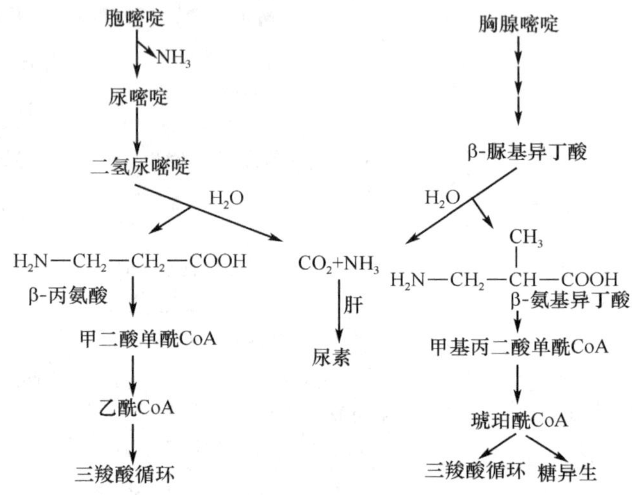

图 7-21　嘧啶核苷酸的分解代谢

五、生物氧化

（一）生物氧化的概念和意义

物质在生物体内氧化成二氧化碳和水并放出能量的过程称为**生物氧化（biological oxidation）**。由于这一过程是在组织细胞内进行的，并消耗氧产生二氧化碳，因此生物氧化又称为组织呼吸（tissue respiration）或**细胞呼吸（cellular respiration）**。生物氧化的意义在于它能为机体提供生命活动所需的能量。

1. 生物氧化的特点

生物体内的氧化和外界燃烧在化学本质上终产物虽然都是二氧化碳和水，释放的总能量也完全相同，但二者所进行的方式却大不相同。体外燃烧是有机物的碳和氢与空气中的氧直接化合成 CO_2 和 H_2O，并骤然以光和热的形式向环境散发出大量能量。而生物氧化反应是在体温及近中性的 pH 环境中，通过酶的催化使有机物分子逐步发生一系列化学反应。反应中逐步释放的能量有相当一部分可以使 ADP 磷酸化生成 ATP，从而储存在 ATP 分子中，以供机体生理生化活动之需。一部分以热的形式散发用来维持体温。因此，不会因温度突然上升而损害机体。可见生物氧化有其独特的进行方式。

2. 生物氧化的方式和酶

1）生物氧化中二氧化碳的生成方式　人体内二氧化碳的生成并不是物质中所含的碳原子和氧直接化合的结果，而是代谢中间产物的有机酸经过脱羧反应生成的。有些脱羧反应不伴有氧化，称为单纯脱羧；有些则伴有氧化，称为氧化脱羧。

2）生物氧化中物质的氧化方式　生物氧化中物质的氧化方式常见的有脱电子、脱氢和加氧。因为体内并不存在游离的电子或氢原子，故氧化反应中脱下的电子或氢原子必须由另一物质所接受，这种接受电子或氢原子的物质称为受电子体或受氢体，而供给电子或氢原子的物质称为供电子体或供氢体。失电子、脱氢、加氧都称为氧化；而得电子、加氢、脱氧则称为还原。由此可见，有物质被氧化，必须有物质被还原。被氧化的物质称为还原剂，被还原的物质称为氧化剂。氧化与还原是偶联发生的。

3）催化氧化还原反应的酶类　参与生物氧化还原过程的酶类统称为氧化还原酶。大体可分为以下几类。

（1）氧化酶类：这类酶催化的氧化反应直接利用氧为受氢体，故称为氧化酶，反应产物之一是水或过氧化氢。

（2）不需氧脱氢酶类：凡能催化作用物脱氢，而又不以氧为受氢体的酶，都可称为不需氧脱氢酶。这类酶为数颇多。此类酶的辅酶或辅基包括辅酶Ⅰ（NAD^+）、辅酶Ⅱ（$NADP^+$）和黄素核苷酸（FAD、FMN），其辅酶或辅基可接受代谢物脱下的氢生成相应的还原型辅酶或辅基（如 $NADH+H^+$、$FADH_2$），氢再通过相应呼吸链生成 H_2O 并产生 ATP。

（二）线粒体氧化体系

由酶和辅酶在线粒体内膜上组成的递氢或递电子体系称为**电子传递链（electron transfer chain）**，又称为**呼吸链（respiratory chain）**。

1）呼吸链的主要组分

（1）烟酰胺腺嘌呤二核苷酸（NAD^+）或称辅酶Ⅰ。已发现烟酰胺腺嘌呤二核苷酸是 100 多种脱氢酶的辅酶，其结构式如下。

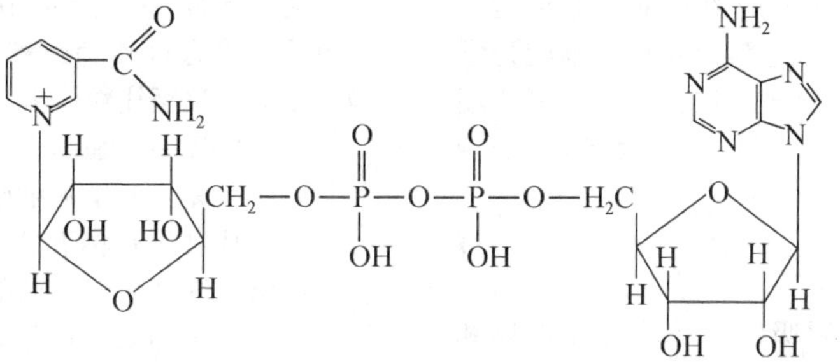

NAD^+ 的主要功能是接受从代谢物上脱下的 2H（$2H^++2e$），然后传递给另一传递体黄素蛋白。

在生理 pH 条件下，烟酰胺中的氮（吡啶氮）为 5 价氮，它能可逆地接受电子而成为 3 价氮，与氮对位的碳也较活泼，能可逆地加氢还原，故可将 NAD^+ 视为递氢体。反应时，NAD^+ 中的烟酰胺部分可接受一个氢原子和一个 e，尚有一个质子（H^+）留在介质中。烟酰胺中氮的氧化还原反应式如下。

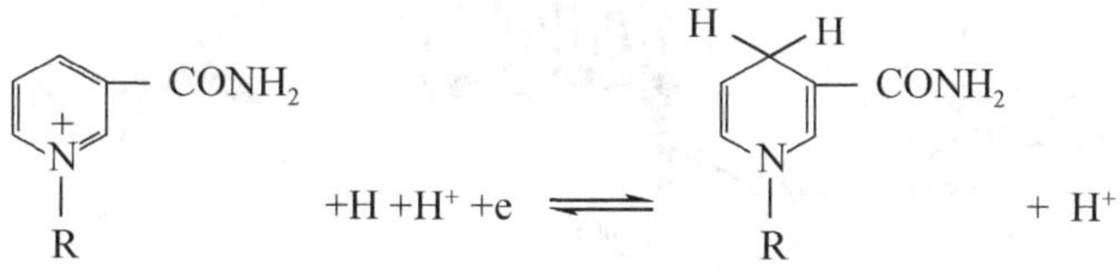

$$NAD^+或NADP^+ + H + H^+ + e \rightleftharpoons NADH或NADPH + H^+$$

（2）黄素蛋白：黄素蛋白种类很多，其辅基有两种：黄素单核苷酸（flavin mononucleotide，FMN）和黄素腺嘌呤二核苷酸（flavin adenine dinucleotide，FAD）。两者均含有核黄素（维生素 B_2），其结构式如下。

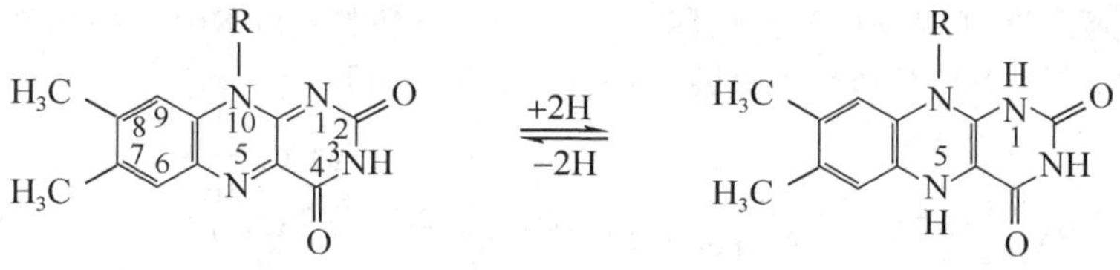

$$FMN或FAD（氧化型）\underset{-2H}{\overset{+2H}{\rightleftharpoons}} FMNH_2或FADH_2（还原型）$$

在 FMN、FAD 分子中的异咯嗪部分可以进行可逆的脱氢或加氢反应，是递氢体。

（3）铁硫蛋白（iron-sulfur protein，Fe-S）：铁硫蛋白的辅基是铁硫簇，铁硫蛋白种类较多，分子中所含的铁和硫构成活性中心，称为铁硫中心（iron-sulfur center）。

铁硫蛋白分子中的铁能可逆地进行氧化还原反应，每次只能传递一个电子，为单电子传递体。

$$Fe^{3+} \underset{-e}{\overset{+e}{\rightleftharpoons}} Fe^{2+}$$

在呼吸链中，铁硫蛋白多与黄素蛋白或细胞色素 b 结合成复合物存在。其功能是将 $FMNH_2$ 中的 e 传递给泛醌。

（4）辅酶 Q（coenzyme Q，CoQ）：CoQ 是一类脂溶性的醌类化合物，因为它广泛分布于生物界，故又称为泛醌。CoQ 是呼吸链中唯一的不与蛋白质紧密结合的递氢体。其分子的苯醌结构能可逆地加氢而还原形成对苯二酚衍生物。还原时泛醌先接受一个电子和1个质子还原成半醌，再接受1个电子和1个质子还原成二氢泛醌。CoQ接受复合体Ⅰ或复合体Ⅱ的氢后将质子（H^+）释放入线粒体基质中，将电子传递给复合体Ⅲ。

（5）细胞色素体系（cytochromes，Cyt）：细胞色素是以血红素为辅基的色蛋白。在呼吸链中的功能是将电子从辅酶Q传递到氧。现已发现的细胞色素有30多种。在呼吸链中有细胞色素b、细胞色素c_1、细胞色素c、细胞色素a、细胞色素a_3。Cyta与$Cyta_3$很难分开，组成一复合体，另外还含有两个铜原子分别与两个铁卟啉辅基相连。$Cytaa_3$是唯一能将电子传给氧的细胞色素，故又称为细胞色素氧化酶。细胞色素体系各辅基中的铁可以得失电子，进行可逆的氧化还原反应，因此起到传递电子的作用，为单电子传递体。

$$Fe^{3+} \underset{-e}{\overset{+e}{\rightleftharpoons}} Fe^{2+}$$

2）呼吸链复合体　呼吸链中的各种递氢体和递电子体多数是紧密地镶嵌在线粒体内膜中，成为内膜结构重要的组成成分。用去垢剂温和处理线粒体内膜，可将呼吸链分离得到4种仍具传递电子功能的复合体。

复合体Ⅰ——NADH-泛醌还原酶，又称NADH脱氢酶复合体，其中有黄素蛋白（辅基为FMN）及铁硫蛋白。NADH脱下的氢经复合体Ⅰ中的FMN、铁硫蛋白传递给辅酶Q，与此同时伴有质子从线粒体基质转移到膜间隙。

复合体Ⅱ——琥珀酸-泛醌还原酶。复合体Ⅱ将电子从琥珀酸传递给泛醌，人复合体Ⅱ中含有以FAD为辅基的黄素蛋白、铁硫蛋白和细胞色素b_{560}。

复合体Ⅲ——泛醌-细胞色素c还原酶。复合体Ⅲ将电子从辅酶Q传递给细胞色素c，同时将质子从线粒体基质转移至线粒体内膜外。

复合体Ⅳ——细胞色素氧化酶：包括细胞色素a及细胞色素a_3，电子从细胞色素c通过复合体Ⅳ到氧。

代谢物氧化后脱下的质子及电子通过以上呼吸链传递到氧，这样活化了的氧与活化了的氢（质子）结合成水。呼吸链4个复合体传递顺序见图7-22。

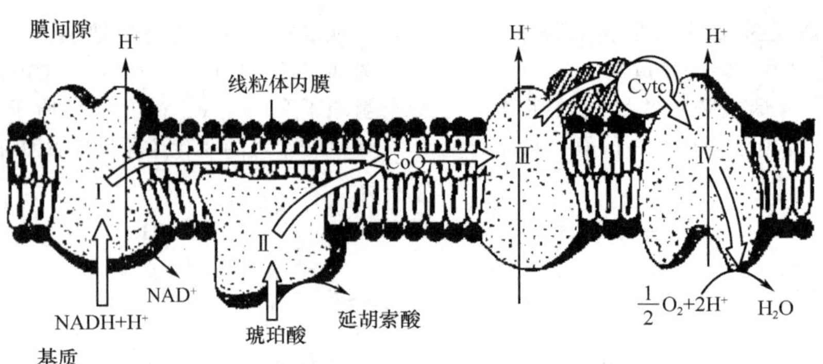

图7-22　呼吸链4个复合体传递顺序示意图

3）体内重要的呼吸链　线粒体内主要的呼吸链有两条，即NADH氧化呼吸链和$FADH_2$氧化呼吸链。

（1）NADH氧化呼吸链：NADH氧化呼吸链是体内最常见的一条呼吸链，因为生物氧化过程中绝大多数脱氢酶都是以NAD^+为辅酶。NADH呼吸链各成员的排列如下。

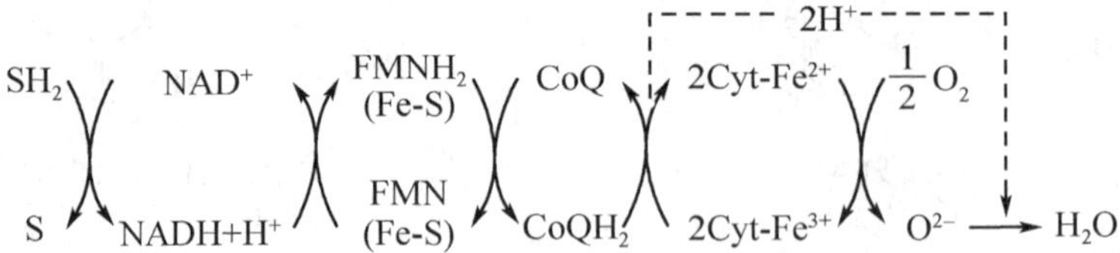

代谢物在相应酶的催化下，脱下2H，交给NAD^+生成$NADH+H^+$，后者又在NADH脱氢酶作用下脱氢，脱下的氢由FMN接受生成$FMNH_2$，$FMNH_2$将2H传递给CoQ形成$CoQH_2$，$CoQH_2$在复合体Ⅲ作用下脱下2H，其中$2H^+$游离于介质中，而2e则通过一系列细胞色素体系的Fe^{3+}接受还原生成Fe^{2+}，并沿着Cytb→$Cytc_1$→Cytc→$Cytaa_3$→O_2顺序逐步传递给氧生成氧离子（O^{2-}），后者与介质中的$2H^+$结合生成水。每2H通过此呼吸链氧化生成水时，所释放的能量可以生成3分子ATP。

（2）$FADH_2$氧化呼吸链：$FADH_2$氧化呼吸链也称琥珀酸氧化呼吸链，由黄素蛋白（以FAD为辅基）、CoQ和细胞色素组成。琥珀酸脱氢酶、脂酰辅酶A脱氢酶和α-磷酸甘油脱氢酶催化代谢物脱下的氢均通过此呼吸链氧化。与NADH氧化呼吸链的区别在于脱下的2H不经过NAD^+这一环节，除此之外，其氢和电子传递过程均与 NADH 氧化呼吸链相同，每 2H 经此呼吸链氧化生成 2 分子 ATP；这条呼吸链不如 NADH 氧化呼吸链的作用普遍。$FADH_2$ 氧化呼吸链的电子传递途径如下。

琥珀酸　FAD(Fe-S)　$CoQH_2$　$2Cyt\text{-}Fe^{3+}$　O^{2-} ⟶ H_2O

延胡索酸　$FADH_2$(Fe-S)　CoQ　$2Cyt\text{-}Fe^{2+}$　$\frac{1}{2}O_2$

$2H^+$

（三）**ATP 的生成和储存利用**

在机体能量代谢中，ATP 几乎是组织细胞能直接利用的唯一的高能化合物。体内 ATP 的生成方式有两种：底物（作用物）水平磷酸化和氧化磷酸化。

1）底物水平磷酸化（substrate level phosphorylation）　糖酵解及三羧酸循环的某些反应步骤，由于脱氢或脱水等作用，使代谢物分子内部能量重新分布而形成高能磷酸化合物（或高能硫酯化合物），然后将高能键转移给 ADP（或 GDP）生成 ATP（或 GTP）的反应称为底物水平磷酸化（见糖代谢）。

2）氧化磷酸化（oxidative phosphorylation）　氧化磷酸化又称为电子传递水平磷酸化。在生物氧化过程中，代谢物脱下的氢经呼吸链氧化生成水的同时，所释放出的能量用于 ADP 磷酸化生成 ATP，这种氧化与磷酸化相偶联的过程称为氧化磷酸化。氧化是放能反应，而 ADP 磷酸化生成 ATP 是吸能反应，所以体内的吸能反应与放能反应总是偶联进行的。这种方式生成的 ATP 约占 ATP 生成总量的 80%，是维持生命活动所需能量的主要来源。

氧化磷酸化主要受细胞对能量要求的调节，总的情况是 ATP 多时抑制氧化磷酸化，ATP 少时氧化磷酸化速度加快。影响氧化磷酸化的因素有以下 3 种。

（1）ADP 和 ATP 的调节：正常生理情况下，氧化磷酸化的速率主要受 ADP 的调节。当细胞内某些需能过程速度加快，ATP 分解为 ADP 和 Pi，ADP 浓度增高，转运入线粒体后使氧化磷酸化速度加快；反之 ADP 不足，使氧化磷酸化速度减慢，这种调节作用可使 ATP 的生成速度适应生理需要。

（2）甲状腺素：甲状腺素可活化许多组织细胞膜上的 Na^+-K^+-ATP 酶，使 ATP 加速分解为 ADP 和 Pi，ADP 增加促进氧化磷酸化。

（3）抑制剂：氧化磷酸化为机体提供生命活动所需的 ATP，抑制氧化磷酸化无疑会对机体造成严重后果。氧化磷酸化抑制剂主要有解偶联剂［如 2，4-二硝基苯酚（2,4-dinitrophenol，DNP）］和电子传递抑制剂（如阿米妥、鱼藤酮、异戊巴比妥、CO、CN^- 等）。

除线粒体外，体内还有非线粒体氧化体系，如微粒体、过氧化物酶体等，其特点是不伴有氧化磷酸化，不能生成 ATP，主要参与体内代谢物、药物和毒物的生物转化。

（李　刚）

第二节　肝代谢和肝衰竭

一、肝的结构

（一）**肝的解剖**

肝是人体最大的腺体，占体重的 1/50～1/40。肝不仅分泌胆汁参与消化，还具有代谢、解毒、防御等功能。

1. 肝的位置

肝大部分位于右季肋区和腹上区，小部分位于左季肋区。肝的上界和膈穹隆一致，下面与邻近的腹腔器官相接触。

肝的体表投影：肝的上界最高点为右锁骨中线与第 5 肋的交点，左侧相当于左锁骨中线与第 5 肋间的交点。肝下界，在成年人右侧大致与右肋弓一致，在前正中线上可达剑突下 3～5cm，并与腹前壁相贴。小儿肝的体积相对较大，肝的前缘可超过右肋弓下缘，但一般不超过 2cm。

2. 肝的形态

肝在活体呈红褐色，质软而脆，易大出血。肝略呈楔形，右端厚而圆。左端扁而薄，有上、下两面和前、后两缘。前缘锐利，后缘钝圆。肝上面隆凸，与膈相贴，称膈面，被矢状位的镰状韧带分为左、右两叶。肝下面凹凸不平，与腹腔器官相邻，称脏面。此面有左、右两条矢状位的纵沟和位于两条纵沟之间的一条横沟，相互连成“H”形。横沟称肝门，是肝固有动脉、肝门静脉、肝管、神经和淋巴管出入肝的部位。右纵沟的前部凹陷容纳胆囊，称胆囊窝；后部有下腔静脉通过。肝下面被“H”形沟分为四叶，左纵沟的左侧为左叶，右纵沟的右侧为右叶，左、右纵沟之间，在肝门的前方为方叶，肝门的后方为尾状叶（图 7-23，图 7-24）。

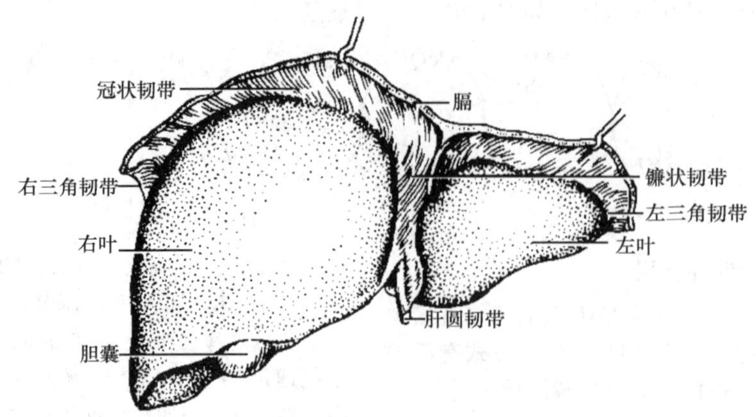

图 7-23 肝的膈面

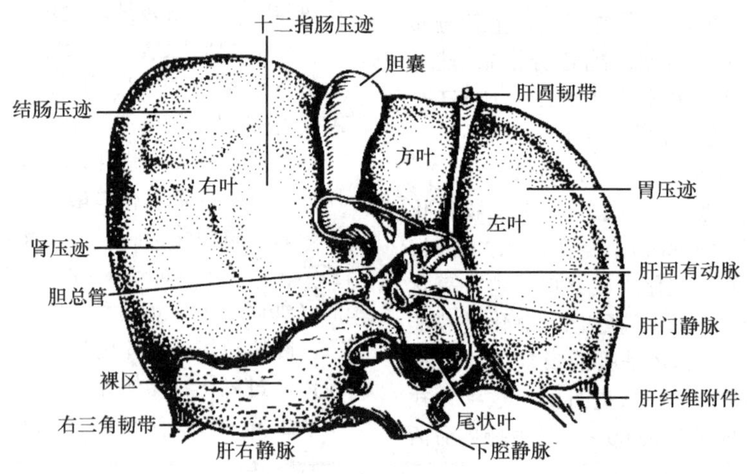

图 7-24 肝的脏面

（二）肝的组织学

肝是人体最大的腺。肝细胞分泌胆汁，有助于脂肪的消化和吸收。肝具有复杂多样的功能，如参与机体物质代谢，包括蛋白质、糖、脂类、激素、维生素等多样物质的合成、分解、转化、储存和解毒等。肝内有大量巨噬细胞，对机体起重要的防御作用。胚胎时期，肝有造血功能。

肝表面覆以致密结缔组织被膜，表面大部分有间皮覆盖。结缔组织在肝门处伴随血管、淋巴管和肝管等分支伸入肝内形成间质，并将实质分隔成许多肝小叶。

1. 肝小叶

肝小叶（hepatic lobule）是肝的基本结构和功能单位，呈多面棱柱体，长约 2mm，宽 1mm，成人肝有 50 万～100 万个肝小叶。每个肝小叶中央有一条纵贯长轴的中央静脉，以中央静脉为中心，肝板、肝血窦和胆小管向肝小叶四周呈放射状排列，组成了肝小叶复杂的立体结构（图 7-25）。

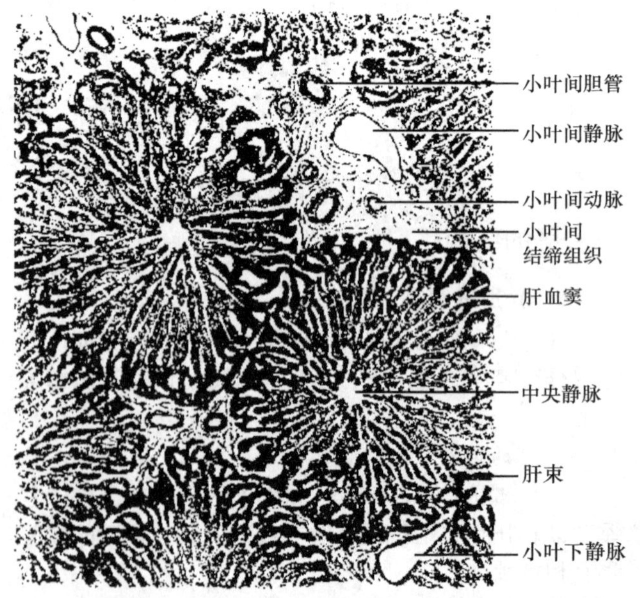

图 7-25 肝小叶与门管区切面（低倍）

1）中央静脉 位于肝小叶中央，仅由内皮细胞和少量结缔组织围成。管壁上有许多肝血窦开口，故而不完整。

2）肝板（hepatic plate） 肝细胞以中央静脉为中心，单层排列成凹凸不平的板状结构，称肝板。肝板上有孔洞，相邻肝板可分支吻合彼此连通成网。肝板之间为肝血窦。

肝细胞体积较大，呈多边形，细胞界限清楚。HE染色切片中，细胞质嗜酸性。电镜下，可见细胞质内含有丰富的各种细胞器和内含物。

（1）线粒体：数量多，遍布于细胞质内，为肝细胞的功能活动提供能量。

（2）粗面内质网和游离核糖体：常成群分布在细胞质内，是肝细胞合成多种蛋白质的基地，如血浆中的白蛋白、纤维蛋白、凝血酶原、脂蛋白和载体蛋白等。

（3）滑面内质网：数量多，呈小泡状或管状。滑面内质网上有多种酶系分布，如氧化还原酶、水解酶、转移酶、合成酶等。参与肝细胞的胆汁合成、脂类代谢、糖原合成和分解、多种激素的灭活及解毒等。

（4）高尔基复合体：多分布于细胞核附近和胆小管周围。参与胆汁的分泌、蛋白质的加工和储存、溶酶体的形成等。

（5）溶酶体：数量和种类较多，大多分布在高尔基复合体和胆小管的附近。溶酶体含多种水解酶，消化水解肝细胞吞饮的物质、退化的细胞器等，参与胆红素代谢、转运和铁的储存。

（6）微体：为大小不等的圆形小体，内含多种氧化酶，能将细胞代谢过程中产生的过氧化氢还原为水，消除对细胞的毒性。

（7）内含物：肝细胞内含糖原、脂滴和色素等物质。

肝细胞有3种不同的功能面，即血窦面、肝细胞连接面和胆小管面。血窦面和胆小管面有发达的微绒毛，使肝细胞表面积增大。相邻肝细胞之间的连接面有紧密连接、桥粒和缝隙连接等结构（图7-26）。

3）肝血窦（hepatic sinusoid） 位于肝板之间，形状不规则，经肝板上的孔互相连接吻合成网。肝血窦壁由一层内皮细胞围成，窦腔中有巨噬细胞等。

（1）内皮细胞：肝血窦内皮细胞扁平而薄，内皮外无基膜，内皮细胞之间的间隙较大，因此，肝血窦壁的通透性大，除血细胞和乳糜微粒外，其他各种成分均可自由通过内皮孔和细胞间隙。

（2）肝巨噬细胞（Kupffer cell）：细胞较大，形态不规则并有突起，常以突起附于内皮细胞表面或插在内皮细胞之间。肝巨噬细胞来源于血液单核细胞，是体内最大的巨噬细胞群体。肝巨噬细胞能做变形运动，有活跃的吞噬、吞饮功能，还具有监视、抑制杀伤体内肿瘤细胞，尤其是肝癌细胞的功能，以及参与机体的免疫应答。

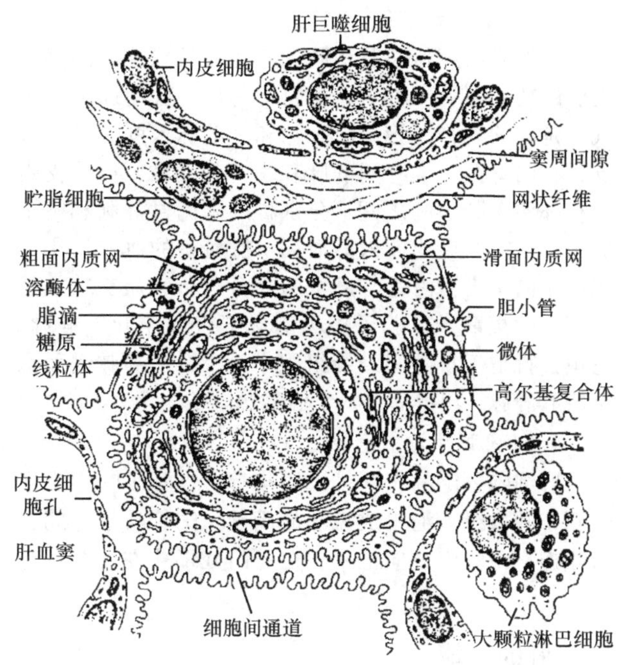

图7-26 肝细胞、肝血窦、窦周间隙和胆小管超微结构模式图

（3）窦周间隙（perisinusoidal space）：在肝血窦内皮细胞与肝细胞之间有一狭小的间隙，称窦周间隙或Dissc间隙（图7-26）。其内充满来自肝血窦的血浆成分，肝细胞血窦面有微绒毛伸入窦周间隙并浸于血浆中，此处是肝细胞和血液进行物质交换的场所。窦周间隙内还有少量网状纤维和一种形态不规则的细胞，称贮脂细胞（fat storing cell），它的突起附于内皮细胞外表面或肝细胞表面，细胞附近常见散在的网状纤维，细胞质内可见大小不等的脂滴，贮脂细胞具有摄取、储存维生素A及产生网状纤维和基质的功能。在慢性肝病或肝硬化时，贮脂细胞增多并转化为成纤维细胞，与肝的纤维增生性病理变化有密切的关系。

4）胆小管（bile canaliculus） 是相邻两个肝细胞膜局部凹陷形成的微细管道。HE染色标本中难以分辨，用银染法或ATP酶组织化学染色可显示。胆小管位于肝板内，互连成网，胆小管腔面有许多微绒毛，增加了表面积。胆小管周围相邻肝细胞之间形成紧密连接，桥粒等连接复合体封闭胆小管，防止胆汁外溢。在胆道阻塞时，胆小管扩张，连接复合体被破坏，胆汁经窦周间隙流入肝血窦而出现黄疸。

2. 肝门管区

在肝组织切片中，位于相邻几个肝小叶间的结缔组织中，常见小叶间动脉、小叶间静脉和小叶间胆管3种伴行的管道，称门管区（portal area）。门管区内除上述3种管道外，还有小叶间淋巴管和神经纤维。小叶间静脉为门静脉分支，腔大而不规则；小叶间动脉为肝动脉分支，腔小；小叶间胆管为肝管的属支，管壁由单层立方上皮构成，核圆，染色较深。

3. 肝内血液循环

肝接受门静脉和肝动脉的双重血液供应。门静脉是肝的功能血管，含丰富的营养物质。肝动脉富含氧气，是肝的营养血管。门静脉和肝动脉入肝后反复分支，在门管区为小叶间静脉和小叶间动脉，再分支走在相邻两个肝小叶之间，分别称终末门微静脉和终末肝微动脉，两者均通入肝血窦。肝血窦的血液从小叶周边流向中央，沿途与肝细胞充分进行物质交换，然后汇入中央静脉。若干中央静脉汇合成小叶下静脉。它单独行走于小叶间结缔组织中。小叶下静脉进而汇合成肝静脉，出肝后进入下腔静脉。

4. 肝内胆汁排出途径

肝细胞分泌的胆汁排入胆小管，自肝小叶中央运送到小叶边缘，汇集成短小的闰管，闰管与小叶间胆管相连，向肝门方向汇集，在肝门处形成左、右肝管出肝。

二、肝的功能

肝被喻为人体“化工厂”，它不仅是糖、脂类、蛋白质、维生素等各种营养物质代谢最活跃的器官，而且广泛参与了非营养性物质的代谢和转化，如激素、胆色素、胆汁酸、药物和毒物。因此，肝是机体物质代谢的调节中心，在维持人体内环境的稳定方面发挥重要作用。

（一）肝在物质代谢中的作用

1. 肝在糖代谢中的作用

肝主要通过肝糖原的合成、分解和糖异生作用来维持血糖浓度的相对恒定，确保全身各组织，特别是大脑和红细胞的能量来源。

餐后血糖浓度升高，肝可以摄取葡萄糖和其他单糖以防止血糖浓度过度升高。肝摄取的葡萄糖可以在肝细胞中葡萄糖激酶作用下转变为6-磷酸葡萄糖，饱食时大多数6-磷酸葡萄糖转变为糖原，肝最多可以储存约100g糖原（相当于400kcal能源）。过量的6-磷酸葡萄糖经糖酵解途径生成乙酰CoA，用以合成脂酸、胆固醇和胆汁酸盐。另外，6-磷酸葡萄糖还可以进入磷酸戊糖途径生成5-磷酸核糖和还原型NADPH，后者为机体许多合成代谢提供氢。

空腹时血糖浓度下降，肝糖原可迅速分解为葡萄糖补充血糖，以维持血糖的稳定。与肝糖原比较，骨骼肌组织虽然也储存糖原，但由于缺乏葡萄糖-6-磷酸酶，故肌糖原不能直接补充血糖。如仅靠糖原供能，饥饿8～12h，体内糖原就被耗尽了，此时肝通过糖异生途径将某些非糖物质，如甘油、生糖氨基酸和乳酸等转化为葡萄糖，以补充血糖不足。空腹24～48h糖异生达最大速度。当肝严重损伤时，易出现空腹低血糖及餐后高血糖现象，糖耐量曲线不正常。

2. 肝在脂类代谢中的作用

肝在脂类的消化吸收、分解、合成及运输等过程中均具有重要作用。

1）胆汁酸盐有助于脂类的消化和吸收　肝细胞分泌的胆汁酸盐是强乳化剂，可促进肠中脂类的消化吸收和脂溶性维生素的吸收。故肝胆疾病的患者可出现脂类消化不良，甚至脂肪泻和脂溶性维生素缺乏症。

2）肝是脂酸合成、分解、改造和酮体生成的主要场所　肝细胞富含合成脂酸和促进脂酸β-氧化的酶，而且只有肝含有合成酮体所需要的酶，故肝是脂酸合成、β-氧化最主要的场所，也是酮体生成的唯一器官。当能源充足时，外源性（食物）脂酸和内源性（肝合成）脂酸经酯化作用合成甘油三酯，以极低密度脂蛋白（VLDL）的形式随血液运输至肝外组织被利用或储存于脂肪组织。当能源缺乏时，肝内脂酸β-氧化转变为酮体，作为易于运输的水溶性能源，供肝外组织利用。心脏、脑、肾和骨骼肌在血糖浓度过低时，可直接利用酮体氧化分解供能，得以维持生命。另外，从食物中吸收而来的脂酸进行饱和度和碳链长度的改造，大部分也是在肝中进行的。

3）肝是胆固醇代谢的主要器官　肝在调节机体胆固醇平衡上起着中心作用。机体总胆固醇的80%以上由肝细胞合成，是血浆胆固醇的主要来源。此外，血浆胆固醇的运输形式主要是胆固醇酯，这一酯化作用也需要肝合成的磷脂酰胆碱-胆固醇脂酰基转移酶（LCAT）催化。故当肝功能严重受损时，胆固醇酯/游离胆固醇降低。

肝是胆固醇转化排泄的场所，约1/2胆固醇在肝中转变为胆汁酸盐，后者通过肠肝循环可循环使用。胆固醇高的高脂血症患者服用“消胆胺”可减少胆汁酸盐的肠肝循环，使胆汁酸盐排出体外增加，从而可使患者血中胆固醇水平降低。

4）肝是合成脂蛋白的主要场所　许多载脂蛋白由肝合成，另外肝合成磷脂也非常活跃，特别是磷脂酰胆碱。由甘油三酯、胆固醇、磷脂与各种载脂蛋白在肝内合成极低密度脂蛋白（VLDL）和大部分高密度脂蛋白（HDL），而低密度脂蛋白（LDL）又是由VLDL转变而来的，所以肝是合成脂蛋白的主要场所。由于VLDL能有效地将肝细胞内的甘油三酯运送至肝外组织，故当肝功能受损时，脂蛋白合成减少，或合成磷脂酰胆碱的原料——胆碱和甲硫氨酸等活泼甲基供体前体物缺乏时，肝内脂肪运不出去，造成堆积，可导致脂肪肝。另外，从脂库中动员出来的自由脂酸也要与肝合成的血浆白蛋白结合后才能运输。

3. 肝在蛋白质代谢中的作用

肝进行的蛋白质代谢包括合成代谢和分解代谢。

1）肝合成多种血浆蛋白　肝内蛋白质代谢极为活跃。它不但合成自身的结构蛋白质，而且还合成多种血浆蛋白，如全部的白蛋白、凝血酶原、纤维蛋白原、血浆脂蛋白所含的多种载脂蛋白和部分球蛋白，故肝在维持血浆蛋白与全身组织蛋白质之间的动态平衡中起重要作用。成人肝每日约合成12g白蛋白，它在维持血浆胶体渗透压方面起着举足轻重的作用，故肝功能严重受损时会出现水肿、腹水、白蛋白/球蛋白（A/G）下降，同时患者常伴有凝血时间延长、各脏器出血倾向，甚至大出血的情况。此变化可作为肝病的辅助诊断指标之一。

胚胎肝可合成结构与白蛋白相近的**甲胎蛋白**（**α-fetoprotein，AFP**），出生后其合成受到抑制，正常人血浆中很难检出此蛋白。肝癌细胞中甲胎蛋白基因的表达失去阻遏，血浆中甲胎蛋白升高明显，这对肝癌的诊断具有一定价值。

2）肝内血浆蛋白的分解代谢　　肝在分解白蛋白以外的多种血浆蛋白，如铜蓝蛋白、α_1抗胰蛋白酶中起重要作用。除白蛋白外，多数血浆蛋白结构中一般含有糖链，它们在肝细胞膜唾液酸酶的作用下，释放糖链末端的唾液酸，然后被肝细胞上的一种特异受体，即肝糖结合蛋白迅速识别，经胞饮作用进入肝细胞，在溶酶体中进行降解，因此血浆球蛋白的更新时间较短。

3）肝内氨基酸的分解代谢和转变　　肝在氨基酸代谢中也起重要作用。肝摄取的氨基酸绝大多数用于合成蛋白质而不是分解供能，其原因主要是氨基酸作为蛋白质合成的原料，易与相应氨基酰tRNA合成酶结合而活化，氨基酰tRNA合成酶的K_m值要远远低于其他参与氨基酸代谢的酶，因此，正常情况下氨基酸的分解代谢不如合成代谢活跃。这也是机体节约蛋白质消耗的一种体现。

当氨基酸进行分解代谢时，除了支链氨基酸以外的所有氨基酸的转氨基、转甲基、脱硫、脱羧基及脱氨基等反应均在肝中进行。肝疾患时，肝细胞膜通透性增加或肝细胞坏死，往往导致细胞内酶大量溢出，使血中某些酶活性测定值增高，临床生化中常以此作为诊断肝疾病的辅助指标。例如，急性肝炎时血浆丙氨酸氨基转移酶（ALT）活性异常增高。

联合脱氨基作用在肝中很常见。肝通过鸟氨酸循环将有毒的氨合成无毒的尿素随尿排出体外而解氨毒。鸟氨酸氨基甲酰转移酶和精氨酸酶主要存在于肝中，故肝是合成尿素的主要器官。肝也可将氨转变为谷氨酰胺。当肝功能严重衰竭时，由于尿素合成障碍，血氨升高可引起肝昏迷。

4. 肝在维生素代谢中的作用

肝在维生素的吸收、储存、运输和代谢方面均起重要作用。

肝合成的胆汁酸盐有利于脂溶性维生素的吸收。故肝胆系统疾病可伴随脂溶性维生素的吸收障碍，引发相关的维生素缺乏症。

肝是体内含维生素较多的器官，维生素A、维生素E、维生素K和维生素B_{12}主要储存于肝。维生素A是视紫红质组分，与维持暗视觉有关；维生素E与抗氧化有关；维生素K参与肝细胞中凝血酶原，以及凝血因子Ⅱ、凝血因子Ⅶ、凝血因子Ⅸ及凝血因子Ⅹ的合成；维生素B_{12}参与甲基转移、胸腺嘧啶合成。

肝还合成维生素D结合球蛋白和视黄醇结合蛋白，通过血液循环运输维生素D和维生素A。

肝还直接参与多种维生素的代谢。一些维生素在肝中转变为辅酶的组分，如维生素PP（烟酰胺）转变为辅酶Ⅰ（NAD^+）、辅酶Ⅱ（$NADP^+$），泛酸转变为辅酶A，维生素B_1转变为焦磷酸硫胺素（TPP）的组分等。由以上辅酶进一步组成的各种酶是物质代谢中不可缺少的生物催化剂。肝还可将β胡萝卜素转变为维生素A；将维生素D_3转变为25-羟维生素D_3。

5. 肝在激素代谢中的作用

多种激素在发挥其调节作用后，主要在肝内转化、降解或失去活性，这一过程称为激素的灭活。灭活后的产物大部分随尿排出。灭活过程对于激素作用时间的长短及强度具有调控作用，而激素在调节人体生理和代谢功能方面起着重要作用。肝病严重时，由于激素的灭活功能降低，体内雌激素、肾上腺皮质激素、醛固酮和抗利尿激素等水平升高，可出现男性乳房女性化、蜘蛛痣、肝掌（雌激素对小血管的扩张作用）、高血压，并使重症肝病患者出现水肿或腹水。

6. 肝在水盐代谢中的作用

肝中钠、钾的代谢与肝糖原的合成、分解密切相关。肝糖原合成时需要钾离子参与，因而钾离子由血液进入肝细胞，细胞内钾含量升高。反之，肝糖原分解时肝细胞内钾含量减少，钠离子进入细胞。所以对肝病患者通过静脉点滴葡萄糖进行保肝治疗时，常给以一定剂量的胰岛素，同时适量补充钾盐，以促进糖原合成。

（二）肝的生物转化作用

1. 肝中非营养性物质的来源

人体除含有各种营养物质外，还存在多种非营养物质，它们既不是构建组织细胞的成分，又不能氧化供能，也不能作为酶的辅助因子，这些物质蓄积对人体有害。按其来源可将这些物质分为两类：内源性物质包括体内的物质代谢产物，如氨、胺类、胆红素等，以及发挥生理作用后有待灭活的激素、神经递质等。外源性物质很多，包括药物、毒物、食品添加剂、色素、环境污染物、肠道中细菌作用的产物等，统称为异源物。一般而言，非营养性物质具有脂溶性强、水溶性低或有毒等化学性质，机体（主要是肝）需对它们进行代谢转变，降低其毒性，增强其水溶性，尽快地随尿液或胆汁排出体外，以保证各种生理活动的正常进行。

2. 生物转化作用概述

1）生物转化作用概念　　非营养性物质在肝内进行氧化、还原、水解和结合反应后，其极性（水溶性）

增加，更易于随胆汁或尿液排出体外，这一过程称为肝的**生物转化作用（biotransformation）**。

2）生物转化作用的部位　在肝细胞的微粒体及细胞液中，分布有生物转化所需的多种酶类，如单加氧酶系、脱氢酶系、基团转移酶等，因此肝的生物转化作用主要在肝细胞的微粒体及细胞液中进行，少数反应也可发生在线粒体中。

3）生物转化作用的特点

（1）反应类型的多样性和连续性：肝的生物转化都是由酶催化的各种反应，主要分为氧化、还原、水解和结合4种。反应的进行具有多样性和连续性的特点。其中，多样性是指一种物质在生物转化过程中可进行多种类型的反应。例如，水杨酸既可进行羟化反应，又可与甘氨酸进行结合，反应呈现多样性。连续性是指大多数物质往往先进行氧化、还原或水解反应，使被转化物的理化性质及生物学活性发生改变，然后继续进行结合反应，使反应物与葡萄糖醛酸、硫酸等极性强的物质结合，增加水溶性后才能排出体外。

（2）解毒与致毒的两重性：虽然通过生物转化作用，大部分有毒物质的毒性减低或消除，生物转化作用的总结果是降低其毒性或通过增加水溶性，缩短在机体中的停留时间。也有少数化学物质经过肝的生物转化后，虽然溶解性增加，其毒性反而增强；有的还可能溶解性下降，不易排出体外。例如，香烟中所含3，4-苯并芘并无直接致癌作用，但进入人体后，经肝微粒体中的单加氧酶作用后，成为有很强致癌作用的7，8-二氢二醇-9，10环氧化物。有些药物如环磷酰胺、水合氯醛、中药大黄等则需经肝的生物转化后才能成为有活性的药物。因此，生物转化的结果具有“解毒”或“致毒”的两重性。

3. 生物转化反应类型及酶系

生物转化作用分为两相，氧化、还原和水解反应称为第一相反应，结合反应称为第二相反应。

1）第一相反应

（1）氧化反应：肝细胞的微粒体、线粒体和细胞液中含有参与生物转化的不同氧化酶系，催化不同类型的氧化反应。

A. 单加氧酶系：氧化反应是最多见的生物转化反应，其中最重要的是存在于微粒体中的单加氧酶系。此酶系在肝内主要用于药物及毒物的生物转化，并参与维生素D_3、肾上腺皮质激素、性激素和胆汁酸盐的羟化和灭活过程。

单加氧酶系由细胞色素P_{450}（CytP_{450}）和NADPH-细胞色素P_{450}还原酶（其辅酶为FAD）组成，以CytP_{450}为电子传递体，催化氧分子中的一个氧原子掺入底物，生成羟基化合物、环氧化合物或其他含氧化合物；同时氧分子上的另一个氧原子被NADPH还原生成水。由于一个氧分子发挥了两种功能，故又称其为混合功能氧化酶。

B. 单胺氧化酶：单胺氧化酶（MAO）存在于肝线粒体中，是一种黄素蛋白，从肠道吸收的腐败产物如组胺、酪胺、色胺、尸胺、腐胺和体内许多生理活性物质如5-羟色胺、儿茶酚胺等均可在此酶催化下氧化为醛和氨。

C. 脱氢酶：醇脱氢酶及醛脱氢酶存在于细胞液和微粒体中，均以NAD^+为辅酶，使醇或醛氧化生成相应的醛或酸。人体摄入的乙醇有90%～98%被直接运送至肝，主要通过醇脱氢酶将乙醇氧化生成乙醛，并进一步由醛脱氢酶催化转变为乙酸。

（2）还原反应：肝细胞微粒体中含有硝基还原酶和偶氮还原酶类，分别催化硝基化合物与偶氮化合物从NADPH接受氢，还原成相应的芳香胺类。

（3）水解反应：肝细胞的细胞液和微粒体中含有多种水解酶，如酯酶、酰胺酶及糖苷酶等，它们可以将脂类、酰胺类和糖苷类化合物水解，以减少或消除其生物活性。

体内活性物质及外源性药物、毒物经过上述氧化、还原或水解的第一相反应后，生成的产物少数可直接排出体外，大多数还需要继续进行第二相反应，生成极性更强的化合物。有些异源物质也可不经过第一相反应而直接进入第二相反应。

2）第二相反应　第二相反应是结合反应，它是体内最重要的生物转化方式。凡含有羟基、羧基或氨基等功能基团的药物、毒物或激素，其中包括某些第一相反应的产物，可在肝细胞内与某种内源性物质结合，从而增强其极性和水溶性，失去生物学活性而易于排出体外，称为结合反应。参加结合反应的内源性物质种类很多，如葡萄糖醛酸、硫酸、谷胱甘肽、甘氨酸、乙酰辅酶A及甲硫氨酸等，其中以葡萄糖醛酸结合反应最为普遍。

肝细胞微粒体中含有活泼的UDP-葡萄糖醛酸转移酶，它能以尿苷二磷酸葡萄糖醛酸（UDPGA）为活性供体，将葡萄糖醛酸基转移到多种含极性基团（如—OH、—NH_2、—COOH、—SH等）的化合物分子上，形成葡萄糖醛酸苷。凡含有羟基的药物（如酚、吗啡、苯巴比妥类药物、胆红素、类固醇激素等），以及体内可被氧化生成羟基或羧基的有毒物质（如苯）均能与葡萄糖醛酸结合，使其毒性降低，容易排出体外。

（三）胆汁酸代谢

肝分泌的胆汁不仅能促进脂类的消化吸收，同时也是一种排泄液。胆汁是由肝细胞分泌的一种液体物质，储存于胆囊，经胆总管排入十二指肠。人胆汁呈黄褐色或金黄色，有苦味，相对密度为1.009～1.032。正常人每天分泌胆汁为300～700ml。从肝分泌出来的胆汁称为肝胆汁，相对密度较低；进入胆囊后因胆囊壁吸收胆汁中的水、盐和其他一些成分，同时分泌黏液渗入胆汁而逐渐浓缩，相对密度增高，称为胆囊胆汁。胆汁中的主要特征性成分是胆汁酸、胆色素和胆固醇等。其中的胆汁酸占固体物质总量的 50% ~ 70%。胆汁酸在胆汁中与钠盐或钾盐结合后称为胆汁酸盐。

1. 胆汁酸的分类

胆汁酸是体内一大类胆烷酸的总称。正常人胆汁中的胆汁酸按结构可分为两大类：一类称为游离型胆汁酸，包括胆酸、脱氧胆酸、鹅脱氧胆酸和少量的石胆酸；另一类称为结合型胆汁酸，包括上述各种游离型胆汁酸与甘氨酸或牛磺酸结合的产物，但不包括石胆酸，主要有甘氨胆酸、牛磺胆酸、甘氨鹅脱氧胆酸及牛磺鹅脱氧胆酸。胆汁中所含的胆汁酸主要是结合型胆汁酸。

从来源看，胆酸和鹅脱氧胆酸及其与甘氨酸或牛磺酸的结合物，都是在肝内由胆固醇生成的，称为初级胆汁酸；初级胆汁酸在肠道细菌作用下转变生成的脱氧胆酸和石胆酸及其结合型胆汁酸称为次级胆汁酸。在胆汁中，初级胆汁酸和次级胆汁酸均以钠盐或钾盐的形式存在，即胆汁酸盐。

2. 胆汁酸代谢

1）初级胆汁酸的生成　胆汁酸是胆固醇在体内代谢的主要转变产物，在肝细胞内由胆固醇转变为初级胆汁酸的过程很复杂，它需要经过羟化、加氢、侧链氧化断裂和修饰等多步反应才能完成。

（1）游离型初级胆汁酸的生成：肝细胞以胆固醇为原料合成初级胆汁酸。胆固醇首先在微粒体和细胞液中经过羟化、加氢等反应，分别生成胆酸和鹅脱氧胆酸。其生成过程见图 7-27。

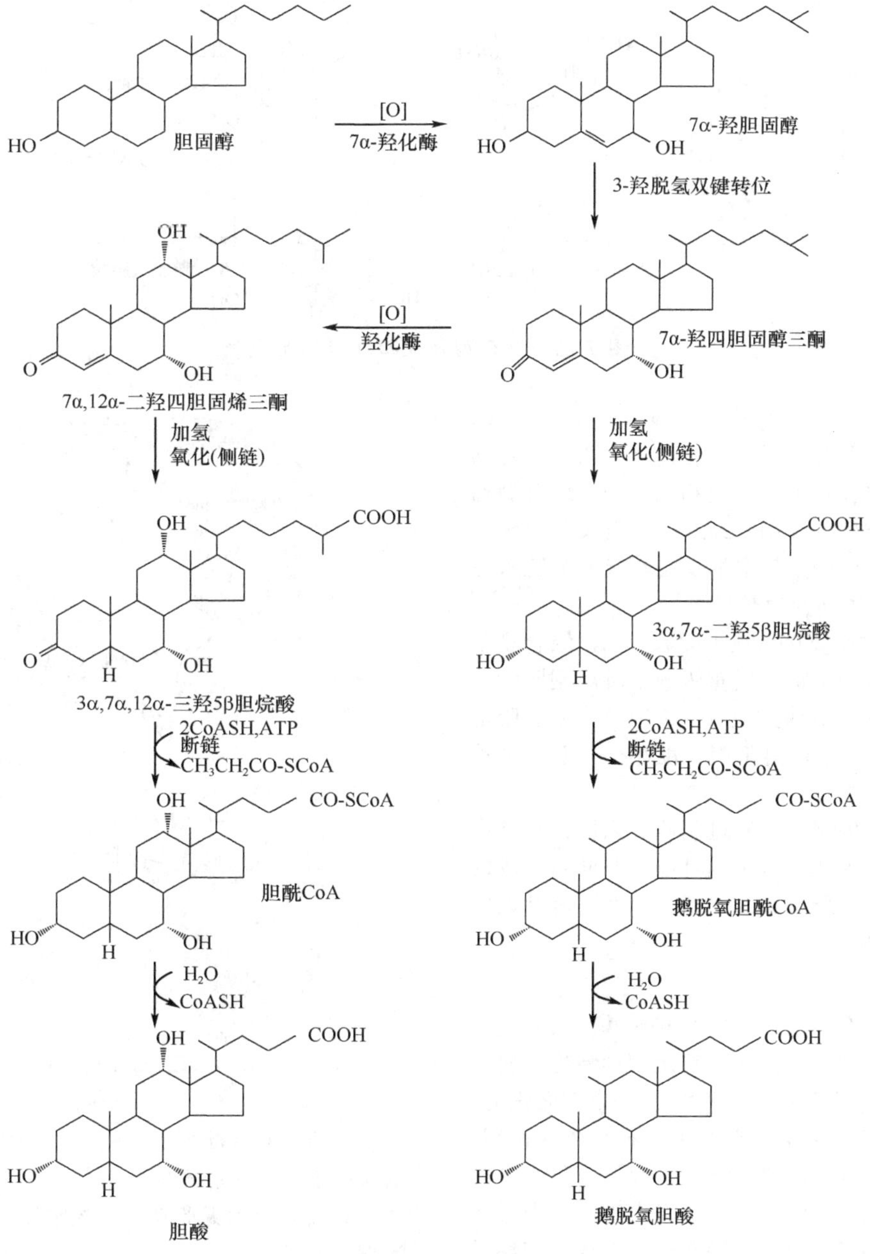

图 7-27　游离型初级胆汁酸的生成

在此途径中，7α-羟化酶是胆汁酸合成的调节酶，受胆汁酸浓度的负反馈调节，但也受甲状腺素的激活。

（2）结合型初级胆汁酸的生成：侧链被修饰过程中生成的胆酰辅酶A和鹅脱氧胆酰辅酶A，再分别与甘氨酸或牛磺酸结合生成结合型初级胆汁酸（图 7-28）。

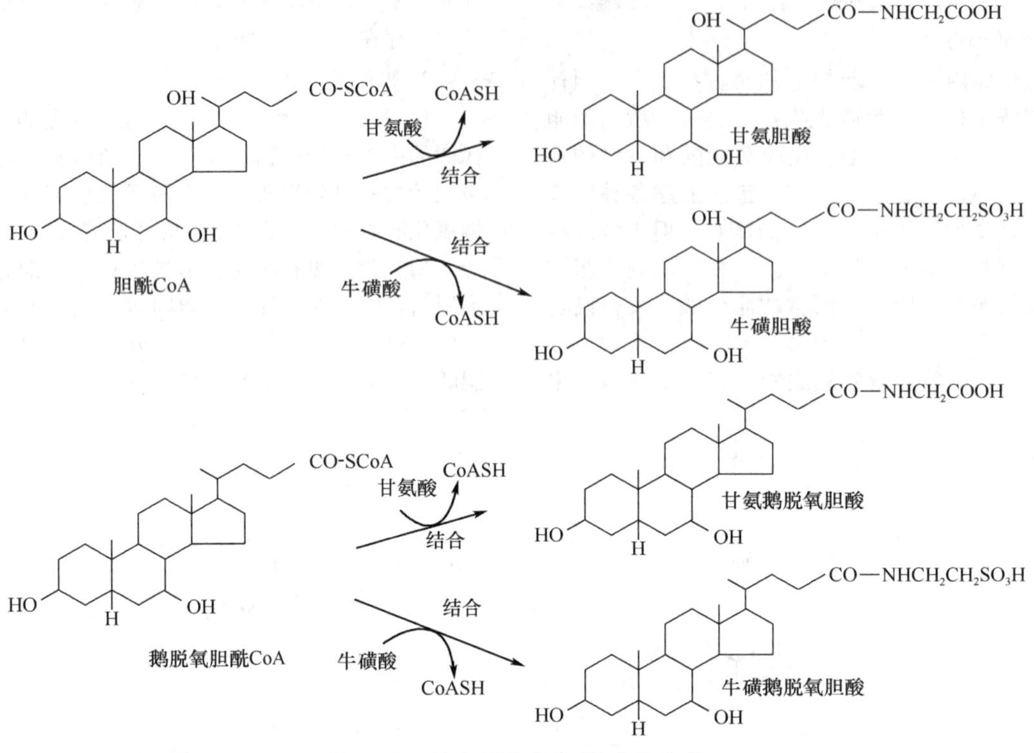

图 7-28　结合型初级胆汁酸的生成

2）次级胆汁酸的生成与胆汁酸的肠肝循环　结合型初级胆汁酸由肝分泌后，随胆汁流入肠道，协助脂类物质消化吸收；在小肠下端和大肠中，结合型初级胆汁酸受肠道细菌的作用，经部分水解及 7 位脱羟基，转变为次级胆汁酸。其中牛磺胆酸转变为脱氧胆酸，甘氨鹅脱氧胆酸转变为石胆酸。

进入肠道的胆汁酸 95% 被重吸收入血。结合型胆汁酸在小肠下部即回肠被主动重吸收，游离型胆汁酸则在小肠和大肠通过被动重吸收，以前者为主。肠道中的石胆酸（约为 5%）由于溶解度小，一般不被重吸收，直接随粪便排出。

由肠道重吸收的胆汁酸经过门静脉入肝，在肝中游离型胆汁酸又转变成结合型胆汁酸，并同新合成的胆汁酸一起再次排入肠道，此循环过程称为胆汁酸的肠肝循环（图 7-29）。

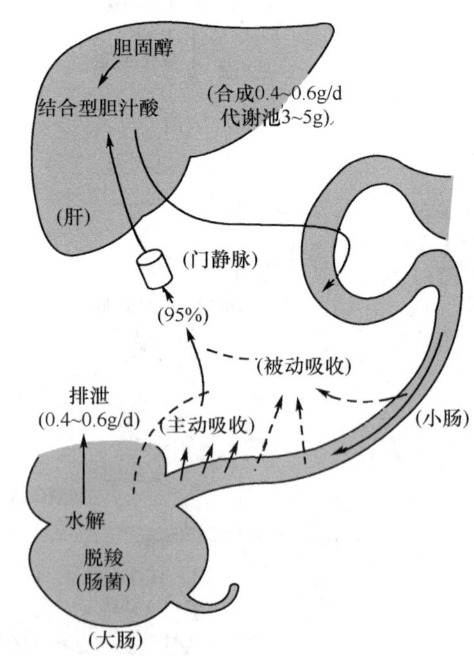

图 7-29　胆汁酸的肠肝循环

3. 胆汁酸的生理功能

胆汁酸分子内既含亲水的羟基和羧基，又含疏水的甲基和烃核，因此具有亲水和疏水两种特性，属于表面活性分子，能降低油和水两相之间的表面张力，促进脂类乳化。胆汁酸还具有防止胆石生成的作用。胆固醇难溶于水，随胆汁排入胆囊储存时，胆汁在胆囊中被浓缩，胆固醇易沉淀析出；但由于胆汁中含胆汁酸盐与磷脂酰胆碱，可使胆固醇分散形成可溶性微团，因而不易沉淀形成结石。不同胆汁酸对结石形成的作用不同，鹅脱氧胆酸可使胆固醇结石溶解，而胆酸及脱氧胆酸则无此功能。故临床上常用鹅脱氧胆酸治疗胆固醇结石。

（四）胆色素代谢与黄疸

胆色素（bile pigment）是体内含铁卟啉化合物的主要分解代谢产物，包括胆红素、胆绿素、胆素原和胆素等化合物。除胆素原无色外，其他均有颜色，故统称为胆色素。它们随胆汁排泄。胆色素代谢异常时，可导致高胆红素血症，引起黄疸。

1. 胆红素的来源与生成

1）胆红素的来源　胆红素是人胆汁的主要色素，呈橙黄色，由卟啉类化合物在体内分解代谢生成。体内含卟啉类的化合物有血红蛋白、肌红蛋白、细胞色素、过氧化氢酶及过氧化物酶等，其中由衰老红细胞分解产生的血红蛋白是胆红素的主要来源，占70%～80%。正常成人每天生成250～350mg胆红素。

2）胆红素的生成　红细胞的平均寿命约120天，每天有6～8g血红蛋白来自衰老红细胞的分解。衰老红细胞由于细胞膜的变化，可被肝、脾和骨髓的单核细胞吞噬系统识别并吞噬。血红蛋白分解为珠蛋白和血红素，珠蛋白按一般蛋白质途径进行分解代谢；血红素在微粒体血红素加氧酶催化下，代谢生成胆绿素。细胞液中含有活性很高的胆绿素还原酶，可使胆绿素被NADPH+H^+还原成胆红素。在胆红素生成过程中，血红素加氧酶是血红素氧化及胆红素形成的调节酶。

2. 胆红素在血中的运输

在单核细胞吞噬系统中生成的胆红素是亲脂的，它能自由通过细胞膜进入血液。在血液中，它主要与血浆白蛋白结合为血胆红素，少量与球蛋白结合成复合物而运输，这样既增加了胆红素的溶解度又降低了其毒性。正常成人血胆红素含量仅为3.4～17.1μmol/L（0.1～1mg/dl），而每100ml血浆中的白蛋白能结合20～25mg游离胆红素，故足以防止其进入组织细胞而产生毒性作用。

血胆红素尚未进入肝进行生物转化的结合反应，故又称为未结合胆红素、游离胆红素或间接胆红素。由于它与白蛋白结合后分子质量变大，不能经过肾小球滤过随尿排出，故正常人尿中无血胆红素。

3. 胆红素在肝内的转变

1）肝细胞对胆红素的摄取　胆红素代谢主要在肝内进行。当血胆红素在肝血窦与肝细胞膜直接接触时，胆红素与白蛋白分离，然后迅速地被肝细胞摄取。胆红素进入细胞后可与两种配体蛋白即Y蛋白或Z蛋白结合形成复合物，并以此形式进入内质网。胆红素优先与Y蛋白结合，只有在Y蛋白结合达到饱和时，Z蛋白的结合量才增多。

2）肝细胞对胆红素的转化作用　胆红素-Y蛋白复合物被转运至滑面内质网，大部分胆红素在UDP-葡萄糖醛酸基转移酶催化下，与二磷酸尿苷葡萄糖醛酸（UDPGA）结合，生成胆红素单葡萄糖醛酸酯和胆红素双葡萄糖醛酸酯，以后者为主，占70%～80%。此结合反应可视为肝细胞对胆红素的一种生物转化解毒方式。

结合胆红素又称为肝胆红素、直接胆红素。结合胆红素溶于水，易溶于胆汁从胆道排泄。故正常时在血和尿中无结合胆红素。只有在胆道阻塞、毛细胆管因压力过高而破裂时，它才可能逆流入血，在血或尿中出现。

血和肝中两种胆红素可用重氮试剂进行鉴别。结合胆红素可直接与重氮试剂迅速反应显紫红色，故又称直接胆红素；游离胆红素与重氮试剂反应缓慢，需加入乙醇或尿素后才能产生明显的颜色，故称为间接胆红素（表7-6）。另外，胆汁酸盐可增加胆红素、胆固醇等胆汁成分在水中的溶解度，如果胆汁酸盐与胆红素比例失调，也可引起胆红素性结石。

表7-6　两种胆红素性质比较

性质	游离胆红素（间接胆红素）	结合胆红素（直接胆红素）
是否与葡萄糖醛酸结合	未结合	结合
水溶性	小	大
细胞毒性	大	小
通过肾随尿排出	不能	能
和重氮试剂反应	慢，间接反应	快，直接反应

4. 胆红素在肠中的转变

经肝细胞转化生成的结合胆红素随胆汁排入肠道，在肠道细菌的作用下，脱去葡萄糖醛酸，并被逐步还原为粪（尿）胆素原。在肠道下段，无色的粪胆素原被空气氧化为黄色的粪胆素，这是粪便颜色的来源。在胆道完全阻塞时，结合胆红素进入肠道受阻，不能生成胆素原和胆素，故粪便呈现灰白色。

生理情况下，小肠下段生成的胆素原大部分随粪便排出，只有10%～20%被肠黏膜细胞重吸收，再经门静脉入肝。除了有小部分胆素原进入体循环外，大部分随胆汁排入肠道，此过程称为胆素原的肠肝循环。小部分进入体循环的胆素原可经肾随尿排出，即无色的尿胆素原。它与空气接触后氧化成黄色的尿胆素，这是尿颜色的来源（图7-30）。尿胆素原、尿胆素、尿胆红素在临床上称为“尿三胆”，正常人尿中检测不到胆红素。

当肝功能严重受损时，从肠道重吸收的胆素原不能有效地随胆汁再排入肠道，大部分进入体循环，使血和尿中胆素原增加；当胆道完全阻塞时，结合胆红素不能排入肠道，也就无胆素原的肠肝循环，从而尿胆素原的含量可明显降低，甚至完全消失。

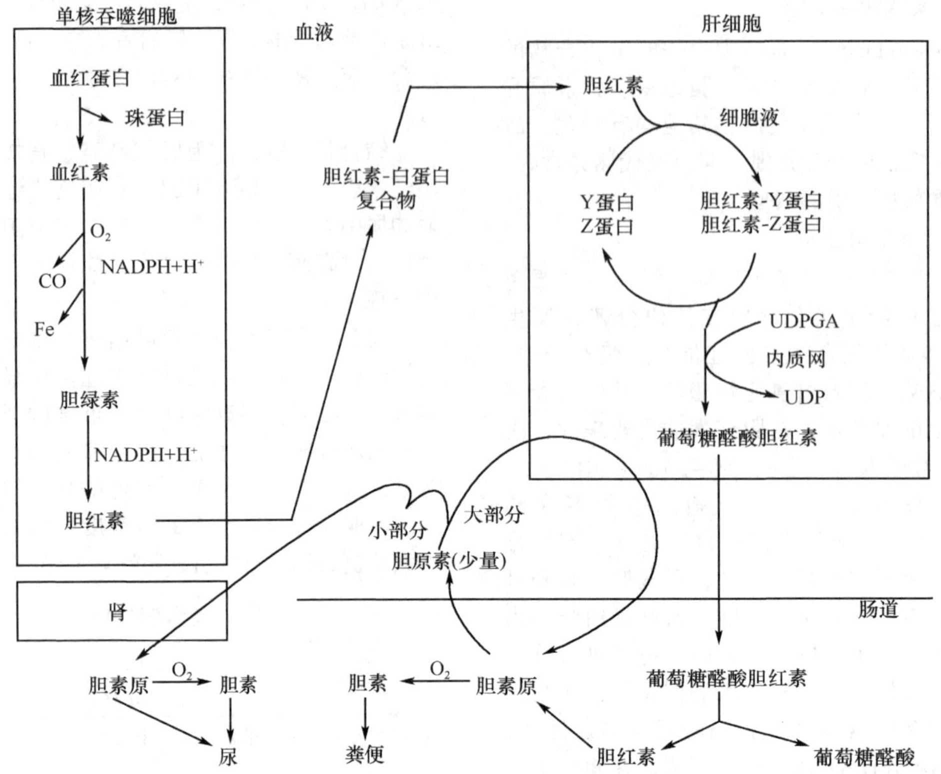

图 7-30　*胆红素的形成及胆素原的肠肝循环*

5. *血清胆红素与黄疸*

正常人血清总胆红素小于 17. 1μmol/L（1mg/dl），其中游离胆红素占4/5，其余为结合胆红素。如果体内胆红素产生过多，过量的胆红素扩散进入组织，造成组织黄染，称为黄疸（jaundice）。黄疸的程度与血清胆红素的浓度成正比。血清总胆红素为 17.1～34. 2μmol/L（1～2mg/dl）时，肉眼不易观察到黄染，称为隐性黄疸；当大于 34. 2μmol/L（2mg/dl）时，巩膜和皮肤均出现明显黄染，称为显性黄疸。

总胆红素增高，不外乎胆红素来源增多（如大量红细胞破坏），去路不畅（如胆道阻塞）或肝疾病（如重症肝炎）这 3 种情况。这 3 种原因均可引起血中总胆红素浓度升高，临床上分别称为溶血性黄疸（肝前性黄疸）、阻塞性黄疸（肝后性黄疸）和肝细胞性黄疸（肝源性黄疸）。

1）*溶血性黄疸*　又称肝前性黄疸。其产生原因是由于红细胞大量破坏，在单核/巨噬细胞内生成胆红素过多，超过肝摄取、结合与排泄的能力，因此，血清游离胆红素浓度异常增高，结合胆红素浓度改变不大，尿中胆红素阴性，尿胆素原升高。恶性疟疾、某些药物及输血不当等各种引起大量溶血的原因都可造成溶血性黄疸。

2）*阻塞性黄疸*　又称肝后性黄疸。其产生原因是由于胆汁排泄通道受阻，使胆管或毛细胆管内压力增高，导致胆汁中的结合胆红素逆流入血。因此，阻塞性黄疸患者血中游离胆红素变化不大，结合胆红素浓度增高。由于结合胆红素易溶于水，故可从肾排出，出现尿中胆红素阳性。尿胆素原降低，有陶土色粪，还可有脂肪泻与出血倾向。阻塞性黄疸可因先天性胆道闭锁引起，也可由于胆道结石、胆管炎症、肿瘤及原发性胆汁性肝硬化等原因引发。

3）*肝细胞性黄疸*　又称肝源性黄疸。肝细胞受损害时，代谢与排泄胆红素的能力降低。一方面，肝摄取游离胆红素障碍或不能将游离胆红素全部转变为结合胆红素，使血中游离胆红素堆积；另一方面，也可能因肝细胞肿胀，使毛细胆管堵塞或毛细胆管与肝血窦直接相通，引起结合胆红素返流入血，血中结合胆红素浓度增加。因此肝细胞性黄疸时，血中游离胆红素和结合胆红素的浓度均升高，但通常以结合胆红素浓度增高为主。尿中胆红素呈阳性，尿胆素原升高或正常，粪胆素原正常或减少，血清转氨酶增高。肝炎、肝硬化等肝病引起的黄疸就属于这一类。

各种类型黄疸的血、尿、粪便的改变情况汇集于表 7-7。

表 7-7　3 种黄疸的病因及血、尿、粪便的改变情况

比较项目	正常	溶血性黄疸	阻塞性黄疸	肝细胞性黄疸
病因		先天或后天原因造成的红细胞破坏过多，如镰刀状贫血、球形红细胞增多症、疟疾、输血和用药不当等	各种原因引起的肝内或肝外胆道阻塞，使结合胆红素逆流回血，如胆道结石、寄生虫、手术或伤后狭窄和肝癌压迫等	各种原因引起的肝细胞对胆红素摄取、转化、排泄能力下降；毛细胆管阻塞，如由病毒、药物、毒物和乙醇等引起的肝病变
血清总胆红素	<17.1μmol/L (<1mg/dl)	>17.1μmol/L (>1mg/dl)	>17.1μmol/L (>1mg/dl)	>17.1μmol/L (>1mg/dl)
结合胆红素	<3.4μmol/L (<0.2mg/dl)		↑↑	↑↑
游离胆红素	<13.6μmol/L (<0.8mg/dl)	↑↑		↑
尿三胆				+
尿胆红素	—	—	++	++
尿胆素原/尿胆素	少量	↑	↓	升高或正常
粪便颜色	正常	变深	完全阻塞时，陶土色；不完全阻塞时，色浅	变浅或者正常

三、肝衰竭

各种病因引起肝细胞严重损伤，使其代谢、分泌、合成、解毒、生物转化及免疫等功能发生严重障碍，机体出现黄疸、出血、继发性感染、肾功能障碍及肝性脑病等临床综合征，称为**肝功能不全**（**hepatic insufficiency**）。肝功能不全的晚期一般称为**肝衰竭**（**hepatic failure**）。

肝功能不全按其病情经过可分为急性肝功能不全和慢性肝功能不全。前者起病急骤，发病数小时后出现黄疸，很快进入昏迷状态，有明显的出血倾向，常伴发肾衰竭，又称为暴发性肝衰竭。其常发生于急性重型病毒性肝炎、药物性肝炎、中毒性肝炎及妊娠期急性脂肪肝等引起的肝细胞广泛变性和坏死的基础之上。而慢性肝功能不全病程较长，进展缓慢，常发生于肝硬化和肝癌晚期等导致的肝细胞广泛坏死及弥漫性结缔组织增生的病变基础之上，往往在感染和上消化道出血等诱因的作用下病情突然恶化，进而发展为肝性脑病，严重时发生昏迷。

（一）肝功能不全时代谢和功能障碍

1. 代谢障碍

1）糖代谢障碍

（1）低血糖症：肝功能严重障碍可导致低血糖。其机制与下列因素有关：①大量肝细胞坏死导致肝糖原储备减少；②受损肝细胞内质网葡萄糖-6-磷酸酶活性降低，使肝糖原转变为葡萄糖过程发生障碍；③肝细胞对胰岛素的灭活功能降低，导致血中胰岛素含量增加，引起低血糖。

（2）糖耐量降低：部分肝功能严重障碍的患者在饱餐后可出现持续时间较长的血糖升高，即糖耐量降低。这与肝内糖代谢限速酶葡萄糖激酶活性降低致使肝内糖利用障碍和血中胰高血糖素水平比胰岛素更高有关。

2）脂代谢障碍

（1）脂肪肝：肝功能障碍时，磷脂和脂蛋白的合成减少，导致肝内脂质蓄积。

（2）血浆胆固醇升高：肝功能障碍时，胆固醇酯化障碍、转运能力降低及胆固醇转化为胆汁酸的能力下降，导致血浆胆固醇升高。

3）蛋白质代谢障碍

（1）低白蛋白血症：严重的急性肝功能损害或慢性肝疾患时，导致肝细胞大量死亡和代谢障碍，白蛋白合成明显减少，出现低白蛋白血症。

（2）血氨、血浆芳香族氨基酸升高：肝功能障碍时，鸟氨酸循环障碍，导致尿素合成减少，血氨升高；血浆氨基酸失衡，表现为芳香族氨基酸增多，支链氨基酸减少。

4）维生素代谢障碍　维生素A、维生素K、维生素D的吸收、储存及转化异常，造成体内缺乏，患者分别出现暗适应障碍（夜盲症）、出血倾向及骨质疏松等变化。

2. 水电解质代谢紊乱

1）肝性腹水　肝硬化等肝病晚期常出现腹水，其发生机制与以下因素有关。

（1）门脉高压：由于肝内纤维组织增生和肝细胞结节状再生，使门静脉分支受压，引起门静脉压升高；

由于肝内肝动脉-门静脉间异常吻合支的形成，也使门静脉压升高。升高的门静脉压引起肠系膜毛细血管内压升高，液体漏入腹腔增多，产生腹水。

（2）血浆胶体渗透压降低：肝功能障碍，使白蛋白合成减少，引起血浆胶体渗透压降低，使液体漏入腹腔增多，形成腹水。

（3）淋巴回流障碍：肝硬化时，肝静脉的受压、扭曲甚至闭塞，引起肝窦内压升高，肝窦壁通透性增加，使进入肝组织间隙的液体超过了淋巴回流能力，可从肝表面漏入腹腔。

（4）钠水潴留：由于门脉高压等原因使血液淤滞在脾、胃、肠等器官，使有效循环血量减少，肾血流量减少，一方面可引起肾小球滤过率降低，另一方面可引起醛固酮过多和心房利钠肽减少导致肾小管重吸收增加，球-管失衡，导致钠水潴留，进一步促进腹水形成。

2）电解质代谢紊乱

（1）低钾血症：肝硬化伴有大量腹水形成时，致有效循环血量减少，从而激活肾素—血管紧张素—醛固酮系统，引起醛固酮分泌增多；而肝功能障碍时使肝对醛固酮的灭活减少。醛固酮的增多使肾排钾增多，引起低钾血症。

（2）低钠血症：肝病时有效循环血量的减少引起抗利尿激素（ADH）分泌增多及肝对 ADH 的灭活减少，使 ADH 过多，造成肾小管重吸收水增多，加之已有钠水潴留形成，从而造成稀释性低钠血症。由于细胞外液渗透压降低，可引起细胞水肿。若脑细胞水肿可导致中枢神经系统功能障碍。

3. 胆汁分泌和排泄功能障碍

由于遗传、嗜肝病毒、药物及毒物等原因致肝功能受损时，使肝细胞对胆汁酸的分泌和对胆红素的摄取、运载和排泄障碍，而导致肝内胆汁淤积、高胆红素血症甚至黄疸的发生。

4. 凝血功能障碍

肝在凝血、抗凝及纤溶过程的动态平衡调节中发挥着重要作用。肝功能障碍时，常伴有凝血因子Ⅱ、凝血因子Ⅶ、凝血因子Ⅸ、凝血因子Ⅹ的合成减少，抗凝血因子蛋白 C、抗凝血酶原Ⅲ降低，α_2抗纤溶酶生成减少为特征的纤溶亢进，血小板减少及功能障碍等，故常表现为凝血功能的紊乱，出现自发性出血或出血倾向，如鼻出血、皮下出血等。而且肝功能障碍也容易诱发弥散性血管内凝血。

5. 生物转化功能障碍

1）药物代谢障碍　肝疾患时，可因肝细胞功能受损，导致对药物的代谢能力降低，从而增加药物的毒副作用。由于白蛋白合成减少，血液中游离型（未与血浆蛋白结合）的药物增多，从而使药物在体内的分布、代谢及排泄也发生改变。或由于肝硬化后出现门-体分流，使门脉血中的药物或毒物绕过肝，未经过肝细胞的代谢，从而引起药物在血中的半衰期明显延长，增加了药物的毒性作用，容易发生药物中毒。

2）解毒功能障碍　由于肝细胞解毒功能降低，使体内代谢产生和肠道吸收的蛋白质代谢终末产物（如氨、胺类、酚类等）不能被转化，特别是来自肠道的有毒物质入血增多，严重时引起肝性脑病发生。

3）激素的灭活减弱　肝既是许多激素作用的靶器官，也是激素降解、排泄、转化和储存的主要场所。肝功能不全时可导致胰岛素、雌激素、皮质醇、醛固酮和抗利尿激素等灭活障碍，出现相应的临床表现。

6. 免疫功能障碍

肝巨噬细胞是肝重要的防御屏障细胞。在吞噬、清除来自肠道的异物、病毒、细菌及毒物等方面发挥着极其重要的作用。肝巨噬细胞如吞噬细菌或菌体成分后被激活，可通过产生活性氧和肿瘤坏死因子-α（tumor necrosis factor-α，TNF-α）等细胞因子损伤肝细胞，还可通过释放组织因子，启动凝血系统，使肝微循环障碍，从而促进肝功能障碍的发生。更重要的是，严重肝病时可导致肝巨噬细胞功能障碍，引起肠源性内毒素血症（intestinal endotoxemia）。其原因主要与内毒素入血增加和内毒素清除减少有关。严重肝病时：①由于侧支循环的建立形成门-体分流，可使来自肠道的内毒素绕过肝，直接进入体循环；②由于结肠壁发生水肿（常见于肝硬化门脉高压），可使漏入腹腔的内毒素增多；③由于肠黏膜屏障功能受损，使内毒素吸收入血增多；④由于胆汁排泄受阻，肝内淤滞的胆汁酸和胆红素等抑制肝巨噬细胞功能，使内毒素清除减少，而肠腔内胆盐的减少，也有利于内毒素吸收入血。

（二）肝性脑病

肝性脑病（hepatic encephalopathy）的发生是由于严重的急性或慢性肝功能严重障碍，使大量毒性代谢产物在体内聚集，引起中枢神经系统功能障碍，临床上常表现为以意识障碍为主的一系列神经精神症状，最终出现昏迷。肝性脑病是继发于肝功能紊乱的严重的神经精神综合征。习惯上又称**肝性昏迷（hepatic coma）**。事实上，肝性昏迷是肝性脑病的最后阶段，是肝衰竭的终末表现。

1. 分类和分期

根据肝的病变、神经病学的症状和体征及病程，将肝性脑病分为 3 种类型：A（acute）型为急性肝衰竭相关肝性脑病，常于起病 2 周内出现肝性脑病。B（bypass）型为无明确肝细胞损害的单纯门体旁路所引起肝的性脑病。C（cirrhosis）型为肝硬化伴门脉高压和（或）门-体分流相关的肝性脑病，是肝性脑病中最为常见的类型。C型肝性脑病又可分为3个亚型：发作性肝性脑病、持续性肝性脑病和轻微肝性脑病（又称为亚临床肝性脑病）。

在临床上肝性脑病根据神经精神症状的轻重分为4期：一期（前驱期），智力降低、轻度的性格和行为改变，轻微的扑翼样震颤；二期（昏迷前期），以睡眠障碍、时间和空间感知障碍、人格障碍和行为异常为主，明显的扑翼样震颤；三期（昏睡期），昏睡和精神错乱为主；四期（昏迷期），深昏迷，不能唤醒。前3期的特征为可逆的。

2. 肝性脑病发病机制

严重肝功能障碍和门-体静脉之间侧支循环形成和（或）手术分流是发生肝性脑病的病理生理基础。暴发性病毒性肝炎或中毒性肝炎引起大面积肝细胞坏死所致的肝衰竭，因残存肝细胞不能代偿而致代谢失衡或代谢毒物不能有效地被清除，导致中枢神经系统的功能紊乱而发生肝性脑病。而肝内、肝外的门-体静脉之间的分流，使从肠道吸收入门脉系统的毒性物质绕过肝进入体循环血流而入脑，引起中枢神经系统功能障碍也引起肝性脑病。肝性脑病的发病机制至今尚不完全清楚。目前认为肝性脑病的发生主要是由于物质代谢障碍和毒性物质引起的脑组织功能和代谢障碍，引起星形胶质细胞受损和脑水肿等继发性神经病理学改变。现有氨中毒学说、γ-氨基丁酸学说、假性神经递质学说及血浆氨基酸失衡学说等用于解释肝性脑病的发病机制，分述如下。

1）氨中毒学说　此学说是肝性脑病发病机制的中心学说，也是最古老的学说。它认为肝性脑病的发生主要是由于血氨水平升高，氨通过血脑屏障进入脑内，引起脑的代谢和功能障碍。氨中毒学说的基础是星形胶质细胞功能受损，后者直接影响神经元的功能及代谢，并参与肝性脑病的发生发展。临床上60%～80%的肝硬化和肝性脑病患者可检测到血氨增高，经降血氨治疗后，其肝性脑病的症状明显得到缓解。

正常人氨的生成和清除之间保持着动态平衡。肝功能严重受损时，导致氨的生成增多而清除不足，特别是鸟氨酸循环障碍导致尿素合成减少，是引起肝性脑病血氨水平升高的主要因素。

（1）血氨升高的原因。

A. 氨清除不足：氨在体内被清除的主要途径是在肝经鸟氨酸循环合成尿素而解毒，再由肾排出体外。肝功能严重障碍时，一方面由于代谢障碍，使鸟氨酸循环所需的ATP供给不足，另一方面由于鸟氨酸循环的酶系统严重受损及各种底物（鸟氨酸、精氨酸、瓜氨酸）缺失等，使鸟氨酸循环障碍，导致尿素合成减少，引起血氨升高。而对于已建立肝内、外侧支循环的肝硬化患者或门-体静脉吻合术后的患者，其一部分或大部分肠道氨都可通过分流绕过肝直接进入体循环而使血氨升高。

B. 氨生成增多：血氨主要来源于肠道产氨，其次来源于肾、肌肉和脑。食物蛋白质经消化形成的氨基酸及由血液弥散入结肠的尿素，可分别在肠道细菌释放的氨基酸氧化酶和尿素酶作用下生成氨。肝功能严重障碍时门静脉血流受阻，肠黏膜淤血、水肿，肠蠕动减慢及胆汁分泌减少等，使消化吸收功能降低，一方面导致肠道细菌大量繁殖，释放氨基酸氧化酶和尿素酶使产氨增多；另一方面未经消化吸收的蛋白质在肠道潴留，使肠内氨基酸增多，在细菌作用下使产氨增多。肝衰竭患者若合并上消化道出血，血液蛋白质在肠道细菌作用下可产生大量的氨。肝硬化晚期若合并肾功能障碍，尿素排出减少，可使弥散至肠道的尿素增加，氨的生成可明显增多。而肝性脑病患者昏迷前出现肌肉活动增强的躁动和抽搐，使肌肉腺苷酸分解代谢增强，也使产氨增多。

此外，肠道氨的吸收也直接影响血氨水平。肠道氨的吸收与肠腔pH密切相关，肠腔pH降低，NH_3与H^+结合成不易吸收的NH_4^+，而排出体外。反之，当肠道内pH升高时，氨的吸收增多，从而促进血氨水平升高。临床使用口服乳果糖降低血氨就是通过其在肠腔被细菌分解产生乳酸、乙酸，降低肠腔pH，而达到减少氨的吸收和利于氨的排出的目的。

而肾主要是在肾小管上皮细胞的谷氨酰胺酶作用下分解产氨。如果尿pH偏低，则进入管腔的NH_3与H^+结合成NH_4^+而排出体外。呼吸性碱中毒时，由于肾小管管腔中H^+减少，NH_3弥散入血增加，可使血氨升高。

（2）氨对脑的毒性作用：氨进入脑内与下列两个因素有关：一是血氨升高。当血pH升高时，脂溶性NH_3增多，通过血脑屏障进入脑内。二是血脑屏障的通透性增加。某些细胞因子（如TNF-α等）和自由基等可使血脑屏障的通透性增加，使进入脑内的氨增多，从而加重肝性脑病。

氨对脑的毒性作用主要表现为以下3个方面。

A. 氨使脑内神经递质发生改变。正常人脑内兴奋性神经递质与抑制性神经递质保持平衡。脑内氨水平升高直接影响脑内神经递质的水平及神经传递。氨影响谷氨酸能神经元、**γ-氨基丁酸（γ-aminobutyric acid，GABA）**能神经元的活性，干扰神经递质间的相互平衡，使脑内兴奋性递质（谷氨酸、乙酰胆碱）减少，抑制性递质（GABA）增多，造成中枢神经系统功能紊乱（图7-31）。

B. 氨干扰脑组织能量代谢。脑内糖原储存量极少，正常脑功能活动的能量来源主要依靠葡萄糖的有氧氧化。氨干扰脑组织的能量代谢主要是影响葡萄糖生物氧化的正常进行，使ATP的产生减少而消耗增多，导致脑细胞各种代谢功能所需的能量严重不足，不能维持中枢神经系统的兴奋活动而昏迷（图 7-31）。

C. 氨对神经细胞质膜的抑制作用。氨可干扰神经细胞膜 Na^+-K^+-ATP 酶活性，影响细胞内外 Na^+、K^+分布，导致膜电位改变和兴奋性异常。此外，由于细胞膜对氨的选择性通透强于 K^+，导致细胞外 K^+浓度升高，细胞膜内外 Na^+、K^+分布的不同直接影响神经的兴奋和传导等过程。

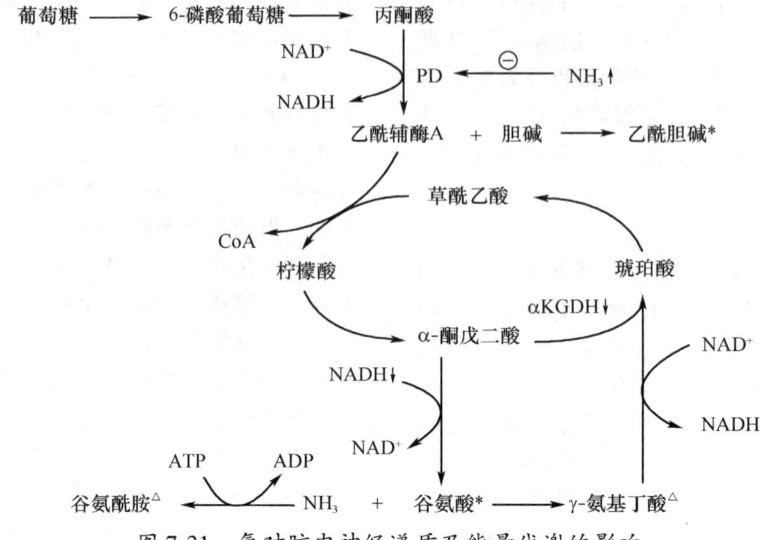

图 7-31 氨对脑内神经递质及能量代谢的影响

PD. 丙酮酸脱羧酶；αKGDH. α-酮戊二酸脱氢酶；*. 中枢兴奋性递质；△. 中枢抑制性递质；⊖. 抑制作用

血氨升高虽与肝性脑病的发生有密切关系，但部分肝硬化患者血氨浓度虽然很高，却并未发生肝性脑病。部分肝性脑病患者虽经降低血氨治疗，脑病症状并未减轻或好转。这表明氨中毒并非是引起肝性脑病的唯一机制。

2）假性神经递质学说　肝性脑病假性神经递质学说的提出依据“脑干网状结构是维持意识的基础”的基本观点。它认为当肝功能严重受损或门-体分流形成时，维持脑干网状结构上行激动系统唤醒功能的正常神经递质（多巴胺和去甲肾上腺素等）被结构相似但生理效应极弱的假性神经递质（苯乙醇胺和羟苯乙醇胺）所取代，致使上行激动系统的功能减弱，大脑皮质从兴奋转入抑制状态，最终导致昏迷。

正常情况下，食物蛋白质在消化道经水解产生的芳香族氨基酸（苯丙氨酸和酪氨酸），在肠道细菌脱羧酶的作用下生成苯乙胺和酪胺，后者经门静脉入肝，经肝的单胺氧化酶分解而解毒。当肝功能严重障碍时，特别是在肝硬化伴有门脉高压时，一方面，由于胃肠道淤血、消化功能降低，肠内蛋白质腐败分解过程增强，导致苯乙胺和酪胺入血增多；另一方面，由于肝单胺氧化酶活性降低或由于门-体分流形成而使大量生物胺绕过肝直接进入体循环，也可使血中苯乙胺和酪胺水平升高。进入脑内的苯乙胺和酪胺，在脑干网状结构神经细胞内非特异性 β-羟化酶作用下，形成苯乙醇胺和羟苯乙醇胺。这两种物质的化学结构与正常神经递质去甲肾上腺素和多巴胺极为相似（图 7-32），但其生理效应远较正常神经递质弱，故称为**假性神经递质（false neurotransmitter）**。

当脑干网状结构的假性神经递质增多时，会竞争性地取代正常神经递质（如去甲肾上腺素）被神经元摄取、储存、释放，生理效应极弱的假性神经递质的堆积，引起网状结构上行激动系统神经冲动的传递发生障碍，致使唤醒功能不能维持甚至昏迷。当锥体外系的中脑黑质的假性神经递质增多时，竞争性地取代多巴胺，引起肢体运动协调性障碍，出现扑翼样震颤。

但部分发生脑病的肝硬化患者，其脑组织去甲肾上腺素和多巴胺并无明显降低，而脑组织羟苯乙醇胺升高的患者并非都有肝病史。因此，作者并不完全支持假性神经递质学说。

3）血浆氨基酸失衡学说　血浆氨基酸失衡学说认为：肝性脑病患者血浆氨基酸失衡，主要表现为**芳香族氨基酸（aromatic amino acid，AAA）**增多，而**支链氨基酸（branched-chain amino acid，BCAA）**减少，二者比值可由正常的 3～3.5 下降到 0.6～1.2。血中氨基酸的失衡使脑内产生大量假性神经递质，并抑制正常神经递质的产生，最终导致昏迷。

（1）血浆氨基酸失衡的原因：肝功能严重障碍时，肝细胞对胰岛素和胰高血糖素的灭活减弱，使其血含量升高，尤以胰高血糖素的增多明显，引起血胰岛素/胰高血糖素降低，促使体内的分解代谢增强，致使大量芳香族氨基酸由肝和肌肉释放入血。肝功能严重障碍，一方面使肝对芳香族氨基酸的降解减少；另一方

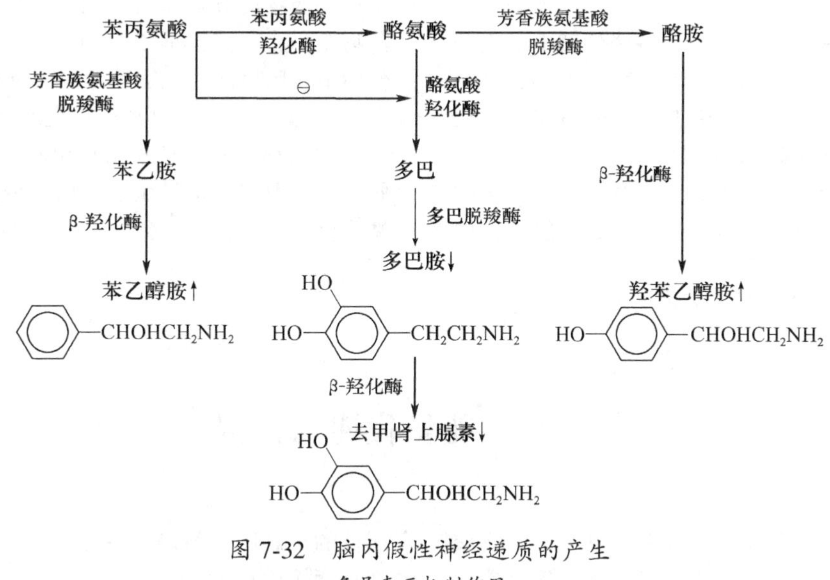

图 7-32　脑内假性神经递质的产生

负号表示抑制作用

面，肝的糖异生作用障碍，使芳香族氨基酸转化为糖的能力降低，从而使血中芳香族氨基酸（酪氨酸、苯丙氨酸、色氨酸）水平升高。而血中胰岛素水平的升高，使肌肉组织摄取和利用支链氨基酸增多，导致血中支链氨基酸（亮氨酸、异亮氨酸、缬氨酸）明显减少。此外，血氨升高可直接加强骨骼肌和脑组织的支链氨基酸代谢，进一步造成支链氨基酸水平降低。

（2）血浆氨基酸失衡与肝性脑病：芳香族氨基酸与支链氨基酸借同一载体转运系统通过血脑屏障并被脑细胞摄取。血中芳香族氨基酸的增多和支链氨基酸的减少，使芳香族氨基酸竞争进入脑组织增多。当脑细胞内酪氨酸、苯丙氨酸增多时，一方面在芳香族氨基酸脱羧酶和羟化酶作用下，分别生成羟苯乙醇胺和苯乙醇胺，结果导致脑内假性神经递质明显增多；另一方面，又可通过抑制酪氨酸羟化酶与多巴脱羧酶使多巴胺和去甲肾上腺素合成减少。此外，脑内增多的色氨酸则在色氨酸羟化酶作用下生成大量的5-羟色胺。5-羟色胺可作为一种抑制性神经递质而被肾上腺素能神经元摄取、储存和释放。5-羟色胺也可抑制酪氨酸转变为多巴胺，促进肝性脑病发生。

血氨升高也可加重氨基酸代谢紊乱。若进入脑内的氨增多，可促进脑内谷氨酰胺形成增多，后者促使中性氨基酸入脑而减少其从脑内流出。入脑的支链氨基酸通过转氨基作用参与氨的解毒过程，而芳香族氨基酸则又促使假性神经递质生成。

因此血浆氨基酸失衡学说，实际上是假性神经递质学说的补充和发展。血中氨基酸的失衡使脑内假性神经递质增多，并使正常神经递质的产生受到抑制，导致神经传导与唤醒功能障碍，最终发生昏迷。

4）γ-氨基丁酸学说（GABA 学说）　肝功能障碍时，肝对 GABA 的清除能力下降，门-体分流时 GABA 绕过肝进入体循环，均可导致血中 GABA 含量增加，同时严重肝功能障碍所致的内环境紊乱使血脑屏障对 GABA 的通透性明显增高，致使进入脑内的 GABA 增多。GABA 是中枢神经系统的主要抑制性神经递质，与突触后神经元的特异性 GABA 受体结合而发挥作用。GABA 学说认为肝性脑病的发生发展与 GABA 能神经元抑制性活动增强密切相关。脑内氨增多可诱导突触间隙 GABA 水平升高，增强 GABA-A 受体（又称 GABA/苯二氮卓类受体）活性，引起氯离子通道开放，使神经元抑制性活动增强而发生肝性脑病。

5）其他神经毒质（neurotoxin）的作用　当肝功能严重障碍时，对各类代谢产物解毒作用减弱。例如，在肠道细菌作用下，用硫蛋氨酸代谢产生的硫醇可抑制尿素合成和抑制线粒体呼吸过程；酪氨酸代谢产生的酚和色氨酸代谢产生的吲哚与甲基吲哚等毒性物质也参与肝性脑病的发生。而肝脂肪代谢障碍引起的脂肪酸清除不足，血中短链脂肪酸的增多，又可抑制脑能量代谢和氨的分解代谢。此外，肝功能不全时的血锰升高，也可引起星形胶质细胞病变和影响谷氨酸摄取和代谢。

总之，肝性脑病的发病机制较为复杂，可能是各种因素共同作用的结果。

3. 肝性脑病的诱因

凡能增加体内毒性物质来源，提高脑对毒性物质的敏感性及使血脑屏障通透性增加的因素，都可成为肝性脑病的诱因，促使肝性脑病发生。

1）上消化道出血和不适当的蛋白质饮食　消化道出血是肝硬化患者发生脑病最常见的诱因，大量血液进入消化道（每 100ml 血液含有 15～20g 蛋白质），促使血氨升高。同样，高蛋白质饮食也能因血氨升高诱发肝性脑病。而出血造成的低血容量，则使肝、肾功能进一步受损。

2）电解质和酸碱平衡紊乱　呼吸性碱中毒或利尿剂使用不当引起的低钾性碱中毒，使pH升高，有利于氨通过血脑屏障。严重肝病患者合并的高碳酸血症和饮酒等也可使血脑屏障通透性增加。

3）感染　感染可引起组织分解代谢增强，氨的产生增多；还可增强脑对氨等毒性物质的敏感性；而细菌和毒素则可直接损伤肝。

4）止痛、镇静、麻醉等药物使用不当　长期使用这些药物的肝病患者，往往在体内已有不同程度的药物蓄积，会直接抑制大脑功能活动。而在神经毒质作用下，脑对药物或氨等毒性物质敏感性增强。

5）肾衰竭　肝功能不全晚期常伴发肝肾综合征（功能性肾衰竭），使尿素排出减少，尿素大量弥散入肠腔，产氨增多诱发脑病。而体内其他代谢产物和毒性物质的排出减少，会进一步影响脑的功能。

（李　刚　江　瑛）

第三节　能量代谢与体温

机体的物质代谢和能量代谢是紧密联系的。物质分解过程伴有能量的释放，物质合成过程则伴有能量的储存和利用。通常把物质代谢过程中所伴随的能量释放、转移、储存和利用，称为**能量代谢**（**energy metabolism**）。物质代谢释放出的能量大都直接或间接转化为热能，用于维持体温。

一、机体能量的来源与去路

（一）机体能量的来源

食物或组织中的糖、脂肪和蛋白质是机体活动所需能量的根本来源。这些营养物质分子结构中的碳氢键蕴藏着化学能，当营养物质发生氧化分解时，碳氢键断裂，碳和氢分别被氧化成二氧化碳和水，同时将储存的能量释放出来。

1. 营养物质的热价和呼吸商

（1）热价：1g食物在氧化分解时所释放出的热量，称为该食物的**热价**（**thermal equivalent**）。食物的热价反映了一定量的能源物质储存能量的大小。糖、脂肪和蛋白质在体内被氧化时释放出的热量即生物热价分别为17.25kJ/g、39.75kJ/g和17.99kJ/g，其中脂肪最高。

（2）呼吸商：营养物质在氧化分解释放能量的过程中，伴随有O_2的消耗和CO_2的产生。生理学上，把营养物质在体内氧化时，一定时间内CO_2产生量和O_2耗量的比值称为**呼吸商**（**respiratory quotient，RQ**）。不同的营养物质分子结构不同，氧化分解时CO_2产生量和O_2耗量就不同，呼吸商也就不同。据测定，糖的呼吸商最大，为1.0；脂肪的呼吸商最小，为0.71；蛋白质的呼吸商为0.8。测定机体的呼吸商可以推测3种营养物质在体内用于氧化供能时的主要种类和大致比例。例如，人在进食后不久呼吸商接近1.0，说明此时参与分解代谢的食物几乎都是糖；进食后8～10h，呼吸商接近0.71，表明此时大部分的糖储备已经用尽，机体以脂肪供能为主。严重的糖尿病患者由于细胞利用糖的机制发生障碍，供能物质以脂肪为主，也常使呼吸商接近0.71。

2. 营养物质的供能特点和意义

（1）糖：糖的主要功能是供给机体生命活动所需的能量。一般情况下，机体所需能量的70%是由糖类提供的。各种糖类食物经消化、吸收和肝加工处理后，几乎全都以葡萄糖的形式存在。在氧供应充分的情况下，机体绝大多数组织细胞通过葡萄糖的有氧氧化获得能量，如脑组织所需能量主要来自葡萄糖的有氧氧化；在氧供应不足时，某些组织如骨骼肌还可通过糖的无氧酵解获取少量能量，糖的无氧酵解是人体能源物质唯一不需氧的供能途径。可见，糖是最主要的供能物质，其有氧氧化和无氧酵解两种供能途径均具有重要意义。然而，机体内糖的储备较少，通常成人储存的糖量仅为150g左右，主要以糖原的形式储存在肝和肌肉。当血糖降低时，可引起交感神经兴奋和胰高血糖素分泌增加，促进糖原向葡萄糖转化。

（2）脂肪：脂肪的主要功能是储存和供给能量。机体内脂肪的储存量比糖多得多，可占体重的20%左右。同时，脂肪的热价高，为糖热价的两倍多。据此，人们估计，正常人体内脂肪所包含的能量是糖的100倍以上。所以，脂肪是体内各种能源物质储存的主要形式。但是，一般情况下脂肪氧化分解供能在机体消耗的总能量中不超过30%。短期饥饿时，机体储存的糖原大量消耗，这时脂肪成为主要的供能物质。剧烈运动和其他应激刺激也能通过机体释放肾上腺素、去甲肾上腺素、糖皮质激素等促进脂肪的动员。

（3）蛋白质：蛋白质的主要功能是构成细胞成分和形成某些生物活性物质，一般情况下用于分解供能的量很小。只有在长期（如几周时间）饥饿的情况下，糖原和脂肪出现耗竭，机体会迅速分解组织蛋白质（每天可高达125g）成为氨基酸以氧化供能。这时，由于蛋白质快速降解，细胞功能将迅速恶化。

（二）机体能量的去路

各种能源物质经生物氧化后释放出的能量，大约有55%直接转化为热能，用于维持体温；其余45%以化学能的形式用于使**腺苷二磷酸（ADP）**转变为**腺苷三磷酸（ATP）**（图7-33）。ATP既是体内重要的储能物质，又是直接的供能物质。当机体组织细胞进行各种功能活动，如生物合成（合成糖原、脂肪、蛋白质、酶和激素等）、物质跨膜主动转运、腺体分泌、神经传导和肌肉收缩等需要消耗能量时，ATP的一个高能磷酸键断裂，ATP变成ADP，同时将大量能量释放出来。据测定，生理状态下1mol的ATP转变成ADP时，可释放出50.2kJ的能量。但ATP水解时，真正用于细胞功能活动的能量理想情况下也不超过食物释放能量的27%，大部分能量仍然以热能形式释放。

磷酸肌酸（creatine phosphate，CP）也具有高能磷酸键，是在ATP产生过剩时，通过ATP水解将释放的能量转移给肌酸（C）形成的。CP在细胞中的含量较大，为ATP的3～8倍，尤其在肌肉组织中更丰富。CP的一个主要功能是在ATP消耗较快时将其储存的能量再转给ADP，快速生成ATP以补充ATP的消耗。因此，CP不是机体直接的供能物质，而是ATP的储存库或缓冲系统。

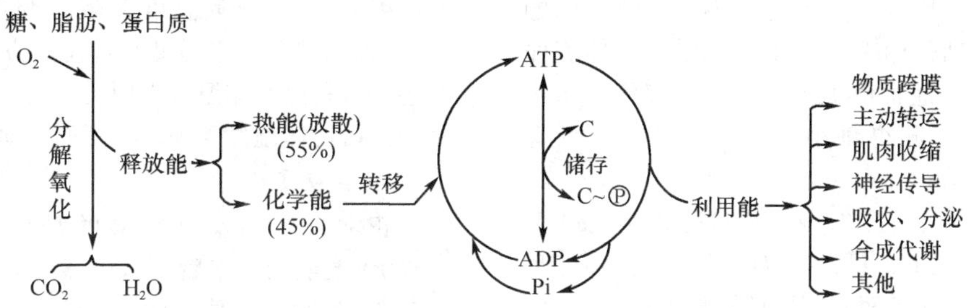

图7-33 体内能量的释放、转移、储存和利用

二、影响能量代谢的因素

机体在一定时间内所消耗的能量称为**能量代谢率（energy metabolic rate）**。由于机体释放的能量除骨骼肌做功外，几乎全部都直接或间接转化成了热能，故能量代谢率通常用单位时间的产热量表示。影响能量代谢或产热的主要因素有肌肉活动、环境温度、食物的特殊动力作用和精神活动等。

（一）肌肉活动

肌肉活动对能量代谢的影响最显著。轻微的躯体活动即可增加机体的耗氧量，运动强度愈大，耗氧量就愈多，能量消耗也愈多。全身剧烈运动时，机体的产热量可比安静时增加几倍到十几倍。所以，能量代谢率可作为评价运动或劳动强度的指标。需要指出的是，即使没有发生明显的躯体活动，骨骼肌在维持一定程度的肌紧张和保持一定的姿势时也要消耗一定的能量。

（二）环境温度

能量代谢水平与环境温度的关系曲线大致呈U形。环境温度在20～30℃时，能量代谢水平较低，也最稳定；环境温度过低时，由于寒冷刺激反射性引起肌紧张增强或肌肉出现寒战反应，能量代谢就会增加；环境温度过高时，体内生化反应速度加快，以及出汗、呼吸和心脏活动加强等原因也使能量代谢增加。

（三）食物的特殊动力作用

进食后一段时间内，即使人体处于安静状态，产热量也会比进食前增高，使代谢率增加。这种由进食引起机体额外消耗能量的现象称为食物的**特殊动力效应（specific dynamic effect）**。实验证明，食物中含糖或脂肪较多时，额外增加的产热量分别相当于进食的糖或脂肪热值的6%和4%，生热效应可持续2～3h。如果是全蛋白质饮食，额外增加的产热量更大，可达进食蛋白质热值的30%左右，在进食后1～2h开始，并且持续3～12h。一般混合食物的生热效应约为10%。目前认为，食物的特殊动力作用可能与肝合成糖原特别是处理氨基酸时消耗了能量有关。

（四）精神活动

当人体处于激动、恐惧和焦虑等紧张情况时，能量代谢往往显著升高。一方面是骨骼肌紧张性增加，使产热增加；另一方面是交感神经兴奋引起肾上腺髓质和甲状腺分泌激素增多，这些激素可以广泛地促进细胞代谢，增加机体产热。需要指出的是，脑组织本身的代谢率虽然较高，但精神活动增加时，中枢神经系统本身的代谢率增长并不多，其影响可以忽略。

三、基础代谢

（一）基础代谢的概念

基础代谢（basal metabolism）是指人体在基础状态下的能量代谢。所谓基础状态，是指人体在20～25℃的环境下，保持清醒、安静和空腹的状态。测定基础代谢的具体要求是：①在清晨、空腹时测定，距前次用餐12h以上，以排除食物生热效应的影响；②室温保持在20～25℃，以排除环境温度的影响；

③测定前需静卧半小时以上，使肌肉放松，以排除肌肉活动的影响；④保持清醒安静，避免恐惧、焦虑，以排除精神紧张的影响。基础状态下的能量代谢较稳定，这时体内的能量消耗只用于维持一些基本的生命活动。因此，通过测定基础代谢率可以比较不同个体之间的能量代谢情况。**基础代谢率（basal metabolism rate，BMR）**是指基础状态下单位时间内的能量代谢。基础代谢率比一般安静时的代谢率要低，为一般安静情况下代谢率的50%～70%。

（二）基础代谢率的测定及其意义

实验证明，能量代谢率与体表面积（而不是体重）基本上成正比。因此，为了比较不同个体之间的能量代谢情况，基础代谢率以每小时每平方米体表面积的产热量为单位，通常以 $kJ/(m^2 \cdot h)$ 表示。每小时的产热量，可通过测得每小时的耗氧量后，计算如下。

产热量(kJ/h) = 20.2（kJ/L）×每小时耗氧量（L）

因为在基础状态下，每消耗1L氧可产生20.2kJ的热量。不同个体的体表面积则可计算如下：

$$体表面积(m^2) = 0.0061 \times 身高(cm) + 0.0128 \times 体重(kg) - 0.1529$$

我国正常人的基础代谢率平均值见表7-8。可见，随着年龄增加，基础代谢率降低，并且任何年龄组的基础代谢率男性都较女性为高。所以，当测得某人的基础代谢率后，常将测定值与同性别、同年龄组的正常值进行比较，以除去年龄和性别影响。为了方便起见，临床上测定基础代谢率后通常用相对值即实测值高于或低于正常值的百分数来表示，即

$$基础代谢率 = \frac{(实测值 - 正常平均值)}{正常平均值} \times 100\%$$

表7-8　我国正常人的基础代谢率平均值［单位：$kJ/(m^2 \cdot h)$］

年龄/岁	11～15	16～17	18～19	20～30	31～40	41～50	>51
男	195.5	193.4	166.2	157.8	158.6	154.0	149.0
女	172.5	181.7	154.0	146.5	146.9	142.4	138.6

一般认为，基础代谢率的实测值同正常平均值比较，相差为±10%～±15%都属于正常。只有在相差值超出±20%时，才考虑病态。例如，甲状腺功能亢进时，基础代谢率可比正常值高出25%～80%；甲状腺功能减退时，基础代谢率将比正常值低20%～40%。长期营养不良可以使基础代谢率减少20%～30%。发热时，机体化学反应增强，体温每升高1℃，基础代谢率将升高13%左右。另外，糖尿病、肾上腺皮质功能亢进常伴有基础代谢率的增高；肾上腺皮质功能和脑垂体功能低下时，则伴有基础代谢率的降低。

四、体温及其调节

（一）正常体温及生理变动

体温（body temperature）是指机体深部组织的平均温度，也称为体核温度（core temperature）。人和大多数哺乳动物的体核温度是相对稳定的，正常情况下维持在37℃左右，故称恒温动物。反映机体深部平均温度的最好指标是血液温度，但血液温度不便于测定。临床上通常采用直肠、口腔或腋窝的温度来反映体温。其中，直肠温度最高，比较接近机体的深部温度，正常值为36.9～37.9℃；口腔温度较直肠温度低，正常值为36.7～37.7℃；腋窝温度又较口腔温度低，正常值为36.0～37.4℃。腋窝温度测定比较方便，且不易发生交叉感染，是测量体温最常用的方法。以下生理因素和环境因素可使体温发生一定程度的变动。

1. 昼夜变化

正常人体温呈现明显的日节律。清晨2：00～6：00体温最低，午后1：00～6：00最高，但波动幅度一般不超过1℃。体温的日节律受下丘脑控制，下丘脑的视交叉上核很可能是机体各种日节律包括体温日节律的控制中心，称为生物钟（biological clock）。

2. 性别

成年女性平均体温比男性高0.3℃左右。这可能与女性皮下脂肪较多、散热较少有关，因为皮下脂肪的导热性较差，只有其他组织的1/3。生育年龄女性的基础体温在月经周期中也有规律性的波动。月经期和排卵前期体温较低，排卵日最低，排卵后期体温升高0.2～0.5℃，直到下次月经来潮（图7-34）。因此，测定成年女子的基础体温有助于确定受试者是否有排卵和排卵日期。排卵后体温升高与黄体生成的孕激素具有生热效应有关。

3. 年龄

新生儿的体温调节能力差，其体温易受环境温度的影响；老年人代谢率降低，体温较低，环境温度下降时代偿能力较差，应注意保暖。

4. 肌肉活动

肌肉活动时代谢增强，产热量明显增加，可导致体温升高。长时间剧烈运动可使体温接近40℃。因此，测定体温前应先让受试者安静一段时间；测定小儿体温时，应防止其哭闹。

5. 其他因素

环境温度过高或过低时，体温可有一定的升降；情绪激动、精神紧张和进食均可使体温升高；麻醉药可抑制体温调节中枢，尤其是扩张皮肤血管，增加散热，故在术中和术后应注意保温。

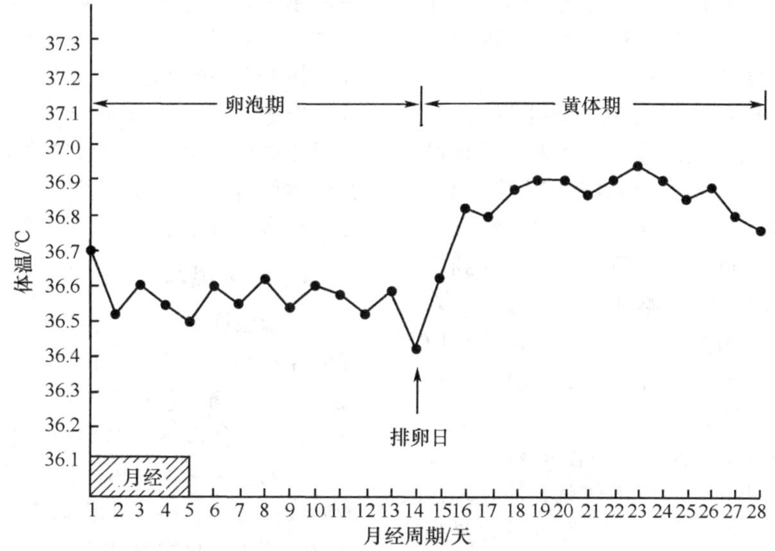

图 7-34　女子月经周期中基础体温的变化

（二）产热与散热

恒温动物体温的相对恒定是产热和散热活动保持动态平衡的结果。

1. *主要产热器官*

机体主要的产热器官是内脏和骨骼肌。安静时，主要由内脏器官产热，可占机体总产热量的 56%。其中，肝是体内代谢最旺盛的器官，产热量最大。运动或劳动时，骨骼肌成为主要的产热器官，其产热量可占到机体总产热量的 90%。

2. *产热形式*

在寒冷环境中，机体除了通过骨骼肌随意运动增加产热外，寒冷刺激还可反射性引起寒战性产热和非寒战性产热，这是自主性体温调节中机体的两种主要产热形式。

（1）寒战性产热：**寒战（shivering）**是骨骼肌在肌紧张增强的基础上，伸肌和屈肌同时发生的、不随意的节律性收缩。寒战时，骨骼肌不做外功，收缩的能量全部转化为热能。最大寒战时，机体产生的热量可增加到正常时的 4 ~ 6 倍。下丘脑后部存在寒战中枢，来自皮肤和脊髓的冷感受器可以将冷信号传入到该中枢，并使之兴奋。寒战中枢发出的冲动经脑干下传到脊髓前角运动神经元，再经躯体神经引起全身骨骼肌肌紧张增强，当达到一定临界水平时，即可发生寒战。某些发热性疾病常常先出现寒战，随后体温升高，说明寒战是引起体温升高的产热反应。

（2）非寒战性产热：也称代谢性或化学性产热，是机体在寒冷环境中代谢普遍增强的结果。首先，寒冷刺激引起的交感神经兴奋和血中儿茶酚胺类激素水平增加，可迅速加强广泛细胞的代谢率，使产热量迅速增加。化学产热最多的组织是**褐色脂肪（brown fat）**。褐色脂肪具有密集的交感神经支配，细胞内富含特殊的线粒体，其氧化磷酸化过程主要以“脱偶联”形式进行，即氧化分解所释放的能量几乎不用于磷酸化过程产生 ATP，而几乎全部转化为热能。新生儿在寒冷环境中不能发生寒战，但体内具有较多的褐色脂肪，交感神经兴奋时可使代谢率增加超过 100%，故非寒战性产热对新生儿体温调节显得格外重要。成人几乎没有褐色脂肪，通过代谢性产热增加的热量很少超过 10% ~ 15%。另外，寒冷刺激引起的甲状腺激素合成和释放增加也是代谢性产热的机制之一。甲状腺激素水平的增高可引起全身细胞代谢率增加，产热量增多，但与寒战和交感神经兴奋引起的快速产热效应相比，这种产热方式需要较长时间（数周）的寒冷刺激才能表现出来，属于机体对寒冷刺激的长时间适应机制。

3. *主要散热途径及散热方式*

人体深部器官如肝、脑、心脏及骨骼肌产生的热除一小部分随呼出气体、尿、粪等排泄物散发外，大部分（约 85%）通过血液带到皮肤，由皮肤发散到空气或周围环境中。皮肤不仅散热量大，皮肤血管还可接受体温调节系统的控制。因此，皮肤是人体主要的散热途径，其散热方式有以下 4 种。

（1）**辐射（radiation）**：辐射散热是机体以红外线形式将热能向周围放散的一种散热方式。机体辐射散热量取决于皮肤温度与周围环境之间的温度差及有效辐射面积。温度差越大或有效辐射面积越大，辐射散热量就越多。例如，周围环境温度过低时机体常常不由自主地将四肢和身体蜷缩在一起，旨在减小辐射面积，防止热量过多丢失。

（2）**传导（conduction）**：传导散热是指机体将热量直接传给同它接触的较冷物体的一种散热方式。传导散热的效率取决于皮肤表面与接触物表面的温度差、接触面积及接触物体的导热性能。衣物是热的不良导体，故穿衣可以保暖；水和冰的导热性大，临床上可以利用冰囊、冰帽给高烧患者退热。

（3）**对流（convection）**：对流散热是指通过冷、热空气的对流使机体热量散失的方式。当人体的热量传给同皮肤接触的一薄层空气后，该空气因温度升高、密度变小（变轻）而离开皮肤，新的未加热的空气又与皮肤接触。由于空气不断流动，便将体热散发到空间。对流散热受风速影响大。一般来说，风速大，对流散热多；风速小，对流散热少。穿衣尤其是紧身内衣可减少对流散热，具有保暖作用；夏天使用电风扇，则促进空气对流，增加了散热。

（4）**蒸发（evaporation）**：当环境温度等于或高于皮肤温度时，辐射、传导和对流散热就会停止。这时，蒸发便成为皮肤散热的唯一方式。蒸发散热是指水分在体表发生汽化时，吸收体热而将其散发的一种形式。体表每蒸发 1g 水可吸收体热 2.43kJ。蒸发散热的主要形式是发汗（sweating）。汗腺分泌的汗液在体表形成可见的汗滴，通过蒸发带走热量。在高温环境中或剧烈运动及劳动时，汗腺分泌量可达每小时 1.5L 或更多。先天性汗腺缺乏者，虽然能够像正常人一样抵抗寒冷，但在外界温度高于体温时，由于缺乏汗腺，散热受阻，容易因中暑而死亡。

4. 散热的调节反应

（1）皮肤血流量的调节：调节皮肤血流量可以直接影响皮肤温度，从而调节经皮肤进行的辐射、传导和对流散热。皮肤血流量受交感神经调节。支配皮肤血管的交感神经是下丘脑后部交感中枢的传出通路之一，其紧张性改变可以使皮肤血流量在很大范围内变动。例如，在寒冷环境中，交感神经紧张性增强，皮肤血管收缩，可使皮肤血流量减少至不足心排血量的 1%，这使得皮肤表层温度降低，散热量大幅度下降，防止了体热散失；在炎热环境中，交感神经紧张性降低，皮肤小动脉舒张，动静脉吻合支开放，皮肤血流量大大增加，可达心排血量的 30%。这使得皮肤温度增高，散热能力显著增强。当环境温度为 20~30℃且产热量没有大幅度变化（如运动性产热）时，机体既不出汗也无寒战反应，仅仅通过调节皮肤血流量即可保持体温相对恒定。这种仅仅通过改变皮肤血流量的调节反应，是所有体温调节方式中最节能的一种。

（2）发汗的调节：人在安静状态下，当环境温度达 30℃左右时开始发汗；劳动或运动时，气温虽在 20℃以下，也可发汗。这种由体内外温热性刺激引起的汗腺分泌称为**温热性发汗（thermal sweating）**。温热性发汗是一种反射性活动。当体温升高或较强的温热性刺激作用于皮肤的热感受器时，下丘脑发汗中枢开始活动，并最终通过交感神经胆碱能纤维支配到全身的小汗腺，引起温热性发汗。劳动强度越大，环境温度越高，发汗速度就越快。环境湿度大时，汗液不易蒸发，体热不易散失，这将会反射性引起大量发汗。精神紧张引起出汗称为**精神性发汗（mental sweating）**。精神性发汗与体温调节关系不大，是精神紧张时由大脑皮质发出的冲动引起的，传出神经是交感神经肾上腺素能纤维，支配的汗腺属于大汗腺，主要分布于掌心、足底和前额等部位。

（三）体温调节

环境温度发生较大波动时，恒温动物的体温仍然能够保持基本恒定。这说明机体具有完善的体温调节机制。体温调节包括行为性体温调节和自主性体温调节。行为性体温调节是指机体在大脑皮质控制下，通过一定的行为来保持体温相对恒定，如蜷缩身体保暖、伸展肢体散热、踏步跺脚御寒、增减衣着及使用电风扇或空调等。自主性体温调节是在中枢神经系统特别是下丘脑的参与下，机体感受温度刺激后通过发动有关产热或散热生理反应如寒战、发汗、改变皮肤血流量等进行的体温调节。生理学主要讨论的是自主性体温调节。

1. 体温调节的过程

自主性体温调节属于典型的生物自动控制系统。如图 7-35 所示，下丘脑体温调节中枢属于控制系统，产热装置（骨骼肌、肝、褐色脂肪等）和散热装置（皮肤血管、汗腺等）属于受控系统。控制系统发出的指令经躯体神经、交感神经和激素等控制着受控系统的活动，使受控系统产生一个稳定的输出变量——体温；体温的改变又可以被机体深部的温度感受器检测到并将信息传回控制系统——体温调节中枢，从而形成一个完整的反馈调节环路。当内、外环境因素的干扰引起体温降低时，位于外周和中枢的深部温度感受器便将体温降低的信息反馈到下丘脑体温调节中枢，使下丘脑体温调节中枢的传出指令发生改变，产热增加、散热减少，使体温回升；当体温增高时，则发生与上相反的调节过程，散热增加、产热减少，使体温回降。可见，自主性体温调节属于负反馈控制系统。事实上，前馈信息引起的前馈调节也参与了体温调节，

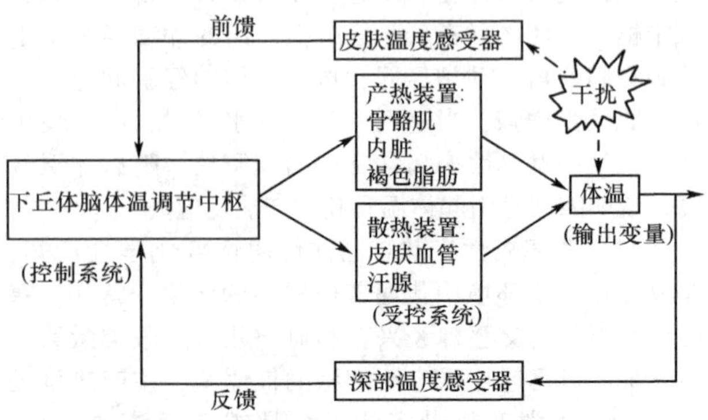

图 7-35　自主性体温调节的自动控制系统

并大大减小了负反馈调节表现出的“波动”和“滞后”。例如，皮肤温度感受器可作为外环境干扰因素的监视装置，其产生的传入信息比体温改变后经深部温度感受器产生的反馈信息要更早地作用于控制系统，属于前馈信息。前馈信息使得控制系统能够在环境温度改变而体温尚未明显改变时，及早发出指令调节受控系统，从而提前改变产热或散热过程，加快了调节时间，减小了体温的波动。

2. 体温调节的有关结构

（1）温度感受器：温度感受器是机体感受温度变化的特殊结构。按照感受器分布位置的不同，可分为外周温度感受器和中枢温度感受器：①外周温度感受器是指存在于中枢神经系统以外如皮肤、黏膜、内脏和肌肉的温度感受器。外周温度感受器包括热感受器和冷感受器，它们分别对局部温度的增高或降低敏感，其传入冲动频率在一定范围内能灵敏地反映温度的改变，从而对机体外周部位的温度起到监测作用。外周温度感受器中的冷感受器数量较热感受器数量多，在皮肤最高可达10倍之多，提示外周特别是皮肤温度感受器的主要作用是感受冷刺激。②中枢温度感受器是指分布在中枢神经系统中的与体温调节有关的温度敏感神经元。通过使用针形温度电极已经证实：脑内感受冷和热刺激的主要部位是下丘脑的视前区-下丘脑前部（preoptic-anterior hypothalamus，PO/AH）。PO/AH具有大量的热敏神经元和冷敏神经元，前者的数量较后者明显多，提示中枢温度感受器主要是感受体温升高的刺激。

（2）体温调节中枢：下丘脑是体温调节的基本中枢。下丘脑PO/AH不仅具有中枢温度感受器的作用，PO/AH中的某些温度敏感神经元还能对下丘脑以外各个部位包括外周温度感受器传入的温度变化信息发生反应，说明来自中枢和外周的温度信息可以广泛会聚于这类神经元。下丘脑后部具有接受PO/AH和外周温度信号并进行整合的功能。下丘脑后部的寒战中枢接受来自皮肤和脊髓的冷信号后可以发生兴奋，并引起寒战反应。下丘脑后部还有发汗中枢和引起皮肤血管活动改变的交感中枢。

（3）传出途径及效应装置：下丘脑体温调节中枢发出的体温控制信号可经广泛传出途径调节产热和散热活动。这些传出途径及其效应装置包括：①通过躯体神经引起骨骼肌紧张性改变或寒战反应；②通过交感神经调节皮肤血流量、汗腺分泌和褐色脂肪分解；③通过内分泌活动如儿茶酚胺类激素、甲状腺激素等调节机体广泛的代谢水平。当体温过高时，机体通过舒张皮肤血管、发汗和减少生热性化学反应增加散热、降低体温；当体温过低时，机体则通过皮肤血管收缩、竖毛肌收缩、骨骼肌寒战、交感性产热和甲状腺分泌等反应增加产热以提高体温。

3. 体温调节的调定点学说

体温在一定水平（如37℃）保持相对稳定的机制可用调定点学说解释。该学说认为，下丘脑PO/AH中的温度敏感神经元起着调定点（set point）的作用。其中，热敏神经元随体温增高而活动增强，可发动散热反应如发汗；冷敏神经元随体温降低而活动增强，可引起产热反应如寒战。如图7-36所示，当逐渐使头部局部温度（代表下丘脑温度）从37℃降低时，全身产热逐渐增加；反之，如果使下丘脑温度从37℃逐渐升高，则发汗性散热进行性增高。由此可见，下丘脑体温中枢处于某一特定温度时（如37℃），机体的产热最少，散热也较少，产热速率和散热速率正好相等，且十分稳定。这种能够使散热和产热保持平衡的下丘脑温度值，即体温控制系统的调定点。正常情况下，机体的调定点在37℃左右。当体温过高超过调定点时，散热活动明显大于产热活动，体温便开始降低；当体温低于调定点时，产热活动则明显大于散热活动，体温便开始增加。总之，机体温度偏离调定点后，各种体温调节机制总是力图使体温回到调定点水平。

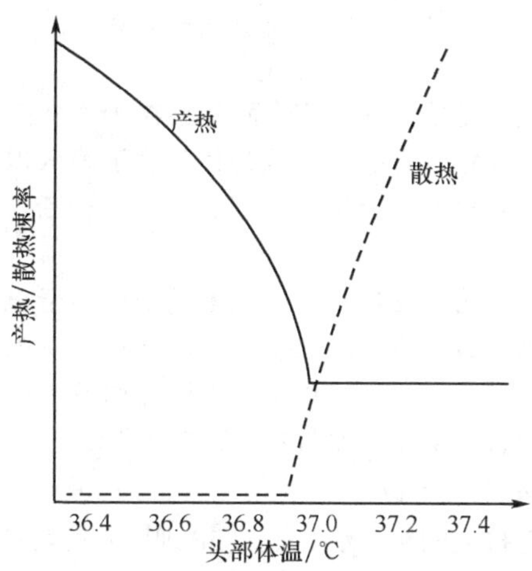

图7-36 体温对机体产热和散热的影响

五、体温异常

（一）发热

人体调节体温的能力有一定限度，如果由于致热原的作用使调定点上移，或者体温调节功能发生障碍，或者环境温度长久而剧烈的变化，使机体产热过程与散热过程不能保持相对平衡，都会出现体温异常。体温异常包括体温升高和体温过低。体温升高在临床上更为多见。

体温升高的判断标准通常是指超过正常值的0.5℃。依据引起体温升高的原因不同，可分为生理性体温升高和病理性体温升高两种情况。例如，运动、月经前期及妊娠等生理活动可引起生理性体温升高，但这类体温升高会随生理过程结束很快恢复正常。而病理性体温升高是指因疾病引起的体温升高，包括发热和过热两种类型（图 7-37），发热比过热更为多见。

发热（fever）是指机体在致热原作用下，使体温调节中枢的**调定点（set point，SP）**上移而引起的调节性体温升高。一般以超过正常体温 0.5℃作为判断标准。此时由于调定点上移，体温在高水平上对产热和散热进行调节。发热属于调节性的主动性体温升高。

过热（hyperthermia）是指机体体温调节失控或调节障碍所引起的一种被动性体温升高。此时体温调定点并未上移，而是由于或体温调节中枢受损（如下丘脑损伤），或散热障碍（如先天性汗腺缺乏、环境高温等致散热减少），或产热过多（如甲状腺功能亢进致产热增加）等引起的体温升高。过热属于非调节性的被动性体温升高。

体温升高
- 生理性体温升高
- 病理性体温升高
  - 发热：调节性体温升高(体温与调定点相适应)
  - 过热：被动性体温升高(体温超过调定点水平)

图 7-37　体温升高的分类

发热不是独立的疾病，而是存在于许多疾病中的常见病理过程，是疾病的重要信号。正确认识发热的原因和发生机制，有助于疾病的预防、诊断、治疗和预后。

目前认为，发热是由发热激活物作用于机体内能够产生**内生致热原（endogenous pyrogen，EP）**细胞，使其产生并释放 EP，EP 作用于体温调节中枢使体温调定点上移，从而导致调节性的体温升高。

1. 发热激活物

能直接或间接激活机体产 EP 细胞并使其产生和释放 EP 的各种物质，称为**发热激活物（pyrogenic activator）**，又称为 EP 诱导物。其包括外致热原和某些体内产物（图 7-38）。

外致热原是指来自体外的致热物质，包括细菌、病毒、真菌、螺旋体及疟原虫等病原微生物及其产物。临床上多数发热性疾病都是由病原微生物感染引起的。细菌感染是常见的发热原因。例如，革兰氏阴性细菌的致热性除全菌体和细胞壁所含的肽聚糖外，最突出的是其细胞壁中所含的内毒素（endotoxin，ET）的致热效应。此外，某些体内产物如抗原-抗体复合物也可激活机体产 EP 细胞引起发热。睾酮的中间代谢产物——本胆烷醇酮也有致热作用。

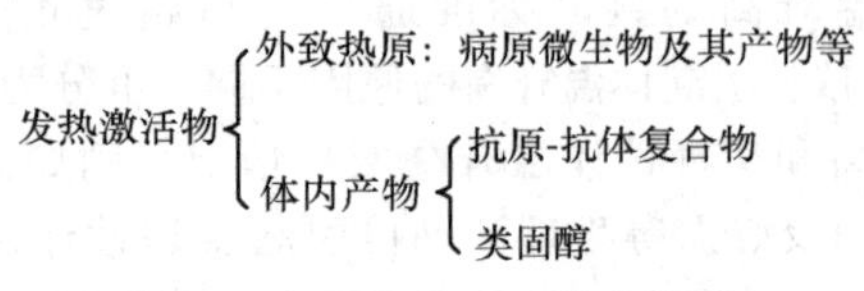

图 7-38　发热激活物的分类

2. 内生致热原

在发热激活物作用下，所有能够产生和释放 EP 的细胞都称为**产 EP 细胞**，主要有 3 类：①单核/巨噬细胞；②肿瘤细胞；③内皮细胞。其中单核/巨噬细胞是主要的产 EP 细胞。

产 EP 细胞在发热激活物作用下，产生和释放的能引起体温升高的致热物质，称为**内生致热原（endogenous pyrogen，EP）**。EP 是一组不耐热的小分子蛋白质，多属于体内细胞因子。常见的 EP 有：白细胞介素-1（interleukin-1，IL-1）、肿瘤坏死因子（tumor necrosis factor，TNF）、干扰素（interferon，IFN）、白细胞介素-6（interleukin-6，IL-6）、巨噬细胞炎症蛋白-1、白细胞介素-2（interleukin-2，IL-2）等。

3. EP 信号传入体温调节中枢的途径

大量的研究证明，EP 只是作为“信使”传递发热信息到体温调节中枢，并非直接改变调定点。EP 可能通过以下途径进入脑内到达体温调节中枢引起发热。

（1）EP 经血脑屏障直接转运入脑：虽然 EP 难以透过血脑屏障，但研究发现血脑屏障的毛细血管床部位存在 IL-1、IL-6 和 TNF 的可饱和转运机制。正常情况下，该机制转运的 EP 量极微，不足以引起发热。但慢性感染、颅脑的炎症、损伤等致血脑屏障的通透性异常增大时，则可能使此条途径成为 EP 进入脑内的一条有效通路。此外，EP 也可能从脉络丛部位渗入或者易化扩散入脑，通过脑脊液循环分布到视前区下丘脑前部（preoptic anterior hypothalamus，POAH）。

（2）EP 通过下丘脑终板血管器作用于体温调节中枢：终板血管器（organum vasculosum laminae terminalis，OVLT）位于第三脑室视上隐窝上方，紧靠 POAH，是血脑屏障的薄弱部位。该处的有孔毛细血管对大分子物质有较高的通透性，EP 可能由此入脑。目前认为 OVLT 可能是 EP 进入体温中枢的主要通路。但也有人认为，EP 并不直接进入脑内，而是被分布在此处的巨噬细胞和神经胶质细胞的膜受体识别结合，产生发热介质等新的信息，从而将内生致热原的信息传入 POAH。

4. 体温中枢的调节

目前认为发热时的体温调节涉及中枢神经系统的多个部位。发热体温调节中枢可能由两部分组成。一个是位于 PO/AH 的正调节中枢，通过释放前列腺素 E、环磷酸腺苷等正调节介质使调定点上移，对发热时的体温产生正向调节作用。另一个是位于腹中隔（ventral septal area，VSA）、中杏仁核（medial amygdaloid nucleus，MAN）和弓状核等部位的负调节中枢，通过释放精氨酸加压素和黑素细胞刺激素等负调节介质，限制调定点的过高，对发热时的体温产生负向调节作用，从而限制了发热时的体温过高。外周致热信号传入中枢后，正负调节相互作用的结果决定了调定点上移的水平及发热的幅度和时程。

总之，发热的基本环节如下：来自体内外的发热激活物作用于单核/巨噬细胞等产EP细胞，引起IL-1等EP的产生和释放，EP经血液循环到达PO/AH和OVLT附近，引起前列腺素E等中枢正调节介质的释放，后者相继作用于相应的神经元，引起调定点上移，体温调节中枢调整产热和散热，冷敏神经元的兴奋性高于热敏神经元，结果产热增加、散热减少，从而使体温升高到与调定点相适应的水平。而在体温上升的同时，负调节中枢也被激活，通过精氨酸加压素等负调节介质在一定程度上限制调定点的上移和体温的过高。正负调节相互作用的结果决定了体温上升的水平（图7-39）。

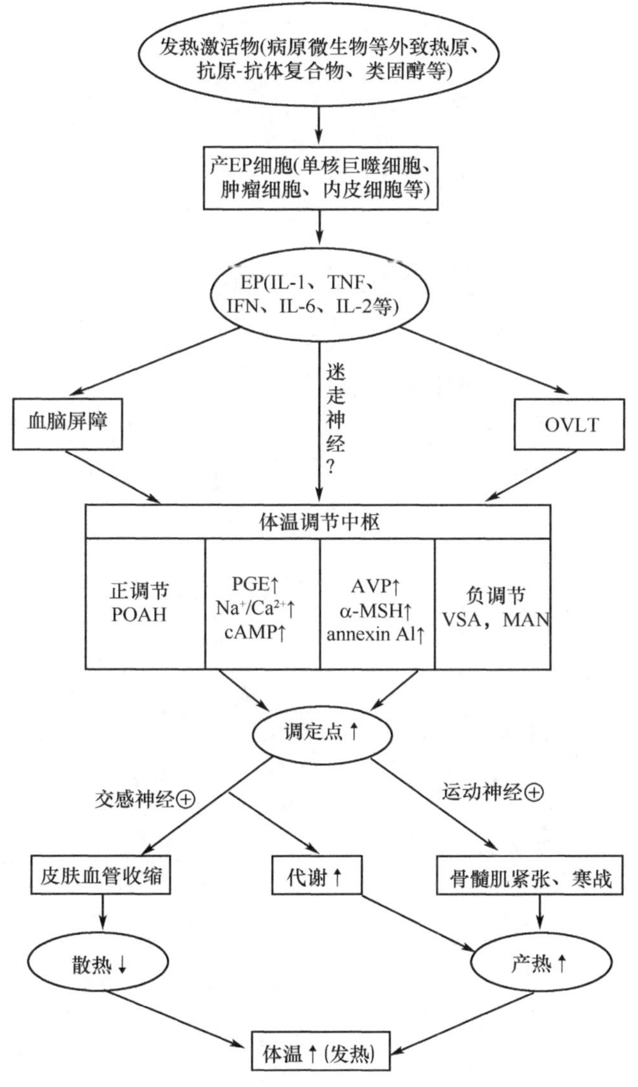

图7-39　发热发病学基本环节示意图

EP. 内生致热原；OVLT. 终板血管器；POAH. 视前区下丘脑前部；VSA. 腹中隔；MAN. 中杏仁核；PGE. 前列腺素E；cAMP. 环磷酸腺苷；AVP. 精氨酸加压素；α-MSH. 黑素细胞刺激素；annexin A1. 膜联蛋白A1

（二）体温过低

体温低于正常称为**体温过低**（**hypothermia**）。机体在低温环境中暴露过久，产热量不足以补偿散热量时可引起体温过低；年老体弱代谢率低下、休克、急性大出血、慢性消耗性疾病等情况时也可出现体温过低。体温过低可使酶的活性降低，细胞代谢受到抑制。当体温低于34℃时，意识将丧失；低于25℃则可使呼吸、心跳停止。但是如果很快改善机体的温度，仍然能够恢复生命。

适当降低体温可使机体代谢率下降，组织耗氧量减少，可以消除或减轻因缺氧对细胞的损害。因此，临床上可用低温麻醉方法进行心脏外科手术，使心肌细胞减少代谢，耐受停止跳动后引起的缺血、缺氧；人工低温方法也可用于保存组织器官供临床器官移植使用。

（祁金顺　江　瑛）

复习思考题

1. 试述血糖的来源与去路，以及相关激素是如何调节血糖浓度维持相对恒定的。
2. 三羧酸循环的生理意义是什么？
3. 磷酸戊糖途径的生理意义是什么？
4. 肝糖原合成与分解的主要步骤及调节酶是什么？
5. 简述乳酸通过糖异生转变为葡萄糖的主要反应过程和酶。
6. 简述脂类的组成和重要生理功能。
7. 阐述血浆脂蛋白的主要分类，不同脂蛋白的化学组成特点、代谢途径和主要的生理功能。
8. 何谓酮体？有何生理和病理意义？
9. 简述谷氨酸在体内转变成尿素、CO_2与水的主要代谢过程。
10. 苯酮酸尿症与白化病发生的生化基础是什么？
11. 试述嘌呤核苷酸从头合成的原料、过程和调节酶。
12. 试述嘌呤核苷酸的降解过程及痛风的病因、生物化学发病机制。
13. 简述5-FU、6-MP、甲氨蝶呤及别嘌呤醇药物作用的生化机制。
14. 简述嘧啶核苷酸从头合成的原料、重要酶。
15. 何谓生物氧化？生物氧化与体外氧化有何异同？
16. 何谓呼吸链？由哪些成分构成？请写出体内两条重要呼吸链的排列顺序。
17. 线粒体外的NADH如何进行氧化磷酸化？
18. 体内ATP如何生成？

19. 影响氧化磷酸化的因素有哪些？
20. 生物体内 ATP 的生成、储存和利用是如何运行的？
21. 试述肝在人体物质代谢中的作用。
22. 什么是生物转化？试述其反应类型及影响因素。
23. 试述胆汁酸的生成过程及其肠肝循环的生理意义。
24. 试述胆色素代谢过程。
25. 何谓黄疸？试说明 3 种黄疸产生的原因及生化改变。
26. 肝功能不全患者血氨升高的机制是什么？
27. 肝功能不全患者有哪些主要临床表现？
28. 为什么说 ATP 既是体内重要的储能物质，又是直接的供能物质？
29. 何谓基础代谢？测定基础代谢率的意义如何？
30. 为什么说皮肤是人体主要的散热途径？皮肤的散热方式有哪些？
31. 寒冷环境中机体是如何增加产热的？

参考文献

白波 . 2009. 生理学 . 6 版 . 北京：人民卫生出版社

查锡良 . 2013. 生物化学 . 8 版 . 北京：人民卫生出版社

童坦均，李刚 . 2014. 生物化学 . 3 版 . 北京：北京大学医学出版社

赵宝昌 . 2009. 生物化学 . 2 版 . 北京：高等教育出版社

朱大年 . 2013. 生理学 . 8 版 . 北京：人民卫生出版社

Guyton AC，Hall JE. 2010. Textbook of Medical Physiology. 12th ed. Philadelphia：WB Saunders

第八章 血　液

要点：①血液由血浆和血细胞组成。正常成年人血量占体重的7%～8%。血液在维持机体内环境稳态和防御保护中起重要作用。②血浆渗透压由晶体渗透压和胶体渗透压组成，分别在维持细胞内外和血管内外水平衡中起重要作用。③红细胞具有可塑变形性、悬浮稳定性和渗透脆性，主要功能是运输 O_2 和 CO_2。红细胞合成所需原料主要包括铁、蛋白质、维生素 B_{12} 和叶酸。④白细胞包括中性粒细胞、嗜酸性粒细胞、嗜碱性粒细胞、单核细胞和淋巴细胞。中性粒细胞、单核/巨噬细胞可吞噬入侵机体的微生物和其他异物，还可清除自身的坏死组织；嗜碱性粒细胞和嗜酸性粒细胞分别与过敏症状的引起和缓解有关，嗜酸性粒细胞还可参与对蠕虫的免疫；淋巴细胞主要参与免疫反应。⑤生理止血过程可分为局部血管收缩、血小板血栓的形成及血液凝固3个时相。血小板具有黏附、释放、聚集、收缩和吸附等生理特性，在生理止血过程中居中心地位。⑥血液凝固可分为凝血酶原激活复合物的形成、凝血酶的形成和纤维蛋白的生成3个基本步骤；根据其启动途径和参与反应的凝血因子，将凝血分为内源性凝血和外源性凝血两条途径，其启动因子分别为因子Ⅻ和因子Ⅲ；内源性途径的作用在于维持和巩固凝血反应。⑦血型是指红细胞膜上特异抗原的类型。ABO血型和Rh血型是人类最重要的血型系统。为保障输血安全应坚持同型输血，并进行交叉配血试验。⑧机体凝血与抗凝血之间的平衡失调，可产生两种后果：凝血活性过强，易形成血栓；凝血功能障碍，发生出血倾向。⑨弥散性血管内凝血是指在某些致病因子作用下，凝血因子被激活，大量促凝物质形成，微循环中形成广泛微血栓，微血栓的形成消耗了大量凝血因子和血小板，继发出现纤维蛋白溶解功能增强，机体出现以止、凝血功能障碍为特征的病理过程。⑩弥散性血管内凝血早期表现为高凝状态，后期又转入低凝状态。患者主要表现为明显的出血、休克、器官功能障碍和微血管病性溶血性贫血等。

血液（blood）是由血浆和血细胞组成的流体组织，在心血管系统内循环流动，并与全身各组织进行物质交换，在全身各部位组织液间起重要的沟通和运输作用。血液还具有缓冲功能及防御和保护功能，参与机体的生理止血、抗感染防御和各种免疫反应，在维持机体内环境稳态中起着非常重要的作用。当血液总量或组织、器官的血流量不足时，或血液的止血和抗感染防御功能异常时，可引起一系列病变，严重时甚至危及生命。很多疾病可导致血液的组成成分或性质发生特征性的变化，故临床血液检查在医学诊断上有重要的价值。

第一节 概　　述

一、血液的组成与基本功能

（一）血细胞

血细胞包括**红细胞**［**erythrocyte**（或 **red blood cell，RBC**）］，**白细胞**［**leukocyte**（或 **white blood cell，WBC**）］和**血小板**［**platelet**（或 **thrombocyte**）］，它们均起源于骨髓造血干细胞。将经过抗凝处理的正常血液置入离心管中，静置一段时间或者经离心沉降后，可见血液分为3层：上层淡黄色或无色透明液体部分为**血浆（plasma）**；底层是深红色的红细胞；在两层之间有一薄层灰白色物质，为白细胞和血小板（图8-1）。

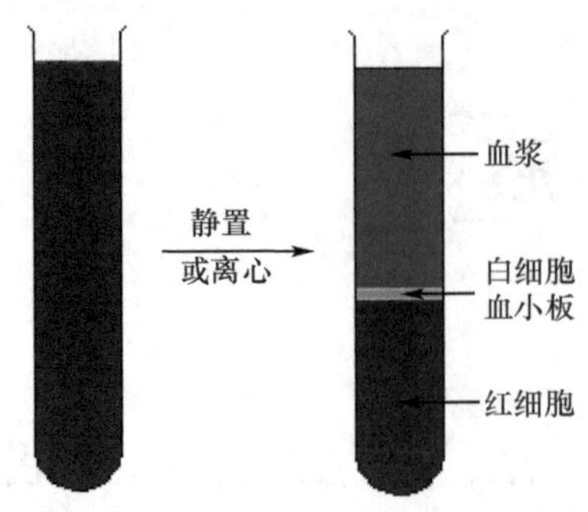

图8-1 血液的组成

血细胞在血液中所占的容积百分比，称为**血细胞比容（hematocrit）**。正常成年男性为40%～50%，女性为37%～48%。在血细胞中，由于白细胞和血小板仅占总容积的0.15%～1%，故血细胞比容可反映血液中红细胞的相对容积。贫血患者血细胞比容降低。

（二）血浆

血浆为淡黄色液体，占血液体积的50%～55%，其中90%是水，其余为血浆蛋白、脂蛋白、激素、酶、无机盐及一些代谢产物（如氨基酸、多肽、乳酸、酮体、尿素、尿酸、肌酐、胆色素和氨等）。另外，血浆中还有O_2、CO_2和N_2等气体及微量的维生素。这些成分是血浆理化特性和生理功能的物质基础。测定血浆的化学成分，可反映出体内物质代谢的状况。

血浆蛋白的浓度是血浆和组织液的主要区别所在，因为血浆蛋白的分子很大，难以透过毛细血管壁，故血浆中蛋白质含量高于组织液。在生物化学研究中，用盐析法将血浆蛋白分为白蛋白、球蛋白与纤维蛋白原三大类。用电泳法又可将球蛋白区分为α_1-球蛋白、α_2-球蛋白、α_3-球蛋白、β-球蛋白和γ-球蛋白等。正常成年人血浆蛋白总量为65～85g/L，其中白蛋白为40～48g/L，球蛋白为15～30g/L。白蛋白和大多数球蛋白主要由肝产生（γ-球蛋白来自浆细胞），肝患疾病时常导致白蛋白和球蛋白含量比值降低。

（三）血液的基本功能

1. 运输功能

血液循环流动于全身，维持着体内各器官间的相互联系，并通过呼吸、消化、排泄等器官保持整个机体与外界环境的联系，可以将O_2、营养物质运送到各器官、细胞，将细胞代谢产物、CO_2及代谢产生的热量运送到排泄器官和散热部位而排出体外。血液还可将激素运输到相应的靶细胞，参与体液调节过程。

2. 保持机体内环境稳态

血液借助它与排泄器官（肾、肺、皮肤等）的联系，能使细胞外液中各种物质的成分和浓度保持相对稳定。血浆和红细胞中含有多种缓冲对，可缓冲进入血液的酸性物质或碱性物质所引起的pH变化。另外，血浆中有大量水分，水的比热较大，可吸收代谢产生的热量，而本身温度升高不多，有利于维持体温的相对恒定。由此可见，血液在维持机体内环境稳态中起着非常重要的作用。

3. 免疫防御和保护功能

血液中的白细胞、抗体、补体是机体抵御病原微生物和异物入侵的重要机制。血液中的血小板和凝血因子在机体生理止血反应中起重要作用。

二、血液的理化特性

（一）血液的颜色与比重

血液为不透明的红色液体。其红色与红细胞内血红蛋白的含氧量有关。血红蛋白含氧量多时血液呈鲜红色（动脉血），含氧量少时血液呈暗红色（静脉血）。通常献血时抽的是静脉血，所以外观呈暗红色。血浆因含少量胆红素而呈透明淡黄色。

正常人全血（血细胞+血浆）的比重为1.050～1.060，与红细胞数量呈正相关。红细胞的比重为1.090～1.092，其大小主要取决于红细胞中血红蛋白的含量。血红蛋白越多，红细胞比重就越大。血浆的比重为1.025～1.030，其大小主要与血浆蛋白含量有关。血红蛋白越多，血浆比重就越大。利用血细胞和血浆比重的差异，可进行血细胞的分离制备和血细胞比容的测定。

（二）血浆黏滞性

液体流动时，由于内部分子或颗粒间的摩擦而产生阻力，以致流动缓慢并表现出黏着的特性，称为**黏滞性（viscosity）**。与水相比，全血的相对黏滞性为4～5，血浆的相对黏滞性是1.6～2.4。当温度恒定时，血液黏滞性的大小，主要取决于红细胞比容和血浆蛋白的含量。红细胞比容越大，血浆蛋白含量越多，血液黏滞性就越大。在物理学上，水、乙醇等所谓“理想液体”的黏滞性是不随流速的改变而变化，血液在流速很快时类似于理想液体（如在动脉内），但当流速较慢时，血液黏滞性则与流速呈反变关系。这主要是由于血流缓慢时，红细胞发生叠连或聚集，使血液的黏滞性增大。血浆的黏滞性过高可使外周循环阻力加大，影响器官的血液供应。

（三）血浆渗透压

促使纯水或低浓度溶液中的水分子通过半透膜向高浓度溶液中渗透的力量，称为**渗透压（osmotic pressure）**。渗透压的高低取决于溶液中溶质颗粒（分子或离子）数目的多少，而与颗粒的种类和大小无关。在单位体积溶液中，颗粒越多，渗透压越高。正常人血浆渗透压约为300mOsm/(kgH_2O)，相当5790mmHg(770kPa)，由晶体渗透压和胶体渗透压两部分组成。**晶体渗透压**是由血浆中大量的晶体物质（主要是Na^+

和 Cl^-）构成，是血浆渗透压的主要组成部分。因为血浆中的晶体物质可以自由通过毛细血管壁，而某些晶体物质不能自由通过细胞膜，因而血浆和组织液的晶体渗透压基本相等，故其主要作用是保持细胞内、外水平衡和维持红细胞的正常形态。**胶体渗透压**是由血浆蛋白（主要是白蛋白）等胶体物质构成，只有 1.3mOsm/(kgH_2O)，相当 25mmHg（3.3kPa）。胶体物质的分子大，正常情况下不易透过毛细血管壁，所以毛细血管内的胶体渗透压可高出组织液许多倍，因而可以限制血管内水分向血管外渗出，具有维持血量、调节血管内外水交换的作用。如因某种原因造成血浆蛋白浓度降低，血浆胶体渗透压下降时，将导致组织间隙内水潴留过多而形成水肿。

在临床或生理实验中使用的各种溶液，若其渗透压与血浆渗透压相等则称为**等渗溶液**（如 0.85% NaCl 溶液），高于或低于血浆渗透压则相应地称为高渗或低渗溶液。但不同物质的等渗溶液不一定都能使悬浮于其中的红细胞体积和形态保持正常。一般把能使红细胞保持正常体积和形状的溶液，称为等张溶液。等张溶液其实就是由不能透过细胞膜的溶质所形成的等渗溶液。例如，NaCl 不易透过红细胞膜，所以 0.85% NaCl 既是等渗溶液，也是等张溶液；1.9% 尿素溶液虽是等渗溶液，但尿素能自由通过红细胞膜，红细胞置入其中后会肿胀破裂而发生溶血，所以不是等张溶液。

（四）血浆 pH

正常人血液呈弱碱性，pH 为 7.35~7.45。保持血液 pH 相对恒定是维持组织细胞进行正常生命活动的重要条件。pH 过高或过低都会影响机体的正常生命活动，严重的会导致死亡。血液 pH 的相对恒定主要依赖于血液内缓冲物质及肺和肾的酸碱调节活动。

血液中最主要的缓冲物质是 $NaHCO_3/H_2CO_3$，此外还有蛋白质钠盐/蛋白质及 Na_2HPO_4/NaH_2PO_4。红细胞中也含有血红蛋白钾盐/血红蛋白、氧合血红蛋白钾盐/氧合血红蛋白、$KHCO_3/H_2CO_3$ 和 K_2HPO_4/KH_2PO_4 等缓冲对。一般酸性物质或碱性物质进入血液时，血液中的缓冲物质可有效减轻这些物质对血浆 pH 的影响，特别是在肺和肾不断排出体内过多的酸或碱的情况下，通常血浆 pH 的波动范围极小。

（杨 威）

第二节 血细胞生理

一、红细胞

（一）红细胞的数量

红细胞是血液中数量最多的一种血细胞。我国正常成年男性红细胞数量为 $(4.0\sim5.5)\times10^{12}/L$，女性为 $(3.5\sim5.0)\times10^{12}/L$。红细胞数目常随年龄、性别、生活条件等的不同而有所差异。例如，儿童低于成人，新生儿高于成人，高原地区居民高于平原地区居民。若血液中红细胞数量、血红蛋白浓度低于正常，则称为**贫血（anemia）**。

（二）红细胞的生理特性

1. 红细胞可塑变形性

红细胞在血管中循环运行，常常要挤过口径比它小的毛细血管和血窦孔隙，这时红细胞将发生卷曲变形，在通过后又恢复原状，红细胞的这种特性称为**可塑变形性（plastic deformation）**。红细胞的可塑变形性主要与其双凹圆碟形有关。这种形状使红细胞具有较大的体表面积与体积之比，变形能力远大于异常情况下可能出现的球形红细胞。

2. 红细胞渗透脆性

将红细胞放入低渗溶液中，水分就会顺着浓度梯度进入细胞内，使红细胞膨胀破裂并释放出血红蛋白，这种现象称为**溶血（hemolysis）**。红细胞在低渗溶液中发生膨胀破裂的特性称为红细胞的**渗透脆性（osmotic fragility）**或简称脆性。将正常红细胞悬浮于不同浓度的 NaCl 溶液中可以看到：在等渗溶液中红细胞保持正常大小和双凹圆碟形；在渗透压依次递减的一系列溶液中，水在渗透压差的作用下渗入红细胞，细胞体积逐步胀大，成为球形。当体积增加 45%~60% 时，红细胞破裂而发生溶血。正常人的红细胞一般在 0.42% NaCl 溶液中时部分红细胞出现溶血，在 0.35% NaCl 溶液中时全部红细胞发生溶血。这说明红细胞在低渗透压的溶液中并不一定发生溶血，红细胞对低渗盐溶液具有一定的抵抗力。在某些溶血性疾病中，红细胞开始溶血及完全溶血的 NaCl 溶液浓度均高于正常人，表明患者红细胞对低渗盐溶液的抵抗力降低，即渗透脆性变大。

3. 红细胞悬浮稳定性

将与抗凝剂混匀的血液静置于一支玻璃管中，红细胞由于比重较大而下沉，但正常时下沉十分缓慢，表明红细胞能相对稳定地悬浮于血浆中，红细胞的这一特性称为红细胞的**悬浮稳定性（suspension stability）**。通常以红细胞在第一小时末下沉的距离来表示红细胞沉降的速度，称为**红细胞沉降率（erythrocyte sedimentation rate，ESR）**。红细胞沉降率越小，表示悬浮稳定性越大。正常男性的红细胞沉降率为 0~15mm，女性为 0~

20mm。红细胞能均匀地悬浮于血浆中不易下沉的主要原因是由于红细胞具有较大的体表面积与体积之比，与血浆之间产生的摩擦力较大，因而阻碍了红细胞的下沉。在某些疾病（如活动性肺结核、风湿热等），红细胞彼此能较快地以凹面相贴，称为红细胞叠连（rouleaux formation）。红细胞发生叠连后，细胞与血浆总的接触面积减小，而单位体积的质量增大，摩擦力相对减小，红细胞下降速度就会加快。红细胞叠连的快慢取决于血浆的成分，而不在于红细胞本身。通常血浆中球蛋白、纤维蛋白原和胆固醇含量增多时，可加速红细胞叠连和沉降速率；血浆中白蛋白和卵磷脂含量增多时，则可减慢红细胞叠连和沉降速率。

（三）红细胞的生理功能

红细胞的主要功能是运输 O_2 和 CO_2，这两项功能是由红细胞中血红蛋白来完成的。红细胞含有大量的**血红蛋白（hemoglobin，Hb）**，占红细胞成分的30%～35%。在 O_2 分压高时，血红蛋白容易与 O_2 疏松结合成氧合血红蛋白，在 O_2 分压低时，O_2 又容易解离而释放出来。在 CO_2 分压低的环境中血红蛋白能与 CO_2 结合成氨基甲酰血红蛋白，在 CO_2 分压低的环境中，CO_2 又解离释放出来。如果红细胞破裂，血红蛋白释放到血浆中，便丧失了运输 O_2 和 CO_2 的功能。另外，血红蛋白及其钾盐构成的缓冲对（血红蛋白钾盐/血红蛋白、氧合血红蛋白钾盐/氧合血红蛋白）也对血液酸碱平衡具有一定的调节作用。

（四）红细胞的生成与破坏

成人体内每天约有 0.8% 的红细胞因衰老而被破坏。同时又有部分新生的红细胞进入血液。红细胞的生成与破坏呈动态平衡，红细胞数量相对稳定。

1. 红细胞的生成过程

机体在生长发育过程中，红细胞的生成部位有所不同。胚胎时期在卵黄囊、肝、脾和骨髓。出生以后，随着个体发育，只有胸骨、肋骨、髂骨和长骨近端等红骨髓组织具有造血功能。红骨髓内的造血干细胞首先分化成为红系定向祖细胞，再经过红系前体细胞，包括原红细胞、早幼红细胞、中幼红细胞、晚幼红细胞及网织红细胞各个阶段，发育成为成熟红细胞而释放入血。在红细胞的生成和成熟过程中，细胞体积逐渐减小，细胞核逐渐消失，血红蛋白逐渐增加。由原红细胞发育成为网织红细胞并释放入血需 6～7 天。因为红细胞、白细胞、血小板均起源于造血干细胞，所以当某些理化因素，如放射性物质（X 线及放射性同位素等）和化学物质（苯、有机砷、抗肿瘤药物、氯霉素等）抑制骨髓造血功能时，可导致再生障碍性贫血，常表现为红系、粒系和血小板 3 系血细胞减少。

2. 红细胞生成的原料

红细胞合成的原料主要是蛋白质和铁，还需叶酸和维生素 B_{12} 等辅酶。若原料供应不足，造血将发生障碍，出现营养性贫血。铁是合成血红蛋白必需的原料。成人每天需要 20～30mg 铁用于生成红细胞，但每天仅需从食物中吸收 1mg 以补充排泄的铁，其余均来自体内铁的再利用。若铁供应不足，会导致血红蛋白合成减少，引起低色素小细胞性贫血，即缺铁性贫血。在幼红细胞的发育成熟过程中，细胞核 DNA 对于细胞分裂有重要的作用。叶酸和维生素 B_{12} 是合成 DNA 所需的重要辅酶，缺乏时，DNA 合成减少，幼红细胞分裂增殖减慢，细胞体积增大，导致巨幼红细胞性贫血。

3. 红细胞生成的调节

红细胞生成主要受**促红细胞生成素（erythropoietin，EPO）**和**爆式促进激活物（burst promoting activator，BPA）**的调节，性激素也起一定作用。

BPA 是一种糖蛋白，能促进早期红系定向祖细胞的增殖活动。EPO 也是一种糖蛋白，主要作用是促进晚期红系定向祖细胞的增殖和分化，加速红系前体细胞的增殖分化并促进网织红细胞的成熟与释放。贫血、低氧、缺血均可促进 EPO 的合成及分泌。而当红细胞生成增多时，EPO 的产生受到抑制，从而使红细胞数目保持相对恒定。EPO 主要由肾产生，因此临床上常见晚期肾病患者并发难以纠正的肾源性贫血。

雄激素能促进 EPO 的合成，促进红细胞生成，还可以直接刺激骨髓的造血功能。雌激素能降低红系定向祖细胞对 EPO 的反应，抑制红细胞的生成。雌、雄激素对红细胞生成的不同作用，可能是男性红细胞数量和血红蛋白量高于女性的原因之一。此外，其他一些激素，包括甲状腺激素、生长激素和糖皮质激素等也有一定的促进红细胞生成的作用。

4. 红细胞的破坏

红细胞的平均寿命约为 120 天。当红细胞衰老时，细胞的变形能力减弱而脆性增加，在通过微小孔隙时变得困难，特别容易停滞在脾和骨髓中，并被巨噬细胞吞噬（血管外破坏）；也会在血流湍急处，因机械冲击而被破坏（血管内破坏）。红细胞破坏后释放出的血红蛋白，经巨噬细胞消化或肝代谢，分解为铁和胆红素。胆红素经胆汁排出。而铁或被重吸收再利用，或沉着于肝细胞内。当机体发生严重溶血时，血浆中释放的血红蛋白过多，此时将有部分血红蛋白随尿排出，形成血红蛋白尿。

二、白细胞

（一）白细胞的数量

正常成年人白细胞总数是 $(4.0 \sim 10) \times 10^9/L$。白细胞在血液中的数量随机体生理状态可发生较大变化，如下午高于清晨，初生儿高于成人，剧烈运动、进食、妊娠和疼痛时升高，同时也存在个体差异。虽然其数量变化较大，但各类白细胞之间的百分比是相对恒定的。许多疾病可导致白细胞数量改变，故临床上常把白细胞数量作为判断疾病的重要依据。

（二）白细胞的生理特性和功能

白细胞具有变形、游走、趋化、吞噬等特性。除淋巴细胞外，其他所有白细胞都能伸出伪足做变形运动，白细胞凭借这种运动穿过血管壁，这一过程称为白细胞**渗出**（**diapedesis**）。白细胞具有趋向某些化学物质游走的特性，称为**趋化性**（**chemotaxis**）。细菌及细菌毒素、细菌或细胞的降解产物、衰老细胞、病毒及抗原-抗体复合物等都具有趋化活性。白细胞游走到这些物质周围，将其吞噬入细胞质。

1. 中性粒细胞

中性粒细胞在血管内停留的时间平均只有6～8h，很快它们就穿过血管壁进入组织发挥作用，而且一旦进入组织就不再返回血液。在血管中的中性粒细胞，约有一半随血流循环，通常实验室白细胞计数只能反映这部分中性粒细胞的情况；另一半则附着在小血管壁上。这两部分白细胞可以相互交换，保持动态平衡。同时，在骨髓中还储备了约2.5×10^{12}个成熟中性粒细胞，在机体需要时可立即动员这部分中性粒细胞进入循环血流。

中性粒细胞具有很强的变形、游走、趋化及吞噬能力。当炎症发生时，它们被趋化性物质吸引到炎症部位。由于中性粒细胞内含有大量溶酶体酶类，因此能将吞噬入细胞内的细菌和组织碎片分解，入侵的细菌就被包围在一个局部并被消灭。当中性粒细胞吞噬数十个细菌后，其本身即解体，释放出各种溶酶体酶类，进而溶解周围组织，形成脓肿。在临床上，中性粒细胞数目的明显增多，常是急性化脓性感染的反映。

2. 嗜碱性粒细胞

嗜碱性粒细胞的主要功能在于：①释放肝素抑制凝血；②释放组胺、过敏性慢反应物质，使毛细血管通透性增加，支气管平滑肌收缩而引起荨麻疹、哮喘等过敏反应症状；③释放嗜酸性粒细胞趋化因子A，吸引嗜酸性粒细胞聚集于局部，以缓解过敏反应和限制炎症过程。

3. 嗜酸性粒细胞

嗜酸性粒细胞的主要功能在于：①限制嗜碱性粒细胞在速发型过敏反应中的作用；②参与对蠕虫的免疫反应。嗜酸性粒细胞的细胞膜上分布有免疫球蛋白Fc片段和补体C_3的受体，蠕虫经过特异性IgE和C_3的调理作用后，嗜酸性粒细胞可借助于细胞表面的Fc受体和C_3受体粘着于蠕虫上，并且利用细胞内溶酶体的过氧化物酶等酶类损伤蠕虫体。在有寄生虫感染、过敏反应等情况时，常伴有嗜酸性粒细胞增多。

4. 单核细胞

单核细胞伪吞噬能力很弱，但在血流中停留2～4天后，随即进入组织继续发育成**巨噬细胞**（**macrophage**），其胞体增大，溶酶体和溶菌酶增多，吞噬能力大大增强。因此常将二者合称为单核/巨噬细胞系统，是机体内一个庞大的防御系统，在抗原信息传递、特异性免疫应答的诱导和调节中起关键作用。此外，激活的单核/巨噬细胞系统还能合成、释放多种细胞因子，如集落刺激因子、白介素、肿瘤坏死因子、干扰素等，调节其他细胞的生长。

5. 淋巴细胞

淋巴细胞是具有特异性免疫功能的免疫细胞，它们在免疫应答过程中起着核心作用，是构成机体防御系统的又一重要组成部分。根据细胞生长发育的过程、细胞表面标志和功能的不同，可将淋巴细胞分成**T淋巴细胞**（**T lymphocyte**）、**B淋巴细胞**（**B lymphocyte**）和**自然杀伤细胞**（**natural killer cell，NK cell**）三大类。T淋巴细胞主要与细胞免疫有关，B淋巴细胞主要与体液免疫有关，而自然杀伤细胞则是机体天然免疫的重要执行者。

（三）白细胞的生成与破坏

白细胞也起源于红骨髓的造血干细胞，并经历定向祖细胞、前体细胞等阶段，发育成具有各种功能的成熟白细胞。白细胞的分化和增殖主要受到一组**造血生长因子**（**hematopoietic growth factor，HGF**）的调节。这些因子由淋巴细胞、单核细胞和成纤维细胞生成并分泌，是一种糖蛋白。由于有些造血生长因子在体外可刺激造血细胞生成集落，故又称为**集落刺激因子**（**colony stimulating factor，CSF**）。此外，还有乳铁蛋白和转化生长因子-β等一类抑制因子，它们能直接抑制白细胞的生长、增殖，或通过抑制上述一些生长因子的释放来影响白细胞的生成。

白细胞的寿命较难确定。白细胞可因衰老而死亡或因执行防御功能而被消耗。一般来说，粒细胞和单核细胞在血液中只停留几小时或2～4天即进入组织中发挥作用，生存时间都比较短。淋巴细胞一般存活时间也比较短，只有几天或几周，但有的却可存活数月或数年。遭破坏的白细胞，有的与被破坏的组织残片和细菌一起形成脓液，有的则通过消化道、呼吸道、泌尿道排出体外。

白血病（**leukemia**）是造血组织的恶性疾病，其特点是白细胞某一系统无限制地增生，并进入外周血液，而正常红细胞和血小板的制造被明显抑制。患有白血病的人体内产出的白细胞比实际需要多，但多数白细胞是不成熟的，为幼稚细胞，其存活期比正常情况下长。尽管这种白细胞数量很大，却不能像正常白细胞那样抗感染。因此，患者常有不同程度的贫血、出血、感染和发热等临床症状，甚至危及患者生命。

三、血小板

（一）血小板的形态、数量

血小板是从成熟巨核细胞的胞质裂解脱落下来的

具有生物活性的小块胞质。其无色，无核，为扁平不规则的圆形小体。胞质内存在各种颗粒和致密体，其中储存有多种与其功能有关的活性因子。血小板的数量为（100~300）$\times 10^9$/L，可随机体情况而发生变化，如冬季多于春季，午后多于清晨，剧烈运动及妊娠期显著增多，其变化幅度可达6%~10%。

（二）血小板的生理特性及功能

血小板的生理特性主要有黏附、释放、聚集、收缩和吸附。这些特性与血小板的止血功能和加速凝血功能密切相关。

1. 黏附

血小板与非血小板表面的黏着，称为**血小板黏附**（**platelet adhesion**）。血小板不能黏附于正常内皮细胞的表面。但当血管内皮损伤，暴露出内皮下的胶原纤维时，血小板被激活并黏附其上。血小板的黏附需要血小板膜上的多种糖蛋白、内皮下成分（主要为胶原纤维）、血浆内 von Willebrand 因子及 Ca^{2+} 的参与，当这些成分缺乏或变性时，血小板的黏附功能会受损，因而可有出血倾向。

2. 释放

血小板内含有致密体、α-颗粒和溶酶体3种颗粒。血小板受刺激活化后，可将储存在致密体、α-颗粒和溶酶体内的物质排出，释放出ADP、ATP、5-羟色胺、Ca^{2+}、儿茶酚胺类等活性物质，使小动脉收缩，并进一步促进血小板的活化、聚集，加速止血过程。此外，血小板被激活后还可即时合成和释放血栓烷 A_2（thromboxane A_2，TXA_2）。TXA_2具有强烈的聚集血小板和缩血管作用。阿司匹林（aspirin）可减少 TXA_2 的生成，因而具有抗血小板聚集的作用。

3. 聚集

血小板彼此黏着在一起，聚集成团，这种现象称为**血小板聚集**（**platelet aggregation**）。黏附、聚集的血小板形成血栓，可以封闭创口，有利于止血。血小板聚集可分为两个时相：第一时相是可逆聚集相，聚集发生迅速而容易解聚，主要由损伤组织释放ADP引起；第二时相是不可逆聚集相，聚集发生缓慢而不能解聚，主要由黏附的血小板本身释放内源性ADP和TXA_2引起，并在 Ca^{2+} 和纤维蛋白原存在的情况下实现。目前已知多种生理性因素及病理性因素均可引起血小板聚集。生理性致聚剂主要有ADP、肾上腺素、5-羟色胺、组胺、胶原、凝血酶、TXA_2等。病理性致聚剂有细菌、病菌、免疫复合物、药物等。血小板聚集反应的形式可因致聚剂的种类及浓度不同而有差异。

血小板的聚集还受到**前列环素**（**prostacyclin，PGI_2**）和NO的调控。PGI_2的作用与TXA_2相反，可提高血小板内cAMP的含量，具有较强的抗血小板聚集的作用。在正常情况下，血管内皮产生的PGI_2与血小板生成的TXA_2之间保持动态平衡，使血小板不发生聚集。当血管内皮受损时，血管局部生成的PGI_2减少，将促进血小板聚集。内皮细胞和血小板本身都可释放NO，继而通过提高血小板内cGMP的含量来抑制血小板聚集。

4. 收缩

血小板内含有血小板收缩蛋白，包括肌动蛋白、肌凝蛋白、微管及各种相关蛋白，使血小板具有收缩能力。血小板活化后，胞质内 Ca^{2+} 浓度增高，血小板发生收缩，促使凝血块紧缩、血栓硬化，加强止血效果。

5. 吸附

血小板表面能吸附血浆中多种凝血因子。血管内皮破损时，随着血小板黏附和聚集于破损局部，可使局部凝血因子的浓度增高，有利于血液凝固和生理止血。

（三）血小板的生成和破坏

生成血小板的巨核细胞也是从骨髓造血干细胞分化发展来的。造血干细胞首先分化生成巨核系祖细胞。在巨核细胞发育过程中，有一种膜性物质把巨核细胞的胞质分隔成许多小区。当每个小区被完全隔开并脱落后即成为血小板，进入血液。一个巨核细胞可产生200~700个血小板。

血小板生成素（**thrombopoietin，TPO**）是造血干细胞的调节因子，它能刺激造血干细胞向巨核系祖细胞分化，并特异地促进巨核系祖细胞增殖、分化及成熟，进而释放血小板。

血小板进入血液后，平均寿命为7~14天，但只有在最初的2~3天内具有正常的生理功能。衰老的血小板在脾、肝和肺组织中被吞噬。血小板也会在发挥生理功能时被消耗。

（杨　威）

第三节　生理止血

小血管损伤后，血液将从血管中流出，但数分钟后出血将自行停止，这种现象称为**生理止血**（**hemostasis**）。用一个小针刺破耳垂或指尖使血液流出，然后测定出血延续的时间，这一段时间称为**出血时间**（**bleeding time**）。出血时间的长短可以反映生理止血功能的状态。正常出血时间为1~3min（滤纸法）。血小板减少，出血时间即相应延长，这说明血小板在生理止血过程中具有重要作用。

生理止血过程主要包括局部血管收缩、血小板血栓形成和血液凝固3个环节（图8-2）。

（1）局部血管收缩：小血管受伤后首先出现局部血管收缩，若破损不大即可使血管封闭，这主要是损伤刺激引起的局部缩血管反应，但持续时间很短。引起血管收缩的原因有：①损伤性刺激使血管反射性收缩；②血管壁的损伤引起局部血管肌源性收缩；③黏附于损伤处的血小板释放5-HT、TXA_2等缩血管物质，引起血管收缩。

（2）血小板血栓形成：在血管损伤部位，血小板黏附、聚集形成松软的血小板血栓而堵塞伤口，达到初步止血。当血小板减少或功能降低时，出血时间将延长。

（3）血液凝固：血管受损激活凝血系统，在局部迅速出现血液凝固，血浆中可溶性纤维蛋白原转变成不溶性纤维蛋白，与血小板一道构成牢固的血栓，有效制止出血（二期止血）。因此，生理止血的3个过程彼此互相促进，使生理止血及时而快速地进行。

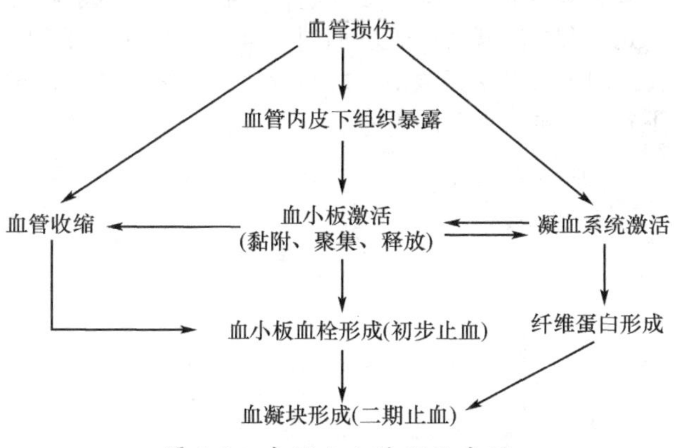

图8-2　生理止血过程示意图

一、血小板的止血功能

在生理止血过程中血小板的功能活动大致可以分为两方面，一方面是创伤发生后，血小板迅速黏附于创伤处，并聚集成团，形成较松软的血小板血栓。另一方面血小板还能促进血液凝固并形成坚实的血栓。

1. 形成血小板血栓

血管损伤后，由于内皮下胶原纤维暴露，1～2s内即有少量的血小板附着于内皮下的胶原上，这是形成血栓的第一步。通过血小板黏附可"识别"损失部位，使血栓准确定位。黏附一旦发生，血小板的聚集过程也随即发生。局部组织释放的ADP和局部凝血过程中生成的凝血酶可以使血小板活化而释放内源性ADP和TXA_2，进而激活，募集更多血小板发生不可逆聚集，使血液中血小板不断地黏附在已黏附固定于内皮下胶原的血小板上，形成血小板血栓，将伤口堵塞，达到初步止血的目的。

2. 促进血液凝固

活化的血小板可为血液凝固过程中的凝血因子的激活提供磷脂表面，血小板还可释放纤维蛋白原等凝血因子，从而大大加速凝血过程。而血凝块中血小板的收缩，可引起血块回缩，挤出其中的血清而变得更为坚实，牢固封住血管的破口。血液凝固过程中产生的凝血酶又可加强血小板的活化。

生理止血时局部血管收缩、血小板血栓形成和血液凝固3个过程彼此相互促进，使生理止血及时而快速进行。由于血小板与生理止血过程3个环节均有密切关系，通常认为血小板在生理止血过程中居于中心地位。

二、血液凝固

血液凝固（blood coagulation）是指血液由流动的液体状态转变为不能流动的凝胶状态的过程。实际上这是由一系列凝血因子参与的、复杂的酶促反应，使血浆中的可溶性纤维蛋白转变为不溶性的纤维蛋白，后者交织成网，将血细胞网罗其中，成为血凝块的过程。从血液流出血管到血液凝固所需的时间，称为**凝血时间（clotting time，CT）**，正常为2～8min（玻片法）。在患某些疾病时，可因某些凝血因子缺乏或含量不足，使凝血时间延长。

（一）凝血因子

血浆与组织中直接参与血液凝固的物质，统称为**凝血因子（coagulation factor或clotting factor）**，其中按国际命名法编号的有12种，即凝血因子Ⅰ～凝血因子XIII（表8-1）。其中因子Ⅵ是活化的因子Ⅴ，故一般将因子Ⅵ删去。此外，前激肽释放酶、高分子激肽原及来自血小板的磷脂等也直接参与凝血过程。凝血因子Ⅱ、凝血因子Ⅶ、凝血因子Ⅸ、凝血因子Ⅹ都在肝中合成，且合成时需要维生素K的存在，故肝功能异常或维生素K缺乏时常出现凝血功能异常。除凝血因子Ⅳ（钙离子）外，其余的凝血因子都是蛋白质。

表8-1　按国际命名法编号的凝血因子

编号	同义名	特性和功能
Ⅰ	纤维蛋白原	主要由肝合成，可激活为纤维蛋白
Ⅱ	凝血酶原	肝合成（需维生素K），在凝血酶原激物的作用下激活为凝血酶
Ⅲ	组织因子	内皮细胞和组织释放，与凝血因子Ⅶ结合后启动外源性凝血机制
Ⅳ	钙离子	从饮食和骨释放中获得，参与凝血的全过程
Ⅴ	前加速素易变因子	由肝合成或血小板释放的血浆蛋白，可大大提高X_a的活性

续表

编号	同义名	特性和功能
Ⅶ	前转变素稳定因子	由肝合成的血浆蛋白（需维生素K），参与外源性凝血机制
Ⅷ	抗血友病因子	肝合成的球蛋白，可大大提高XI_a的活性，缺乏时引起血友病A（甲型血友病）
Ⅸ	血浆凝血激酶	参与内源性凝血，缺乏时可引起血友病B（乙型血友病）
Ⅹ	自体凝血酶原C因子	是形成凝血酶原激物的主要成分，参与内源性和外源性凝血机制
Ⅺ	血浆凝血激酶前质	肝合成的血浆蛋白，参与内源性凝血，缺乏时可引起血友病C（丙型血友病）
Ⅻ	接触因子	为蛋白水解酶，启动内源性凝血，并可激活纤溶酶原
XIII	纤维蛋白稳定因子	为血浆和血小板中的酶，可加强纤维蛋白间的结合和稳定

在血液中，凝血因子Ⅱ、凝血因子Ⅶ、凝血因子Ⅸ、凝血因子Ⅹ、凝血因子Ⅺ、凝血因子Ⅻ通常以无活性酶原的形式存在，只有通过有限水解，暴露或形成活性中心后，这些因子才具有活性，这个过程称为凝血因子激活。习惯上以该因子代号的右下角加"a"来表示这些因子的"活化型"，如凝血因子Ⅱ的"活化型"为凝血因子$Ⅱ_a$。

（二）血液凝固过程

凝血过程的实质为一链锁式酶的正反馈催化过程。凝血过程一旦开始，各个凝血因子便一个激活另一个，连续进行下去，形成一个"瀑布"样的反应链，直至血液凝固。凝血过程可分为凝血酶原酶复合物（也称凝血酶原激活复合物）的形成、凝血酶的形成和纤维蛋白的生成3个基本步骤（图8-3）。

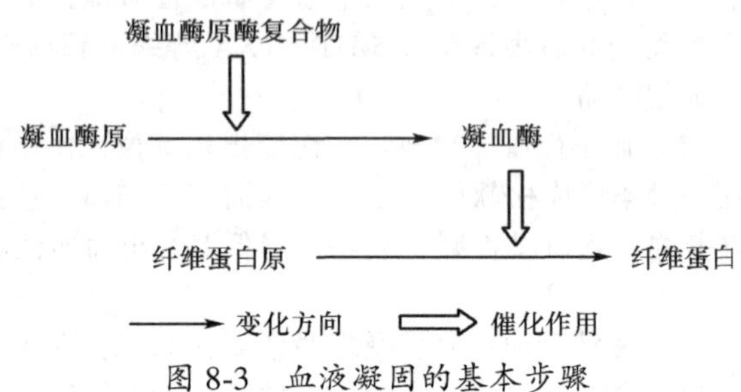

图8-3 血液凝固的基本步骤

1. 凝血酶原酶复合物的形成

凝血酶原酶复合物可通过内源性凝血途径和外源性凝血途径生成。两条参与途径的主要区别在于启动方式和参与的凝血因子不相同。但两条途径中的某些凝血因子可以相互激活，故两者间相互密切联系，并不各自完全独立（图8-4）。

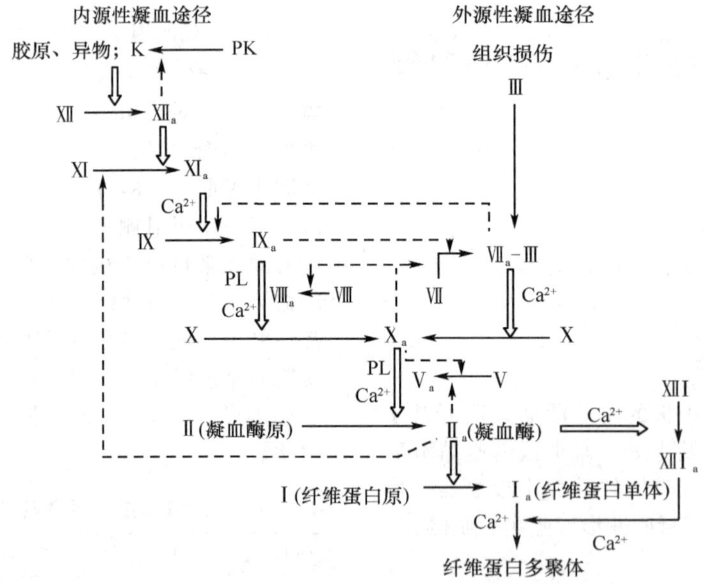

图8-4 血液凝固过程示意图

空心箭头表示催化作用；直线箭头表示变化方向；虚线箭头表示正反馈作用。PL. 磷脂；PK. 前激肽释放酶；K. 激肽释放酶

1）内源性凝血途径 **内源性凝血途径（intrinsic pathway）**是指参与凝血的因子全部来自血液。当血浆中无活性的FⅫ与带有负电荷的表面（如玻璃、白陶土、硫酸酯、胶原等）接触而启动。当血液与带负电荷的异物表面接触时，首先是FⅫ结合到异物表面，并被激活为$FⅫ_a$。$FⅫ_a$的主要功能是激活FⅪ，成为$FⅪ_a$，从而启动内源性凝血途径。$FⅫ_a$还能使前激肽释放酶激活，成为激肽释放酶；后者可反过来激活FⅫ，生成更多的$FⅫ_a$，因此形成表面激活的正反馈效应。从FⅫ结合于异物表面到$FⅪ_a$形成的过程称为表面激活。表面激活还需要高分子质量激肽原的参与。高分子质量激肽原作为辅因子加速激肽酶

对 FⅫ的激活及 $FⅫ_a$ 对前激肽释放酶和 FⅪ的激活。

表面激活所生成的 $FⅪ_a$ 在 Ca^{2+} 的参与下激活FⅨ，生成 $FⅨ_a$。$FⅨ_a$ 形成后再与 $FⅧ_a$、PL 和 Ca^{2+} 结合成复合物，进一步激活 FⅩ，生成 $FⅩ_a$。由于 $FⅧ_a$ 是血液凝固过程中重要的限速因子之一，当遗传或基因突变而发生缺陷时，人体内的因子Ⅷ合成明显减少，导致内源性凝血途径障碍及出血性倾向的发生，引起甲型血友病。

2）外源性凝血途径　由来自于血液之外的**组织因子（tissue factor，TF）**暴露于血液而启动的凝血过程，称为**外源性凝血途径（extrinsic pathway）**，又称为组织因子途径。当组织损伤时，组织细胞释放出因子Ⅲ和 $FⅦ_a$，在 Ca^{2+} 参与下形成 $FⅦ_a$-Ⅲ复合物。该复合物能激活 FⅩ生成 $FⅩ_a$，生成的 $FⅩ_a$ 反过来又能激活FⅦ，进而可使更多FⅩ激活，形成外源性凝血途径的正反馈效应。此外，$FⅦ_a$-组织因子复合物在 Ca^{2+} 的参与下还能激活 FⅨ，生成 $FⅨ_a$。$FⅨ_a$ 除能与 $FⅧ_a$ 结合而激活 FⅩ外，也能反馈激活 FⅦ。因此，通过 $FⅦ_a$-组织因子复合物的形成，使内源性凝血途径和外源性凝血途径相互联系，相互促进，共同完成凝血过程。

2. 凝血酶的形成和纤维蛋白的生成

凝血酶原酶复合物在 Ca^{2+} 的存在下，激活血浆中 FⅡ（凝血酶原）为 $FⅡ_a$（凝血酶）。凝血酶除可催化纤维蛋白原外，还可激活多种凝血因子，如 FⅤ、FⅧ、FⅪ、FⅩⅢ，使凝血过程不断加速。

血浆中可溶性的纤维蛋白原在凝血酶和 Ca^{2+} 的作用下转变为纤维蛋白单体。凝血酶也能激活 FⅩⅢ，生成 $FⅩⅢ_a$，进而使纤维蛋白单体聚合成不溶性的纤维蛋白多聚体，形成血凝块。

值得注意的是，在血液凝固的 3 个阶段中，Ca^{2+} 起着重要的作用，若去除血浆中的 Ca^{2+}，可延缓血液凝固。在实验室工作中常用的抗凝剂草酸盐，可与血浆中游离的 Ca^{2+} 结合，形成不溶性草酸钙沉淀物，使血浆中游离的 Ca^{2+} 浓度降低。临床医疗工作中常用抗凝剂柠檬酸钠与血浆中游离的 Ca^{2+} 结合成可溶性的螯合物，降低血浆中游离 Ca^{2+} 浓度，以达到抗凝目的。由于血液凝固是一个酶促反应过程，因而适当加温可提高酶的活性，促进酶促反应，进而加速凝血，而低温则能使凝血延缓。此外，利用粗糙面可促进凝血因子的激活，促进血小板的聚集和释放，加速血液凝固的作用，在外科手术时常用温热盐水纱布压迫创面，以减少创面的出血。

（三）抗凝血系统和纤维蛋白溶解系统

血液在心血管系统内循环，因为血管内膜光滑，不出现粗糙面，凝血因子Ⅻ不易发生表面激活，同时因子Ⅲ也难以与血液接触，故一般不会启动凝血过程。但即使发生了血管或组织损伤，凝血系统被激活，血凝块也只是在局部形成，不会影响整体的血液循环。这正是血液中抗凝血系统和纤维蛋白溶解系统对凝血过程加以限制和调节的结果。机体内凝血、抗凝血和纤维蛋白溶解系统相互作用，相互影响，保持一种动态平衡。

1. 抗凝血系统

血浆中最重要的抗凝物质是抗凝血酶Ⅲ和肝素。此外，蛋白质 C 系统和外源性凝血过程中来自小血管内皮细胞的组织因子途径抑制物（TFPI），也对凝血具有抑制作用。

血浆中含有 6 种以上的抗凝血酶物质，其中以抗凝血酶Ⅲ最为重要。它是由肝合成的一种丝氨酸蛋白酶抑制物。凝血因子 $Ⅱ_a$、凝血因子Ⅶ、凝血因子 $Ⅸ_a$、凝血因子 $Ⅹ_a$、凝血因子 $Ⅻ_a$ 的活性中心均含有丝氨酸残基，都属于丝氨酸蛋白酶。抗凝血酶Ⅲ通过其分子上的精氨酸残基，与这些酶活性中心的丝氨酸残基结合，使这些酶失活而产生抗凝作用。抗凝血酶Ⅲ本身的抗凝作用非常缓慢而较弱，但与肝素结合形成复合物后，其抗凝作用大大增强。

肝素是一种酸性黏多糖，主要由肥大细胞和嗜碱性粒细胞产生，存在于大多数组织中，在肝、肺、心和肌组织中更为丰富。肝素具有强大的抗凝血作用，其抗凝作用几乎涉及凝血过程的各个环节。它主要通过结合血浆中的一些抗凝因子（如抗凝血酶Ⅲ和肝素辅助因子Ⅱ等），使这些抗凝因子的活性增强，来间接发挥抗凝血作用。此外，肝素还可以作用于血管内皮细胞，使之释放凝血抑制物和纤溶酶原激活物，从而增强对凝血的抑制和纤维蛋白的溶解。

蛋白质 C 系统主要由蛋白质 C、蛋白质 S、凝血酶调节蛋白和蛋白质 C 抑制物构成。蛋白质 C 由肝合成，并依赖于维生素 K 的存在。蛋白质 C 以酶原形式存在于血浆中，当凝血酶与凝血酶调节蛋白结合后，蛋白质 C 被激活。被激活的蛋白质 C 可灭活凝血因子 $Ⅴ_a$ 和 $Ⅷ_a$，削弱因子 $Ⅹ_a$ 对凝血酶原的激活作用，同时刺激纤溶酶原激活物的释放，促进纤维蛋白的溶解。

TFPI 的抗凝作用是直接抑制因子 $Ⅹ_a$ 的催化活性，同时 TFPI 发生变构，在 Ca^{2+} 存在的条件下，灭活凝血因子 $Ⅶ_a$-Ⅲ复合物，负反馈地抑制外源性凝血途径。

2. 纤维蛋白溶解系统

生理止血过程中所产生的纤维蛋白凝块被分解液化的过程，称为纤维蛋白溶解（fibrinolysis），简称纤溶。纤溶系统的作用是能使纤维蛋白溶解，防止凝血过程的蔓延和血栓的形成，同时使愈合好的、被堵塞的组织血管重新畅通。纤溶系统主要包括纤维蛋白溶解酶原（简称纤溶酶原，又称血浆素原）、纤溶酶（又称血浆素）、纤溶酶原激活物与纤溶抑制物。纤溶的基本过程分为两个阶段，即纤溶酶原的激活与纤维蛋白（或纤维蛋白原）的降解（图 8-5）。

1）纤溶酶原的激活　纤溶酶原主要在肝、骨

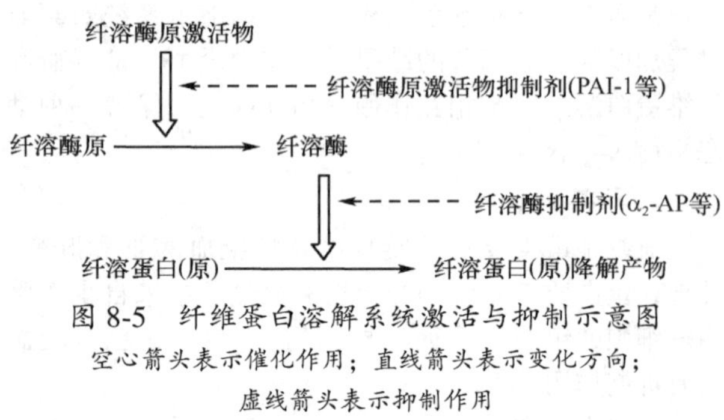

图 8-5 纤维蛋白溶解系统激活与抑制示意图

空心箭头表示催化作用；直线箭头表示变化方向；虚线箭头表示抑制作用

髓、嗜酸性粒细胞和肾内合成。在纤溶酶原激活物的作用下，纤溶酶原脱下一段肽链，成为纤溶酶。纤溶酶原转变为纤溶酶有两条途径：一是内源性激活途径，通过内源性凝血系统的有关凝血因子，如因子Ⅻ$_a$和激肽释放酶等，使纤溶酶原转变成纤溶酶。该途径使凝血与纤溶相互配合，保持平衡。二是外源性激活途径，通过来自各种组织和血管内皮细胞合成的组织型纤溶酶原激活物（t-PA）和肾合成的尿激酶型纤溶酶原激活物，使纤溶酶原转变成纤溶酶。该途径可防止血栓形成，在组织修复、愈合中起重要作用。

2）纤维蛋白与纤维蛋白原的降解　纤溶酶属于丝氨酸蛋白酶，是血浆中活性最强的蛋白酶，特异性小，可降解FⅡ、FⅤ、FⅧ、FⅩ、FⅫ等多种凝血因子，但其最敏感的底物是水解纤维蛋白和纤维蛋白原，能将它们水解为可溶性的小肽，称为纤维蛋白降解产物。这些降解产物通常不再发生凝固，其中一部分还具有抗凝血的作用。当纤溶亢进时，可因凝血因子的大量分解和纤维蛋白降解产物的抗凝作用而产生出血倾向。

3）纤溶抑制物及其作用　体内有多种物质可抑制纤溶系统的活性，主要有纤溶酶原激活物的抑制剂-1（PAI-1）和α_2-抗纤溶酶（α_2-AP）。PAI-1主要由血管内皮细胞产生，通过与t-PA和尿激酶结合而使之灭活。α_2-AP主要由肝产生，通过与纤溶酶结合成复合物，而使之失去活性。血小板α-颗粒中也储存有少量α_2-AP。在血小板活化时，α_2-AP被释放出来，可防止纤维蛋白被过早降解。而在血凝块中，纤溶酶上α_2-AP的作用位点被纤维蛋白占据，因此不易被α_2-AP灭活。

在正常情况下，血液中的纤溶系统活性很低。但当凝血系统被激活，血管壁上有纤维蛋白形成时，血管内皮分泌t-PA增多，由于纤维蛋白对t-PA和纤溶酶原的亲和力较高，因此t-PA、纤溶酶原与纤维蛋白的结合既可避免PAI-1对t-PA的灭活，又有利于t-PA对纤溶酶原的激活，同时结合于纤维蛋白上的纤溶酶还可避免被血液中α_2-AP灭活。这样，血栓形成部位既有适度的纤溶过程，又不会引起全身性纤溶亢进，维持凝血和纤溶过程之间的动态平衡。

（杨　威）

第四节　弥散性血管内凝血

生理情况下，机体的凝血与抗凝血功能维持动态平衡，保持血液的流动状态；而当小血管受损时又能立即激活凝血，起到止血作用。当在某些因素作用下，使机体凝血与抗凝血之间的平衡失调，可产生以下两种后果。

（1）凝血活性过强，易形成血栓。病理性血栓形成和生理性血栓形成过程相似，但性质与意义截然不同。血栓形成是一种生理性抗损伤反应，凝血范围小，大多不造成血管完全阻塞；而病理性血栓形成中血管局部的凝血强度远超生理性血栓形成，常造成血管完全阻塞，或发生多部位血栓形成。例如，由于遗传因素引起的*AT-Ⅲ*基因变异，导致AT-Ⅲ缺乏、异常症，可产生反复性、家族性深部静脉血栓。

（2）凝血功能障碍，发生出血倾向。可因多种先天性或获得性原因引起。例如，血友病为一组遗传性凝血功能障碍的出血性疾病，其共同的特征是活性凝血活酶生成障碍，凝血时间延长，终生具有轻微创伤后出血倾向，重症患者没有明显外伤也可发生“自发性”出血。分为3型：①血友病A，即凝血因子Ⅷ促凝成分（Ⅷ：C）缺乏症，是一种性联隐性遗传疾病，女性传递，男性发病，最为多见；②血友病B，即凝血因子Ⅸ缺乏症，也为性联隐性遗传，其发病率较血友病A少，但本型中有出血症状的女性传递者比血友病A多见；③血友病C，即凝血因子Ⅺ（FⅪ）缺乏症，为常染色体不完全隐性遗传，男女均可患病，较罕见。

因机体的凝血与抗凝血的功能之间存在着相互制约又相互联系的复杂关系，在某些特定病因的作用下，机体可出现凝血与抗凝血之间平衡的动态紊乱，弥散性血管内凝血即这种动态紊乱的典型代表。

弥散性血管内凝血（disseminated intravascular coagulation，DIC）是指在某些致病因子作用下，凝血因子被激活，大量促凝物质形成，微循环中形成广泛微血栓，微血栓的形成消耗了大量凝血因子和血小板，继发出现纤维蛋白溶解功能增强，机体出现以止、凝血功能障碍为特征的病理过程。DIC早期表现为高凝，后期又转入低凝，主要临床表现为患者出现明显的出血、休克、器官功能障碍和微血管病性溶血性贫血等。DIC 发病率为 0.2‰～0.5‰，因其早期不易诊断且治疗复杂，急性全身性 DIC 死亡率高达 50%～60%，是一种严重威胁患者生命的临床综合征。

一、DIC 的病因

DIC 是继发于多种疾病或病理过程的凝血功能失常，病原微生物引起的严重感染性疾病是 DIC 的最常见病因，其次产科并发症、严重的组织损伤、恶性肿瘤和急性白血病也是其常见病因。产科并发症引起的 DIC 常发病急速，病情十分凶险（表 8-2）。

表 8-2　引起 DIC 的常见病因

病因分类	常见疾病
感染性疾病	细菌感染败血症、内毒素血症、病毒性肝炎、流行性出血热
广泛组织损伤	大面积挫伤或烧伤、挤压综合征、大手术、器官移植
产科意外	胎盘早剥、羊水栓塞、宫内死胎、妊娠中毒症、流产术
恶性实质肿瘤	肺、消化系统及泌尿系统癌、转移癌、恶性葡萄胎、绒毛膜上皮癌
急性白血病	急性早幼粒白血病
其他疾病	内毒素休克、严重出血或过敏性休克、大面积心肌梗死、异型输血、巨大海绵状血管瘤、肾小球肾炎、类风湿关节炎、系统性红斑狼疮、肾移植排斥反应

二、DIC 的发生机制

（一）凝血系统被强烈激活

引起 DIC 的病因往往主要通过以下一个或几个环节使凝血系统强烈激活，凝血活性远超过此时体内抗凝血活性，或病因同时造成体内抗凝血能力明显降低，引起强烈失控的凝血反应而发生 DIC。强烈的失控性凝血主要是通过以下 2 个途径被启动。

1. 组织严重损伤，触发外源性凝血过程

组织因子（tissue factor，TF）广泛存在于各种组织细胞中（如脑、肺、胎盘等）。严重创伤、烧伤、癌组织坏死、胎盘早剥、大手术等都能造成大量 TF 释放并入血，通过外源性凝血途径启动凝血过程。

2. 血管内皮广泛损伤，凝血、抗凝调控失调

血管内皮损伤后，可释放组织因子，启动外源性凝血系统；内皮细胞自身的抗凝作用降低，同时使纤溶活性降低；激活血小板的黏附、聚集，激活血小板释放，促进凝血发生。此外，内皮损伤后，血浆中的 FⅫ与内皮下胶原纤维结合并被激活为 $FⅫ_a$，导致一系列凝血因子被激活，启动内源性凝血过程，促使 DIC 的发生。

（二）继发性纤溶亢进

在 DIC 发生和发展过程中，凝血激活的同时也激活纤维蛋白溶解，并随着凝血活性增强使纤维蛋白溶解活性也进行性增强，称为继发性纤溶亢进。继发性纤溶亢进在促进 DIC 由早期高凝转入后期低凝过程中，起着关键的作用。

纤溶激活生成大量具有高活性广泛水解丝氨酸的纤溶酶，该酶可水解纤维蛋白和纤维蛋白原，生成的**纤维蛋白降解产物（fibrin degradation product，FDP）**具有强抗凝作用。此外，随着纤维蛋白溶解继发激活，导致凝血因子进一步减少，血液抗凝活性提高，同时使血管容积扩大、通透性增高，这在引起 DIC 主要症状出血和休克发生中起着十分重要的作用。因此，纤溶系统继发激活，是促进 DIC 发展的关键因素（图 8-6）。

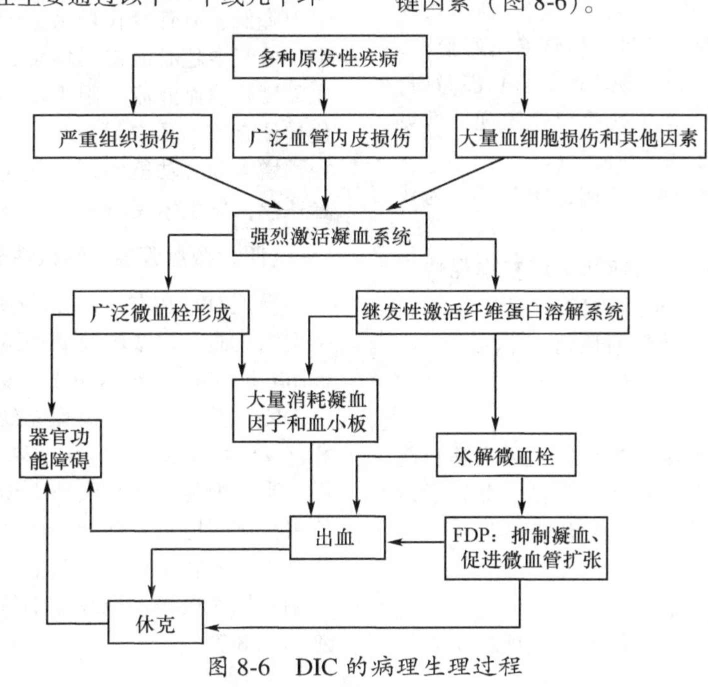

图 8-6　DIC 的病理生理过程

三、DIC 的分期和分型

（一）DIC 的分期

根据其病理生理特点及发展过程，典型的 DIC 可分为高凝期、消耗性低凝期和继发性纤溶亢进期 3 个阶段。

1. 高凝期

由于凝血系统被激活，导致各脏器微循环毛细血管和小静脉中广泛纤维蛋白微血栓形成。DIC 高凝期往往发展很快，此期临床症状常被原发病症状所遮盖，易被漏诊。在亚急性和慢性 DIC 中，广泛微血栓栓塞所造成的器官功能障碍，则成为疾病的主要症状。

2. 消耗性低凝期

由于凝血系统被激活和大量微血栓的形成，使血液中凝血物质过量消耗，同时继发性激活纤维蛋白溶解系统，加重体内凝血功能障碍。临床实验室检查可发现血液中血小板数量和纤维蛋白原含量进行性减少，凝血时间明显延长。因此常有皮肤、黏膜和器官出血现象。因为此时血液中仍存在着一定量的血小板和凝血因子，故还不断有微血栓形成。微血栓与出血同时存在，是 DIC 的重要特征。

3. 继发性纤溶亢进期

随着纤溶活性增强，微血栓被水解，同时纤维蛋白降解生成的 FDP 又具有很强的抗凝作用，从而引起严重而广泛的出血现象。

（二）DIC 的分型

按发生速度，DIC 可分为急性、亚急性和慢性。

（1）急性型：原发病后数小时至 2 天内发病，临床表现明显，常以出血和休克为主，病情迅速恶化，分期不明显。常见于感染、血型不合输血及严重创伤等。

（2）亚急性型：原发病后数天内发病，临床表现介于急性和慢性之间。常见于恶性肿瘤转移及死胎等。

（3）慢性型：病程长，仅出现轻度器官功能障碍，有时仅有实验室检查异常，常于死后尸检发现。常见于恶性肿瘤、胶原病及溶血性贫血。

根据凝血物质生成和消耗的比例，DIC 可分为代偿型、失代偿型和过度代偿型。

（1）代偿型：凝血物质的消耗和生成基本保持平衡。临床表现不典型，常见于轻度 DIC。

（2）失代偿型：凝血物质的消耗超过生成。临床表现典型，常有明显的出血和休克等，常见于急性型 DIC。

（3）过度代偿型：凝血物质的代偿生成迅速，甚至超过消耗，出血和血栓形成症状不明显。常见于慢性 DIC 或恢复期 DIC，也可转为失代偿型 DIC。

四、DIC 的临床表现

因 DIC 的原发病不同，引起的机体病理变化和临床表现也会有差异。DIC 的主要临床症状是出血、器官功能障碍和休克（图 8-6），部分 DIC 患者可出现溶血性贫血。其中以出血为最主要临床表现。

（一）出血

据统计，临床 DIC 患者中 30%～80% 以程度不等的出血为初发症状。首先表现为皮肤点、片状出血和手术切口部位渗血不止，或注射针孔发生大片皮下淤斑。其次是脏器出血，引起呕血、咯血、尿血或子宫腔出血不止。重要脏器出血可成为患者致死的主要原因。

出血常是 DIC 的临床最初和主要症状，用一般止血药治疗无效。临床对患有可引起 DIC 原发病的患者，若病程中出现出血又难以用其他原因解释时，应重视鉴别是否为 DIC。

（二）器官功能障碍

由于引起 DIC 的原因不同和发生、发展过程中各脏器中形成的微血栓量不等，故在 DIC 中各器官缺血程度、缺血或（和）出血性坏死程度多不相同，受累严重的脏器常发生严重功能障碍甚至衰竭。全身性 DIC 常导致全身多系统器官功能障碍或衰竭。DIC 中常导致严重功能障碍的主要脏器有肺、肾、肝、心脏、胃肠道、肾上腺和垂体等。

（三）休克

急性全身性 DIC 常引起休克，休克晚期也常并发 DIC，休克和 DIC 可互为因果。发生 DIC 时，大量微血栓栓塞微循环血管，造成组织细胞缺血、缺氧和回心血量明显减少；DIC 引起的出血使血容量减少；冠脉微血栓栓塞使心肌供血减少，功能障碍；广泛微血栓造成全身组织细胞缺血、缺氧引起酸中毒，抑制心肌舒缩功能，并加重微循环调节障碍；随凝血相继激活的补体、激肽系统及 FDP 等造成血管扩张使外周血管阻力降低、血管容积增大，同时使毛细血管通透性增大，血浆中超滤液渗出增多，减少循环血量同时增大血黏度，使血液流动阻力增高。上述血流动力学的变化导致有效循环血量减少、外周血管阻力降低、血管容积增大和心功能障碍，使全身重要器官微循环灌流量锐减，发生休克。

（四）微血管病性溶血性贫血

慢性 DIC 和有些亚急性 DIC 患者可伴有一种特殊类型的贫血，即**微血管病性溶血性贫血（microangiopathic hemolytic anemia）**，该贫血属于溶血性贫血。在 DIC 发病过程中，凝血系统激活生成的纤维蛋白可相互交织联结在微血管中形成纤维蛋白丝、纤维蛋白网。当红细胞随血流快速在微血管中流动时，可被纤维蛋白丝网撞击、粘挂，或红细胞嵌在某些微血管内皮细胞较大裂隙处。血流冲击使这些红细胞受到挤压、切割等机械损伤，最终红细胞变形、破裂形成裂体细胞（图 8-7）。

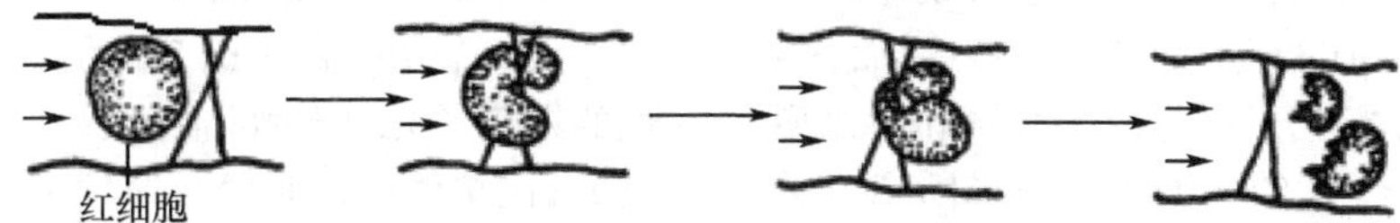

图 8-7 DIC 中裂体细胞形成的机制

裂体细胞变形能力显著降低，脆性增高，在血流的冲击、碰撞下容易破裂，发生溶血。这种因微血管发生病理变化而导致红细胞破裂引起的贫血，称为微血管病性溶血性贫血。

防治原发病，预防和去除 DIC 的病因，是防治 DIC 的根本措施。改善微循环，增加其灌流量等，在 DIC 防治中具有重要作用。此外，还需酌用抗凝或抗纤溶药重新建立凝血和纤溶间的动态平衡。

（王 雯）

第五节 血量、血型和输血

一、血量

人体内血液的总量称为血量，是血浆量和血细胞量的总和。正常人的血量相当于体重的 7%～8%，即每公斤体重 70～80ml。其中大部分血液在心血管系统中快速循环流动，称为循环血量；少部分血液滞留于肝、脾、肺及皮下等处毛细血管和血窦中，流动很慢，称为储存血量。两部分血量的比例，可随机体状态不同而相应变化。当机体在剧烈运动和失血等情况下，储存血量可被动员释放出来，补充循环血量，以适应机体需要。失血是引起血量减少的主要原因。一次失血不超过血量的 10%，一般不会影响健康。若一次急性失血达血量的 20%，生命活动将受到明显影响。倘若一次急性失血超过血量的 30%，则会危及生命。

二、血型与输血

（一）血型

血型（**blood group**）常是指红细胞膜上特异性抗原的类型。血型不相容个体的血滴混合时，其中的红细胞凝集成簇，这种现象称为**红细胞凝集（agglutination）**。在补体的作用下，凝集的红细胞会发生破裂，溶血。红细胞凝集的本质是抗原-抗体反应。红细胞膜上具有特异性抗原，称为**凝集原（agglutinogen）**。血液中能与红细胞膜凝集原起反应的特异性抗体，称为**凝集素（agglutinin）**。

早在 1901 年，Landsteiner 就发现了人类 ABO 血型系统。以后人们又相继发现 Rh、MNSs、Lutheran、Kell、Lewis、Duff 及 Kidd 等 30 个不同的红细胞血型系统。此外，血液中的白细胞、血小板、血清蛋白、红细胞酶等各种血液成分都有自己的血型。

1. ABO 血型系统

ABO 血型是根据红细胞膜上存在的凝集原类型而将血液分为 4 型。如红细胞只含 A 凝集原的，称为 A 型；如只存在 B 凝集原的，称为 B 型；若 A 与 B 两种凝集原都有的，称为 AB 型；这两种凝集原都没有的，则称为 O 型。后来进一步发现 4 种血型的红细胞上都含有 H 抗原。人的血清中不含有对抗自身红细胞凝集原的凝集素。在 A 型血的血清中，只含有抗 B 凝集素；B 型血的血清中，只含有抗 A 凝集素；AB 型血的血清中没有抗 A 和抗 B 凝集素；而 O 型血的血清中则含有抗 A 和抗 B 凝集素（表 8-3）。H 物质的抗原性很弱，血清中一般都没有抗 H 抗体。ABO 血型系统还有几种亚型，其中比较重要的是 A 型血的 A_1 和 A_2 亚型。在 A_1 亚型红细胞上含有 A 和 A_1 抗原，而 A_2 型红细胞上仅含有 A 抗原。相应的在 A_1 型血清中只有抗 B 凝集素，而 A_2 型血清中除抗 B 凝集素之外，还含有抗 A_1 凝集素。因此，在测定血型和输血时都应注意到 A 亚型的存在。

表 8-3 ABO 血型系统中的凝集原和凝集素

血型		红细胞凝集原	血清中凝集素
A 型	A_1	$A+A_1$	抗 B
	A_2	A	抗 B+抗 A_1
B 型		B	抗 A
AB 型	A_1B	$A+A_1+B$	无
	A_2B	A+B	抗 A_1
O 型		无 A，无 B	抗 A+抗 B

1）ABO 血型的遗传　人类 ABO 血型系统的遗传是由 9 号染色体上的 A、B 和 O 三个等位基因来控制的。在一对染色体上只可能出现上述 3 个基因中的两个，分别由父母双方各遗传一个给子代。3 个基因可组成 6 组基因型（表 8-4）。由于 *A* 基因和 *B* 基因是显性基因，*O* 基因则为隐性基因。因此，红细胞上表

型O只可能来自两个*O*基因，而表型A或B的基因型则可能分别是*AO*、*AA*或*BO*、*BB*基因型。因而，*A*型或*B*型的父母完全可能生下*O*型的子女。利用血型的遗传规律，就可以从子女的血型表型来推断亲子关系。例如，AB型人的子女绝不可能是O型血。但必须注意，法医学上依据血型表型来判断亲子关系时，只能作出否定的判断，而不能作出肯定的判断。

表8-4 ABO血型的基因型和表现型

基因型	表现型
OO	O
AA，*AO*	A
BB，*BO*	B
AB	AB

2）ABO血型的鉴定 正确鉴定血型是保证输血安全的基础。测定ABO血型的方法是：在玻片上分别滴加一滴抗B、抗A和一滴抗A+B血清，在每一滴血清上再加一滴待测红细胞的悬浮液，轻轻摇动，使红细胞和血清混匀，观察有无凝集现象。若待测红细胞与抗B和抗A+B血清发生凝集反应，为B型；待测红细胞与抗A和抗A+B血清发生凝集反应，为A型；待测红细胞与抗A、抗B和抗A+B血清均发生凝集反应，为AB型；待测红细胞与抗A、抗B和抗A+B血清均不发生凝集反应，为O型（图8-8）。

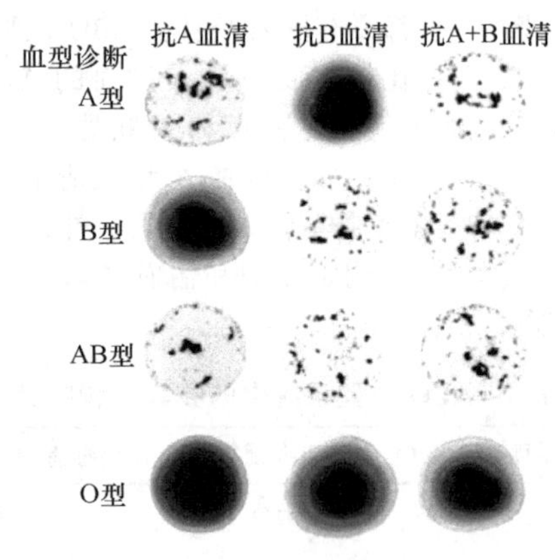

图8-8 ABO血型的鉴定

2. Rh血型系统

一些人类红细胞上具有与恒河猴（Rhesus monkey）红细胞同样的抗原，故称为Rh抗原。Rh抗原有40多种，其中D、E、C、c、e五种抗原较为重要。因D抗原的抗原性最强，通常将红细胞上含有D抗原的，即称为Rh阳性；而红细胞上缺乏D抗原的，称为Rh阴性。在我国汉族和其他大部分民族的人群中，Rh阳性者约占99%，Rh阴性者仅约占1%。但在有些民族的人群中，Rh阴性者较多，如塔塔尔族约15.8%，苗族约12.3%，布依族和乌孜别克族约8.7%。在这些民族的人群中，Rh血型的问题应受到特别重视。

人血清中不存在抗Rh的天然抗体，只有当Rh阴性的人接受Rh阳性的血液后，通过体液免疫才产生出抗Rh的抗体，输血后2~4个月血清中抗Rh抗体的水平达到高峰。所以Rh阴性受血者在第一次输入Rh阳性血液后一般不产生明显的输血反应，但在二次或多次输入Rh阳性血液后即可发生抗原-抗体反应，红细胞被破坏而发生溶血。

ABO系统的抗体多为IgM，分子质量大，不易通过胎盘。而Rh系统的抗体主要是IgG，分子质量较小，能透过胎盘进入胎儿体内。当Rh阴性的母亲怀有Rh阳性的胎儿时，Rh阳性胎儿的少量红细胞或D抗原可进入母体，使母体产生免疫性抗体，主要是抗D抗体。这种抗体可透过胎盘进入胎儿血液，使胎儿红细胞发生溶血。由于一般只有在分娩过程中，胎盘与子宫剥离时，才有较大量的胎儿红细胞进入母体，而母体血液中的抗体浓度增加较为缓慢，所以Rh阴性母亲在第一次妊娠时很少出现新生儿溶血的情况。但如果Rh阴性母亲再次怀有Rh阳性胎儿时，母体血液中高浓度的Rh抗体将会透过胎盘进入胎儿的血液，使胎儿的红细胞发生溶血，造成新生儿溶血性贫血，严重时可导致胎儿死亡。若在Rh阴性的母亲生育第一胎后，常规及时输注特异性抗D免疫球蛋白，中和进入母体的D抗原，以避免Rh阴性母亲致敏，可预防第二次妊娠时新生儿溶血的发生。

（二）输血

输血已经成为治疗某些疾病、抢救伤员生命和保证一些手术得以顺利进行的重要手段。随着医学和科学技术的进步，输血疗法已经从原来的输全血，发展为成分输血（transfusion of blood component）。成分输血就是把血液中的各种有效成分，如红细胞、粒细胞、血小板和血浆分别制备成高纯度或高浓度的制品后输入。这样既能提高疗效，减少不良反应，又能节约血源。为了保证输血的安全性和提高输血的效果，必须注意遵守输血的原则。

首先必须保证供血者与受血者的ABO血型相合，因为这一系统的不相容输血常引起严重的反应。对于在生育年龄的妇女和需要反复输血的患者，还必须有Rh血型相合，以避免受血者在被致敏后产生抗Rh的抗体。

在输血前还必须进行**交叉配血试验**（**cross-match test**），即不仅把供血者的红细胞与受血者的血清进行血清配合试验，称为试验主侧；而且要把受血者的红细胞与供血者的血清作配合试验，称为试验次侧。如果交叉配血试验的两侧都没有凝集反应，即配血相合，可以进行输血；如果主侧有凝集反应，则为配血不合，不能输血；如果主侧不起凝集反应，而次侧有凝集反应，只能在应急情况下少量、缓慢输血，并密切观察，如发生输血反应，应立即停止输血。

以往曾经把O型血的人称为“万能供血者”，认为他们的血液可以输给其他血型的人。但这种异型输血只能少量而缓慢地进行。因为O型血的血浆中存在抗A和抗B凝集素，能与其他血型受血者的红细胞发生凝集反应。当输入血量较大或较快时，供血者血浆中的凝集素未能被受血者的血浆稀释，受血者的红细胞就会广泛凝集。

（杨 威）

复习思考题

1. 试述血浆渗透压的组成及其生理意义。
2. 分析引起贫血的可能原因，并提出防治原则。
3. 简述血小板的生理特性及其功能。
4. 试述血液凝固的基本过程，分析内、外源性凝血的区别和联系。
5. 简述纤维蛋白溶解的过程及其生理意义。
6. 简述弥散性血管内凝血的概念及常见病因。
7. 试述弥散性血管内凝血的主要发生机制。
8. 简述弥散性血管内凝血的主要临床表现。
9. 试述ABO血型系统的分型依据是什么。
10. 输血的基本原则是什么？输血时为什么要做交叉配血试验？
11. Rh血型系统有何临床意义？

参考文献

金惠铭，王建枝.2008. 病理生理学（基础、临床、预防、口腔医学类专业用卫生部规划教材）.7版.北京：人民卫生出版社

王建枝，殷莲华.2013. 病理生理学（基础、临床、预防、口腔医学类专业用卫生部规划教材）.8版.北京：人民卫生出版社

朱大年，王庭槐.2013. 生理学.8版.北京：人民卫生出版社

Ganong WF. 2005. Review of Medical Physiology. 22th ed. New York：McGraw-Hill Medical

Guyton AC，Hall JE. 2010. Textbook of Medical Physiology. 12th ed. Philadelphia：WB Saunders

Ruggeri ZM，Mendolicchio GL. 2007. Adhesion mechanisms in platelet function. Circ Res，100（12）：1673-1685

Stockmann C，Fandrey J. 2006. Hypoxia-induced erythropoietin production：a paradigm for oxygen-regulated gene expression. Clin Exp Pharmacol Physiol，33（10）：968-979

第九章 循环系统

要点：①血液循环分为肺循环和体循环两部分。②心脏分为左、右心房和左、右心室。③心肌细胞是构成心肌的主要成分，按照功能和形态的不同可分为工作细胞和自律细胞。前者指心房肌和心室肌，后者包括窦房结、房室结、房室束和浦肯野纤维网。④心肌的生理特性包括自动节律性、兴奋性、传导性和收缩性。⑤工作心肌细胞的动作电位分为5个时相。0相是由Na^+内流形成；复极过程中的1相和3相是K^+外流所致；2相是由相对均衡的Ca^{2+}内流和K^+外流所致；4相为静息期。⑥心脏的功能是泵血。衡量心脏泵血功能的基本指标有心排血量、心指数、射血分数及心脏做功等。⑦循环系统有足够的血液充盈是形成动脉血压的前提，心室射血和外周阻力是形成动脉血压的基本因素。大动脉具有弹性储器作用。⑧毛细血管是血液与组织间进行物质交换的部位。⑨有效滤过压=（毛细血管血压+组织液胶体渗透压）-（血浆胶体渗透压+组织液静水压）。⑩心血管功能的调节方式包括神经调节、体液调节和自身调节。⑪延髓是控制心血管活动的基本中枢，该中枢的心交感神经元、心迷走神经元和交感缩血管神经元都具有紧张性活动。⑫心交感神经兴奋时，其末梢释放的去甲肾上腺素与心肌细胞膜上的β_1受体结合，产生正性变时、变力和变传导作用；当心迷走神经兴奋时，其末梢释放的ACh与心肌细胞膜上的M受体结合，产生负性变时、变力和变传导作用。⑬颈动脉窦和主动脉弓压力感受性反射以负反馈的方式对血压进行实时调节，对维持动脉血压的稳定具有重要意义。⑭动脉粥样硬化主要累及大动脉和中动脉，常导致管腔狭窄、闭塞、管壁破裂出血及相关器官组织缺血和坏死等严重后果。这一病变发生在冠状动脉时，称为动脉粥样硬化性心脏病。⑮高血压是以动脉血压持续升高为主要特征的一类临床综合征。原发性高血压是由遗传易感性与多种因素共同作用所决定的。⑯各种原因导致心脏泵功能下降，以致不能满足机体代谢需要的病理过程或综合征称为心力衰竭，临床表现为动脉系统缺血而静脉系统淤血症状。

循环系统（circulatory system）包括心血管系统（血液循环）和淋巴管系统（淋巴循环）两部分，它是个封闭的管道系统，参与多种物质的运输和气体交换，为机体的正常活动提供营养物质，并带走代谢产物。正常的循环系统和呼吸系统功能是维系人体生命活动最基本的条件。**心血管系统（cardiovascular system）**主要由心脏和血管两大部分组成。淋巴管系统包括淋巴管道、淋巴器官和淋巴组织。淋巴液沿淋巴管道向心脏流动，最后汇入静脉。

血液循环系统可分为两大部分：体循环和肺循环。如图9-1所示，来自全身静脉（肺静脉除外）的血液（含有较少氧气和较多二氧化碳，称为静脉血）经上、下腔静脉汇入右心房，再经右心室泵入肺动脉和肺毛细血管。静脉血在流经肺毛细血管时与肺泡内气体进行交换，释放二氧化碳并摄取氧气，此时静脉血转变为富含氧气和较少二氧化碳的动脉血。动脉血经肺静脉汇入左心房。血液经右心、肺动脉、肺毛细血管和肺静脉返回左心的循环过程称为肺循环。肺循环与呼吸器官配合完成气体交换。动脉血经左心房进入左心室，继而被泵入主动脉。动脉血继续沿主动脉及其各个分支被输送到全身毛细血管，为各种组织提供营养物质、调节性物质（如激素等）和氧气，同时收集不同组织分泌的多种活性物质（如激素等）及全身组织新陈代谢所产生的废物（如CO_2等），此时的血液已变为静脉血。静脉血经全身静脉（肺静脉除外）汇入上、下腔静脉和冠状静脉，返回右心房。血液自离开左心到返回右心的循环过程称为体循环。体循环和肺循环呈串联关系，而左心室和右心室则分别为血液在这两部分的流动提供动力。

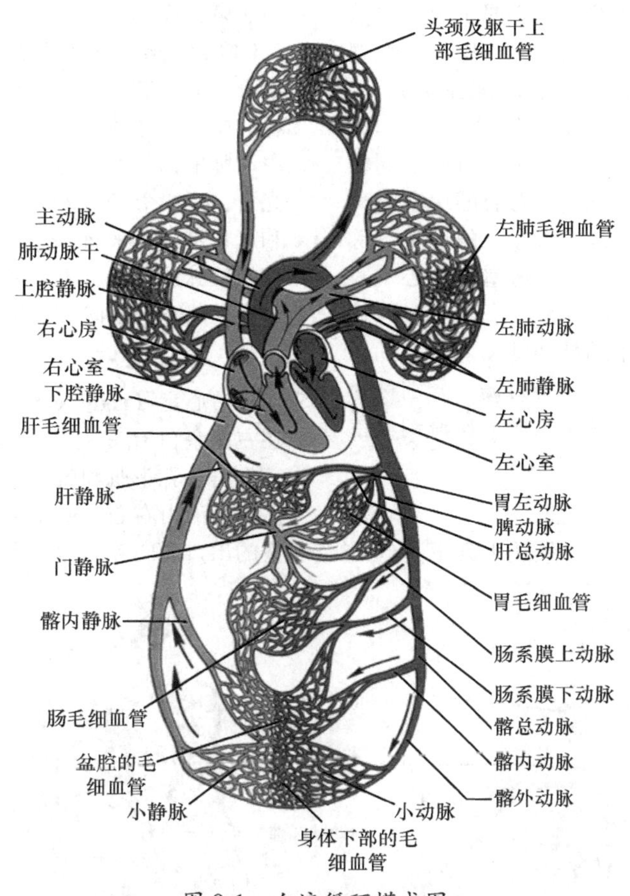

图 9-1 血液循环模式图

第一节 心脏的组织和解剖

一、心包和心脏的毗邻

（一）心包

心脏和出入心脏的大血管根部周围被心包包裹。心包的最外层是致密的结缔组织层，伸缩性较小，称为纤维心包，具有保护作用。纤维心包内为浆膜心包，分脏、壁两层。壁层紧贴于纤维心包内面；而脏层紧贴心肌表面，故又称心外膜。此外，脏层还包绕出入心脏的大血管的根部，并移行为壁层。脏、壁两层表面均含一层扁平多角形的间皮细胞，两层间紧贴形成狭小的心包腔，腔内有少许浆液，起润滑作用。

（二）心脏的外形和毗邻

心脏是以心肌组织为主体并附有瓣膜结构的空腔器官。它位于左、右两肺及两侧纵隔胸膜之间（即中纵隔）。其 2/3 位于身体正中矢状面的左侧，1/3 在右侧。心脏的前方正对胸骨体和第 2~6 肋软骨；后方平对第 5~8 胸椎，与食管、迷走神经和胸主动脉等毗邻。

心脏的外形近似圆锥体，心尖朝向左前方，心底面向右后上方。心底主要包括两个心房和出入心脏的大血管。其下界为冠状沟，沟内有冠状动静脉，此即心房和心室表面分界的标志。心尖圆钝、游离，其在体表的投影位于左侧第五肋间隙、左锁骨中线内侧 1~2cm 处。心脏的前壁又称胸肋面，表面朝向前方和左前上方，该面大部分被胸膜和左肺遮盖；小部分胸肋面未被胸膜和肺组织覆盖，贴近胸骨体下部和胸骨左侧的第 4~6 肋软骨，之间只有心包膜。心内注射时，为避免伤及肺造成气胸，常规选第 4 肋间隙胸骨左缘旁 1~2cm 处为安全的入针部位。心脏的下面与横膈相贴，故称膈面，约呈水平位，其大部分属于左心室，小部分属于右心室。

二、心脏的腔室及相关的大血管

如图 9-2 所示，心脏可分为左心和右心两部分，左、右心又各自包含心房和心室两个腔，这样心脏可被分为右心房、右心室、左心房和左心室 4 个腔。左、右心房之间为房间隔（含结缔组织和心肌组织），左、右心室之间则为室间隔（主要为心肌组织）。在发育成熟的正常心脏，左、右两侧心脏被间隔完全分开，右心输送静脉血，左心输送动脉血，因此能保证动、静脉血分道而行，互不混合。心房经房室口通向同侧心室，在房室口的心室侧有房室瓣。右心的房室瓣称为三尖瓣，包含 3 个三角形的瓣叶。左心的房室瓣称为二尖瓣，含有两个三角形的瓣叶。房室瓣在心室收缩时关闭，允许血液由心房流向心室，防止血液倒流。左、右心室的出口分别通向主动脉和肺动脉。主动脉和肺动脉的起始部位各分布有 3 个半月瓣，分别称为主动脉瓣和肺动脉瓣，其作用是防止血液反流到心室（图 9-2）。

（一）右心房

切开右心房，可观察到一条大致从上到下隆起的心肌束，称为界嵴（图 9-2A）。以此为界可将**右心房（right atrium）**分为腔静脉窦（即上、下腔静脉间的部分）和固有心房两部分。固有心房内部有交错成网状的肌束，称为梳状肌。固有心房的前部向左突出将主动脉根部的右侧遮盖，称为右心耳。腔静脉窦内壁光滑，有 3 个静脉入口，即上腔静脉口、下腔静脉口和冠状窦口。来自头、颈、上肢、胸部、腹盆部和下肢的静脉血，经上、下腔静脉口回到右心房。冠状静脉经冠状窦口通向右心房（图 9-2A）。

（二）右心室

右心室（rightventricle）位于右心房的左前下方。在右房室口有三尖瓣复合体，包括右房室口纤维环、三尖瓣、乳头肌和腱索（图 9-2B、D、E）。三尖瓣能防止血液由右心室逆流到右心房（图 9-2D、E）。右心室的出口通向肺动脉（图 9-2B）。

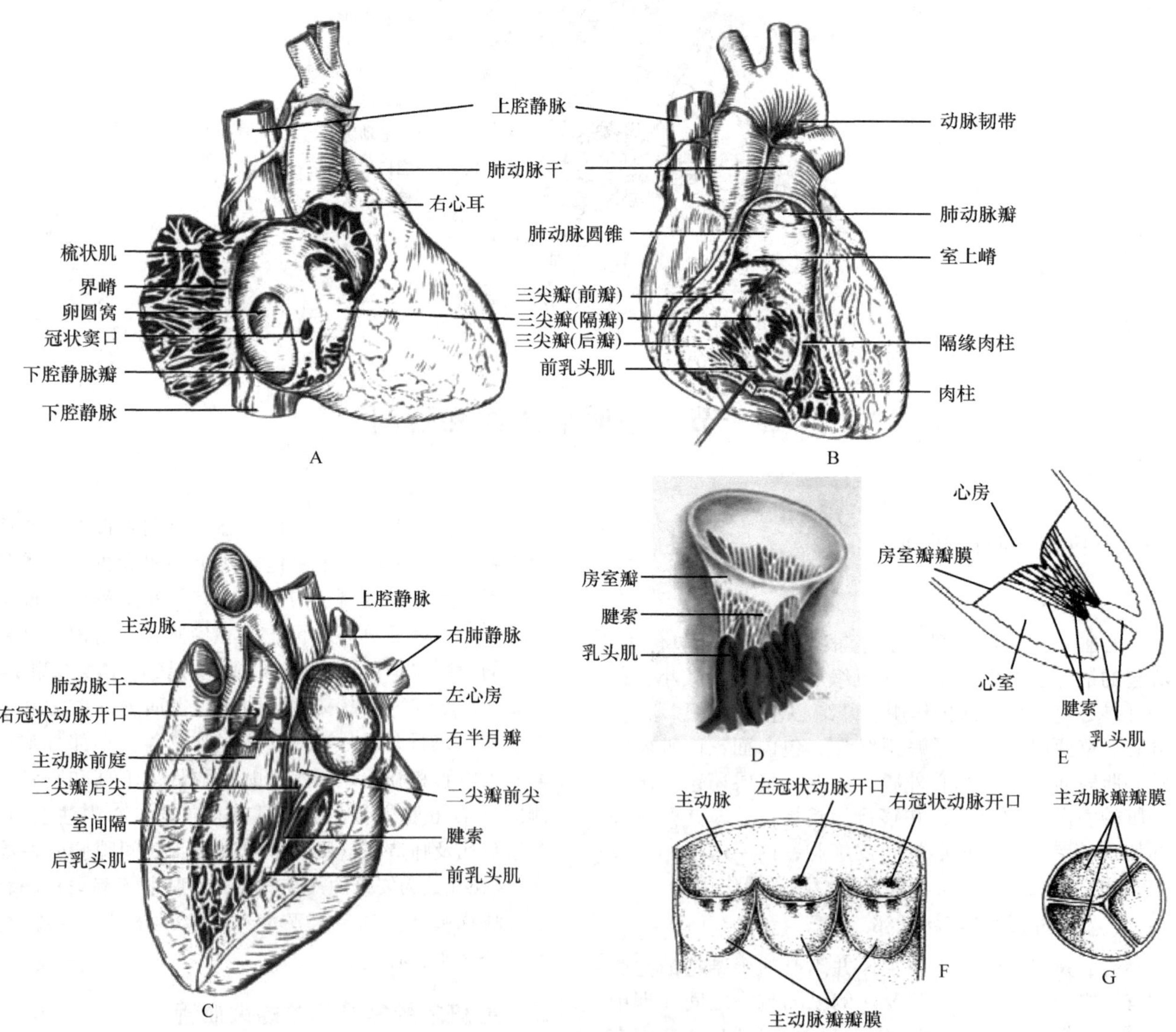

图 9-2　心脏的解剖及瓣膜图解

A. 心脏右侧面观（肺动脉未显示），右心耳已被打开；B. 心脏正面观，已切除部分右心室；C. 左心房和左心室（心脏左侧面观），已切除部分左心室和左心房；D，E. 图示房室瓣、腱索和乳头肌的相互关系；F. 纵切开主动脉显示主动脉瓣和冠状动脉开口；G. 从主动脉向左心室方向观察主动脉关闭的情况

(三) 左心房与肺静脉

左心房(left atrium)位于右心房左后方、左心室上方。左心房前部向右前突出的部分,称为左心耳。左心房后壁的两侧,各有一对肺静脉开口,分别称为左肺上、下静脉口和右肺上、下静脉口(图 9-2C)。左心房心肌延伸到肺静脉根部 1~2cm,环绕血管形成心肌肌袖。这一部位心肌的异常活动与心房纤颤的发生有关。

(四) 左心室

左心室(left ventricle)呈圆锥形、壁厚、底朝右后上方。在左房室口周缘附二尖瓣。二尖瓣在左心室收缩时关闭,防止血液由逆流到左心房。左心室的出口通向主动脉(图 9-2C~E)。

三、心肌组织

心肌细胞(cardiac muscle cell)是构成心脏组织的主要成分。发育中的心肌细胞同时具有兴奋性、传导性、自动节律性和收缩性。按照发育成熟后的形态和功能,心肌可被分为两大类。一类是工作心肌,包括心房肌和心室肌。此类细胞富含肌原纤维,已失去自律性,主要执行收缩功能,为血液循环提供动力。另一类心肌细胞构成的心脏特殊传导系统,主要包括窦房结、房室结、房室束和浦肯野纤维网,均有自律性。传导系统内不同区域心肌细胞的类型不尽相同,传导性和自律性也各有特点。

窦房结(sinoatrial node)位于右心房的界沟上端心外膜深处,是心脏的正常起搏点。**房室结(atrioventricular node)**位于右心房的下部,冠脉静脉窦口之前和三尖瓣环上方。房室结上方和后方与心房肌相连,前方与房室束连接。**房室束(atrioventricular bundle)**又称希氏束(His 束),行走于室间隔上部,然后分为左、右束支,再进一步分支形成浦肯野纤维网,分布在左、右心室的心内膜下,然后与心室肌联系。

心肌细胞之间存在特殊的黏附性连接结构,称为**闰盘(intercalated disk)**。在闰盘中,相邻的心肌细胞通过 3 种结构相互连接:粘合膜(fascia adherens)、桥粒(macula adherens)和**缝隙连接(gap junctions)**。前两者参与细胞间的力学联系;后者形成心肌细胞间直接联系的通道,可传递化学和电信号。

四、冠脉循环

冠状动脉(coronary artery)是为心脏自身活动提供血液的唯一通道,是主动脉最早发出的分支,有左、右两支。左、右冠状动脉口靠近主动脉瓣部位(图 9-2F,图 9-3)。冠状动脉最初行走于冠状沟和室间沟内,其主要分支分布于心外膜下,更小的分支则垂直插入心肌层后再进一步分支,终末分支变成毛细血管,包绕在每一个心肌细胞周围。心室收缩时,冠状动脉在心肌内部的分支受到挤压,致使冠脉血流量减小甚至暂时停止。因此,冠脉血流量在心室舒张期更高。离开心肌肌层的血液分别通过冠状窦、心前静脉和心最小静脉 3 个途径返回心腔。冠状窦是心脏最大的静脉干,它位于左心房和左心室之间的冠状沟后部,经冠状窦口注入右心房。冠状窦的属支广泛,经冠状窦回流的静脉血量约占冠脉血流量的 70%。心前静脉是从右心室壁起始的 2~3 支静脉,向右上跨越冠状沟直接通向右心房。心最小静脉起始于心肌壁内,直接开口于各个心腔的内壁。

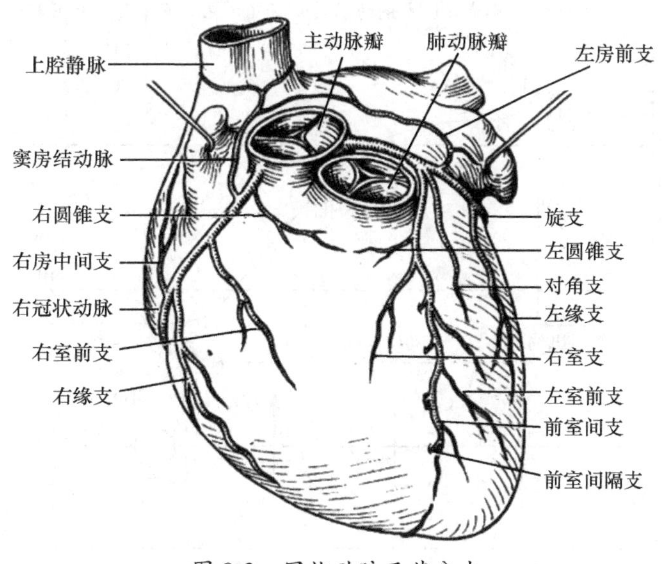

图 9-3 冠状动脉及其分支

(王 伟 赵海燕 臧伟进)

第二节　心 脏 生 理

正常情况下，心脏靠窦房结自身产生节律性兴奋，并通过心内特殊传导系统引起心脏各部分有序地发生兴奋和收缩。心脏的泵血功能通过心脏节律性地收缩和舒张交替活动来完成。

一、心肌的生物电现象和电生理特性

（一）心肌的生物电现象

与神经细胞和骨骼肌细胞相比，心肌细胞动作电位的波形和形成机制复杂得多，而且不同类型心肌细胞在动作电位幅度、持续时间、波形及离子通道电流等方面均有相当大的差别（图 9-4）。下面以心室肌细胞、浦肯野细胞及窦房结细胞为例分别介绍这些心肌的生物电现象及其形成机制。

1）心室肌细胞的跨膜电位及形成机制　人和哺乳动物心室肌细胞的静息电位约为−90mV，其大小主要决定于细胞内、外液 K^+ 的浓度差和细胞膜对 K^+、Na^+ 的相对通透性。K^+ 平衡电位是静息电位的主要来源。心室肌细胞的动作电位比较复杂，持续时间较长，可分为 0、1、2、3、4 五个时相（图 9-5）。

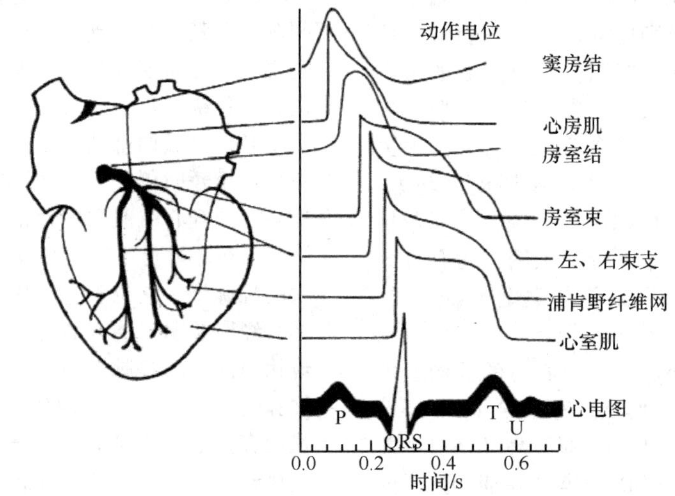

图 9-4　心脏各部位心肌细胞的动作电位及其与体表心电图的对应关系

P、QRS、T 和 U 分别表示心电图的不同波形（详见本节体表心电图部分）

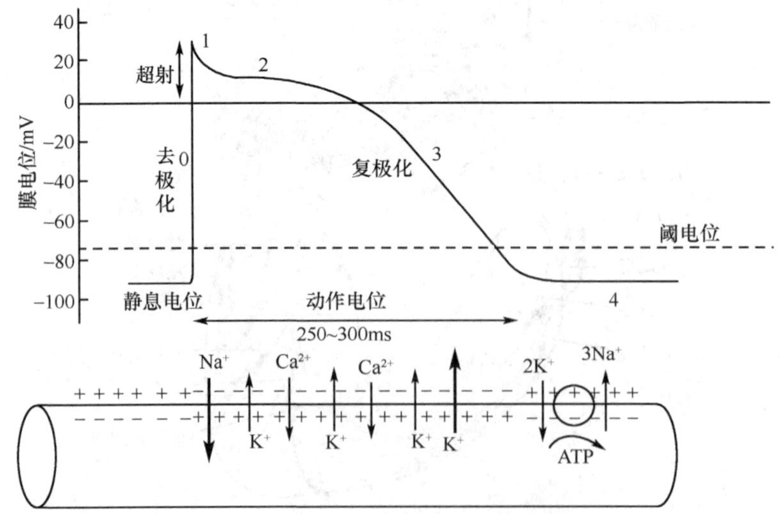

图 9-5　心室肌细胞的跨膜电位及形成机制

0 相（除极相） 在静息条件下，当心室肌细胞受到足够强的刺激（来自邻近已兴奋心肌细胞的电紧张影响或人为施加的电刺激）时，膜电位一旦达到阈电位，就迅速上升到+30mV，形成动作电位的 0 相，即除极相。0 相短暂，仅 1~2ms；0 相除极速度很快，膜电位变化幅度达 120mV，其最大除极速率高达 200~300V/s。0 相的主要机制是钠通道的瞬时开放。快速 Na^+ 内流使膜除极，驱使膜电位迅速达到+30mV 水平，使膜电位由接近 **K^+ 平衡电位**（约-90mV）转向接近 **Na^+ 平衡电位**（约+60mV）。钠通道激活快，失活也快，开放时间仅 1ms，故又称**快通道（fast channel）**。钠通道可被河豚毒（tetrodotoxin，TTX）选择性阻断。

1 相（早期快速复极相）：0 相结束后，膜内电位从+30mV 迅速下降到 0mV 左右，形成复极化的 1 相，历时约 10ms。1 相的发生机制主要与瞬时外向钾电流（transient outward current，I_{to}）有关。此电流是心肌动作电位期间最先激活并快速失活的钾电流，因而用"瞬时"加以描述。

2 相（平台期）：在 0 期的后期，心肌细胞膜上一种电压门控的钙通道［**L 型钙通道（L-type calcium channel）**］已经开始被激活，进入 2 相时被充分激活，形成持续的钙内流；与此同时，膜上几种电压门控钾通道电流（统称延迟整流钾电流，I_K）也陆续被激活。平台期间，钙内流和钾外流处于相对均衡状态，使得膜电位较长时间处于 0mV 水平。2 相过程中膜电位变化缓慢，持续 100~150ms，故又称**平台期（plateau）**。心室肌细胞的平台期是区别于神经细胞或骨骼肌细胞动作电位的主要特征。L 型钙通道因激活和失活的速率低，得名慢通道。

3 相（快速复极末期）：进入 3 相，钙通道逐渐失活（内向电流逐渐减小），而钾通道仍在开放（外向电流持续），因此复极速度加快，膜电位由 0mV 左右较快地恢复到-90mV。从 0 相除极开始到 3 相复极完毕的整段时间称为动作电位时程。心室肌细胞的动作电位时程为 200~300ms。

4 相（静息期）：3 相复极化完毕后，即进入 4 相。此时膜电位虽已恢复到静息电位水平，但细胞内 K^+、Na^+、Ca^{2+} 的浓度尚需恢复。在 4 相，离子主动转运作用增强，心肌细胞排出动作电位期间进入细胞的 Na^+ 和 Ca^{2+} 并摄入 K^+，使细胞内的离子浓度逐步恢复到动作电位前的状态。Na^+ 外运和 K^+ 的内运依赖细胞膜上 Na^+-K^+-ATP 酶完成，而 Ca^{2+} 移出细胞主要靠膜上的 Na^+-Ca^{2+} 交换体完成。

心房肌细胞的动作电位形成机制与心室肌相似，但是其平台期持续时间要短。心房肌动作电位时程为 150~200ms。

2）浦肯野细胞的跨膜电位及形成机制　浦肯野细胞的动作电位与心室肌的动作电位相似，形成机制也大致相同。两者最主要的区别在 4 相，浦肯野细胞呈现缓慢的自动去极化，而心室肌细胞保持稳定的静息电位。浦肯野细胞的 4 相自动去极化与逐渐减弱的外向钾电流（I_K）和另一种逐渐增强的内向电流 I_f 有关。I_f 又称**起搏电流**，以 Na^+ 内流为主，由一种超极化激活的非选择性阳离子通道介导。I_K 与 I_f 电流方向相反，此消彼长，形成净内向电流，导致膜逐渐去极化。膜的去极化一旦达到阈电位水平，又可产生动作电位，因而表现出自律性。4 相自动去极化是所有自律细胞动作电位最显著的特点。浦肯野细胞复极结束时膜电位最负，称为**最大复极电位（maximal repolarization potential）**，平均为-90mV（图 9-6）。

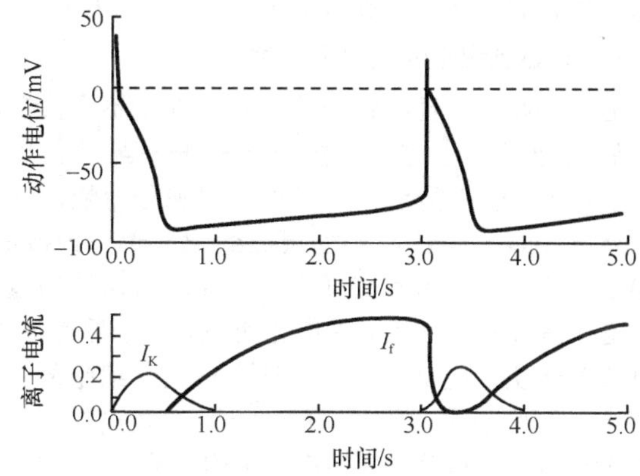

图 9-6　浦肯野细胞动作电位

3）窦房结细胞的跨膜电位及形成机制　窦房结细胞的动作电位没有明显的 1 相和 2 相，仅表现为 0、3、4 三个时相（图 9-7）。窦房结细胞的突出特征是 0 相除极速度（最大去极化速率 V_{max}<10V/s）远较心室肌慢，持续时间也较长（约 7ms）。窦房结细胞的阈电位约为-40mV、动作电位幅度小。窦房结细胞的另一特征是在 4 相膜电位发生自动除极化，显示出自律性。

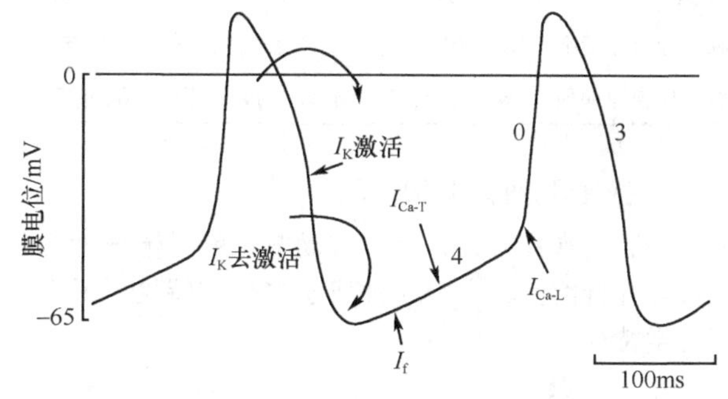

图 9-7　窦房结细胞的跨膜电位及形成机制

I_{Ca-T}. T 型钙通道介导的电流

窦房结细胞的 0 相是由 Ca^{2+} 内流（通过 L 型钙通道）介导。L 型钙通道在 3 相逐渐关闭，而钾通道被激活，K^+ 的外流导致膜复极化。当膜复极化达到最负值时，3 相结束，进入 4 相。窦房结细胞的最大舒张电位或最大复极电位约为-70mV。窦房结细胞 4 相自动除极的机制尚未阐明，可能与以下几种通道电流有关（图 9-7）：①I_K，该电流在 4 相进行性衰减，这可能是窦房结细胞 4 相自动去极化最重要的离子基础。②I_f，在窦房结细胞 4 相也可记录到 I_f，但由于此电流在超极化条件下才被充分激活，而窦房结细胞最大复极电位仅为-70mV，因此它对起搏活动所起的作用较小（图 9-7）。实验证明，用铯（Cs^{2+}）选择性阻断 I_f后，窦房结自发放电频率仅轻度降低。③I_{Ca-T}，除 L 型钙通道外，窦房结细胞还存在 T 型钙通道。当 4 相自动去极化到-50mV 时，T 型钙通道被激活开放，引起少量的 Ca^{2+}内流（I_{Ca-T}）。这一电流成为窦房结细胞 4 相自动去极化后期的一个组成成分。

（二）心肌细胞的电生理分类

心肌细胞电生理特性的差异根源在于不同类型心肌细胞在通道表达方面的差异。根据参与动作电位 0 相除极化的通道类型，可将心肌细胞分为**快反应细胞**（**fast response cell**）和**慢反应细胞**（**slow response cell**）。工作心肌和浦肯野纤维的 0 相除极由钠通道开放引起，其 0 相幅度大、去极化速率高、传导速度快，因此归类于快反应细胞。窦房结和房室结细胞的 0 相除极由 L 型钙通道介导，其幅度和除极速度较小，传导速度也较慢，被分类为慢反应细胞。从另一个角度，根据动作电位 4 相是否存在自动去极化，又可将心肌细胞分为自律性细胞和非自律性细胞。如表 9-1 所示，心肌细胞可分为快反应非自律细胞、快反应自律细胞和慢反应自律细胞 3 种。

表 9-1　心肌细胞的电生理分类

	0 期主要电流及上升速率	4 相的膜电位	所在部位
快反应非自律细胞	Na^+内流，快	稳定	心房肌、心室肌
快反应自律细胞	Na^+内流，快	自动去极化	浦肯野纤维
慢反应自律细胞	Ca^{2+}内流，慢	自动去极化	窦房结、房室结

（三）心肌细胞的生理特性

心肌细胞具有兴奋性、自动节律性、传导性和收缩性 4 种特性，其中前 3 种属于电生理特性，后者属于力学特性。

1. 兴奋性

1）钠通道的状态及其转换　心肌细胞产生动作电位是兴奋的标志。对于快反应心肌细胞，产生动作电位的内在条件是具备足够数量可被激活的钠通道。钠通道是镶嵌在细胞膜上的蛋白质，在不同膜电位条件下，通道蛋白的构型发生改变，因而表现出 3 种不同的功能状态，即静息状态（图 9-8A）、激活状态（图 9-8B）和失活状态（图 9-8C）。钠通道 3 种状态间的转换受膜电位变化的控制，同时钠通道的状态又可能影响膜电位。钠通道只有当膜去极化达到钠通道的阈电位（也是细胞的阈电位）才能被激活，因此需要足够强度的刺激，这就是钠通道激活的电压依赖性。当钠通道激活后，膜处于去极化和反极化状态，钠通道又很快转为失活状态。失活状态下的钠通道只有等恢复到静息状态后才能再次被激活，这个恢复过程有赖于膜电位恢复到极化状态，表明钠通道恢复过程也具有电压依赖性。

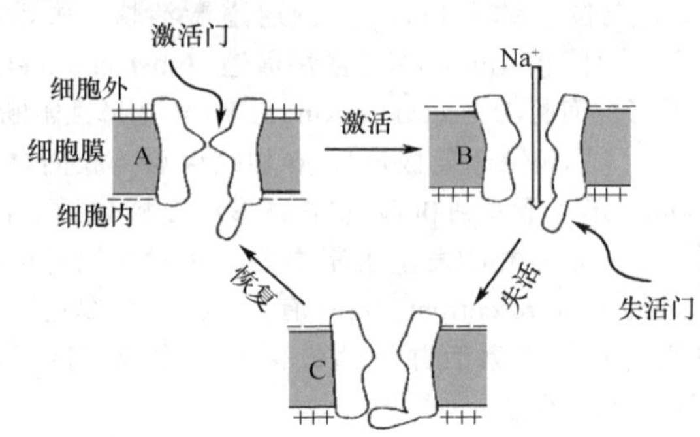

图 9-8　钠通道的功能状态及其转换模型

静息状态（9-8A）下激活门处于关闭状态，而失活门处于开放状态，这时钠离子不能通过通道。通道激活时（图 9-8B）激活门打开，而失活门仍处于开放状态，钠离子能进入细胞。失活过程（图 9-8C）是失活门关闭的过程，这时钠离子不能通过通道。在通道恢复过程中，失活门逐渐打开，而激活门关闭。

2）在快反应细胞兴奋过程中兴奋性的变化　在心肌细胞的动作电位过程中，兴奋性发生规律性改变。下面以心室肌细胞为例，说明其兴奋性的规律性变化的过程及其发生机制（图 9-9）。

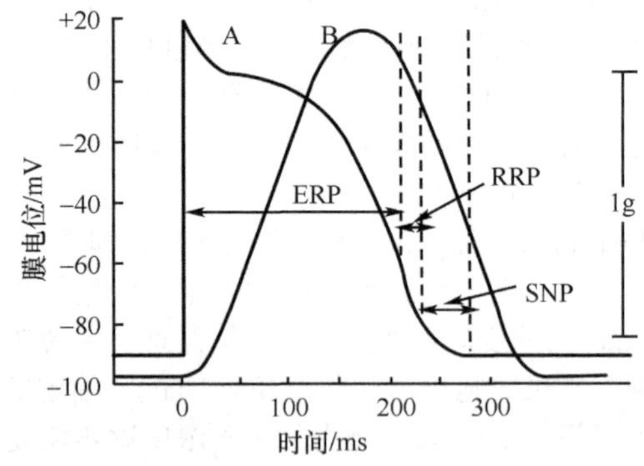

图 9-9　心室肌兴奋性变化与机械收缩的关系

A. 心室肌跨膜动作电位；B. 心肌收缩曲线，该曲线右侧为收缩力标尺，单位为 g；ERP. 有效不应期；RRP. 相对不应期；SNP. 超常期

绝对不应期：从 0 相除极开始到复极 3 相膜电位达-55mV，这段时期内无论给予多强的刺激，都不能使膜发生新的除极活动，因此，此阶段心肌的兴奋性为零，称为**绝对不应期**（**absolute refractory period，ARP**）。出现绝对不应期原因是此期内细胞膜上的 Na^+通道已经由激活状态几乎完全转入失活状态，不能立即被激活。在绝对不应期后，膜电位从-55mV 复极到-60mV 的短暂时间内，足够强的刺激能引起幅度较小的局部除极反

应（局部兴奋），但不足以引起动作电位，原因在于只有少量 Na^+ 通道恢复。此期和绝对不应期合称为**有效不应期（effective refractory period，ERP）**。

相对不应期：复极过程中，当膜内电位从 -60mV 复极到 -80mV 这段时间内，需要应用阈上刺激（高于静息条件下的阈值），才能引起动作电位，而且动作电位的幅度较小，去极化速率也较低。这表明心肌兴奋性有一定程度的恢复，这段时间称为**相对不应期（relative refractory period，RRP）**。相对不应期的出现源自钠通道虽已大部分恢复，尚不充分。

超常期：在 3 相的后期，膜电位由 -80mV 恢复到 -90mV 这段时间，只需阈下刺激就可引起动作电位，表明此时心肌兴奋性高于正常，称为**超常期（supernormal period，SNP）**。超常期的出现是由于此时膜电位与阈电位较接近，而 Na^+ 通道已基本恢复，因此阈下刺激有可能引发动作电位。

不同组织，有效不应期持续的时间不尽相同。骨骼肌的不应期为 2~3ms，神经细胞则更短，约为 1ms，而心肌兴奋后的有效不应期长达 200~300ms，一直延续到心肌的舒张早期（图 9-9）。也就是说，在整个心脏收缩期内，任何强度的刺激都不能使心肌再次兴奋。因此，心脏不会像骨骼肌那样产生完全性强直收缩，这对于心肌始终保持收缩与舒张的交替性活动，保证心脏泵血功能具有重要意义。

3）期前收缩与代偿间歇　正常心脏按窦房结的兴奋节律进行活动。从心室一次兴奋的有效不应期之后到预计发生下一次兴奋之前的一段时间内，如果给予心室一次足够强的刺激（称期前刺激，图 9-10 中 S_4），心室可发生一次提前的兴奋和收缩，称为**期前兴奋（premature excitation）**或**期前收缩（premature contraction）**（图 9-10）。由于期前兴奋也有自己的有效不应期，当紧接其后的一次窦房结兴奋传到心室肌时，常常恰好落在这次期前兴奋的有效不应期内，因而不能引起心室兴奋和收缩，必须等到下一次窦房结的冲动到达时才能引起收缩。所以，心室在一次期前收缩之后往往有一段较长的心室舒张期。临床上将从期前兴奋发生到下一次正常兴奋所经历的时间称为**代偿间歇（compensatory pause）**（图 9-10）。

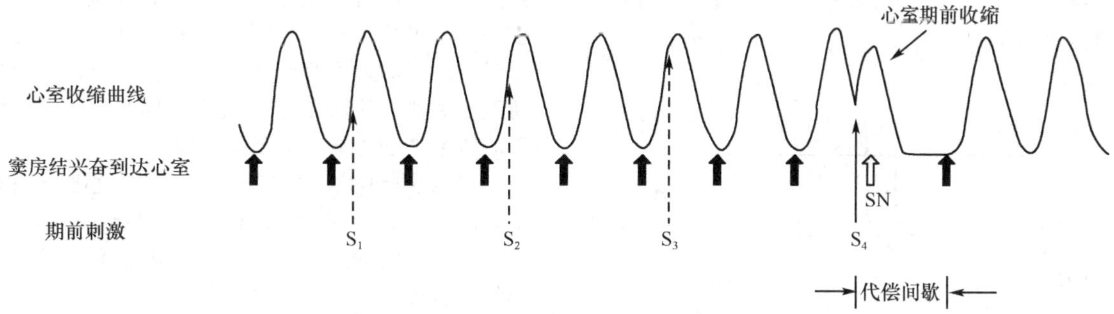

图 9-10　期前收缩和代偿间歇图解

短箭头指示窦房结兴奋到达心室的时间。长箭头（S_1~S_4）分别表示 4 个在不同时刻对心室足够强的刺激。S_1~S_3（虚线长箭头）发生在心室的收缩期，落在心室有效不应期内，因此没有引起心室兴奋。S_4（实线长箭头）出现的时间较晚，引起一个期前收缩，表明此时心室已脱离有效不应期。期前收缩后的第一个窦房结冲动到达心室（SN）时，心室正处于期前兴奋的有效不应期内，心室没有反应。因此期前收缩后须经较长时间后（代偿间歇），窦房结才恢复对心室活动的控制

4）影响兴奋性的因素

（1）离子通道的性状：对于快反应细胞，参与心肌去极化的通道主要是钠通道。因此钠通道状态的转换，决定快反应细胞兴奋性的变化。钠通道在 1 相、2 相和 3 相的前一段时间内处于失活状态，钠通道不可能再次被激活，此段时间与有效不应期相对应。而在相对不应期，大部分钠通道虽然恢复到可被激活的状态，但是恢复尚不充分，因此兴奋性低于正常水平。L 型钙通道参与慢反应细胞 0 相，也经历激活、失活和恢复的变化过程，因此慢反应细胞的兴奋性与钙通道状态的变化有关。

（2）静息电位与阈电位之间的差距：静息电位下移或阈电位水平上移，均使二者间的差距加大，导致兴奋性下降；反之，兴奋性升高。

2. 自动节律性

自动节律性（autorhythmicity），简称自律性，是指在没有外来刺激的条件下，组织或细胞能够自动地、有节律地发生兴奋的特性。具有自动节律性的组织或细胞称自律组织或自律细胞。

1）心脏的起搏点　心脏特殊传导系统内心肌细胞多数具有自律性，依兴奋传播顺序，自律性逐渐下降。例如，自律性最高的是窦房结细胞（100 次/min），其次是房室结（约 50 次/min）。从房室束到浦肯野纤维网，自律性进一步下降到 25 次/min。正常情况下，窦房结的自律性最高，主宰整个心脏的节律性活动，称为心脏的**起搏点（pacemaker）**，这时的心脏节律称为窦性心律（sinus rhythm）。位于心脏传导系统下游（即窦房结以外）的自律性细胞处于从属地位，

称为潜在起搏点（latent pacemaker）。潜在起搏点的自律性通常受到窦房结的抑制，没有显现出来。但是，在某些异常情况下，如窦房结的自律性下降或下传路径受阻时，下游的潜在起搏点（如房室结或房室束）可以取代窦房结，控制心室活动，形成异位心律（又称为逸搏心律），具有保护作用。异位起搏点心律通常表现为心室律过缓，严重时可导致猝死。应用起搏器是治疗这种心律失常的有效方法。

2）影响和决定自律性的因素　根据自律性发生的机制，自律性的高低取决于下列因素。

（1）最大复极电位与阈电位之间的差距：最大复极电位绝对值变小和（或）阈电位水平下移，均使二者差距变小，自动除极达到阈电位水平所需时间缩短，因而自律性增高；反之，最大复极电位绝对值增大（如迷走神经兴奋时，窦房结细胞膜对 K^+ 的通透性增大，钾外流增加），则自律性降低（图 9-11A、B）。

（2）4 相自动除极的速度：4 相自动除极速度增快（如交感神经兴奋），膜电位到达阈电位所需的时间缩短，自律性增高；反之，4 相自动除极速度变慢（如迷走神经兴奋），膜电位到达阈电位的时间延长，则自律性降低（图 9-11C）。

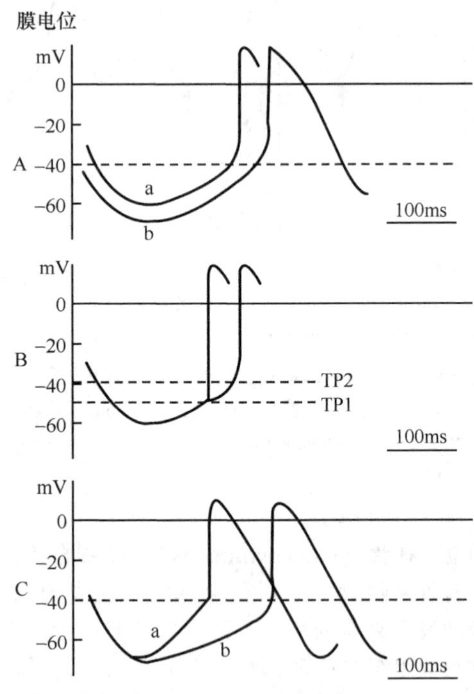

图 9-11　影响自律性的因素

A. 最大复极电位由 a 增至 b 时，自律性降低；B. 阈电位由 TP1 升到 TP2 时，自律性降低；C. 4 相除极速度由 a 降到 b 时，自律性降低

3. 传导性

心肌细胞具有传导兴奋的能力，称为**传导性**（**conductivity**）。兴奋不但在单个细胞表面传播，更重要的是通过闰盘中的缝隙连接通道快速传遍到心脏所有心肌细胞。

1）心脏内兴奋传播的途径　心脏的正常兴奋严格遵循特定的顺序和途径传播，从而保证心脏各部分电-机械活动的时空有序性。正常情况下窦房结发出的兴奋经心房肌传播到左、右心房，同时沿着心房肌传到房室结，再经房室束、左右束支和浦肯野纤维网传播到心室肌。在正常心脏，房室结和房室束是兴奋由心房传至心室的必经之路，此处病变常造成房室传导阻滞和心动过缓。另在某些异常心脏，心房、心室间存在额外的心肌纤维联系，常造成阵发的快速性心律失常。

2）心脏不同部位兴奋传导速度的差异性　右心房内若干部位的心房肌排列整齐成束状（如界嵴，参见图 9-2A），传导速度较快，构成所谓从窦房结到房室结的结间束（又称优势传导通路）和从右心房到左心房的房间束。房室结传导速度最慢，约为 0.02m/s。兴奋通过房室结需要较长的时间，约需 0.1s，这一现象称为**房-室延搁**（**atrioventricular delay**）。房-室延搁保证心室收缩滞后于心房，有利于心室的充盈和射血。房室束及其所有分支主要由浦肯野纤维构成，传导速度最快，可达 4m/s。工作心肌传导速度稍慢于浦肯野纤维。由于浦肯野纤维传导速度快，可以使兴奋快速传遍心室肌，从而使心室肌几乎同步兴奋与收缩，对于心脏泵血功能具有重要的生理意义。

3）影响和决定传导性的因素　心肌传导性的高低取决于心肌细胞的结构和电生理特性。

（1）心肌细胞的结构：心肌细胞兴奋传导的速度与细胞直径、闰盘处缝隙连接通道的密度和开放程度有关。直径较大的细胞，胞内纵向电阻小，局部电流传播的距离远，兴奋传导速度快；反之，则兴奋传导慢。各部分心肌细胞的直径大小依次为浦肯野细胞>心室肌>心房肌>窦房结>房室结细胞，与传导速度的顺序有良好的对应关系。此外，细胞间缝隙连接的密度及功能状态（开放或关闭）也是影响传导性的重要因素。房室结的细胞间缝隙连接通道数目较少，细胞间的偶联电阻增大，传导速度减慢。

（2）生理性因素：心肌细胞兴奋的传播是通过局部电流介导的，因此其电生理特性是影响传导性的主要因素。

A. 0 相除极速度和幅度：动作电位 0 相除极速度和幅度是影响心肌传导速度最重要的因素。0 相去极化的幅度越大，兴奋部位与未兴奋部位间的电位差也越大，形成的局部电流也越强，对未兴奋部位的影响也越强，传导也越快。所以，快反应细胞比慢反应细胞传导快，而抑制钠通道和 L 型钙通道可分别降低快反应细胞和慢反应细胞的传导速度。

B. 邻近未兴奋部位膜的兴奋性：本质上说，兴奋传导时，已兴奋细胞通过缝隙连接对于临近尚未兴奋的细胞提供了一个电刺激（电紧张性影响），使之去极化达到阈电位，引发其爆发动作电位。兴奋连续跨细胞传播实质上是动作电位在心肌细胞之间接力式的引爆过程。兴奋所到之处，如果心肌细胞的兴奋性正常，兴奋得以正常传导；如果心肌细胞的 Na^+ 通道正处于失活状态，则传导受阻；如果 Na^+ 通道已大部分恢复，则传导速度减慢。

二、体表心电图

在每一正常心动周期中，起源于窦房结的兴奋，依次传向心房和心室。这种兴奋产生和传播过程中的生物电变化，通过体液反映到体表，可被记录下来，称为体表心电图，简称心电图（electrocardiogram, ECG）。为全面反映和便于比较，常规将记录电极置于体表特定部位，形成若干记录导联。心电图反映心脏各个部位在兴奋产生、传导和恢复过程中生物电的总体变化过程。

正常心电图有 P 波、QRS 波群和 T 波 3 个基本波形和若干主要观测指标（图 9-12）。

P 波：反映左、右心房的去极化过程。P 波波形小而圆钝，历时 0.08～0.11s，波幅不超过 0.25mV。

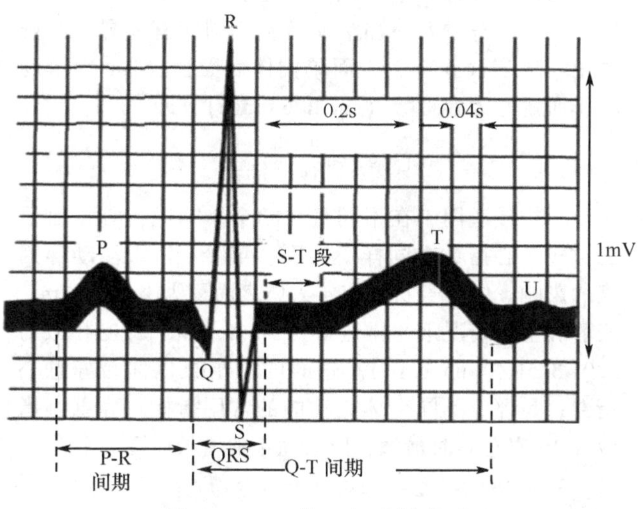

图 9-12　正常心电图模式图

QRS 波群：代表兴奋在心室肌扩布所经历的时间，反映左、右心室去极化的过程。QRS 波群历时 0.06～0.10s，典型的 QRS 波群常由 3 个紧密相连的波组成，第一个向下的波称 Q 波，第一个向上的波称 R 波，R 波之后向下的波称 S 波。QRS 波群的波形和波幅依记录电极所放位置（即不同导联）的不同而改变。

T 波：反映心室复极后期过程中体表电位的变化，其波幅为 0.1～0.8mV，历时 0.05～0.25s。在 R 波为主的导联中，T 波幅度不应低于 R 波的 1/10。T 波方向与 QRS 波群的主波方向一致。

U 波：T 波后有时出现的一个低而宽的波，方向与 T 波一致，波幅在 0.05mV 以下。其成因尚不十分清楚。

P-R 间期（或 P-Q 间期）：从 P 波起点到 QRS 波起点之间的时程为 0.12～0.20s。P-R 间期代表由窦房结产生的兴奋经由心房、房室结和房室束到达心室肌所需的时间，也称为房室传导时间，其中大部分时间消耗在房室结内。P-R 间期延长，提示有房室传导阻滞。

Q-T 间期：从 QRS 波起点到 T 波终点的时程，代表心室从开始除极到结束复极的时间。

S-T（ST）段：心电图中从 QRS 波终点到 T 波起点之间的一段图形为 S-T 段，S-T 段大致与心室肌动作电位的平台期（2 相）对应，正常的 S-T 段位于心电图的基线。

三、心动周期和心脏的泵血过程

（一）心动周期

心脏每收缩和舒张一次构成一个机械活动周期，称为**心动周期**（**cardiac cycle**）。在一个心动周期中，心房和心室有各自的**收缩期**（**systole**）和**舒张期**（**diastole**）（图 9-13）。依临床习惯，如无特指，通常所说的收缩期和舒张期均是针对心室而言。

心动周期的长短与心率有关，两者互为倒数。若心率为 75 次/min，则心动周期历时 0.8s。平均而言，一个心动周期中，两心房首先收缩，持续 0.1s，继而心房舒张，持续 0.7s。当心房收缩时，心室进入舒张后期；心房一旦进入舒张期，心室即开始收缩，持续 0.3s，随后心室进入舒张期，历时 0.5s。房室共同的舒张期占半个心动周期，称为全心舒张期。当心率加快时，收缩期和舒张期都缩短，但舒张期的缩短更为显著。

（二）心动周期的分期和心脏的泵血过程（图 9-13）

在心动周期中，右心与左心同步活动。肺动脉压较低，仅为主动脉压的 1/6，故右心室的压力也低于左心室。

1. 心室的收缩与射血过程

（1）**等容收缩期**：心室一旦开始收缩，即推动房室瓣关闭。此时心室内压仍低于动脉压，动脉瓣处于关闭状态。心室继续收缩，使心室内压力迅速上升，当室内压高于动脉压时，动脉瓣开放，开始射血。从房室瓣关闭到动脉瓣打开的这段期间，心室的容积不变，而压力迅速上升，此阶段称为**等容收缩期**（**isovolumic contraction phase**），持续约 0.05s。

（2）**射血期**：主动脉瓣一旦开放，心室即开始向动脉射血。随着心室射血，心室内压经历由上升到下降的过程。一旦心室压低于动脉压，动脉瓣即关闭。从动脉瓣开放到关闭的这段时间称为**射血期**（**ejection phase**）。根据射血速度的变化，射血期又分初期的快速射血期（约 0.1s）和随后的减慢射血期（约 0.15s）。

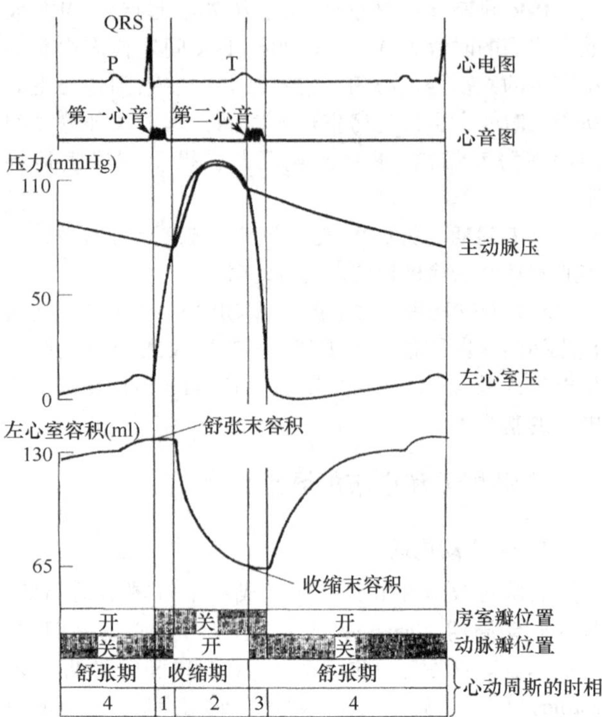

图 9-13　心动周期各时相中压力、容积等的变化

1. 等容收缩期；2. 射血期；3. 等容舒张期；4. 充盈期

2. 心室的舒张与心室充盈过程

（1）**等容舒张期**：射血期结束（以动脉瓣关闭为标志）后的初期，室内压仍然明显高于房内压，因此房室瓣仍处于关闭状态。心室肌继续舒张，直到室内压低于心房压时，房室瓣才开放。从射血期结束到房室瓣开启时为止，心室内压迅速下降而心室容积不变，此阶段称为**等容舒张期**（**isovolumic relaxation phase**），历时 0.06～0.08s。

（2）**心室充盈期**：一旦房室瓣开放，血液即从心房涌入心室，表明心室进入**充盈期**（**filling phase**）。此期持续到下一个等容收缩期开始的时刻。心室充盈期可进一步细分为快速充盈期（约 0.11s）、减慢充盈期（约 0.22s）和心房收缩期 3 个阶段。在快速充盈期，心室主动舒张，心室压急剧下降，心房内血液被快速“抽吸”入心室；在减慢充盈期，心室的充盈速度减慢；心房收缩期是心室充盈的最后阶段，心房收缩，将心房血继续推入心室，增加心室的充盈量。心房收缩期内进入心室的血液量通常占心室总充盈量的 10%～30%，对心脏泵血功能具有一定意义。

（三）心脏泵血功能的基本指标

对心脏泵血功能进行评价，在医学实践中十分重要。心脏在单位时间内的射血量是反映心泵功能的基本指标，但必须结合其他一些指标，才能对心脏泵血功能作出正确的评价。

1. 每搏输出量和射血分数

一侧心室每次搏动所射出的血量，称为每搏输出量，简称**搏出量**（**stroke volume，SV**）。搏出量为舒张末期容积与收缩末期容积之差。成人的左心室舒张末期容积约为 125ml，收缩末期容积约为 55ml，搏出量约为 70ml。搏出量占心室舒张末期容积的百分比，称**射血分数**（**ejection fraction，EF**）。左、右两侧心室的搏出量和射血分数大致相同。

$$\text{射血分数} = \frac{\text{搏出量（ml）}}{\text{心室舒张末期容积（ml）}} \times 100\%$$

射血分数反映心室泵血的效率，正常人在安静状态下，射血分数为 55%～65%。在心室功能减退的早期，尽管搏出量可能与正常人没有明显区别，但心舒末期容积已明显增大，射血分数明显下降。因此，射血分数是反映泵功能变化更为敏感的指标。

2. 每分输出量和心指数

一侧心室每分钟排出的血量，称**每分输出量**（**minute volume**），简称**心排血量**（**cardiac output，CO**），等于搏出量乘以心率。左、右两侧心室在整个循环体系中呈串联关系，故输出量基本相等。例如，心率以 75 次/min 计算，则心排血量在男性为 5～6L/min，女性则略低。心排血量和机体代谢水平相适应，可因性别、年龄、身材大小和活动情况不同而有差异。心排血量与体表面积有关，而单位体表面积（$1m^2$）下的心排血量称为**心指数**（**cardiac index**），即

$$\text{心指数} = \frac{\text{心排血量}}{\text{体表面积}}$$

心指数适用于在不同身材的个体间进行心排血量的比较。心指数也同样受性别、年龄、体力活动等因素的影响。中等身材的成年人体表面积为 $1.6 \sim 1.7m^2$，安静和空腹情况下心排血量为 5～6L/min，故心指数为 $3.0 \sim 3.5L/(min \cdot m^2)$。这时的心指数也称为静息心指数，是评定不同个体心功能的常用指标。静息心指数在 10 岁左右时最大，以后随年龄增长而逐渐下降。

3. 心脏做功量：每搏功和每分功

一侧心室每收缩一次对血液所做的功称为**每搏功**（**stroke work**）或外部功。一侧心室每分钟对血液所做的功称每分功。心室收缩时还需克服心肌内部的黏滞阻力等，这部分消耗的能量称内部功。每搏功主要转化为动脉血管内血液的压强能，其次转化为血液的动能。每搏功和每分功估算的方法如下。

每搏功=每搏输出量×射血期主动脉或肺动脉的平均压力+血流动能

每分功=每搏功×心率

严格意义讲，如此计算所得的结果实际还包括同侧心房所做的一部分外部功，但是这部分所占比例很低。由于肺动脉压力明显低于主动脉压力，因此右心室做功也远低于左心室。安静状态下，血液从左心室射血所获得的动能所占的比例很小（约 1%），一般可忽略不计，然而当血流速度加快时（如运动时），动能

部分在每搏功中所占的比例将上升，因此需要考虑在内。对于高血压患者，患者血压越高，其左心室每搏功也越多，然而这部分额外增加的功本来是可以不做的，只是为克服增加的射血阻力不得已而为之，因此有效控制高血压可降低左心室的耗能和提高效率。

（四）影响心排血量的因素

机体代谢速率反映机体对能量和氧的消耗速率，同时也反映机体对能量物质和氧气总的需求。血中氧气来源于呼吸和肺循环，通过体循环输送到全身。因此，机体代谢速率变化是影响心排血量的根本原因。心排血量的这种变化主要通过复杂的神经和体液调节来实现。以下仅从心脏本身讨论心排血量的影响因素，主要包括前负荷、后负荷及心肌收缩能力和心率。

1\. 前负荷

前负荷（preload）是指肌肉收缩前所承载的负荷，它使肌肉在收缩前有一定的**初长度（initial length）**。心室肌的初长度取决于心室舒张末期容积。早在20世纪初，Starling首先在离体心脏实验中发现，在一定范围内，心室舒张末期容积（压力）越大，初长度越长，随后的收缩力量越强，搏出量和每搏功也越大。这一现象，称为Starling定律。这一定律表明心肌收缩强度可随其初长度的改变而改变。将如此研究所获的数据绘制成曲线，即**心室功能曲线（ventricular function curve）**，也称为Starling曲线（图9-14对照）。正常心脏工作在曲线的上升支，这样一旦心室舒张末容积变化（因回心血量、胸腔压力、大动脉压力等因素改变），每搏心排血量也随即改变。这一调节的意义在于逐次心跳地对每搏输出量进行精细调节，使心室的射血量与回心血量保持平衡，同时保持左、右心室输出量的匹配和心室容积的稳定。

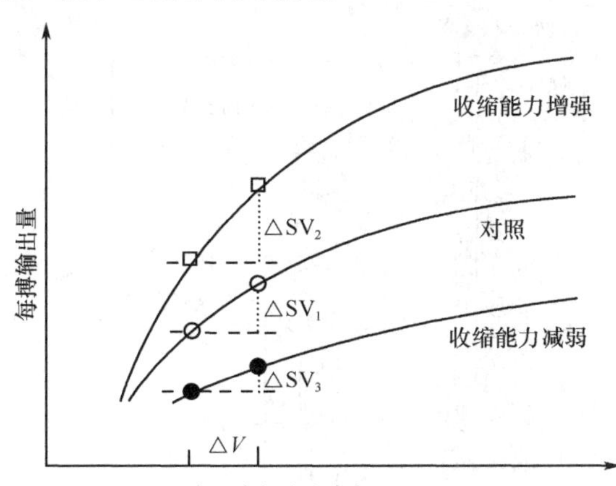

图9-14 心室功能曲线

3条曲线是在不同收缩能力条件下获得。注意心室舒张末容积的增量同样为ΔV时，3条曲线每搏输出量（SV）的增量不同，收缩能力越强，每搏输出量的增量越大，即$\Delta SV_2 > \Delta SV_1 > \Delta SV_3$

Starling定律的发生机制尚未最终阐明。可能的机制包括肌原纤维对Ca^{2+}的敏感性，以及横桥与肌动蛋白的有效作用点数目存在初长度依赖性。

2\. 后负荷

后负荷（afterload）是指心肌开始收缩后所承受的负荷。对心室而言，后负荷可用大动脉内血压表达。动脉血压的变化将影响心肌的收缩过程，从而影响搏出量。在心率、前负荷和收缩能力不变的情况下，当动脉压升高即后负荷增加时，射血阻力增加，致使心室等容收缩期延长，射血期缩短，心室肌缩短的速度及幅度降低，射血速度减慢，搏出量减少。

3\. 心肌收缩能力

心肌收缩能力（cardiac contractility）是指心肌不依赖于前、后负荷因素的一种内在力学活动特性。当心肌收缩能力增强时，搏出量和搏功增加（图9-14）。搏出量的这种调节与心肌的初长度无关，而主要是通过改变心肌的生化过程实现的。心肌收缩能力受自主神经和多种体液因素的影响，其中交感神经及血液中的儿茶酚胺是生理状况下最重要的影响因素。儿茶酚胺能激活心肌β_1肾上腺素受体，通过兴奋性G蛋白激活腺苷酸环化酶，使细胞内cAMP增多，Ca^{2+}内流增加，诱发肌质网释放更多钙，最终使心肌收缩能力增加。抑制β_1肾上腺素受体或L型钙通道可降低心肌收缩能力。

4\. 心率

心率是决定每分心排血量的基本因素之一。在一定范围内，心率加快可使心排血量增加。但心率太快（超过180次/min），则心舒期明显缩短，心室充盈量不足，搏出量反而减少。因此，心率过快或过慢，心排血量都会减少。

5\. 心室舒张特性

心室的舒张和收缩是两个相反相成的过程。心室适度的舒张和充盈对于收缩和射血是必需的，而有力的收缩和射血更为心室的充盈提供更多空间。无论心室的收缩功能还是舒张功能出现异常都影响泵血功能。

儿茶酚胺类物质不但使心肌收缩能力提高，而且加速心室的舒张过程，此外还提高心率，因此是生理条件下影响心排血量最为重要的物质。

（五）心脏功能储备

健康成年人在安静状态下，心排血量约5L/min；强体力劳动时，心排血量可增大到30L/min左右，即达到最大心排血量，表明健康人心脏泵血功能有相当大的储备力量。心排血量能随机体代谢需要而增加的能力，称为心脏功能储备或**心力储备（cardiac reserve）**。心力储备的大小反映了心脏泵血功能对代谢需要的适应能力。

心脏的储备能力可分为心率储备和搏出量的储备。

正常成年人心率为60～100次/min，最大心率可达160～180次/min，如每搏输出量不变，心率的增加可导致每分输出量增加1～1.5倍。搏出量等于心舒张末容积与收缩末容积之差。增加搏出量可分别通过增加舒张末容积和减小收缩末容积实现，与此对应，搏出量储备分为舒张期储备和收缩期储备，前者约为15ml，后者为35～40ml。

（六）心音

心动周期中，心肌收缩、瓣膜开闭、血流对心血管壁的冲击及涡流引起的声波振动，称为心音（heart sound）。按心音在心动周期中出现的先后顺序，依次命名为第一心音、第二心音、第三心音和第四心音。应用听诊的方法容易听到第一心音与第二心音。第三心音和第四心音的出现常提示心力衰竭的存在。临床上心音的变化，有助于诊断某些心脏疾病。

1. 第一心音

第一心音主要是由于房室瓣突然关闭和瓣叶突然紧绷产生的振动所引起的。它的出现标志心室收缩的开始，其特点是音调低、声音较响、持续时间较长（约0.1s）。第一心音在心尖搏动处即左侧锁骨中线第五肋间处听得最清楚。

2. 第二心音

第二心音主要来自于血流在主动脉和肺动脉内的突然减速和半月瓣突然关闭引起的振动，标志着心室开始舒张。在胸骨两旁的第二肋间听得最清楚，左侧为主动脉瓣听诊区，而右侧为肺动脉瓣听诊区。其特点是音调高，持续时间短（约0.08s）。第二心音的强弱可反映主动脉压和肺动脉压的高低。

3. 第三心音

第三心音出现在快速充盈期之末，是低频低振幅的心音。一般认为是由于心室快速充盈时，血流冲击室壁，使心室壁、腱索和乳头肌突然紧绷、振动所致。在某些健康儿童和青年人可听到第三心音，但是一般心率不快。另外，其可出现在心力衰竭的患者，其心率快，3个心音依次规律出现，听似马奔跑的蹄声，故称奔马律。

4. 第四心音

正常情况下听不到第四心音，但可见于某些心力衰竭患者。第四心音音调低而声弱，出现在舒张晚期，接近第一心音，与心房收缩所造成心室壁振动有关，故也称心房音。

（王　伟　赵海燕　臧伟进）

第三节　血管生理

一、血管的结构与功能分类

在血液循环的路径上，动脉、毛细血管和静脉三者串联，为血液的运输发挥着各自的作用。

（一）血管的结构

按照组织学结构，血管可以分为大动脉、中动脉、小动脉、微动脉、毛细血管、微静脉、小静脉、中静脉和大静脉。除毛细血管壁由单层内皮细胞和一层基膜构成外，其他血管壁由内向外可分为内膜、中膜和外膜3层（图9-15）。内膜层最薄，由单层内皮细胞和内皮下层组成。内皮细胞作为血管的内衬，表面光滑，便于血液流动，同时构成通透性屏障。内皮细胞具有复杂的酶系统，能合成、分泌多种生物活性物质，如可调节血管舒缩活动的内皮素、内皮舒张因子、前列环素、血管紧张素转换酶等。血管内皮细胞还具有抗凝作用，对于维持血液为液态具有至关重要的作用（参见第八章）。中膜主要由弹性纤维、胶原纤维和血管平滑肌细胞组成，其厚度及组成成分因血管种类而异。此外，血管平滑肌细胞还可以合成和释放多种生物活性物质，如肾素、血管紧张素等。外膜由疏松的结缔组织组成，包括弹性纤维、胶原纤维和成纤维细胞。当血管受损伤时，成纤维细胞具有修复外膜的能力。

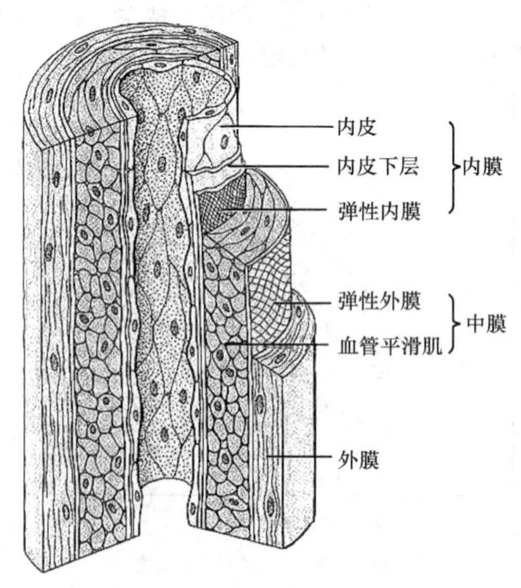

图9-15　血管壁的结构

（二）血管的功能分类

按生理功能，血管可分为若干类型。

1. 弹性贮器血管

包括主动脉、肺动脉主干及其主要分支。这些血管的管壁坚厚，富含弹性纤维，有明显的可扩张性和弹性。左心室射血时，主动脉压升高，一方面推动动脉内的血液向前流动，进入外周循环；另一方面使主动脉扩张，血液的压强能转化为动脉壁弹性势能，射血停止后，大动脉管壁发生弹性回缩，继续推动血液前进。弹性贮器血管将心室间断的射血转变为动脉内持续的血流。因此，大动脉称为弹性贮器。

2. 分配血管

中动脉属于此类血管，包括从弹性贮器血管以后到小动脉前的动脉管道，此类血管是将血液输送至各个器官的关键通路，或者说是各个器官的生命线，如冠状动脉、脑动脉等。

3. 毛细血管前阻力血管

毛细血管前阻力血管是指小动脉和微动脉。小动脉和微动脉的管径小，管壁富含平滑肌，其收缩状态可明显影响血管口径、血流阻力和局部血流量。

4. 毛细血管前括约肌

在真毛细血管的起始部常有少量平滑肌环绕，称为**毛细血管前括约肌（precapillary sphincter）**。它的收缩或舒张可控制其后毛细血管的关闭或开放，调控毛细血管开放的数量。

5. 交换血管

指真毛细血管，分布广泛。真毛细血管的管径很细，管壁仅有单层内皮细胞和一层基膜。真毛细血管通透性大、数量多、总面积大，是血管内血液与组织液进行物质交换的主要场所。

6. 毛细血管后阻力血管

指微静脉。微静脉管径较小，对血流可产生一定的阻力。它们的舒缩可影响毛细血管前阻力和毛细血管后阻力的比值，从而改变毛细血管压及组织液的生成量。

7. 容量血管

指静脉系统。与同级的动脉相比，静脉的数量较多，口径较粗，管壁较薄，容量较大。在安静状态下，循环血量的 60% ~ 70% 容纳在静脉血管中，起着血液储存库的作用。静脉的顺应性大，跨壁压稍有变化即可引起容积较大的变化，因此体位变化对心脏水平以下静脉的容量有很大影响。

8. 短路血管

指一些血管床中小动脉和小静脉之间的直接吻合支。在手指、足趾、耳廓等处的皮肤中有许多短路血管存在，其功能上与体温调节有关。当体温升高（如运动）时，短路血管开放，局部皮肤血流量增加，皮肤温度升高有利于散热；反之，当体温降低（如环境温度低）时，短路血管关闭，减少散热。

二、血流动力学

血流动力学（hemodynamics）就是研究血液在心血管系统中流动的力学。研究的对象是血流量、血流阻力和血压及它们之间的相互关系。血液流动具有两个鲜明的特点，首先血管不是刚性的，而是具有弹性、可主动收缩和舒张及可被动扩张的管道系统；其次血液是具有一定黏滞性、含有不同血细胞成分的非均匀流体。所以血流动力学既有一般流体力学的共性，又有其自身的特点。

（一）层流与湍流

血液在血管里的流动形式可分为**层流（laminar flow）**和**湍流（turbulence）**两类。在层流的情况下，液体每个质点的流动方向都一致，与血管的长轴平行。但每个质点的流速不同，在血管轴心处流速最快，越靠近管壁越慢。如图 9-16 所示，血液在血管内的流动形成无数流速依次递减的同轴液层。

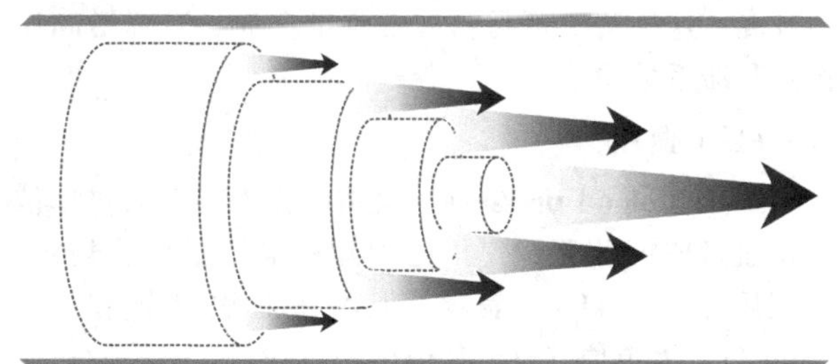

图 9-16 血液的层流

正常情况下，血液在形状规则血管内的流动是层流形式，但当血流速度加快到一定程度时或血液流入不规则管腔时，正常层流情况即被破坏，血液中各质点的流动方向不再一致，出现漩涡，这种血流形式称为湍流。生理情况下，心腔、主动脉和动脉分支处的血流可出现湍流。研究表明，血管湍流部位容易受到血流的损伤，是动脉粥样硬化好发的部位。在出现湍流的部位（血管或心脏）有可能听到血流的杂音。

（二）血流量和血流速度

单位时间内流经血管某一横截面的血量称为**血流量（blood flow）**，又称**容积速度（volume velocity）**，常用单位是 ml/min 或 L/min。**血流速度（velocity of blood flow）**是指血液中一个质点在血管内移动的线速度，单位为 cm/s 或 m/s。当血液在血管内流动时，血流的速度与血流量成正比，与血管的横截面积成反比。心血管系统是一个闭合回路，截面积在主动脉最小，故血流速度最快；而总横截面积在毛细血管最大，所以血流速度最慢。

（三）血流阻力

血液在血管内流动时所遇到的阻力，称为**血流阻力**（**resistance of blood flow**）。血液流动时，血液与血管壁之间的摩擦及血液内部产生的摩擦形成了血流阻力。在发生湍流时，血液在血管中流动的方向不一致，血液间的摩擦增加，阻力增大。正常情况下，在整个体循环中微动脉阻力最大，约占总阻力的41%，小动脉及其分支占16%，毛细血管占27%，主动脉和大动脉占9%，静脉系统占7%。

在层流条件下，一段血管内血流的阻力可按泊肃叶公式计算如下。

$$R = \frac{8\eta L}{\pi r^4}$$

式中，R为血流阻力；η为血液的黏滞系数；L为血管的长度；r为血管的半径。

由此可见血液的黏滞系数和血管半径是影响血流阻力的重要变量，其中血流阻力与血管的4次方成反比，因此血管半径稍有变化就会对血流阻力产生巨大影响。血细胞比容增加时，血液黏滞性增高，血流阻力升高。这种情况可见于红细胞增多症。温度增高使血液黏滞系数减小。

（四）血压

血压（**blood pressure**）是指血管内的血液对单位面积血管壁的侧压强。根据国际标准计量单位规定，血压用千帕（kPa）表示，但习惯上常用毫米汞柱（mmHg）为单位（1mmHg=0.1333kPa）。大静脉血压较低，常以厘米水柱（cmH_2O）为单位。

三、动脉血压

（一）动脉血压的正常值和意义

动脉血压（**arterial blood pressure**）是指动脉内的血液对血管壁的侧压强，但一般所说的动脉血压是指主动脉压。通常将上臂测得的肱动脉压代表主动脉压。心室射血时主动脉压升高，其最高值称为**收缩压**（**systolic pressure**），心室停止射血后动脉血压下降，其最低值称为**舒张压**（**diastolic pressure**）。收缩压和舒张压的差值称为脉搏压，简称**脉压**（**pulse pressure**）。在一个心动周期中，动脉压的平均值称为**平均动脉压**（**mean arterial pressure**），约等于舒张压+1/3脉压。

在安静状态下，我国健康成人的收缩压为100～120mmHg，舒张压为60～80mmHg，脉压为30～40mmHg，平均动脉压为100mmHg左右。动脉血压随年龄、性别及身体功能状态不同呈现差异。一般来说女性略低于男性，儿童低于成人，安静时血压相对稳定，活动时血压会暂时升高。正常人随着年龄的增长血压会逐渐升高，收缩压升高比舒张压明显。

（二）动脉血压的形成

1. 循环系统内的血液充盈

循环系统内有足够的血量充盈是动脉血压形成的前提。循环系统中血液的充盈程度可用循环系统平均充盈压来表示。动物实验中，若人为造成心室暂停射血，血管内血流将迅速停止，此时，循环系统中各处的压力趋于相等，此时血管内压即**循环系统平均充盈压**（**mean circulatory filling pressure**）。如此测得犬的循环系统平均充盈压约为7mmHg。人的循环系统平均充盈压与之相近。循环系统平均充盈压的大小取决于血量与循环系统容量的对比。血量增加，则循环系统平均充盈压也增加；然而循环系统容量难于准确测定，原因在于血管收缩状态经常发生变化。当血管的收缩程度高，即血管紧张性高时，循环系统平均充盈压增加；反之，则减小。

2. 心脏射血和循环系统的外周阻力

心室收缩向主动脉内射血是形成动脉血压的必要条件。在正常情况下，心室收缩时对血液做功，一部分功转化为血液的动能，另一部分则转化为血液的压强能。动能和压强能的分配比例取决于血管外周阻力。设想极端的情况，如果没有遇到外周阻力，则心室做功全部转化为血液的动能。压强能所占的比例随外周阻力增加而上升。

3. 大动脉的弹性贮器作用

心室射血时，血液的部分压强能转化为血管壁的弹性势能，因此收缩压不至过度升高。在心室舒张期，射血停止，大动脉弹性回缩释放弹性势能，使得舒张压不至于下降过多。因此，主动脉对间断性射血所造成的压力波动有巨大的缓冲作用。大动脉管壁的弹性随年龄的增长而降低，其缓冲动脉血压的作用也逐渐减弱，故老年人或动脉硬化者可表现收缩压升高、舒张压降低和脉压增大。

（三）影响动脉血压的因素

如上所述，动脉血压的形成受循环系统内血液的充盈度、心脏射血、血管的外周阻力和大动脉的弹性贮器等因素的影响。凡能影响动脉血压形成的各种因素，都能影响动脉血压。由于多种因素间存在复杂的相互影响，以下仅简单讨论单一因素变化对血压的影响。

1. 心脏搏出量

如果搏出量增大而外周阻力和心率变化不大，则动脉血压主要表现为收缩压的升高，其次为舒张压升高，故脉压增大。反之，搏出量减少时，则主要使收缩压降低，脉压减小。在一般情况下，收缩压的高低主要反映心脏搏出量的多少。

2. 心率

心率加快时，舒张期将明显缩短，如搏出量和外周阻力不变，舒张压将明显升高，其次为收缩压升高，同时脉压减小。相反，心率减慢时，舒张压降低的幅度比收缩压降低的幅度大，故脉压增大。

3. 外周阻力

如果心排血量不变而外周阻力加大，则在舒张期内由大动脉流向外周的血液减少，导致舒张压明显升高，其次是收缩压的升高，脉压也相应减小。反之，当外周阻力减小时，舒张压比收缩压降低得更明显，故脉压加大。在一般情况下，舒张压的高低主要反映外周阻力的大小。

4. 主动脉和大动脉的弹性

由于主动脉和大动脉的弹性贮器作用，动脉血压的波动幅度明显小于心室内压的波动幅度。老年人的动脉管壁硬化，大动脉的弹性贮器作用减弱，故收缩压明显升高，舒张压明显降低，脉压增大。

5. 循环血量和血管系统容量的匹配关系

通常循环血量和血管系统容量（与血管紧张性有关）相匹配，保证有足够的循环系统充盈压。循环系统充盈压升高将导致血压也上升。循环系统充盈压升高与血量的增加和血管紧张性的增加有关。例如，在醛固酮增多症患者，血压升高就是与机体水钠潴留和循环血量增加有关。大量失血后，循环血量减少，使体循环平均充盈压降低，因而动脉血压降低；如出血不多，由于血管紧张性增加和静脉系统收缩，可部分缓解体循环平均充盈压和血压的降低。

四、静脉血压

静脉内血管壁的侧压强称为静脉压。在循环系统中，静脉不仅是血液回流入心脏的通道，而且因其容量大，易于扩张和收缩，在功能上起着血液储存库的作用。静脉的舒缩可有效地调节回心血量和心排血量，使循环功能适应机体在各种生理状态时的需要。

（一）中心静脉压

右心房是体循环的终点，当血液回到右心房时，压力已降至最低，在正常情况下接近于零。通常将右心房和胸腔内大静脉的血压称为**中心静脉压（central venous pressure）**。中心静脉压数值较低，正常时在4～12cmH_2O 变动。它的高低取决于心脏射血能力和静脉回心血量之间的相互关系，是反映心血管功能的重要指标之一。若心脏射血能力较强，能及时将回流入心脏的血液射入动脉，则中心静脉压较低；反之则中心静脉压升高。另外，静脉回心血量增加或静脉回流速度加快，中心静脉压也升高。各器官静脉的血压称为**外周静脉压（peripheral venous pressure）**。

（二）重力对静脉血压的影响

由于地球重力场的作用，血液本身的重力作用于血管壁，产生一定的静水压。身体不同部位血管的静水压的高低取决于人体所取的体位。平卧时由于身体各个部分的位置大都处于与心脏相同的水平，因而静水压也就大致相同。然而，当人体由平卧转为直立时，足部血管内的血压就比卧位时高，增高的部分相当于从足到心脏这一段血柱所产生的静水压，约为90mmHg。而心脏水平以上部分血管内的压力则比卧位时低。例如，颅顶脑膜矢状窦内压力可降到-10mmHg（图 9-17）。

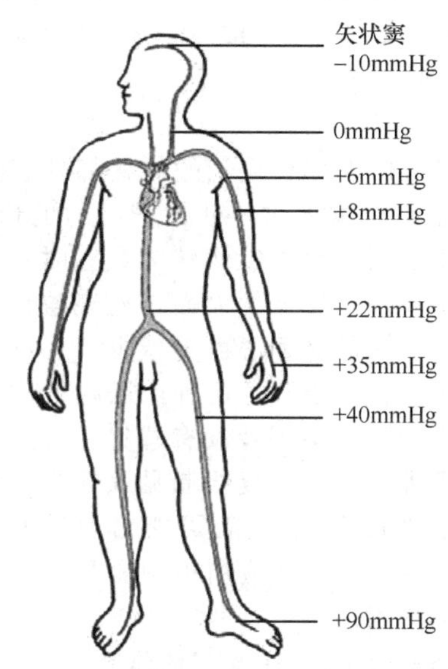

图 9-17 直立体位对不同部位静脉血压的影响

对于处于同一个水平的动脉和静脉而言，由重力形成的静水压的高低是相同的，但是它对静脉的影响远远大于对动脉的影响。这是因为静脉血管壁薄，充盈程度受跨壁压的影响较大。**跨壁压（transmural pressure）**是指血液对管壁的压力和血管外组织对管壁的压力之差。一定的跨壁压是保持血管充盈扩张的必要条件，当跨壁压减小到一定程度的时候，血管就不能保持膨胀状态而发生塌陷。静脉管壁较薄，管壁中弹性纤维和平滑肌都较少，因此当跨壁压降低时就容易发生塌陷，此时静脉容积也减少；相反，当跨壁压增大时，静脉充盈扩张，容积增大。人在直立时，足部静脉血管充盈，头颈部的静脉血管塌陷，此时心脏水平以下部位的静脉比卧位时多容纳大约 500ml 血液。体位改变所造成的这种血液在血管分布的转移，对于回心血量是一个重要的扰动，因而影响血压。

（三）静脉回心血量及其影响因素

单位时间内的静脉回心血量取决于静脉两端的压力差及静脉对血流的阻力。凡能影响外周静脉压、中心静脉压及静脉阻力的因素，都可影响静脉回心血量。

1. 体循环平均充盈压

体循环平均充盈压是反映血管系统充盈程度的指标。血管系统内血液充盈程度越高，静脉回心血量越多。当血量增加或容量血管收缩时，体循环平均充盈压升高，静脉回心血量增多。反之，体循环平均充盈压降低，静脉回心血量减少。

2. 心脏射血能力

如果心室收缩力强，搏出量大，则心舒期室内压明显降低，有利于心房和胸腔内大静脉的血液回流，静脉回流量增加。反之，回心血量减少。当右心衰竭时，射血力量显著减弱，心舒期心室内压增高，血液淤积在右心房和大静脉内，使右心房压升高，静脉回心血量减少，可出现颈外静脉怒张、肝充血肿大、下肢浮肿等体征。

3. 体位改变

平卧时身体大部分血管的位置都处于和心脏大致相同的水平，重力对各处血管压力的影响相同。当人体从平卧或下蹲位突然转为直立时，心脏平面以下的静脉可因跨壁压增大而迅速充盈扩张，容量增大，导致短时静脉回心血量减少、心排血量降低和不同程度的血压下降。这种血压降低称为体位性低血压。血压下降不多者没有感觉；有些人感觉眼发黑，短暂即恢复（恢复机制见颈动脉窦和主动脉弓压力感受性反射）；重者可能出现晕厥，多出现于血容量不足、劳累、应用抑制血管紧张性药物和长期卧床的患者。

4. 骨骼肌的挤压和静脉瓣的作用

静脉内分布有许多瓣膜，使得血管里的血液只能朝着心脏定向流动。运动时，肌肉交替收缩和舒张，更加速静脉血液流向心脏（图9-18）。因此，骨骼肌舒缩活动与静脉瓣配合，对静脉回流可发挥一种泵的作用，称为肌肉泵。肌肉泵对于直立位条件下（下肢必须活动）降低下肢静脉压、减少下肢水肿具有重要的意义。

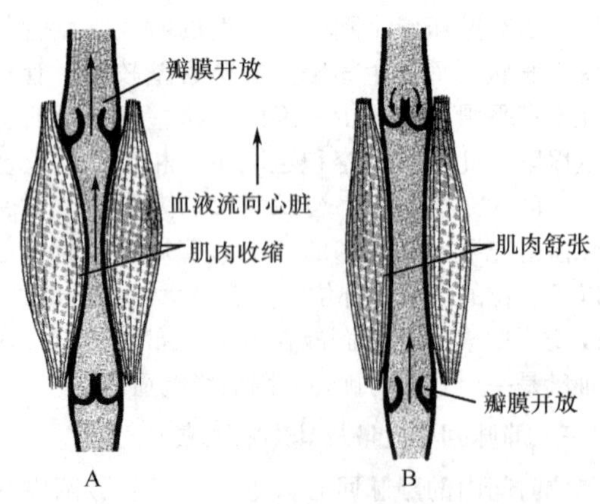

图9-18 肌肉泵促进血液回流的图解

5. 呼吸运动

呼吸运动对静脉回流的作用较为复杂。吸气时胸腔容积增大，胸膜腔负压绝对值增加，使中心静脉压下降、胸腔内大静脉和右心房扩张，有利于外周静脉的血液流回右心房；反之，呼气时，体循环静脉回流减少。但是，呼吸运动对肺循环静脉回流的影响恰好相反。吸气时，随着肺容积的增大，肺血管的容积也显著增大，较多的血液滞留在肺中，故回流至左心房的血量减少；反之，呼气时则发生相反的变化。总体而言，呼吸运动促进血液循环。

五、微循环

微循环（microcirculation）是指微动脉和微静脉之间的血液循环。微循环的主要功能是实现血液与组织细胞的物质交换。此外，微循环活动的变化也可影响回心血量。

（一）微循环的组成

对肠系膜微血管的研究提示，典型的微循环由微动脉、后微动脉、毛细血管前括约肌、真毛细血管、通血毛细血管（直捷通路）、动-静脉吻合支和微静脉7个部分组成（图9-19）。**微动脉（arteriole）**是小动脉的末梢分支，有完整的环行平滑肌，在神经和体液因素的调节下，通过收缩或舒张，控制与其相连的整个微循环的血流量，起总闸门的作用。后微动脉是微动脉的分支，其管壁仅由一层平滑肌组成。每根后微动脉向一至数根真毛细血管供血。在真毛细血管起始端通常有1~2个平滑肌细胞围绕成环状，即毛细血管前括约肌。后微动脉和毛细血管前括约肌主要受体液因素的调节。其收缩或舒张控制相应真毛细血管的开闭，决定进入真毛细血管的血流量。真毛细血管由单层内皮细胞构成，内皮细胞之间有细微裂隙，通透性大；加之人体毛细血管的总面积很大，因此，毛细血

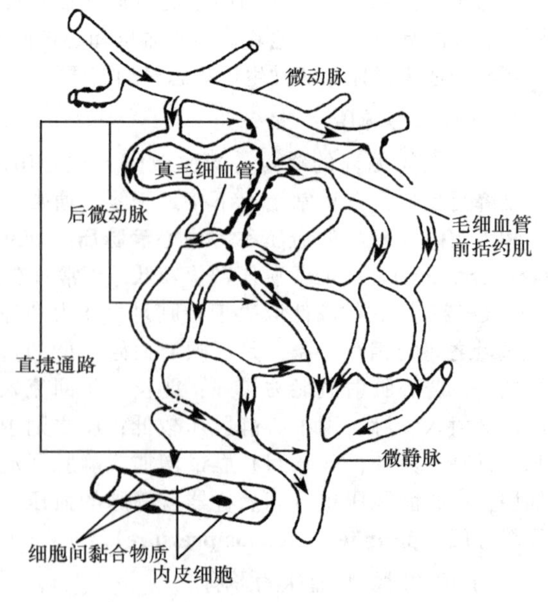

图9-19 肠系膜微循环模式图

管是微循环实现物质交换的有效部位。微静脉收集来自毛细血管网的血液。微静脉收缩，毛细血管后阻力增大，血液将淤积于毛细血管内，毛细血管压增大，从而影响毛细血管处的液体交换和静脉回心血量，故把微静脉看成微循环的后闸门。

需要注意的是，有研究表明，许多器官的微循环（肌肉、心脏、肾等）并不存在后微动脉和毛细血管前括约肌的结构，而是由终末微动脉逐渐过渡到毛细血管网，然后再汇集到微静脉。

（二）微循环的血流通路

从功能角度，可将血液从微动脉到微静脉的通路分为以下3部分。

1. 迂回通路

迂回通路是指血流从微动脉经后微动脉、毛细血管前括约肌、真毛细血管网，最后汇流至微静脉的路径。该通路中真毛细血管交织成网，迂回曲折，穿行于细胞之间，是血液与组织进行物质交换的主要场所。

2. 直捷通路

直捷通路是指血流从微动脉经后微动脉、通血毛细血管进入微静脉的通路。通血毛细血管是后微动脉的延伸部分，虽也是毛细血管，但是短而直，物质交换的功能有限。直捷通路常见于骨骼肌，经常处于开放状态，血液流速较快，其主要功能是使一部分血液迅速通过微循环进入静脉，对保持组织血流量的相对稳定有一定作用。

3. 动-静脉短路

动-静脉短路是指血流经微动脉通过动-静脉吻合支直接流入微静脉的路径。动-静脉短路主要分布在人体某些部分的皮肤和皮下组织，特别是手指、足趾、耳廓等处。动-静脉吻合支的管壁厚，血流速度快，不参与物质交换，其主要功能是参与体温调节。体表动-静脉短路开放时有利于机体散热；反之散热减少。在感染中毒性休克等病理状态下，动-静脉短路异常开放，大量流经相关组织的血液未进入迂回通路而是经动-静脉短路和直捷通路进入微静脉，表面上组织血流量可能不少，但因缺少物质交换，导致该组织缺氧和酸中毒。据报道，心脏、骨骼肌、肾、脑等组织没有动-静脉吻合支。

（三）微循环的调节

微动脉、微静脉平滑肌接受交感神经和全身性体液因素的调节。交感神经对微动脉和微静脉均有支配，但支配微动脉的神经密度较高。当交感神经兴奋时，微动脉、微静脉收缩，其中以微动脉的收缩占优势，引起微循环灌流减少，毛细血管压降低。去甲肾上腺素、肾上腺素、血管升压素、血管紧张素Ⅱ等全身性体液因素也可引起微循环血管收缩，使局部血流量降低。全身微动脉收缩还导致总外周阻力的增大和全身血压的升高。

微循环主要受局部体液因素的调节。局部组织代谢水平增加或血流量相对不足时，代谢产物（如CO_2、乳酸、腺苷、组胺、K^+、H^+等）增加能引起微动脉平滑肌舒张，使微循环的血流量和组织的代谢水平相适应。然而，肺组织的微循环是个例外，当低氧条件下，肺微动脉收缩。

六、组织液的生成和重吸收

组织液（interstitial fluid）普遍存在于组织和细胞间隙中。组织液只有极少部分呈液态，绝大部分组织液以凝胶形式存在，不能自由流动。组织液凝胶的基质主要是胶原纤维及透明质酸。组织液中除蛋白质含量较低外，其余各种离子成分与血浆相同。

（一）组织液的生成和经毛细血管壁的重吸收

组织液是动态的，血浆一方面经毛细血管壁滤过后生成组织液，同时组织液可被毛细血管不断重吸收。经毛细血管壁的滤过和重吸收过程取决于4种因素：毛细血管血压、组织液静水压、血浆胶体渗透压和组织液胶体渗透压。其中，毛细血管血压和组织液胶体渗透压是促使液体由毛细血管内向外滤过的力量，而组织液静水压和血浆胶体渗透压则是促使液体回收到毛细血管的力量（图9-20）。4种因素的总和称为**有效滤过压（effective filtration pressure，EFP）**，表达为

有效滤过压=（毛细血管血压+组织液胶体渗透压）-（组织液静水压+血浆胶体渗透压）

当有效滤过压为正值时，生成组织液；而滤过压为负值时，组织液被重吸收回到血浆中。如图9-20所示，在毛细血管的动脉端有效滤过压为10mmHg，血浆滤出；毛细血管的静脉端有效滤过压为-8mmHg，组织液重吸收。组织液的生成与回流处于动态平衡的过程。流经毛细血管的血浆，有0.5%~2%在毛细血管动脉端滤出，成为组织液，所形成的组织液90%在毛细血管静脉被重吸收。

（二）组织液经淋巴管的重吸收

淋巴管系统（lymphatic system）是一个重要的辅助循环系统。毛细淋巴管以稍膨大的盲端起始于组织间隙（图9-20），彼此间合成网，并逐渐汇合成较大的淋巴管，最后由淋巴导管和胸导管汇入静脉。

组织液中约10%通过毛细淋巴管吸收，吸收后即淋巴液。淋巴液的成分和组织液十分相似。人体平均每日生成的淋巴液为2~4L，大致相当于全身的血浆总量。健康成年人大约每小时有120ml的淋巴液流入血液循环，其中约100ml经胸导管流入左静脉角（颈内静脉和锁骨下静脉汇合处），约20ml经右淋巴导管于右静脉角注入静脉。

淋巴回流的主要功能是回收组织液中的蛋白质。

据研究，每天经淋巴液回到血液的蛋白质多达 75～200g。淋巴回流使组织液中蛋白质浓度和胶体渗透压保持较低水平，有利于组织液的生成和周转，同时利于保持血浆蛋白的正常浓度。

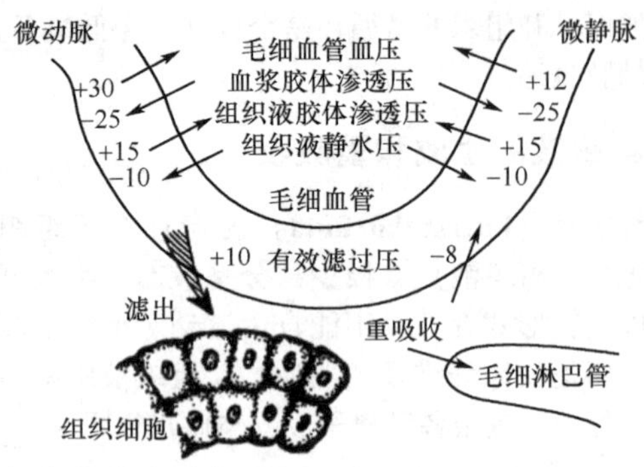

图 9-20　组织液生成与重吸收示意图

+代表使液体滤出毛细血管的力量；−代表使液体吸收回毛细血管的力量。图中数值单位为 mmHg

（三）影响组织液生成与重吸收的因素

凡影响有效滤过压和毛细血管壁通透性的因素，都可以影响组织液的生成与重吸收。①毛细血管血压升高时，有效滤过压增大，可使组织液生成相对增多；反之组织液重吸收相对增多。例如，长时间站立不动，静脉压升高导致组织液重吸收减少和下肢水肿；当机体血容量不足时（如腹泻、失血），血压偏低，组织液重吸收增多。②血浆蛋白减少（见于营养不良，肝病、肾病综合征等患者）时，血浆胶体渗透压降低、有效滤过压增大、组织液生成过多，表现全身水肿。③若毛细血管壁通透性增大（如过敏或炎症刺激），致使部分血浆蛋白漏出血管、组织液胶体渗透压升高、有效滤过压增大、组织液生成增多，出现局部组织水肿。④当淋巴回流受阻（如肿瘤压迫、丝虫病）时，组织液将在受阻淋巴管上游部位的组织间隙蓄积，组织液蛋白浓度也相应增高，引起相应部位组织水肿。

（王　伟　赵海燕　臧伟进）

第四节　心血管活动的调节

一、概述：调节的对象、方式、水平、指标和目标

向全身各处组织输送含有营养和氧气的血液是循环系统最基本的功能。机体各器官组织的功能状态和代谢水平处于不断变化中，因此整个机体及不同器官对血流量的需求也相应变化。循环系统由心脏、血管和血液3 部分组成，心血管活动调节的对象就是这 3 部分。主要的调节方式是神经、体液和自身调节。从宏观水平分析，调控的基本指标包括心率、心肌收缩能力、外周阻力、血压、血流量和血量；在微观水平，调节更涉及细胞信号转导、基因表达、蛋白质功能、各种酶活性等多方面的调控。

当机体整体的代谢水平提高（如妊娠、发热、紧张等）时，调节的主要指标是心排血量（即全身的血液灌流量）。机体通过提高右心排血量和肺通气量增加氧的摄取和二氧化碳的排出（增加肺循环量和外呼吸）；通过增加左心排血量供应全身（增加体循环量和内呼吸）。当只有某些器官的功能活动明显提高时，心排血量在全身各个器官的分配比例会发生调整，调节的指标是器官血流阻力和器官血流量。这时一些器官的血流阻力下降，而另一些器官血流阻力增加。如运动时，冠状动脉和供应骨骼肌的动脉舒张，供应心肌和肌肉的血流量增加，而胃肠道和肾的血流量下降。在所有被调节的指标中，动脉血压处于优先地位，维持血压稳定是保证机体最重要的器官（脑和心脏）有足够血流量的基本条件。心血管调节的最终目标是保证血流量能适应于整体和局部器官的代谢需求。本节将重点讨论心血管功能的宏观调节，而对微观水平的调节及对血量的调节将较少涉及。

二、神经调节

（一）心脏和血管的神经支配和作用

1. 心脏的神经支配和作用

心脏受**心交感神经**（**cardiac sympathetic nerve**）和**心迷走神经**（**cardiac vagus nerve**）的双重支配。

1）心交感神经及其作用　　心交感神经的节前神经元位于脊髓胸段 1～5 节段的中间外侧柱，节前纤维发出后，在颈神经节和星状神经节内换元后，其节后神经纤维组成心上、心中和心下神经及神经丛，支配所有部位的心肌和冠状动、静脉。交感神经的节前纤维和节后纤维分别属于胆碱能和肾上腺素能纤维。脊髓两侧的心交感神经对心脏的支配并不是对称的，右侧心交感神经兴奋以引起心率加快效应为主，而左侧心交感神经以加强心肌收缩能力为主。

心交感神经节后纤维合成并释放去甲肾上腺素，可与心肌细胞膜上的 β_1 肾上腺素能受体结合，通过对G 蛋白和腺苷酸环化酶的激活，促进心肌细胞内cAMP 水平和蛋白磷酸化水平的提高，使心肌膜上的钙通道激活，故在心肌动作电位平台期 Ca^{2+} 的内流增加，细胞内肌质网释放的 Ca^{2+} 也增加，最终使心率加

快、传导加速和心肌收缩能力增强。这些效应分别称为**正性变时作用**（positive chronotropic action）、**正性变传导作用**（positive dromotropic action）和**正性变力作用**（positive inotropic action）。此外，还加快心肌的舒张速率。

2）心迷走神经及其作用　心迷走神经的节前神经元位于延髓的迷走神经疑核和背核。其节前纤维加入迷走神经，心迷走节前纤维在心脏壁内神经节中进行换元。迷走神经节后纤维主要支配窦房结、心房肌、房室结、房室束及其分支，对心室的支配较少。两侧心迷走神经对心脏的支配有所侧重，右侧心迷走神经对窦房结的作用明显，而左侧心迷走神经主要影响房室传导功能。

心迷走神经节前神经元和节后神经元均属于胆碱能神经元。心迷走神经兴奋时所释放的乙酰胆碱与心肌细胞膜上的M型胆碱能受体结合而引起心脏一系列抑制效应：心率降低、传导减慢、心肌收缩能力降低，分别称为负性变时作用、负性变传导作用和负性变力作用。激活心肌M受体导致ACh敏感的钾通道开放、钾外流增加、最大复极电位更负，因此心率减慢。激活M受体还抑制L型钙通道，导致钙内流减少，在房室结表现为传导减慢，在心房肌表现为收缩能力下降。

2. 血管的神经支配

血管平滑肌受自主神经的支配。支配血管平滑肌的神经纤维可分为**缩血管神经纤维**（vasoconstrictor fiber）和**舒血管神经纤维**（vasodilator fiber）两大类，二者统称为血管运动神经纤维。人体大多数血管只受缩血管神经的单一支配，只有少部分血管兼受舒血管神经的支配。

1）缩血管神经纤维　缩血管神经纤维都属于交感神经，故称为交感缩血管神经纤维。其节前神经元位于脊髓胸、腰段的中间外侧柱，末梢释放乙酰胆碱；节后神经元位于椎旁和椎前神经节内，末梢释放去甲肾上腺素。血管平滑肌细胞上有α、$β_2$两类肾上腺素能受体。α受体兴奋可引起血管平滑肌收缩；$β_2$受体兴奋可引起血管平滑肌舒张。去甲肾上腺素与α受体结合的能力比与$β_2$受体结合的能力强，故交感缩血管神经兴奋引起缩血管效应。

体内几乎所有的血管都受交感缩血管神经纤维支配。在安静状态下，交感缩血管神经纤维以0~10次/s的较低频率持续发放冲动，使血管平滑肌保持一定程度的收缩状态，称为交感缩血管紧张（vasomotor tone）。当交感缩血管紧张增强时，全身血管平滑肌进一步收缩，血流阻力增加；交感缩血管紧张减弱时，全身血管平滑肌收缩减弱，也即血管舒张，血流阻力降低。

交感缩血管神经纤维的支配范围虽然很广，但在不同器官、不同血管的分布密度不同，其调节效应也各异。其中皮肤血管的交感缩血管神经分布最多，其次是骨骼肌和内脏血管，而在脑血管和冠脉血管分布则相对较少。另外，在同一器官中，缩血管神经纤维主要分布于小动脉和微动脉中，从而使得交感缩血管神经能有效地调节外周阻力。

2）舒血管神经纤维　少数血管除接受交感缩血管神经支配外，还接受舒血管神经支配。舒血管神经纤维主要调控血管的舒张，减少外周阻力。

（1）交感舒血管神经纤维：交感舒血管神经纤维是主要的舒血管神经，主要分布于骨骼肌的前阻力血管。因为其末梢释放的递质是乙酰胆碱，故又称胆碱能交感舒血管纤维。在正常生理条件下交感舒血管神经无紧张性活动，只是在动物处于情绪激动或发生防御反应时（如恐惧、忧虑、愤怒等）才发放冲动。释放的乙酰胆碱与骨骼肌血管平滑肌细胞上的M受体作用，使骨骼肌血管舒张，血流量增多。这一效应可以被阿托品所阻断。

（2）副交感舒血管神经纤维：少数器官（如脑膜、唾液腺、胃肠道的外分泌腺和外生殖器等）的血管平滑肌除了受交感缩血管神经的支配外，还受副交感舒血管神经的支配。副交感舒血管神经纤维末梢释放的递质为乙酰胆碱，它与血管平滑肌上的M受体结合使血管舒张。副交感舒血管神经纤维的生理意义在于调节所支配器官的局部血流量，对循环系统总外周阻力影响较小。

（二）心血管中枢

心血管中枢（cardiovascular center）是指中枢神经系统中与控制心血管活动有关的神经元集中的部位。这些神经核团广泛分布在中枢神经系统从脊髓到大脑皮质的各个水平。

1. 延髓心血管中枢

早在19世纪70年代，人们用逐步横断动物脑干的方法发现，在延髓上缘横断脑干后，动物的血压无明显的变化，刺激坐骨神经引起的升压反射仍存在，但如果在延髓和脊髓之间横断脑干，动脉血压则降至40mmHg，这提示延髓是心血管活动调节的基本中枢。

延髓心血管中枢的神经元主要包括交感缩血管神经元、心交感神经元和心迷走神经元。这些神经元平时保持一定程度、持续性的兴奋性活动，生理学上将这类活动称为紧张性活动。心血管中枢的这种活动是相关外周神经紧张性活动的来源，分别称为交感缩血管紧张、心交感紧张和心迷走紧张。

2. 其他心血管中枢

脊髓胸腰段中间外侧柱是支配心脏和全身血管的交感神经节前神经元所在地；骶髓的侧角分布有支配盆腔器官血管的副交感节前神经元。延髓以上的脑干及下丘脑、大脑和小脑中都存在与心血管活动有关的神经元。在心血管反射中，外周传入冲动到达脊髓及以上各个水平，在不同层次心血管中枢进行整合，从而使整个心血管的活动协调一致，并与整个机体的活动相适应。

（三）心血管反射

心血管活动神经调节的主要方式是心血管反射。

1. 颈动脉窦和主动脉弓压力感受性反射

在颈动脉窦和主动脉弓血管壁的外膜下分布有丰富的感觉神经末梢，这些感觉神经末梢感受血压升高对动脉血管壁的扩张刺激，称为**动脉压力感受器**（**arterial baroreceptor**）（图 9-21）。当动脉血压升高时，血管壁扩张，神经末梢上机械敏感离子通道被激活，感受器兴奋，发放的传入冲动增多（图9-22）。压力感受器的作用在于实时监测大动脉的压力，其传入冲动传入到延髓，经延髓心血管中枢的整合作用，使心迷走紧张加强，心交感紧张进而交感缩血管紧张减弱。这样血压升高反射性地导致心率减慢、心肌收缩力减弱、外周血管阻力降低、血压回降。反之，当动脉压降低时，压力感受器传入冲动减少，产生与上述相反的效应，血压回升。这一反射称为颈动脉窦和主动脉弓压力感受性反射，简称减压反射。

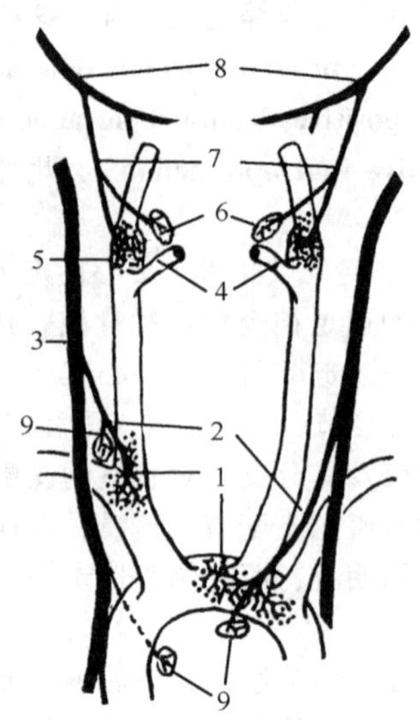

图 9-21　颈动脉窦区和主动脉区的压力感受器与化学感受器所在部位示意图

1. 主动脉弓压力感受器；2. 主动脉神经；3. 迷走神经；4. 颈外动脉；5. 颈动脉窦；6. 颈动脉体；7. 窦神经；8. 舌咽神经；9. 主动脉体

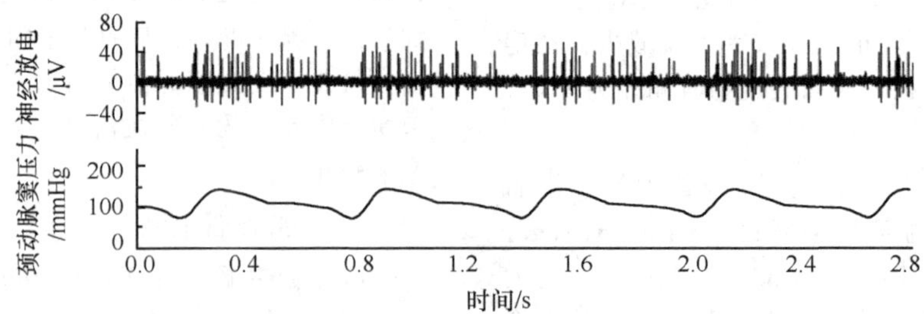

图 9-22　颈动脉窦压力感受器放电

图中展示在离体灌流和人为控制颈动脉压力的条件下所记录的家兔颈动脉窦压力感受器的放电。窦神经主干已被分成细束，因此只记录到少数几根纤维的放电。注意只有当压力上升到一定水平时放电才出现，而当压力下降到一定水平后，放电停止（图由赵海燕等提供，未发表）

压力感受性反射属于典型的负反馈调节，对机体维持动脉血压的相对稳定具有重要意义。减压反射主要参与血压的短时程调节。例如，突然发生体位性低血压（见静脉回心血量部分）时，压力感受性反射常可使血压迅速恢复到正常水平。但是，压力感受性反射对于缓慢发生的高血压（如高血压病）不能发挥降压作用。在高血压患者，压力感受性反射的工作范围发生改变，此时该反射在较高的血压水平上维持血压稳定。

2. 心肺感受器引起的心血管反射

在心房、心室和肺循环大血管壁内分布有许多感受器，接受机械牵张刺激和化学刺激（如前列腺素、腺苷、缓激肽等），总称为**心肺感受器**（**cardiopulmonary receptor**），其传入纤维主要在迷走神经干内。在心房壁上存在一种感受器称为容量感受器（或称低压力感受器），在血量及其成分的调节中起重要作用。当血量增多、心房容量增加时，可牵张这些感受器，一方面，反射性引起交感神经紧张性下降、心率减慢和心排血量减少、肾交感神经活动的抑制，使肾血流量增加，肾小球滤过增多；另一方面，也可反射性抑制下丘脑血管升压素的释放，使肾小管、集合管对水的重吸收减少。此外，心房的扩张，还可促进心房钠尿肽的释放，引起利尿和尿钠排出增多，使血量减少。反之，当心房内压力减小时，容量感受器传入冲动减少，可反射性地使交感神经紧张性增高、肾素和升压素分泌增加和心房钠尿肽分泌减少（参见心血管活动的体液调节），综合的效应是保存体液、防止血容量进一步下降。

三、体液调节

心血管活动的体液调节包括全身性体液调节和局部性体液调节两大类，参与心血管调节的体液活性物质种类繁多，以下仅介绍重要的几种。

（一）肾上腺素和去甲肾上腺素

血液中**肾上腺素**（**adrenaline** 或 **epinephrine**）和**去甲肾上腺素**（**noradrenaline** 或 **norepinephrine**）绝大部分来自肾上腺髓质的分泌，前者约占 80%，后者约占 20%。

血液中的肾上腺素和去甲肾上腺素对心血管系统的作用有共同点，又有明显区别。其原因在于，一方面两者对不同肾上腺素能受体的结合能力和作用强度不同，另一方面是与不同组织内肾上腺素能受体的分布差异有关。肾上腺素能受体主要分为 α 和 β 受体两大类，β 受体又可分为 β_1 和 β_2 两型。与血管 α 受体（主要分布于全身大部分血管）结合，去甲肾上腺素的兴奋作用（血管收缩）强于肾上腺素；与心肌 β_1 受体结合，去甲肾上腺素的心脏兴奋作用与肾上腺素相似；与血管 β_2 受体（分布于肝血管、冠状动脉、骨骼肌动脉）结合，去甲肾上腺素的舒血管作用远弱于肾上腺素。因此，肾上腺素和去甲肾上腺素都能激活心肌细胞膜上的 β_1 受体，使心率、传导速度和心肌收缩能力增加；皮肤、肾、胃肠道血管平滑肌上 α 受体占优势，去甲肾上腺素较之肾上腺素对这些血管产生更强的收缩作用；骨骼肌和肝的血管平滑肌上 β_2 受体较 α 受体分布多，因此低浓度的肾上腺素以激动血管 β_2 受体为主引起舒张，但高浓度时，也能兴奋 α 受体引起血管的收缩。血液中的去甲肾上腺素主要通过 α 受体发挥作用，使血管发生强烈收缩，增大外周阻力，升高血压。然而，需要指出的是，在整体条件下，去甲肾上腺素所导致的血压升高可通过压力感受性反射抑制心交感神经的活动，从而掩盖去甲肾上腺素对心肌直接的兴奋性作用，使得心率减慢而不是增加。去甲肾上腺素在临床可被用作升压药；而肾上腺素多用于过敏性休克和心脏骤停的抢救。

（二）肾素-血管紧张素系统

肾素-血管紧张素系统（**renin-angiotensin system，RAS**）既存在于循环系统中，也存在于血管壁、心脏、中枢、肾和肾上腺等组织中，它们共同参与对靶器官的调节。RAS 包括肾素、血管紧张素原及血管紧张素Ⅰ、血管紧张素Ⅱ、血管紧张素Ⅲ等一系列物质。经典的 RAS 系统是以血浆中的血管紧张素原为底物，在肾素（来源于肾，参见第十二章泌尿系统）的作用下水解，产生一个十肽的血管紧张素Ⅰ（AngⅠ）。然后在**血管紧张素转换酶**（**angiotensin-converting enzyme inhibitor，ACEI**）（存在于血浆或组织）的作用下，水解为八肽的**血管紧张素Ⅱ**（**AngⅡ**）。AngⅡ被血浆和组织中的氨基肽酶或中性内肽酶酶解，再失去一个氨基酸，成为七肽血管紧张素Ⅲ（AngⅢ）（图 9-23）。导致 RAS 系统激活的生理因素主要是机体血容量不足或血压下降，RAS 是参与体液量和动脉血压长时程调节最重要的系统。

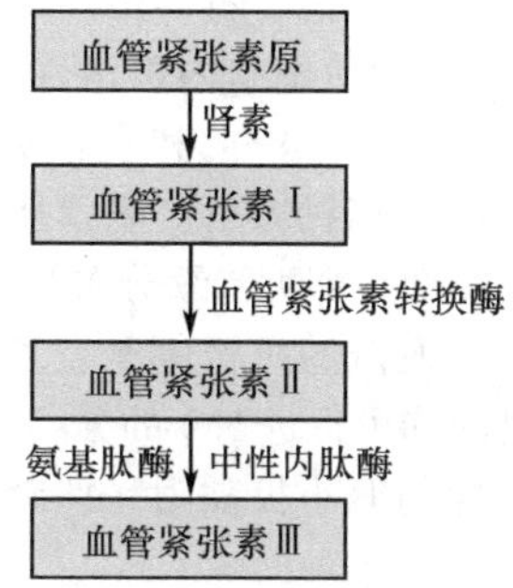

图 9-23 肾素-血管紧张素系统

AngⅠ对体内多数组织不具有活性，AngⅡ是肾素-血管紧张素系统最主要的活性物质，它与AngⅢ共同作用于心肌、血管平滑肌和肾上腺皮质醛固酮分泌细胞的血管紧张素受体，引起相应的生理效应：①AngⅡ主要使全身动脉和静脉平滑肌收缩，回心血量增加和动脉血压升高；②AngⅡ作用于交感缩血管纤维末梢的突触前 Ang 受体，使去甲肾上腺素释放增多，血管收缩；③在神经系统，AngⅡ还可作用于中枢神经系统内某些血管紧张素受体，使交感缩血管神经的紧张性提高，使中枢对压力感受性反射的敏感性降低，并促进血管升压素和缩宫素的释放；④刺激肾上腺皮质球状带释放醛固酮，后者可促进肾小管对 Na^+、水的重吸收，从而增加细胞外液量，使血压上升。Ang Ⅲ的作用与 AngⅡ相似，但其缩血管作用仅为 AngⅡ的 10%～20%，而刺激肾上腺皮质合成和释放醛固酮的作用较强。

大量研究还表明，RAS 系统的过度激活可导致心肌肥厚、血管平滑肌增殖、间质增生等组织重构性变化。目前，血管紧张素转换酶抑制剂和血管紧张素受体阻断剂已被广泛用于高血压、心肌肥厚等疾病的治疗。

（三）血管升压素

血管升压素（**vasopressin，VP**）是由下丘脑视上核和室旁核的一部分神经元合成的九肽激素，经下丘脑-垂体束运输到垂体后叶，作为垂体后叶激素进入血液循环。生理条件下，血管升压素能提高远曲小管和集合管上皮细胞对水的通透性，从而增加水的重吸收，使尿液浓缩，尿量减少，故又称**抗利尿激素**（**antidiuretic hormone，ADH**）。除对维持水平衡有重要作用外，血管升压素还对稳定动脉血压有一定意义。在禁水、失水、失血等情况下，血管升压素释放明显增加，血管升压素能作用于血管平滑肌上的相应受体，使全身微动脉收缩，使血压升高。

（四）一氧化氮

1980 年，Furchgott 和 Zawadzki 首次证明乙酰胆碱对血管平滑肌的舒张作用依赖于血管内皮的完整。随后的研究证明乙酰胆碱刺激血管内皮细胞分泌一氧化氮（NO），导致血管舒张（图 1-1）。

现已明确，NO 激活细胞内可溶性鸟苷酸环化酶，使胞内环磷酸鸟苷（cGMP）和蛋白激酶 G（PKG）活性增高，细胞内游离钙减少，平滑肌舒张。在基础状态下，血管内皮细胞即可持续分泌 NO，维持血管一定程度的紧张性。血流的机械刺激及乙酰胆碱、缓激肽等多种化学刺激均可促进 NO 的分泌。NO 除可舒张血管外，还具有抑制血小板黏附、抑制血管平滑肌增生等作用。

NO 是一种气态信号分子，其分子结构极其简单，半衰期极短（3~5s），易于透过细胞膜发挥作用。NO 的发现极大地拓展了人类对细胞信号的认识。

此外，还有许多体液因子参与心血管活动的调节。例如，激肽释放酶通过释放激肽使血管舒张、增加毛细血管通透性；心房钠尿肽可使血管舒张，外周阻力降低，也可降低每搏输出量和心率，使心排血量减少，肾排水、排钠增多；5-羟色胺、组胺等可以在局部组织对血管活动进行调节。

四、自身调节

在心血管活动调节中，除神经、体液因素以外，器官、组织的血流量仍能通过自身得到一定程度的调节，说明血管活动存在自身调节机制。血管的自身调节机制主要有以下两种。

（一）代谢性自身调节机制

组织细胞在代谢过程中消耗氧，并产生各种代谢产物。当组织代谢活动增强时（如肌肉运动），局部组织中氧分压降低，代谢产物如 CO_2、H^+、腺苷、ATP、K^+等累积。这些代谢产物的增多促使局部的微动脉舒张，使组织血流增多，而局部组织血流增多又可减少代谢产物及其对微动脉的舒张作用。这一负反馈调节有利于器官组织的血流量能适应于代谢需求。

（二）肌源性自身调节机制

血管平滑肌本身能够经常保持一定程度的收缩活动，称为**肌源性活动（myogenic activity）**。对一些离体器官的研究表明，当动脉灌注压在一定范围内升高时，器官血流量可保持相对恒定；但是应用药物（如罂粟碱）抑制血管平滑肌的活动后，这一现象消失。这一结果提示，灌注压增加时，血管阻力也增加了。换言之，扩张血管可促使血管平滑肌收缩，导致血管阻力加大。这种调节称为肌源性调节。有研究证明，肾、脑、心脏、肝的血管存在肌源性调节。肌源性调节的分子机制尚未阐明。

（王　伟　赵海燕　臧伟进）

第五节　心血管的病理生理

一、动脉粥样硬化及相关心血管疾病

各种原因导致的动脉血管壁增厚变硬、失去弹性，同时管腔缩小的一类血管病变称为动脉硬化。**动脉粥样硬化（atherosclerosis）**是动脉硬化血管病变中最常见、最重要的一种。其主要病变是在动脉内膜内有大量胆固醇、胆固醇酯及磷脂等脂质沉积，同时伴有平滑肌细胞和纤维组织增生，逐渐在动脉壁局部形成斑块，斑块内组织变性、坏死崩解与沉积的脂质结合，形成外观似粥样的物质。本病主要累及大型及中型的肌弹力型动脉，以主动脉、冠状动脉及脑动脉为多见，常导致管腔闭塞或管壁破裂出血等严重后果。动脉粥样硬化多见于 40 岁以上的男性和绝经期后的女性。本病常伴有高血压、高胆固醇血症或糖尿病等。冠状动脉粥样硬化性心脏病（简称冠心病）和脑卒中是动脉粥样硬化的常见并发症，也是世界范围内的两大主要死亡原因。

（一）动脉粥样硬化的危险因素

1961 年，美国 Framingham 心脏研究机构首次提出危险因素的概念之前，人们一直认为动脉粥样硬化是机体老化不可避免的过程。近年来随着世界范围内对动脉粥样硬化研究的开展，不断有新的危险因素被提出，迄今发现的危险因素已有 200 余种（表 9-2）。

表 9-2　动脉粥样硬化的危险因素

	危险因素具体类型
可控制危险因素	血脂异常、吸烟、高血压、糖尿病、缺乏运动和肥胖
不可控制危险因素	年龄、性别、遗传因素
新型危险因素	纤维蛋白原、C-反应蛋白、脂蛋白 a、同型半胱氨酸

有些危险因素与生活环境和行为习惯密切相关，在很大程度上是可以改变的，称为可控制危险因素，包括血脂异常、吸烟、高血压、糖尿病、缺乏运动和肥胖等（表 9-3）。对这类因素进行干预可以降低冠心病和脑卒中的发生。不可控制危险因素主要包括年龄、性别和遗传因素等。此外，约 20% 的冠心病患者缺乏上述经典的危险因素。随着对动脉粥样硬化研究的深

入，一些新型危险因素逐渐受到重视，包括纤维蛋白原、C-反应蛋白等炎症标志物和脂蛋白 a、同型半胱氨酸等。

表 9-3 可控制危险因素引起动脉粥样硬化的可能途径

可控危险因素	引起动脉粥样硬化的可能途径
脂代谢异常	LDL 增高、HDL 降低、VLDL 增高、脂蛋白 a 增高
吸烟	内皮功能障碍、氧化应激、脂蛋白代谢紊乱、凝血系统异常
高血压	内皮功能障碍、氧化应激、炎症反应
糖尿病	高血糖氧化应激、内皮功能障碍、脂蛋白代谢紊乱、凝血系统异常
缺乏运动和肥胖	脂蛋白代谢紊乱、高血压、胰岛素抵抗、肥胖

流行病学研究表明，动脉粥样硬化的发生很少取决于单一危险因素，而是多种危险因素协同作用的结果。

（二）动脉粥样硬化的发生机制

动脉粥样硬化的病理分期包括脂纹形成、纤维斑块和粥样斑块及继发病变 3 个阶段，是一个长期复杂的过程。粥样斑块形成过程中的形态学变化现已基本清楚，但对这些变化的发病机制尚未阐明。对其发病机制的研究多年来一直是医学界的重点和热点问题，先后提出了脂质浸润假说（infiltrative hypothesis）、单克隆假说（monoclonal hypothesis）、损伤-反应假说（response-to-injury hypothesis）及炎症假说（inflammation hypothesis）等。目前，动脉粥样硬化病变发展中的几个关键环节已被确立，包括血管内皮功能障碍、脂蛋白侵入和修饰、白细胞聚集、血管平滑肌细胞增生迁移、泡沫细胞形成和细胞外基质沉积等。

1. 脂纹形成

脂纹形成是动脉粥样硬化的早期病变，主要由于内皮细胞功能障碍，脂蛋白及其氧化产物侵入内皮下空间，与细胞外基质中蛋白多糖结合，进而白细胞在损伤部位聚集，泡沫细胞形成。

2. 纤维斑块

脂纹进一步发展则演变为纤维斑块。血管平滑肌细胞大量增生迁移，穿插于泡沫细胞之间，加上大量胶原纤维、少数弹性纤维和蛋白聚糖形成纤维帽，纤维帽下方可见不等量的泡沫细胞、血管平滑肌细胞、细胞外脂质及炎细胞等，此即典型的动脉粥样硬化纤维斑块。随斑块增大，血管腔逐渐狭窄，可导致局部组织缺血。血管内皮细胞损伤和平滑肌细胞增生迁移分别是脂纹形成和纤维斑块形成的中心事件。

3. 粥样斑块及继发病变

其在纤维斑块基础上形成。纤维斑块深层组织因营养不良而发生坏死、崩解，这些崩解物质与脂质混合而成为粥糜样物质，是动脉粥样硬化典型病变。粥瘤处血管平滑肌细胞受压萎缩，弹性纤维破坏，该处中膜变薄。外膜可见毛细血管新生、结缔组织增生及淋巴细胞、浆细胞浸润。由于斑块纤维帽薄，含大量崩解物质与脂质，特别容易发生继发改变，出现斑块内出血、斑块破裂及血栓形成。

（三）动脉粥样硬化性心脏病

由于受累器官及血管病变程度的不同，动脉粥样硬化患者可出现不同的症状。冠状动脉粥样硬化性心脏病是动脉粥样硬化的最常见并发症。

冠状动脉粥样硬化性心脏病（coronary atherosclerotic heart disease）简称冠状动脉性心脏病或**冠心病（coronary heart disease，CHD）**，有时又称为**缺血性心脏病（ischemic heart disease）**，是指由于冠状动脉粥样硬化导致心肌缺血、缺氧而引起的心脏病。本病多发生于 40 岁以上，男性多于女性，且以脑力劳动者居多，是工业发达国家的流行病，已成为欧美国家最多见的心脏病病种。我国近年来的发病率有增多趋势，现已跃居人口死亡的主要原因之列。对冠状动脉粥样硬化来说，最重要的易患因素是高龄、男性、高脂血症、高血压、吸烟和糖尿病。

1. 冠脉循环的特点

营养心肌的血液来自冠状动脉，冠状动脉是主动脉的第一组分支，有左、右两支主干，分别开口于左、右主动脉窦。冠脉循环的重要特点是心肌的毛细血管网极为丰富。心肌间毛细血管数和心肌纤维数的比例高达 1∶1，这对于心肌及时而充分地从微循环中得到氧气和营养极为有利。正常心脏的冠脉侧支较细小，吻合支多分布在心内膜下，且血流量很少。因此当冠状动脉突然阻塞时，不易很快地建立起侧支循环，常可导致相应部位心肌的缺血或坏死（心肌梗死）。但如果冠脉阻塞是缓慢形成的，则侧支可能逐渐扩张，受累心肌可从侧支得到血液供应，起一定代偿作用。

心肌的耗氧量很大，心肌代谢增强时耗氧量增加。在正常机体，冠脉血流量主要由心肌自身的代谢水平来调节，神经因素对冠脉血流的直接影响在短期内就会被由代谢改变所引起的继发性血流变化所掩盖。

冠状动脉之所以易于发生粥样硬化，可能是：①该动脉内膜和部分中膜的血供由管腔直接供给，血中的氧和营养物质直接透入内膜和中膜，因而脂质易于透入；②该动脉与主动脉的交角几乎成直角，其近端及主要分支的近端受到的血流冲击力大，因而易受损伤。

粥样硬化可累及冠状动脉的一支或多支，其中以左前降支受累最为多见，病变也最重。病变在血管近端较远端重，主支病变较边缘分支重。粥样斑块多分布于血管分支的开口处，且常偏于血管的一侧，呈新月形。冠状动脉粥样硬化发展到一定程度，将影响到心肌的血供。心肌的需血和供血是矛盾对立统一的两个方面。在正常情况下，通过神经和体液调节，两者保持着动态平衡。当冠脉管腔轻度狭窄（截面减小程度<50%）时，心肌的血供基本不受影响，患者一般无症状，各种心脏负荷试验显示心肌缺血的表现。当冠脉管腔截面减小程度>75%时，心肌供血明显减少，发生缺血，常表现出冠心病症状。当血管腔重度狭窄时（>75%），其对心肌供血的能力大减，心肌发生缺血，是为冠心病。冠状动脉供血不足范围的大小，取决于病变动脉支的大小和多少，其程度取决于管腔狭窄程度和病变发展速度。发展缓慢者，细小动脉吻合支由于代偿性的血流量增大而逐渐增粗，增进了侧支循环，改善心肌血供，此时即使动脉病变较严重，心肌损伤却不重；发展较快者，管腔迅速堵塞，心肌出现损伤、坏死；心肌长期供血不足，引起心肌萎缩、变性、纤维组织增生，心脏扩大。

此外，粥样硬化斑块的出血或破裂，粥样硬化的冠状动脉发生痉挛或病变动脉内血栓形成，均可使冠脉管腔迅速狭窄或堵塞，引起心肌急性缺血或坏死。

2. 临床表现

依冠状动脉病变的部位、范围和程度的不同，本病可分为5型。

1）隐匿型冠心病　无临床症状，心肌无组织形态改变，但客观检查有心肌缺血的表现，也称无症状性冠心病。患者有冠状动脉粥样硬化，但病变较轻或有较好的侧支循环，主观无疼痛症状。

2）心绞痛　为一时性心肌供血不足所引起，心肌多无组织形态改变。其特点是阵发性的前胸压榨性疼痛感觉，疼痛主要位于胸骨后部，可放射至心前区与左上肢，常由于劳动或情绪激动诱发，可持续数分钟，休息或用硝酸酯制剂后消失。

3）心肌梗死　冠状动脉闭塞，血流中断，因急性严重缺血导致心肌坏死，症状严重。临床上有剧烈而较持久的胸骨后疼痛、发热、血白细胞增多、红细胞沉降率加快、血清心肌酶活力增高及进行性的心电图变化，可发生心律失常、休克和（或）心力衰竭。

4）缺血性心肌病　心肌血供长期不足，心肌组织发生营养障碍和萎缩，或反复发生局部的坏死和愈合导致的心肌慢性纤维化。临床表现为心脏扩大、心律失常和（或）心力衰竭。

5）猝死　突发心搏骤停而死亡。各种心脏病都可导致猝死，但一半以上为冠心病所引起。心搏骤停的发生是由于在动脉粥样硬化的基础上，发生冠状动脉痉挛或微循环栓塞，引起心肌急性缺血，造成心脏局部发生电生理紊乱或起搏、传导功能障碍而引起的致死性心律失常所致。

诊断冠心病可根据其临床表现和各项检查资料，包括心电图检查、冠状动脉造影、放射性同位素心脏显像及超声心动图等。其中最肯定的客观诊断依据是发现心肌有缺血的表现，同时证明患者有冠状动脉粥样硬化性阻塞性病变。

（四）动脉粥样硬化的防治

积极防治动脉粥样硬化的各种危险因素，通过药物治疗防止动脉粥样硬化病变进展和血管事件的发生。对于病变严重者，可采用介入治疗、动脉内膜剥脱术或血管旁路移植术以恢复动脉血供。

冠心病的预防主要是防止动脉粥样硬化的发生和发展。治疗原则是改善冠状动脉的供血和心肌的营养，减轻心肌的耗氧，控制心力衰竭和心律失常。

二、高血压

动脉血压是维持器官血液灌流量的关键因素，过高易造成血管壁损伤和心室射血阻力加大，引起诸多继发性病变。保持合适的动脉血压是维持组织、器官功能稳定的重要条件。**高血压（hypertension）**是以动脉血压持续升高为主要特征的一类临床综合征。以血压升高为主要表现的一种独立的临床综合征，称为**原发性高血压（essential hypertension）**，即通常所称的高血压。因患其他疾病而引起的高血压，血压升高只是疾病的一个症状，称为**继发性高血压（secondary hypertension）**。临床上95%以上的高血压都属于原发性高血压。

世界卫生组织（WHO）和世界高血压联盟（ISH）1999年发布的高血压治疗指南中，将动脉收缩压高于140mmHg（18.67kPa）或（和）动脉舒张压高于90mmHg（12kPa），定义为高血压。美国高血压预防、查出、评估和治疗联合委员会2003年提出的第七版高血压治疗指南中，认为收缩压在120～139mmHg（16～18.53kPa），舒张压在80～89mmHg（10.67～11.87kPa）为**前高血压（prehypertension）**，即应注意改善生活方式，采取措施预防高血压的发生。

依据血流动力学原理，血压（BP）= 外周阻力（PVR）×心排血量（CO），而外周阻力和心排血量又受多种因素调节。

依据 Poiesuille-Hagen 方程，$PVR = 8L\eta/(\pi r^4)$。式中，η 为血液黏度；L 为血管长度；r 为血管口径。由该方程可知，影响PVR的主要因素是血管口径。机体通过神经-体液机制调节小动脉血管平滑肌的舒缩，调整阻力血管的口径，以缓冲影响血压诸多因素的快速变化，维持血压稳定；通过调节肾排尿量来调整血容量，进而维持心排血量相对稳定，以保持血压的长期稳定。

（一）原发性高血压的原因及发病机制

关于原发性高血压的病因尚不完全明确，目前认为是由多基因决定的遗传易感性与多种环境因素共同作用所决定的。

原发性高血压为遗传易感性疾病，这种遗传仅使子女易患高血压，但子女是否发生高血压与其个人后天生活环境因素密切相关。原发性高血压是多基因遗传，高血压家族有多个基因位点异常，表现为肾排钠功能障碍和细胞膜对 Na^+、Ca^{2+} 等的转运异常，患者体内易发生钠潴留和血管平滑肌细胞对缩血管调节反应增高，导致血压升高。

绝大多数原发性高血压患者心排血量正常或轻度降低，引起其血流动力学异常的关键因素是外周阻力的持续、进行性增高。外周阻力增高的启动因素是阻力血管对缩血管调节反应增强，其维持机制是渐进性加强的血管重构，遗传性的肾排钠功能障碍在其中起着重要作用。主要发病机制如下。

1. 神经-体液缩血管调节异常

（1）交感神经系统活性增强：精神、心理刺激可引起机体应激反应，使交感-肾上腺髓质系统兴奋性持续增高，血浆缩血管物质浓度维持在高水平。这种变化在高血压早期被认为是部分患者诱发血压升高的启动因素。

（2）肾素-血管紧张素（RAS）的调节反应增强：约 1/5 高血压患者血浆肾素水平升高。RAS 激活不仅可直接引起血管平滑肌收缩，而且是提高血管对缩血管物质反应性和促进血管壁改建的重要调控因素，在外周阻力增高的发生、维持和发展中发挥重要作用。

（3）血管对缩血管调节的反应性增强：高血压患者的阻力血管对缩血管调节的反应性增强，而对扩血管调节的反应性降低。目前认为，性格类型（A 型人格）的基因表达改变引起的交感神经末梢去甲肾上腺素储存量增多，小动脉壁缩血管活性物质受体数量增高及扩血管类活性物质相对不足等成为血管对缩血管调节的反应性增强的因素。

2. 肾排钠功能降低

盐摄入量是与高血压发病率相关的生活因素之一。在对盐负荷引起血压升高敏感的高血压患者中，其基本发病环节是遗传性的肾排钠功能缺陷。主要表现在：肾内血流动力学异常；肾小管上皮细胞内 Na^+ 转运机制异常，Na^+ 重吸收增多；肾小球滤过膜面积减小；肾血管对缩血管调节的反应性增强等。血压增高是机体对肾排钠功能降低的一种代偿。

肾排钠功能降低可引起体内 Na^+ 潴留，激活阻力血管自身调节机制，使血管壁局部缩血管与扩血管物质失衡；血管平滑肌细胞内 Na^+ 潴留，通过 Na^+-Ca^{2+} 反向交换增多导致细胞内 Ca^{2+} 浓度升高；同时使静息膜电位降低，平滑肌细胞兴奋性增高，引起平滑肌收缩，外周阻力增大，血压升高。

3. 细胞膜离子转运障碍

高血压患者血管平滑肌及多种细胞膜都存在离子转运障碍，细胞内的 Na^+、Ca^{2+} 浓度增高，而 K^+ 浓度降低。这种细胞膜离子转运障碍是由遗传因素决定的。例如，部分患者不仅有遗传性的细胞膜 Na^+ 泵活性降低，还存在内源性 Na^+ 泵抑制物等 Na^+ 转运异常现象；部分患者存在质膜结合 Ca^{2+} 能力下降，Ca^{2+} 泵活性降低等 Ca^{2+} 转运障碍，最终导致平滑肌张力增强、肾小管上皮细胞 Na^+ 重吸收增多等变化，在高血压发病中起重要调控作用。

4. 代谢异常

部分高血压患者体内存在以胰岛素抵抗为主要表现的代谢障碍，组织细胞对胰岛素反应性降低，引起继发性高胰岛素血症。胰岛素抵抗和高胰岛素血症通过多种环节促进外周阻力进行性增高：胰岛素通过内皮细胞诱导 NO 生成的扩血管效应减弱；高胰岛素可提高交感神经兴奋性并抑制 Ca^{2+} 泵活性，从而提高平滑肌对缩血管调节的反应性；促进肾小管上皮细胞 Na^+ 重吸收及促进平滑肌细胞增殖等。

5. 血管重构

持续管腔内压力、流量变化及血管壁损伤，可引起血管壁结构发生适应性改变，即**血管重构（vascular remodeling）**。血压持续增高对血管壁造成的切应力损伤，缩血管神经-内分泌因素及局部缩血管因子的持续刺激，可引起平滑肌细胞的基因表型改变，由收缩性表型转化为收缩-合成混合表型，发生增生和肥大，同时伴有间质成纤维细胞的增生、活化，结果导致小动脉管壁增厚、管腔缩小，对缩血管调节反应增强，而血管顺应性降低。血管重构是机体对血压长期增高的一种适应代偿性变化，但结果造成外周阻力的进一步持续增高，组织灌流减少。这种改变在高血压的维持和发展及继发性器官损害中均起重要作用。

血压是由涉及体液容量、代谢、血管系统功能和生长等多环节的复杂系统所调控，原发性高血压即在遗传与环境因素的共同作用下导致这一调控系统异常，从而引起外周阻力进行性升高的病理过程。不同患者体内引起外周阻力升高的主要机制有所差异，因而对高血压患者应遵循个性化的治疗原则。

（二）继发性高血压的原因及发病机制

有些疾病在发展过程中会引起体内参与血压调节机制的某个环节发生紊乱，从而导致血压升高。常见的有以下几种。

1. 肾性高血压

肾性高血压是继发性高血压中最常见的一种，是由肾实质或（和）肾间质疾病引起的高血压。严重的肾灌流减少不仅造成钠水潴留，而且通过刺激肾素释放激活 RAS 系统，导致缩血管物质 Ang Ⅱ 浓度升高。另外，肾疾患使肾生成的激肽、前列腺素等扩血管活性物质减少，也参与了肾性高血压的发病。

2. 内分泌性高血压

内分泌性高血压是指因疾病引起体内与血压调节有关的激素类物质释放增多引起的血压升高。常见于肾上腺疾病，包括：肾上腺髓质嗜铬细胞瘤，瘤细胞大量分泌肾上腺素和去甲肾上腺素，使阻力血管收缩，血压升高；肾上腺皮质肿瘤或增生引起的原发性醛固酮增多症，导致体内血容量增加，血压升高；肾上腺糖皮质激素分泌过多（Cushing's syndrome），促进钠水潴留、激活 RAS 和提高血管对缩血管调节的反应性，引起血压升高。

3. 妊娠高血压

妊娠高血压是指妊娠 20 周以后，出现高血压、蛋白尿及浮肿等现象，也称妊娠高血压综合征，对母婴安全构成了一定威胁。其发病机制尚不清楚。

（三）高血压对机体的影响

高血压通过诱发动脉粥样硬化和器官过高灌注压引起脑、心脏、肾等重要脏器损伤而对机体造成严重影响。

1. 诱发动脉粥样硬化

血管内压长期增高易造成血管内皮损伤。若内皮短暂损伤，内皮细胞可通过再生恢复其完整性；若持续反复的内皮损伤，则引起持续的损伤性反应，形成典型的粥样病灶。

2. 脑血管病变

大脑是最易受高血压影响的靶器官，脑损伤并发症是高血压致残及威胁生命的首要原因。

若血压急剧升高超过脑血管的自身调节能力，导致脑灌注量骤然增多，可引起脑水肿和斑点状出血，出现颅内压增高综合征，称为**高血压脑病**（**hypertensive encephalopathy**）。高血压可导致脑血管内皮损伤，出现脑动脉粥样硬化和脑血栓形成。当血压突然升高时，因长期高血压引起的脑动脉壁纤维性坏死和动脉局部膨出而成的动脉瘤可造成血管破裂，发生脑出血，导致颅内压急剧升高和脑组织受压，为高血压常见的致命性并发症。另外，长期脑小动脉痉挛可使脑微动脉发生纤维性坏死、管腔阻塞，脑组织发生缺血、梗死，形成直径 0.5~1.5mm 的单个或多个圆形腔隙，称为腔隙性脑梗死。

3. 高血压心脏病

血压持续升高使左心室后负荷增高，射血阻力增大，导致左心室肥厚、心肌重构，可出现心功能障碍，发生心力衰竭。

4. 高血压肾病

高血压通过引起肾小动脉痉挛、粥样硬化和血栓形成，导致肾缺血、肾单位萎缩和纤维化，出现肾功能障碍。患者的肾功能障碍常随高血压的发展而逐渐加重。肾功能障碍又促进了高血压的发展。

5. 视网膜病变

高血压易引起视网膜血管痉挛、硬化，血压急剧升高时可发生视网膜水肿和出血等。

原发性高血压目前尚无根治方法。降压措施实施越早，对患者越有益。同时在降压治疗时应同步纠正高糖、高脂等代谢异常，积极预防、治疗脑、心脏、肾等器官的并发症。对继发性高血压应依据其不同的发病原因，选用不同的针对性治疗方案。

三、心力衰竭

在正常情况下，心脏具有强大的适应代偿能力，能够适应机体不同水平的代谢需求，心排血量会随着机体代谢率的增高而增加，但此作用有一定的限度。在各种致病因素的作用下，心脏的收缩和（或）舒张功能发生障碍，使心排血量绝对或相对下降，以致不能满足机体代谢需要的病理过程或综合征称为**心力衰竭**（**heart failure**）。**心功能不全**（**cardiac insufficiency**）或称**心功能障碍**（**cardiac dysfunction**）则包括了心泵功能从完全代偿、不完全代偿发展到失代偿的整个过程。心功能不全的早期由于机体发挥了强大的代偿适应作用，心排血量尚能满足机体的代谢需要，患者可不出现明显的临床症状和体征，是为代偿期。如经多种途径代偿之后仍不能满足机体的代谢需要则发展为失代偿期。心力衰竭一般是指心功能不全的晚期失代偿阶段，患者有明显的体（或肺）循环静脉淤血和动脉缺血的临床表现。

（一）心力衰竭的原因、诱因与分类

1. 心力衰竭的原因

原发性心肌舒缩功能障碍和心脏负荷过度，是引起心力衰竭的原因。

（1）原发性心肌舒缩功能障碍：常见于病毒、细菌感染等造成的心肌损伤，使心肌有效收缩成分减少，引起心肌舒缩功能障碍。此外，心肌缺血缺氧，或严重维生素 B_1 缺乏（因丙酮酸脱氢酶的辅酶不足）引起的心肌能量代谢障碍，高血压、心瓣膜病等诱发的心肌代偿适应性重构而致的心肌供血相对不足等，均是引起心肌损伤导致心力衰竭的原因。

（2）心脏负荷过度：心脏的负荷分为压力负荷和容量负荷。压力负荷又称后负荷，造成左心室压力负荷过度的常见原因是高血压和主动脉流出道受阻，如主动脉瓣狭窄、主动脉缩窄等。右室压力负荷过度可由肺动脉瓣狭窄、肺栓塞、肺动脉高压等引起。容量负荷又称前负荷，左室容量负荷过度常见于主动脉瓣或二尖瓣关闭不全，右室容量负荷过度多由三尖瓣和肺动脉瓣闭锁不全所致。另外，在先天性心房或室间隔缺损伴有左向右分流时、肺动-静脉瘘、甲状腺功能亢进及严重贫血等都可致容量负荷过度。

2. 心力衰竭的诱因

绝大多数心力衰竭的发病都有诱因存在，通过不同途径和作用方式诱发心力衰竭。凡可加重心肌损害和（或）加重心脏负荷的因素，都可能成为心力衰竭的诱因。如感染、心律失常、缺氧、酸中毒和钾代谢紊乱等可加重心肌损害；妊娠和分娩、过劳、情绪激动等可加重心脏负荷，都可能诱发心力衰竭。

3. 心力衰竭的分类

心力衰竭有不同的分类标准。如按病情严重程度可分为轻度、中度和重度心力衰竭；按病程及发生速度可分为急性和慢性心力衰竭；按心排血量可分为低输出量性和高输出量性心力衰竭；按发生部位可分为左心衰竭、右心衰竭和全心衰竭；按心肌功能障碍可分为收缩功能不全性和舒张功能不全性心力衰竭。

（二）心功能不全时机体的代偿适应反应

心功能不全发病的关键在于心排血量的绝对或相对减少。机体内存在各种防止心排血量减少的代偿机制，当心肌受损或心室负荷过度影响到心脏泵血功能时，血流动力学平衡发生紊乱，机体即会动员这些代偿机制。但这些代偿适应机制同时也有对机体不利的一面，其持续过强的激活可促使慢性心力衰竭的不断发展。

机体内主要的代偿反应有以下几种。

1. 神经-体液调节机制激活

（1）交感神经系统激活：心排血量减少可以激活交感神经，血浆儿茶酚胺浓度明显升高。短期内交感神经兴奋可使心肌收缩性增强、心率加快，心排血量增加；但长期过度激活交感神经，外周血管阻力增加会加重心脏后负荷，内脏器官供血不足会引起其代谢、功能和结构改变。此时交感神经激活的负面效应将成为促心力衰竭恶化的重要因素。

（2）肾素-血管紧张素-醛固酮系统（RAAS）激活：心排血量减少可以激活 RAAS，血管紧张素Ⅱ（angiotensin Ⅱ，AngⅡ）除具有极强的缩血管功能外，尚可促进肾上腺皮质释放醛固酮，促进肾潴钠潴水，进一步维持血容量和血压的稳定。此外，AngⅡ还可直接促进心肌细胞肥大和非心肌细胞肥大或增殖，是导致心室重构的主要因子。醛固酮还可作用于心脏成纤维细胞，促进胶原合成和心室重构，也是促进心力衰竭不断发展的体液因子。

在神经-体液机制的调控下，机体对心功能下降的代偿反应可分为心脏本身的代偿和心脏以外的代偿两部分。

2. 心脏本身的代偿

（1）心率加快：交感神经兴奋可使心率加快。心排血量是每搏输出量与心率的乘积。在一定范围内，心率加快可提高心排血量，并有助于冠脉灌流；但另一方面心率过快（成人>180 次/min）可使心舒期明显缩短，不但影响冠脉灌流量，而且使心室充盈时间明显缩短，每搏输出量明显下降，最终导致心排血量下降；且心率加快会引起心肌耗氧量增加，因此这种代偿属于“应急代偿”，代偿能力有限，不经济。

（2）心脏紧张源性扩张：伴有收缩力加强、心排血量增加的心腔扩张，称为紧张源性扩张，又称代偿性扩张。紧张源性扩张是心脏对急性血流动力学改变的重要代偿机制。当肌球蛋白和肌动蛋白发生作用时，被激活的横桥数目多少决定心肌收缩力的大小。当肌节初长 2.2μm 时，是两种肌丝结合的最佳状态，被激活的横桥数目最多，心肌收缩力最强。肌节初长小于 2.2μm 时，随着肌节牵长，心肌收缩力随之而增强（参见本章第二节前负荷对心排血量的影响）。

（3）心室重构：**心室重构**（**ventricular remodeling**）是心室在长期容量和压力负荷增加时，通过改变心室的结构、代谢和功能而发生的慢性代偿适应性反应。心室重构主要表现为**心肌细胞重构**（**myocardial remodeling**），包括**心肌肥大**（**myocardial hypertrophy**）和**心肌细胞表型**（**myocardial phenotype**）的改变。心肌肥大是指心脏长期负荷过度时发生的以心肌细胞增粗、增长，细胞体积增大、质量增加为特征的心脏细胞水平的变化。当心肌肥大达到一定程度，还可有心肌细胞数量的增多。心肌肥大表现为两种类型：①**向心性肥大**（**concentric hypertrophy**）。长期压力负荷过重，可使收缩期心室壁应力增大，引起心肌纤维呈并联性增生，从而导致心肌纤维变粗，心室壁明显增厚，以提高收缩期心室内压力，克服增大的压力负荷。②**离心性肥大**（**eccentric hypertrophy**）。长期容量负荷过重，可使舒张期心室壁应力增大，引起心肌纤维呈串联性增生，从而导致心肌纤维增长，心腔明显扩大，以适应增大的容量负荷。心肌细胞表型改变则是指由于所合成的蛋白质的种类变化所致的心肌细胞“质”的改变。

3. 心脏以外的代偿

（1）血液重新分配：心力衰竭时，由于交感神经兴奋，使皮肤、骨骼肌、腹腔内脏器官及肾血管收缩，血流量减少，而心脏、脑供血量增加。这样既可防止血压下降，又可保证心脏、脑的血流量，对急性或轻度心力衰竭有重要的代偿意义。

（2）红细胞增多：缺氧刺激骨髓造血功能增强，红细胞和血红蛋白增多，既有助于增加血量，又可提高血氧容量和血氧含量，具有代偿意义。

（3）组织细胞利用氧的能力增强：心力衰竭时，由于血液循环系统对周围组织的供氧减少，组织细胞通过自身功能、结构、代谢的调整来加以代偿，以克服供氧不足带来的不利影响。

（三）心力衰竭的发病机制

心脏主要功能是泵血，维持血液循环。维持正常的心排血量需要 3 个条件：心肌收缩性良好，保证血液能泵出心脏；心脏内有一定血量，这既受总血量影响，又受心脏可扩张性即舒张性的影响；心脏各部分收缩舒张协调。心力衰竭即上述3 方面发生障碍。

1. 心肌收缩性减弱

绝大多数心力衰竭的发生都是由于心肌收缩的原发性或继发性减弱所致。引起心肌收缩性减弱的基本机制可以从结构基础、能量代谢、钙转运及其调控3个方面阐述。

（1）心肌收缩相关的蛋白质改变。心肌细胞数量减少：坏死、凋亡和肥大心肌中间质比例的增多，都是造成心肌细胞数量减少的原因。细胞死亡、肥大与萎缩并存及纤维化等所造成的心脏不均一性构成心肌收缩力降低及心律失常的结构基础。衰竭时的心室扩张与代偿期的心腔扩大和心室肥厚不同，此时的心腔扩大而室壁厚度减小，是心肌衰竭的突出表现之一，使心室收缩性能进一步受损。

（2）心肌能量代谢障碍：心肌的能量代谢主要依赖有氧氧化，其过程大致可分为能量生成（释放）、储存和利用3个阶段。其中任何环节发生障碍都可影响心肌的收缩性。临床上引起心肌能量生成障碍最常见的原因是心肌缺血、缺氧（如缺血性心脏病、严重贫血、过度心肌肥大等）。此外，维生素 B_1 缺乏导致焦磷酸硫胺素（丙酮酸脱氢酶的辅酶）生成不足，使丙酮酸不能通过氧化脱羧转变成乙酰辅酶A进入三羧酸循环，以致ATP生成减少。过度肥大心肌磷酸肌酸酶活性降低，使储能形式的磷酸肌酸含量减少；肥大心肌肌球蛋白头部ATP酶表型改变，活性降低，不能正常利用（水解）ATP将化学能转为机械能供肌丝滑动，以及酸中毒抑制肌球蛋白ATP酶活性，均可导致心肌能量代谢障碍。

（3）心肌兴奋-收缩偶联障碍：Ca^{2+}在心肌兴奋-收缩偶联过程中发挥了极为重要的中介作用。任何影响Ca^{2+}转运、分布的因素都会影响心肌的兴奋-收缩偶联。肌质网通过摄取、储存和释放3个环节来调节细胞内的Ca^{2+}浓度。任何原因导致肌质网摄取Ca^{2+}的能力降低时，都会影响到Ca^{2+}的储存，进而影响Ca^{2+}的释放。如缺血缺氧，ATP供应不足，肌质网Ca^{2+}泵活性减弱，摄取Ca^{2+}能力下降；如伴有酸中毒时，H^+还可使Ca^{2+}与钙储存蛋白结合更牢固，不易解离，使肌质网Ca^{2+}释放量减少。Ca^{2+}内流障碍主要见于伴有严重心肌肥大的心力衰竭。肥大心肌去甲肾上腺素减少或β受体密度减少，敏感性降低，使细胞膜L型Ca^{2+}通道开放减少，导致Ca^{2+}内流受阻。心肌缺血缺氧导致ATP生成不足和酸中毒，一方面ATP不足使肌质网钙泵运转Ca^{2+}能力下降；另一方面，酸中毒时，由于H^+可与Ca^{2+}竞争与肌钙蛋白的结合位点，使胞质中Ca^{2+}无法与肌钙蛋白结合，正常收缩难以启动，引起心肌兴奋-收缩偶联受阻。

2. 心室舒张功能和顺应性异常

心脏的射血功能不但取决于心肌的收缩性，还决定于心室的舒张功能和顺应性。资料表明由于心肌舒张功能障碍引起的心力衰竭占20%～40%。心室舒张功能障碍的机制，可能与下列因素有关。

（1）钙离子复位延缓：肥大心肌细胞ATP供应不足、肌质网或心肌细胞膜上钙泵活性降低，造成心肌细胞复极化后胞质中Ca^{2+}浓度不能迅速降低，导致心肌主动舒张障碍。

（2）肌球-肌动蛋白复合体解离障碍：心力衰竭时，由于肌钙蛋白与Ca^{2+}的亲和力增加，使Ca^{2+}难以解离，或因ATP不足，使肌球-肌动蛋白复合体难以解离，致使心肌处于不同程度的收缩状态，心肌舒张功能障碍，影响心室充盈。

（3）心室舒张负荷降低：心室舒张功能不但取决于心肌本身的舒张性能，还与心室舒张负荷的高低有关。心力衰竭时，由于心肌收缩性减弱，收缩时心脏几何构型改变不明显，产生舒张势能减小，影响心室充分舒张。

（4）心室顺应性降低：心室顺应性是指单位压力作用下所引起的心室容积的改变。引起心室顺应性降低的主要原因是室壁厚度增大（如心肌肥大）和（或）室壁组成成分的改变（如炎症细胞浸润、水肿、间质增生和心肌纤维化等）。另外，当心包炎或心包填塞时，因心脏舒张受限，可导致心室顺应性降低。心室顺应性降低可妨碍心室充盈及冠脉灌注并引起明显的左室舒张末期压力和肺静脉压升高，导致肺淤血、水肿等左心衰竭征象。

3. 心脏各部分舒缩活动不协调

心脏为了实现正常的泵血功能，必须保持房室同步及心室同步。一旦心脏舒缩活动的协调性被破坏，将因心泵功能紊乱而导致心排血量下降，这也是心力衰竭的发病机制之一。破坏心脏舒缩活动协调性最常见的原因是各种类型的心律失常。

应当强调指出，心肌的收缩性、心室的舒张功能及顺应性是密切相关的。临床上心力衰竭的发生发展，往往是多种机制共同作用的结果。多数心力衰竭主要由于心肌收缩性减弱所致，少数主要是舒张功能障碍和心室顺应性异常的结果，也有的是两者兼有。在一些病例，心室各部分舒缩活动的不协调性，在心力衰竭的发生中也起着一定作用。综上所述，心力衰竭的发病机制归纳如下（图9-24）。

（四）心力衰竭时机体代谢和功能的变化

心力衰竭时心排血量减少，导致动脉系统缺血而静脉系统淤血，从而对全身的代谢和功能产生影响。

1. 心脏泵血功能降低

心功能降低是心力衰竭时最根本的变化，主要表现为心脏泵血功能低下引起的一系列血流动力学的变化。因每搏输出量显著降低，心排血量较心力衰竭前显著减少。心脏指数是单位体表面积的每分输出量，心力衰竭时心脏指数降低，多数在2.5L/(min·m²)

以下。心力衰竭时，由于心肌收缩性减弱，射血分数和室内压最大上升速率下降；由于心肌舒张性减弱，室内压最大下降速率下降，心室舒张末期压（ventricular end diastolic pressure，VEDP）升高和心室舒张末期容积（ventricular end diastolic volume，VEDV）增大。

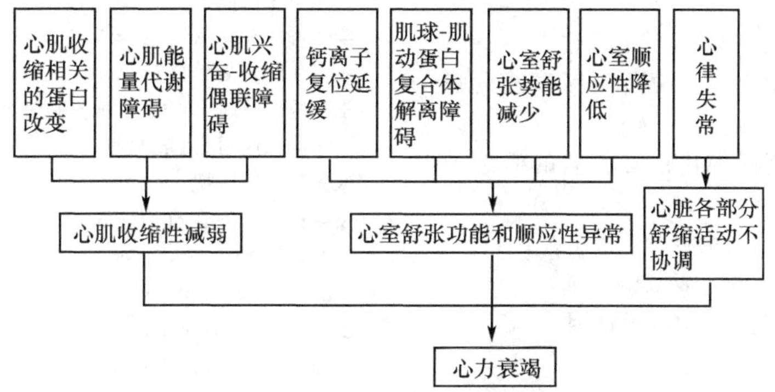

图 9-24　心力衰竭的发病机制

心排血量下降可引起一系列外周血液灌注不足的症状与体征。急性心力衰竭时，由于机体来不及发挥强有力的代偿，导致动脉血压下降。患者皮肤血液灌流减少，可出现皮肤苍白或发绀；身体各部肌肉的供血减少，患者感到疲乏无力；脑血流下降，严重者发生嗜睡甚至昏迷；肾的血液灌流减少，出现少尿；若心力衰竭病情急剧，心排血量急剧下降，将发生心源性休克。慢性心力衰竭时，机体可动员多种代偿机制，维持动脉血压，出现器官组织血液重新分布，保证重要脏器如脑和心脏的供血，但是周围器官的长期供血不足可导致其功能紊乱。

2. 体循环淤血

心力衰竭时，心脏收缩功能障碍可造成收缩末期心室剩余血量增多，舒张功能障碍使充盈速率和幅度减小，都导致舒张末心室内压增高、静脉回流受阻而发生静脉系统淤血。慢性心力衰竭导致体内钠水潴留，使循环血量增加，静脉淤血和组织水肿尤为显著，称为**充血性心力衰竭（congestive heart failure）**。右心功能衰竭时导致体循环静脉系统淤血，临床表现为颈静脉怒张，肝淤血、肿大，压痛明显，肝颈静脉返流征阳性。胃肠静脉淤血，使消化功能发生障碍。

3. 肺循环淤血

左心衰竭可导致肺循环淤血。肺淤血、水肿导致肺泡顺应性降低，使肺泡扩张阻力增大，扩张受限；支气管黏膜充血、水肿，气道阻力增大及肺毛细血管旁感受器兴奋性增高等使患者感到呼吸费力。持续的深大费力呼吸，患者感到明显心悸、气短，同时因缺氧出现口唇、颜面部位发绀，临床上称为**呼吸困难（dyspnea）**。劳力性呼吸困难为左心衰竭的最早表现之一，是指伴随着体力活动而出现的呼吸困难，休息后即行消失。左心衰竭进一步发展，患者在安静情况下也感到呼吸困难，平卧时尤为明显，常被迫采取端坐位或半卧位以减轻呼吸困难的程度，称为**端坐呼吸（orthopnoea）**。患者夜间入睡后常突然感到气闷而被惊醒，称为**夜间阵发性呼吸困难（paroxysmal nocturnal dyspnea）**，是左心衰竭的典型表现。如果患者在发作时伴有哮鸣音，则称为**心性哮喘（cardiac asthma）**。

总之，心力衰竭有心脏泵血功能降低、肺循环淤血和体循环淤血三大主要症状和体征。不同心力衰竭表现不同：左心衰以肺循环淤血为主；右心衰以体循环淤血为主；全心衰三大症状都可出现。

在心力衰竭的治疗中，病因学防治重在消除诱因。发病学防治应积极采取措施改善心脏的舒缩功能，调整心脏的前负荷，降低心脏的后负荷，并改善心肌能量代谢和全身内环境紊乱。

（王　雯）

复习思考题

1. 试述血液循环的整个路径。
2. 试述心脏瓣膜的部位及功能。
3. 试述心室肌动作电位的各个时相和主要膜电流。
4. 试述心室肌动作电位发生期间兴奋性的变化过程及与钠通道状态的关系。
5. 试述慢反应细胞动作电位的特征及所在部位。
6. 试述心脏传导系统的组成及不同组分的主要特点。
7. 试述心动周期的主要时相和特点。
8. 试述心排血量的影响因素。
9. 试述影响动脉血压的主要因素。
10. 试述影响组织液生成和重吸收的因素。
11. 试述肾上腺素与去甲肾上腺素生理作用的异同点。

12. 试述颈动脉窦和主动脉弓压力感受性反射的过程和意义。
13. 试述血管紧张素的代谢和主要作用。
14. 试述动脉粥样硬化的主要危险因素及发病机制。
15. 简述冠状动脉粥样硬化性心脏病的概念及分型。
16. 试述原发性高血压的主要发生机制。
17. 简述高血压对机体的主要影响。
18. 简述心力衰竭的概念、原因及诱因。
19. 试述心力衰竭的主要发生机制。

参考文献

陈灏珠，林果为，王吉耀．2013. 实用内科学．14 版．北京：人民卫生出版社

李桂源．2010. 病理生理学（8 年制及 7 年制临床医学等专业用卫生部规划教材）．2 版．北京：人民卫生出版社

王建枝，殷莲华．2013. 病理生理学（基础、临床、预防、口腔医学类专业用卫生部规划教材）．8 版．北京：人民卫生出版社

朱大年，王庭槐．2013. 生理学．8 版．北京：人民卫生出版社

American College of Cardiology/ American Heart Association（ACC/AHA）. 2001. Guidelines for the evaluation and management of chronic heart failure in the adult. Circulation，104：2996-3007

Barrett KE，Barman SM，Boitano S，et al. 2012. Ganong's Review of Medical Physiology Ganong's Review of Medical Physiology. 24th ed. New York：McGlaw-Hill Company

Hall JE. 2010. Guyton and Hall Textbook of Medical Physiology. 12th ed. Amsterdam：Elsevier Medicine

第十章　呼吸系统

要点：①呼吸系统由呼吸道、肺和胸廓组成。②呼吸过程包括外呼吸（即肺通气和肺换气）、气体在血液中的运输和内呼吸（即组织换气）3 个环节。③肺通气的原动力是呼吸运动（即呼吸肌的收缩和舒张），直接动力是大气与肺泡气之间的气压差。肺通气的阻力以肺与胸廓的弹性阻力为主，还包括非弹性阻力（气道阻力、黏滞阻力和惯性阻力）。④肺泡表面活性物质的主要作用是降低肺泡表面张力，减小吸气阻力，维持大、小肺泡的容积相对稳定，防止肺水肿。⑤胸膜腔内压（又称胸内压）等于肺内压与肺回缩压的差值。生理条件下胸膜腔内负压对于维持肺处于扩张状态和促进血液与淋巴液的回流具有重要作用。⑥评价肺通气功能较好的指标是用力呼气量，它可以反映肺活量的大小和呼气阻力的变化。反映肺通气效率较好的指标是肺泡通气量。⑦气体交换的动力是某一种气体在不同部位的分压差。气体交换速率与气体分压差、温度、溶解度、扩散面积成正比，与扩散距离及气体相对分子质量的平方根成反比。肺换气还受通气/血流的影响。⑧气体在血液中的运输有物理溶解和化学结合两种形式，以后者为主。O_2 和 CO_2 运输的主要形式分别是氧合血红蛋白和碳酸氢盐。⑨延髓是呼吸的基本中枢。延髓与脑桥相互配合形成正常呼吸节律。呼吸运动主要受化学感受性反射调节，CO_2 是最重要的生理性化学刺激因素。⑩氧的供给不足和利用障碍导致组织代谢、功能甚至结构改变的病理过程称为缺氧。⑪根据缺氧的原因和血氧指标变化特点，将缺氧分为乏氧性缺氧、血液性缺氧、循环性缺氧和组织性缺氧 4 种类型。⑫呼吸衰竭指外呼吸（肺通气和肺换气）功能严重障碍，导致动脉血氧分压（PaO_2）降低、伴有或不伴有动脉血二氧化碳分压（$PaCO_2$）增高的病理过程。⑬呼吸衰竭时发生低氧血症、高碳酸血症、酸碱平衡紊乱和电解质代谢紊乱。

机体在新陈代谢过程中需要不断地消耗 O_2，同时产生 CO_2，因此需要不断地从外界摄取 O_2，并向外界排出 CO_2。机体与外界环境之间的气体交换过程，称为**呼吸（respiration）**。呼吸包括 3 个环节：①外呼吸，包括肺通气和肺换气；②气体在血液中的运输；③内呼吸，即组织换气和细胞内的生物氧化过程。呼吸是维持机体新陈代谢和其他功能活动所必需的重要生理过程之一，呼吸过程中任一环节发生障碍，均可导致机体缺氧和二氧化碳蓄积，使细胞所处的机体内环境遭到破坏，从而影响组织细胞正常新陈代谢的进行，甚至危及生命。

第一节　呼吸系统的组成

呼吸系统由呼吸道、肺和胸廓组成（图 10-1）。呼吸道是气体进出肺的管道，肺泡是气体交换的主要场所，胸廓的节律性呼吸运动是实现肺通气的动力。人类的呼吸系统除了气体交换的作用，还具有嗅觉、发音和内分泌等多种功能。

一、呼吸道

呼吸道（respiratory tract）由鼻、咽、喉、气管、

支气管及其分支所组成。通常将鼻、咽、喉称为上呼吸道，而将气管、支气管及其在肺内的各级分支称为下呼吸道。

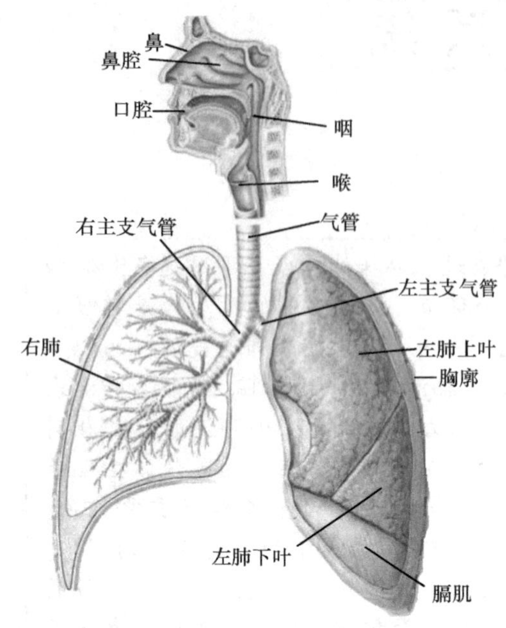

图 10-1 呼吸系统示意图

(一) 鼻

鼻包括外鼻、鼻腔和开口于鼻腔的鼻旁窦 3 部分，是气体进出呼吸道的门户，同时也是嗅觉器官，并能辅助发音。

(二) 咽

咽位于鼻腔的后方，下与喉相连，可分为鼻咽、口咽和喉咽 3 部分，是呼吸系统和消化系统共用的通道，在协调呼吸和吞咽活动中具有重要功能，并可以辅助发音。

(三) 喉

喉位于颈前正中部，上方接咽，下与气管相连，是由软骨、韧带、喉肌及黏膜构成的锥形管状器官。作为支架的软骨由甲状软骨、环状软骨、会厌软骨及成对的杓状软骨等构成。男性的甲状软骨向前突出，称为喉结。吞咽时会厌软骨反射性地盖住喉的入口处，以防止食物进入气管。

喉腔内有一对声带，故又是发音器官。人可以随意控制喉肌舒缩使声带紧张或松弛，致使声带之间的声门裂开大或缩小，调节音量的大小和音调的高低。

喉腔黏膜下层结缔组织比较疏松，急性发炎时易引起水肿，造成呼吸困难，甚至窒息，可危及生命。

(四) 气管和支气管

气管和支气管为肺外的气体通道，均以软骨、肌肉、结缔组织和黏膜构成。

1. 气管

气管上端起自喉环状软骨下缘，在颈前部沿食管前方下行入胸腔，至胸骨角平面分出左、右主支气管。其分支处称为气管杈，内有向上凸的气管隆嵴，是支气管镜检时的定位标志。成人气管全长 10~13cm，由 16~20 个软骨环构成，临床施行气管插管术时常沿正中线切开第 3~5 气管软骨环。

2. 主支气管

左、右主支气管各自斜行经肺门进入左、右肺。左主支气管较细长而近似水平走向，右主支气管较粗而短，行走方向近乎垂直，因此气管异物容易坠入右主支气管。

3. 气管和主支气管的微细结构

两者结构相似，由内向外依次为黏膜、黏膜下层和外膜。

(1) 黏膜：由上皮和固有层构成，上皮为假复层纤毛柱状上皮，内有纤毛细胞、杯状细胞、基细胞、刷细胞和弥散神经内分泌细胞。固有层为结缔组织，有较多弹性纤维、小血管和散在的淋巴组织。杯状细胞分泌黏液覆于黏膜表面，与黏膜下层腺体的分泌物共同构成黏液屏障，可黏附吸入空气中的异物和细菌等有害物质，纤毛不断向咽部节律性摆动将其排出。弥散神经内分泌细胞可释放 5-羟色胺、降钙素、脑啡肽等物质，调节平滑肌的舒缩和腺体分泌。

(2) 黏膜下层：为疏松的结缔组织，内含血管、淋巴管、神经和丰富的混合型气管腺。气管腺分泌的稀薄液体有利于黏膜上皮的纤毛摆动。

(3) 外膜：由“C”形的软骨环和结缔组织构成。软骨环后方缺口处由平滑肌、结缔组织和气管腺封闭，各软骨环之间以韧带连接起来，构成气道的支架，保持气管通畅并有一定弹性。

二、肺

(一) 肺的位置和形态

肺（lung）位于胸腔内纵隔两侧，左、右各一，覆盖于心脏之上。外形似半圆锥体，上端钝圆称为肺尖，向上经胸廓上口突入颈根部；下端与膈肌相邻称为肺底（膈面）；外侧圆隆，贴近肋和肋间肌的面称为肋面；内侧与纵隔相邻称为纵隔面，该面中央的凹陷是支气管、血管、淋巴管和神经出入肺的部位，称为肺门。肺前缘和下缘较锐，左肺前缘下部有心切迹，后缘钝圆，靠脊柱。

肺质软，富有弹性，表面覆有一层光滑的浆膜，即脏胸膜。浆膜深部的结缔组织深入肺内，将左肺分为上、下两叶，右肺分为上、中、下 3 叶。

(二) 肺的结构及其与呼吸的关系

肺组织由肺实质和肺间质组成，肺实质是肺的主要结构。

1. 肺实质

根据肺实质的功能，将其分为肺内传导区和呼吸区。

1）肺内传导区

（1）传导区结构特征：肺的构成基础是支气管反复分支形成的支气管树。自肺门处的主支气管至终末细支气管，只有传送气体的功能，构成传导区（conducting zone）。左、右主支气管是气管分出的第一级支气管，左、右主支气管在肺门按肺叶分支形成肺叶支气管（lobar bronchi），为第二级支气管。第二级支气管再分出肺段支气管（segmental bronchi），为第三级支气管。肺段支气管反复多次分支为小支气管（small bronchi），再分支为直径为 1mm 左右的细支气管，直至分支为直径小于 0.5mm 的终末细支气管（terminal bronchiole）。支气管在肺内的分支可达 23～25 级，形如树状，称为支气管树（bronchial tree）。分支最后形成肺泡，每根细支气管及其分支与肺泡组成一个肺小叶。

（2）传导区各段管道的微细结构与功能：传导区各段管道随着支气管反复分支，支气管数目倍增，总横截面积不断增加，管腔直径逐渐变小，管壁变薄，管壁结构发生移行性改变。肺叶支气管至终末细支气管管壁移行为单层柱状纤毛上皮，杯状细胞、腺体和软骨均消失，出现完整的环状平滑肌层。由于缺乏软骨支撑，当管外压力超过管内压力时，细支气管管腔受压而塌陷，气流阻力加大。正常情况下小气道管周的结缔组织与弹性纤维相互交织，相邻肺泡隔中弹性纤维的回缩力可牵拉小气道开放，保持气流通畅。

2）肺的呼吸区　呼吸性细支气管以下直至肺泡形成呼吸区（respiratory zone），具有气体交换的功能（图 10-2）。

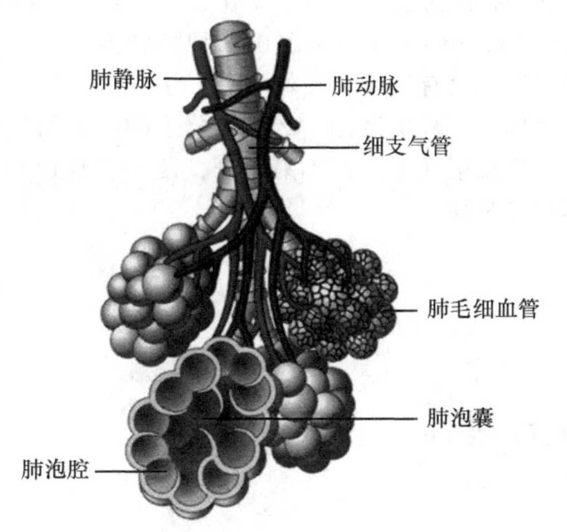

图 10-2　肺小叶模式图

（1）呼吸性细支气管：每个终末细支气管可以再分支出 2～3 个呼吸性细支气管（respiratory bronchiole），管壁上出现少量肺泡，兼有呼吸道与气体交换的功能。

（2）肺泡管：每个呼吸性细支气管又进一步分支出 2～3 个肺泡管（alveolar duct），每个肺泡管连有许多肺泡。

（3）肺泡囊：每个肺泡管最后分出 2～3 个肺泡囊（alveolar sac）。它由几个肺泡围成，为多个肺泡的共同开口形成的囊腔，相邻肺泡开口之间无平滑肌。

（4）肺泡：由肺泡上皮和基膜构成。**肺泡（pulmonary alveolus）**是位于气管树终末端的膜性囊状结构，直径约 200μm，大小不一，被丰富的肺毛细血管所包绕，是肺换气的主要场所。①肺泡上皮细胞：肺泡上皮为单层上皮，由Ⅰ型和Ⅱ型细胞构成。Ⅰ型肺泡上皮细胞呈扁平形，覆盖肺泡表面积的 95%，是气体交换的主要部位。Ⅱ型肺泡上皮细胞呈圆形或立方形，约占肺泡总面积的 5%。Ⅱ型细胞能分泌一种复杂的脂蛋白类混合物，称为肺泡**表面活性物质（pulmonary surfactant）**，其主要成分为二棕榈酰卵磷脂（dipalmitoyl phosphatidyl choline，DPPC），具有降低表面张力的作用。②**呼吸膜（respiratory membrane）**：呼吸膜是肺泡腔内气体与肺毛细血管血液之间进行气体交换的膜性间隔，由 6 层结构组成（图 10-3），从肺泡至肺毛细血管腔，依次是含肺泡表面活性物质的液体分子层、肺泡上皮细胞、肺泡上皮基膜、组织间隙、毛细血管基膜和毛细血管内皮细胞。呼吸膜的平均厚度不到 1μm，最薄处仅 0.2μm，有利于气体扩散。成人两肺有 3 亿～4 亿个肺泡，为气体交换提供了约 $70m^2$ 的总交换面积，安静状态下只动用其中 $40m^2$ 进行气体交换。因此，在因疾病等原因导致呼吸膜面积小于 $40m^2$ 之前，肺换气不会出现明显的障碍。

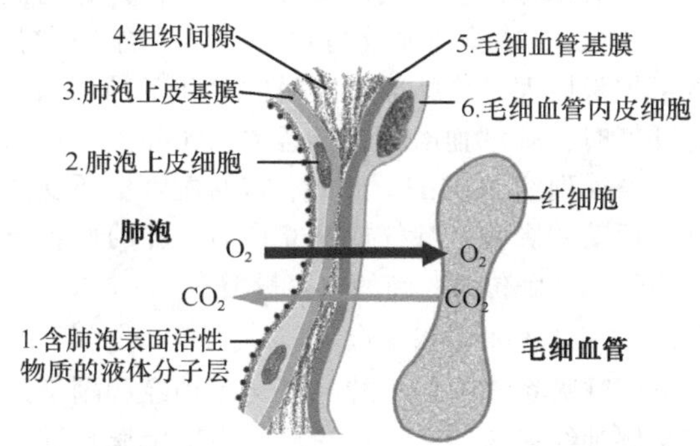

图 10-3　呼吸膜结构示意图

2. 肺间质

支气管各级分支之间及肺泡之间都由结缔组织性的间质所填充，称肺泡隔（alveolar septum），属于肺间质。血管、淋巴管、神经等随支气管的分支分布在结缔组织内。肺泡之间的间质内含有丰富的毛细血管网、较多的弹性组织、成纤维细胞、肺巨噬细胞及肥大细胞等。吸气时，由于肺扩大，肺泡隔弹性纤维被拉紧，牵引支气管壁和肺泡壁扩张，减小吸气阻力；呼气时，弹性纤维松弛，牵引力减小，促使肺泡回缩排出气体。

（三）肺的血液循环与神经支配

1. 肺的血液循环

（1）肺循环和体循环两套血管系统的功能：肺动脉是肺的功能血管，由右心室发出，经肺门入肺，其分支与各级支气管伴行至肺泡隔内形成肺毛细血管网，之后逐级汇合成肺静脉回到左心房。**肺循环（pulmonary circulation）**的功能是使血液在流经肺泡时与肺泡之间进行气体交换。体循环的支气管动脉是营养血管，由胸主动脉或肋间动脉发出，与支气管伴行入肺，沿途分支营养支气管各段管壁。肺循环和支气管血管的末梢之间有吻合支沟通。因此，有一部分支气管静脉血液可经过吻合支进入肺静脉，使主动脉血液中掺入1%～2%的静脉血。

（2）肺循环的结构与功能特征：①肺循环具有血流阻力小、血压低、无组织液生成的特点。因肺循环途径短，肺动脉管壁薄，管径较粗，血管的总横截面积大，全部血管处于胸腔内，受胸膜腔内负压影响，经常处于充盈扩张状态，血流阻力小。加之右心室收缩力较弱，故肺循环血压低。用间接方法可测得肺循环毛细血管平均压为7mmHg，比血浆胶体渗透压（约25mmHg）低得多，有效滤过压为负值，因此无论在组织间隙还是肺泡内都不会有液体积聚。这一负压还使肺泡膜与毛细血管壁紧贴，利于血液和肺泡之间的气体交换。在某些病理情况下，如左心衰竭时，肺静脉压力升高，肺循环毛细血管压也随着升高，就可使液体积聚在肺泡或肺的组织间隙中，形成肺水肿。②肺循环的血容量变化大。安静状态下，肺部的血容量约为450ml，占全身血量的9%。由于肺组织和肺血管的可扩张性大，故肺部血容量的变化范围较大。在用力呼气时，肺部血容量减少至约200ml；而在深吸气时可增加到约1000ml。此外，肺的血容量还受体位和呼吸运动的影响，呼气或站立位时，肺的血容量减少；吸气或平卧位时，肺的血容量增多。

2. 呼吸系统的神经支配

支配呼吸系统的传出神经是交感神经和副交感神经。交感神经兴奋时，末梢释放去甲肾上腺素，与支气管平滑肌的β_2肾上腺素受体结合，引起平滑肌舒张，管径扩大，气道阻力减小，通气量增加。在呼吸系统的副交感神经是迷走神经，兴奋时末梢释放ACh，与支气管平滑肌的M受体结合，引起平滑肌收缩，管径缩小，阻力增加，通气量减少。在安静状态下，以迷走紧张性活动为主，保持气道处于一定的收缩状态；运动时，以交感神经活动占优势，使气道平滑肌舒张，增加通气量，增加气体交换以适应代谢需要。哮喘发作时由于支气管平滑肌痉挛导致呼吸困难，常用拟肾上腺素类药物解除痉挛，降低气道阻力，缓解呼吸困难。

呼吸系统的传入神经纤维也走行于迷走神经内，其末梢分布于支气管壁平滑肌等组织，肺牵张感受器受刺激后传入冲动至呼吸中枢，调节呼吸的深度和频率。

三、胸廓

（一）胸廓和胸腔

胸廓是由12个胸椎、12对肋骨、1个胸骨和呼吸肌组成的支架，其围成的空腔为胸腔。呼吸肌在中枢神经系统的控制下发生节律性收缩和舒张，可使胸廓的容积发生周期性变化。吸气时胸廓前后、左右、上下各径均增大，呼气时各径均减小。

（二）胸膜和胸膜腔

覆盖在肺表面、胸廓内面及膈上面的浆膜称为**胸膜（pleura）**。覆盖在肺表面的称为胸膜脏层；覆盖在胸廓内面、膈上面及纵隔侧面的称为胸膜壁层。脏层和壁层胸膜在肺根部互相反折延续，围成了肺和胸廓之间的两个完全封闭的潜在的腔隙，即**胸膜腔（pleural cavity）**。正常情况下，胸膜腔内只有少量稀薄的浆液，没有气体，其作用是：①在两层胸膜之间起润滑作用，减少摩擦。②液体分子的内聚力使两层胸膜紧密贴附在一起，不易分开，便于胸廓运动时牵引肺随之张缩。

（黄海霞）

第二节　呼吸的生理过程

一、肺通气

肺泡通过呼吸道与外界环境之间进行气体交换的过程称**肺通气（pulmonary ventilation）**。实现肺通气除了需要呼吸道保持通畅，胸廓结构完整外，还取决于两方面因素的作用：①推动气体流动的动力；②阻止气体流动的阻力。前者必须克服后者，才能实现肺通气。

（一）肺通气的动力

气体进出肺的直接动力是大气压和肺内压之间存在气压差。通常情况下，大气压是相对恒定的，因此，气体能否进出肺主要取决于肺内压的变化。吸气时，胸廓扩大则肺容积增大，使肺内压下降，气体入肺；呼气时，胸廓缩小则肺容积减小，使肺内压升高，气体出肺。胸廓的扩大与缩小又是由呼吸肌的收缩和舒张引起的。因此，大气与肺泡气之间的压力差是肺通气的直接动力，而呼吸肌的舒缩则是肺通气的原动力。

1. 呼吸运动

呼吸肌的收缩和舒张引起的胸廓有节律地扩大与缩小称为呼吸运动。参与呼吸运动的肌肉，称为呼吸肌。呼吸肌属于骨骼肌，受躯体运动神经的支配。收缩时使胸廓扩大产生吸气运动的肌肉称为吸气肌，主要有膈肌和肋间外肌；收缩时使胸廓缩小产生呼气运动的肌肉称为呼气肌，主要有肋间内肌和腹壁肌群。

根据呼吸的深度，呼吸运动可分为平静呼吸和用力呼吸。根据参与活动的呼吸肌的主次，呼吸运动又可分为腹式呼吸和胸式呼吸。

1）平静呼吸和用力呼吸　安静状态下的呼吸称为平静呼吸（eupnea），呼吸频率为12～18次/min。平静吸气时，膈神经兴奋引起膈肌收缩，膈顶位置下移，压迫腹腔，腹壁膨出，使胸腔的上下径增大；肋间神经兴奋引起肋间外肌收缩，肋骨和胸骨均上提，同时肋骨下缘外展，使胸腔的前后径和左右径增大。由于胸腔的扩大带动肺扩张，肺内压下降。当肺内压低于大气压时，气体经气道进入肺，形成吸气过程。平静吸气时，膈肌收缩增加的肺容积约占一次通气量的4/5，所以，膈肌的舒缩运动在肺通气中起重要作用。平静呼气时，膈肌和肋间外肌舒张，胸廓和肺在肺弹性回缩力的作用下容积缩小、导致肺内压上升。当肺内压高于大气压时，肺内气体经气道排出，完成呼气过程。可见平静呼吸时，吸气是主动过程，而呼气则是因吸气肌舒张时肺弹性回缩的被动过程。

劳动或运动时，呼吸将加深加快，称为用力呼吸（force breathing）。用力吸气时，除膈肌与肋间外肌加强收缩外，胸锁乳突肌、斜角肌等辅助吸气肌也参与收缩，胸腔容积与肺容积更加扩大，吸入气体更多。用力呼气时，除吸气肌群舒张外，肋间内肌和腹壁肌等呼气肌群也收缩，使胸腔容积与肺容积更加缩小，呼出气体更多。因此在用力呼吸时，吸气和呼气都是主动过程。

2）腹式呼吸和胸式呼吸　呼吸过程中，膈肌的舒缩活动可引起腹壁的起伏，因此以膈肌的舒缩为主的呼吸运动称为腹式呼吸（abdominal breathing）；而以肋间肌的舒缩活动为主并伴有胸壁起伏的呼吸运动称为胸式呼吸（thoracic breathing）。一般情况下，成年人的呼吸运动是胸式呼吸和腹式呼吸同时存在的混合式呼吸，只有在胸部或腹部活动受限制时，才出现单一形式的呼吸。婴幼儿因胸廓活动度小，以腹式呼吸为主。

2. 呼吸时肺内压与胸膜腔内压的变化

1）肺内压　肺内压是指肺泡内的压力，可随呼吸运动而发生周期性变化。如暂停呼吸，同时保证声门开放和呼吸道通畅时，肺内压与大气压相等。平静吸气初，肺被动地随胸廓扩张，肺容积增大，肺内压暂时下降并低于大气压1～2mmHg，空气进入肺泡。随着肺内气体逐渐增加，肺内压也逐渐增高，至吸气末，肺内压升高到和大气压相等，吸气停止。平静呼气初，胸廓缩小，肺容积减小，肺内压升高并超过大气压1～2mmHg，肺内气体被排出，肺内压逐渐下降，至呼气末，肺内压下降到和大气压相等，呼气停止（图10-4）。

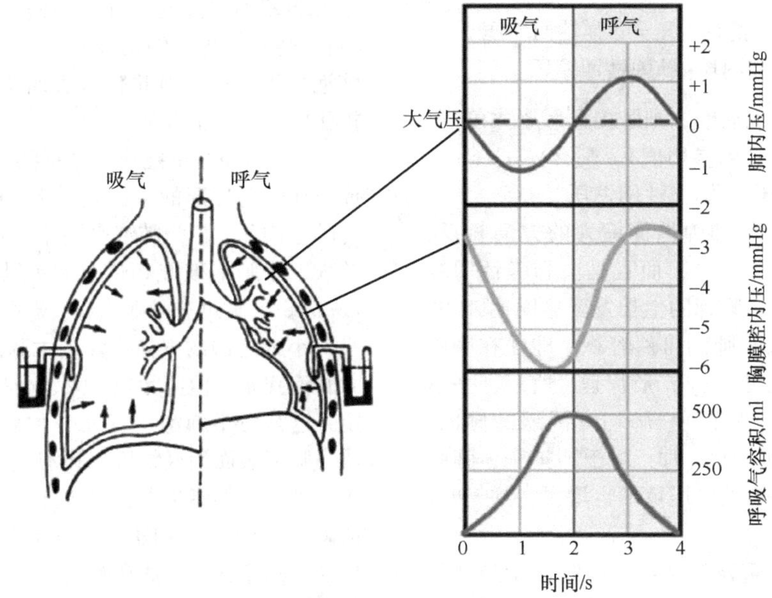

图10-4　呼吸时肺内压与胸膜腔内压的变化

呼吸过程中，肺内压变化的程度取决于呼吸动作的缓急、深浅和呼吸道是否通畅。若呼吸浅慢，呼吸道通畅，则肺内压变化幅度较小；若呼吸深快，呼吸道不通畅，则肺内压变化幅度明显增大。紧闭声门，尽力作呼吸动作，吸气动作时肺内压可较大气压低30~100mmHg，而呼气时则可较大气压高60~140mmHg。

当人的自然呼吸停止时，可以通过胸廓按压、口对口呼吸法、人工呼吸机等措施人为建立起肺内压和大气压之间的压力差来维持肺通气。然而必须注意清除呼吸道的异物和痰液等，保持气道通畅，否则将无效。

2）胸膜腔内压　胸膜腔内的压力称为**胸膜腔内压（intrapleural pressure）**。通常状态下，胸膜腔内压低于大气压，称为胸膜腔内负压，它可使胸膜腔的壁层和脏层胸膜紧密相贴，保证了肺能随胸廓容积的变化而变化。

在动物实验中直接检测胸膜腔内压的方法是将注射针头斜刺入胸膜腔内并与检压计相连，结果发现正常平静呼吸时的胸膜腔内压力低于大气压，称胸膜腔内负压或胸内负压。临床上通常测量呼吸过程中食管内压力代替胸膜腔内压。若以大气压为零，平静呼气末，胸腹腔内压为-5~-3mmHg，吸气末为-10~-5mmHg（图10-4）。但是，如若关闭声门，用力吸气，胸膜腔内压可降至-90mmHg，而用力呼气时则可升高到110mmHg。

胸膜腔内负压的形成与作用于肺的两种具有相反作用的力有关：①肺内压是使肺泡扩张的力量；②肺的弹性回缩力则能使肺泡缩小，肺只要处于扩张状态这种力就存在，且随肺的扩张而增加。在呼吸过程中的任意时刻，如暂停呼吸动作（使气道内气体停止流动），则有

跨肺压=肺内压-胸膜腔内压=肺弹性回缩压

胸膜腔内压=肺内压-肺弹性回缩压

此时若同时保证气道通畅，则肺内压等于大气压。进一步以大气压为零计（为参照值），则有

胸膜腔内压=-肺弹性回缩压

可见，胸膜腔内压与肺弹性回缩力的方向相反，呈现一个负值（低于大气压），而且是由肺弹性回缩力所造成。胎儿出生后，胸廓的生长发育速度比肺快，胸廓的自然容积远远大于肺的自然容积，即使在胸廓因呼气而缩小时，肺也处于被扩张状态。所以，平静呼吸时，无论是吸气还是呼气，肺均有回缩的倾向，胸膜腔内压始终为负值。吸气时，由于肺扩张，肺弹性回缩力增大，因此胸膜腔内压负值也增大。呼气时，胸膜腔内压的负值降低。

胸膜腔内负压具有重要意义：①始终保持肺处于一定程度扩张状态，保证肺通气的正常进行。如外伤或疾病导致胸膜破裂，胸膜腔与大气相通，空气立即进入胸膜腔使两层胸膜分离而形成气胸，胸膜腔内负压不复存在。此时，肺将因自身的回缩力而塌陷，造成肺不张。此时，尽管呼吸运动仍在进行，但升高的胸膜腔压力使得肺无法扩张，导致肺的通气功能下降。②促进胸腔内静脉血和淋巴液的回流。由于胸膜腔内负压的存在，使位于胸腔内的大静脉、心房和胸导管扩张，其内压力降低，从而有利于静脉血和淋巴液的回流。

（二）肺通气的阻力

肺通气的阻力包括弹性阻力和非弹性阻力。弹性阻力包括肺和胸廓的弹性阻力，是平静呼吸时的主要阻力，约占总阻力的70%；非弹性阻力包括气道阻力、惯性阻力和组织的黏滞阻力，约占总阻力的30%，其中以气道阻力为主。

1. 弹性阻力

弹性组织对抗外力作用的反作用力称为弹性阻力。肺与胸廓都是弹性组织，因此肺通气过程中存在肺弹性阻力和胸廓弹性阻力。

1）肺弹性阻力　肺受力扩张时产生弹性回缩力，此即肺弹性阻力。即使是在呼气末，肺仍处于一定程度的扩张状态，此时肺弹性阻力的作用方向仍是促使肺回缩，因此，肺弹性阻力的方向始终是促使肺回缩的。肺的弹性阻力来自两个方面：①肺泡内侧的液体层与肺泡内气体之间的液-气界面形成的表面张力；②肺组织本身的弹性回缩力。前者约占肺总弹性阻力的2/3，后者约占1/3。

肺泡表面张力：肺泡表面张力源于液体分子之间的吸引力。肺泡表面覆盖着一薄层液体，与肺泡内气体形成液-气界面。该界面处液体分子间的吸引力远大于液体与气体分子之间的吸引力，有使液体表面具有尽可能缩小的倾向，称为肺泡表面张力。肺泡表面张力指向液-气界面的切线方向，其合力指向肺泡腔，使肺泡趋于缩小。因此肺泡表面张力始终是一种阻碍肺扩张的力，因此是吸气的阻力。

根据Laplace定律，球形物内的压力与壁上的张力成正比，与球形的半径成反比，即 $P=2T/r$。式中，P 为肺泡内压；T 为肺泡表面张力；r 为肺泡半径。肺内的大、小肺泡彼此相通，如果其表面张力相等，根据Laplace定律可知小肺泡内压力大，而大肺泡内压力小，小肺泡内的气体将流入大肺泡而出现小肺泡塌陷，大肺泡膨胀。但实际上，大、小肺泡是可以保持相对稳定，这是由于肺泡内存在一种调节肺泡表面张力的物质：肺泡表面活性物质。肺泡壁上的Ⅱ型上皮细胞能分泌一种复杂的脂蛋白类混合物，其主要成分为二棕榈酰卵磷脂（DPPC）。DPPC具有双嗜性，分子的一端具有极性，是亲水的，插在肺泡表面液体中；分子的另一端是非极性的脂肪酸，是疏水的，朝向肺泡腔。DPPC与空气形成的界面起到降低肺泡液-气界面表面张力的作

用，使肺回缩力减小。其重要的生理意义是：①减小吸气阻力，有利于肺的扩张，减少吸气做功。②维持大、小肺泡的稳定性。肺泡表面活性物质在小肺泡分布密度大，降低表面张力的作用强，可以防止小肺泡塌陷；在大肺泡密度小，降低表面张力的作用弱，防止吸气时过度膨胀。③防止肺水肿。肺表面活性物质的存在可减弱表面张力对肺间质和肺毛细血管中液体的吸引作用，防止液体过多地渗入肺间质和肺泡，使肺泡保持相对干燥，从而能防止肺水肿的发生。

胎儿肺Ⅱ型上皮细胞在妊娠6~7个月开始分泌肺表面活性物质，至分娩前达到高峰。早产儿可因肺泡Ⅱ型上皮细胞尚未成熟，缺乏肺表面活性物质，发生肺不张，造成“呼吸窘迫综合征”而导致死亡。成年人吸烟，患肺炎、肺血栓等疾病，也可使肺泡表面活性物质分泌减少，肺泡表面张力增大，吸气阻力增大，导致呼吸困难，甚至发生肺不张和肺水肿。

肺组织的弹性回缩力：肺组织含有弹性纤维和胶原纤维等成分，肺自出生后即处于一定的被动扩张状态，因而具有一定的弹性回缩力，肺扩张得越大，肺的弹性回缩力也越大。它与肺泡表面张力一起构成吸气的阻力，呼气的动力。发生肺气肿时，弹性纤维被破坏，弹性回缩力减小，肺泡气不易被呼出，肺内残余气量增加，不利于肺通气。

2）胸廓弹性阻力　胸廓处于其自然位置时，胸廓的弹性回位力为零，此时肺容量约为肺总量的67%。当肺容量小于肺总量的67%时，胸廓处于缩小状态，其弹性回位力朝外，成为吸气的动力和呼气的阻力；当肺容量大于肺总量的67%时，胸廓处于扩大状态，其弹性回位力则向内，因而是吸气的阻力和呼气的动力。可见，胸廓弹性回位力的方向是双向性的，既可以是吸气的阻力还可以是吸气的动力，这取决于胸廓的位置；而肺弹性回缩力始终是吸气的阻力。

3）肺和胸廓的顺应性　由于弹性组织的弹性阻力是难以测量的，通常将空腔器官在外力作用下变形的难易程度用顺应性来度量。顺应性即弹性物体在外力作用下发生变形的难易程度。在同样外力作用下，容易变形者顺应性大，弹性阻力小；不易变形者顺应性小，弹性阻力大。因此，顺应性（C）与弹性阻力（R）互为倒数关系：$C=1/R$。

呼吸器官顺应性的大小可用单位跨壁压的变化（ΔP）所引起的容积变化（ΔV）来表示，单位是L/cmH$_2$O。测定肺的顺应性时，跨壁压是指跨肺压，即肺内压与胸膜腔内压之差，正常成年人在平静呼吸时肺顺应性约为0.2L/cmH$_2$O。

2. 非弹性阻力

非弹性阻力包括气道阻力、黏滞阻力和惯性阻力。气道阻力是指气体在呼吸道内流动时，气体分子之间及其与气道管壁之间的摩擦力，为动态阻力，占非弹性阻力的80%~90%，随气流速度加快而增加，还受气流形式和呼吸道半径影响。因为气道阻力与气道半径4次方成反比，所以当呼吸道口径减小时，气道阻力显著增大，可出现呼吸困难。黏滞阻力来自呼吸时组织相对位移所产生的摩擦，与呼吸频率成正比，占非弹性阻力的10%~20%。惯性阻力是气流在发动、变速、换向时因气流和组织的惯性所产生的阻止肺通气的力，平静呼吸时，呼吸频率低，气流速度慢，惯性阻力很小可忽略不计。

（三）肺通气功能的评价

肺通气过程受呼吸肌的收缩活动、肺和胸廓的弹性特征及气道阻力等多种因素的影响。呼吸肌麻痹、肺和胸廓的弹性发生变化，以及气胸等引起肺的扩张受限，可发生限制性通气不足，支气管平滑肌痉挛、气道内异物、气管和支气管内黏膜腺体分泌过多，以及气道外肿瘤压迫引起气道口径减小或呼吸道阻塞时，则可出现阻塞性通气不足。测定肺通气功能不仅可以明确是否存在肺通气功能障碍及其障碍程度，还能鉴别肺通气功能降低的类型。肺容积、肺容量和肺通气量是反映肺通气功能的重要指标，随机体不同功能状态而改变。

1. 肺容积

肺容积是指肺内气体的容积，包括潮气量、补吸气量、补呼气量和余气量，它们互不重叠，全部相加等于肺总量（图10-5）。

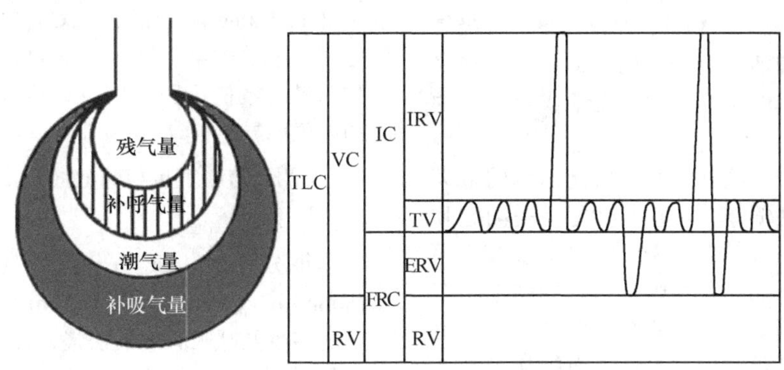

图10-5　肺容积和肺容量图解

（1）潮气量：每次吸入或呼出肺的气体量，称为**潮气量**（**tidal volume，TV**）。正常成年人平静呼吸时的潮气量为400～600ml。运动时，潮气量可随运动强度的增加而有不同程度的增加。

（2）补吸气量：平静吸气末，再尽力吸气所能吸入的气体量，称为**补吸气量**（**inspiratory reserve volume，IRV**）。正常成年人为1500～2000ml，该气量反映吸气储备能力。

（3）补呼气量：平静呼气末，再尽力呼气所能呼出的气体量，称为**补呼气量**（**expiratory reserve volume，ERV**），正常成年人为900～1200ml，该气量反映吸气储备能力。

（4）余气量：最大呼气末，尚存留于肺内而不能呼出的气体量，称为**余气量**（**residual volume，RV**），也称为残气量。正常成年人为1000～1500ml。目前认为余气量的存在与最大呼气末细支气管尤其是呼吸性细支气管的关闭和胸廓向外的弹性回位力有关。支气管哮喘和肺气肿患者，由于肺弹性回缩力降低，余气量增加。

2. 肺容量

肺容量是指基本肺容积中两项或两项以上的联合气量，包括深吸气量、功能余气量、肺活量和肺总量。

（1）深吸气量：在平静呼气之末做最大吸气所能吸入的气体量，称为**深吸气量**（**inspiratory capacity，IC**），为潮气量和补吸气量之和，是衡量最大通气潜力的一个重要指标。胸廓、胸膜、肺组织和呼吸肌等的病变，可使深吸气量减少，最大通气潜力降低。

（2）功能余气量：平静呼气末仍留存于肺内的气体量，称为**功能余气量**（**functional residual capacity，FRC**），或称为功能残气量，是余气量和补呼气量之和。正常成年人约2500ml。功能残气量的存在能对每次呼吸时肺内O_2和CO_2分压的急剧变化起缓冲作用，从而维持肺泡和血液中O_2和CO_2分压相对稳定，有利于肺换气正常进行。肺气肿患者功能余气量增加。肺纤维化等肺实变的患者功能余气量减小。

（3）肺活量、用力肺活量和用力呼气量：最大吸气后，再尽力呼气，此时从肺内所能呼出的最大气量称为**肺活量**（**vital capacity，VC**），是潮气量、补吸气量和补呼气量之和。肺活量有较大的个体差异，与身材大小、性别、年龄、体位等有关。正常成年男性约3500ml，女性约2500ml。

肺活量的大小反映一次呼吸时肺所能达到的最大通气量，它的测量方法简单，可重复性好，是测定肺功能常用的一项重要指标。但由于测定肺活量时不限制呼气的时间，因此不能充分反映肺组织的弹性状态和气道的通畅程度。例如，当患者肺弹性降低或气道狭窄时，肺通气功能已受到明显影响，而肺活量在任意延长呼吸时间的条件下，仍可在正常范围内。因此提出了用力肺活量和用力呼气量的概念。

用力肺活量（**forced vital capacity，FVC**）是指一次最大吸气后，以最快的速度用力呼气所能呼出的最大气体量。正常时，FVC略小于在没有时间限制条件下测得的VC。气道阻塞者FVC明显小于VC，能更客观地反映肺通气的功能。**用力呼气量**（**forced expiratory volume，FEV**）是指一次最大吸气后尽力尽快呼气，在一定时间内所能呼出的最大气体量，通常以它所占用力肺活量的百分数表示（FEV/FVC%）。正常人第1、2、3秒末呼出气体量分别占用力肺活量的80%、96%和99%左右（图10-6）。其中，第1秒内呼出的气体量，称为1秒用力呼气量，在临床上最为常用。用力肺活量与用力呼气量不仅反映肺活量的大小，而且能反映呼吸所遇阻力的变化，是评价肺通气功能的较好指标。慢性阻塞性肺部疾病患者FVC和FEV均下降，FEV_1的降低比FVC更明显，往往需要5～6s或更长的时间才能呼出全部肺活量气体。

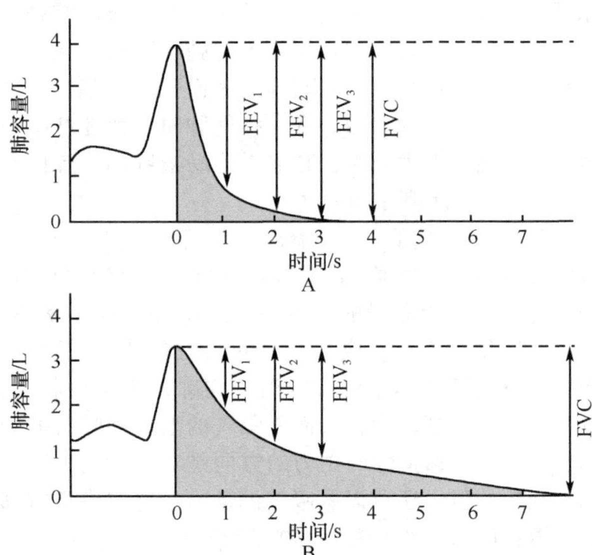

图10-6 用力肺活量（FVC）和用力呼气量（FEC）示意图

纵坐标的0等于余气量；A. 正常人；B. 气道狭窄患者

（4）肺总量：肺所能容纳的最大气量，称为肺总量（total lung capacity，TLC）。它是肺活量和余气量之和。正常成年男性约为5000ml，女性约为3500ml。肺总量的数值可因性别、年龄、身材、运动锻炼情况和体位而异。

（四）肺通气量与肺泡通气量

1. 肺通气量

每分钟吸入或呼出肺的气体总量称**肺通气量**（**pulmonary ventilation volume**）。其大小取决于潮气量的多少及呼吸频率的快慢，即肺通气量=潮气量×呼吸频率。肺通气量能够反映个体呼吸系统的通气能力。平静呼吸时，正常成年人平均每分钟在12～18次，潮气量为 500ml，则正常成年人平静呼吸时的肺通气量为 6～9L。呼吸频率受性别、年龄、身材和活动量等因素的影响。女性比男性快 2～3 次/min，新生儿每分钟可达 60～70 次，以后随着年龄增加而逐渐减慢。

2. 最大随意通气量

最大限度地做深而快的呼吸，肺每分钟吸入或呼出的气体量，称为最大随意通气量（maximal voluntary ventilation）。它反映单位时间内充分发挥全部通气能力所能达到的通气量，是评价机体能进行多大运动量的一项重要生理指标。健康成人一般可达 70～120L/min。测定时，一般只测量 10s 或 15s，再换算成每分钟的通气量。对平静呼吸时的肺通气量与最大随意通气量进行比较，可以了解肺通气功能的储备能力，通常用通气贮量百分比来表示，即

通气贮量百分比 =（最大随意通气量 - 平静肺通气量）/最大通气量×100%

3. 无效腔和肺泡通气量

呼吸系统中，从鼻腔到肺泡凡没有气体交换功能的管腔，称为无效腔。无效腔包括解剖无效腔和肺泡无效腔，合称**生理无效腔（physiological dead space）**。**解剖无效腔（anatomical dead space）**或死腔是指鼻、咽、喉、气管、支气管分支直至终末细支气管，这一段呼吸道管壁无气体交换功能，正常成年人其容积约为 150ml。肺泡无效腔（alveolar dead space）是指未参加气体交换的肺泡腔，进入肺泡内的气体可因血液在肺内分布不均匀等原因，未能与血液进行气体交换。正常人肺泡无效腔气量接近于零，故无效腔与解剖无效腔几乎相等。

由于无效腔的存在，吸气时，吸入的新鲜空气不能全部进入肺泡。进入肺泡的气体是上次呼气末留在解剖无效腔内的气体和新吸入气体的前一部分，其后一部分留在解剖无效腔中。呼气时，首先把解剖无效腔中的空气驱出，随后才呼出肺泡中的部分气体，还有部分肺泡气体停留在解剖无效腔中，待下次吸气时首先被吸入肺泡。因此，从气体交换的角度考虑，真正有效的通气量应是肺泡通气量（alveolar ventilation），它是指每分钟吸入肺泡的新鲜空气量。肺泡通气量 =（潮气量 - 无效腔气量）×呼吸频率，是反映肺通气功能的重要指标。例如，人在平静呼吸时，潮气量为 500ml，解剖无效腔为 150ml，呼吸频率为 12 次，所以每分肺通气量为 6000ml，而肺泡通气量为 4200ml。若功能余气量为 2500ml，平静呼吸时每次吸入肺泡的新鲜气体量为 350ml，则每次呼吸仅使肺泡内气体更新 1/7 左右。由此可知，肺泡通气量和肺通气量是不等的，而且当潮气量和呼吸频率发生改变时，对两者的影响也不相同。当潮气量减半、呼吸频率加倍或当潮气量加倍、呼吸频率减半时，肺通气量都相等，然而肺泡每分通气量则不同，前者要比后者少。由表 10-1 可知，从气体交换的效果来说，深而慢的呼吸比浅而快的呼吸效率高。

表 10-1 不同呼吸频率时的肺通气量和肺泡通气量

呼吸频率/（次/min）	潮气量/ml	肺通气量/（ml/min）	肺泡通气量/（ml/min）
12	500	6000	4200
24	250	6000	2400
6	1000	6000	5100

二、气体交换和运输

气体交换是指肺泡与血液之间及血液与组织细胞之间 O_2 和 CO_2 的交换过程。前者称为肺换气，后者称为组织换气。血液对气体的运输把二者联系在一起。肺和组织的气体交换原理基本上是相同的，都是以气体扩散的方式进行的。

（一）气体交换

1. 气体交换原理

O_2 和 CO_2 的交换都是以物理跨膜扩散方式实现的，其扩散方向和速率取决于该气体的分压差。分压差是驱动气体扩散的动力，分压差越大，气体扩散速率越快。

（1）气体分压：气体分压是指混合气体中各组分气体分子运动所产生的压力，可用混合气体的总压力乘以该气体在混合气体中所占的容积百分比来求得。而气体的分压差是指两个区域之间某气体分压的差值。安静状态下肺泡气、血液及组织中气体分压如表 10-2 所示。

表 10-2 肺泡气、血液及组织中 O_2 分压和 CO_2 分压（单位：mmHg）

	空气	肺泡气	动脉血	混合静脉血*	组织
PO_2	30	159	104	100	40
PCO_2	50	0.3	40	40	46

*指肺动脉内的静脉血

（2）气体扩散速率：单位时间内气体分子扩散的容积称为气体扩散速率（diffusion rate，D）。每一种气体的扩散速率与该气体的分压差（ΔP）和溶解度（S）成正比，与该气体相对分子质量（MW）的平方根成反比。每一种气体的溶解度与其相对分子质量的平方根之比称为扩散系数（diffusion coefficient）。CO_2 的溶解度是 O_2 的溶解度的 24 倍，CO_2 的相对分子质量为 44，而 O_2 的相对分子质量为 32，二者相对分子质量的平方根之比为的 1.17。因此 CO_2 的扩散系数是 O_2 的 20 倍。这就是临床上患者常易出现缺 O_2，而 CO_2 潴留不明显的原因。气体扩散速率还与扩散面积（A）、温度（T）成正比，与扩散距离（d）成反比。

气体扩散速率所示如下：

$$D \propto \frac{\Delta P \cdot T \cdot A \cdot S}{d \cdot \sqrt{MW}}$$

2. 肺换气和组织换气

（1）肺换气：肺换气是指肺泡内气体与流经肺毛细血管血液间的气体交换，是在气相和液相之间进行的被动扩散方式。肺泡气与肺毛细血管血液之间的组织结构称为呼吸膜，其由6层结构组成（图10-3），平均厚度不到1.0μm，最薄处仅0.2μm，通透性好，气体易于扩散，肺泡和血液间的气体交换在此进行。人类两肺共有约3亿肺泡，呼吸膜的总面积可达70m^{2}之多。肺泡气的PO_2（104mmHg）大于静脉血的PO_2（40mmHg）；而肺泡气的PCO_2（40mmHg）则小于静脉血的PCO_2（46mmHg）。当来自肺动脉的静脉血流经肺毛细血管时，O_2由肺泡扩散入血，而CO_2则由血液向肺泡扩散，从而形成肺换气（图10-7）。O_2与CO_2扩散很快，实验表明，通常血液流经肺毛细血管的时间平均为0.7s，而气体交换仅需0.3s。所以当血液流经肺毛细血管全长约1/3时，气体交换已基本完成。经肺换气后，使静脉血变成含O_2较多，而CO_2含量较少的动脉血。

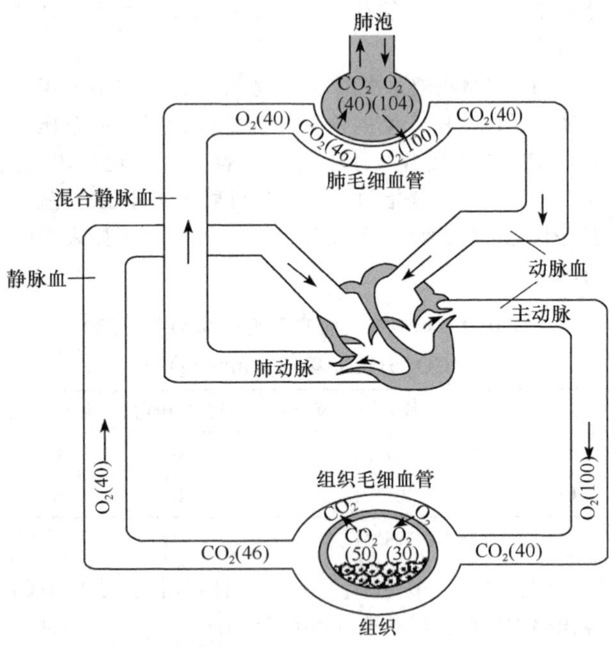

图10-7 肺换气和组织换气示意图

数字代表气体分压，单位为mmHg。混合静脉血主要指上下腔静脉和冠状静脉回流血液混合后的结果，其血气值与不同来源的静脉血的血气值有所差异（具体数值的差异图中未示出）

（2）组织换气：流入组织的动脉血通过毛细血管时，又经历一次顺梯度的气体交换。由于组织代谢不断消耗O_2，并产生CO_2，所以组织内PO_2（30mmHg）低于动脉血的PO_2（100mmHg），而PCO_2（50mmHg）则高于动脉血的PCO_2分压（40mmHg）。当血液流经组织毛细血管时，O_2即由血液向组织内扩散，而CO_2则由组织向血液扩散，形成组织换气，结果使动脉血变成含O_2较少而含CO_2较多的静脉血。组织换气的机制和肺换气相似，不同之处是气体交换在血液-组织液-细胞内液的液相介质之间进行。另外，气体分压随组织细胞代谢水平和血流量而变化，当组织代谢加强时，耗O_2量和CO_2产生量增多，局部PO_2更低而PCO_2更高，气体扩散的驱动力更大，局部毛细血管开放数量增加，血流量加快，换气效率明显提高。

总之，当血液流经肺时不断摄取O_2，并排出CO_2；而血液流经组织时则不断释出O_2，并带走CO_2。这就是气体交换的全过程。

3. 影响肺换气的因素

（1）呼吸膜的厚度与面积：呼吸膜是肺换气的结构基础。肺泡换气时，O_2和CO_2的扩散必须通过呼吸膜。因此，呼吸膜的厚度与面积都会影响气体交换的效率。气体扩散速率与呼吸膜厚度成反比，正常人的呼吸膜非常薄。任何使呼吸膜增厚的疾病，都会降低气体扩散速率，减少扩散量，如肺纤维化、肺水肿等。膜越厚，单位时间内交换的气体量越少。

气体扩散速率与扩散面积成正比。呼吸膜的面积很大，安静状态下，用于气体扩散的面积约40m^2，肺毛细血管总血流量只有60～140ml，血液层很薄，O_2和CO_2扩散距离短，交换速度快。运动时，呼吸膜的有效面积增加至70m^2，说明呼吸膜有相当大的面积储备以满足代谢需要。病理情况下，如患肺气肿时，由于肺泡融合，气体扩散面积减小，因而气体交换减少。此外，肺不张、肺实变或肺毛细血管关闭和阻塞均可使呼吸膜扩散面积减小，进而影响肺换气。

（2）通气/血流：**通气/血流（ventilation-perfusion ratio）**是指肺泡通气量（$\dot{V}$）和肺血流量（$\dot{Q}$）的比值（$\dot{V}/\dot{Q}$）。正常人安静时，肺泡通气量约为4.2L/min，肺血流量即心排血量，约为5L/min，故通气/血流为0.84。只有肺泡通气量和肺血流量相匹配时才能实现有效的气体交换，$\dot{V}/\dot{Q}$增大或减小都会妨碍肺换气。肺换气依赖于两个泵的协调配合工作。一个是气泵，使肺泡气不断更新，为肺换气提供O_2，并移去CO_2；另一个是血泵，向肺循环泵入相应的血液量，运来机体代谢产生的CO_2，运走组织需要的O_2。如果$\dot{V}/\dot{Q}$增大，即意味着通气过剩或血流不足，将有部分肺泡不能与血液充分交换气体，使肺泡无效腔增大；如果$\dot{V}/\dot{Q}$减小，则可能由于肺通气量不足或血流过剩，使部分血液不能得到充分的气体更新便流回心脏，犹如出现动-静脉短路。这两种情况都将使肺换气效率降低，造成机体缺O_2和CO_2潴留，尤其表现为缺O_2。正常成年人的$\dot{V}/\dot{Q}$为0.84，是指整个肺的平均水平。肺各部通气量与血流量分布不均匀，因此 $\dot{V}/\dot{Q}$ 可有很大差异。人在直立时，由于重力的作用，肺尖部的通气量和血流量都比肺下部为小，尤以血流量减少更显著，故肺尖部的 $\dot{V}/\dot{Q}$ 较大，而肺下部的 $\dot{V}/\dot{Q}$ 较小。但从总体上来说，由于呼吸膜面积很大，远远超过气体交换的实际需要，因而不会影响 O_2 的摄入和 CO_2 的排出。

（二）气体在血液中的运输

借助于血液的流动，循环系统将 O_2 从肺部运至组织，同时将 CO_2 从组织运至肺部，完成肺换气和组织换气的联系，称为气体在血液中的运输。O_2 和 CO_2 在血液中的运输形式有物理溶解和化学结合两种形式，绝大部分以化学结合的形式运输。物理溶解的气体量虽然少，但是可视为化学结合所必需的中间环节：气体先溶解于液体后提高了分压才能进行化学结合。反之，气体从血液中向组织和细胞释放时，首先从化学结合的状态解离为溶解状态才能扩散出血管。物理溶解和化学结合两者之间时刻保持着动态平衡。

1. 氧的运输

1）物理溶解　根据 Henry 定律，物理溶解的量与气体溶解度和分压成正比。由于血浆对 O_2 的溶解度极小，动脉血 PO_2 为 100mmHg 时，每 100ml 血液中溶解的 O_2 仅 0.3ml，以物理溶解形式运输的 O_2 只占血液运输 O_2 总量的 1.5%。物理溶解的 O_2 远不能满足机体代谢的需要，因此气体运输形式以化学结合为主。

2）化学结合　在每 100ml 动脉血中，以化学结合形式存在的 O_2 可达 20ml，占血氧总量的 98.5%。进入血液的大多数 O_2 迅速从血浆扩散入红细胞，与红细胞内的血红蛋白（hemoglobin，Hb）结合，以氧合血红蛋白（HbO_2）的形式运输。血红蛋白是血液运输 O_2 的重要载体，其浓度决定着血液运输 O_2 的量。

（1）氧合血红蛋白的形成：血红蛋白分子是由1个珠蛋白和 4 个血红素构成的四聚体。每个血红素分子中心为一个二价铁原子（Fe^{2+}），它既可以与 O_2 结合，也可以与 CO_2 结合。O_2 和 Hb 结合能力很强，但它们结合时并不引起 Fe^{2+} 电子的转移，仍保持二价铁形式，故不属于氧化，而是一种**氧合（oxygenation）**。血红蛋白与 O_2 结合是快速、可逆、无酶催化的氧合反应。氧合与氧化不同，其特点是既能迅速结合，也能迅速解离，是结合还是解离，取决于血液中 PO_2 的高低。当血液流经肺部时，因肺泡 PO_2 高，O_2 从肺泡扩散入血液，使血液 PO_2 升高，Hb 与 O_2 结合形成 HbO_2；当血液流经组织时，因组织 PO_2 低，HbO_2 解离释出 O_2 而成为去氧 Hb 或还原 Hb。Hb 与 O_2 的可逆性结合可表示如下。

$$Hb+O_2 \underset{PO_2\text{低（组织）}}{\overset{PO_2\text{高（肺）}}{\rightleftharpoons}} HbO_2$$

HbO_2 呈鲜红色，去氧 Hb 呈紫蓝色。动脉血 HbO_2 含量较多呈鲜红色，静脉血含去氧 Hb 较多呈暗红色。当血液中去氧 Hb 含量达 5g/100ml 以上时，在毛细血管丰富的表浅部位的皮肤和黏膜，如口唇、甲床可呈青紫色，称为发绀。发绀一般提示机体缺氧。但在严重贫血患者，由于血液中 Hb 含量低，去氧 Hb 含量一般不会高于 5g/100ml 血液，故虽有缺氧，却不出现发绀；反之，某些红细胞增多的患者，虽不缺氧，但因血液的 Hb 含量高，静脉血中的去氧 Hb 常可达到5g/100ml 血液以上，因而可出现发绀。此外，在 CO 中毒时，由于 Hb 与 CO 的亲和力约为 O_2 的250 倍，血液中Hb 几乎都与CO 结合成一氧化碳血红蛋白（HbCO），使血红蛋白失去与 O_2 结合的能力，此时患者虽有严重缺氧，也不表现为发绀，而是呈现 HbCO 所特有的樱桃红色。

（2）Hb 结合 O_2 的量：1 分子 Hb 中含有 4 个 Fe^{2+}，1 个 Fe^{2+} 能结合 1 个 O_2，因此 1 分子 Hb 最多可结合 4 分子O_2。Hb 的相对分子质量为 64 000～67 000，所以 1g Hb 可结合 1.34～1.39ml O_2。每 100ml 血液中 Hb 所能结合的最大 O_2 量，称为 Hb 氧容量（oxygen capacity of Hb），此值决定于 Hb 的浓度。若某人 Hb 含量为 15g/100ml 血液，则其 Hb 氧容量 = 1.34×15 = 20.1ml/100ml 血液。但实际上，血液中所含的 O_2 量并非都能达到最大值，通常将每 100ml 血液中 Hb 实际结合的 O_2 量，称为 Hb 氧含量（oxygen content of Hb），此值可受 PO_2 的影响。Hb 氧含量占 Hb 氧容量的百分数，称为 Hb 氧饱和度（oxygen saturation of blood）。如果氧含量为 15ml/100ml 血液，则 Hb 氧饱和度为 75%。正常人动脉血 PO_2 较高，为 100mmHg，Hb 氧含量可达 19.4ml/100ml 血液，Hb 氧饱和度约为 98%；静脉血 PO_2 较低，为 40mmHg，Hb 氧含量只有 14.4ml/100ml 血液，Hb 氧饱和度约为 75%。通常情况下，血中溶解的 O_2 极少，可忽略不计，因此，Hb 氧容量、Hb 氧含量和 Hb 氧饱和度可分别视为血氧容量、血氧含量和血氧饱和度。

（3）氧解离曲线及其影响因素：**氧解离曲线（oxygen dissociation curve）**是表示血液 PO_2 和 Hb 氧饱和度关系的曲线，即表示在不同的血液 PO_2 下，Hb 和 O_2 结合或解离的情况。氧解离曲线呈特殊的“S”形，与 Hb 的变构效应有关。曲线可分上、中、下 3 段。①氧解离曲线的上段：是指 PO_2 在较高水平即在 60～100mmHg 的一段曲线，血氧饱和度在 90% 以上，是 Hb 和 O_2 结合的部分。这段曲线较为平坦，表明 PO_2 的变化对 Hb 氧饱和度的影响不大。例如，PO_2 为 100mmHg 即相当于动脉血 PO_2 时，Hb 氧饱和度为 98%，而 PO_2 降至 60mmHg 时，Hb 氧饱和度仍保持在 90%左右的高水平。因此，即使吸入气或肺泡气 PO_2 有所下降，如在高原、高空等低氧环境下生存或患某些呼吸系统疾病时，只要吸入气中 PO_2 不低于 60mmHg，Hb 氧饱和度就能保持在较高水平，血液仍可携带足够量 O_2，不致发生明显的低氧血症。相反，若将吸入气中 PO_2 提高到 150mmHg，Hb 氧饱和度虽可高达近 100%，此时的 Hb 氧含量约为 20ml/100ml 血液，Hb 氧含量只增加 0.6ml。这可以解释为什么通气/血流不匹配时，增加肺泡通气量也无助于 O_2 的摄取。②氧解离曲线的中段：是指 PO_2 在 40～60mmHg 的一段曲线，是 HbO_2 释放 O_2 的部分。这段曲线较陡。当 PO_2 为 40mmHg 即相当于静脉血 PO_2 时，Hb 氧饱和度约为 75%，Hb 氧含量为 14.4ml/100ml 血液。这说明血液从动脉流到静脉的过程中，Hb 氧饱和度由 98% 下降到 75%，每 100ml 血液向组织释放 O_2 约 5ml。其生理意义是血液流经组织时可释放适量的 O_2，以保证安静状态下组织代谢的需要。③氧解离曲线的下段：是指 PO_2 在 15～40mmHg 的一段曲线，也是 HbO_2 与 O_2 解离的部分。这段曲线最陡，表示 PO_2 稍有下降，Hb 氧饱和度即有明显的降低。在组织代谢活动加强时，PO_2 可降至 15mmHg，Hb 氧饱和度降低到 22% 左右，Hb 氧含量仅约 4.4ml/100ml 血液，即每 100ml 血液可供给组织 15ml O_2，是安静时（曲线中段）O_2 的 3 倍。这段曲线表示血液有很大的释 O_2 储备量，能满足组织代谢活动增强时的需要。

当血液中 PO_2 升高到一定程度后，PO_2 再升高也不能使 Hb 氧含量增加，因为 Hb 结合的氧量已达饱和，氧解离曲线完全进入平台状，所以提高 PO_2 只能使血液中溶解的 O_2 增加。临床采用高压氧舱治疗 CO 中毒，其目的在于通过提高血液物理溶解的 O_2 量来改善血液的运 O_2 效率。

多种因素可以影响 Hb 和 O_2 的结合与解离（图 10-8）。氧解离曲线反映 Hb 氧饱和度与血液或吸入气中 PO_2 的影响，但是不能反映 Hb 与 O_2 的亲和力。实践中 Hb 对 O_2 的亲和力常用 P_{50} 表示。P_{50} 是指 Hb 氧饱和度为 50% 时的 PO_2，正常值为 26.5mmHg。P_{50} 增大，表明 Hb 与 O_2 的亲和力降低，有利于 O_2 的释放；反之，P_{50} 减小，表明 Hb 对 O_2 的亲和力增高，不利于 O_2 的释放。影响氧解离曲线的主要因素有：①血液 pH 和（或）PCO_2 的影响。血液 pH 降低或 PCO_2 升高时，可使 Hb 与 O_2 的亲和力降低，P_{50} 增大，曲线向右偏移；pH 升高或 PCO_2 降低，Hb 与 O_2 的亲和力增强，P_{50} 减小，曲线向左偏移。血液 pH 或 PCO_2 对 Hb 与 O_2 亲和力的这种影响又称为**波尔效应（Bohr effect）**，以纪念最早（1904 年）发现这一现象的生理学家 Bohr。波尔效应的生理意义是它既可以促进体循环毛细血管血液中 O_2 的释放，又可促进肺循环毛细血管血液的氧合，从而提高血液的运氧效率。由于全身组织细胞的代谢活动不断进行，组织中 H^+ 和 CO_2 含量均较高，当血液流经组织时，CO_2 扩散进入血液，血液中的 CO_2 和 H^+ 浓度随之升高，Hb 对 O_2 的亲和力减弱，HbO_2 解离趋势增强并向组织释放 O_2，组织代谢水平越高，获取的 O_2 越多；当血液流经肺毛细血管时，随着 CO_2 由血液向肺泡的扩散，血液 PCO_2 下降，H^+ 浓度降低，使 Hb 对 O_2 的亲和力增强，血液结合 O_2 的量随之增加。②温度的影响。温度升高，Hb 与 O_2 的亲和力减弱，曲线向右偏移，有助于 HbO_2 释放更多 O_2；而温度降低时，Hb 与 O_2 的亲和力增强，曲线向左偏移，则不利于 O_2 的释放。温度对氧解离曲线的影响可能与温度影响了 H^+ 的活度有关，温度升高，H^+ 活度增加，降低了 Hb 与 O_2 的亲和力。当组织代谢活跃时，局部组织温度升高，加之 CO_2 和酸性代谢产物的增多，都有利于 HbO_2 解离，组织可获得更多的 O_2 以适应其代谢的需要。临床上行低温麻醉手术时，虽可以降低组织的耗氧量，但同时 HbO_2 释放的氧量也减少，可导致组织缺氧，这时因血液含氧量较高，血液呈鲜红色，组织缺氧容易被忽视。③2,3-二磷酸甘油酸。2,3-二磷酸甘油酸（DPG）是红细胞无氧糖酵解的产物，它能与 Hb 分子的 β 链结合，促使 Hb 向 T 型转变，降低了 Hb 与 O_2 的亲和力，使氧解离曲线右移，有助于 HbO_2 解离释放 O_2。在慢性缺氧、贫血、高山低氧等情况下，糖酵解增强，红细胞内 DPG 增加，氧解离曲线向右偏移，有利于 O_2 的释放，改善组织的缺氧状况。临床上常用抗凝剂枸橼酸-葡萄糖液保存血库中的血液，当保存时间超过 3 周后，糖酵解停止，红细胞中的 DPG 含量减少，导致 Hb 与 O_2 的亲和力增加，不利于 HbO_2 解离释放 O_2。给患者大量输入库存时间较久的血液时，应考虑到这种血液的 O_2 利用系数是下降的。④其他因素。Hb 与 O_2 的亲和力还受其自身状态的影响，如 Hb 的 Fe^{2+} 在氧化剂的作用下被氧化成 Fe^{3+}，失去运输 O_2 的能力。胎儿的 Hb 与 O_2 的亲和力高，有助于胎儿血液流经胎盘时从母体摄取 O_2。CO 与 Hb 的亲和力是 O_2 的约 250 倍，在极低的 PCO 下，CO 就可占据 O_2 的结合位点，取代 O_2 与 Hb 结合形成 HbCO，从而使 HbO_2 形成减少。同时，当 CO 与 Hb 分子中某个血红素结合后，还可增加其他血红素对 O_2 的亲和力，HbO_2 不易解离，氧解离曲线左移，氧利用系数降低。可见，CO 既妨碍 Hb 与 O_2 结合，也妨碍 HbO_2 解离，危害极大。

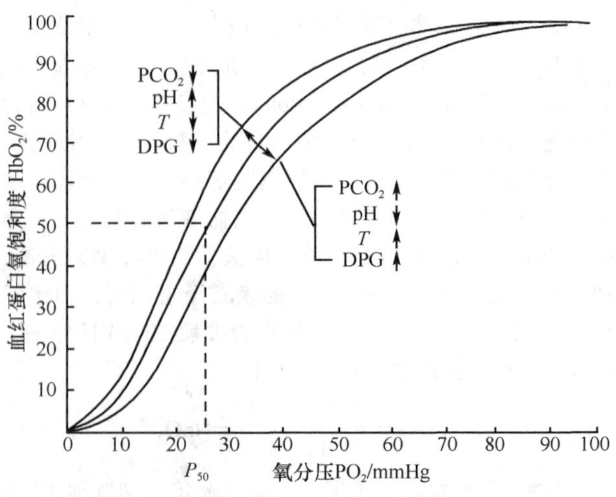

图 10-8　影响氧解离曲线的主要因素

2. 二氧化碳的运输

血液中 CO_2 的运输也以物理溶解和化学结合两种形式进行。

1）物理溶解　CO_2 的溶解度比 O_2 大，但在 100ml 血液中也只能溶解 3ml 左右，仅占血液运输 CO_2 总量的 5%，其余 95% 都以化学结合的形式存在和运输。

2）化学结合　血液中以化学结合形式运输的 CO_2 约占总量的 95%，其中以 HCO_3^- 形式运输的 CO_2 约占 88%（图 10-9），以氨基甲酰血红蛋白形式占 7%。

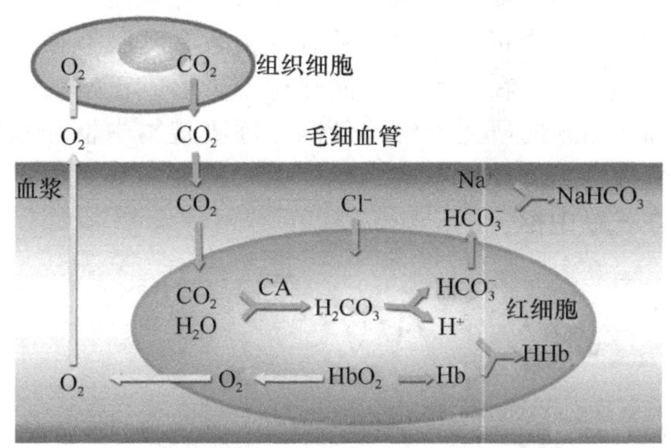

图 10-9　CO_2 在血液中的运输示意图

CA. 碳酸酐酶

（1）以碳酸氢盐的形式运输：因为红细胞含丰富的碳酸酐酶，血液流经组织时，组织细胞生成的 CO_2 扩散入血浆，溶解于血浆后迅速扩散入红细胞，在碳酸酐酶（CA）的催化下与 H_2O 迅速生成 H_2CO_3，并很快解离成 H^+ 和 HCO_3^-。细胞内生成的 HCO_3^- 除小部分与细胞内的 K^+ 结合成 $KHCO_3$ 外，大部分扩散入血浆与 Na^+ 结合生成 $NaHCO_3$，后者是血液中重要的碱储，可对酸碱平衡起重要调节作用；与此同时，血浆中 Cl^- 则向细胞内转移，以使红细胞内外保持电荷平衡，这种现象称为氯转移（chloride shift）。红细胞中生成的 HCO_3^- 与血浆中 Cl^- 的互换，可避免 HCO_3^- 在细胞内堆积，有利于 CO_2 的运输。H_2CO_3 解离出的 H^+ 能与 HbO_2 迅速结合而促进 HbO_2 形成 HHb，同时释放出 O_2。由此可见，进入血浆的 CO_2 最后主要以 $NaHCO_3$ 形式在血浆中运输。

上述反应是可逆的，当血液流经肺部时，由于肺泡 PCO_2 较低，反应则沿相反的方向进行，释放出 CO_2 扩散入肺泡。其反应过程如下。

$$CO_2+H_2O \xrightleftharpoons{CA} H_2CO_3 \xrightleftharpoons{CA} HCO_3^-+H^+$$

（2）以氨基甲酰血红蛋白的形式运输：血中部分 CO_2 进入红细胞后也可直接与 Hb 的自由氨基结合，形成氨基甲酰血红蛋白（HHbNHCOOH）。这一反应十分迅速，无需酶的催化，为可逆反应。CO_2 与 Hb 的结合和解离可表示如下。

$$HbNH_2O_2+H^++CO_2 \xrightleftharpoons[\text{肺}]{\text{组织}} HHbNHCOOH+O_2$$

调节该反应的主要因素是氧合作用，HbO_2 的酸性较高，难与 CO_2 直接结合；而去氧 Hb 的酸性较低，易与 CO_2 结合。因此，当血液流经组织时，HbO_2 释放出 O_2，迅速与 CO_2 结合形成 HHbNHCOOH；当血液流经肺时，Hb 与 O_2 结合成 HbO_2，CO_2 被释放。以这种形式运输的 CO_2 约占血中 CO_2 总量的 7%，而在排出的 CO_2 总量中由 HHbNHCOOH 释放出的却占 18% 左右，可见以这种形式运输的效率较高。由此可见，红细胞不仅在 O_2 的运输中很重要，而且对 CO_2 的运输也起重要作用。

（黄海霞）

第三节　呼吸运动的调节

在人体生命过程中，正常呼吸运动一般是非意识性节律活动，清醒状态下可受大脑皮质的意识控制，因此呼吸运动可分为节律性呼吸（也称自主性呼吸）和随意性呼吸两种。呼吸运动能随人体活动的情况而改变其频率和深度，使肺通气量与机体的代谢水平相适应，从而保持血液中 O_2 和 CO_2 含量的相对恒定，这一过程是通过神经调节和体液调节实现的。

一、呼吸中枢与呼吸节律的形成

节律性的呼吸运动是由呼吸肌有节律地收缩与舒张所引起的，受呼吸中枢的直接调节。呼吸肌为骨骼肌，本身无自动节律性，它们直接受脊髓支配呼吸肌的运动神经元所支配。而呼吸节律来源于呼吸中枢的节律性活动。中枢神经系统中产生和调节呼吸运动的有关神经细胞群，称为呼吸中枢，分布在脊髓、延髓、脑桥、间脑和大脑皮质等各级中枢部位，在呼吸节律的产生和调节中各有不同的作用。哺乳动物实验证实，仅保留脊髓和延髓就能维持一定形式的节律性呼吸，因而认为基本呼吸节律起源于延髓部位的呼吸中枢。

（一）呼吸中枢

1. 脊髓

脊髓中支配呼吸肌的运动神经元，位于第3~5颈段（支配膈肌）和胸段（支配肋间肌和腹肌等）的脊髓前角。脊髓以上的呼吸中枢发出的神经冲动传到脊髓运动神经元，使膈神经和肋间神经发放冲动增加，呼吸肌兴奋，产生呼吸运动。若在延髓和脊髓之间切断联系，自主性呼吸运动立即停止，不再恢复。这表明呼吸节律不是由脊髓产生的，脊髓只是联系高位脑和呼吸肌的中继站及整合某些呼吸反射的初级中枢。

2. 低位脑干

低位脑干是指脑桥和延髓。1923年，英国生理学家Lumsden用横切猫的脑干的实验方法观察到在不同平面横切脑干可使呼吸运动发生不同的变化。研究发现在动物中脑和脑桥之间横断脑干（图10-10A），呼吸节律无明显变化，说明呼吸节律产生于低位脑干，而高位脑对节律性呼吸的产生不是必需的。如果在脑桥的上、中部之间横断（图10-10B），呼吸将变深变慢，如果再切断双侧迷走神经，吸气动作便大大延长，仅偶尔出现短暂的呼气，这种形式称为长吸式呼吸。这一结果提示，脑桥上部有抑制吸气活动的中枢结构，称为呼吸调整中枢。如果再在脑桥下缘与延髓之间横断脑干（图10-10C），不论迷走神经是否完整，长吸式呼吸都消失，出现喘息样呼吸，呼吸节律可基本保持，但变得不规则。当在脊髓与延髓之间横断时（图10-10D），动物的节律性呼吸完全消失。以上结果说明，在延髓内有产生呼吸节律的基本中枢，能发动和维持基本的节律性呼吸运动。脑桥下部有能兴奋吸气活动的长吸中枢，脑桥上部有完善正常呼吸节律的呼吸调整中枢。在三者的共同作用下，形成正常的呼吸节律。后来的研究肯定了延髓有呼吸基本中枢和脑桥上部有呼吸调整中枢的结论，但未能证实脑桥中下部存在长吸中枢。

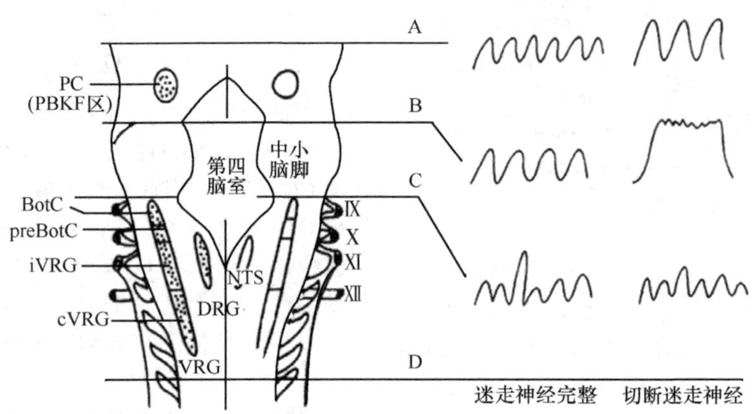

图10-10 脑干呼吸神经核团（左）和脑干不同平面切断后呼吸运动的变化示意图

BotC. 包氏复合体；cVRG. 尾段腹侧呼吸组；DRG. 背侧呼吸组；iVRG. 中段腹侧呼吸组；NTS. 孤束核；PBKF. 臂旁内侧核和KF核；PC. 呼吸调整中枢；pre-BotC. 前包氏复合体；VRG. 腹侧呼吸组；Ⅸ、Ⅹ、Ⅺ、Ⅻ. 第9、10、11、12对脑神经；A~D. 脑干不同平面

延髓有多种类型的呼吸神经元。与吸气同步放电的神经元称为吸气神经元；而与呼气同步放电的神经元称为呼气神经元；吸气时放电并延续到呼气的神经元称为吸气-呼气神经元；而呼气时放电并延续到吸气的神经元称为呼气-吸气神经元。这些神经元在延髓分布较为广泛，互相掺杂，但相对集中，大体可分为腹侧组和背侧组两部分。腹侧呼吸组（ventral respiratory group，VRG）的神经元位于延髓腹侧的疑核、后疑核及面神经后核附近的前包氏复合体（pre-Botzinger complex pre-BotC），含有多种类型的呼吸相关神经元，彼此联系形成复杂网络，主要在呼吸运动中兴奋呼气肌，引起主动呼气。背侧呼吸组（dorsal respiratory group，DRG）的神经元主要位于延髓背内侧，相当于孤束核的腹外侧部，多为吸气神经元，兴奋时产生吸气。脑桥的呼吸神经元相对集中于臂旁内侧核（NPBM）和KF核，合称PB-KF核群，为呼吸调整中枢，以呼气神经元为主，其作用是限制吸气，促使吸气向呼气转换，防止吸气过深过长。

3. 高位脑

呼吸运动还受脑桥以上中枢的调节，如下丘脑、边缘系统和大脑皮质等。大脑皮质可通过运动传出通路控制呼吸运动神经元的活动，如说话、唱歌等，并在一定限度内随意屏气或加强加快呼吸。因此，大脑皮质对呼吸的调节系统属于随意呼吸调节系统，而低位脑干的呼吸调节系统则属于不随意的自主节律呼吸调节系统。临床上可观察到自主呼吸和随意呼吸分离的现象。例如，当由脊髓前外侧下行的自主呼吸通路受损时，自主节律呼吸受影响甚至停止，此时患者可通过随意呼吸或人工呼吸来维持肺通气。一旦患者入睡，且未进行人工呼吸，可发生呼吸停止现象。

（二）呼吸节律的形成

由于影响呼吸的环节复杂，对于呼吸节律形成机制的研究难度较大，呼吸节律形成的机制尚未完全阐明，目前比较公认的主要有以下两种学说。

1. 起步细胞学说

该学说认为节律性呼吸犹如窦房结起搏细胞的节律性兴奋引起整个心脏产生节律性收缩一样，在延髓中存在呼吸起步神经元，具有自动去极化的起步特征。

2. 神经元网络学说

该学说认为呼吸节律的产生依赖于延髓呼吸神经元之间复杂的相互联系和相互作用。在延髓内存在一些起中枢吸气活动发生器和吸气切断机制作用的神经元。这些神经元形成的网络调节呼吸活动周而复始地进行。

二、呼吸运动的反射性调节

呼吸中枢可接受许多内、外感受器的传入冲动，反射性地调节呼吸运动，使呼吸频率和深度发生改变，使肺通气量适应机体代谢活动的需要。以下介绍几个重要的反射。

（一）化学感受性呼吸反射

呼吸活动可调节体内 O_2、CO_2 和 H^+ 的水平，反过来，血液中 PCO_2、PO_2 和 H^+ 浓度的改变，可通过化学感受器，反射性地调节呼吸运动，改变肺通气量，保持血液 CO_2 与 O_2 含量及 pH 的相对稳定。

1. 化学感受器

化学感受器是感受体液中化学物质含量及变化的一类感受器，按其所在部位，可分为外周化学感受器和中枢化学感受器。

1）外周化学感受器　　外周化学感受器位于颈动脉体和主动脉体。动脉血中 PCO_2 升高、PO_2 降低、H^+ 浓度增高均可兴奋外周化学感受器，神经冲动经窦神经和迷走神经传入延髓，反射性地引起呼吸加快、加深和心血管活动的变化。而且，3 种刺激具有协同效应，即两种刺激同时作用于外周化学感受器效应比单纯一种刺激作用强。这对呼吸、循环衰竭患者增强代偿性呼吸反应有重要意义。

2）中枢化学感受器　　中枢化学感受器位于延髓腹外侧浅表部，左右对称（图 10-11）。中枢化学感受器的有效刺激物是脑脊液和局部脑组织细胞外液中的 H^+。如果保持人工脑脊液 pH 不变，高浓度 CO_2 的人工脑脊液灌流脑室不会引起通气增强，可见有效刺激物不是 CO_2 本身，而是 CO_2 所引起的 H^+ 浓度的增加。血液中的 CO_2 可迅速透过血脑屏障，与脑内的 H_2O 生成 H_2CO_3，再解离成 H^+ 和 HCO_3^-，从而使脑脊液中的 H^+ 浓度升高。由于脑脊液中碳酸酐酶含量很少，CO_2 与水的缩合反应很慢，所以对 CO_2 的反应有一定的时间延迟，反应潜伏期较长。而动脉血中的 H^+ 则不易透过血脑屏障，因而对中枢化学感受器的直接作用不大。中枢化学感受器不能感受低 O_2 的刺激，但对 CO_2 的敏感性高于外周化学感受器。中枢化学感受器的作用意义可能是通过调节脑脊液中 H^+ 的浓度，使中枢神经系统内部始终维持稳定的 pH 环境，而外周化学感受器的作用主要是在机体低 O_2 时，维持对呼吸中枢活动的驱动作用。

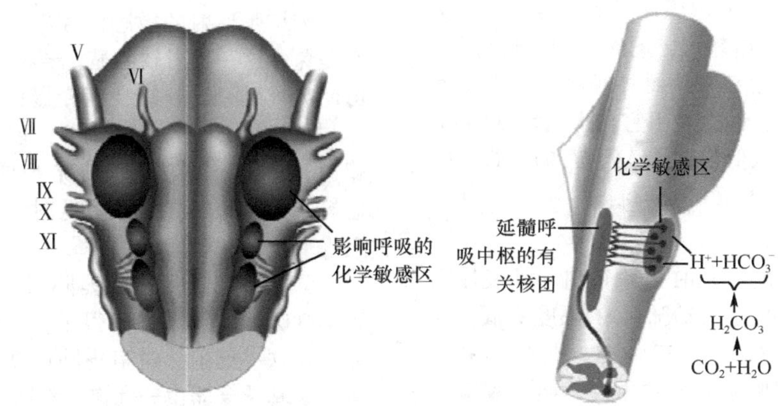

图 10-11　中枢化学感受器

2. CO_2 对呼吸的影响

CO_2 是调节呼吸运动最重要的化学因素，是促进呼吸的生理性刺激物。人在过度通气后可发生呼吸暂停，这是因为过度通气使较多 CO_2 被排出，导致血液 PCO_2 下降，以致对呼吸中枢的刺激作用减弱。适当增加吸入气中 CO_2 含量，可使呼吸加深加快。例如，当吸入气中 CO_2 含量增加到 1% 时，肺通气量即可增加；当吸入气中 CO_2 含量增加到 4% 时，肺通气量可增加 1 倍。由于肺通气的加大可增加 CO_2 的排出，结果使肺泡气和动脉血中的 PCO_2 得以维持正常水平。但当吸入气中的 CO_2 含量超过一定水平（如 $>7\%$）时，肺通气量不再相应增加，使肺泡气和动脉血 CO_2 显著升高，导致包括呼吸中枢在内的中枢神经系统活动的抑制，引起呼吸困难、头痛、头昏，甚至昏迷等 CO_2 麻醉症状。

CO_2 对呼吸的刺激作用通过以下两条途径实现：①中枢化学感受器。在体内，血液中的 CO_2 能迅速透过血脑屏障，使脑组织细胞外液中的 H^+浓度升高，通过刺激中枢化学感受器而引起呼吸中枢兴奋。②外周化学感受器。PCO_2 升高能直接兴奋颈动脉体和主动脉体化学感受器，经窦神经和迷走神经传入，兴奋延髓呼吸中枢的有关核团，反射性引起肺通气增加。两条途径均可使呼吸加深加快，增加肺通气量，但以中枢途径为主，约占总效应的 80%。但是由于中枢化学感受器对刺激的反应慢，潜伏期长，当动脉血 PCO_2 突然升高时，外周化学感受器可接受这一刺激而引起快速的呼吸调节反应。此外，当中枢化学感受器受到抑制或麻痹，CO_2 的敏感性降低时，外周化学感受器的作用就显得更为重要。

3. 低 O_2 对呼吸的影响

当动脉血 PO_2 降到 80mmHg 以下时，肺通气量明显增加，其意义在于促使肺吸入更多的 O_2，以提高动脉血 PO_2。实验表明，低 O_2 加强呼吸是通过对外周化学感受器的刺激而实现的；低 O_2 对呼吸中枢的直接作用是抑制。通常情况下，低 O_2 通过兴奋外周化学感受器而加强呼吸的效应比它直接抑制呼吸中枢的作用更强，所以一般表现为呼吸加强，通气量增加。但当动脉血 PO_2 降到 40mmHg 以下时，来自外周化学感受器的兴奋已不足以对抗低 O_2 对中枢的抑制作用，因而表现为呼吸抑制。

一般而言，动脉血 PCO_2 增加对呼吸运动的刺激作用较强，而 PO_2 降低对呼吸的影响相对较弱。但在严重肺气肿、肺心病患者，由于肺换气功能障碍，导致缺 O_2 和 CO_2 潴留，而血中长期保持高浓度 CO_2 可使中枢化学感受器对 CO_2 的敏感性降低，但外周化学感受器对低 O_2 的刺激适应较慢，此时低 O_2 刺激所引起的外周化学感受器反射已成为维持呼吸中枢兴奋性的重要因素，因此，对这种患者不宜输入高浓度的 O_2 快速纠正缺氧，而应采取低浓度持续给 O_2 的方式，以免低 O_2 刺激突然解除而导致呼吸抑制。

4. H^+对呼吸的影响

动脉血 H^+浓度增加，即 pH 减小可引起呼吸加深加快，肺通气量增加；反之，动脉血 H^+浓度降低，即 pH 增大，则呼吸运动减弱。由于血液中的 H^+不易透过血脑屏障，所以它对呼吸的影响主要是通过刺激外周化学感受器而引起的。

动脉血 PCO_2、PO_2 和 H^+浓度的变化对呼吸运动的调节，既可因总和而加强，也可因相互抵消而减弱。在实验中，若只改变三者中的单一因素而对其他两个因素不加控制时，实际观察到的是各种因素对肺通气调节的综合效应。其中改变 PCO_2 时，对肺通气量的影响尤为显著，只要 PCO_2 略有升高，肺通气量即显著增加。因为随着 PCO_2 的升高，血中 H^+浓度也升高，两者的刺激作用发生总和。当血中 H^+浓度升高时，因肺通气增加，CO_2 排出量也随之增加，部分抵消了 H^+浓度的影响。当动脉血 PO_2 下降时，也可因通气量增加，CO_2 排出增多而使动脉血 PCO_2 和 H^+浓度降低，明显减轻低 O_2 对呼吸的刺激作用。但若在实验中改变三因素之一的同时而保持其他两因素不变，可观察到各单一因素对肺通气的调节效应。虽然 PCO_2 升高、H^+浓度升高和 PO_2 降低三因素都具有增强肺通气的效应，但 PO_2 下降发挥的作用相对较弱。

（二）肺牵张反射

肺牵张反射是肺扩张引起吸气抑制和肺缩小引起吸气兴奋的反射，又称黑-伯反射，包括肺扩张反射和肺萎陷反射。

肺扩张反射是指肺扩张或充气时抑制吸气的反射。感受器分布于从气管到细支气管的平滑肌中，属于牵张感受器。吸气时呼吸道扩张，牵张感受器兴奋，发放冲动增加，冲动沿迷走神经传入纤维到达延髓，兴奋吸气切断机制，后者抑制中枢吸气活动发生器或吸气神经元，从而抑制吸气肌运动神经元，终止吸气，产生呼气。肺牵张反射是一种负反馈，其生理意义是使吸气不致过长过深，促使吸气及时转为呼气。它与脑桥呼吸调整中枢共同调节着呼吸的频率和深度。

肺扩张反射的敏感性存在种属差异。在动物，尤其是兔，这一反射较明显，若切断家兔双侧迷走神经，可使吸气延长，呼吸变深变慢；而在人，这一反射不参与平静呼吸时的呼吸调节，但在深吸气时（潮气量超过 800ml），或在病理情况下如肺炎、肺水肿、肺充血等疾病，肺的顺应性降低时，可通过肺扩张反射使吸气变浅，呼吸增快。

肺萎陷反射是指肺萎陷时引起吸气活动的反射，平静呼吸时的调节作用很小，只有当肺缩小很明显时才出现这一反射，对阻止肺过度缩小或肺不张有一定意义。其感受器位于气道平滑肌内，但性质尚不清楚。

（黄海霞）

第四节　缺氧和呼吸衰竭

一、缺氧的类型和发生机制

所谓**缺氧（hypoxia）**是指当组织得不到充足的氧，或不能充分利用氧时，引起组织细胞代谢、功能甚至形态结构发生异常变化的病理过程。也就是说各种原因使氧的供给和利用的 3 个环节（外呼吸、气体运输和内呼吸）的任一环节出现障碍都可能引起缺氧。

缺氧是临床上常见的病理过程，也是许多疾病引起死亡的重要原因。通常使用下列血氧指标帮助判断组织的供氧量和耗氧量，并且根据血氧指标变化特点，分析缺氧的原因及所属类型。

根据缺氧的原因和血氧指标变化特点，将缺氧分为以下4种类型。

1. 乏氧性缺氧

以动脉血氧分压降低为基本特征的缺氧称为**乏氧性缺氧**（**hypoxic hypoxia**），即**低张性缺氧**（**hypotonic hypoxia**），又称为**低张性低氧血症**（**hypotonic hypoxemia**）。

1）原因

（1）吸入气体的氧分压过低：多发生于海拔3000m以上的高原或高空，或通风不良的坑道或矿井。因吸入气氧分压降低，引起肺泡气氧分压（alveolar PO_2，P_AO_2）降低，使参与气体交换的氧不足，血液中溶解氧量减少，导致 PaO_2 降低，致使血液向组织弥散氧的速度减慢，造成组织供氧不足而发生缺氧，又称为**大气性缺氧**（**atmospheric hypoxia**）。

（2）外呼吸功能障碍：肺通气功能障碍可引起 P_AO_2降低，肺换气功能障碍可使肺泡扩散到血液的氧量减少，导致 PaO_2 和血氧含量降低而发生缺氧，也称为**呼吸性缺氧**（**respiratory hypoxia**）。

（3）静脉血分流入动脉：多见于某些先天性心脏病，如法洛氏四联征（图10-12）。在此病，由于右心的压力高于左心，右心的静脉血可通过缺损的室间隔分流入左心的动脉血中，使 PaO_2 降低。

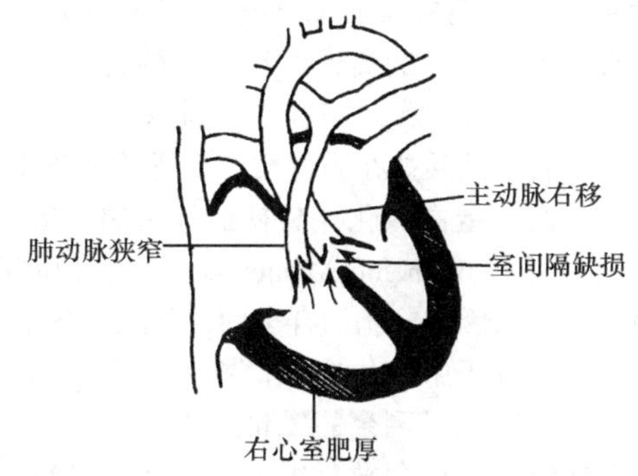

图10-12 法洛氏四联征结构异常的示意图

2）临床特点

（1）血氧指标变化特点：乏氧性缺氧时动脉血氧分压、氧含量及氧饱和度均降低。低张性缺氧时，由同量血液弥散给组织的氧量减少，故动-静脉血氧含量差一般是减少的。如果慢性缺氧使组织利用氧的能力代偿性增强，则动-静脉血氧含量差的变化可不明显。血氧容量正常，但慢性缺氧可因红细胞和血红蛋白代偿性增多而使血氧容量增加（表10-3）。

表10-3 各型缺氧的血氧变化特点

缺氧类型	动脉血氧分压	动脉血氧饱和度	血氧容量	动脉血氧含量	动-静脉血氧含量差
乏氧性缺氧	↓	↓	N或↑	↓	↓或N
血液性缺氧	N	N	↓或N	↓	↓
循环性缺氧	N	N	N	N	↑
组织性缺氧	N	N	N	N	↓

注：↓表示降低；↑表示升高；N表示正常

（2）皮肤黏膜颜色变化特点：正常情况下，毛细血管血液中脱氧血红蛋白浓度约为2.6g/dl。乏氧性缺氧时，血液脱氧血红蛋白浓度增高。当毛细血管血液中脱氧血红蛋白浓度达到或超过5g/dl时，可使皮肤和黏膜呈青紫色，称为发绀（cyanosis）。在血红蛋白含量正常的人，发绀与缺氧同时存在时，可根据发绀的程度大致估计缺氧的程度。但血红蛋白过多或过少时，发绀与缺氧常不一致，因此发绀是缺氧患者的表现，但缺氧患者不一定出现发绀。

2. 血液性缺氧

血液性缺氧（**hemic hypoxia**）是由于血红蛋白含量减少或性质改变，使血液携带氧的能力降低，或者血红蛋白结合的氧不易释出，而导致供给组织的氧不足所引起的缺氧。此时动脉血的氧分压和氧饱和度均正常，故又称为**等张性低氧血症**（**isotonic hypoxemia**）。

1）原因

（1）贫血：见于各种原因引起的严重贫血。因血红蛋白数量减少，血液携氧量降低，以致血氧含量降低，组织供氧不足，又称为**贫血性缺氧**（**anemic hypoxia**）。

（2）一氧化碳中毒：由于一氧化碳（CO）与血红蛋白的亲和力是氧与血红蛋白的亲和力的约250倍，因此当吸入气中含有0.1%的CO时，血液中就可能有50%的血红蛋白与CO结合在一起形成碳氧血红蛋白（carboxyhemoglobin，HbCO）而失去携氧能力。而且一旦CO与血红蛋白分子中的某个血红素结合，又增加了其余3个血红素与氧的亲和力，结果使血红蛋白分子中已结合的氧释放减少。此外，CO还可抑制红细胞内糖酵解，使DPG生成减少，也引起氧离曲线左移，氧合血红蛋白中的氧不易被释放出来，从而加重组织缺氧。

(3) 高铁血红蛋白血症：亚硝酸盐、过氯酸盐及磺胺衍生物等氧化剂可使血红素中二价铁氧化成三价铁，形成高铁血红蛋白，生理情况下，血液中不断形成极少量的高铁血红蛋白，又不断被血液中的NADH、维生素C、还原型谷胱甘肽等还原剂还原为二价铁，因此正常成人血液中的高铁血红蛋白的含量不超过血红蛋白含量的1%～2%。当食用大量含硝酸盐的淹菜或变质剩菜后，硝酸盐在肠道被细菌还原为亚硝酸盐，后者使大量血红蛋白氧化成高铁血红蛋白，形成高铁血红蛋白血症（methemoglobinemia）。此时高铁血红蛋白中的三价铁因与羟基结合牢固，而失去携氧能力；而且血红蛋白分子中的4个二价铁中一旦有部分氧化成三价铁，又增强了剩余的二价铁与氧的亲和力，使血红蛋白向组织细胞释放氧减少，致使供给组织的氧减少。通常高铁血红蛋白含量超过血红蛋白总量的10%，就可引起缺氧；当高铁血红蛋白含量达到30%～50%，则发生严重缺氧。

2）临床特点

(1) 血氧指标变化特点：血液性缺氧时，因血红蛋白质或量的改变，使血氧容量和血氧含量降低，但血氧饱和度正常。由于外呼吸功能正常，故动脉血氧分压也正常。贫血患者，因血红蛋白数量减少，毛细血管床中的平均血氧分压较低，血液-组织间的氧分压差减小，氧向组织弥散的驱动力降低，致使动-静脉氧含量差减小。CO中毒或高铁血红蛋白血症时，血液中与氧结合的血红蛋白量减少，但血氧饱和度可正常。加之，氧解离曲线左移，血氧不易释放入组织，也使得动-静脉血氧含量差减小（表10-3）。

(2) 皮肤黏膜颜色变化特点：血液性缺氧的患者皮肤黏膜颜色因病因不同而异。严重贫血的患者，由于血液中血红蛋白数量减少，皮肤黏膜呈苍白色。CO中毒的患者，由于血液中HbCO的存在，皮肤黏膜呈樱桃红色。亚硝酸盐中毒引起的高铁血红蛋白血症患者，因血液中含有高铁血红蛋白增多，皮肤黏膜呈棕褐色（咖啡色），也称为肠源性发绀（enterogenous cyanosis）。

3. 循环性缺氧

循环性缺氧（circulatory hypoxia）是因组织血流量减少引起的组织供氧不足，又称为**低动力性缺氧（hypokinetic hypoxia）**。

在循环性缺氧中，因动脉血灌流不足引起的缺氧称为缺血性缺氧（ischemic hypoxia）；因静脉血回流障碍引起的缺氧称为淤血性缺氧（congestive hypoxia）。

1）原因

(1) 全身性循环障碍：见于心力衰竭和休克。由于心排血量减少，引起全身组织缺血性缺氧，严重时，患者可死于心脏、脑、肾等重要器官严重缺氧而发生的功能衰竭。

(2) 局部性循环障碍：见于栓塞、血管炎或动脉粥样硬化等血管病变造成的狭窄和阻塞。局部性循环障碍的后果取决于受累器官或病变部位。

2）临床特点

(1) 血氧指标变化特点：循环性缺氧时，动脉血氧分压、氧含量和氧饱和度均正常。由于循环障碍，血液通过毛细血管的时间延长，细胞从单位容量血液中摄取的氧量相对较多，致使静脉血氧含量降低，动-静脉氧含量差增大。但由于供应组织的血液总量减少，故弥散到组织细胞的总氧量仍不能满足细胞的需要，导致组织缺氧（表10-3）。此外，若循环性缺氧累及肺循环，则可合并呼吸性缺氧，使动脉血氧分压和氧含量降低。

(2) 皮肤黏膜颜色变化特点：由于静脉血的氧含量和氧分压较低，毛细血管中平均脱氧血红蛋白含量可超过5g/dl，故可出现发绀。

4. 组织性缺氧

组织性缺氧（histogenous hypoxia）是指因组织细胞利用氧障碍而引起的缺氧，又称为**氧利用障碍性缺氧（dysoxidative hypoxia）**。

1）原因

(1) 组织中毒：氰化物、硫化物、砷化物和甲醇等中毒可引起组织性缺氧。例如，氰化物进入体内后其中的CN^-迅速与细胞色素氧化酶的Fe^{3+}结合为氰化高铁细胞色素氧化酶，阻碍其还原为Fe^{2+}的还原型细胞色素氧化酶，从而失去传递电子的功能，中断呼吸链，导致组织用氧障碍。

(2) 维生素缺乏：维生素B_1、维生素B_2和维生素PP是许多生物氧化还原酶的辅酶，一旦严重缺乏，可抑制细胞生物氧化，引起氧利用障碍。

(3) 线粒体损伤：大剂量放射线照射、细菌毒素和高压氧等都能引起线粒体损伤或抑制线粒体呼吸功能，影响细胞生物氧化，引起组织性缺氧。

2）临床特点

(1) 血氧指标变化特点：动脉血氧分压、血氧含量、血氧容量和血氧饱和度均正常。由于组织利用氧减少，静脉血氧分压、血氧含量、血氧饱和度都高于正常，动-静脉血氧含量差减小（表10-3）。

(2) 皮肤黏膜颜色变化特点：因细胞利用氧障碍，毛细血管中的氧合血红蛋白增多，患者皮肤黏膜可呈鲜红色或玫瑰红色。

此外，在临床上有些患者还可发生混合性缺氧。如失血性休克患者，既有循环性缺氧，又可因大量失血引起血液性缺氧，若并发肺功能障碍，还可出现乏氧性缺氧。

而缺氧对机体的功能代谢变化的影响因缺氧的原因、速度和患者的反应性而异。轻度缺氧或慢性缺氧以激发机体的代偿反应为主（如动脉血氧分压低于

60mmHg，可引起呼吸加深加快，使肺泡通气量增加；心率加快，心肌收缩力增强，心排血量增加；血流重分布以保证心脑重要生命器官氧的供应等代偿反应），而重度缺氧或急性缺氧则以造成细胞的功能和代谢障碍的损伤反应为主（如动脉血氧分压低于 30mmHg，则引起呼吸抑制，甚至呼吸衰竭等严重后果）。

二、呼吸衰竭

呼吸衰竭（respiratory failure）指外呼吸（肺通气和肺换气）功能严重障碍，导致 PaO_2 降低伴有或不伴有 $PaCO_2$ 增高的病理过程。呼吸衰竭的血气诊断标准是 PaO_2 低于 60mmHg（8.0kPa），或同时伴有 $PaCO_2$ 高于 50mmHg（6.67kPa）。

根据血气变化特点将呼吸衰竭分为低氧血症型呼吸衰竭（Ⅰ型呼吸衰竭）和高碳酸血症型呼吸衰竭（Ⅱ型呼吸衰竭），Ⅰ型者仅有 PaO_2 下降，Ⅱ型者除有 PaO_2 下降外，同时伴有 $PaCO_2$ 上升。

（一）病因与发病机制

1. 肺通气功能障碍

1）限制性通气不足　吸气时肺泡的扩张受限引起的肺泡通气不足称为**限制性通气不足（restrictive hypoventilation）**。常见的原因有以下 4 种。

（1）呼吸肌活动障碍：中枢或周围神经的器质性病变，如脑外伤、脑血管意外、脑炎、脊髓灰质炎、多发性神经炎等；使用镇静药、安眠药和麻醉药过量引起的呼吸中枢抑制；长时间呼吸困难与呼吸运动增强所引起的呼吸肌疲劳、营养不良引起的呼吸肌萎缩，低钾血症引起的呼吸肌无力等，均可导致呼吸肌收缩功能障碍，引起限制性通气不足。

（2）胸廓顺应性降低：严重的胸廓畸形和胸膜纤维化等胸膜病变可限制胸廓扩张，使扩张时弹性阻力增加，引起限制性通气不足。

（3）肺顺应性降低：急性呼吸窘迫综合征、肺通气过度、肺水肿、肺叶或肺段切除等，使肺泡表面活性物质减少；肺纤维化使大量肺弹性组织被破坏，肺弹性回缩力增加，降低肺顺应性，引起限制性通气不足。

（4）胸腔积液和气胸，压迫肺，使之扩张受限。

2）阻塞性通气不足　气道狭窄（如喉头水肿、声带麻痹）或阻塞（如慢性阻塞性肺疾患）所致的通气障碍称为**阻塞性通气不足（restrictive hypoventilation）**。气道阻力是通气过程中主要的弹性阻力，气道内径是影响气道阻力的主要因素，气管痉挛、气道异物、管壁水肿或纤维化等都可增加气道阻力，引起阻塞性通气不足。

3）肺通气不足时的血气变化　总肺泡通气量不足使氧的吸入和二氧化碳的排出均受阻，导致 P_AO_2 降低而肺泡气二氧化碳分压（P_ACO_2）升高，血液流经肺泡毛细血管时，不能获得足够的氧及不能充分地排出二氧化碳，导致 PaO_2 下降与 $PaCO_2$ 升高，最终出现Ⅱ型呼吸衰竭。由于总肺泡通气量减少必然会引起 $PaCO_2$ 相应增高，因此一般认为 $PaCO_2$ 是反映总肺泡通气量的最佳指标。

2. 肺换气功能障碍

肺换气功能障碍包括弥散障碍、肺泡通气与血流比例失调及解剖分流增加。

1）弥散障碍　**弥散障碍（diffusion impairment）**是指肺泡膜面积减少或肺泡膜异常增厚和弥散时间缩短引起的肺泡气与肺泡毛细血管血液之间的气体交换障碍。

（1）弥散障碍的原因：①肺泡膜面积减少。正常人肺泡总面积约 80m^2，静息时参与换气的面积为 35～40m^2，运动时可增加至 60m^2 左右。由于它的储备代偿力极大，故只有当弥散面积减少 1/2 以上时，如肺叶切除、肺实变和肺不张等，才会引起换气功能障碍。②肺泡膜厚度增加。当肺水肿、肺泡透明膜形成和肺纤维化等发生时，均可使肺泡膜厚度增加，弥散距离加大，使气体弥散速度减慢。③弥散时间缩短。在正常静息状态下，血液流经肺泡毛细血管的时间约 0.75s，但只需 0.25s 就可使血液氧分压升至 P_AO_2 水平。发生弥散障碍的患者，血液氧分压升至 P_AO_2 水平所需时间延长，但在静息时其气体交换仍可在 0.75s 内达到平衡，因而并不发生血气的异常。但在体力负荷增加（如运动）时，因心排血量增加和肺血流加快，血液与肺泡接触时间缩短，就可能因缺乏足够时间进行气体交换而发生明显的弥散障碍，导致低氧血症（图 10-13）。

（2）弥散障碍时的血气变化：单纯弥散障碍主要影响氧的弥散，只表现为 PaO_2 降低，患者表现为Ⅰ型呼吸衰竭。主要原因是由于 CO_2 的弥散能力比 O_2 大，因此在发生弥散障碍时，血液中的 CO_2 仍能快速地弥散入肺泡，P_ACO_2 与 $PaCO_2$ 很快平衡，只要患者肺泡通气量正常，就可保持 P_ACO_2 与 $PaCO_2$ 正常，而不会使 $PaCO_2$ 升高。

但若发展到了严重阶段伴有通气障碍，则 $PaCO_2$ 也可升高。而如果存在 PaO_2 降低引起的代偿性通气过度，则可使 P_ACO_2 与 $PaCO_2$ 降低。

2）肺泡通气与血流比例失调　肺的总通气量和总血流量正常，但肺通气或（和）血流不均匀，可造成部分肺泡通气与血流比例失调（ventilation-perfusion imbalance），引起气体交换障碍（图 10-14）。这是肺部疾患引起呼吸衰竭最常见的机制。

正常成人在静息状态下，每分肺泡通气量（$\dot{V}_A$）与每分肺血流量（$\dot{Q}$）之间的比值约为 0.84。在直立位时，肺泡通气量与血流量都是自上而下递增的，但血流递增幅度更大。其结果是肺部的 $\dot{V}_A/\dot{Q}$ 自上而下

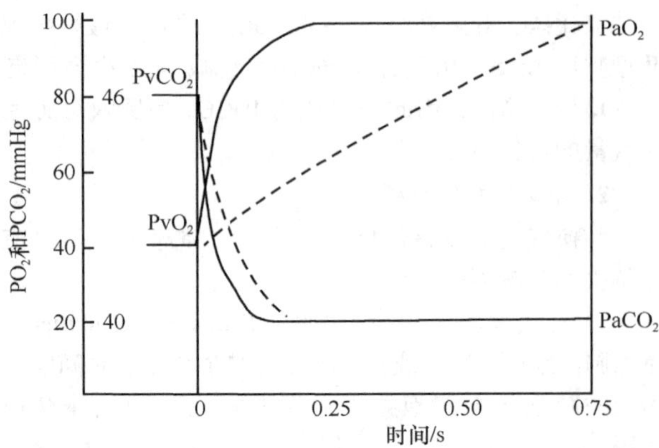

图 10-13 血液通过肺泡毛细血管时血气分压的变化
实线为正常人，虚线为肺泡膜增厚患者；PaO_2. 动脉血氧分压；PvO_2. 静脉血氧分压；$PaCO_2$. 动脉血二氧化碳分压；$PvCO_2$. 静脉血二氧化碳分压。零时刻表示血液刚进入肺泡毛细血管（引自金惠铭和王建枝，2004）

递减。这种生理性的肺泡通气与血流比例不协调是造成正常 PaO_2 比 P_AO_2 稍低的主要原因，但 PaO_2 与 $PaCO_2$ 仍保持在正常范围。

（1）肺泡通气与血流比例失调的类型和原因：①部分肺泡通气不足——功能性分流。支气管哮喘、慢性支气管炎、阻塞性肺气肿等引起的气道阻塞，肺纤维化、肺水肿等引起的限制性通气障碍，都可使肺泡通气严重不足，而血流未相应减少，甚至还可因炎性充血等使血流增多（如大叶性肺炎早期），结果使 $\dot{V}_A/\dot{Q}$ 显著降低，导致流经这部分肺泡的静脉血未经氧合或氧合不全就流入动脉血中。这种情况类似动-静脉短路，称为静脉血掺杂（venous admixture）或功能性分流（functional shunt）。正常人功能性分流约占肺血流量的3%，慢性阻塞性肺疾患时功能性分流可增加到占肺血流量的30%～50%，严重影响换气功能(图 10-14)。②部分肺泡血流不足——死腔样通气。肺动脉炎、肺动脉栓塞、弥散性血管内凝血、肺血管收缩等，都可使部分肺泡血流量减少，$\dot{V}_A/\dot{Q}$ 可显著大于正常，肺泡通气不能被充分利用，类似死腔通气的效果，称为死腔样通气（dead space like ventilation）。正常人生理死腔（dead space，V_D）约占潮气量（tidal volume，V_T）的30%。肺血管性疾病时，死腔样通气量显著增加，甚至可使 V_D/V_T 高达60%～70%，而导致呼吸衰竭（图 10-14）。

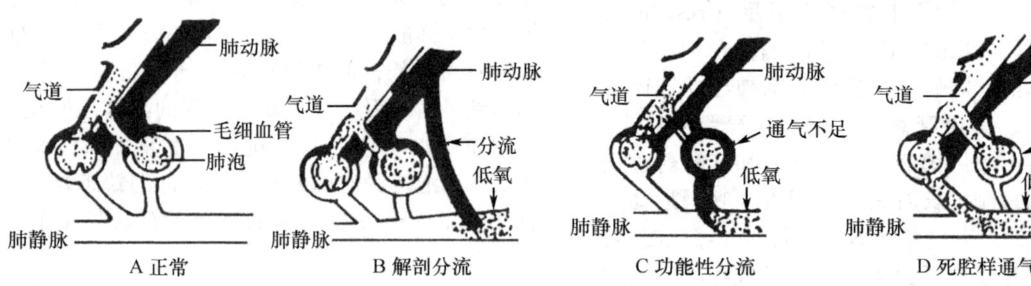

图 10-14 肺泡通气与血流比值关系的模式图

（2）肺泡通气与血流比例失调时的血气变化：部分肺泡通气与血流比例失调时，不论是功能性分流增加还是死腔样通气，均可导致 PaO_2 降低，而 $PaCO_2$ 可以降低、正常或升高。这与血液氧和二氧化碳不同的解离曲线特点有关，也与病变肺泡和正常肺泡的比例及代偿情况有关。

当部分肺泡通气不足，造成功能性分流增加（$\dot{V}_A/\dot{Q}$ 小于正常），流经该处的静脉血不能充分动脉化，氧分压与氧含量降低，而二氧化碳分压与含量升高，从而引起代偿性呼吸运动增强，增加总通气量。此时其余肺泡则可能发生代偿性过度通气（$\dot{V}_A/\dot{Q}$ 显著大于正常），流经该处的血液氧分压有所升高，但氧含量增加很少，而二氧化碳分压与含量均明显降低。来自 $\dot{V}_A/\dot{Q}$ 降低区和 $\dot{V}_A/\dot{Q}$ 增高区的血液混合而成的动脉血的氧含量和氧分压降低，而二氧化碳分压和含量则有所不同。若代偿性通气增强过度，可使 $PaCO_2$ 低于正常；如通气障碍范围较大，加上代偿性通气增强不足，使总的肺泡通气量低于正常，则 $PaCO_2$ 高于正常；如两部分程度相当，$PaCO_2$ 可在正常范围。

在部分肺泡血流不足时，病变区肺泡 $\dot{V}_A/\dot{Q}$ 大于正常，流经该处血液的氧分压可异常升高，而氧含量增加很少，二氧化碳分压与含量明显降低。但健康肺区却因血流增加而使其 $\dot{V}_A/\dot{Q}$ 低于正常，流经该处血液不能充分动脉化，氧分压与氧含量均显著降低，二氧化碳分压与含量明显增高。最终混合而成的动脉血 PaO_2 降低，$PaCO_2$ 的变化也将根据代偿性呼吸增强的程度，可以降低、正常或升高。

3）*解剖分流增加* 静脉血掺杂的另一种情况是静脉血经支气管静脉和肺内动-静脉交通支直接流入肺静脉，称为解剖分流（anatomic shunt）。正常人肺内解剖分流血流量仅占心排血量的2%～3%，对血气影响不大。在支气管扩张和严重创伤时，肺内动-静脉短路开放，使解剖分流量增加，静脉血掺杂异常增多，而导致呼吸衰竭（图 10-14）。肺严重病变（如肺实变、肺不张等）时，病变部分可完全无通气，但仍有血流，流经血液未进行气体交换就掺入动脉血，类似解剖分流。解剖分流的血液完全未经气体交换过程称为真性分流（true shunt）。吸纯氧对真性分流的 PaO_2 无显著影响，但可提高功能性分流的 PaO_2，由此可对二者进行鉴别。

此外，呼吸衰竭的发生也可以是上述几个因素同时存在或相继发生作用。如急性呼吸窘迫综合征既存在微血栓形成引起的死腔样通气，又存在肺不张引起的肺内分流，还有肺水肿引起的气体弥散功能障碍。

（二）呼吸衰竭时机体的主要代谢与功能变化

呼吸衰竭对机体的影响取决于其发生速度、持续时间及机体原有功能代谢状况。呼吸衰竭时发生的低氧血症和高碳酸血症，首先引起机体一系列代偿适应性反应，以改善组织的供氧和调节酸碱平衡及组织器官的功能代谢来适应新的内环境。而如果机体代偿不足，则可出现严重的代谢和功能紊乱。

1. 酸碱平衡紊乱

1）代谢性酸中毒　Ⅰ型和Ⅱ型呼吸衰竭时均有低氧血症，而严重缺氧使无氧代谢增强，乳酸等酸性代谢产物增多引起代谢性酸中毒。若呼吸衰竭合并肾衰竭，则因肾小管排酸保碱功能降低及呼吸衰竭的原发病变如感染或休克等，引起代谢性酸中毒。

2）呼吸性酸中毒　Ⅱ型呼吸衰竭时，大量二氧化碳的潴留，造成血浆碳酸原发性增多，引起呼吸性酸中毒。

3）呼吸性碱中毒　Ⅰ型呼吸衰竭时因缺氧引起肺过度通气，使 $PaCO_2$ 明显降低，可发生呼吸性碱中毒。

2. 呼吸系统变化

外呼吸功能障碍导致的低氧血症与高碳酸血症可影响呼吸功能。PaO_2 低于 60mmHg（8. 0kPa），通过刺激颈动脉体和主动脉体化学感受器，反射性兴奋呼吸中枢，使呼吸加深加快，肺泡通气量增加；而 PaO_2 低于 30mmHg（4. 0kPa）时，缺氧对呼吸中枢的直接抑制作用超过 PaO_2 降低对外周化学感受器的兴奋作用，则出现呼吸抑制和呼吸节律改变，发生中枢性呼吸衰竭。$PaCO_2$ 升高主要通过作用于中枢化学感受器，使呼吸中枢兴奋，引起呼吸加深加快，增加肺通气量。但当 $PaCO_2$ 超过 80mmHg（10. 66kPa）时，则抑制呼吸中枢。

值得注意的是慢性Ⅱ型呼吸衰竭的患者，中枢化学感受器常被抑制，对二氧化碳敏感性降低，呼吸中枢的兴奋性主要靠 PaO_2 降低对外周化学感受器的刺激来维持。此时若吸入高浓度的氧，虽可使 PaO_2 回升到正常水平，缓解缺氧，但也解除了因缺氧反射性兴奋呼吸的作用，反而引起呼吸中枢的进一步抑制，从而造成严重后果。因此氧疗以吸入 24% ~30% 的氧为宜。

引起呼吸衰竭的原发病本身也会引起呼吸运动的变化。中枢性呼吸衰竭往往出现呼吸浅慢或节律紊乱，表现为潮式呼吸、间歇呼吸和抽泣样呼吸等，其发生机制可能是由于呼吸中枢兴奋性过低而引起呼吸暂停，从而使血中二氧化碳增多，当二氧化碳增多到一定程度使呼吸中枢兴奋，恢复呼吸运动，当呼出二氧化碳使血中二氧化碳减少到一定程度又可导致呼吸暂停，如此形成周期性呼吸运动。肺顺应性降低所致的限制性通气障碍性呼吸衰竭，则因牵张感受器或肺毛细血管旁感受器受刺激而反射性地引起浅快呼吸。阻塞性通气不足导致的呼吸衰竭，则表现为深慢呼吸，且随阻塞部位不同，可表现为吸气性呼吸困难或呼气性呼吸困难。但是，长时间增强的呼吸运动，使呼吸肌耗氧增加，加之血氧供应不足，常导致呼吸肌疲劳，呼吸肌收缩力减弱，加重限制性通气障碍，呼吸变浅而快，呼吸衰竭更趋严重。

3. 循环系统变化

低氧血症与高碳酸血症二者对心血管具有协同作用，缺氧与二氧化碳潴留对心血管系统的直接作用是抑制心脏活动和使血管扩张（肺血管除外）。呼吸衰竭时心脑血管主要受局部代谢产物如腺苷等的调节，故无明显收缩，尚能保证心脑血供，具有一定的代偿意义。一定程度的缺氧与二氧化碳潴留可兴奋心血管运动中枢，使心率加快，心肌收缩力加强，心排血量增加，以及皮肤与腹腔脏器血管收缩，血压轻度升高。严重的缺氧与二氧化碳潴留可直接抑制心血管中枢，抑制心脏活动，扩张外周血管，引起心收缩力降低、血压下降、心律失常等严重后果。

呼吸衰竭常常累及右心功能，主要引起右心肥大与衰竭，即肺源性心脏病。其发生机制主要是由于缺氧和高碳酸血症，二氧化碳潴留与血液 H^+ 浓度过高使肺血管对缺氧的敏感性增加，而缺氧可引起肺血管收缩，若肺小动脉长期处于收缩状态则促使肺动脉高压的形成，增加右心负荷，导致右心肥大甚至衰竭的发生。

4. 中枢神经系统变化

由呼吸衰竭引起的脑功能障碍称为**肺性脑病**（**pulmonary encephalopathy**）。当 PaO_2 低于 60mmHg（8. 0kPa），可引起智力和视力轻度减退。当 PaO_2 低于 40~50mmHg（5. 33~6. 67kPa），则可出现一系列神经精神症状，如头痛、不安、定向障碍、精神错乱、嗜睡、甚至惊厥和昏迷。当 $PaCO_2$ 高于 80mmHg（10. 66kPa）时，可引起头痛、头晕、烦躁不安、言语不清、扑翼样阵颤、精神错乱、嗜睡、抽搐和呼吸抑制，称为 CO_2 麻醉（carbon dioxide narcosis）。

（江　瑛）

复习思考题

1. 肺通气的原动力和直接动力是什么？
2. 肺通气过程有哪些阻力？
3. 生理条件下，胸膜腔内压是如何形成的？与哪些量有关？
4. 何谓肺泡表面活性物质？有何生理作用？
5. 何谓每分通气量和肺泡通气量？无效腔有何作用？
6. 何谓用力呼气量？其生理意义是什么？
7. 简述肺换气的动力及影响肺换气的因素。
8. 简述 O_2 和 CO_2 在血液中的运输形式。
9. 试述血液中 PaO_2、$PaCO_2$ 和 pH 对呼吸运动的影响和作用途径。
10. 何谓发绀？发绀与缺氧的关系是什么？
11. 缺氧有哪些基本类型？有何特点？
12. 哪些原因可导致呼吸衰竭？呼吸衰竭有哪些基本表现？

参考文献

陈灏珠，林果为，王吉耀 . 2013. 实用内科学 . 14 版 . 北京：人民卫生出版社

金惠铭，王建枝 . 2004. 病理生理学 . 6 版 . 北京：人民卫生出版社：234-237

李桂源 . 2010. 病理生理学（8 年制及 7 年制临床医学等专业用卫生部规划教材）. 2 版 . 北京：人民卫生出版社

王建枝，殷莲华 . 2013. 病理生理学（基础、临床、预防、口腔医学类专业用卫生部规划教材）. 8 版 . 北京：人民卫生出版社

姚泰 . 2005. 生理学（供 8 年制及 7 年制临床医学专业）. 北京：人民卫生出版社

朱大年，王庭槐 . 2013. 生理学 . 8 版 . 北京：人民卫生出版社

Barrett KE，Barman SM，Boitano S，et al. 2012. Ganong's Review of Medical Physiology Ganong's Review of Medical Physiology. 24th ed. New York：McGraw-Hill Company

Hall JE. 2010. Guyton and Hall Textbook of Medical Physiology. 12th ed. Amsterdam：Elsevier Medicine

第十一章 消化系统

要点：①消化系统由消化道和消化腺组成。消化道包括口腔、咽、食管、胃、小肠、结肠等；消化腺包括大分泌腺（唾液腺、胰腺和肝）和散在于消化道黏膜中的小分泌腺（胃腺、肠腺等）。②消化系统的主要生理功能是对食物进行消化和吸收，为机体提供必需的营养物质和能量。③食物的消化是通过消化道和消化腺的共同协调活动来完成的。消化道的机械活动可将食物团块粉碎，并使之与消化液混合；消化腺可分泌大量的消化液，其中含有各种消化酶，能分别水解淀粉、脂肪、蛋白质等物质。而这些物质必须先在消化管内分解成为结构简单的小分子物质才能被吸收。④在完整的人体内，消化系统各器官之间的活动密切配合，并能根据人体当时的情况发生适应性变化。⑤在神经和体液的调节下，消化系统各器官的功能活动相互配合，消化系统与人体其他系统的功能活动也能保持协调一致。

第一节 消化系统的组成

消化系统可把食物消化为身体可吸收的营养物质，并将它转入血液和淋巴液，以供身体生长和维持新陈代谢，并将食物残渣排出体外。通常把从口腔到十二指肠的一段称为上消化道，空肠及其以下的一段称为下消化道。消化道由消化管和消化腺组成（图 11-1）。

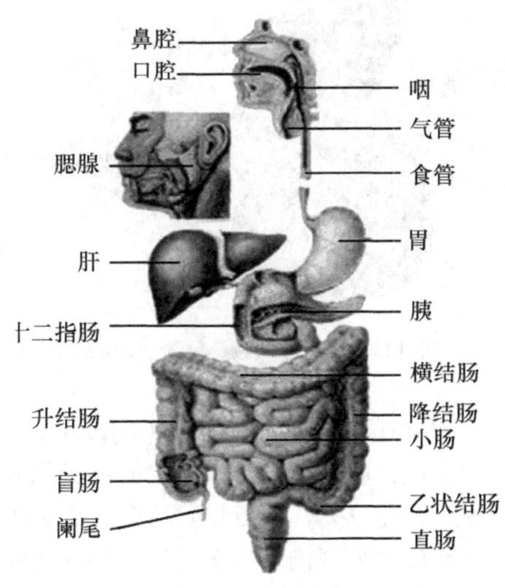

图 11-1 消化器官模式图

一、消化管

（一）口腔与口腔中的器官

口腔（**oral cavity**）由前壁（唇）、两侧壁（颊）、上壁（腭）、下壁（口腔底）组成，后方与咽相通，由上、下牙弓分为口腔前庭和固有口腔，口腔底有舌。口腔表面被覆着黏膜，在唇的边沿与唇的皮肤连续，在口腔与咽的通口处，软腭的中部延长下垂而成腭垂。在腭垂的两侧各有一个**腭扁桃体**（**palatine tonsil**）。

口腔内的器官有牙和舌。

1. 牙

成年人有 32 颗恒牙。**牙**（**teeth**）具有咬切和磨碎食物的作用。

2. 舌

舌（**tongue**）是一个被有黏膜的肌性器官，后部固定于舌骨上称舌根；中部称舌体；前部称舌尖。舌主要由舌内外肌构成，舌的运动十分灵活，它不仅在咀嚼时起搅拌食物的作用，而且还是人类语言的重要器官之一。

（二）咽

咽（pharynx）位于颈椎前方，咽是一个漏斗形管道，上部通鼻腔，中部通口腔，下部通喉腔及食管。咽分别与鼻、口腔和喉相通，因此咽相应被分成鼻咽、口咽和喉咽3部分（图11-2）。

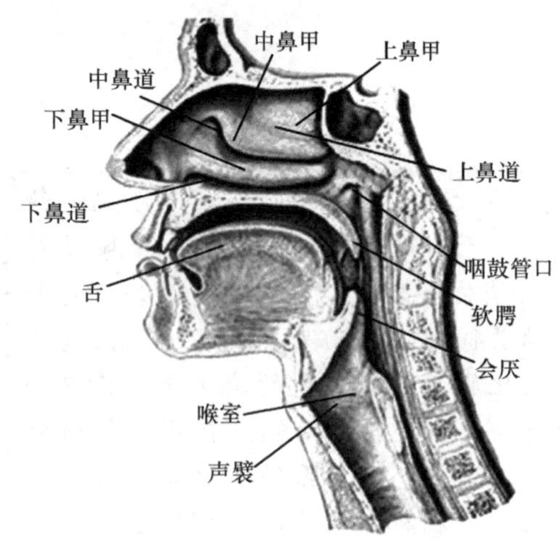

图11-2 鼻腔、口腔、咽和喉的纵切面

咽是吞咽和呼吸的共同通道。吞咽过程是一个连续的反射过程。食团对软腭和咽部的刺激反射性地封闭鼻咽通路及咽与气管的通路，导致呼吸暂停，以便食团能顺利进入食管。吞咽时如猛烈吸气（如吃饭时说笑等），食物就可能误入到喉内，一般可反射性地引起咳嗽，可将食物咳出，如不能咳出则会堵塞喉或气管而影响呼吸，在小孩尤为常见。

（三）食管

食管（esophagus）位于气管后方，是一条长22~32cm的肌性管道，上接咽，向下穿过膈的食管裂孔与胃相连。食管腔经常关闭，只有当食物通过时才开放。食管的黏膜是由复层扁平上皮构成。在黏膜下层内有食管腺。肌层在上段是横纹肌，在下段为平滑肌。外膜由疏松结缔组织构成。

（四）胃

胃（stomach）是食管下端膨大的囊状器官，位于膈的左下方，具有储存、混合及移动食物的功能。胃接食管处称为贲门，连十二指肠处称为幽门。贲门在胃的左上侧，幽门在胃的右下侧。胃近幽门处变得狭窄，内有环形皱襞称为幽门瓣。以贲门为界，可将胃分为胃底和胃体。贲门左上部向上凸的部分称为胃底，其余部分是胃体。胃有前后两面和两个弯。右侧的陷入部分称为胃小弯；左侧的突出部分称为胃大弯（图11-3）。肌层内为斜行，中为环行，外为纵行。在幽门处环行肌加厚成幽门括约肌。外膜是浆膜，它由结缔组织和单层扁平上皮构成。

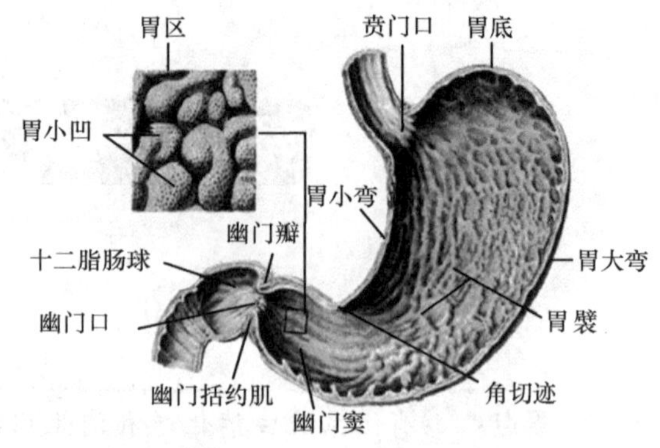

图11-3 胃的分布及黏膜

（五）肠

肠是胃的延续部分。它的功能是完成食物的消化、吸收和转移，并把不能消化的废物排出。肠分为小肠及大肠（图11-1）。

1. 小肠

小肠（small intestine）是消化管最长的一段，长4~5m，包括十二指肠、空肠和回肠。

（1）十二指肠：**十二指肠（duodenum）**与胃的幽门连接，位于腹腔深处，在脊柱腰部前方，全长约25cm，呈马蹄铁形，蹄铁的开口朝向左方，胰头就位于它的凹窝里。在十二指肠中部，肠后壁的黏膜上有一乳头，胆总管与胰管就开口于乳头的顶端（图11-4）。

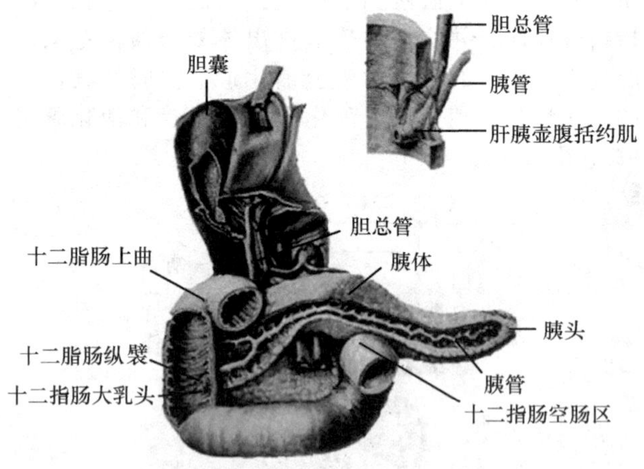

图11-4 胆囊、胰和十二指肠

（2）空肠和回肠：因为**空肠（jejunum）**和**回肠（ileum）**完全被腹膜包绕，并借扇状的小肠系膜固定于腹后壁，故活动性较大。空肠与回肠全部位于由结肠所围成的向下开口的方框内。由于空间所限，迂曲而成多数肠袢。空肠约占空肠与回肠总和的2/5，位于该空间的左上区。回肠约占空肠与回肠总和的3/5，位于右下区。

2. 大肠

大肠（large intestine）与小肠连接，较小肠粗而短，长约1.5m，分为盲肠、结肠和直肠3段，见图11-1。

（1）**盲肠（cecum）**：位于右髂窝，是大肠开始的一小段。在回肠和盲肠相接处有括约肌，它由环行肌加厚而成，此处有黏膜形成的瓣称为盲瓣。此瓣的收缩可防止小肠内容物过快地进入大肠和阻止大肠内容物向小肠倒流作用。盲肠的一端成盲囊，其下附有一较细的突起称为蚓突，又名阑尾。

（2）**结肠（colon）**：结肠是盲肠的连续，全长分4个部分，即升结肠、横结肠、降结肠和乙状结肠（图11-1）。升结肠自盲肠起，沿腹后壁右侧上行至肝下弯，然后左横行而成横结肠，横结肠横过胃大弯下方至脾下端，弯向下行而成降结肠。降结肠沿腹后壁左侧，达左髂窝，成乙字形弯曲进入小骨盆，故称为乙状结肠。

（3）**直肠（rectum）**：直肠是乙状结肠的连续，长15~20cm，黏膜形成3个横皱襞，下部有数条纵皱襞。直肠末端开口为肛门，其周围有肛门括约肌，肛门的黏膜上皮是复层扁平上皮，与外面的皮肤相连。

二、消化腺

（一）口腔腺

口腔腺包括腮腺、下颌下腺和舌下腺3对（图11-5），它们分泌唾液，排入口腔。其主要功能有湿润和溶解食物、初步消化糖类和清洗口腔等。

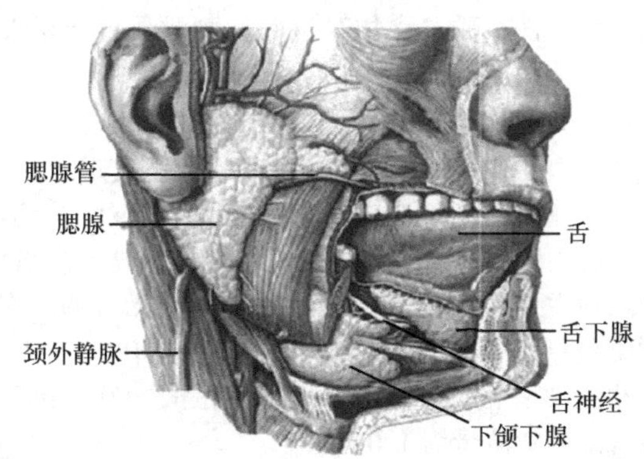

图11-5 口腔腺

1. 腮腺（parotid gland）

位于耳廓前下方，导管开口在口腔前庭上颌第二磨牙对面的颊黏膜上。

2. 下颌下腺（submandibular gland）

位于下颌骨下缘内面，导管开口在口腔底舌下。

3. 舌下腺（sublingual gland）

位于口腔底前部，导管也开口在舌下。

（二）胃腺

胃壁的黏膜由单层柱状上皮所构成。黏膜面上有许多皱襞（图11-3）。皱襞上有许多小凹，是**胃腺（gastric gland）**的开口。腺内有分泌盐酸的壁细胞（胃酸细胞）、分泌胃蛋白酶原的主细胞（胃酶细胞）和分泌黏液的黏液细胞。

（三）小肠腺

小肠的黏膜有环状皱襞。在皱襞的面上，黏膜形成微小的指状凸起，称为小肠绒毛（图11-6）。皱襞和绒毛都可增加小肠的吸收面积。在绒毛中有丰富的毛细血管及淋巴管。此处的淋巴管由于吸收脂肪呈乳糜状，所以称为乳糜管。毛细血管有吸收糖、氨基酸及部分脂肪酸的作用。在绒毛之间，有**小肠腺（glands of small intestine）**的开口。小肠的黏膜下层由结缔组织构成。肌层有两层，内为环形肌，外为纵行肌。外膜为浆膜，覆盖在结缔组织的外表面。浆膜在肠的一侧延长而呈小肠系膜。在饱食后胃肠内充满食物，牵引了肠系膜可造成腹胀感觉。

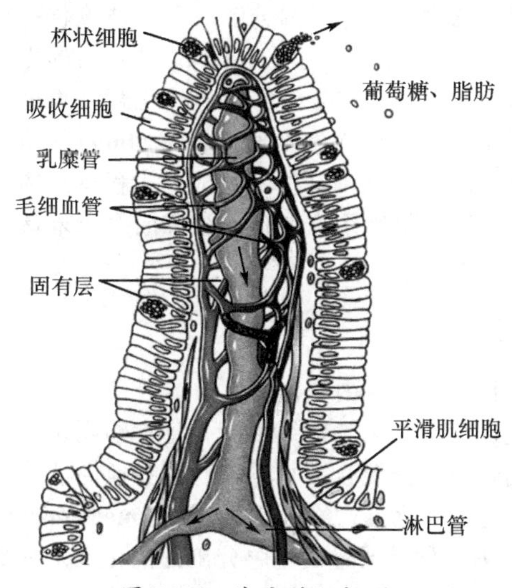

图11-6 绒毛的纵切面

（四）肝、胆、胰

1. 肝

参见第七章第二节肝代谢和肝衰竭。

2. 胆囊

胆分为**胆囊（gallbladder）**、胆囊管和胆总管（图11-4）。胆囊是胆汁的临时储藏器。胆囊的导管称为胆囊管。胆囊管和肝管合并成为胆总管。胆汁入肝管后在非消化期不立即经胆总管入十二指肠，而是先储藏在胆囊内。在进行消化时，胆囊收缩，胆汁经胆囊管和胆总管进入十二指肠，胆汁能帮助脂肪的消化和吸收。

3. 胰

胰（pancreas）是一条长扁形的腺体，在十二指肠和脾之间。胰分为头、体、尾3部分（图11-4）。头在右侧被十二指肠所包绕，尾接近脾。胰管横贯胰的全长，与胆总管汇合开口于十二指肠乳头。胰腺分泌的胰液，可分解淀粉、蛋白质和脂肪等。

胰不但是外分泌器官，而且还是内分泌器官。内分泌器官由胰腺内特殊的上皮细胞团组成，称为胰岛，分泌胰岛素、胰高血糖素等激素，主要调节糖的代谢。当体内胰岛素缺少时，容易产生糖尿病。

（杨建昌）

第二节　消化和吸收

消化系统的主要生理功能是对食物进行消化和吸收，为机体的新陈代谢提供必需的营养物质和能源，以供组织细胞更新和完成各种生命活动的需要。营养物质来自食物，包括蛋白质、脂肪、糖类、维生素、水和无机盐等。除了水、无机盐和大多数维生素可以直接被人体吸收利用外，蛋白质、脂肪和糖类等大分子、结构复杂的有机物，必须先在消化道内分解成为结构简单的小分子物质，才能透过消化管黏膜进入血液循环。食物在消化道内分解成可以被吸收的小分子物质的过程称为**消化**（**digestion**）。消化后的小分子物质及水、无机盐和维生素等通过消化管黏膜进入血液和淋巴循环的过程称为**吸收**（**absorption**）。消化和吸收是两个既密切联系又相辅相成的过程。食物中不能被吸收的残渣最终形成粪便，被推向大肠末端，经肛门排出体外。

一、消化

食物在消化道内被消化的方式有两种。一种是通过消化道管壁肌肉的舒缩活动，将食物团块粉碎，使之与消化液充分混合，并将食物不断地向消化道远端推送，这种消化方式称为**机械消化**（**mechanical digestion**）。另一种是通过消化腺分泌的消化液来完成。消化液中含有各种消化酶，能分别水解糖类、脂肪和蛋白质等物质，这种消化方式称为**化学消化**（**chemical digestion**）。一般来说，机械消化是初步的、不完全消化，它只能使食物发生物理性状的改变，化学消化则是彻底的、最终完成消化的过程。在整个消化的过程中，两种消化方式同时进行，密切配合。

消化道机械活动的主要作用：①把食物不断地沿着口腔至肛门的方向推送；②磨碎食物，使其与消化液充分混合；③使胃肠腔中保持一定的压力，有利于营养物质的吸收，也便于消化液渗入食物内进行消化。

在消化管附近有唾液腺、肝和胰腺，在消化管黏膜内还有许多散在的腺体，它们向消化管内分泌各种消化液。成人每日分泌消化液的总量为6~8L，其主要成分是水、无机盐和各种有机物，特别是各种消化酶，参与并完成对食物的化学消化，见表11-1。

消化液的主要作用：①稀释并溶解食物，以利于消化和吸收；②改变消化管腔内的pH，为消化酶发挥作用提供适宜的环境；③消化液中的消化酶能水解食物中复杂的大分子营养物质，使之成为可以吸收的小分子物质；④保护消化管黏膜，防止机械、化学和生物因素的损害。

表11-1　各种消化液的分泌量、pH和主要的消化酶

消化液名称	分泌量/（L/d）	pH	主要消化酶
唾液	1.0~1.5	6.6~7.1	唾液淀粉酶
胃液	1.5~2.5	0.9~1.5	胃蛋白酶
胰液	1.0~2.0	7.8~8.4	胰淀粉酶、胰脂肪酶、胰蛋白酶、糜蛋白酶
胆汁	0.8~1.0	6.8~7.4	无消化酶
小肠液	1.0~3.0	7.6~8.0	肠激酶
大肠液	0.6~0.8	8.3~8.4	少量二肽酶、淀粉酶

（一）口腔内消化

食物在口腔内停留的时间虽然很短，但通过咀嚼、吞咽与唾液分泌等活动，为食物在胃肠内进一步消化创造有利条件，通过食物对口腔的刺激还可反射性引起胃、肠活动增强和消化液分泌增加。

1. 唾液及其作用

口腔内的化学消化是在唾液的作用下实现的。

（1）唾液的性质和成分：**唾液**（**saliva**）是无色、无味、近中性（pH为6.6~7.1）的低渗或等渗液体。其中水约占99%，还有少量的有机物和无机物。有机物主要包括唾液淀粉酶、溶菌酶、黏蛋白和球蛋白。无机物主要有钠、钾、钙、氯、硫氰酸盐等。正常人每日分泌的唾液量为1.0~1.5L。

（2）唾液的作用：①湿润口腔和食物，有利于咀嚼、吞咽和引起味觉；②分解淀粉，唾液中的**唾液淀粉酶**（**ptyalase**）（最适pH为6.9）可将淀粉水解成麦芽糖，当其随食物入胃后，仍可继续发挥作用，直到胃液分泌增多使胃内容物pH低于4.5时为止；③清洁或保护口腔，清除口腔内残余食物，当有害物质进入口腔时可引起唾液大量分泌，起到中和、冲洗和清除有害物质的作用，唾液中的溶菌酶还有杀菌作用。

2. 咀嚼和吞咽

口腔内的机械消化是通过咀嚼和吞咽活动实现的。

（1）咀嚼是通过咀嚼肌协调而有序的收缩，使下颌向上颌方向反复运动完成的反射动作，它受意识控制。**咀嚼（mastication）**的作用是通过牙齿对食物的切割、研磨和舌的搅拌使食物变成小块并与唾液充分混合，最后形成食团以便吞咽。牙齿缺失或进食过快的人，因食物在口腔内消化不够，会加重胃肠负担。

（2）通常将口腔内的食团通过咽部和食管推送到胃的过程称为**吞咽（swallowing）**。在食管和胃连接处上段，有一长4~6cm的高压区，其内压力比胃高5~10mmHg，在正常情况下，可阻止胃内容物逆流入食管，起到生理括约肌的作用。当食物经过食管时，刺激食管壁的感受器，反射性地引起食管-胃括约肌舒张，使食物顺利入胃。

正常情况下，完成吞咽过程所需的时间，与食物的性状及人体的体位有关。液体食物需时短，而固体食物需时较长，但一般不应超过15s。

口腔内的消化主要是机械消化，使食物由大块变成小块，变稀并形成食团，而食物的化学变化却很小，仅有小部分糖类在唾液淀粉酶的作用下，分解成麦芽糖。

（二）胃内消化

胃是消化管中最膨大的部分，成人的胃一般可容纳1~2L食物。胃的主要功能是暂时储存食物，并进行初步的消化。通过机械消化将食物进一步磨碎，并与胃液混合，成为食糜；通过化学消化，将食物中蛋白质初步分解。此后，胃内容物将逐步、分批地排入十二指肠。

1. 胃液及其作用

食物在胃内的化学消化是通过胃液作用实现的。胃液主要由胃腺分泌。胃腺包括贲门腺、泌酸腺（位于胃底和胃体）及幽门腺。正常成人每日分泌的胃液为1.5~2.5L。

胃液的性质、成分和作用：纯净的胃液是无色的酸性液体，pH为0.9~1.5。胃液中除水外，主要成分有盐酸（又称胃酸）、胃蛋白酶原、内因子和黏液。

（1）盐酸：是由泌酸腺中的壁细胞分泌的。盐酸的主要生理作用有：第一，将无活性的胃蛋白酶原激活成有活性的胃蛋白酶，同时为胃蛋白酶发挥作用提供酸性环境；第二，使食物中蛋白质变性，易于分解；第三，杀死随食物入胃的细菌；第四，盐酸进入小肠后，促进胰液、胆汁和小肠液的分泌；第五，盐酸在小肠内有利于小肠对铁和钙的吸收。因此，盐酸分泌不足时可引起食欲不振、腹胀、消化不良和贫血等。若盐酸分泌过多，又会对胃和十二指肠黏膜产生侵蚀作用，成为诱发溃疡病的原因之一。

胃液中的盐酸以两种形式存在：一种是解离状态的游离酸；另一种是与蛋白质结合的盐酸蛋白盐，称为结合酸。游离酸与结合酸酸度的总和称为总酸度。纯胃液中游离酸占绝大部分。胃液中盐酸的排出量通常以单位时间内分泌盐酸的毫摩尔（mmol）数表示，称为盐酸排出量。正常人空腹时盐酸排出量为0~5mmol/h。在消化期，盐酸的排出量明显增加。在食物或药物的刺激下，正常人最大盐酸排出量可达20~25mmol/h。

（2）胃蛋白酶原（pepsinogen）：是由泌酸腺中的主细胞合成并分泌的，在盐酸的作用下转变成有活性的**胃蛋白酶（pepsin）**。胃蛋白酶又可反过来对胃蛋白酶原起激活作用，形成局部正反馈。胃蛋白酶能初步将食物中的蛋白质水解为不同大小的水解产物，主要为多肽和氨基酸。胃蛋白酶的最适pH为2.0，随着pH的升高，胃蛋白酶的活性降低，当pH超过6.0时，即发生不可逆的变性而失去活性。临床上常采用胃蛋白酶与稀盐酸合用治疗消化不良，可收到较好的效果。

（3）**内因子（intrinsic factor）**：是一种糖蛋白，由泌酸腺中的壁细胞分泌，其相对分子质量为50 000~60 000。内因子的作用是：保护维生素B_{12}免受小肠内蛋白水解酶的破坏并促进维生素B_{12}的吸收。内因子发挥上述作用是通过两个活性部位实现的，其中一个活性部位与维生素B_{12}结合，形成内因子-维生素B_{12}复合物，从而保护了维生素B_{12}。另一个活性部位则与回肠黏膜上皮细胞的特异性受体结合，促进维生素B_{12}的吸收。

（4）黏液：胃液中的黏液是由胃腺中的黏液细胞及胃黏膜表面的上皮细胞共同分泌的。黏液中的主要成分是糖蛋白。胃黏液具有较强的黏滞性，其黏稠度为水的30~260倍，它形成厚约500μm的凝胶状薄层覆盖在胃黏膜表面。胃黏液具有润滑作用，减少坚硬食物对胃黏膜的机械损伤，还参与形成胃黏液屏障，保护胃黏膜细胞，抵御H^+的侵蚀和胃蛋白酶消化。

胃黏液形成的凝胶层，可大大限制胃液中的H^+向胃黏膜扩散的速度。而且，黏液中还有由胃黏膜上皮细胞分泌的HCO_3^-，可以中和H^+，这不但避免了H^+对胃黏膜的直接侵蚀，而且使胃蛋白酶原在该处不能激活，从而有效地防止了胃液对胃黏膜本身的消化作用。这种由黏液和碳酸氢盐共同形成的抗损伤屏障，称为胃黏液碳酸氢盐屏障。

研究发现，不仅黏液-碳酸氢盐屏障对胃具有保护作用，胃黏膜本身也具有屏障作用。这是由于胃黏膜上皮细胞的腔面膜和相邻细胞间的紧密连接组织构成的生理屏障，具有防止H^+由胃腔向胃黏膜逆向扩散及阻止Na^+从黏膜向胃腔内扩散的双重作用。另外，体内细胞合成的某些物质，能够增强胃黏膜抵御有害因子侵蚀的能力，从而使细胞的结构和功能得到保护。例如，前列腺素类物质，可阻止实验性胃肠溃疡的形成，还可阻止乙醇、强酸、强碱等对胃黏膜的损伤。当然，胃的自身保护能力不是无限的，当损伤因子的作用增强或自身保护能力减弱时都会影响胃黏膜结构和功能的完整性，进而出现病理变化。

2. 胃的运动

食物在胃内的机械消化是通过胃平滑肌的舒缩活动实现的。在非消化期间，胃并无明显的运动，只是在进食后的消化期，胃的运动才变得明显起来。胃的运动主要包括3种形式。

1）胃的运动形式及生理作用

（1）**紧张性收缩（tonic contraction）**：胃壁平滑肌经常处于一定程度的收缩状态，称为紧张性收缩。胃紧张性收缩对于维持胃的形态和位置具有重要意义。在胃充盈后，紧张性收缩加强，使胃内压上升，一方面促使胃液渗入食物内部，有利于化学消化；另一方面由于胃内压增加，使胃与十二指肠之间的压力差增大，可协助食糜向十二指肠方向推送。

（2）**容受性舒张（receptive relaxation）**：当咀嚼和吞咽时，食物刺激了口、咽和食管等处的感受器，通过迷走神经反射性引起胃底和胃体平滑肌的舒张，胃容积增大，称为胃的容受性舒张。胃内无食物时，胃容积约为0.5L。进食后，由于胃的容受性舒张，胃容积可增大到1.0~2.0L，而胃内压升高却很少。胃容受性舒张的生理意义是完成容纳和储存食物的功能，同时保持胃内压基本不变，以防止食糜过早地排入十二指肠，有利于食物在胃内充分消化。引起胃容受性舒张的传出神经纤维是迷走神经中的抑制性纤维，其节后纤维末梢释放的递质可能是某种肽类物质。

（3）**蠕动（peristalsis）**：食物进入胃约5min后，胃即开始蠕动。蠕动波从胃的中部开始，逐渐向幽门方向传播，一个蠕动波约1min到达幽门。通常是一波未平，另一波又起。其频率大约为3次/min。蠕动波初起时，波幅较小，在向幽门传播过程中，波幅和波的传播速度逐渐增加，当到达胃窦接近幽门时，收缩力加强，传播速度也加快，导致幽门开放，将部分食糜排入十二指肠。如果蠕动波超越食物先到达胃窦，引起胃窦终末部的有力收缩，胃窦内食物反而被挤回胃体。固体食物只有通过这种多次的来回推进和后退，才能与胃液充分混合并研磨成直径为0.1~0.5mm的颗粒，并可随同胃液一起，通过幽门排入十二指肠。

胃蠕动的生理作用是：①搅拌食物，促进食物与胃液混合，以利于化学消化；②研磨固体食物；③将食糜从胃体向幽门方向推进，并以一定的速度排入十二指肠。

2）胃排空　食物由胃排入十二指肠的过程称为**胃排空（gastric emptying）**。食物入胃后，5min左右就开始胃排空。胃排空的速度与食物的物理性状和化学组成有关。一般来说，稀的、液体的食物比稠的、固体的食物排空快；颗粒小的食物比大块的食物排空快。在3种营养物质中，排空速度从快到慢依次为糖类、蛋白质、脂肪。对于混合食物，完全从胃排入十二指肠一般需要4~6h。

在消化期，由于食物的刺激，反射性地引起胃的紧张性收缩和蠕动增强，因而提高了胃内压，当胃内压超过十二指肠内压时，克服了幽门部的阻力，食糜就排入十二指肠，每次排入十二指肠的食糜约为5ml。当食糜进入十二指肠后，刺激十二指肠内多种感受器，又反射性地引起胃运动减弱，胃内压降低，当等于十二指肠内压时，胃排空就停止。由此可见，引起胃排空的动力是胃的运动（主要是蠕动），以及由此形成的胃与十二指肠之间的压力差。

胃排空是间断性的，是在神经和体液因素的控制下进行的，可使胃内容物逐次地排入十二指肠，从而与小肠内消化和吸收的速度相适应。

3）呕吐　**呕吐（emesis）**是将胃及部分肠内容物经口腔强力驱出的动作。当舌根、咽部、胃、胆总管、泌尿生殖器官及前庭器官等感受器受刺激均可反射性引起呕吐。人在呕吐前常有恶心、流涎、呼吸急促和心跳加快等症状。剧烈呕吐时，十二指肠和空肠上段也强烈收缩，使十二指肠内压高于胃内压，十二指肠内容物倒流入胃。因此，呕吐物中有时混有胆汁和小肠液。

呕吐是一种具有保护意义的防御性反射。通过呕吐可将胃内有害物质排出，以免对人体造成损害。抢救食物中毒患者时，可通过刺激舌根和咽部进行催吐或使用药物催吐，从而达到排出毒物的目的。但持续剧烈的呕吐，不仅影响正常进食，而且由于消化液大量丢失，会导致水、电解质和酸碱平衡紊乱。

（三）小肠内消化

小肠内消化是整个消化过程中最重要的阶段。食糜在小肠内一般停留3~8h，将受到进入小肠内多种消化液（胰液、胆汁和小肠液）的化学消化和小肠运动的机械消化，使营养物质彻底分解成为可以被吸收的小分子物质。

1. 胰液及其作用

1）胰液的性质和成分　胰液由胰腺腺泡和小导管的管壁上皮细胞分泌，经胰腺导管排入十二指肠。胰液是无色的碱性液体，pH7.8~8.4，渗透压与血浆相等，每日分泌量为1~2L。胰液中除含有大量水分外，还含有无机物和有机物。无机物主要是碳酸氢盐，它们主要由胰腺小导管上皮细胞分泌。有机物主要是各种消化酶，如胰淀粉酶、胰脂肪酶、胰蛋白酶和糜蛋白酶、羧基肽酶、核糖核酸酶和脱氧核糖核酸酶等。

2）胰液的作用

（1）碳酸氢盐：主要作用是中和进入十二指肠内的胃酸，使小肠黏膜免受强酸的侵蚀，同时也为小肠内多种消化酶发挥作用提供适宜的pH环境。

（2）胰淀粉酶（pancreatic amylase）：在小肠内，淀粉与胰液接触约10min就能全部水解，水解产物为糊精、麦芽糖及麦芽寡糖。胰淀粉酶发挥作用的最适

pH 为 6.7~7.0。

(3) 胰脂肪酶：**胰脂肪酶 (pancreatic lipase)** 是消化脂肪的主要酶，它可将甘油三酯分解成甘油和脂肪酸。胰脂肪酸发挥作用的最适 pH 为 7.5~8.5。如果胰脂肪酶缺乏，将引起脂肪消化不良。

(4) 胰蛋白酶和糜蛋白酶：**胰蛋白酶 (parenzyme)** 和**糜蛋白酶 (avazyme)** 作用相似。当两者同时作用于蛋白质时，可将蛋白质分解成小分子多肽和氨基酸。

胰蛋白酶和糜蛋白酶刚分泌出来时都是以无活性的酶原形式存在，所以不会消化胰腺组织本身。进入小肠后，在小肠液中肠激酶的作用下，胰蛋白酶原被激活成有活性的胰蛋白酶。此外，盐酸、胰蛋白酶本身及组织液也能将胰蛋白酶原激活。如果胰蛋白酶、糜蛋白酶和肠激酶缺乏，将引起蛋白质消化不良而导致严重腹泻。

(5) 其他酶类：胰液中还有核糖核酸酶、脱氧核糖核酸酶、羧基肽酶、胆固醇酯酶和磷脂酶 A_2，它们分别水解核糖核酸、脱氧核糖核酸、含有羧基端的多肽、胆固醇酯和卵磷脂。

由上述可知，胰液中所含的消化酶种类最多，消化力最强，是最重要的消化液。如果胰液分泌障碍，即使其他消化液分泌正常，也会严重影响蛋白质、脂肪的消化和吸收。

2. 胆汁及其作用

胆汁 (bile) 是由肝细胞分泌的。在消化期，胆汁经肝管、胆总管直接排入十二指肠；在非消化期，胆汁经胆囊管进入胆囊储存，待需要时再排入十二指肠。刚从肝细胞分泌出来的胆汁称肝胆汁，储存于胆囊内的胆汁称胆囊胆汁。

(1) 胆汁的性质和成分：胆汁是较黏稠且味苦的液体，肝胆汁为金黄色或橘棕色，pH 为 7.4。胆囊胆汁因被浓缩颜色变深，又因碳酸氢盐在胆囊中被吸收而呈弱酸性，pH 为 6.8。

胆汁中的成分较为复杂，除水外，有机成分主要有胆盐、胆色素、胆固醇、卵磷脂等。无机成分有钠、钾、钙、碳酸氢盐等。胆盐是胆汁酸与甘氨酸或牛磺酸结合形成的钠盐或钾盐，是胆汁中参与消化吸收的主要成分。胆色素是血红蛋白的分解产物，包括胆红素和胆绿素。胆色素的种类和浓度决定了胆汁的颜色。胆汁中的胆盐、胆固醇和卵磷脂保持一定的比例是维持胆固醇呈溶解状态的必要条件。当胆汁中的胆固醇过多或胆盐、卵磷脂减少时，胆固醇容易沉积下来而形成结石。

(2) 胆汁的作用：胆汁中不含消化酶，但胆汁对脂肪的消化和吸收有重要作用，因此是一种重要的消化液。胆汁的主要作用有：①乳化脂肪，胆汁中的胆盐、胆固醇和卵磷脂可作为乳化剂，降低脂肪表面张力，使脂肪乳化成微滴，这就增加了胰脂肪酶的作用面积，使其分解脂肪的速度加快，从而促进脂肪的消化；②帮助脂肪的吸收，胆盐可与脂肪酸、甘油一酯、胆固醇等形成水溶性复合物，将不溶于水的甘油一酯、长链脂肪酸等脂肪分解产物运送到肠黏膜表面，从而促进它们的吸收；③胆汁在促进脂肪分解产物吸收的同时也促进了脂溶性维生素 A、D、E、K 的吸收；④胆盐可直接刺激肝细胞分泌胆汁，这种作用称胆盐的利胆作用。胆汁中的胆盐或胆汁酸进入十二指肠后，其中绝大部分从回肠黏膜吸收入血，通过门静脉回到肝，再参与组成胆汁，由肝细胞分泌后排入小肠，这一过程称胆盐的肠肝循环。胆石阻塞或肿瘤压迫胆管，可引起胆汁排放困难，因而影响脂肪的消化吸收及脂溶性维生素的吸收，同时由于胆管内压力升高，一部分胆汁进入血液可发生黄疸。

(3) 胆囊的功能：①储存和浓缩胆汁。在非消化期，由于壶腹括约肌收缩及胆囊舒张，肝胆汁经胆囊管流入胆囊内储存，其中的水分和无机盐类可被胆囊黏膜吸收，故可使胆汁浓缩 4~10 倍。②调节胆管内压和排放胆汁。胆囊的收缩或舒张可调节胆管内的压力，当壶腹括约肌收缩时，胆囊舒张，肝胆汁流入胆囊，胆管内压无明显升高，而当胆囊收缩时，胆管内压升高，壶腹括约肌舒张，胆囊胆汁排入十二指肠。胆囊摘除后，对小肠的消化和吸收并无明显影响，这是因为肝胆汁可直接流入小肠内的缘故。

3. 小肠液及其作用

小肠液 (small intestinal juice) 是由十二指肠腺和肠腺分泌的。十二指肠腺主要分泌黏稠的碱性液体，pH 约为 7.6，渗透压与血浆相近。小肠液中除水和无机盐外，还有肠激酶和黏蛋白等。

小肠液的主要作用有：①保护十二指肠黏膜免受胃酸的侵蚀；②大量的小肠液可稀释消化产物，降低肠内容物渗透压，从而有利于小肠内的水分及营养物质的吸收；③小肠液中的肠激酶可使胰液中的胰蛋白酶原激活，从而促进蛋白质的消化。

近年的研究结果表明，小肠液中除肠激酶外，并不含其他消化酶，但在小肠上皮细胞的纹状缘和细胞内存在多种消化酶，如多肽酶、二肽酶、三肽酶、麦芽糖酶和蔗糖酶等。当营养物质被吸收入小肠上皮细胞后，这些酶能对消化不完全的产物再继续进行消化。多肽可被多肽酶水解成二肽、三肽，继而被二肽酶、三肽酶水解成氨基酸；麦芽糖和蔗糖则在相应的酶作用下水解成单糖。

综上所述，由于唾液中仅含唾液淀粉酶，胃液中只含胃蛋白酶，因此，淀粉水解从口腔开始，蛋白质水解从胃内开始。胰液中含有消化脂肪的酶，所以，脂肪的水解到小肠内才能进行。胆汁中虽不含消化酶，但胆盐对脂肪的消化和吸收却有重要的作用。胰液中所含的消化酶种类最多，消化力最强，是所有消化液中最重要的。目前认为，真正由小肠腺分泌的酶只有肠激酶。它对食物本身并无消化作用，只起到激活胰蛋白酶原的作用。食物的消化进行到小肠阶段基本完成。现将各种营养物质的化学消化总结在表 11-2 中。

表 11-2　各种营养物质的化学消化

食物中的营养物质	消化部位	消化酶	消化产物
蛋白质	胃、小肠	胃蛋白酶 胰蛋白酶 糜蛋白酶	多肽、氨基酸
多肽	小肠黏膜纹状缘	多肽酶	二肽、三肽
二肽和三肽	小肠上皮细胞内	二肽酶 三肽酶	氨基酸
淀粉	口腔、胃、小肠	唾液淀粉酶 胰淀粉酶	麦芽糖
双糖	小肠黏膜纹状缘	麦芽糖酶 蔗糖酶	葡萄糖
甘油三酯	小肠	胰脂肪酶	甘油、脂肪酸、甘油一酯

4. 小肠的运动

小肠的运动功能是继续研磨食糜，使食糜与小肠内消化液混合，并与肠黏膜广泛接触，以利于营养物质的吸收，同时推进食糜从小肠上段向下段移动。

1）小肠的运动形式及作用　小肠的运动主要包括 3 种形式。

（1）紧张性收缩：紧张性收缩是小肠进行其他各种运动的基础。紧张性收缩增强时，有利于小肠内容物的混合与推进；紧张性收缩减弱时，肠管扩张，肠内容物混合与推进减慢。

（2）分节运动：**分节运动（segmentation）**是以小肠壁环形肌收缩和舒张为主的节律性运动，小肠的分节运动尤其明显。在食糜所在的一段肠管上，环形肌以一定的间隔在许多点同时收缩或舒张，把肠管内食糜分成许多节段，数秒后，收缩的部位开始舒张，而舒张的部位又开始收缩，将每段食糜又分成两半，邻近的两半重新组合成新的节段，如此反复进行（图 11-7）。分节运动的作用是：第一，将食糜与消化液充分混合，以便消化酶对食物进行消化；第二，使食糜与肠壁紧密接触，为吸收创造有利条件；第三，挤压肠壁促进血液和淋巴液回流，以利吸收。

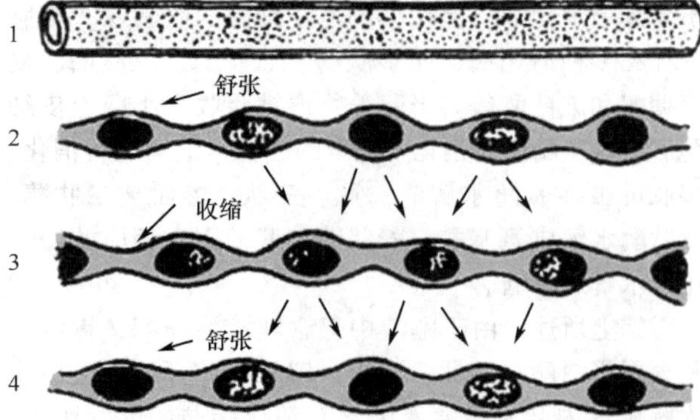

图 11-7　小肠的分节运动模式图

1. 肠管表面观；2~4. 肠管纵切面表示食糜阶段分割与合拢的情况

（3）蠕动：小肠的任何部位均可发生蠕动，其速度为 0.5~2.0cm/s，近端蠕动速度较远端快。在小肠始段，蠕动的频率为 11 次/min，回肠末端为 8 次/min，这有利于将食糜向大肠方向推进。通常每个蠕动波将食糜向前推送一段距离后即消失。蠕动的意义在于使食糜在小肠内被推进，到达一个新的节段后再开始分节运动。食糜在小肠内被推进的速度大约只有 1cm/min，从幽门部到回盲瓣需要 3~5h。

小肠还有一种进行速度快、传播远的蠕动称为**蠕动冲（peristaltic rush）**，它可将食糜从小肠始段一直推送到小肠末端，有时可至大肠。蠕动可由吞咽动作及食糜进入十二指肠引起，有些药物（如泻药）的刺激，也可引起蠕动冲。

2）回盲括约肌的功能　在回肠末端与盲肠交界处环形肌显著加厚，称回盲括约肌。回盲括约肌在平时保持轻度收缩状态，可阻止回肠内容物向盲肠排放。当蠕动波到达回肠末端时，回盲括约肌舒张，回肠内容物进入盲肠。当内容物充胀盲肠时，刺激肠黏膜引起回盲括约肌这种活瓣样作用，一方面可防止回肠内容物过快地进入大肠，从而延长食糜在小肠内停留的时间，有利于小肠内容物彻底消化吸收；另一方面可阻止大肠内容物反流进入回肠。

（四）大肠的功能

正常成年人的大肠每天接受来自回肠的半流体内容物 0.5~1.5L。其中主要是食物残渣、水和电解质。人类大肠内没有重要的消化活动。其主要功能是储存食物残渣，吸收部分水分和无机盐，形成并排出粪便。

1. 大肠液及其作用

大肠液是由大肠腺和大肠黏膜杯状细胞分泌的。

pH为8.3~8.4。大肠液的主要成分为黏液和碳酸氢盐，还含有少量的二肽酶和淀粉酶，但它们的消化作用不大。大肠液的主要作用是润滑粪便，保护肠黏膜免受机械损伤。

大肠内有大量的细菌，可随食物和空气进入消化管。大肠内的环境极适合细菌的生长、繁殖。据估计，粪便中的细菌占粪便固体总量的20%~30%。大肠内的细菌能对肠内容物中一些成分进行分解。糖类发酵的产物有乳酸、乙酸、CO_2、沼气等。脂肪的发酵产物有脂肪酸、甘油、胆碱等。蛋白质的腐败产物有氨、硫化氢、胺类和吲哚等。消化不良及便秘时，其中一些有毒物质产生和吸收增多，严重时可危害人体。在一般情况下，由于吸收甚少，经肝解毒后，对人体无明显不良影响。

大肠内的细菌能利用肠内较简单的物质合成B族维生素及维生素K，它们可被人体吸收利用，若长期使用肠道抗菌药物，肠内细菌被抑制，可引起B族维生素和维生素K缺乏。

2. 大肠的运动形式

大肠运动少而缓慢，对刺激发生反应较迟钝。这些特点都是与大肠的功能相适应的。

（1）大肠的运动形式：袋状往返运动、分节或多袋推进运动和蠕动。袋状往返运动是空腹时多见的一种运动形式，是由环形无规律地收缩引起的，可使结肠袋中的内容物向两个方向作短距离的位移。分节或多袋推进运动是一个结肠袋或多个结肠袋收缩，将肠内容物向下一肠段推移的运动。蠕动则是由一些稳定向前推进的收缩波组成。通常蠕动较缓慢，偶尔发生速度快、传播远的蠕动称为集团蠕动。它常发生于进食后，一般开始于横结肠，可将一部分肠内容物迅速推送至降结肠或乙状结肠。集团蠕动多发生在进食后，当胃内食糜进入十二指肠时，刺激肠黏膜通过壁内神经丛反射引起，称为十二指肠-结肠反射。现将主要消化器官的运动形式及生理意义归纳于表11-3。

表11-3 主要消化器官的运动形式及生理意义

	运动形式	生理意义
口腔	咀嚼	切割、粉碎食物；与唾液混合形成食团
	吞咽	将食团推送入胃
胃	容受性舒张	容纳和储存食物
	紧张性收缩	形成一定的胃内压；保持胃形状和位置
	蠕动	搅拌和研磨食物；使食物与胃液混合；实现胃排空
小肠	紧张性收缩	是小肠其他运动形式的基础
	分节运动	使食糜与消化液混合；促进血液和淋巴液回流，以利吸收
	蠕动	缓慢推进肠内容物
	蠕动冲	快速推进肠内容物
大肠	袋状往返运动	使结肠袋内容物双向短距离位移
	分节或多袋推进运动	推进肠内容物
	蠕动	推进肠内容物
	集团蠕动	快速推进肠内容物

（2）排便：进入大肠的内容物中部分水分、无机盐和维生素被吸收，未被消化的食物残渣经过细菌发酵和腐败作用形成的产物，加上脱落的肠黏膜上皮细胞和大量的细菌共同构成粪便。

粪便主要储存于结肠下部，平时直肠内并无粪便，粪便一旦进入直肠，可引起排便反射。正常人的直肠对粪便的压力刺激具有一定的阈值，当达到此阈值时，会引起便意而排便。如果经常有意地抑制排便，就使得直肠对粪便的压力刺激变得不敏感，阈值升高，使粪便在肠腔内停留时间延长，水分吸收过多而变得干硬，可导致便秘。经常便秘又可引起痔疮、肛裂等疾病。因此，应该养成定时排便的良好习惯。

二、吸收

消化管内的吸收是指食物的消化产物、水分、无机盐和维生素透过消化管黏膜的上皮细胞进入血液和淋巴液的过程。营养物质的吸收是在食物被消化的基础上进行的。正常人体所需要的营养物质都是经消化管吸收进入人体的，因此，吸收功能对于维持人体正常生命活动是十分重要的。

（一）吸收的部位

由于消化管各部分组织结构不同，加之营养物质在消化管各阶段内被消化的程度和停留的时间各异，因此，消化管各阶段的吸收能力和吸收速度也不相同。营养物质在口腔和食管内几乎不被吸收，在胃内只吸收乙醇和少量水分。营养物质的主要吸收部位是小肠。一般认为，蛋白质、糖类和脂肪的消化产物大部分在十二指肠和空肠被吸收，胆盐和维生素 B_{12} 在回肠被吸收（图 11-8）。食物经过小肠后，吸收过程已基本完成，大肠只吸收少量水分和无机盐。

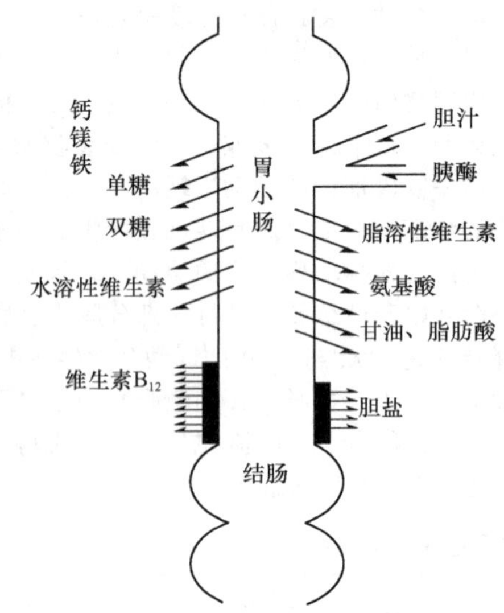

图 11-8　各种主要营养物质在小肠中的吸收部位

小肠之所以成为营养物质吸收的主要场所，是由以下几方面因素决定的：①小肠有巨大的吸收面积，成人的小肠长 4~5m，小肠黏膜形成许多环形皱褶，皱褶上有大量绒毛，绒毛表面的柱状上皮细胞还有许多微绒毛，这就使小肠的吸收面积比同样长度单筒面积增加约 600 倍，达到 $200m^2$ 左右（图 11-9）；②食物在小肠内已被充分消化成可以吸收的小分子物质；③食糜在小肠内停留时间长，为 3~8h，使营养物质有充分的时间被消化吸收；④小肠黏膜绒毛内有丰富的毛细血管和毛细淋巴管，有利于吸收。

小肠不仅吸收各种营养物质，每日分泌的多达 6~8L 的消化液也在小肠被重吸收。因此，如果小肠吸收功能障碍，不仅人体营养障碍，而且由于消化液大量丢失，可导致水和电解质平衡的紊乱。

（二）小肠内主要营养物质的吸收

1. 糖的吸收

糖类必须分解成单糖才能被吸收，吸收的途径是血液。肠腔内的单糖主要是葡萄糖，约占单糖总量的 80%，其余的单糖是半乳糖、果糖和甘露糖。各种单糖的吸收速率不同，以半乳糖和葡萄糖最快，果糖次之，甘露糖最慢。葡萄糖的吸收是逆浓度差进行的主动转运过程，其能量来自钠泵，属于继发性主动转运。

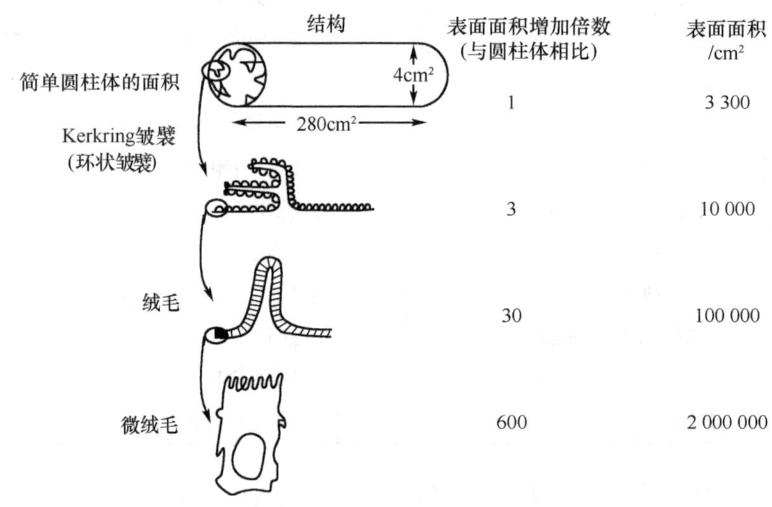

图 11-9　小肠黏膜表面积增大示意图

2. 蛋白质的吸收

蛋白质的消化产物一般以氨基酸的形式被吸收。吸收的部位主要在小肠上段，吸收的途径是血液。氨基酸的吸收过程与葡萄糖吸收相似，也是与钠吸收偶联进行的继发性主动转运过程。近年来的实验指出，小肠的纹状缘上有二肽和三肽的转运系统，因此，许多二肽和三肽也可完整地被小肠上皮细胞吸收。进入细胞内的二肽和三肽被细胞内的二肽酶和三肽酶水解成氨基酸，然后再进入血液。

3. 脂肪和胆固醇的吸收

脂肪消化后形成甘油、脂肪酸、甘油一酯。肠腔内的胆固醇酯经胆固醇酯酶的作用形成游离的胆固醇。脂肪消化产物中的长链脂肪酸（含 12 个碳原子以上）、甘油一酯和胆固醇等不溶于水，必须与胆汁中的胆盐结合形成水溶性混合微胶粒，然后透过肠黏膜上皮细胞表面的静水层到达细胞的微绒毛。在这里，甘油一酯、脂肪酸和胆固醇又从混合微胶中释出，透过微绒毛的细胞膜进入黏膜细胞，而胆盐因不能通过细胞膜，一部分留在肠腔内继续发挥作用，另一部分在回肠主动转运入血。

长链脂肪酸和甘油一酯进入上皮细胞后重新合成甘油三酯。胆固醇则在细胞内酯化形成胆固醇酯，二者再与细胞内生成的载脂蛋白一起构成乳糜微粒，然后以出胞的方式进入细胞间隙，再进入淋巴液（图 11-10）。甘油和中、短链脂肪酸在小肠上皮细胞内不再变化，因能溶于水，可直接吸收进入血液。脂肪的吸收有血液和淋巴液两种途径，因膳食中的动、植物油含长链脂肪酸较多，所以，脂肪的吸收以淋巴途径为主。

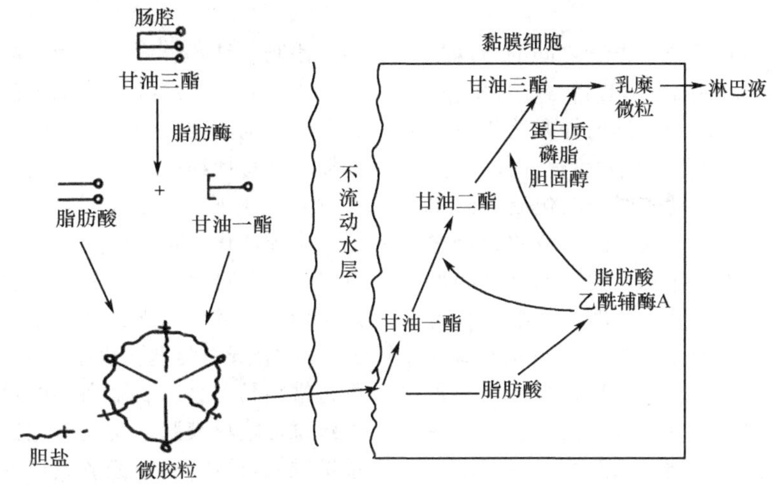

图 11-10　脂肪吸收示意图

4. 无机盐的吸收

各种无机盐吸收的难易程度不同。一价的碱性盐类如钠、钾、铵盐吸收速度很快，多价碱性盐类如镁、钙吸收很慢。凡与钙结合形成沉淀的盐如硫酸钙、磷酸钙均不能被吸收。

（1）钠和负离子的吸收：钠的吸收是由肠黏膜上皮细胞侧膜和底膜上钠泵转运的。成人每天摄入的钠和消化腺分泌的钠有 95%～99% 被吸收入血。另外，由于钠泵活动产生的电位差，可促使肠腔内的负离子如 Cl^- 和 HCO_3^- 向细胞内转移而被动吸收。

（2）钙的吸收：食物中的钙只有小部分被吸收，大部分随粪便排出体外。钙只有呈离子状态才能被吸收。影响钙吸收的因素主要有：①肠腔内酸性环境有利于钙的吸收，这是因为钙容易溶解于酸性液体中，据测定，当肠内容物的 pH 为 3 时，钙呈离子状态，最容易被吸收；②维生素 D 能促进钙从肠腔进入肠黏膜细胞，又能协助钙从细胞进入血液，因此维生素 D 对钙的吸收十分重要；③脂肪酸能与钙结合成钙皂，后者与胆汁酸结合形成水溶性复合物而被吸收；④儿童、孕妇和乳母因对钙的需要量增加而使其吸收量也增加。此外，凡能使钙沉淀的因素都能阻止钙的吸收。例如，肠内容物中的磷酸盐可与钙形成不溶解的磷酸钙，从而使钙不被吸收。

钙吸收的部位在小肠上段，特别是十二指肠吸收钙的能力最强。钙的吸收是主动转运过程。进入肠黏膜细胞的钙通过位于细胞底膜和侧膜上的钙泵的活动主动转运进入血液。

（3）铁的吸收：人每日吸收的铁约 1mg，仅为每日膳食中铁含量的 1/10 左右。铁的吸收与人体对铁的需要有关。急性失血患者、孕妇、儿童对铁的需要量增加，铁的吸收也增加。食物中的铁大部分是三价铁，不易被吸收，必须还原成为亚铁才能被吸收。维生素 C 能使高铁还原成亚铁，从而促进铁的吸收。铁在酸性环境中易于溶解，故胃酸有促进铁吸收的作用。胃大部切除或胃酸分泌减少的患者，由于影响铁的吸收可导致缺铁性贫血。食物中的植酸、草酸、磷酸等可与铁形成不溶性的化合物而阻止铁的吸收。

铁的吸收部位主要在十二指肠和空肠上段。

5. 水的吸收

成人每日摄入的水为 1～2L，由消化腺分泌的液体可达 6～8L，所以每日吸收的水有 8L 左右，随粪便排出的水仅为 0.1～0.2L。水的吸收是被动的。各种溶质，特别是氯化钠吸收后产生的渗透压梯度是水吸收的主要动力。严重呕吐、腹泻可使人体丢失大量水分和电解质，从而导致人体脱水和电解质紊乱。

6. 维生素的吸收

维生素分为脂溶性维生素和水溶性维生素两类。水溶性维生素主要以扩散的方式在小肠上段被吸收，但维生素 B_{12} 必须与内因子结合形成水溶性复合物才能在回肠被吸收。脂溶性维生素 A、D、E、K 的吸收机制与脂肪吸收相似，它们先与胆盐结合形成水溶性复合物，通过小肠黏膜表面的静水层进入细胞，然后与胆盐分离，再透过细胞膜进入血液或淋巴液。

（杨建昌）

第三节　消化器官活动的调节

在完整的人体内，消化系统各器官之间的活动是密切配合的。例如，咀嚼和吞咽能引起胃容受性舒张，同时也引起胃液、胰液和胆汁的分泌增加。消化系统的功能活动还能根据人体当时的情况发生适应性变化。例如，在非消化期，消化管运动较弱，消化液分泌也较少；在消化期，消化管运动加强，消化液的分泌增多。此外，消化系统与人体其他系统的功能活动如循环、呼吸、代谢等也是密切相关的。消化系统各器官的功能活动相互配合，以及消化系统的活动与人体其他系统的功能活动协调一致，都是在神经和体液因素的调节下实现的。但就消化液分泌调节而言，胃液分泌受神经和体液的双重调节，胰液和胆汁的分泌则主要受体液因素的调节，唯有唾液的分泌只受神经的调节。

一、神经调节

1. 消化器官的神经支配及其作用

支配消化器官的神经有外来的自主神经和位于消化管壁内的壁内神经丛。自主神经包括交感神经和副交感神经，其中副交感神经对消化功能的影响更大。

（1）交感神经和副交感神经及其作用：除口腔、咽、食管上段及肛门外括约肌受躯体神经支配外，消化器官的其他部位均受交感神经和副交感神经双重支配（图 11-11）。交感神经自脊髓胸腰段侧角细胞，在相应的神经节换神经元后，其节后纤维支配唾液腺、胃、小肠、结肠、肝、胆囊和胰腺。一般来说，交感神经兴奋时，节后纤维末梢释放去甲肾上腺素，引起消化管运动减弱，消化液分泌减少，但引起胆总管括约肌、回盲括约肌与肛门内括约肌的收缩，对某些唾液腺（如颌下腺）也起到刺激分泌的作用。

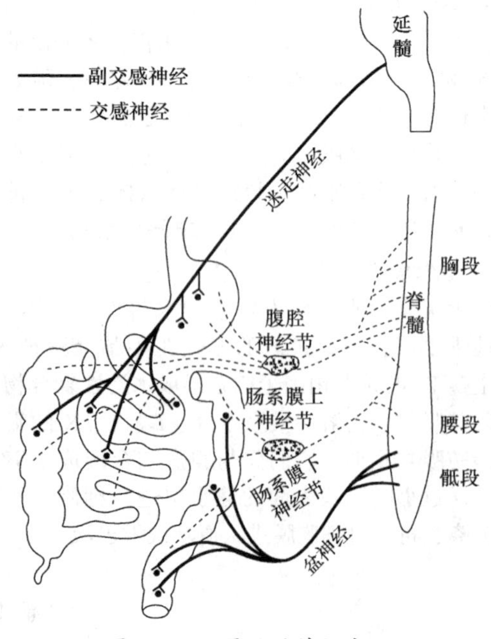

图 11-11　胃肠的神经支配

支配消化器官的副交感神经有迷走神经、盆神经和第Ⅶ、Ⅸ对脑神经中的副交感神经纤维。迷走神经起自延髓的背核，支配食管下段、胃、小肠、结肠右 2/3，还有肝、胆囊、胰腺。盆神经起自脊髓骶段，支配远端结肠和直肠。第Ⅶ、Ⅸ对脑神经中的副交感神经纤维支配唾液腺。支配消化器官的副交感神经的节前纤维先与器官旁神经节或壁内神经丛的神经节细胞发生联系，节后纤维分布至消化管壁的平滑肌和腺体。副交感神经兴奋时，除少数纤维外，大多数节后纤维释放乙酰胆碱，使消化管运动增强，消化液的分泌增多，胆囊收缩，括约肌松弛，胆汁排放。一般来说，交感神经和副交感神经对同一器官的调节表现为既相互拮抗又相互协调，但以副交感神经的作用占优势。此外，神经对消化器官的作用效果还受消化管平滑肌原有紧张性的影响。例如，原有紧张性较高时，刺激两种神经均引起抑制效应；相反，原有紧张性低时，刺激两种神经均引起兴奋效应。

（2）壁内神经丛及其作用：壁内神经丛分布于食管中段至肛门的绝大部分消化管壁内，包括位于黏膜下层的黏膜下神经丛和位于环行肌与纵行肌之间的肌间神经丛。壁内神经丛中含有感觉神经元、中间神经元和运动神经元，还有进入消化管壁的交感神经和副交感神经纤维。它们把胃肠壁的各种感受器及效应器联系在一起，形成了一个相对独立的局部反射系统，在胃肠活动调节中具有重要的作用。当食物刺激消化管壁时，不需要中枢参与就可通过壁内神经丛完成局部反射。当切断外来神经后，局部反射仍可进行，但正常情况下，壁内神经丛的活动受外来神经的调节。

壁内神经丛中多数副交感神经纤维是兴奋性的胆碱能纤维，对消化管的运动和消化腺的分泌起兴奋作用。但也有少数是抑制性纤维，其中有些末梢释放的递质可能是肽类物质，如血管活性肠肽（VIP）、P 物质、脑啡肽和生长抑素等。因此，有人将这类神经称为肽能神经。目前认为，胃的容受性舒张、机械刺激引起的小肠充血，均与神经末梢释放血管活性肠肽有关。

2. 消化器官活动的反射性调节

调节消化器官活动的反射中枢位于延髓、下丘脑、边缘叶及大脑皮质等处。当刺激作用于消化器官内或消化器官外的某些感受器时，引起传入神经兴奋，并将冲动传至上述有关中枢，再通过传出神经到达消化管壁的平滑肌和腺体，使它们的活动发生改变。消化器官活动的反射性调节包括条件反射和非条件反射。

1）非条件反射性调节　非条件反射是由食物直接刺激消化管壁的机械感受器和化学感受器引起的。

（1）食物对口腔内感受器刺激引起的反射：事物在口腔内可刺激口腔黏膜、舌、咽等处的感受器，冲动沿第Ⅴ、Ⅶ、Ⅸ、Ⅹ对脑神经传入中枢，引起延髓、下丘脑、边缘叶以至大脑皮质相应中枢兴奋，再通过传出神经，引起效应器的活动变化。主要是引起唾液分泌增加，以便进行口腔内消化，还能引起胃液、胰液、胆汁等消化液分泌增加及胃容受性舒张，从而为食物进行胃肠内消化创造有利条件。

（2）食物对胃内感受器刺激引起的反射：食物入胃后，刺激胃黏膜的感受器，可通过两个途径进行反射性调节。一个是通过迷走-迷走反射引起胃运动增强，胃液、胰液、胆汁等消化液分泌增加。另一个是通过壁内神经丛反射，引起胃运动加强，胃液分泌增加。

（3）食糜对小肠内感受器刺激引起的反射：食糜进入小肠后，刺激小肠壁内的机械、化学感受器，可通过3种神经反射途径，引起不同的效应：①通过迷走-迷走反射引起胃液、胰液、胆汁等消化液分泌增加，以利于小肠内化学消化；②通过壁内神经丛反射促进小肠运动以利于小肠内机械消化；③通过肠-胃反射抑制胃的运动，延缓胃排空。

2）条件反射性调节　在人类，条件反射对消化功能的影响十分广泛而明显。在日常生活中，食物的形象、气味、进食的环境，以及与进食有关的语言、文字等均可成为条件刺激，分别作用于嗅觉、视觉、听觉等感受器，反射性引起消化管运动和消化腺分泌的改变。“望梅止渴”就是条件反射引起唾液分泌增加的典型例子。条件反射活动除在唾液分泌的调节中起重要作用以外，在胃液、胰液、胆汁分泌及消化管运动调节中，都有条件反射的参与。条件反射的刺激信号虽然不直接刺激消化器官的感受器，但反射的效果却为食物的消化做好了准备，使消化器官的活动更好地适应内、外环境变化的需要。

二、体液调节

1. 胃肠激素

由胃肠黏膜的内分泌细胞合成并分泌的激素，统称**胃肠激素（gut hormone）**。已经证明，从胃到大肠的黏膜内，有40多种内分泌细胞，它们分散地分布在胃肠黏膜细胞之间，可分泌多种胃肠激素（表11-4）。其中，对消化功能影响较大的胃肠激素主要有促胃液素、促胰液素、缩胆囊素等。

表11-4　主要胃肠内分泌细胞的名称、分布和分泌物

内分泌细胞	分布部位	分泌物
G细胞	胃窦、十二指肠	促胃液素
I细胞	小肠上部	缩胆囊素
S细胞	小肠上部	促胰液素
A细胞	胰、胃底、胃体	胰高血糖素
D细胞	胃、胰岛、小肠、结肠	生长抑素
D1细胞	胃、小肠、大肠、胰岛	血管活性肠肽
K细胞	小肠上部	抑胃肽

由胃肠内分泌细胞分泌的胃肠激素，绝大多数是通过血液循环到达靶细胞发挥作用，也有部分胃肠激素自分泌后，直接扩散到临近组织起作用。胃肠激素的生理作用主要表现在以下3个方面：①调节消化腺分泌和消化管运动；②调节其他激素的释放，如抑胃肽有促进胰岛素分泌的作用；③营养作用，指一些胃肠激素具有促进消化管黏膜组织生长和促进代谢的作用，称为营养作用。现将促胃液素、促胰液素、缩胆囊素的主要生理作用及引起释放的主要因素归纳于表11-5。

表11-5　3种胃肠激素的主要生理作用及引起释放的主要因素

激素名称	主要生理作用	引起释放的主要因素
促胃液素	促进胃液（以胃酸和胃蛋白酶原为主）、胰液、胆汁分泌，加强胃肠运动和胆囊收缩，促进消化道黏膜生长	迷走神经兴奋、胃幽门和小肠上部蛋白质的分解产物
促胰液素	促进胰液（以分泌 H_2O 和 HCO_3^- 为主）、胆汁、小肠液分泌，胆囊收缩，抑制胃肠运动和胃液分泌	小肠上部的盐酸、蛋白质分解产物、脂酸钠
缩胆囊素	促进胃液、胰液（以消化酶为主）、胆汁、小肠液分泌，加强胃肠运动和胆囊收缩，胰腺外分泌组织生长	小肠上部蛋白质分解产物、脂酸钠、盐酸、脂肪

近年来研究还发现，原来认为只存在于胃肠的某些激素或肽类，也存在于胃肠以外的组织，特别是神经系统内，一些原来认为只存在于中枢神经系统中的肽类，也在胃肠被发现。这些双重分布的肽类称为**脑-肠肽（brain-gut peptide）**。迄今已被确认的脑-肠肽至少有20种，如促胃液素、缩胆囊素、促胰液素、胰高血糖素、血管活性肠肽、抑胃肽、P物质、神经降压素、生长抑素等，其数目还在继续增加。

脑-肠肽概念的提出，揭示了神经系统和消化系统之间存在着密切的内在联系。脑-肠肽具有广泛的生物学活性，如调节消化管活动和消化腺分泌；调节代谢、摄食活动，调节免疫功能；细胞保护作用；调节行为活动等。

2. 其他体液因素

（1）组胺：胃的泌酸腺区黏膜内含有大量的组胺。组胺是由肥大细胞产生的。正常情况下，胃黏膜恒定地释放少量的组胺，与壁细胞上组胺Ⅱ型受体（H_2 受体）结合，从而促进胃酸的分泌。组胺不仅对胃酸分泌具有很强的刺激作用，还能提高壁细胞对乙酰胆碱和促胃液素的敏感性。H_2 受体阻断剂甲氰咪胍不仅可阻断组胺与壁细胞结合，减少胃酸分泌，还可降低壁细胞对乙酰胆碱和促胃液素的敏感性，使胃酸分泌大大减少。因此临床上可用于溃疡病的治疗。

（2）盐酸：盐酸既是胃腺分泌的产物，又是它的调节物。当胃窦或十二指肠内盐酸增多时，可抑制 G 细胞分泌促胃液素，从而使胃液分泌减少。盐酸对胃液分泌的这种负反馈作用在胃液分泌调节中具有重要意义。

（3）胆盐：胆盐进入十二指肠后，其中绝大部分重吸收入血，通过肠肝循环到达肝细胞，刺激胆汁分泌。

综上所述，人体对消化器官的调节主要包括了神经调节和体液调节两种机制。在消化管的各个阶段，两种调节机制所起的作用是不同的，但它们互相配合与协调，共同调节消化吸收过程。

（杨建昌）

复习思考题

1. 简述消化系统的生理功能。
2. 消化液的主要功能有哪些？
3. 唾液的主要功能有哪些？
4. 说明胃液的性质、主要成分及其作用。
5. 试述胃的基本运动形式，并说明其生理意义。
6. 胃排空是如何产生的？它有何特点？
7. 正常时胃液为何不消化和腐蚀胃本身？
8. 胃液分泌不足或过多时，可能会出现哪些异常？
9. 说明小肠为什么是消化和吸收的主要部位。
10. 试述小肠的基本运动形式，并说明其生理意义。
11. 为什么说胰液是最重要的消化液？
12. 简述小肠液的性质、主要成分及其作用。
13. 胰液分泌不足或过多时，可能会出现哪些异常？
14. 说明胆汁的性质、主要成分及其作用。
15. 进餐时，胃液分泌会大量增加，为什么？
16. 简述糖类和蛋白质的消化过程及吸收途径。
17. 脂肪是如何被消化吸收的？
18. 简述 3 种主要胃肠激素的生理作用。
19. 说明支配消化器官的神经及其作用。
20. 何谓脑-肠肽？

参考文献

柏树令 . 2006. 系统解剖学 . 6 版 . 北京：人民卫生出版社
姚泰 . 2003. 生理学 . 6 版 . 北京：人民卫生出版社
姚泰 . 2005. 生理学（八年制）. 北京：人民卫生出版社
于吉人，张大成 . 1994. 人体生理学 . 北京：北京医科大学、中国协和医科大学联合出版社
张建福 . 2003. 人体生理学 . 2 版 . 上海：第二军医大学出版社
周吕，柯美云 . 1999. 胃肠动力学 . 基础与临床 . 北京：科学出版社
朱大年，王庭槐 . 2013. 生理学 . 8 版 . 北京：人民卫生出版社
朱妙章 . 2005. 大学生理学 . 2 版 . 北京：高等教育出版社
Boron WF，Boulpaep EL. 2005. Medical Physiology：A Cellular and Molecular Approach. Philadelphia：Saunders Elsevier
Duthie G，Gardiner A. 2004. Physiology of the Gastrointestinal Tract. London and Philadelphia：Whurr Publishers
Fruton JS. 2002. A history of pepsin and related enzymes. Q Rev Bio，77：127-147
Ganong WF. 2003. Review of Medical Physiology. 21th ed. New York：McGraw-Hill Company
Greger R，Windhorst U. 1996. Comprehensive Human Physiology. Vol 2. Berlin：Springer
Johnson LR. 1994. Physiology of Gastrointestinal Tract. 3rd ed. New York：Raven Press
Johnson LR. 2006. Gastrointestinal Physiology. 7th ed. St. Louis：Mosby
Li Y，Owyang C. 1996. Pancreatic secretion evoked by cholecystokinin and non-cholecystokin independent duodenal stimuli via vagal afferent fiber in the rat. J Physiology（London），494：773-782

第十二章 泌尿系统

要点：①肾是机体最重要的排泄器官，肾的基本功能单位是肾单位。②尿的生成经历滤过、重吸收和分泌3个过程。③肾小体执行滤过功能，产生原尿。肾小球滤过率是滤过功能的重要指标。④肾小管和集合管通过重吸收和分泌作用，进一步对原尿加工处理，其中有用物质（水、电解质、葡萄糖等）被重吸收，代谢终产物被浓缩或被分泌到小管液中。⑤正常的尿生成过程使体液的容量、成分（包括电解质浓度和酸碱性）得到调节，使机体内环境稳态得以维持。⑥肾素-血管紧张素-醛固酮系统和抗利尿激素是调节机体水盐平衡的重要体液因素。醛固酮可促进远球小管和集合管重吸收 Na^+ 和水，排出 K^+；抗利尿激素主要是提高远球小管和集合管上皮细胞对水的通透性，增强水的重吸收。⑦排尿属于反射活动，受高位中枢的影响。⑧肾的主要功能在于维持机体内环境稳态，任何器官不能替代其作用。⑨肾衰竭主要表现为机体水和电解质紊乱、代谢性酸中毒和氮质血症。肾丧失维持内环境稳态的功能将直接危及生命。

第一节 泌尿系统概述

一、排泄的概念

对于外界环境，人体是一个相对开放的系统。机体通过物质交换摄取营养物质和氧气，同时又以适当方式将代谢终产物排出体外。这些应排出的物质如过多地滞留在体内必将会破坏机体内环境的稳态。机体排出代谢终产物的过程称为**排泄**（**excretion**）。机体排泄途径有4条：①经肺排出可挥发的物质（主要是 CO_2）；②经胆道排出肝代谢所产生的胆色素；③由汗腺排出水分、少量氯化钠、尿素等；④肾是最重要的排泄器官，绝大部分代谢终产物需经**泌尿系统**（**urinary system**）排出体外，因此，肾的排泄功能是机体任何一个器官不可替代的。

二、泌尿系统的组成及功能

泌尿系统由**肾**（**kidney**）、输尿管、**膀胱**（**bladder**）和尿道组成。主要功能是排出机体的大部分代谢终产物和维持机体内环境稳态。肾的实质部分与尿的生成过程有关，而肾的肾盏、肾盂部分及输尿管、膀胱和尿道参与尿的收集、传输、储存和排出过程。

（钮伟真）

第二节 肾的解剖学和组织学

一、肾的解剖

肾属于腹部外器官，位于后腹壁的上部。在脊柱两侧各有一个。肾呈豆形，每个成人的肾上下径约为11cm、宽约6cm、厚约2.5cm，重100~150g。肾上腺与肾的上部毗邻。如图12-1所示，肾外缘光滑，其内缘中部凹陷称为肾门，是肾静脉、肾动脉、输尿管、神经出入汇集的部位。

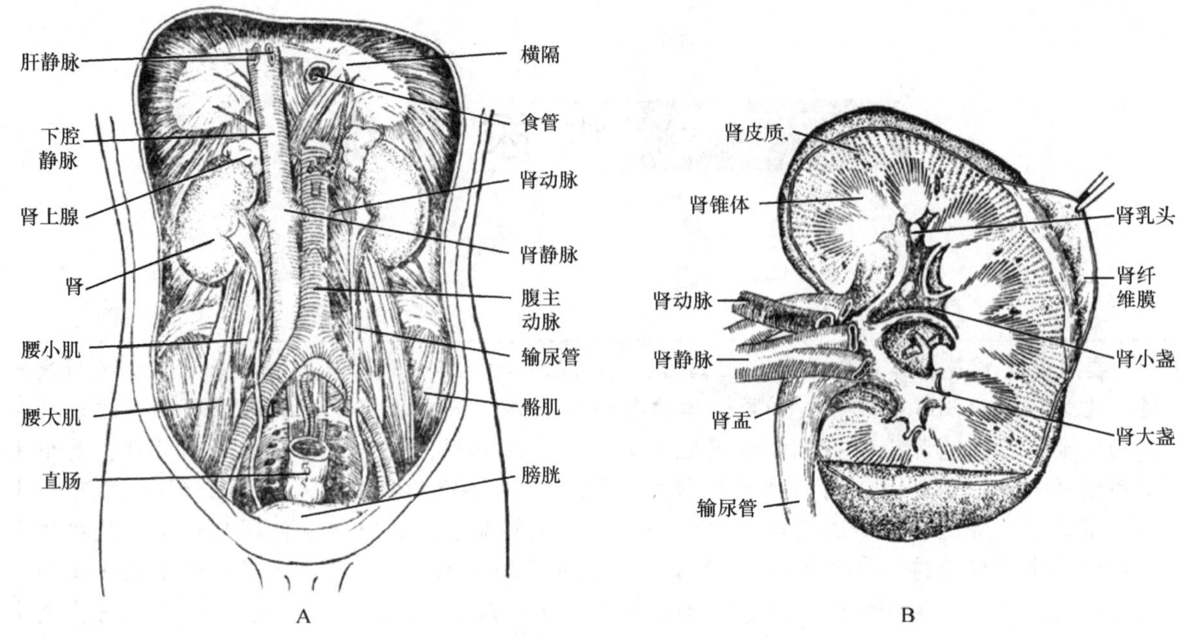

图 12-1 泌尿系统的组成（A）和肾的解剖（B）

肾分为实质（肾皮质、髓质）和尿液集合部（肾小盏、肾盏、肾盂）两部分。前者参与尿的生成，后者收集和传输尿液。从肾的额状面剖开，可见肾实质可分为两层（图 12-1B），靠外缘的部分颜色较深，厚约 1cm，因富含血管而呈红褐色，称为肾皮质。皮质层以内为髓质层，厚 2.5cm，该层血管较少、色泽较浅。髓质层由 15~20 个肾锥体组成，呈圆锥形。肾锥体的底部面向皮质，顶端突起，朝向肾门，称为肾乳头。集合管最后开口于肾乳头。尿液集合部为空腔。由集合管流出的尿液经肾乳头口注入肾小盏，依次经肾大盏、肾盂、输尿管输送到膀胱暂时储存。

二、肾的基本功能单位——肾单位

肾是产生尿液的器官，其基本的功能单位为**肾单位**（**nephron**）。两肾大约含 200 万个肾单位。肾单位包括肾小体和肾小管两个部分。尿的生成包括 3 个过程，即**滤过**（**filtration**）、**重吸收**（**resorption**）和**分泌**（**secretion**）。肾单位是生成尿的基本功能单位，肾小体参与滤过过程，肾小管执行重吸收和分泌功能。肾小管内液体最后汇集于集合管。集合管不属于肾单位，但其功能与肾小管的远曲小管接近，故一并在肾小管部分中介绍。集合管主要与尿的浓缩和稀释功能有关。

（一）肾单位和集合管

1. 肾小体

肾小体包含肾小球和肾小囊两部分。**肾小球**（**glomerulus**）本质上是一个毛细血管网，因呈球形而得名。肾小球毛细血管的入口与入球小动脉衔接，出口与出球小动脉连接。**肾小囊**（**renal capsule**，Bowman's capsule，鲍曼氏囊）是由单层上皮细胞包绕而成的囊状结构。其中一部分上皮细胞覆盖在肾小球毛细血管外表面，称为脏层。另一部分上皮细胞脱离毛细血管，游离成壁层。肾小囊只有一个开口，此处即肾小管的起点。血液流经肾小球时，血液中的部分液体和溶质经毛细血管壁和肾小囊脏层的滤过作用，进入肾小囊，形成原尿（primary urine）。

2. 肾小管

肾小管是由单层上皮细胞构成的管道系统。原尿进入肾小管后，被肾小管同时进行两种处理，即重吸收和分泌过程，然后再由集合管处理，最终形成终尿。在肾小管不同节段，上皮细胞的类型不同，功能侧重也不同。依结构和所在部位，肾小管可被区分为**近曲小管**（**proximal convoluted tubule**）、**髓袢**（**loop of Henle，亨利氏袢**）和**远曲小管**（**distal convoluted tubule**）三大部分（图 12-2）。髓袢呈发卡样结构，沿小管液流向，依次为髓袢降支粗段、髓袢降支细段、髓袢升支细段和髓袢升支粗段。髓袢降支粗段在结构和功能上与近曲小管接近，因而合并称为**近端小管**（**proximal tubule**）；而髓袢升支粗段与远曲小管统称为**远端小管**（**distal tubule**）。

3. 集合管

集合管（**collecting duct**）不属于肾单位。远曲小管汇集于集合管（图 12-2），集合管在功能上与远曲小管接近，有分泌氢、钾及重吸收 NaCl 和水的功能。集合管在尿液的浓缩和稀释过程中有重要作用。

（二）两类肾单位

仔细研究肾结构，依照肾小体所在部位可将肾单位分为**皮质肾单位**（**cortical nephron**）和**近髓肾单位**

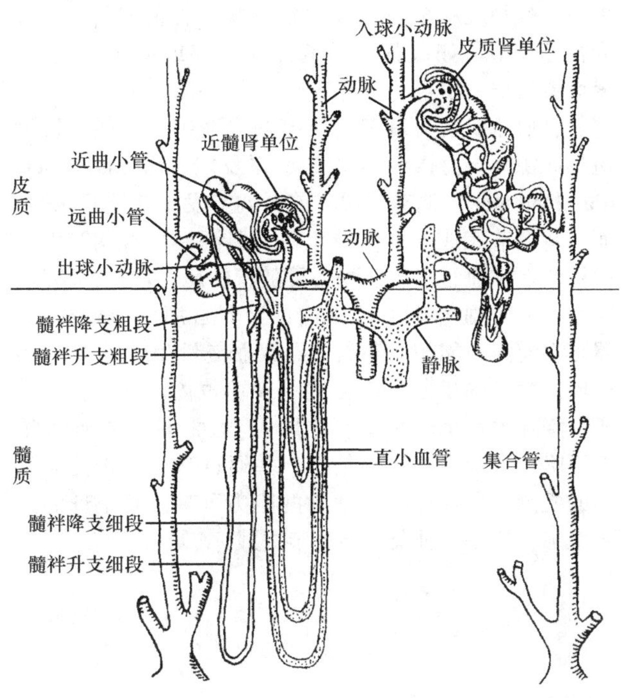

图 12-2 肾单位的结构和类型

(**juxtamedullary nephron**)两类(图 12-2)。皮质肾单位数量多(占肾单位总数的 85%~90%),位于肾实质的外中皮质层。其肾小体体积较小,入球小动脉与出球小动脉的口径比约为 2∶1。皮质肾单位髓袢较短,最长仅达到外髓质层。其出球小动脉进一步分支成为毛细血管,仅分布于皮质部肾小管周围。相比而言,近髓肾单位仅占肾单位总数的 10%~15%。此类肾小体位于肾实质的内皮质层,因靠近髓质得名。近髓肾单位肾小体体积较大、髓袢相当长,可深达内髓质层。其出球小动脉分支成为毛细血管后,一部分缠绕于近曲小管和远曲小管周围,另外一部分呈"U"形与髓袢伴行,称为直小血管。两类肾单位的结构差异提示它们具有不同的功能。除了均参与滤过过程外,皮质肾单位主要完成大部分重吸收和分泌功能,而近髓肾单位更多地参与尿的浓缩和稀释过程。

(三)近球小体

近球小体(**juxtaglomerular apparatus**)主要位于皮质肾单位,是由**球旁细胞**(**juxtaglomerular cell**,又称**颗粒细胞**)、**致密斑**(**macula densa**)和球外系膜细胞 3 种成分组成的特殊结构(图 12-3)。颗粒细胞是分布于皮质肾单位入球小动脉壁上的一种具有分泌功能的肌上皮样细胞。因其细胞内存有包含**肾素**(**renin**)的分泌颗粒且靠近肾小球,故称为球旁细胞或颗粒细胞。致密斑是皮质肾单位远曲小管起始段的一些特殊上皮细胞,该段远曲小管靠近入球、出球小动脉。这些特殊上皮细胞呈高柱状,在显微镜下如斑片状,得名致密斑。球外系膜细胞是指入球、出球小动脉之间的一些间质细胞。

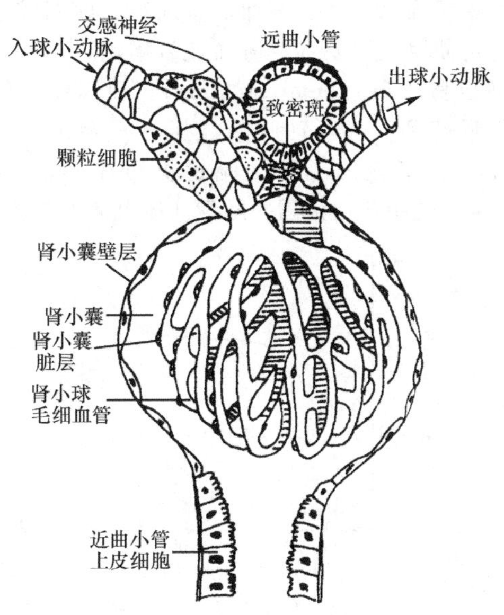

图 12-3 近球小体的结构

近球小体接受交感神经的支配。交感神经兴奋时,颗粒细胞分泌肾素。入球小动脉上存在机械感受器,感受入球小动脉的压力变化。当动脉血压及入球小动脉压下降时,该处机械感受器兴奋,导致颗粒细胞释放肾素。致密斑上皮细胞可感受小管液中 NaCl 浓度的变化,当 NaCl 浓度减少时,致密斑将此信息传递到颗粒细胞,导致肾素的释放。肾素通过**肾素-血管紧张素-醛固酮系统**(**renin-angiotensin-aldosterone system**)控制血管紧张性、钠和水的重吸收,影响血容量和动脉血压。

三、肾的血管结构和血液循环特点

肾动脉起自腹主动脉,经多次分支后成为入球小动脉(图 12-2)。入球小动脉进入肾小体分支为毛细血管(肾小球毛细血管),离开肾小体时汇合成出球小动脉。出球小动脉再次不断分支为肾小管周围毛细血管和直小血管。血液进入肾经过两级毛细血管。第一级毛细血管位于肾小体,两端均为动脉,因此压力高,有利于完成滤过过程。第二级毛细血管围绕肾小管和集合管,压力低,有利于完成重吸收和分泌过程。第二级毛细血管汇合为静脉,最终汇合成肾静脉(图 12-2)。

正常人安静状态下两个肾的血流量相当大,约为 1200ml/min,占心排血量的 20%~25%,而肾动静脉氧差(即肾的摄氧量)仅为一般组织的 1/4~1/3,说明肾血流量大与尿生成过程有密切关系。肾的重吸收过程在很大程度上与 Na^+-K^+-ATP 酶的转运有关,因此肾的耗氧量间接反映 Na^+ 的重吸收量和肾小管重吸收的总体情况。

肾的血流量受神经、体液和自身多重机制的调节。肾血管接受交感神经的支配。当交感神经兴奋时(如运动),肾血管收缩,肾血流量减少。肾上腺素、去甲肾上腺素、血管紧张素、血管升压素、内皮素等体液因素可使肾血管收缩，肾血流量减少；前列腺素、一氧化氮可使肾血管舒张，肾血流量增加。肾的血流量还受到**自身调节**（**autoregulation**）。对离体肾的实验研究中观察到，当肾动脉灌注压在一定范围（80~180mmHg）变化时，肾血流量仍可维持相对恒定（图 12-4），说明肾血流阻力随灌注压升高而加大。这种不依赖神经和全身体液因素的肾血流量调节方式称为自身调节。如果肾动脉灌注压高出或低于此范围，肾血流量仍将发生相应改变。

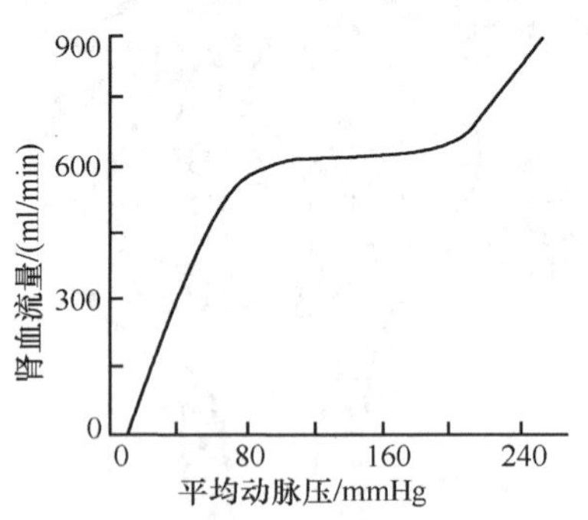

图 12-4　肾血流量的自身调节

肾血流量自身调节的机制尚未明确。可能的机制包括肌源性自身调节学说和**管-球反馈**（**tubuloglomerular feedback**）调节学说。前者调节发生在器官水平，而后者调节完成于肾单位水平。肌源性自身调节学说的机制在于血管平滑肌张力可随管内压力增加而增加，因而在一定血管压力范围内，当器官灌注压升高时，器官血流阻力能相应升高，导致血流量相对不变。管-球反馈学说的机制发生在同一肾单位内。例如，当血压下降导致肾小球滤过率减少时，远曲小管内 NaCl 浓度下降，致密斑感受此信息，并通过某种尚未完全阐明的机制，导致肾小球动脉的阻力下降，肾小球滤过率增加。这是一种负反馈调节方式。

（钮伟真）

第三节　尿的生成过程

一、尿生成的基本过程

尿由肾的实质部分产生。其生成过程经历 3 个不同的加工处理环节，即滤过、重吸收和分泌（图 12-5）。肾小球执行滤过功能，滤过后的液体即原尿；原尿流经肾小管各个节段和集合管时，完成重吸收和分泌过程，到达集合管末端时成为终尿。

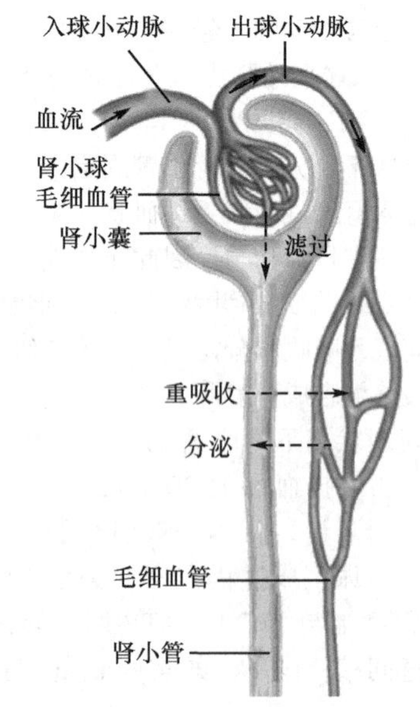

图 12-5　尿生成的 3 个基本过程

二、肾小球的滤过功能

肾小球的滤过功能首先在肾小体组织学研究中得到证据。肾小体包含肾小球和肾小囊两部分。肾小球是一团毛细血管网，血液经入球小动脉进入毛细血管网，最后汇入出球小动脉。肾小囊是由单层上皮细胞包绕肾小球毛细血管网后形成的盲腔，只有一个通向肾小管的出口。这一结构特征提示，肾小囊内的液体（即原尿）是经肾小球毛细血管滤过形成的。进一步的证据来源于微穿刺和微量分析研究。化学分析表明，原尿和血浆内主要溶质的浓度几乎相同，只是原尿中没有血细胞成分和蛋白质大分子（表 12-1）。这一结果有力地证明肾小囊液体是滤过的结果。

表 12-1　血浆原尿和终尿的成分比较（单位：g/L）

成分	血浆	原尿	终尿	尿液浓缩倍数
水	900	980	960	1.1
蛋白质	80	0.3	0	0
葡萄糖	1	1	0	0
Na^+	3.3	3.3	3.5	1.1
K^+	0.2	0.2	1.6	8.0
Cl^-	3.7	3.7	6	1.6
$H_2PO_4^-$，HPO_4^{2-}	0.04	0.04	1.5	37.5
尿素	0.3	0.3	20	67.0
尿酸	0.04	0.04	0.5	12.5
肌酐	0.01	0.01	1.5	150
氨	0.001	0.001	0.4	400

（一）滤过膜

肾小球**滤过膜**（**filtration membrane**）包含 3 层结

构，由内向外分别为肾小球毛细血管内皮细胞层、基膜层和覆盖在基膜层外的肾小囊脏层（单层上皮细胞）（图 12-6）。

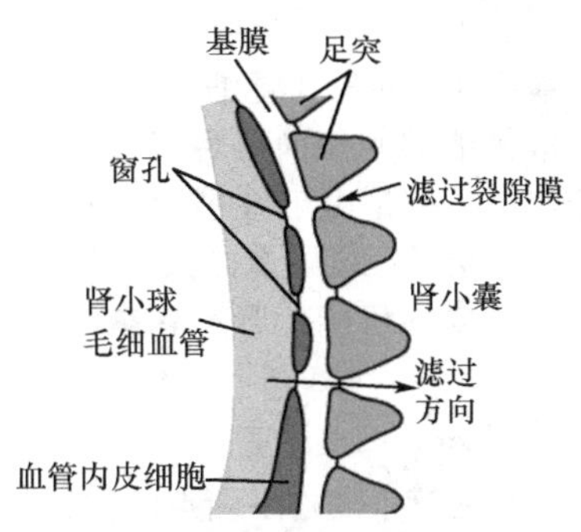

图 12-6　滤过膜的结构

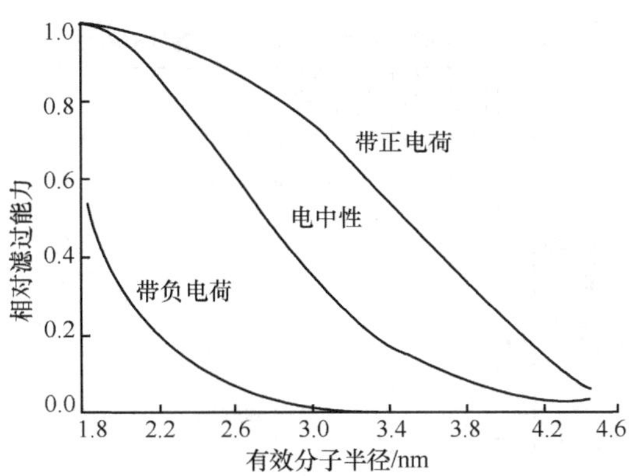

图 12-7　滤过膜的通透性与待滤过分子大小及其带电性质的关系

肾小球毛细血管内皮细胞厚约 40nm，其上分布有大量直径为 50～100μm 的小孔，称为窗孔。水和小分子溶质可自由通过窗孔。毛细血管内皮细胞表面布有带负电荷的糖蛋白（如唾液酸蛋白），对于带负电荷的蛋白质分子的通过具有一定阻碍作用。

基膜是毛细血管内皮细胞层和肾小囊脏层上皮细胞之间的间质，厚度为 110～160nm，构成滤过的第二层屏障。基膜含有间质蛋白，有利于上皮细胞的附着。间质蛋白形成水合凝胶状的纤维网膜，其间布有直径 4～8nm 的网孔，间质蛋白中的硫酸类肝素蛋白聚糖富含负电荷，可阻碍带负电荷的分子通过。

肾小囊脏层构成滤过膜的第三层屏障（图 12-6）。肾小囊脏层的上皮细胞，又称足细胞。足细胞以大量细胞突起（足突）覆盖在基膜上，足突之间存有间隙，称滤过裂隙，由一薄层滤过裂隙膜覆盖。滤过裂隙膜是滤过过程的最后关卡。膜上有 4～14nm 的裂隙孔。足细胞合成一种重要的带有负电荷的蛋白质（nephrin），在滤过裂隙处形成屏障，缺乏这种蛋白质将导致大量血浆蛋白从滤过裂隙漏出，结果尿中出现蛋白质。

如上所述，滤过膜是血液和肾小囊之间的滤过屏障，其屏障作用表现在两个方面，即对分子大小的筛选（孔径屏障）和对分子带电性质的区分（电荷屏障）。如图 12-7 所示，一方面对于同样分子质量的右旋糖酐，带正电荷的分子比电中性分子更易通过肾小球，而带负电荷的分子滤过率最低；另一方面，对于带电性质相同的分子，小分子将更容易通过滤过膜。

（二）滤过的动力——有效滤过压

在滤过膜，肾小球毛细血管内的液体向肾小囊腔方向滤过，滤过的力量取决于 4 种因素的综合结果，称**有效滤过压（effective filtration pressure）**。在毛细血管内，血管内的压力促进滤过，而血管内的胶体渗透压阻碍液体的滤出。在肾小囊，囊内压力阻碍滤过，而囊内液体的胶体渗透压则有利于滤过。正常情况下，肾小囊内蛋白质极少，其胶体渗透压可忽略不计。4 种因素的总体作用，即有效滤过压表达为（图 12-8）

有效滤过压=（肾小球毛细血管血压+肾小囊胶体渗透压）-（血浆胶体渗透压+肾小囊内压）=肾小球毛细血管血压 -（血浆胶体渗透压+肾小囊内压）

电解质等小分子能完全透过滤过膜，因此滤过膜两侧的晶体渗透压相同，在计算有效滤过压时不必考虑液体的晶体渗透压。

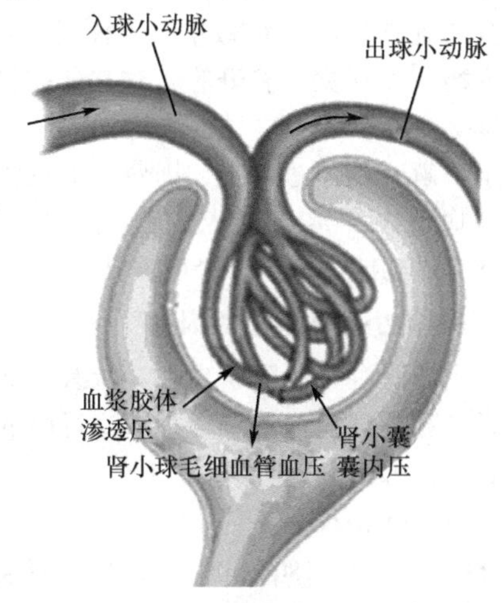

图 12-8　肾小球滤过的动力和阻力

肾小球毛细血管两端都是动脉，致使肾小球毛细血管血压（约为 45mmHg）高于机体其他部位的毛细血管血压。另外，血液流经肾小球毛细血管全长时压力下降不多。然而，由于毛细血管内液体的滤出，导致血浆胶体渗透压沿肾小球毛细血管全长逐渐升高，因而有效滤过压逐渐下降。当有效滤过压下降为零时，滤过停止，此点为肾小球毛细血管上滤过的平衡点，在平衡点的下游将没有液体滤出（图 12-9）。肾小球毛细血管上滤过平衡点的位置与肾小球毛细血管血压和肾小球血流量有关，同时影响原尿生成的速率。

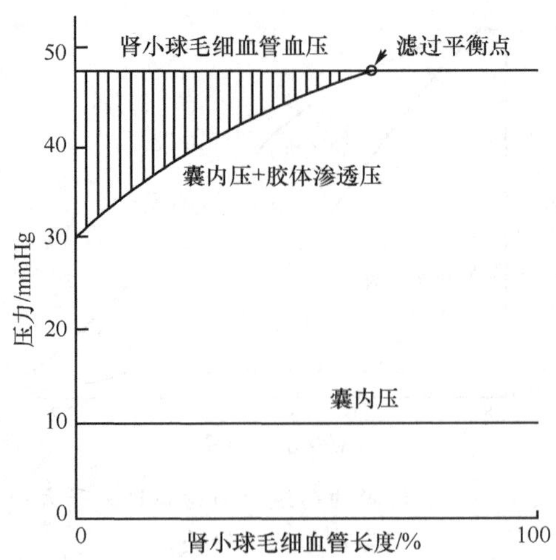

图 12-9　肾小球有效滤过压和滤过平衡

（三）肾滤过功能的指标——肾小球滤过率

肾的滤过过程发生在肾小球，这是尿生成的第一步。两肾在单位时间内所形成的原尿量称为**肾小球滤过率（glomerular filtration rate，GFR）**。在正常成人，肾小球滤过率为 125ml/min（180L/d）。

肾小球滤过率如此之高，具有重要的生理意义。人血浆总量为 3L，那么，每日生成 180L 原尿相当于肾每天对全部血液彻底过滤 60 次，这样无疑对清除体内的代谢废物（如尿素、肌酐等）和其他需排除的物质（如药物等）极为有利。临床上通过测量肾小球滤过率有助于了解肾的滤过功能，即肾小球的功能。而代谢废物在血液内异常升高，常提示肾功能的异常，其中肾小球滤过功能降低是一个最重要的原因。

（四）影响肾小球滤过率的因素

影响肾小球滤过率的因素包括：所有影响有效滤过压的因素、肾小球血流量、肾小球滤过膜的面积和通透性等。

1. 肾小球毛细血管血压

当动脉血压在 80~180mmHg 变动时，肾能通过自身调节机制控制肾血流量相对恒定。这一机制同样也维持肾小球毛细血管血压相对恒定。因此，动脉血压在这一血压范围内的变化不会影响肾小球滤过率。但是，当动脉血压低于 80mmHg 时，肾小球毛细血管血压将下降，肾小球滤过率也下降，尿量减少。如果动脉血压低于 50mmHg，肾小球毛细血管血压的下降将导致有效滤过压等于零，使滤过过程停止，继而出现无尿现象。

2. 血浆胶体渗透压

血浆胶体渗透压取决于血浆蛋白的含量，一般比较稳定。低蛋白血症患者的血浆胶体渗透压下降，似乎能使有效滤过压提高，增加肾小球滤过率。但是在此病理条件下，由于全身的组织液生成增加，导致有效循环血量减少，进而兴奋交感神经系统和激活肾素-血管紧张素系统，使肾小球入球小动脉和肾小球毛细血管血压下降，最终使肾小球滤过率下降。

3. 肾小囊囊内压

肾小囊囊内压对抗肾小球滤过过程。正常情况下，肾小管内的液体能顺利流向集合管及其下游，肾小囊囊内压是稳定的。但是由于肾小管堵塞（肾小管细胞变性坏死、药物结晶、血红蛋白）、肾盂及输尿管结石或肿瘤等病理因素均可能使肾小囊囊内压升高，降低肾小球滤过率。

4. 肾血流量和肾血浆流量

肾小球毛细血管上滤过平衡点的位置与肾血流量、肾血浆流量有关。当肾血流量、肾血浆流量大时，滤过平衡点移向出球小动脉端，有效滤过面积增加，肾小球滤过率增加。交感神经系统兴奋和肾素-血管紧张素系统的激活不但降低肾小球毛细血管血压，而且使肾血流量下降，因而肾小球滤过率下降。

5. 肾小球滤过膜面积和通透性

人体两个肾约有 200 万个肾单位，滤过膜总面积高达 1.5m²，有充分的功能储备。然而，病理条件下具有滤过功能的肾小球数目明显减少、通透性下降，致使肾小球滤过率下降。

三、肾小管和集合管的重吸收和分泌功能

（一）肾小管和集合管的结构和功能概述

1. 肾小管和集合管上皮在结构上和功能上的节段性和极性

肾小管和集合管是由单层、不同类型上皮细胞组成的管道系统。所谓节段性是指每一节段上的上皮细胞所执行的功能不尽相同。另外，所有的上皮细胞均呈现结构上和功能上的极性。邻近的上皮细胞靠紧密连接形成上皮，紧密连接将上皮细胞膜分为面向管腔侧的顶端膜和面向细胞间液的基底侧膜两个部分。顶端膜和基底侧膜上布有不同转运蛋白，执行不同功能。因跨上皮细胞转运的方向不同而呈现极性。

（1）近曲小管：近曲小管上皮与肾小囊壁层上皮衔接。近曲小管上皮细胞呈高柱状或立方形，顶端膜反复折叠形成密集的微绒毛，称为刷状缘。微绒毛的形成极大地扩大了顶端膜表面积（50~60m²），有利于执行重吸收功能。髓袢降支粗段在功能上与近曲小管接近，统称近端小管。原尿中 65%~70% 的 NaCl 和水、85% 碳酸氢根、100% 的葡萄糖和氨基酸由近端小管重吸收。

（2）髓袢：髓袢为一个“U”形管道，两端部分为粗段，中间部分属于薄壁段。髓袢降支粗段的功能已在上一部分介绍。薄壁段包括降支和升支，由扁平上皮细胞构成，降支对水通透而对 NaCl 不通透，升支的通透性相反。皮质肾单位的髓袢较短，薄壁段很短

或缺如。近髓肾单位的髓袢及其薄壁段则较长，深入髓质。

髓袢升支粗段上皮顶端膜存在特殊的 Na^+-K^+-$2Cl^-$ 同向转运体。髓袢的长度、降支和升支通透性的不同及升支粗段的 Na^+-K^+-$2Cl^-$ 同向转运体与肾髓质渗透压梯度的形成和尿的浓缩过程有密切联系（见尿的浓缩与稀释）。

（3）远曲小管和集合管：远曲小管迂曲盘绕在所属肾小体和近曲小管附近。管壁由立方上皮细胞组成，有少量短小微绒毛、没有刷状缘。远曲小管汇集于集合管。集合管的走向由皮质朝向髓质锥体，于乳头孔处将终尿注入肾盂。远曲小管和集合管继续重吸收 NaCl、水和碳酸氢根。在远曲小管和集合管，Na^+ 的重吸收和 K^+ 的分泌受醛固酮控制，而水的重吸收则受**抗利尿激素（antidiuretic hormone，ADH）**调节。与在近端小管和髓袢升支粗段的重吸收相比较，在远曲小管和集合管，重吸收可视为调节性重吸收。此外，K^+ 的分泌也受激素调节。调节性重吸收和分泌的意义在于对机体内环境的变化进行精细调节。

2. 肾小管和集合管吸收物质的途径

肾小管和集合管是上皮性管道，上皮细胞之间存在紧密连接。小管液成分可经两种途径重吸收，即**跨细胞途径（transcellular pathway）**和**细胞旁途径（paracellular pathway）**（图 12-10）。前者指物质经上皮细胞顶端膜吸收进入细胞、再经基底侧膜转运到组织间液的过程。小管液的一些成分也可经细胞间紧密连接处进入组织间液，此即细胞旁途径。所有进入组织间液的物质还需由周围的血液循环转运。当水被重吸收时有些溶质可被同时吸收，溶质的这种吸收方式称为**溶剂拖曳（solvent drag）**。以下重点介绍几种跨膜转运方式（图 12-11）。

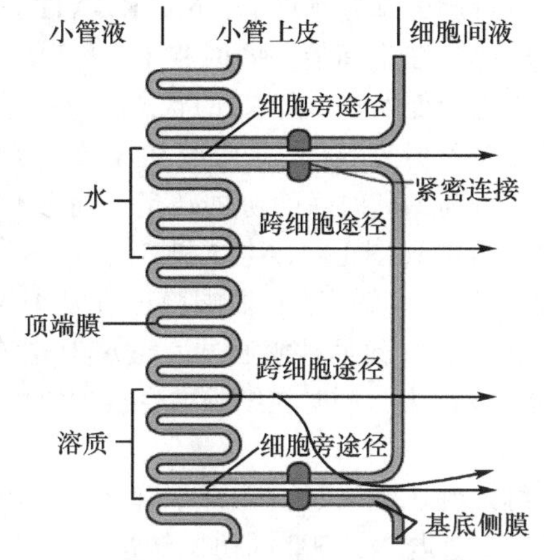

图 12-10　肾小管、集合管重吸收的途径

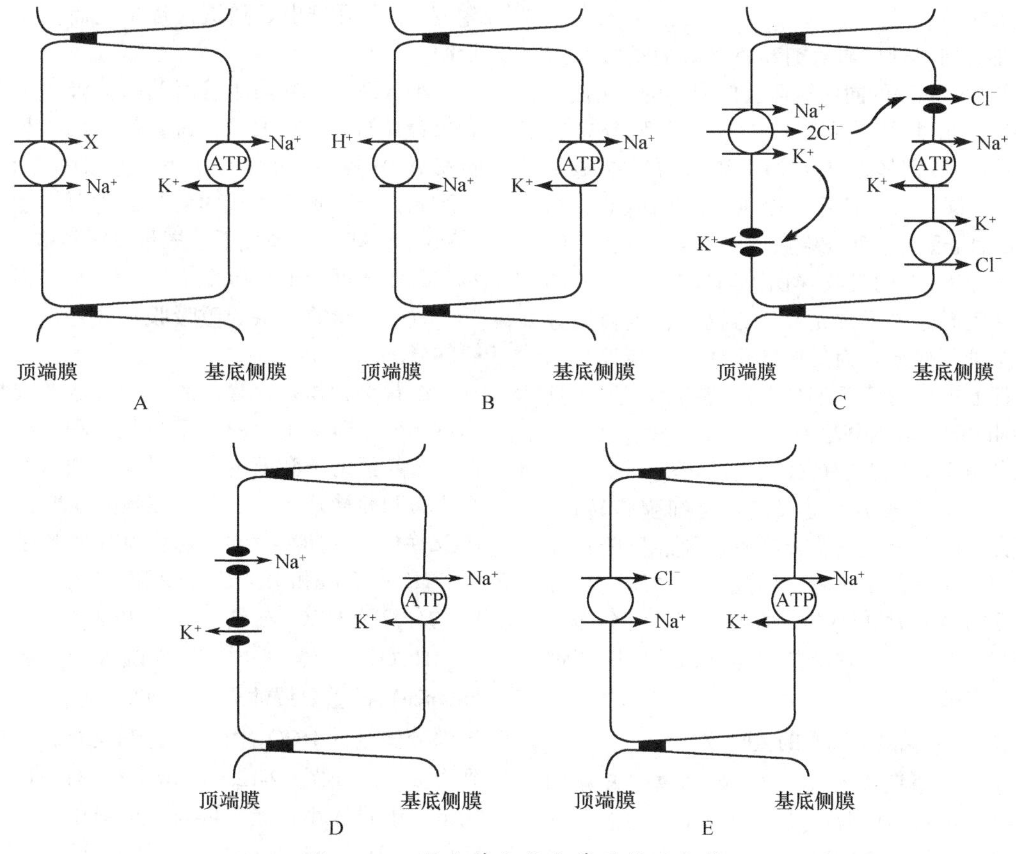

图 12-11　肾小管和集合管的转运方式

X 表示能够通过与 Na^+ 偶联的协同方式转运的物质，如葡萄糖、氨基酸等

（1）被动转运：被动转运分为单纯扩散和易化扩散。例如，CO_2 和 NH_3 是脂溶性物质，CO_2 能依浓度梯度以单纯扩散的方式经小管上皮顶端膜从管腔进入细胞，而小管上皮细胞内的 NH_3 可经顶端膜扩散到小管腔。膜上存在离子通道，依电化学梯度，Na^+ 能经顶端膜上的 Na^+ 通道进入上皮细胞（Na^+ 的一种吸收方式）（图 12-11D）；而上皮细胞内的 K^+ 能经顶端膜上的 K^+ 通道进入小管液（K^+ 的分泌）（图 12-11C、D）。

（2）主动转运：Na^+-K^+-ATP 酶（即 Na 泵）分布于小管上皮细胞的基底侧膜上，Na^+-K^+-ATP 酶将细胞内的 Na^+ 转运到细胞间液，同时将 K^+ 转运到细胞内。由此造成细胞内低 Na^+ 和高 K^+ 的状态，这一浓度梯度的建立和维持不但为 Na^+ 的重吸收和 K^+ 的分泌提供条件，还为多种与 Na^+ 偶联的协同转运（继发性主动转运）提供了势能（图 12-11A～C 和 E）。

近端小管和远端小管的顶端膜还存在 H^+-ATP 酶和 H^+-K^+-ATP 酶，这两种酶通过消耗 ATP 逆浓度差将 H^+ 分泌到小管液中，同时在细胞内生成 HCO_3^-（图 12-12C、D）。

（3）继发性主动转运：在肾小管所重吸收的物质中，许多是通过与 Na^+ 偶联的协同转运方式被吸收的，转运的能量来源于顶端膜内外 Na^+ 浓度的梯度，由于与 Na^+ 协同转运的物质能够逆浓度差被吸收，因而称为继发性主动转运。

例如，在近端小管，葡萄糖和氨基酸的重吸收就是由相应的与 Na^+ 偶联的同向转运蛋白介导的（图 12-11A 及图 5-2）。在髓袢升支粗段上皮顶端膜分布有 Na^+-K^+-$2Cl^-$ 同向转运体（NKCC），该蛋白质在转运吸收一个 Na^+ 的同时，还转运一个 K^+ 和两个 Cl^-（图 12-11C）。在近端远曲小管顶端膜上还存在 Na^+-Cl^- 同向转运体，介导 NaCl 的吸收（图 12-11E）。与 Na^+ 偶联的继发性主动转运并不都是同一方向的，当转运方向相反时，这种蛋白质称为反向转运体或交换体。例如，近端小管上皮顶端膜存在 Na^+-H^+ 交换体，可在重吸收 Na^+ 的同时向管腔内分泌 H^+（图 12-11B）。此外，还有 Na^+-Ca^{2+} 交换体和 Cl^--HCO_3^- 交换体等。

上述几种转运方式实际上仅仅是跨细胞膜转运。肾小管和集合管的跨上皮细胞重吸收需要经历跨顶端膜和跨基底侧膜转运两个过程，因此一种物质的跨细胞重吸收往往需要几种转运方式的共同配合，分步完成（图 12-11），任何一个环节的转运蛋白功能障碍都可能影响跨上皮细胞转运。

（二）钠离子、氯离子和水的重吸收

在近端小管，原尿中 65%～70% 的钠离子及相同比例的氯离子和水被重吸收。其中约 2/3 经跨上皮细胞途径、其余经细胞旁途径吸收。在跨上皮细胞途径中，钠离子被重吸收的方式包括 Na^+-葡萄糖同向转运、Na^+-氨基酸同向转运、Na^+-H^+ 交换等。因此在吸收 Na^+ 的同时，还完成对葡萄糖和氨基酸的吸收和对 H^+ 的分泌。

自小管液进入髓袢薄壁段起，肾小管和集合管以不同步的方式对 NaCl 和水分别进行重吸收。

近髓肾单位的髓袢薄壁段很长，达髓质深处。髓质内存在由表层（即靠近皮质）到深层逐渐增加的渗透压梯度，髓袢薄壁段的降支对水通透、对 NaCl 不通透，而升支的通透性则相反。因此，小管液沿髓袢降支流动时，在髓质渗透压梯度的作用下，水被重吸收，而小管液渗透压逐渐增加。在髓袢降支细段，水被重吸收 20%。小管液进入髓袢升支后，高渗状态小管液在髓质渗透压逐渐下降的条件下，管内 NaCl 扩散到髓质，同时小管液的渗透压也逐渐下降。

髓袢升支粗段对水不通透，同时其上皮细胞顶端膜分布有 NKCC。在 NKCC 的作用下，小管液中 Na^+、K^+、Cl^- 被吸收，而水未被吸收，导致小管液渗透压进一步下降。在髓袢升支（包括薄壁和粗段），原尿中 25% 的 Na^+ 被重吸收。

在远曲小管和集合管被重吸收的 Na^+ 约占原尿中 Na^+ 的 9%。Na^+ 被重吸收分别由远曲小管上皮顶端膜的 Na^+-Cl^- 同向转运体、在远曲小管和集合管上皮顶端膜的上皮钠通道和 Na^+-H^+ 交换体等完成。原尿中约 1% 的 Na^+ 存留在终尿中被排出，人体每日经肾排出 3～5g Na^+，实际排出量随摄入量不同而变化并受醛固酮控制。

小管液进入远曲小管时为低渗液，水在远曲小管和集合管的重吸收大约占总量的 14%，具体的重吸收量受 ADH 控制。正常情况下，原尿中约 1% 的水（约 1500ml）未被重吸收成为终尿的部分。然而在大量饮水或缺乏 ADH 的情况下，尿量可明显增加；而机体缺水时，尿量可少于 500ml。

（三）碳酸氢根的重吸收和额外生成与氢离子和氨的分泌

经肾小管和集合管向血液中转运的碳酸氢根可分为两部分，即从小管液中重吸收的和额外生成的。这两部分与氢离子和氨的分泌经常是偶联在一起的。近端小管和髓袢升支粗段上皮细胞的顶端膜分布有 Na^+-H^+ 交换体，远曲小管和集合管顶端膜上有 Na^+-H^+ 交换体、H^+-ATP 酶和 H^+-K^+-ATP 酶，3 种转运蛋白均参与 H^+ 的分泌和 HCO_3^- 的转运（图 12-12）。

HCO_3^- 是体液中调节**酸碱平衡**（**acid-base balance**）的重要缓冲成分，HCO_3^- 可自由通过滤过膜，这部分滤过的 HCO_3^- 由肾小管和集合管重吸收后转回到血液中。如图 12-12A 所示，在 Na^+-H^+ 交换体的作用下，H^+ 进入小管液，可与小管液中 HCO_3^- 中和生成 H_2CO_3。H_2CO_3 在顶端膜碳酸酐酶的催化下分解为 CO_2 和水。CO_2 扩散至小管上皮细胞内，再由细胞内的碳酸酐酶催化下重新产生 H_2CO_3。H_2CO_3 电离为 H^+ 和

HCO_3^-。H^+供分泌用，而HCO_3^-可由上皮细胞基底侧膜的HCO_3^--Cl^-交换体转运到小管外组织液，然后进入血液。注意，上皮细胞每向小管内分泌一个H^+，就会中和小管液中一个HCO_3^-，同时，上皮细胞还将向组织液中加入一个HCO_3^-。因此，小管液中的滤过的HCO_3^-实质上是以CO_2的形式重吸收的（图 12-12）。在机体碱性物质过多的情况下，肾小管和集合管分泌的H^+减少，HCO_3^-的重吸收也减少，尿液呈碱性。

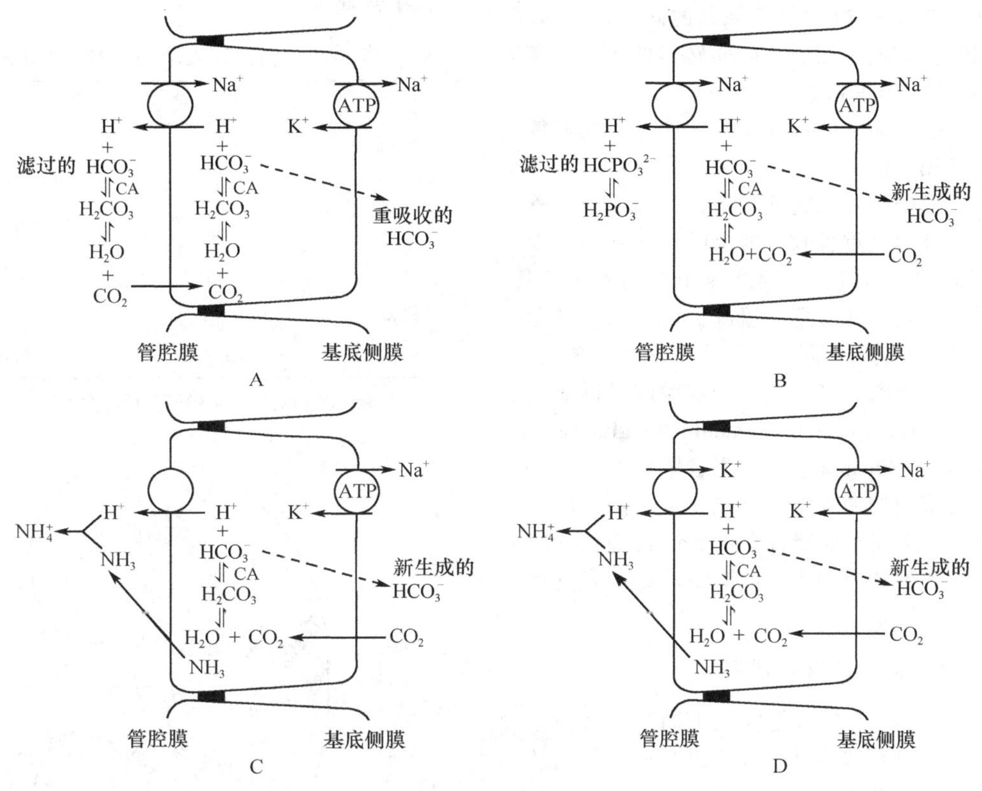

图 12-12 肾小管和集合管对H^+和NH_3的分泌

一般情况下，近端小管吸收的HCO_3^-占滤过总量的85%，而髓袢升支粗段及其下游吸收剩余的15%。通常肾小管和集合管不但通过分泌H^+将过滤的HCO_3^-全部重吸收，而且还向小管内额外分泌H，这些H^+将用于中和小管液中的HPO_4^{2-}、SO_4^{2-}等，使尿液转向酸性。小管上皮在额外分泌H^+的同时，还将额外向组织液中加入等量的HCO_3^-。由于这部分额外分泌的H^+不是用于中和小管液中的HCO_3^-，因此这部分H^+与HCO_3^-的重吸收无关。与这部分分泌的H^+相关联的额外加入到组织液中的HCO_3^-应视为肾新生成的（图 12-12B～D）。肾额外分泌H^+在于排出新陈代谢过程中所产生的非挥发性酸（酸化尿），而额外产生的HCO_3^-用于补充体液中非挥发性酸所消耗的HCO_3^-。因此，肾额外生成HCO_3^-对于调节体液酸碱平衡有重要意义。

肾小管的泌H^+过程使小管液酸化，而小管液酸化本身抑制H^+的分泌。为促进H^+的分泌，近端小管和远端小管还能产生和分泌氨（或铵离子）（图 12-12C、D）。氨与H^+结合生成铵离子，反应呈动态平衡。氨可直接跨膜扩散，铵离子可替代H^+经Na^+-H^+交换体分泌。氨和铵离子的分泌，缓解了尿液的酸化，同时进一步促进H^+的分泌。以往认为，氨主要是由远曲小管和集合管生成和分泌。但是，有资料表明，近端小管生成和分泌氨的过程非常活跃，其分泌的氨占肾小管分泌总量的90%，剩余的部分由远端小管完成，集合管没有生成氨的能力。生理条件下，肾所分泌的H^+中，约50%被氨中和。当机体需要排出的非挥发性酸增加（如酸中毒）时，H^+和氨的分泌增加（图 12-12）。

小管上皮细胞分泌的氨来源于谷氨酰胺的分解。谷氨酸在谷氨酰胺酶的作用下脱下一个氨后，生成谷氨酸，然后进一步在谷氨酸脱氢酶的催化下生成α-酮戊二酸和氨。每一个谷氨酰胺分子降解可生成两个氨分子。

（四）钾离子的重吸收和分泌

原尿中的K^+在近端小管被重吸收65%，其吸收比例与Na^+、Cl^-和水在近端小管的重吸收一致，但是，K^+在近端小管重吸收的机制尚不清楚。在髓袢升支粗段K^+继续被重吸收25%，吸收的机制与髓袢升支粗段顶端膜 NKCC 有关。

远曲小管仍能少量重吸收K^+，但是远曲小管和集合管对于K^+的主要作用是分泌。分泌途径是位于主细胞顶端膜的K^+通道。生理条件下，K^+的分泌量随摄入量而变动，并受醛固酮控制。K^+的分泌还与顶端膜上

Na^+-H^+交换存在竞争抑制。酸中毒时，Na^+-H^+交换增加，使钾的分泌减少；反之，碱中毒时，Na^+-H^+交换减少，使钾的分泌增加。

（五）葡萄糖、氨基酸等的重吸收

近端小管存在多种与Na^+转运偶联的同向转运体。葡萄糖和不同氨基酸通过相应的同向转运体吸收。氨基酸在近端小管被完全重吸收。

近端小管是唯一能重吸收葡萄糖的部位。葡萄糖能自由通过滤过膜，但是近端小管吸收葡萄糖的能力有限，当血浆葡萄糖超过一定浓度后，进入近端小管的葡萄糖则不能被完全重吸收，剩余的葡萄糖进入下游小管后将不能被重吸收，因而终尿中出现葡萄糖。正常人进食后血浆葡萄糖最高不超过180mg/dl。糖尿病患者的血浆葡萄糖超过此限度，尿中即出现葡萄糖。生理学和临床上将导致终尿中出现葡萄糖的最低血浆葡萄糖浓度称为**肾糖阈**（**renal threshold for glucose**）。正常人的肾糖阈为180mg/dl。少数患者肾糖阈低于正常值，此时其血浆葡萄糖浓度虽然在正常范围，尿中仍出现葡萄糖，原因在于近端肾小管Na^+-葡萄糖同向转运体异常，导致葡萄糖的重吸收减少。此种表现称为肾性糖尿。

四、尿液浓缩和稀释的调节机制

如上所述，肾小管和集合管能以不同方式对原尿中的水和各种溶质进行选择性处理，以维持机体内环境的稳态。水对人的生存和内环境的稳态至关重要。在生理条件下，人每日水的实际摄入量和丢失量（如出汗量）是动态变化的，因此要求机体能准确地调节体液量。正常成人平均每日尿量在1500ml左右。临床上，如每日尿量长时间保持在2500ml以上称为多尿，多于4000ml称为尿崩。在100~400ml，称为少尿。尿量如少于100ml，称为无尿。

在长期进化的过程中，人体已形成一套能精确控制尿量的调节机制。

（一）尿浓缩机制的比较生理学研究

通过比较生理学研究发现（表12-2），不同哺乳动物耐受缺水的能力有很大差别，这一能力集中体现在动物缺水条件下，尿渗透压最高值的大小。该值在沙漠地区的沙鼠高达6400mOsm，而在人仅为1480mOsm，表明沙鼠肾重吸收水的能力非常强。微穿刺的分析表明，远曲小管近端的渗透压是低渗的。进一步研究发现，哺乳动物的肾髓质普遍存在由浅层到深层递增的渗透压梯度（图12-13）。该梯度的大小与肾髓质层的相对厚度有关，且与动物浓缩尿的能力高低一致。髓质层的相对厚度反映髓袢的相对长度。上述研究结果提示：①髓袢的U形管结构及其长短与髓质渗透压梯度的形成有关；②尿的浓缩过程主要发生在集合管。

表12-2 各种哺乳动物肾的最大浓缩能力

种类	肾髓质的相对厚度*	尿最大渗透压/mOsm
河狸	1.3	495~770
猪	1.6	1100
人	3.0	1400~1480
猫	4.8	2100~3250
跳鼠	9.3	>6000
沙鼠	10.7	5700~6400

*肾髓质的相对厚度=10×肾髓质厚度/（肾长×宽×厚）$^{1/3}$

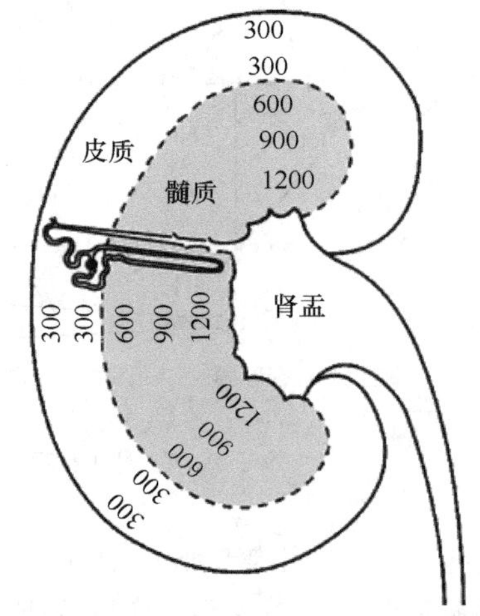

图12-13 肾髓质的渗透压梯度分布

（二）肾髓质渗透压梯度的形成和维持

1. 形成髓质渗透压梯度的条件和动力

肾髓质渗透压梯度形成的内在条件是肾小管、集合管的结构及其通透性特征（表12-3）。如表12-3和图12-14所示，突出的特点包括：①髓袢的U形管结构，髓袢降支细段对水通透，对NaCl不通透，而髓袢升支细段的通透性相反；②髓袢升支粗段通过NKCC高度吸收NaCl，这一作用被普遍认为是建立髓质渗透压梯度的动力；③只有髓袢升支细段和髓质集合管对尿素通透；④远曲小管和集合管继续吸收NaCl，其中部分Na^+的吸收受醛固酮的控制；⑤远曲小管和集合管对水的重吸收量受ADH控制。

表12-3 髓袢、远曲小管和集合管通透性的节段性差异

小管段	水	NaCl	尿素	管内渗透压*	管外渗透压*
髓袢降支细段	高度通透	不易通透	不易通透	逐渐升高	逐渐升高
髓袢升支细段	不通透	高度通透	中等通透	逐渐降低	逐渐降低

续表

小管段	水	NaCl	尿素	管内渗透压*	管外渗透压*
髓袢升支粗段	不通透	高度吸收	不通透	降低至低渗	高渗
远曲小管	ADH 调节	吸收	不通透	低渗或等渗	等渗
皮质集合管	ADH 调节	吸收	不通透	低渗或等渗	等渗
髓质集合管	ADH 调节	吸收	易通透	低渗或高渗	逐渐升高

* 渗透压逐渐升高或逐渐下降均是指顺着小管液流动的方向而言

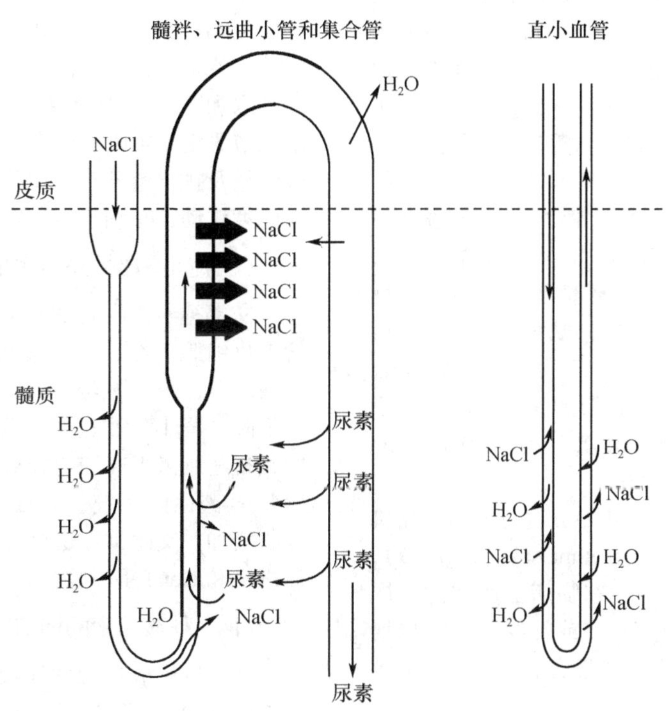

图 12-14 肾髓质渗透压梯度的建立过程及直小血管的逆流交换作用

2. 直小血管在维持肾髓质渗透压梯度的作用——逆流交换作用

直小血管呈 U 形，且与髓袢伴行。直小血管的降支和升支在通透性方面没有差别。血液沿降支进入髓质途中，由于血管外渗透压逐渐上升，血管内的水移向血管外，而髓质中的溶质进入血管；血液进入升支后，情况相反。因此，直小血管在流经髓质区域时，带走的溶质大大减少，起到维持渗透压梯度的作用（图 12-14）。这一作用称为直小血管的**逆流交换**（**countercurrent exchange**）作用。

（三）ADH 对尿量的调节作用

在近端小管，原尿中的水分被吸收了 65%，这一比值相当固定。在髓袢降支细段，水被进一步吸收 20%，剩余的水分（约占原尿的 14%）大部分在远曲小管和集合管吸收，具体吸收的比例由 ADH 精细调节。一般情况下，平均剩余 1% 的液体（约 1500ml）随终尿排出。设想远曲小管和集合管（特别是集合管）水重吸收量在平均水平（14%）的基础上分别加减 0. 5%，则尿相应被浓缩至 750ml 和稀释至 2250ml。

1. ADH

（1）ADH 的来源：ADH 又称**血管升压素**（**vasopressin**），由下丘脑视上核和室旁核神经元合成。视上核和室旁核属于神经内分泌细胞，其胞体位于下丘脑，其轴突构成下丘脑垂体束，延伸到神经垂体（垂体后叶）。合成的 ADH 经下丘脑垂体束运输到神经垂体，在适当刺激下分泌于神经垂体，再经血液运输到肾发挥作用。

（2）ADH 分泌的调节：下丘脑的某些神经细胞具有监控血浆渗透压的作用，称为渗透压感受器。当血浆渗透压升高（机体缺水）时，该感受器兴奋，导致视上核和室旁核合成和分泌 ADH，水的重吸收减少；反之，ADH 分泌减少。这是一个负反馈调节的过程。

（3）ADH 的作用：ADH 最重要的生理作用是通过控制远曲小管和集合管对水的通透性来调节对水的重吸收。远曲小管和集合管上皮对水的重吸收量与其对水的通透性有关，而后者取决于**水通道**（**aquaporin，AQP**）在上皮细胞顶端膜和基底侧膜上的表达水平。2 型水通道分布在顶端膜，其表达水平受 ADH 水平控制。3 型和 4 型水通道不受 ADH 影响。

当机体缺水时，血浆晶体渗透压升高，导致ADH分泌增加，ADH通过血液运输到肾作用于远曲小管和集合管基底侧膜的相应受体。该受体被激活后通过一系列信号转导过程，导致2型水通道移位到顶端膜，从而增加了远曲小管和集合管对水的通透性。

2. 尿液的浓缩和稀释

正常生理情况下，尿的浓缩和稀释主要发生在远曲小管和集合管（特别是髓质集合管）。远曲小管和皮质集合管位于皮质层，处于等渗的环境，髓质集合管深入髓质后，进入递增的高渗环境，由此形成髓质集合管内外的渗透压梯度。这一渗透压梯度为水的重吸收提供了动力，而集合管对水的通透性则是水重吸收的条件。

当机体水分供应充足时，血浆晶体渗透压较低，ADH分泌减少，远曲小管和集合管对水的通透性下降，水的重吸收减少，尿被稀释。例如，正常人一次饮用1000ml清水后约半小时，尿量就开始增加，称为**水利尿（water diuresis）**。在机体缺水的情况下，血浆晶体渗透压较高，ADH分泌增加，远曲小管和集合管对水的通透性增加，水重吸收增加，尿被浓缩。机体在极度缺水时，尿渗透压能升至1200mOsm/（kgH_2O），每日尿量可少于500ml。

多种原因可导致ADH分泌不足，这时尿的浓缩机制失效，终尿渗透压可能降至50mOsm/（kgH_2O），每日尿量可高达20L。这种病症在临床上通常称为尿崩症，严格意义上应称为中枢性（或神经源性）尿崩症。临床还有一类尿崩症源于肾集合管对ADH不敏感，称为肾性尿崩症。

五、肾小管和集合管的重吸收与分泌功能的调节和影响因素

（一）渗透性利尿

跨小管壁渗透压梯度是决定水重吸收的基本动力。小管内未被重吸收溶质的浓度决定小管液的渗透压，这是对抗重吸收水的力量。当小管内因某些溶质未被完全重吸收，导致水的重吸收减少、尿量增加的现象称为**渗透性利尿（osmotic diuresis）**。糖尿病患者的多尿症状属于渗透性利尿。糖尿病患者血糖过高，超出近端小管吸收葡萄糖的限度。这时残留在小管内的葡萄糖，导致小管液渗透压升高、水的重吸收减少和尿量增加。

临床上应用甘露醇等作为脱水药。脱水药能增加血浆渗透压、减少组织液生成，又能完全由肾小球滤过而且不被肾小管吸收。因此，在临床上将脱水药注入血液后，可减轻脑水肿，同时产生渗透性利尿效果。

（二）定比重吸收与球-管平衡

研究近端小管重吸收的规律时发现，当肾小球滤过率改变时，近端小管对水和NaCl的重吸收率始终维持在65%左右。这一现象称为**定比重吸收（constant fraction reabsorption）**。肾小球滤过率与水、NaCl重吸收量的这种平行变化关系又称为**球-管平衡（glomerulotubular balance）**。定比重吸收与近端小管周围毛细血管内胶体渗透压有关。设想肾血流量不变，而出球小动脉阻力增加时，肾小球滤过率增加，同时使肾小球毛细血管下游的血浆蛋白浓缩（胶体渗透压上升）、出球小动脉及所属毛细血管（围绕在近端小管的周围）压力和流量下降，这些变化都促进了近端小管对水和NaCl的重吸收。

近端小管的定比重吸收保证了原尿中大部分有用物质（水和NaCl）首先在近端小管重吸收，而剩余部分的水和NaCl的吸收率将受下游肾小管和集合管的精细调节。定比重吸收的意义在于使肾对水和NaCl的重吸收量及排出量不至于受肾小球滤过率的变化而发生大幅度波动，有利于内环境的稳定。

（三）肾交感神经的作用

交感神经支配肾的动静脉血管、近球小体和肾小管上皮细胞。在运动、紧张、血压下降、血容量减少等情况下，交感神经兴奋，导致肾血管收缩、肾血流量下降、肾小球滤过率下降、尿生成减少。交感神经的兴奋还刺激近球细胞释放肾素，后者激活肾素-血管紧张素-醛固酮系统，导致肾血管收缩、水和NaCl重吸收增加。交感神经也可直接作用于近端小管和髓袢，促进水和NaCl重吸收。

（四）体液因素的调节

参与尿生成过程的体液因素很多。主要的体液因素包括ADH、肾素-血管紧张素-醛固酮系统、心房钠尿肽、NO、前列腺素等。

1. ADH

如前所述，ADH控制近曲小管和集合管顶端膜水通道的表达和转位，控制近曲小管和集合管对水的通透性，是决定水重吸收量和尿量最重要的激素。

血浆晶体渗透压是引起ADH分泌最主要的因素。此外，血容量和动脉血压下降时可分别通过减少心肺容量感受器和动脉压力感受器的传入冲动，刺激ADH的释放。

2. 肾素-血管紧张素-醛固酮系统

肾素-血管紧张素-醛固酮系统是一条由3种活性物质组成的信息链，在调节血管紧张性、维持体液Na^+和血容量稳态方面有重要作用（图12-15）。

1）肾素-血管紧张素-醛固酮系统的组成　前已述及（见第九章），肾素是肾近球细胞合成分泌的生物活性物质。由肝合成的血管紧张素原依次在肾素、血管紧张素转换酶及血管紧张素酶A的作用下降解为具有生物活性的血管紧张素Ⅰ、血管紧张素Ⅱ和血管紧张素Ⅲ，其中血管紧张素Ⅱ的活性最强。血管紧张素Ⅱ除作用于血管外，还刺激肾上腺合成和分泌醛固酮。

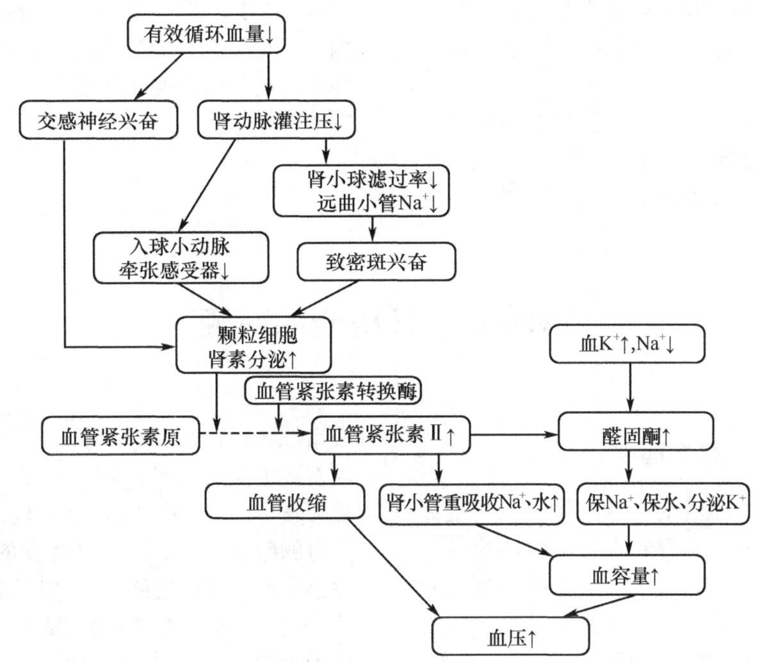

图 12-15 肾素-血管紧张素-醛固酮系统对水盐代谢和血容量的调节

虚线部分表示有多个步骤参与，其中包含血管紧张素原在肾素的催化下降解为血管紧张素Ⅰ（十肽），然后进一步在血管紧张素转化酶的作用下转为血管紧张素Ⅱ（八肽），参见图 9-23。有效循环血量下降可导致血压下降，通过颈动脉窦、主动脉弓压力感受性反射，使交感神经兴奋。除有效循环血量下降可导致肾动脉灌注压下降外，肾动脉先天性狭窄，也可导致肾动脉灌注压下降

2）肾素分泌的调节（图 12-15）

（1）血容量、动脉血压、肾灌注压和入球小动脉压：近球细胞是入球小动脉壁上的肌上皮样细胞。当肾动脉压下降时，入球小动脉壁承受的机械牵张作用减弱，通过尚未确定的途径导致肾素释放。入球小动脉压对肾素分泌的调节属于负反馈调节。血容量、动脉血压或肾灌注压下降时入球小动脉压也下降，促进肾素释放。

（2）血管紧张素Ⅱ：血管紧张素Ⅱ来源于肾素的催化作用，同时对肾素合成和分泌存在负反馈控制。

（3）远曲小管内 NaCl 的浓度：远曲小管的致密斑能够感受小管液内 NaCl 的浓度，当 NaCl 含量下降时，致密斑将此信息传递给近球细胞（机制尚不清楚）促进肾素合成和分泌；反之，当远曲小管内的 NaCl 量增加时，近球细胞的肾素分泌量减少。

（4）交感神经：近球细胞接受交感神经的支配，交感神经兴奋时肾素分泌增加。体位和运动均影响交感神经的紧张性，进而影响肾素的分泌水平。临床检查患者血液肾素浓度时，常分别在直立和平卧位条件下抽取血样，并观察直立体位对肾素分泌水平的影响。动脉血压下降可反射性地增加交感神经的紧张性，使肾素分泌增加。

3）血管紧张素Ⅱ的作用　血管紧张素Ⅱ的功能非常复杂。对尿生成过程的直接和间接影响包括以下几方面。

（1）直接作用于血管平滑肌，收缩血管：血管紧张素Ⅱ有强烈的收缩血管作用，导致血压升高。

（2）降低肾小球滤过率：血管紧张素Ⅱ直接作用于肾血管，增加肾血流阻力，减少肾血流量和肾小球滤过率。

（3）直接作用于近端小管：血管紧张素Ⅱ可直接作用于近端小管上皮细胞上的血管紧张素受体，促进 Na^+-H^+交换和 Na^+的重吸收。

（4）促进醛固酮的合成和分泌：血管紧张素Ⅱ刺激肾上腺皮质球状带合成和分泌醛固酮，并通过醛固酮作用于远曲小管和集合管，增加 Na^+和水的重吸收，促进 K^+的分泌。

（5）直接作用于神经系统：血管紧张素Ⅱ直接作用于神经系统，促进 ADH 和促肾上腺皮质激素的释放。前者增加水的重吸收，并促进血管平滑肌收缩。后者增加血管平滑肌肾上腺素受体的表达或影响受体激活后的下游信号，使交感神经活动的效应得以保证（促肾上腺皮质激素的允许作用）。血管紧张素Ⅱ作用于下丘脑引起渴觉，促进水的摄入。血管紧张素Ⅱ还作用于交感神经末梢，促进去甲肾上腺素的释放，增强交感神经的作用。

3. 醛固酮的作用和调节

醛固酮又称盐皮质激素，由肾上腺皮质球状带合

成和分泌，作用于远曲小管和集合管上皮细胞，增加上皮钠通道和钾通道的表达，促进 Na^+、水的重吸收，并促进 K^+的分泌。

一方面，醛固酮可作为肾素-血管紧张素-醛固酮系统的下游信号，接受血管紧张素的控制；另一方面，还直接受血浆 K^+和 Na^+浓度的调节。血浆 K^+浓度升高和 Na^+浓度下降刺激醛固酮分泌。病理条件下，醛固酮分泌过多时，导致机体 Na^+潴留、血容量增加和低钾。血液的这些变化与患者血压增高、肌无力的表现有关。

（钮伟真）

第四节　肾功能的回顾

一、肾在维持内环境稳态方面的功能

内环境稳态是维持生命活动的基本保证。在生命过程中，机体始终受到来自外界和自身对内环境的各种扰动。在生理条件下，机体对水、电解质的摄入量和排出量，酸碱性物质的摄入量、产生和丢失量均处于动态变化过程中。腹泻、呕吐、高热、饥饿、缺水、感染、严重创伤、休克等病理过程对内环境的扰动更为剧烈。进入体液的药物或其他异常物质常需要经尿液排出。机体能否保证内环境稳态是决定生命转归的前提。维持内环境稳态需要全身各个系统的精细配合，其中肾在维持机体内环境多项生化指标稳定方面的作用是其他脏器不可替代的。

（一）肾在维持电解质平衡中的作用

如前所述，细胞外液即机体的内环境。细胞外液中多种离子的浓度对于细胞的功能至关重要，对于神经和肌肉（包括心脏）尤为重要。维持血浆 K^+、Na^+、Ca^{2+}的适当浓度是维持神经和肌肉的正常兴奋性和功能的必要条件。肾素-血管紧张素-醛固酮系统对维持体液中 K^+、Na^+的浓度及血容量的稳态有重要作用。肾小管还接受维生素 D 和降钙素的控制，参与机体的钙磷代谢和血钙的稳定。

（二）肾在维持体液渗透压和水平衡中的作用

体液渗透压和水的平衡由肾调控。ADH 控制肾小管和集合管对水的重吸收，决定尿的浓缩和稀释程度，同时调节体液的渗透压和水的平衡。

（三）肾在维持和调节酸碱平衡中的作用

通常肾小管能重吸收滤液中绝大部分 HCO_3^-，但这只是将经肾小球滤过的 HCO_3^- 回收，即将其返回到血液中，这部分 HCO_3^- 本来就是体液中的缓冲成分，对于维持酸碱平衡有重要作用。此外，当血液 pH 偏碱性时，肾可减少 HCO_3^- 的重吸收量。

值得指出的是，肾对机体酸碱平衡的调节作用还突出地表现在肾小管、集合管可额外分泌 H^+、NH_3和向血液中加入等量的额外生成的 HCO_3^-（与 HCO_3^- 的重吸收不同）。多数情况下，机体新陈代谢过程中产生大量的酸性物质，其中可挥发的部分（即 CO_2）由肺呼出，而不可挥发的部分（称固定酸），如磷酸、硫酸等，主要由血液中 HCO_3^- 缓冲后经肾排出。但是，血液中被固定酸消耗的 HCO_3^- 还须得到等量补充。肾小管、集合管正是通过额外产生 HCO_3^- 补偿这部分消耗，因此机体不会出现酸中毒。

二、肾的其他功能

肾能产生多种重要的活性物质，其中最为重要的是促红细胞生成素和 1,25-二羟维生素 D_3、肾素。前两种物质符合激素的标准。肾素是一种蛋白酶，一些教材曾将之归类于激素，然而按照激素的定义，由于肾素不作用于特定组织或靶细胞，不应称为激素。但是有文献报道，在心脏、脑、肝和肾组织发现有肾素受体。因此，肾素除有酶的作用外，是否有其他作用还有待进一步阐明。

促红细胞生成素（erythropoietin，EPO）是由肾和肝分泌的一种蛋白质。肾皮质和外髓部位的纤维母细胞可分泌促红细胞生成素。机体缺氧促使促红细胞生成素分泌增多。促红细胞生成素作用于骨髓，促进红细胞生成。在肾疾病晚期，促红细胞生成素减少，可引起肾性贫血。

1,25-二羟维生素 D_3 ［1, 25-$(OH)_2$-D_3］在肾生成。维生素 D_3先在肝 25-羟化酶的作用下转化为 25-(OH)-D_3，然后进一步在肾 1-α 羟化酶（分布于近端小管上皮细胞）羟化成 1, 25-$(OH)_2$-D_3。后者是维生素 D_3的活化形式，作用于小肠上皮，促进钙、磷的吸收，具有促进肾远曲小管对钙的重吸收并促进骨钙的形成（成骨过程）等作用。

（钮伟真）

第五节 尿的传输、储存和排放

一、输尿管、膀胱和尿道的结构和神经支配

输尿管有两根，分别起自两肾肾盂。输尿管沿脊柱两侧下行，止于膀胱。成人输尿管长 20~30cm，直径 0.5~0.7cm。输尿管管壁主要分布有平滑肌。平滑肌有自主节律性，能产生自上而下的节律性蠕动，促进尿的传输。输尿管远端从膀胱后部斜向穿入膀胱壁、通向膀胱。当膀胱内压力升高时输尿管口闭合，有助于防止尿液反流。

膀胱位于骨盆内，属于腹腔外脏器，其上部被腹膜脏层覆盖。膀胱是一个囊性器官，膀胱壁由内向外依次为黏膜上皮层、黏膜下层和平滑肌层。黏膜上皮层为含有 3~4 层细胞的移行上皮。此层上皮致密不透水。黏膜下层为布满感觉神经及血管的疏松组织。平滑肌又称为逼尿肌，收缩时使膀胱压力升高。

尿道起始于膀胱，尿道初段外存有平滑肌和骨骼肌，分别称为尿道内括约肌和尿道外括约肌。男、女两性尿道的构造和功能不尽相同，男性尿道长约 20cm，还兼作为精子排出的通道。女性的尿道较短，仅 3~4cm。女性的尿道与生殖功能无关。

输尿管、膀胱和尿道主要接受自主神经的控制（图 12-16）。支配膀胱和尿道的交感神经（腹下神经）起自胸髓 11 和 12 及腰髓 1 和 2，而副交感神经（盆神经）起自骶髓 2~4。交感和副交感神经双重支配逼尿肌和尿道内括约肌。尿道外括约肌为骨骼肌，受躯体神经（阴部神经）控制（图 12-16）。膀胱和尿道的感觉神经末梢（感受伤害性刺激和机械刺激）的传入冲动经过盆内脏神经，腹下神经和阴部神经进入脊髓。

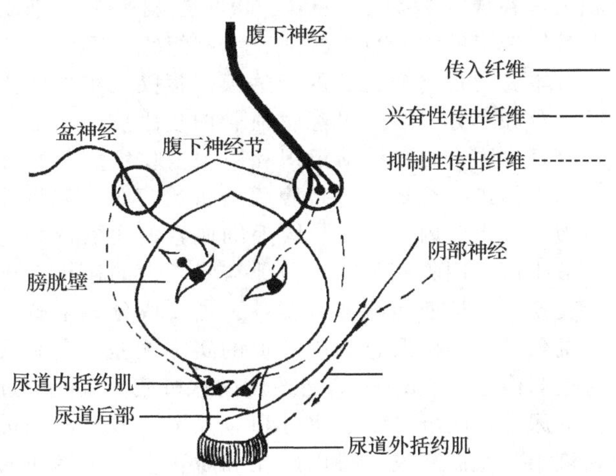

图 12-16 膀胱和尿道的神经支配

副交感神经兴奋时，逼尿肌兴奋和尿道内括约肌舒张；交感神经兴奋时，作用相反。尿道外括约肌为随意肌，受意识控制。

控制排尿反射的初级中枢在骶髓，协调排尿反射的中枢位于脑桥。大脑皮质综合上行的感觉信息，感知膀胱的充盈状态。大脑皮质是排尿反射的最高中枢，能有意识地控制排尿过程。

二、膀胱的功能与尿的排放

肾生成的尿液连续不断地经肾盏、肾盂和输尿管流入膀胱并被暂时储存。尿的排放是一个反射过程。

膀胱的容积依存尿量可在 10~800ml 变动。膀胱壁平滑肌伸展性较大，在受到牵拉时能适当舒张。膀胱容积在最初增加时，平滑肌舒张，膀胱内压上升缓慢，可维持在 10cmH_2O 以下。当尿量增加到 300~400ml 或更多时，膀胱内压明显升高。膀胱壁内分布有牵张感受器，膀胱内压增高使感受器兴奋，冲动沿盆神经传入，到达骶髓的排尿反射初级中枢；同时，冲动也上传到达脑干和大脑皮质的排尿反射高位中枢，并产生尿意。在正常情况下，大脑皮质对脊髓排尿中枢起到抑制作用，轻度的膀胱充盈常不足以引发排尿反射。膀胱的进一步充盈，使排尿感变得紧迫。当膀胱过度充盈，膀胱内压达到 70cmH_2O 以上时，将引起骶髓排尿中枢强烈兴奋，导致逼尿肌收缩和尿道内括约肌松弛。尿液一旦进入后尿道，尿道感受器受到的刺激可正反馈地加强逼尿肌的收缩活动，并反射性地使外括约肌舒张，促进排尿过程的完成。正常人在每次排尿后，膀胱内残留 10~15ml 尿。残留尿量的多少与膀胱功能和尿道的通畅与否有关。男性老年人由于前列腺肥大，导致每次尿量减少、尿速减慢、残留尿量逐渐增加和尿频等症状。

在膀胱尿量不多的情况下，人也可以主动地排尿；反之，膀胱已经较充盈的时候，人又可以有意识地推迟和选择排尿时机。膀胱内尿量与排尿感之间的关系还明显受精神因素和条件反射的影响。膀胱炎症刺激黏膜层伤害性感受器，使排尿中枢兴奋，可明显提高排尿的紧迫感。临床上常见的尿频、尿急和尿痛现象与此有关，称为膀胱刺激症状。

（钮伟真）

第六节 肾 衰 竭

一、肾衰竭的主要类型

按照**肾衰竭**（**renal failure**）发生过程的快慢，可分为急性和慢性两类。多种病因可引起急性肾衰竭，常见的病因包括：急性肾小球病变（如变态反应性或自家免疫性肾炎）；各种病因引起的休克；急性感染累及肾（如流行性出血热）；严重挤压伤；急性溶血（如输入血型不合的血液）；急性中毒（如汞中毒、抗生素肾毒性、蛇毒）等。慢性肾衰竭也与多种疾病有关，常见的有慢性肾炎、系统性红斑狼疮、糖尿病性肾病、高血压性肾病等。当肾单位发生进行性破坏，残存的肾单位不足以排出代谢废物和维持内环境稳定时，机体逐渐呈现水、电解质与酸碱平衡紊乱和氮质血症。整个过程进程快慢不一，有时患者毫无察觉，直到出现肾衰竭才被诊断。

按照肾衰竭病理过程启动因素的不同，肾功能的减退又可分为**肾前**（**prerenal**）、**肾后**（**postrenal**）和**肾性**（**renal**）3类。肾前性肾功能减退的原因在于肾血流量减少所导致的肾小球滤过率下降。肾后性肾功能减退与肾盂以下尿路梗阻有关，结石或肿瘤的压迫可导致肾小囊静水压增高、有效滤过压下降和肾小球滤过率下降。肾前和肾后因素如持续存在，都将导致肾实质病变。大多数肾衰竭为肾实质病变所致（即肾性肾功能减退），肾实质病变又可区分为肾小球病变和肾小管病变。常见的疾病有慢性肾炎、肾动脉硬化、糖尿病肾病、肾结核、缺血性肾小管坏死和中毒性肾小管坏死等。

二、慢性肾衰竭及其主要表现

慢性肾衰竭是肾功能减退的终末阶段。在临床上以氮质血症（azotemia）、水电解质紊乱、酸中毒和贫血等为主要表现。如前所述，肾在维持机体内环境稳态方面有独特的功能，任何其他器官都不能替代。随着肾功能进入衰竭阶段，机体体液许多理化指标逐渐偏离正常值（偏离内环境稳态），最终危及生命。慢性肾衰竭主要的病理生理和生物化学改变如下。

（一）尿量减少和全身水肿

由于肾小球滤过率下降，导致尿量减少、尿浓缩能力下降、体液量增加、全身水肿、血压增高和心力衰竭。

（二）氮质血症

由于肾小球滤过率下降，导致体内含氮的代谢产物排出减少和体内蓄积，如血浆中尿素、肌酐、尿酸等增加，产生毒性作用。在临床上称为氮质血症。

（三）代谢性酸中毒

肾小管泌H^+和泌氨减少，体内代谢产生的非挥发性酸无法排泄，出现代谢性酸中毒（metabolic acidosis）。

（四）高血钾

肾小管和集合管泌K^+减少，使血K^+增加，导致神经和心脏的兴奋和传导异常。

（五）钙磷代谢紊乱

由于肾小球滤过率下降，尿磷排出相对减少，导致血磷上升，肠道吸收钙减少，血磷上升刺激甲状旁腺激素分泌过多，骨钙溶解。

（六）肾性贫血

促红细胞生成素减少，可引起肾性贫血（renal anemia）。

三、肾衰竭的透析疗法

出现肾衰竭时，患者内环境的许多指标已经偏离正常范围。内环境稳态的破坏直接危及患者的生命。目前主要的治疗方法是**透析疗法**（**dialysis**）和肾移植，前者适用于急性或慢性肾衰竭患者，而后者仅适用于慢性肾衰竭患者。其目的在于纠正内环境的失衡或重建肾的功能。

透析疗法是利用半透膜对小分子通透这一特性建立的血液净化方法。最为简单的透析疗法就是腹膜透析法。腹膜与肾小球滤过膜尽管外形完全不同，但是在结构和通透性方面有相似之处。腹膜面积大（在成人约为2.2m^2），由单层扁平上皮细胞及其所依附的结缔组织构成，结缔组织内毛细血管十分丰富，是一个天然的半透膜。腹膜毛细血管内的水分和小分子溶质可经过血管内皮细胞层、毛细血管基底膜、腹膜结缔组织和腹膜上皮细胞与腹腔内的液体进行交换。进行腹膜透析治疗时，需将透析液注入腹腔内，流经腹膜毛细血管的血液依照组织液生成与回收的原理不断地与腹腔内的透析液进行交换。透析液的配方有多种，主要成分为电解质和葡萄糖。需根据患者内环境的实际偏差，配制具有适当渗透压、pH和离子浓度的透析液。血液中过多的尿素、肌酐、K^+、水分和非挥发性酸扩散到透析液中，使血液成分得以净化和矫正。透析液注入腹腔内停留一定时间后被放出。

人工肾是体外透析设备。人工肾的核心结构是具有半透膜特性的毛细管。透析治疗时，患者血液被抽出，再注入人工肾毛细管，毛细管外为反向流动的透析液。毛细管内存在一定压力，促进血液成分的滤出；毛细管内血浆与透析液成分的浓度差提供扩散动力。滤出和扩散作用使患者内环境指标得以恢复正常。透析疗法只能短时纠正因肾功能丧失而导致的内环境紊乱，为维持内环境稳态，必须定期不断地进行透析治疗。

目前肾移植是治疗肾衰竭的最有效的方法。肾移植的关键是配型，配型不当引起排异反应，将影响移植肾的存活和功能。

（钮伟真）

复习思考题

1. 简述肾单位的组成和类型。
2. 简述肾小球滤过膜的结构和通透性。
3. 影响肾素分泌的因素有哪些？
4. 试述尿生成的基本过程。
5. 原尿成分与血浆的主要区别是什么？为什么？
6. 影响肾小球滤过率的因素有哪些？
7. 简述肾小管、集合管不同节段重吸收 Na^+ 的方式。
8. 试述抗利尿激素和醛固酮分泌的调节和作用。
9. 正常人一次饮清水 1000ml 后，其尿量和渗透压发生什么变化？为什么？
10. 试述 HCO_3^- 的重吸收过程。
11. 肾是如何维持酸碱平衡的？
12. 简述肾功能与内环境稳态的关系。

参考文献

王海燕 . 2008. 肾脏病学 . 3 版 . 北京：人民卫生出版社

杨宝学，赵雪俭 . 2005. 水通道蛋白研究进展 . 中国病理生理杂志，21：1619-1622

朱文玉，于英心 . 2004. 医学生理学教学指导 . 北京：北京大学医学出版社

左君丽，李南方 . 2006. Na-K-2Cl 共同转运蛋白（*NKCC2*）基因研究进展 . 国际遗传学杂志，29（4）：260-263

Brown D，Breton S，Ausiello DA. 2009. Marshansky V sensing，signaling and sorting events in kidney epithelial cell physiology. Traffic，10：275-284

Isenring P，Forbush B. 2001. Ion transport and ligand binding by the Na-K-Cl cotransporter，structure-function studies. Comp Biochem Physiol A Mol Integr Physiol，130（3）：487-497

Ren Y，Garvin JL，Liu R，et al. 2009. Cross-talk between arterioles and tubules in the kidney. Pediatr Nephrol，24：31-35

第十三章 内分泌系统

要点：①内分泌系统由内分泌腺和散在的内分泌细胞组成，它是体内重要的信息传递系统。激素可通过远距分泌、旁分泌、自分泌及神经分泌等方式到达靶细胞。含氮类激素通过 cAMP-PK 和 IP_3-DG 途径进行调节；类固醇激素通过调控基因表达而发挥作用。②下丘脑促垂体区小细胞神经元分泌调节肽，经垂体门脉系统调节腺垂体功能，构成了下丘脑-腺垂体系统；下丘脑大细胞神经元分泌的肽类激素，经下丘脑垂体束运送到神经垂体储存，构成了下丘脑-神经垂体系统。③腺垂体可分泌生长素、催乳素、促黑激素和 4 种促激素对靶细胞及相应靶腺发挥调节作用。④甲状腺激素的生理作用主要是促进机体的物质与能量代谢，维持生长发育过程，尤其是脑的发育，提高中枢神经系统的兴奋性。甲状腺激素的分泌受下丘脑-腺垂体-甲状腺轴、反馈、自身调节及自主神经活动的影响。⑤糖皮质激素（皮质醇）可升高血糖，促进脂肪分解和脂肪重新分布，促进肌蛋白分解。糖皮质激素还参与应激反应，提高机体对应激刺激的耐受力和生存能力。其分泌活动受下丘脑-腺垂体-肾上腺皮质轴及负反馈调节。⑥肾上腺髓质分泌的肾上腺素和去甲肾上腺素，除对中枢神经系统和心血管活动发挥影响外，还参与应急、应激反应。⑦胰岛素是机体唯一降低血糖的激素，而胰高血糖素、糖皮质激素和生长素等均可升高血糖。

第一节 概　述

内分泌系统是由体内相对集中的内分泌腺和分散于某些器官组织中的内分泌细胞组成的信息传递系统。人体主要的内分泌腺包括垂体、甲状腺、肾上腺、胰岛、甲状旁腺、性腺和松果体等；散在的内分泌细胞分布比较广泛，如胃肠道、下丘脑、心血管、肺、肾、胎盘和皮肤等器官组织中均存在各种不同的内分泌细胞（图 13-1）。内分泌系统与神经系统和免疫系统密切联系，相互配合，共同提高机体对生存环境变化的适应能力，保持内环境的相对稳定，调节新陈代谢，促进生长发育，并调控生殖过程，维持个体生命和种族繁衍。

由内分泌腺或散在内分泌细胞所分泌的高效能生物活性物质称为**激素**（**hormone**）。激素可经组织液或血液传递发挥调节作用，从而影响机体的生理功能。接受激素信息的器官、组织或细胞分别称为靶器官、靶组织或靶细胞。大多数激素经血液运输到较远的靶组织或靶细胞而发挥作用，这种方式称为**远距分泌**（**telecrine**）；某些激素可不经血液运输，而经组织液扩散作用于邻近细胞发挥作用，此种方式称为**旁分泌**（**paracrine**）；如果内分泌细胞分泌的激素在局部扩散又返回作用于该细胞发挥反馈作用，则称为**自分泌**（**autocrine**）。此外，下丘脑有许多神经细胞，它们既能产生和传递冲动，又能合成和释放激素，称为神经内分泌细胞，其产生的激素称为神经激素，后者可沿轴突借轴浆流动运送到末梢而释放，这种方式称为**神经分泌**（**neurocrine**）。激素主要通过以上传递方式，对机体基本生命活动，如新陈代谢、生长发育、内环境稳态及各种功能活动发挥重要而广泛的调节作用（图 13-2）。

一、激素的分类

按化学性质不同，可将激素分为含氮激素和类固醇（甾体）激素两大类，前者包括：①蛋白质激素，主要有胰岛素、甲状旁腺激素及腺垂体激素等；②肽

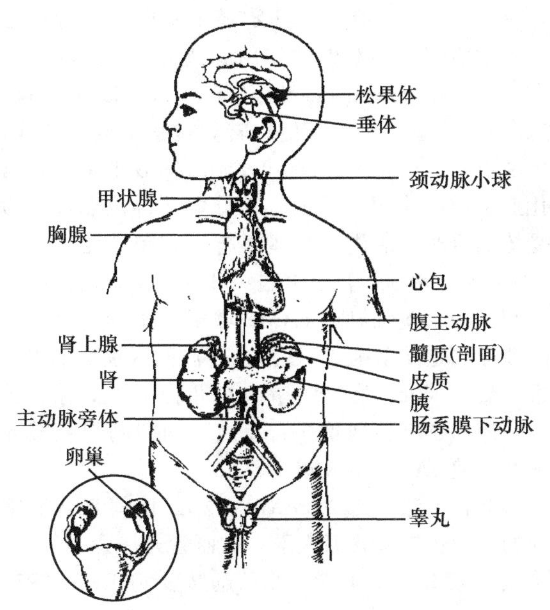

图 13-1 体内内分泌腺分布概况

类激素，包括下丘脑调节肽、神经垂体激素、降钙素和胃肠激素等；③胺类激素，如去甲肾上腺素、肾上腺素及甲状腺激素等。含氮激素因易被消化液分解、破坏，故不宜口服，一般需注射用药。类固醇（甾体）激素由肾上腺皮质和性腺分泌，包括皮质醇、醛固酮、雌激素、孕激素及雄激素等。此外，胆固醇的衍生物1,25-二羟维生素 D_3也被看作固醇类激素。

除以上两类激素外，近来也有人主张把脂肪酸衍生物——前列腺素列为第三类激素。

二、激素作用的一般特性

尽管激素种类繁多，作用复杂，但其作用具有以下共同的一般特性。

（一）激素的信息传递作用

激素对靶细胞作用时，既不能添加成分，也不能提供能量，仅起到将生物信息传递给靶细胞的“信使”作用，从而调节靶细胞固有的生理生化反应。

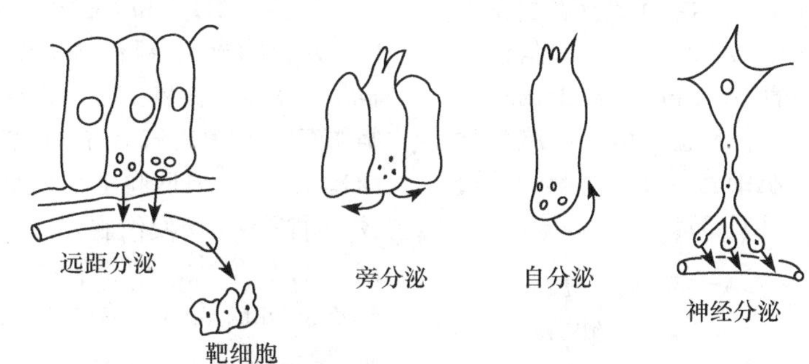

图 13-2 激素的传递方式

（二）激素作用的相对特异性

激素被释放入血后，可分布到全身各个部位，与组织细胞广泛接触，但其对发挥调节作用的组织和细胞则是有选择性的，如促甲状腺激素只作用于甲状腺，而促肾上腺皮质激素只作用于肾上腺皮质，这种特性称为激素作用的特异性。所谓相对特异性是因为某些激素作用广泛，无特定靶腺，如生长素、甲状腺激素等可作用于几乎全身各部位的细胞，但归根到底，此特异性是与靶细胞上存在能与该激素发生特异结合的受体有关。

激素受体是指靶细胞上能识别并专一性结合某种激素，继而引起各种生物效应的功能蛋白质，即细胞接受激素信息的装置。激素受体可按其在细胞中的位置分为细胞膜受体和细胞内受体两类。前者存在于细胞膜上，可与含氮激素（甲状腺激素除外）结合，然后经细胞膜中 G 蛋白介导，调节膜内侧效应器酶的活性，引起生物效应。后者可分为胞质受体与核受体，可与类固醇激素结合，进而调节转录过程。受体处于不断合成与降解的动态平衡之中，受体的数量及与激素结合的亲和力均可受生理和病理因素的影响，通过激素受体调节可使受体数量和亲和力与激素量相适应，以调节靶细胞对激素的敏感性与反应强度。

（三）激素的高效能生物放大作用

各种激素在血中浓度都很低，一般在 nmol/L，甚至在 pmol/L 数量级。尽管激素含量甚微，但其作用显著，这是由于激素与受体结合后，在细胞内产生一系列酶促放大作用，形成一个高效能的生物放大系统。例如，0.1μg 促肾上腺皮质激素释放激素，可引起腺垂体释放 1μg 促肾上腺皮质激素，后者能引起肾上腺皮质分泌 40μg 糖皮质激素，放大了 400 倍，从而增加约 6000μg 糖原储存。

（四）激素间的相互作用

对某一生理活动的调节可有多种激素共同参与，此时在激素与激素之间可存在相互影响，表现为竞争作用、协同作用、颉颃作用和允许作用，以维持功能活动的相对稳定性。例如，生长素、肾上腺素、胰高血糖素及糖皮质激素均可提高血糖，在升糖效应上有协同作用；而胰岛素则降低血糖，与上述激素的升糖效应相颉颃。此协同或颉颃作用可发生在受体水平，也可发生于受体后信息传递过程或细胞内酶促反应的某一环节。另外，有的激素本身并不能对某一生理反应起直接作用，但在它存在的条件下，却可使另一种激素的作用明显增强，这种现象称为允许作用（permissive action）。例如，糖皮质激素本身对心肌和血管平滑肌并无收缩作用，但是，只有在糖皮质激素存在的情况下，儿茶酚胺才能充分发挥对心血管活动的调节作用。

三、激素的作用机制

近年来，随着分子生物学的发展，人们对激素作用机制的认识更加深入，现就含氮激素与类固醇（甾体）激素的作用机制阐述如下。

（一）含氮激素的作用机制——第二信使学说

1965 年，Sutherland 在研究肾上腺素对糖原的作用时，提出**第二信使（second messenger）**学说，认为含氮激素可作为第一信使，与靶细胞膜上特异性受体结合后，激活膜内的腺苷酸环化酶，在 Mg^{2+} 存在的条件下，催化 ATP 转变成 cAMP，cAMP 作为第二信使再激活依赖 cAMP 的**蛋白激酶 A（protein kinase A，PKA）**，继而催化细胞内磷酸化反应，引起细胞各种生物效应，如腺细胞分泌、肌细胞收缩、细胞膜通透性改变及各种酶促反应等（图 13-3）。

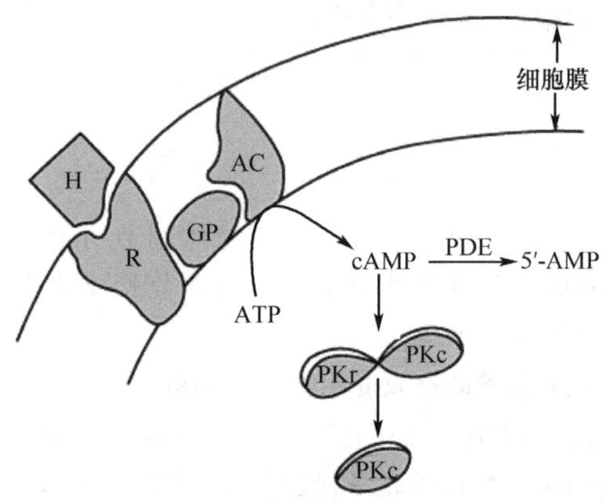

图 13-3　含氮激素作用机制示意图

H. 激素；R. 受体；GP. G 蛋白；AC. 腺苷酸环化酶；PDE. 磷酸二酯酶；PKr. 蛋白激酶调节亚单位；PKc. 蛋白激酶催化亚单位

后来的研究进一步丰富了第二信使学说，证明除 cAMP 可作为第二信使外，cGMP、三磷酸肌醇（IP_3）和二酰甘油（DG）及 Ca^{2+} 等均可作为第二信使；蛋白激酶除 PKA 外，还有蛋白激酶 C（PKC）及蛋白激酶 G（PKG）等。此外，在细胞膜中发现了一种在膜受体与膜效应器酶间起偶联作用的调节蛋白——鸟苷酸结合蛋白（guanine nucleotide-binding regulatory protein，G 蛋白）。该蛋白在跨膜信息转导过程中起重要作用。G 蛋白由 α、β 和 γ 三个亚单位组成，α 亚单位通常起催化亚单位的作用，其上有鸟苷酸结合位点。当激素与受体结合时，活化的受体便与 α 亚单位结合，促使其与 β、γ 亚单位脱离，并进一步对效应器酶发挥激活或抑制作用，使细胞内 cAMP 增多或减少。决定这一不同效应的是激素-受体-G 蛋白性质的区别，如兴奋性激素与受体结合，启动兴奋型 G 蛋白，激活腺苷酸环化酶，使 cAMP 生成增多；反之，则抑制腺苷酸环化酶活性，使 cAMP 生成减少。

多数含氮激素是以 cAMP 为第二信使来调节细胞活动的，但也有些含氮激素，如血管升压素、催产素、血管紧张素Ⅱ、胃泌素、儿茶酚胺及 GnRH、TRH 等某些下丘脑调节肽和生长因子是以三磷酸肌醇（IP_3）、二酰甘油（DG）和 Ca^{2+} 作为第二信使调节细胞活动的，从而构成了磷脂酰肌醇信息传递系统。其基本过程是：激素与受体结合后，经 G 蛋白激活了膜内的磷脂酶 C，使磷脂酰二磷酸肌醇（PIP_2）分解生成 IP_3 和 DG。IP_3 与内质网膜上受体结合，引起细胞内 Ca^{2+} 释放，并进一步诱发细胞外 Ca^{2+} 内流，导致胞质中 Ca^{2+} 浓度明显增加。然后，Ca^{2+} 与细胞内的钙调蛋白（calmodulin，CaM）结合，激活蛋白激酶，促进蛋白质或酶的磷酸化，而 DG 则主要通过激活 PKC 调节细胞的功能活动。此外，也有些含氮类激素和生长因子是通过酪氨酸激酶受体或酪氨酸激酶结合型受体介导发挥作用的，如胰岛素、胰岛素样生长因子（IGF）、神经生长因子、生长激素、催乳素、促红细胞生成素及瘦素等。

（二）类固醇（甾体）激素作用机制——基因表达学说

1968 年，Jesen 和 Gorski 又提出激素作用的基因表达学说，由于类固醇激素为脂溶性，其相对分子质量小，仅 300 左右，因此可透过细胞膜直接进入细胞内，有的激素（如糖皮质激素）先与胞质受体结合形成激素-胞质受体复合物，并使受体蛋白发生构型变化，获得透过核膜的能力，由胞质转移至核内，再与核受体结合，转变为有活性的激素-核受体复合物，启动 DNA 的转录过程，生成新的 mRNA，诱导新蛋白质合成，引起相应的生物效应。另外，有些激素（如雌激素、孕激素与雄激素）在进入细胞后，可直接穿越核膜，与核受体结合调节基因表达（图 13-4）。

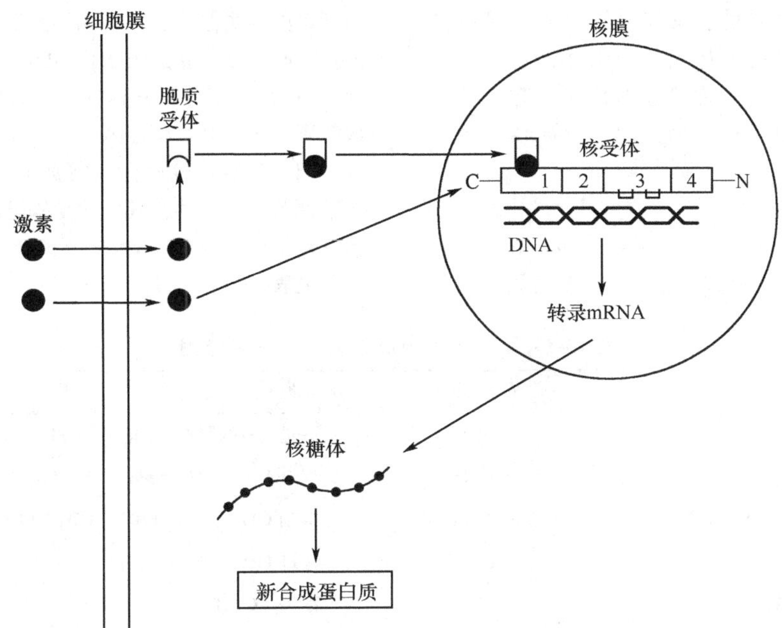

图 13-4　类固醇激素作用机制示意图

1. 激素结合结构域；2. 核定位信号结构域；3. DNA 结合结构域；4. 转录激活结构域

综上所述，含氮激素的作用是通过第二信使传递机制，类固醇激素是通过调控基因表达而发挥作用的。但是甲状腺激素虽属含氮激素，其作用机制却与类固醇激素相似，是进入细胞内直接与核受体结合调节转录过程的。因此，上述两类激素作用机制也不能一概而论。

（李玉荣）

第二节　下丘脑与垂体

下丘脑位于丘脑的前下方，构成第三脑室的下壁和侧壁下部，其前下方有视交叉，后方有乳头体，两者之间为灰结节，向下以漏斗与垂体相连。垂体位于颅底的垂体窝内，呈卵圆形。根据其发生和结构特点，可划分为腺垂体和神经垂体两部分。腺垂体分为远侧部、结节部和中间部，远侧部和结节部合称垂体前叶，是腺垂体的主要部分，在人占垂体质量的 75%。神经垂体分为神经部和漏斗，前者与中间部合称为垂体后叶。在结构与功能上，下丘脑与垂体的联系非常密切，可将它们看成一个下丘脑-垂体功能单位（图 13-5）。

下丘脑-垂体功能单位包括下丘脑-腺垂体系统和下丘脑-神经垂体系统两部分。位于下丘脑内侧基底部的“促垂体区”，主要由正中隆起、弓状核、视交叉上核、室周核和腹内侧核等小细胞神经元组成，这些神经内分泌细胞为肽能神经元，可分泌下丘脑调节肽，经垂体门脉系统运送至腺垂体，调节腺垂体功能，构成了下丘脑-腺垂体系统。而位于下丘脑前部视上核和室旁核的大细胞神经元可合成血管升压素和催产素，经下丘脑垂体束的轴浆运输至神经垂体储存，构成了下丘脑-神经垂体系统。这样，下丘脑的一些神经元既

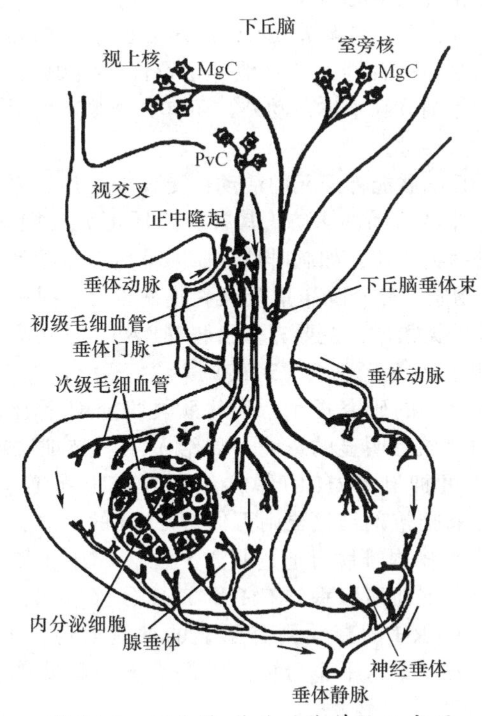

图 13-5　下丘脑-垂体功能单位示意图

MgC. 大细胞神经元；PvC. 小细胞神经元

保持典型的神经细胞的功能，又能分泌激素，具有内分泌细胞的作用。它们可将从大脑或中枢神经系统其他部位传来的神经信息转变为激素的信息，起着换能神经元的作用，从而以下丘脑为枢纽，把神经调节与体液调节联系起来。

一、下丘脑调节肽

由下丘脑促垂体区肽能神经元分泌、主要调节腺垂体活动的肽类激素，总称为**下丘脑调节肽（hypothalamic regulatory peptide，HRP）**。1968 年，Guillemin 实验室首次在 30 万头羊的下丘脑中分离出几毫克促甲状腺激素释放激素；1971 年，Schally 实验室从 16 万头猪的下丘脑中提纯出几毫克促性腺激素释放激素。目前，已确定的下丘脑调节肽有 9 种，其化学结构已阐明的称激素，尚未弄清其化学结构的暂称因子。下丘脑调节肽的命名及主要作用见表 13-1。

表 13-1　下丘脑调节肽的命名及主要作用

下丘脑调节肽	英文缩写	主要作用
促甲状腺激素释放激素	TRH	促进 TSH 释放，也能刺激 PRL 释放
促性腺激素释放激素	GnRH	促进 LH 与 FSH 释放（以 LH 为主）
生长素释放抑制激素（生长抑素）	GHRIH	抑制 GH 及 LH、FSH、TSH、PRL、ACTH 的分泌
生长素释放激素	GHRH	促进 GH 释放
促肾上腺皮质激素释放激素	CRH	促进 ACTH 释放
促黑（素细胞）激素释放因子	MRF	促进 MSH 释放
促黑（素细胞）激素释放抑制因子	MIF	抑制 MSH 释放
催乳素释放因子	PRF	促进 PRL 释放
催乳素释放抑制因子	PIF	抑制 PRL 释放

注：TSH. 促甲状腺激素；PRL. 催乳素；LH. 黄体生成素；FSH. 促卵泡激素；GH. 生长激素；ACTH. 促肾上腺皮质激素；MSH. 促黑素细胞激素

各种下丘脑调节肽的作用机制略有不同，在其与腺垂体靶细胞膜受体结合后，有的以 cAMP 作为第二信使，如 CRH、GHRH、GHRIH；有的则以 IP_3-DG 或 Ca^{2+}为第二信使，如 TRH、GnRH 等。它们分别调节腺垂体相应激素的释放。

此外，下丘脑调节肽不仅在下丘脑促垂体区产生，还可以在中枢神经系统其他部位及许多组织中生成，其功能除调节腺垂体活动外，还有更为复杂的垂体外作用。

下丘脑肽能神经元的活动，受到中枢神经系统其他部位神经活动的影响，其神经递质可分为两大类：一类是肽类物质，如脑啡肽、β-内啡肽、血管活性肠肽、P 物质、神经降压素及胆囊收缩素等；另一类递质是单胺类物质，主要有多巴胺（DA）、去甲肾上腺素（NE）及 5-羟色胺（5-HT）。

近年来的研究提示，阿片肽类物质对下丘脑调节肽的释放有明显的影响，如给人注射脑啡肽或 β-内啡肽可抑制 CRH 的释放，使 ACTH 分泌减少，而阿片肽拮抗剂纳洛酮则可促进 CRH 的释放；注射脑啡肽或 β-内啡肽可通过刺激下丘脑 GHRH 和 TRH 的释放，继而使腺垂体 GH 和 TSH 分泌增加，而对下丘脑 GnRH 的释放则有明显的抑制效应。此外，血液中靶激素水平也可反馈性调节下丘脑肽能神经元的活动。

二、腺垂体激素

腺垂体是体内最重要的内分泌腺，有“内分泌之首”之称，腺垂体细胞分为有内分泌功能的颗粒细胞和无内分泌功能的无颗粒细胞两大类，前者已定论的至少有 5 种。在腺垂体分泌的 7 种激素中，**促甲状腺激素（thyroid stimulating hormone，TSH）**、**促肾上腺皮质激素（adrenocorticotropin，ACTH）**、**促卵泡激素（follicle-stimulating，FSH）**与**黄体生成素（luteinizing hormone，LH）**均有各自的靶腺，分别形成下丘脑-垂体-甲状腺轴、下丘脑-垂体-肾上腺皮质轴和下丘脑-垂体-性腺轴。腺垂体激素通过促进靶腺分泌激素而发挥作用，因此也将这些激素统称为“促激素”。而**生长激素（growth hormone，GH）**、**催乳素（prolactin，PRL）**与**促黑素细胞激素（MSH）**可直接作用于靶组织和靶细胞，分别对物质代谢、个体生长、乳腺发育与泌乳及黑色素代谢发挥调节作用。所以，腺垂体激素的作用广泛而复杂。

（一）生长激素

生长激素是腺垂体含量最多的激素，人的 GH 由 191 个氨基酸残基组成，其化学结构与人催乳素近似。因此，生长激素有较弱的泌乳始动作用，而催乳素也有较弱的促生长作用。GH 有明显的种属差异，只有人和猴的 GH 可互为通用。GH 在血中的半衰期为 6~20min。

1. 生长激素的生理作用

GH可促进物质代谢与生长发育，对机体各器官与组织均有影响，尤其对骨骼、肌肉及内脏器官的作用更为显著。GH可通过直接激活靶细胞生长激素受体或诱导靶细胞产生生长素介质而间接发挥其生理作用。

（1）促进生长发育：个体生长发育受到多种激素影响，但GH是起关键作用的激素。实验证明，幼年动物切除垂体后，生长立即停滞，如能及时补充GH，则可使动物恢复生长发育。临床观察可见，若人幼年时期GH分泌不足，则生长停滞、患儿身材矮小，称为侏儒症（dwarfism）；如果幼年时期GH分泌过多，则引起**巨人症（giantism）**；如果在成年后GH分泌过多，由于骨骺已闭合，长骨不再生长，肢端短骨、面骨及其软组织则生长异常，以致出现手足粗大、鼻大唇厚、下颌突出及内脏器官增大的现象，称为**肢端肥大症（acromegaly）**。

GH的促生长作用在青春期达到高峰，可直接刺激软骨的形成，同时，GH还可以通过诱导肝细胞等外周靶细胞产生**生长素介质（somatomedin，SM）**。SM的化学结构与胰岛素近似，故又称为**胰岛素样生长因子（insulin-like growth factor，IGF）**。目前已分离出两种生长素介质，即IGF-Ⅰ和IGF-Ⅱ。GH的促生长作用主要由IGF-Ⅰ介导，而IGF-Ⅱ主要在胚胎期产生，对胎儿的生长发育起重要作用。IGF-Ⅰ的作用是促进钙、磷、钠、钾、硫等多种元素进入软骨组织，促进氨基酸进入软骨细胞，增强DNA、RNA和蛋白质的合成，使软骨细胞增殖成为骨细胞，促进长骨生长发育。现已发现，IGF可以在肝以外的大多数组织中产生，以远距分泌、旁分泌或自分泌方式发挥作用。但是，关于GH和IGF受体活化后的信息传递过程，目前尚不十分清楚。

（2）促进代谢作用：GH对代谢过程有广泛影响，具有促进蛋白质合成、促进脂肪分解和升高血糖的作用。

GH可通过IGF促进氨基酸进入细胞，加强DNA、RNA合成而促进蛋白质合成，使尿氮减少，呈正氮平衡；通过促进脂肪分解，增强脂肪酸氧化，提供能量，使组织的脂肪量减少，特别是肢体脂肪量减少；通过抑制外周组织摄取和利用葡萄糖，减少葡萄糖消耗来提高血糖水平。GH分泌过多的患者，可出现垂体性糖尿。

2. 生长激素分泌的调节

（1）下丘脑对GH分泌的调节：腺垂体GH的分泌受下丘脑生长素释放激素（GHRH）与生长抑素（GHRIH，SS）的双重调控。GHRH可促进GH分泌，而GHRIH则抑制其分泌。在整体条件下，GHRH作用占优势。一般认为，GHRH是GH分泌的经常性调节者，而GHRIH则是在应激刺激引起GH分泌过多时，才显著地发挥对GH分泌的抑制作用。GHRH与GHRIH相互配合，共同调节腺垂体GH的分泌。GH的分泌呈脉冲式，一般每隔1～4h波动一次，这是由于GHRH的脉冲式释放引起的。

（2）反馈调节：血中GH含量降低时，可反馈性引起下丘脑GHRH释放增多。同时IGF-Ⅰ对GH的分泌也有负反馈调节作用，IGF-Ⅰ可直接抑制培养的垂体细胞GH的基础分泌和GHRH刺激的GH分泌。还能刺激下丘脑释放GHRIH，从而抑制GH分泌。这说明IGF-Ⅰ可通过下丘脑和垂体两个水平对GH分泌进行负反馈调节。

（3）其他：除上述调控机制外，还有许多因素影响GH的分泌，如睡眠，人从觉醒状态进入慢波睡眠时GH分泌增加，约60min达高峰，转入快波睡眠后，GH分泌减少；50岁以后，睡眠时的GH峰逐渐消失。另外是代谢因素，在能量供应缺乏时，如低血糖、运动、饥饿及应激刺激，都可引起GH分泌增多，其中低血糖是最有效的刺激，血中氨基酸与脂肪酸增多也可引起GH分泌增多。此外，某些激素如甲状腺素、雌激素与睾酮均能促进GH分泌，在青春期，由于血中雌激素或睾酮浓度增高可显著增加GH的分泌（图13-6）。

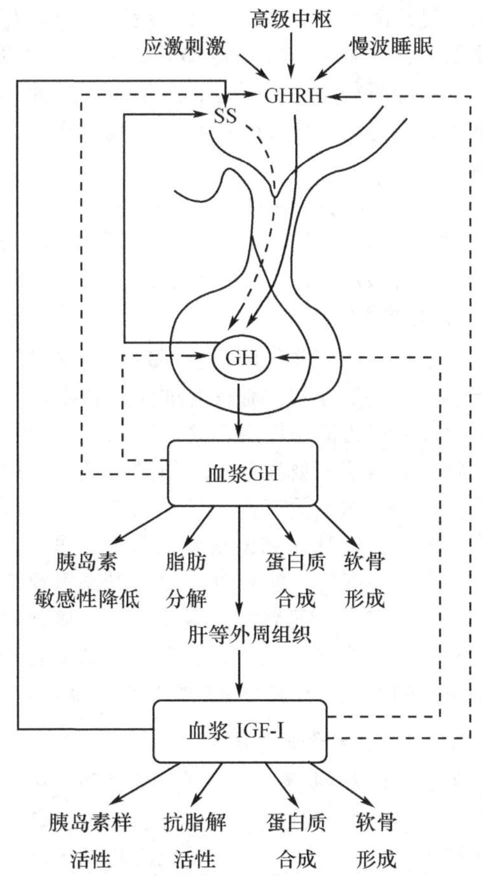

图13-6 生长激素的作用及其分泌的调节

GH. 生长激素；SS. 生长抑素；GHRH. 生长素释放激素；IGF-Ⅰ. 胰岛素样生长因子。实箭头表示兴奋作用；虚箭头表示抑制作用

（二）催乳素

催乳素（PRL）由 199 个氨基酸组成，成人血浆中浓度低于 20μg/L，其生理作用极为广泛。

1. 催乳素的生理作用

（1）对乳腺的作用：PRL 可促进乳腺发育、引起并维持泌乳，故名催乳素。但在不同情况下，其作用有所不同。在女性青春期乳腺的发育中，雌激素、孕激素、生长激素、糖皮质激素、甲状腺激素及 PRL 起着重要作用。在妊娠期，PRL、雌激素与孕激素分泌增多，使乳腺组织进一步发育，因为此时血中雌激素与孕激素浓度过高，抑制了 PRL 的泌乳作用，故此时乳腺虽具备泌乳能力却不泌乳。分娩后，血中雌激素和孕激素水平大大降低，PRL 才发挥始动和维持泌乳的作用。

（2）对性腺的作用：在哺乳动物，PRL 与 LH 配合，促进黄体形成并维持孕激素分泌。随着卵泡的发育成熟，卵泡内的 PRL 含量增加，与颗粒细胞上的 PRL 受体结合后，使 LH 发挥其促进排卵、黄体生成及雌激素、孕激素分泌的作用。实验表明，小剂量 PRL 对卵巢雌激素、孕激素的合成有促进作用，但大剂量 PRL 则有抑制作用。患闭经溢乳综合征的妇女，表现为闭经、溢乳与不孕，患者一般都无排卵与雌激素水平低下，而血中 PRL 浓度却异常增高，用溴隐亭治疗后症状即可好转。在男性，PRL 可促进前列腺及精囊的生长，还可增强 LH 对间质细胞的作用，使睾酮合成增加。

（3）在应激反应中的作用：应激状态下，血中 PRL 浓度升高，与 ACTH 和 GH 的浓度增加同时出现，是应激反应时腺垂体分泌的三大激素之一。

2. 催乳素分泌的调节

（1）下丘脑调节肽的调节：PRL 的分泌受下丘脑 PRF 与 PIF 的双重控制，前者促进而后者则抑制其分泌，平时以 PIF 的抑制作用为主，现已确定 PIF 主要是多巴胺。哺乳期，吸吮乳头的刺激可经传入神经至下丘脑，使 PRF 神经元兴奋并释放 PRF，引起 PRL 分泌增多。此外，TRH 对 PRL 分泌也有促进作用。

（2）负反馈调节：血中 PRL 水平升高可反馈引起下丘脑多巴胺能神经元兴奋，多巴胺可直接抑制下丘脑 GnRH 和腺垂体 PRL 的分泌，因此，高催乳素血症患者常出现闭经、不排卵及哺乳期生育力降低。

（三）促黑（素细胞）激素

人类 MSH 属多肽激素，主要作用于黑素细胞生成黑色素。体内黑素细胞分布于皮肤、毛发、眼球虹膜及视网膜色素层内。该细胞位于表皮与真皮之间，其胞质中有特殊的黑色素小体，内含酪氨酸酶，可催化酪氨酸转变成黑色素。MSH 对哺乳动物和人的作用是促进黑色素的合成，使皮肤与毛发颜色加深。

MSH 的分泌主要受下丘脑 MIF 和 MRF 的调控，前者抑制其分泌，后者促进分泌，平时以 MIF 的抑制作用占优势。血中 MSH 也可通过反馈调节腺垂体 MSH 的分泌。

腺垂体分泌的促激素（TSH、ACTH、FSH 和 LH）将在以下有关章节中叙述。

三、神经垂体激素

神经垂体不含腺体细胞，不能合成激素。神经垂体激素实际上是指由下丘脑视上核与室旁核神经元产生，经下丘脑垂体束储存于神经垂体的血管升压素（抗利尿激素）与催产素。在适宜刺激的作用下，这两种激素由神经垂体释放入血。

（一）血管升压素（抗利尿激素）

血管升压素（**vasopressin，VP**）或称**抗利尿激素**（**antidiuretic hormone，ADH**）在下丘脑视上核与室旁核均可产生，但以视上核为主。血管升压素先在视上核与室旁核神经元的核蛋白体上形成激素的前体物质，再裂解成神经垂体激素，并与同时合成的神经垂体激素运载蛋白形成复合物，包装于囊泡中，以轴浆运输的方式运送到神经垂体。在适宜刺激下，视上核或室旁核神经元发生兴奋，神经冲动沿下丘脑垂体束传至神经垂体的神经末梢，使其发生去极化，导致 Ca^{2+} 内流，促使末梢的分泌囊泡以出胞作用方式将神经垂体激素与运载蛋白一并释放入血。在正常饮水情况下，血浆中血管升压素的浓度很低(1.0~1.5ng/L)，几乎没有收缩血管引起血压升高的作用。但在机体脱水或失血等病理情况下，由于释放的 VP 较多，才能对维持血压起一定作用。生理剂量的 VP 主要是促进肾远曲小管和集合管对水的重吸收，即发挥抗利尿的作用。

此外，实验证明神经垂体激素不仅存在于下丘脑垂体束内，而且在下丘脑正中隆起与第三脑室附近的神经元轴突中也有神经垂体激素。在大鼠和猴的垂体门脉血液中也发现大量的血管升压素，其浓度远远高于外周血中浓度，而且注射大量的血管升压素能引起 ACTH 分泌增加，这些实验结果提示，神经垂体激素也可能影响腺垂体的分泌功能。

关于血管升压素（抗利尿激素，ADH）作用及分泌调节，已在第九章和第十二章有详细叙述。

（二）催产素

催产素（**oxytocin，OXT**）在下丘脑视上核与室旁核也均可产生，但主要以室旁核为主，其运输与释放过程与 VP 相同，由于与 VP 分子结构相似，在生理作用上有一定交叉，即也有较弱的 VP 效应。OXT 没有经常性的分泌，只在分娩及哺乳时分泌，具有促进乳汁排出和刺激子宫收缩的作用。

1. 催产素的生理作用

（1）对乳腺的作用：OXT 可使乳腺导管周围肌上

皮细胞收缩，使具有泌乳功能的乳腺排乳。例如，静脉注射 1μg OXT，仅需 20～30min 就可以引起乳汁排放。同时，OXT 还有维持哺乳期乳腺生长发育的作用。

（2）对子宫的作用：OXT 可促进子宫收缩，但此效应与子宫的功能状态有关。OXT 对非孕子宫作用较弱，而对妊娠子宫作用较强，临床上应用此作用来诱导分娩（催产）及防止产后出血。雌激素可增加子宫对 OXT 的敏感性，而孕激素的作用则相反。

2. 催产素的分泌调节

（1）射乳反射：乳头含有丰富的感觉神经末梢，吸吮乳头的感觉信息沿传入神经传至下丘脑室旁核和视上核，使肽能神经元兴奋，神经冲动经下丘脑垂体束至神经垂体，使储存的 OXT 释放入血，引起排乳，因此，射乳反射是一个典型的神经内分泌反射。在此基础上很容易建立条件反射。焦虑、烦恼、恐惧和不安等情绪变化均可抑制排乳。

（2）在临产或分娩时，子宫和阴道受到的牵拉和压迫刺激可反射性引起 OXT 释放，有助于子宫的进一步收缩。

（李玉荣）

第三节　甲　状　腺

甲状腺呈“H”形，由左、右侧叶和连接两者的甲状腺峡 3 部分组成。侧叶位于喉下部、气管上部的两侧，其上限平甲状软骨中点，下限至第 6 气管软骨环，后方平对第 5～7 颈椎，甲状腺峡位于第 2～4 气管软骨环的前方（图 13-7）。甲状腺是人体内最大的内分泌腺，其质量为 20～25g。甲状腺由许多大小不等的腺泡组成。腺泡由单层上皮细胞围成，腺泡上皮细胞是甲状腺激素合成与释放的部位。腺泡腔内充满腺泡上皮细胞的分泌物——胶质，其主要成分是含有甲状腺激素的甲状腺球蛋白，因此，胶质是甲状腺激素的储存库，而甲状腺激素也是体内唯一细胞外储存的内分泌激素。腺泡上皮细胞的形态及胶质的含量随着甲状腺功能状态的不同而发生相应变化。腺泡上皮细胞在静止期为扁方形，当甲状腺受到 TSH 刺激而进入分泌期时，细胞呈高柱状，胶质减少；相反，在缺少 TSH 刺激状态下，细胞呈扁平状，胶质增多，腺泡增大。在甲状腺腺泡之间和腺泡上皮之间有滤泡旁细胞，又称 C 细胞，可分泌降钙素。

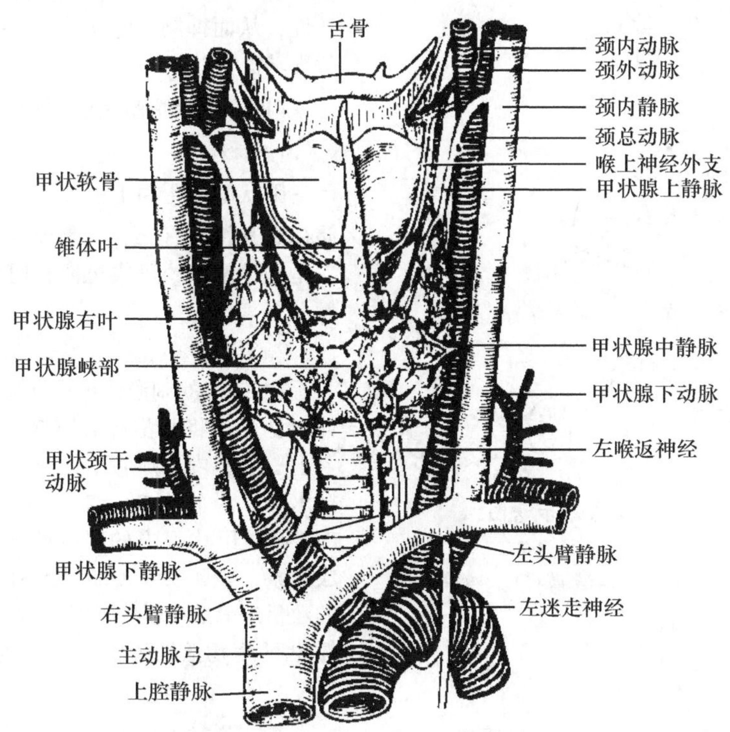

图 13-7　甲状腺解剖位置（正面观）

一、甲状腺激素的合成与代谢

甲状腺激素是酪氨酸的碘化物，主要有甲状腺素，又称**四碘甲腺原氨酸（T_4）**和**三碘甲腺原氨酸（T_3）**。此外，甲状腺也合成极少量的逆-T_3（rT_3），rT_3不具有甲状腺激素的生物活性。

甲状腺激素合成的主要原料是碘和甲状腺球蛋白（thyroglobulin，TG）。碘主要来源于食物，人每天从食物中摄取碘 100～200μg，其中约 1/3 进入甲状腺，人体内的碘约有 80% 分布于甲状腺中，其余分布于血液、肌肉、骨骼、皮肤、肝、肾、肺、乳腺、卵巢、胎盘和睾丸等处。甲状腺内以甲状腺激素和碘化酪氨酸形式储存的有机碘量高达 8～10mg，每天甲状腺释放约 60μg 激素碘。甲状腺球蛋白由腺泡上皮细胞分泌，其酪氨酸残基碘化后合成甲状腺激素。甲状腺激素的合成主要由聚碘、活化、碘化和偶联等过程组成（图 13-8）。

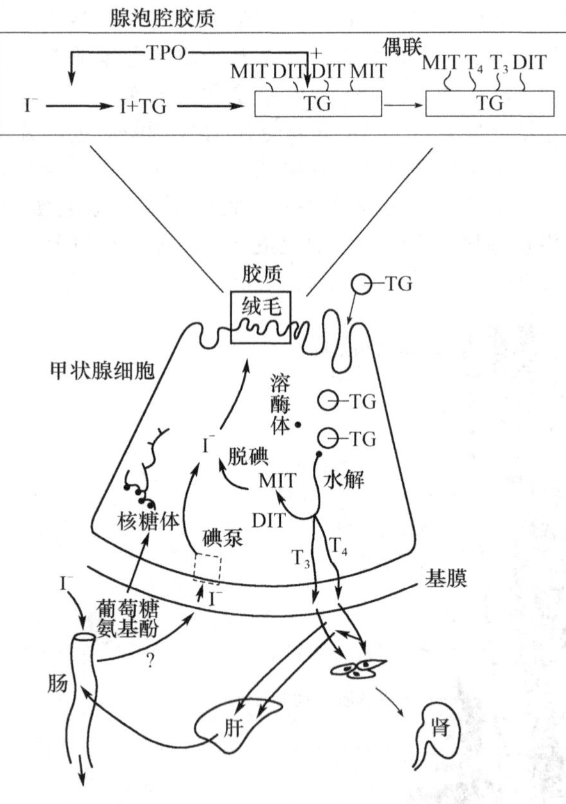

图 13-8 甲状腺激素合成及代谢示意图

TPO. 甲状腺过氧化酶；TG. 甲状腺球蛋白；MIT. 一碘酪氨酸；DIT. 二碘酪氨酸；T_3. 三碘甲腺原氨酸；T_4. 四碘甲腺原氨酸（甲状腺素）

（一）甲状腺腺泡聚碘

由肠道吸收的碘，以 I^- 的形式存在于血浆中，浓度约为 250μg/L，而甲状腺内 I^- 浓度比血浆高 20～25 倍，加上甲状腺上皮细胞静息电位为-50mV，因此，聚碘作用是逆电化学梯度的主动转运过程。现已证明 I^- 的转运与 Na^+-I^- 同向转运体有关，应用哇巴因抑制钠泵的活性，可使聚碘作用发生障碍，因此，I^- 的转运属于继发性主动转运过程。其所需能量不是直接来自 ATP 的分解，而是来自 Na^+泵活动造成的膜外 Na^+的高势能。某些离子，如过氯酸盐（ClO_4^-）和硫氰酸盐（SCN^-）等离子可与 I^-竞争 Na^+-I^-同向转运体以抑制聚碘作用，而促甲状腺激素能促进甲状腺的聚碘作用。临床上常用碘放射性同位素示踪法检测甲状腺聚碘能力和功能状态。

（二）I^-的活化

I^-的活化是碘得以取代酪氨酸残基上氢原子的先决条件。摄入腺泡上皮细胞的 I^-，在过氧化酶的催化下被活化成 I_2 或与过氧化酶形成某种复合物。若过氧化酶先天不足，I^-活化发生障碍，可导致甲状腺肿大。这一活化过程是在腺泡上皮细胞顶端质膜微绒毛与腺泡腔的交界处进行的。

（三）酪氨酸的碘化与甲状腺激素的合成

碘化过程发生在甲状腺球蛋白（TG）的酪氨酸残基上，由活化碘取代残基苯环上的氢原子，生成一碘酪氨酸（MIT）残基和二碘酪氨酸（DIT）残基。然后一分子 MIT 与一分子 DIT 偶联生成 T_3，两个分子 DIT 偶联生成 T_4，此外还能合成极少量的 rT_3。以上碘的活化、酪氨酸的碘化及碘化酪氨酸的偶联过程均在甲状腺过氧化酶（TPO）的催化下完成。TPO 的活性受 TSH 调控，而硫氧嘧啶与硫脲类药物则可抑制 TPO 活性，从而抑制 T_3、T_4的合成，临床上常用于治疗甲状腺功能亢进。

（四）甲状腺激素的储存、释放、转运与代谢

1. 储存

甲状腺球蛋白上的 T_3、T_4在腺泡腔内以胶质形式储存。其特点有二：一是储存于细胞外（腺泡腔内）；二是储存量大，可供机体利用 50～120 天，在激素储存量上居首位。

2. 释放

在 TSH 的刺激下，甲状腺上皮细胞顶端的微绒毛伸出伪足，将腺泡中含有 T_3、T_4的 TG 胶质小滴吞饮入上皮细胞内形成吞饮小体，后者与溶酶体融合，TG 被水解，释放出 T_3、T_4入血。而水解下来的 MIT 和 DIT 则被甲状腺内的脱碘酶迅速脱碘，供重新利用合成激素，该酶对 T_3、T_4无作用。从甲状腺释放 T_3与 T_4的数量来看，T_4远远超过 T_3，约占总量的 90% 以上，但 T_3的生物活性约比 T_4大 5 倍。

3. 转运

T_3、T_4释放入血后，其转运方式有两种：99% 以上 T_3、T_4主要与血浆中甲状腺素结合球蛋白结合；以游离形式存在的 T_3、T_4不到 1%，其中主要为 T_3。血中游离的和结合的甲状腺激素可相互转变并维持动态

平衡，只有游离型的甲状腺激素才能进入组织细胞内与受体结合，发挥生理效应。

4. 代谢

血浆 T_4 半衰期为 7 天，T_3 半衰期不足 1 天。20% 的 T_4 和 T_3 在肝降解，经胆汁排入小肠后随粪便排出。80% 的 T_4 在外周组织脱碘酶作用下，生成 T_3 和 rT_3。这是血液中 T_3 的主要来源（占 75%），所脱下的碘可由甲状腺再摄取或由肾排出。近年的大量研究证明，脱碘酶中含有硒，当硒缺乏时，酶活性降低，外周组织中 T_3 含量减少，并能加重缺碘时所造成的对甲状腺的损害。

二、甲状腺激素的生物学作用

甲状腺激素的主要生理作用是促进物质与能量代谢，促进生长及发育过程。其作用机制十分复杂，除与核受体结合影响转录过程外，对转录后的过程、线粒体生物氧化及膜转运功能均有影响，有待进一步研究。

（一）对代谢的影响

1. 产热效应

甲状腺激素可提高绝大多数组织的耗氧量和产热量，尤以心脏、肝、骨骼肌和肾最为显著。实验表明，1mg T_4 可使机体增加产热量约 4200kJ，基础代谢率提高 28%。T_3 的产热作用比 T_4 强 3～5 倍。甲状腺激素的产热效应与 Na^+-K^+-ATP 酶活性明显升高有关，如用哇巴因抑制此酶活性，则甲状腺激素的产热效应可完全被消除。此外，甲状腺激素也能促进脂肪酸氧化，产生大量热能。甲状腺功能亢进时，患者体温偏高，喜凉怕热，极易出汗；反之，甲状腺功能减退患者体温偏低，喜热恶寒。两种情况均不能很好地适应环境温度变化。

2. 对蛋白质、糖和脂肪代谢的影响

（1）蛋白质代谢：生理浓度的甲状腺激素可作用于核受体，激活 DNA 转录过程，促进 mRNA 形成，加速蛋白质及各种酶的生成，使肌肉、肝与肾的蛋白质合成明显增加，细胞数量增多，尿氮减少，出现正氮平衡。当 T_3、T_4 分泌不足时，蛋白质合成减少，肌肉乏力，细胞间的黏蛋白增多，可结合大量正离子和水分子，使性腺、肾周围组织及皮下组织细胞间隙积水、形成浮肿，称为黏液性水肿（myxedema）。而当 T_3、T_4 分泌过多时，则加速蛋白质分解，特别是肌蛋白分解增多，肌肉收缩无力；也可促进骨蛋白质分解，导致血钙升高和骨质疏松。

（2）糖代谢：甲状腺激素可促进小肠黏膜对糖的吸收，增强糖原分解，并加强肾上腺素、胰高血糖素、皮质醇和生长激素的升高血糖作用。但同时此激素还可加强外周组织对糖的利用，也有降低血糖的作用。在甲状腺功能亢进时，常表现餐后血糖升高，甚至出现糖尿。

（3）脂肪代谢：甲状腺激素既促进胆固醇的合成，又加速胆固醇的降解，但分解的速度超过合成，因此，甲状腺功能亢进时，患者血中胆固醇的含量低于正常。

（二）对生长发育的影响

甲状腺激素是维持机体正常生长、发育所必需的激素，特别是对骨和脑的发育尤为重要。在胚胎期，甲状腺激素能促进神经元增殖、分化及突触形成；促进胶质细胞生长与髓鞘形成；促进神经元骨架发育，并诱导某些酶和神经生长因子的合成。在胚胎期缺碘导致甲状腺激素合成不足或出生后甲状腺功能低下的婴幼儿，脑的发育有明显障碍，智力低下，且身材矮小，称为呆小症（克汀病，cretinism）。患儿脑各部位的神经细胞变小，轴突、树突与髓鞘均见减少，神经组织的蛋白质、磷脂及各种酶和递质含量减低，以致智力低下；同时，骨化中心发育不全，骨骺愈合延迟，长骨生长停滞，以致身材矮小。但在胚胎期胎儿的骨生长并不需要甲状腺激素，因此胎儿出生时的身高可以基本正常，而在出生数周后发现长骨生长停滞。对呆小症的治疗必须抓紧时机，应在出生后 4 个月内补充甲状腺激素，过迟则难以奏效。在缺碘地区的孕妇应特别注意补充碘，可预防和减少呆小症的发生。

（三）对神经系统的影响

甲状腺激素不仅影响中枢神经系统的生长发育，对已分化成熟的神经系统也有作用。在甲状腺功能亢进时，患者常表现出中枢神经系统兴奋性增高的症状，如注意力不易集中、多愁善感、喜怒无常、失眠多梦及肌肉颤动等。甲状腺功能低下时，中枢神经系统兴奋性降低，出现记忆力减退、行动迟缓、淡漠无情和终日嗜睡等症状。

此外，甲状腺激素对心血管系统的活动也有明显影响。T_3 和 T_4 可使心率加快，心肌收缩力增强，增加心排血量及心脏做功。故甲状腺功能亢进患者常出现心动过速，甚至因心肌过度耗竭导致心力衰竭。实验表明，T_3 能增加心肌细胞膜上 β 受体的数量，促进肌质网 Ca^{2+} 释放，进而激活与心肌收缩有关的蛋白质，增强心肌的收缩力。

三、甲状腺功能的调节

甲状腺功能主要受下丘脑与腺垂体激素的调节，构成了下丘脑-腺垂体-甲状腺轴。此外，还存在一定程度的自身调节和自主神经的影响。

（一）下丘脑-腺垂体-甲状腺轴

下丘脑 TRH 神经元释放的 TRH，经垂体门脉系统作用于腺垂体，促进 TSH 的合成和释放。TSH 是调节甲状腺功能活动的主要激素，其作用包括两个方面：一是促进甲状腺激素的合成与释放，包括增强摄碘、碘的活化偶联和释放过程，使血中 T_3、T_4增多；二是促进甲状腺细胞增生、腺体肥大。这就构成了下丘脑-腺垂体-甲状腺轴。

下丘脑 TRH 神经元还接受神经系统其他部位传来的信息，把其他环境因素与 TRH 神经元的活动联系起来，如寒冷刺激在传入下丘脑体温中枢的同时，还与附近的 TRH 神经元发生联系，通过去甲肾上腺素增强 TRH 的释放。另外，当机体受到应激刺激时，下丘脑可释放较多的生长抑素，抑制 TRH 的合成和释放，进而使 TSH 释放减少（图 13-9）。

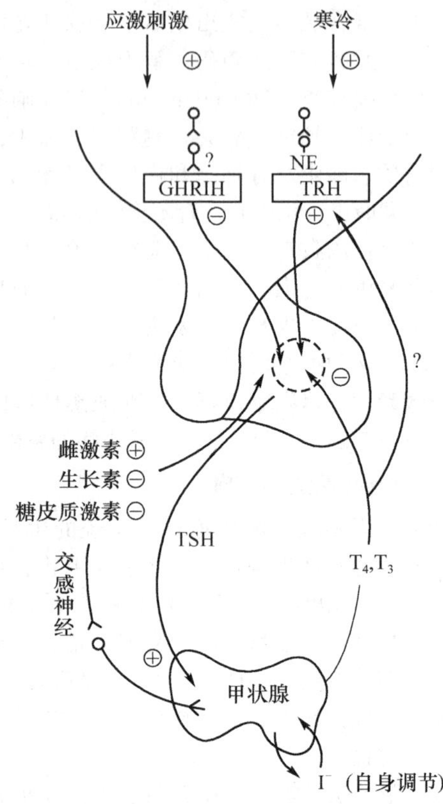

图 13-9 甲状腺激素分泌调节示意图

+. 表示促进或刺激；-. 表示抑制；NE. 去甲肾上腺素

在甲状腺腺泡上皮细胞膜上存在 TSH 受体，TSH 与其受体结合后，通过 G 蛋白激活腺苷酸环化酶，使 cAMP 增多，进而加强甲状腺对碘的摄取，增强过氧化酶的活性，促进甲状腺激素合成。TSH 还可通过磷脂酰肌醇信息传递系统促进甲状腺激素的合成和释放。

在某些甲状腺功能亢进患者，血中可出现人类刺激甲状腺免疫球蛋白，其化学结构与功能和 TSH 相似，它可与 TSH 竞争甲状腺腺细胞膜上的受体，从而刺激甲状腺分泌，使 T_3、T_4释放增加，腺体增生肥大，目前认为这可能是引起甲状腺功能亢进的原因之一。

（二）甲状腺激素的反馈调节

血中游离的 T_3、T_4浓度改变，对腺垂体 TSH 的分泌起着经常性负反馈调节作用。当血中 T_3、T_4浓度增高时，可刺激腺垂体促甲状腺激素细胞产生抑制性蛋白增多，使 TSH 合成与释放减少，同时降低腺垂体对 TRH 的反应性，使细胞膜 TRH 受体数量减少，抑制 TSH 的分泌，最终使血中 T_3、T_4浓度降至正常水平；反之亦然。这种抑制作用由于需要合成抑制性蛋白，其效果可能需几个小时后方能出现，此作用可被放线菌 D 与放线菌酮所阻断。血中 T_3、T_4水平也是反馈调节 TRH 水平的重要因素。实验证明，血中 T_3水平升高可以直接抑制 TRH 前体原基因的转录从而抑制 TRH 的合成。

地方性甲状腺肿是一种碘缺乏病，是由于水和食物中碘不足，T_3、T_4合成减少引起的代偿性甲状腺肿大。其发病机制即由于血中 T_3、T_4水平长期低下，对腺垂体的负反馈抑制作用减弱，引起 TSH 分泌增加，甲状腺组织代偿性增生、肥大而引起的。

（三）自身调节

在没有神经和体液因素影响的情况下，甲状腺具有适应碘的供应变化而调节碘的摄取与合成甲状腺激素的能力，称为甲状腺的自身调节，这是一种有限度的缓慢调节机制。

当外源碘量增加时（1mmol/L），即可使 T_3、T_4合成增加，但碘量超过一定限度后（10mmol/L），T_3、T_4的合成速度不但不再增加，反而明显下降，这种过量的碘所产生的抗甲状腺效应称为碘阻滞效应（Wolff-chaikoff effect）。相反，当血碘含量不足时，甲状腺可增强聚碘作用，并加强甲状腺激素的合成。临床上常用过量碘产生的抗甲状腺效应处理甲状腺危象和进行甲状腺手术前准备。

（四）自主神经的影响

荧光组化与电镜观察证明，甲状腺腺泡细胞膜上存在 α 受体、β 受体和 M 受体，说明甲状腺组织受自主神经支配，交感神经兴奋可促进甲状腺激素合成与释放；而副交感神经兴奋则抑制甲状腺激素的分泌。

此外，某些激素也可影响腺垂体 TSH 的分泌，雌激素能增加腺垂体细胞上的 TRH 受体数量，使 TSH 分泌增多。糖皮质激素和生长素则抑制腺垂体 TSH 的分泌。

（李玉荣）

第四节　肾　上　腺

肾上腺位于腹膜后间隙内、两侧肾的内上方，左肾上腺近似半月形，右肾上腺呈三角形。肾上腺包括位于中央部、呈棕黄色的髓质和周围部、浅黄色的皮质两部分，两者在发生、结构和功能上均不相同，肾上腺皮质分泌类固醇（甾体）激素，其作用广泛，主要调节体内的水盐代谢、糖和蛋白质代谢，对维持机体基本生命活动十分重要。肾上腺髓质分泌儿茶酚胺类激素，参与心血管活动的调节，并在应急反应中发挥作用，因此，肾上腺皮质和髓质实际上是两个独立的内分泌腺。

一、肾上腺皮质激素

肾上腺皮质自外向内自球状带、束状带和网状带组成，分别合成和分泌以醛固酮为代表的盐皮质激素、以皮质醇为代表的糖皮质激素和以脱氢表雄酮为代表的性激素。此外，网状带还合成和分泌少量的糖皮质激素。由于这些激素都属于类固醇衍生物，因此统称为类固醇（甾体）激素。

胆固醇是合成肾上腺皮质激素的原料，主要来自血液。在皮质细胞的线粒体膜或内质网中裂解酶与羟化酶等酶系的作用下，胆固醇先变成孕烯醇酮，然后再进一步转变成各种皮质激素。由于肾上腺皮质各层存在的酶系不同，因此合成的皮质激素也各不相同。

皮质醇进入血液后，呈结合型与游离型两种状态。75%～80%与血中皮质类固醇结合球蛋白或称为皮质激素运载蛋白（corticosteroid-binding globulin，CBG）结合，15%与血浆白蛋白结合，仅5%～10%呈游离型。结合型与游离型皮质醇可以相互转化，维持动态平衡。CBG是肝产生的α_2球蛋白，相对分子质量为5200，血浆浓度为30～50mg/L。每100ml血浆中CBG可结合20μg皮质醇，对皮质醇的转运和储存起重要作用，同时也可减少皮质激素从肾排出。结合型皮质醇无生物学活性，只有游离型皮质醇才能进入靶细胞内发挥作用。

正常人血浆皮质醇半衰期为60～90min，大部分在肝灭活，经肾排出。醛固酮与CBG的结合力较弱，主要与白蛋白结合，约40%醛固酮以游离状态存在和运输，半衰期15～20min，主要由肝灭活，也从尿中排出。

（一）肾上腺皮质激素的生物学作用

1. 糖皮质激素的作用

人体血浆中糖皮质激素主要为皮质醇，其次为皮质酮。因其对糖代谢作用较强而得名，但实际上它还有其他极为重要的生理作用。

（1）对物质代谢的影响。①糖代谢：糖皮质激素是体内调节糖代谢的重要激素之一，既可促进糖异生，促进蛋白质分解，抑制外周组织对氨基酸的利用，使糖异生原料增多，又可降低外周组织对胰岛素的反应性，使葡萄糖的利用减少，发挥抗胰岛素作用，使血糖升高。如果糖皮质激素分泌过多，会出现高血糖，甚至出现糖尿；相反，肾上腺皮质功能低下患者（如阿狄森病），则可出现低血糖。②蛋白质代谢：糖皮质激素可促进肝外组织，特别是肌蛋白分解。当糖皮质激素分泌过多时，会出现肌肉消瘦、骨质疏松、皮肤变薄等。③脂肪代谢：糖皮质激素促进脂肪分解，增强脂肪酸在肝内的氧化过程，有利于糖异生作用。当肾上腺皮质功能亢进时，由于全身不同部位脂肪组织对糖皮质激素的敏感性不同，体内脂肪重新分布，以致出现面圆、背厚、躯干部发胖，而四肢消瘦的向心性肥胖的特殊体形。

（2）对水盐代谢的影响：糖皮质激素有较弱的保钠排钾作用。此外，皮质醇还能降低肾小球入球小动脉阻力，增加肾血浆流量使肾小球滤过率增加，有利于水的排出。肾上腺皮质功能不全患者，排水能力明显降低，严重时可出现“水中毒”，此时，如补充糖皮质激素可使病情缓解，而补充盐皮质激素则无效。

（3）对血细胞的影响：糖皮质激素通过促进造血使血液中红细胞、血小板增加，同时动员附着在血管内壁的中性粒细胞进入血液循环。此外，糖皮质激素可抑制胸腺和淋巴组织细胞的有丝分裂，使淋巴细胞和浆细胞减少；促进淋巴细胞和嗜酸性粒细胞的破坏。临床上可用来治疗淋巴性白血病或淋巴肉瘤。

（4）对循环系统的影响：糖皮质激素对血管没有直接的收缩效应，但它能增强血管平滑肌对儿茶酚胺的敏感性（允许作用），有利于提高血管的张力和维持血压。另外，糖皮质激素可降低毛细血管壁的通透性，有利于维持血容量。糖皮质激素还可增强离体心肌的收缩力，但对整体条件下的心脏作用不明显。

（5）在应激反应中的作用：当机体受到各种有害刺激，如感染、缺氧、饥饿、创伤、手术、疼痛、寒冷及精神紧张等刺激时，血中ACTH浓度立即增加，导致血中糖皮质激素浓度升高，并产生一系列的非特异性反应，称为应激反应。

在应激反应中，下丘脑-腺垂体-肾上腺皮质系统功能增强，提高机体对应激刺激的耐受力和生存能力。实验表明，动物切除肾上腺皮质后，机体应激反应减弱，若不适当处理，一、二周内动物即可死亡；如及时补给糖皮质激素，则可生存较长时间。这说明在应激反应中，血中ACTH和糖皮质激素浓度增加有重要的生理意义。同时，在应激反应中交感-肾上腺髓质系统也参与活动，使血中儿茶酚胺含量增加。其他激素如生长素、催乳素、胰高血糖素、抗利尿激素及醛固酮等也相应增加。这说明应激反应是以ACTH和糖皮质激素分泌增加为主，多种激素参与的使机体抵抗力增强的非特异性反应。

此外，糖皮质激素的作用广泛而复杂，除上述主要作用外，还有促进胎儿表面活性物质的合成、增强骨骼肌的收缩力、抑制骨的形成、提高胃腺细胞对迷走神经及胃泌素的反应性、增加胃酸及胃蛋白酶原的分泌等多种作用。临床上常应用大剂量糖皮质激素及其类似物于抗炎、抗过敏、抗中毒和抗休克等的治疗。

2. *盐皮质激素的作用*

盐皮质激素以醛固酮为代表，其调节水盐代谢作用最强，其次为脱氧皮质酮。醛固酮能促进肾远端小管及集合管上皮细胞对钠与水的重吸收和排出钾，即保钠、保水和排钾作用。对维持体内钠含量、细胞外液量及循环血量的相对稳定有十分重要的作用。此外，醛固酮也可增强血管平滑肌对儿茶酚胺的敏感性，其作用强于糖皮质激素。

（二）肾上腺皮质激素分泌的调节

1. *糖皮质激素分泌的调节*

糖皮质激素的分泌可分为基础分泌和应激分泌两种形式。基础分泌是指机体在日常生活状态下的分泌。无论是基础分泌还是应激分泌，均在下丘脑-腺垂体-肾上腺皮质轴的调节控制之下，垂体摘除后，肾上腺皮质束状带与网状带萎缩，糖皮质激素分泌显著减少，如及时补充ACTH，则可使已发生萎缩的束状带和网状带基本恢复。

（1）下丘脑-腺垂体-肾上腺皮质轴的调节：CRH是下丘脑促垂体区CRH神经元合成释放的肽类激素，通过垂体门脉系统被运送到腺垂体促肾上腺皮质激素细胞，使ACTH分泌增多，进而引起肾上腺皮质合成、释放糖皮质激素增多。各种应激刺激通过多种途径最后汇集于下丘脑CRH神经元，促进CRH的分泌，引起下丘脑-腺垂体-肾上腺皮质轴活动增强而产生应激反应。除可促进肾上腺皮质分泌糖皮质激素外，还可刺激束状带和网状带的生长发育。研究表明，ACTH与肾上腺皮质细胞膜上ACTH受体结合后，启动细胞内的cAMP-PKA或PLC-IP_3/DG-PKC信息转导系统，加速胆固醇进入线粒体，激活合成糖皮质激素的各种酶系统，增强糖皮质激素的合成与分泌。

ACTH的分泌呈现日节律波动，入睡后分泌逐渐减少，午夜最低，随后又逐渐增多，至觉醒起床前进入分泌高峰，白天维持在较低水平，入睡时再减少。由于ACTH分泌的日节律波动，使糖皮质激素的分泌出现相应波动。ACTH分泌的日节律波动是由下丘脑CRH节律性释放所决定的。

（2）反馈调节：当血中糖皮质激素浓度升高时，可反馈性抑制下丘脑CRH神经元和腺垂体ACTH神经元，使CRH释放减少，ACTH合成及释放受到抑制，这种反馈称为长反馈。ACTH还可反馈性抑制CRH神经元的活动，称为短反馈。而下丘脑CRH神经元还可通过分泌CRH反馈影响自身的活动（超短反馈），见图13-10。

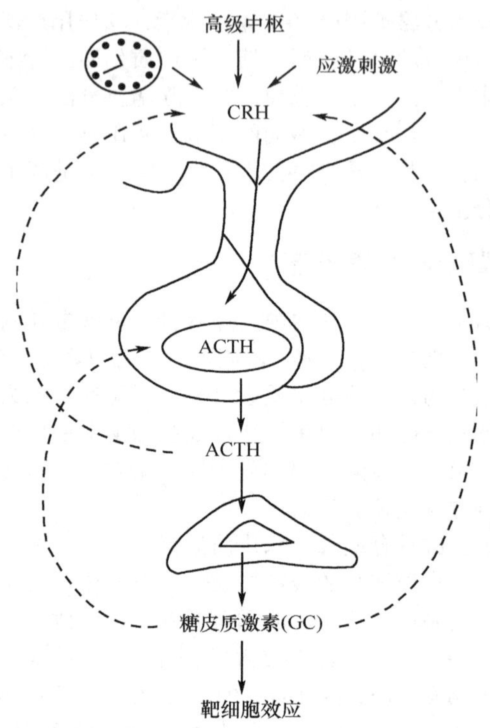

图13-10　肾上腺糖皮质激素分泌调节示意图

实线表示促进；虚线表示抑制

由于存在这种复杂的反馈调节，长期大量应用糖皮质激素的患者，外源性药物可通过长反馈抑制ACTH的合成与分泌，甚至造成肾上腺皮质萎缩，分泌功能停止。如突然停药，患者可出现肾上腺皮质功能低下引起的肾上腺皮质危象，甚至危及生命，故应采取逐渐减量停药或间断给ACTH的方法，以防止肾上腺皮质萎缩。

2. *醛固酮分泌的调节*

醛固酮的分泌主要受肾素-血管紧张素系统的调节。血钾、血钠浓度变化也可直接作用于球状带细胞，影响醛固酮的分泌。此外，正常情况下，ACTH对醛固酮的分泌无调节作用，只有当机体受到应激刺激时，ACTH对醛固酮的分泌才起到一定的支持作用。

二、肾上腺髓质激素

肾上腺髓质嗜铬细胞分泌**肾上腺素（epinephrine，E）**和**去甲肾上腺素（norepinephrine，NE）**，它们均属于儿茶酚胺类化合物。体内最重要的儿茶酚胺（CA）有肾上腺素、去甲肾上腺素和多巴胺3种。它们都是以酪氨酸为原料在一系列酶的作用下合成的，其主要途径是酪氨酸→多巴→多巴胺→去甲肾上腺素→肾上腺素。

肾上腺髓质嗜铬细胞合成肾上腺素和去甲肾上腺素的过程与交感神经节后纤维合成NE的过程是一致的，不同的是嗜铬细胞胞质中存在大量的苯乙醇胺氮位甲基移位酶（PNMT），可使去甲肾上腺素甲基化而生成肾上腺素，而交感神经节后纤维末梢不含PNMT，所以不能产生肾上腺素。

肾上腺髓质释放的肾上腺素和去甲肾上腺素的比例大约为4∶1，因此血液中肾上腺素主要来自肾上腺髓质。体内的肾上腺素和去甲肾上腺素可通过单胺氧化酶（MAO）及儿茶酚-*O*-位甲基转换酶（COMT）的作用而灭活。

（一）肾上腺髓质激素的生物学作用

肾上腺素与去甲肾上腺素的部分生理作用已于血液循环章节讨论过，在此不再赘述。这里主要讨论其在应急反应中的作用。

肾上腺髓质受交感神经节前纤维支配，两者关系密切，组成了交感-肾上腺髓质系统。当机体遭遇特殊紧急情况时，如畏惧、焦虑、剧痛、失血、缺氧、创伤及剧烈运动等，这一系统立即调动起来，肾上腺素与去甲肾上腺素的分泌明显增加，提高了中枢神经系统兴奋性，使机体反应灵敏；同时心率加快，心肌收缩力加强，心排血量增加，血压升高；呼吸频率和每分通气量增加；内脏血管收缩，骨骼肌血管舒张、血流量增多，全身血液重新分配，以保证重要器官血液供应；肝糖原分解增强，血糖升高，脂肪分解加速，葡萄糖与脂肪酸氧化过程增强，以适应在应急情况下对能量的需要。这些变化都是在紧急情况下，通过交感-肾上腺髓质系统发生的适应性反应，故称为应急反应。应急反应有利于机体随时调整各种功能，以应付环境变化。实际上，应急与应激是两个不同但相关的概念，引起应急反应的刺激，同样也可引起应激反应，两者既有区别又相辅相成，使机体的适应能力更加完善。

（二）肾上腺髓质激素分泌的调节

1. 交感神经

肾上腺髓质受交感神经胆碱能节前纤维支配，其末梢释放ACh，作用于嗜铬细胞上的N受体，引起肾上腺素和去甲肾上腺素的释放。较长时间的交感神经兴奋，还可使合成儿茶酚胺所需的合成酶活性增强。

2. ACTH与糖皮质激素

动物摘除垂体后，肾上腺髓质酪氨酸羟化酶、多巴胺β-羟化酶与PNMT的活性降低，而补充ACTH则可使这3种酶的活性恢复，如给予糖皮质激素，则可使后两种酶活性恢复，而对酪氨酸羟化酶则未见明显影响，提示ACTH主要是通过糖皮质激素来发挥作用，糖皮质激素可间接或直接地促进肾上腺髓质激素的合成。

3. 反馈调节

当细胞内儿茶酚胺浓度增加到一定程度时，可抑制某些合成酶的活性，使儿茶酚胺合成减少。反之，当胞质中儿茶酚胺减少时，即解除了上述负反馈抑制，使儿茶酚胺合成增多。

近年来发现，肾上腺髓质嗜铬细胞能分泌一种由50个氨基酸组成的活性多肽，称为肾上腺髓质素，它具有扩张血管、降低血压、抑制内皮素和血管紧张素Ⅱ释放的作用。

（李玉荣）

第五节　胰　　岛

胰腺具有外分泌和内分泌两大功能，外分泌腺腺泡分泌的消化液通过胰管输至十二指肠，参与消化过程，内分泌通过分散于胰腺腺泡之间的胰岛分泌多种激素来发挥作用。胰岛是存在于胰腺中的内分泌组织，是散在于胰腺实质内的形状不定、大小不等的细胞团，人胰腺中有100万~200万个胰岛。胰岛细胞至少可分为5种功能不同的细胞：A细胞（20%）分泌胰高血糖素；B细胞（60%~70%）分泌胰岛素；D细胞（5%）分泌生长抑素；D_1细胞可分泌血管活性肠肽；PP细胞（也称F细胞）分泌胰多肽（PP）。本节重点讨论胰岛素和胰高血糖素。

一、胰岛素

胰岛素（insulin）是含51个氨基酸的蛋白质激素，相对分子质量为5808，由含有21个氨基酸的A链和含有30个氨基酸的B链组成。两链之间借两个二硫键相连。正常成人空腹血清胰岛素浓度为35~145pmol/L。血液中胰岛素以与血浆蛋白结合及游离形式存在，只有游离型胰岛素具有生物活性，半衰期为5min，主要在肝被胰岛素酶灭活，少量在肾与肌肉组织中灭活。

（一）胰岛素的生物学作用

胰岛素是促进合成代谢，维持血糖浓度相对稳定的主要激素。

1. 对糖代谢的作用

胰岛素加速全身组织，特别是肝、肌肉和脂肪组织摄取和利用葡萄糖，促进肝糖原和肌糖原的合成，抑制糖异生，使血糖降低。胰岛素缺乏或胰岛素靶细胞对胰岛素敏感性下降出现胰岛素抵抗时，均可使血糖浓度升高，如超过肾糖阈，尿中将出现糖，引起糖尿病。

2. 对脂肪代谢的作用

胰岛素可促进肝合成脂肪酸，然后转运到脂肪细胞储存。促进葡萄糖进入脂肪细胞，合成甘油三酯和脂肪酸，并可抑制脂肪酶的活性，减少脂肪的分解。胰岛素缺乏时，糖的利用受阻，脂肪分解增强产生大量脂肪酸，后者在肝内氧化成大量酮体，引起酮血症与酸中毒。同时血脂升高易引起动脉硬化。

3. 对蛋白质代谢的作用

胰岛素可在蛋白质合成的各个环节上发挥作用，如促进氨基酸转运进入细胞；加快细胞核的复制和转录过程，增加 DNA 和 RNA 的生成；加速核糖体翻译过程，促进蛋白质合成。此外，胰岛素还可抑制蛋白质分解和肝糖异生。由于胰岛素能增强蛋白质的合成过程，因此对机体的生长有促进作用。但只有与生长激素共同使用时，促生长效果才更加显著。

（二）胰岛素分泌的调节

1. 血糖的调节

血糖浓度是调节胰岛素分泌的最重要因素。当血糖浓度升高时，胰岛素分泌明显增加，使血糖下降；血糖浓度降低至正常水平时，胰岛素的分泌也迅速回到基础水平。在持续高血糖刺激下，胰岛素的分泌可分为 3 个阶段：①血糖升高 5min 内，胰岛素的分泌可增加 10 倍，主要来源于 B 细胞内储存的激素释放，5～10min 后，胰岛素分泌便下降 50%；②血糖升高 15min 后，出现胰岛素分泌的第二次增多，在 2～3h 达高峰，并持续较长的时间，分泌速率也远大于第一时相，这主要是激活了 B 细胞的胰岛素合成酶系，促进了胰岛素的合成与分泌；③倘若高血糖持续一周左右，胰岛素的分泌可进一步增加，这是由于长时间的高血糖刺激使 B 细胞增殖而引起的。

2. 氨基酸和脂肪酸的作用

许多氨基酸都有刺激胰岛素分泌的作用，以精氨酸和赖氨酸的作用最强。血中脂肪酸和酮体明显增多也可促进胰岛素分泌。例如，在血糖升高的情况下，过量的氨基酸则可使血糖引起的胰岛素分泌量成倍增长。长时间的血糖升高、高氨基酸和高脂血症，持续刺激胰岛素分泌，可使胰岛 B 细胞衰竭，进而产生糖尿病。

3. 激素的作用

影响胰岛素分泌的激素主要有：①胃肠激素中以胰高血糖样多肽和抑胃肽促进胰岛素分泌的作用最强；②生长激素、糖皮质激素、甲状腺激素及胰高血糖素等可通过升高血糖浓度而间接刺激胰岛素分泌，因此长期大量应用这些激素，有可能使 B 细胞衰竭而导致糖尿病；③生长抑素可通过旁分泌作用，抑制胰岛素分泌。

4. 神经调节

胰岛受迷走神经和交感神经支配。迷走神经兴奋时，可通过 B 细胞膜上的 M 受体，直接引起胰岛素分泌；迷走神经也可通过刺激胃肠激素的分泌，而间接地促进胰岛素分泌。交感神经可通过 B 细胞膜上的 α 受体，抑制胰岛素的分泌（图 13-11）。

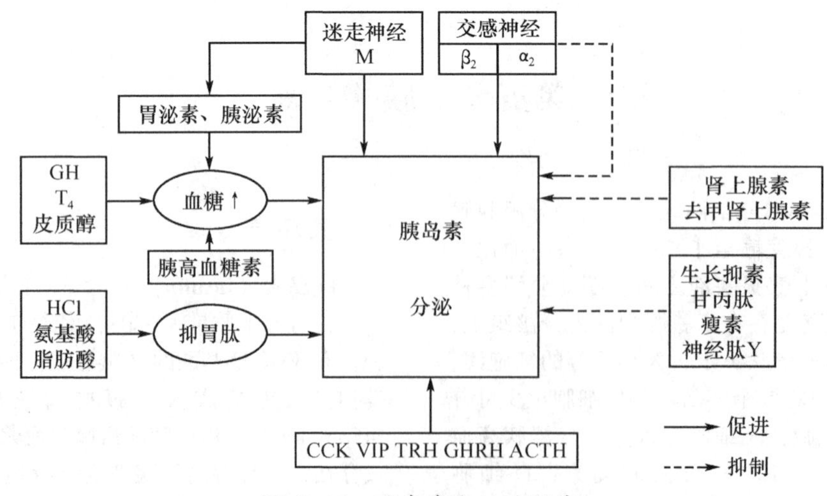

图 13-11　胰岛素分泌的调节

二、胰高血糖素

胰高血糖素（glucagon）是胰岛A细胞所分泌的由29个氨基酸组成的直链多肽，胃和十二指肠也能分泌胰高血糖素。其半衰期为5~10min，主要在肝灭活，肾也有降解作用。

（一）胰高血糖素的生理作用

与胰岛素的作用相反，胰高血糖素具有很强的促分解代谢作用，可促进糖原分解和糖异生，使血糖明显升高，1mol/L的激素可使3×10^6mol/L的葡萄糖从糖原中迅速分解出来。胰高血糖素通过cAMP-PK系统，激活肝细胞的磷酸化酶、脂肪酶及与糖异生有关的酶系，从而加速糖原分解、脂肪分解及糖异生。

此外，胰高血糖素还可促进胰岛素和胰岛生长抑素的分泌。

（二）胰高血糖素分泌的调节

1. *血糖浓度*

血糖浓度是最重要的调节因素。血糖降低时，胰高血糖素的分泌增加，血糖升高时则分泌减少。饥饿可促进胰高血糖素的分泌，这对维持血糖水平、保证脑的代谢和能量供应具有重要作用。氨基酸的作用与葡萄糖相反，可促进胰高血糖素分泌，这可能是通过直接或间接作用实现的。

2. *激素的作用*

胰岛素可通过降低血糖间接刺激胰高血糖素的分泌，但胰岛素和D细胞分泌的生长抑素也可直接作用于邻近的A细胞，抑制胰高血糖素的分泌。

3. *神经调节*

交感神经兴奋，可通过β受体促进胰高血糖素的分泌，而迷走神经则通过M受体抑制胰高血糖素的分泌。

三、生长抑素和胰多肽

胰岛D细胞分泌的生长抑素（SS）有SS_{14}和SS_{28}两种，主要通过旁分泌方式抑制胰岛A细胞、B细胞和PP细胞的分泌活动，参与胰岛激素分泌的调节。

胰多肽（PP）是胰岛PP细胞分泌的36个氨基酸组成的直链多肽。在人类，胰多肽主要可减慢食物的吸收过程，但机制尚不清楚。现已发现，在自主神经系统和小肠中分别存在两种与PP相关的神经肽Y和多肽YY，它们在机体能量平衡的调节中发挥一定作用。

（李玉荣）

复习思考题

1. 何谓激素？其传递方式和作用特征有哪些？
2. 简述下丘脑与垂体之间的结构和功能联系。
3. 简述腺垂体分泌的激素及其生理作用。
4. 比较生长素与甲状腺激素对机体生长发育影响的异同点。
5. 简述甲状腺激素的主要生理作用。
6. 为什么食物中长期缺碘可以引起甲状腺肿大？
7. 试述甲状腺激素分泌的调节。
8. 简述肾上腺皮质激素的种类和分泌部位。
9. 简述糖皮质激素的主要生理作用。
10. 为何长期大剂量应用糖皮质激素的患者不能突然停药？
11. 何谓应激？肾上腺在机体应激反应中具有哪些作用？
12. 简述胰岛素的主要生理作用。

参考文献

樊小力. 2010. 基础医学概论. 2版. 北京：科学出版社
廖二元，莫朝晖. 2007. 内分泌学. 3版. 北京：人民卫生出版社
吴博威. 2007. 生理学. 2版. 北京：人民卫生出版社
姚泰. 2001. 人体生理学. 3版. 北京：人民卫生出版社
姚泰. 2011. 生理学（八年制及七年制卫生部规划教材）. 2版. 北京：人民卫生出版社
朱大年，王庭槐. 2013. 生理学（五年制临床医学专业规划教材）. 8版. 北京：人民卫生出版社
Berne RM，Levy MN. 1998. Physiology. 4th ed. St. Louis：Mosby
Ganong WF. 2009. Review of Medical Physiology. 23rd ed. California：McGraw-Hill Company
Greenspan FS，strewler GJ. 1999. Basic & Clinical Endocrinology. 5th ed. Stamford：Appleton & Lange
Guyton AC，Hall JE. 2012. Tex book of Medical Physiology. 12th ed. Peiking：Elsevier（Singapore）Pte Ltd. /Peiking University Medical Press
Melmed S，Polonsky KS，Larsen PR，et al. 2012. Williams Textbook of Endocrinology. 12th ed. Philadelphia：Elsevier Saunders

第十四章 生殖与遗传

要点：①男性生殖系统的睾丸具有生成精子和分泌雄激素及抑制素的内分泌功能，精子生成是在精曲小管上皮内，经过3个阶段发育成精子，在附睾内成熟。睾丸间质细胞分泌雄激素，主要为睾酮。支持细胞对精子发生和发育起着重要作用，除支持、营养生精细胞外，还能分泌抑制素。雄激素具有维持、促进精子生成的作用，并促进机体生长发育和男性副性征的出现。②睾丸的功能受下丘脑-腺垂体的调控，同时存在负反馈作用和局部调节。③女性生殖系统的卵巢具有产生卵子及内分泌功能，卵巢的颗粒细胞主要分泌雌激素和少量雄激素。黄体细胞分泌孕激素和雌激素。雌激素与孕激素除促进女性生殖器官发育和副性征出现外，尚可保证受孕、着床和维持妊娠。④卵巢的功能也受下丘脑-腺垂体-性腺轴及反馈活动的调节。⑤月经周期是女性生殖功能正常的特征性表现，一次月经周期一般提供1～2个成熟卵子为受精做准备。⑥胎盘分泌的激素也可维持妊娠和促进胎儿生长发育。受精是精子和卵子相互融合的过程，发生于输卵管壶腹部。精子获能后即暴露精子表面与卵子识别的结构，解除对顶体反应的抑制，才能使卵子受精。⑦染色体和基因是遗传变异的物质基础。染色体由DNA和蛋白质构成棒状结构，正常人体的每个细胞核中均含有46条染色体，其中X、Y为性染色体，其余是常染色体。将一个体细胞中的全部染色体，按照大小、形态特征顺序排列构成的图形称为染色体核型。⑧基因是染色体上具有遗传功能的DNA片段，真核生物的结构基因为断裂基因。基因的主要功能是储存遗传信息、复制和表达。染色体结构或数目发生异常改变可引起染色体病，通过核型分析，能判断是否患有哪类染色体病。⑨基因中碱基或碱基序列发生异常突变可引起单基因病和多基因病，而前者主要通过系谱分析判断其遗传方式，以估计再发风险。

生物体生长发育到一定阶段后，能产生与自己相似的子代个体，这种功能称为**生殖**（**reproduction**）。生物个体由产生、生长、发育至最后衰老、死亡是生命现象发展的自然规律。因此，能够产生新个体的生殖活动具有延续种系的重要意义。生殖系统由生殖器官组成，人和高等动物的生殖器官根据解剖位置分为内生殖器和外生殖器，内生殖器由生殖腺、生殖管道和附属腺组成，外生殖器则以两性交接的器官为主。从生殖器官功能角度又可分为主要性器官和附属性器官两部分。男性主要性器官是睾丸，附属性器官包括附睾、输精管、精囊、前列腺、尿道球腺和阴茎等。女性主要性器官是卵巢，附属性器官有子宫、输卵管、阴道和外阴等。

两性在性成熟期表现的副性征有很大差异。男性具有胡须、喉头突出、音调低沉、肌肉发达、体格高大等特征。女性则具有发达的乳腺、宽大的骨盆、皮下脂肪较多、声调高尖等特征。

第一节　男性生殖器官及功能

一、男性生殖器官的结构

（一）男性内生殖器

男性内生殖器由作为生殖腺的睾丸，输精管道的附睾、输精管、射精管、尿道，以及作为附属腺的精囊、前列腺和尿道球腺组成（图14-1）。

1. 睾丸

睾丸（**testis**）呈扁椭圆形，位于阴囊内，左、右各

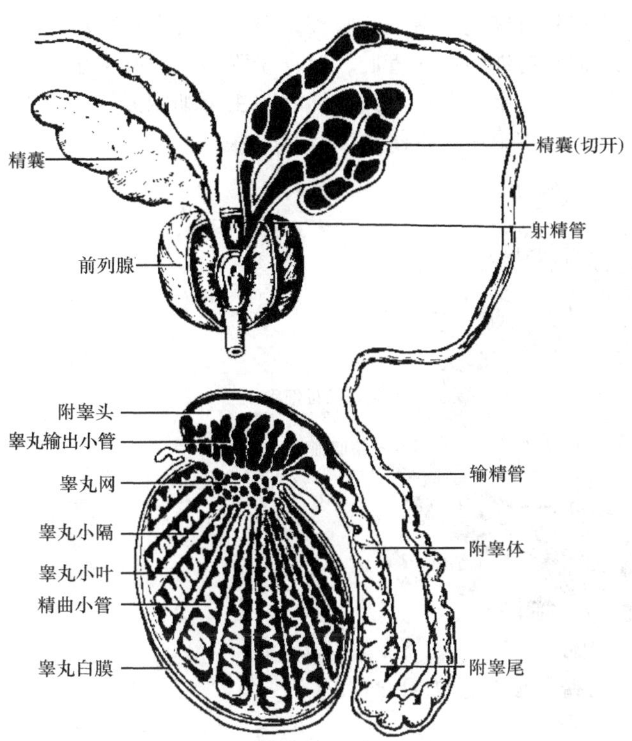

图 14-1　男性内生殖器示意图

一，是产生男性生殖细胞精子和分泌雄激素的器官。在胎儿发育初期，睾丸在腹腔内，直至发育后期或出生后的短时期内，睾丸才降入阴囊。由于阴囊内温度比腹腔低2℃左右，此温度适宜精子生成和存活，因此，如果满周岁的婴儿睾丸仍未降入阴囊，则称隐睾症（cryptorchidism），会影响精子生成，导致男性不育症。此外，长期吸烟、过度饮酒及受放射线照射等，也可影响精子生成。

睾丸表面有一层坚韧的纤维膜，称为白膜，其后缘增厚并深入睾丸内形成睾丸纵隔，又从纵隔发出许多睾丸小隔，呈扇形伸入睾丸实质并与睾丸白膜相连，使睾丸实质被分成100～200个睾丸小叶。在每个睾丸小叶内含有2～4条精曲小管，是产生精子的部位，在精曲小管之间的结缔组织内有间质细胞，可分泌雄激素。精曲小管汇合成精直小管，进入纵隔内交织成睾丸网，然后，从睾丸网发出12～15条睾丸输出小管，沿睾丸后缘的上部进入附睾头。

2. 附睾

附睾呈新月形，附着在睾丸的上端和后缘，主要由附睾管盘曲而成，其上端膨大为附睾头，中部为附睾体，下端是附睾尾。附睾头与睾丸相连，尾部与输精管相接。附睾为暂时储存精子的部位，附睾液可供给精子营养，使其进一步成熟。

3. 输精管和射精管

输精管是附睾管的延续，长约50cm，直径约3mm，沿睾丸后缘上升进入精索，经腹股沟部进入腹腔，沿盆侧壁行向后下，经输尿管末端前方转至膀胱底的后面，于此处两侧输精管逐渐靠近，并膨大形成输精管壶腹，其末端与精囊的排泄管汇合成射精管。射精管长约2cm，向前下穿过前列腺，开口于尿道的前列腺部。

4. 精囊和前列腺

精囊为一对长椭圆形的囊状腺体，位于膀胱底的后方，输精管壶腹的下外侧，左、右各一。精囊由迂曲的管道组成，表面凹凸不平，其排泄管与输精管壶腹的末端汇合成射精管。

前列腺是一个形似栗子的肌性器官，位于膀胱下方，由腺体和大量平滑肌组织构成，其表面包有筋膜鞘，称为前列腺囊，尿道贯穿于前列腺内，当老年人因激素紊乱引起前列腺结缔组织增生，导致前列腺肥大时，会压迫尿道，造成排尿困难甚至尿潴留。

精液由输精管道各部及附属腺（包括附睾、精囊、前列腺和尿道球腺）的分泌物组成，内含精子。精液为乳白色，呈弱碱性，适合精子的生存和活动。正常成年男性一次射精2～5ml，其中，含精子3亿～5亿个，如精子数量少于0.2亿个/ml，则不易使卵子受精。

（二）男性外生殖器

1. 阴囊

阴囊是位于阴茎后下方的囊袋状结构，阴囊壁由皮肤和肉膜组成。皮肤薄而柔软，色素沉着明显。肉膜为浅筋膜，与腹前外侧壁和会阴部的筋膜相延续。肉膜内含平滑肌纤维，可随外界温度变化而舒缩，调节阴囊内温度，有利于精子的发育和生存。肉膜在正中线向深部发出阴囊中隔，将阴囊分为左、右两腔，分别容纳两侧睾丸、附睾及精索等。

2. 阴茎

阴茎可分为头、体、根3部分，阴茎根藏于阴囊和会阴皮肤的深面，固定于耻骨下支和坐骨支，阴茎体呈圆柱形，以韧带悬于耻骨联合的前下方，为可动部分。前端膨大部分为阴茎头，头尖端处有矢状位的尿道外口，头后较细的部分为阴茎颈。

阴茎主要由两条阴茎海绵体和一条尿道海绵体组成，阴茎海绵体位于阴茎的背侧，左、右各一。尿道海绵体位于阴茎海绵体的腹侧，有尿道贯穿其全长，前端膨大成阴茎头。海绵体为勃起组织，内部由许多小梁和腔隙组成，后者与血管相通。勃起是一种反射活动，当各种刺激使感受器将信号传入脊髓骶段的基本中枢后，引起盆神经兴奋，阴茎内小动脉舒张使腔隙充血，阴茎则变粗变硬而勃起，但大脑皮质对勃起反射的基本中枢有明显的控制作用。

阴茎的皮肤薄而富有伸展性，皮肤在阴茎颈处游离向前，形成包绕阴茎头的环形皱襞，称为阴茎包皮。在阴茎头腹侧中线上，包皮与尿道外口下端相连的皮肤皱襞，称为包皮系带。

二、睾丸的功能

男性生殖功能主要包括睾丸的生精作用、内分泌功能等。

（一）睾丸生成精子的过程

男子从青春期开始，在促卵泡激素（FSH）和雄激素的共同作用下，精原细胞依次经初级精母细胞、次级精母细胞、精子细胞等阶段，最后发育成精子并脱离支持细胞进入管腔，储存于附睾中。整个生精过程需两个半月左右。支持细胞为生精细胞分化和发育提供相对稳定的微环境（图 14-2）。

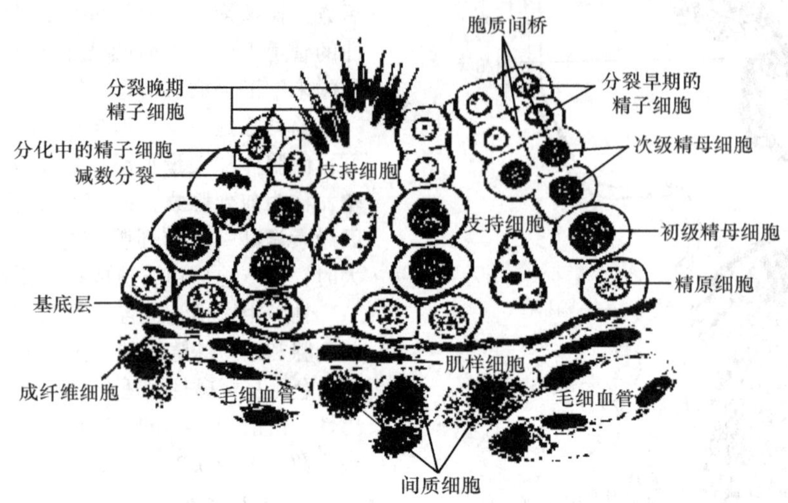

图 14-2　睾丸精曲小管的精子生成过程

精子形成时，丢失了大部分细胞器，没有核糖体、粗面内质网及高尔基体，而核高度浓缩变长。光镜下，精子形如蝌蚪，全长约 60μm，分头、尾两部分，头部主要由核、顶体及后顶体鞘组成，尾部又称鞭毛。新生成的精子本身没有运动能力，需被输送至附睾进一步成熟，停留 18 ~ 24h 后，才获得初步运动能力。从青春期到老年，睾丸都有生成精子的功能，但 45 岁以后，随着精曲小管的萎缩，睾丸的生精功能逐渐减弱。

（二）睾丸的内分泌功能

1. 雄激素

雄激素由睾丸间质细胞分泌，属于类固醇激素，主要有**睾酮（testosterone，T）**、双氢睾酮、脱氢表雄酮和雄烯二酮 4 种。以双氢睾酮生理活性最强，睾酮次之。睾丸间质细胞分泌的雄激素主要为睾酮。睾酮可在附睾和前列腺等靶器官内 5α-还原酶的作用下，变为双氢睾酮并与靶细胞内受体结合而发挥作用。正常男子血中睾酮以 20 ~ 50 岁含量最高，为 19.79 ~ 24.31nmol/L，50 岁以上随年龄增长血中睾酮含量逐渐减少。此外，成年男子血中睾酮水平还表现有年节律、日节律及脉冲式分泌的现象，且个体差异较大。

睾酮的生理作用主要有以下几方面：①促进精子生成作用，睾酮可直接（或转变为双氢睾酮）与生精细胞的雄激素受体结合，促进精子生成。同时，在 FSH 作用下，支持细胞产生雄激素结合蛋白（androgen binding protein，ABP），ABP 与睾酮或双氢睾酮结合后，转运到精曲小管，提高与维持雄激素在精曲小管局部的浓度，有利于精子生成过程。②刺激男性生殖器官的生长发育，促进男性副性征出现并维持其正常状态。③维持正常性欲。④促进蛋白质合成，特别是肌肉和生殖器官的蛋白质合成。此外，也有促进骨骼生长、钙磷沉积和红细胞生成等作用。

在人类，如青春期前切除睾丸，成年时生殖器呈幼稚状态，体貌、体态近似女性，且性欲极低，如成年后切除睾丸，其附属性器官和副性征也会逐渐退化，性欲显著降低。

2. 抑制素

抑制素（inhibin）是睾丸支持细胞分泌的糖蛋白激素，由 α 和 β 两个亚单位组成。生理剂量的抑制素对腺垂体 FSH 的分泌有很强的抑制作用，而对 LH 的分泌无明显影响。此外，在性腺还存在由抑制素的两个 β 亚单位组成的二聚体，称为激活素（activin），其作用与抑制素相反，可促进腺垂体 FSH 的分泌。

三、睾丸功能的调节

睾丸的功能受下丘脑-腺垂体的调控，同时睾丸分泌的激素又对下丘脑-腺垂体进行反馈调节。此外，还存在睾丸的局部调节机制。

（一）下丘脑-腺垂体对睾丸活动的调节

下丘脑释放 GnRH，调控腺垂体 LH 和 FSH 的分泌，进而影响睾丸的功能。FSH 主要作用于精曲小管壁中的支持细胞，促进支持细胞分泌雄激素结合蛋白（ABP），提高睾丸微环境中睾酮浓度，进而促进精子生成过程。睾酮的合成与分泌主要受 LH 的调节，当 LH 与睾丸间质细胞膜上 LH 受体结合后，经 G 蛋白激活腺苷酸环化酶，使细胞内 cAMP 增加，继而激活 PKA，促进睾酮合成酶系的磷酸化，加速睾酮的合成。

LH通过促进睾酮分泌可间接发挥其调节精子生成的作用，但这一作用必须有FSH存在。因此，FSH对精子生成过程有启动作用，而睾酮则可维持生成精子过程，两者相互配合，共同调节生精过程。

实验表明，腺垂体分泌的FSH具有增强LH刺激睾酮分泌的作用。在去垂体大鼠注射LH可引起血中睾酮水平升高，如果先用FSH处理后再注射LH，则血中睾酮水平升高更加明显，说明FSH和LH对间质细胞的睾酮分泌有协同作用，其机制可能是FSH使LH受体数量增加、受体对LH的亲和力增强的结果。

（二）睾丸激素对下丘脑-腺垂体的反馈调节

血中睾酮达到一定浓度后，便可作用于下丘脑和腺垂体，抑制GnRH和LH的分泌，产生负反馈调节作用，使血中睾酮稳定在一定水平，而对FSH的分泌却无影响。实验表明，FSH能刺激离体培养大鼠睾丸支持细胞抑制素分泌，并呈量效关系，当给大鼠注射抑制素后，血中FSH含量明显减少，说明抑制素对腺垂体FSH的分泌具有负反馈调节作用（图14-3）。

（三）睾丸内的局部调节

近年来的研究结果表明，在支持细胞与生精细胞和间质细胞之间，存在着复杂的局部调节机制。例如，支持细胞具有芳香化酶，能将睾酮转化为雌二醇，雌二醇可降低垂体对GnRH的敏感性，使睾酮分泌减少；睾丸产生的多种肽类物质如胰岛素样生长因子（IGF）、肿瘤坏死因子、白细胞介素等生长因子或细胞因子，可通过旁分泌或自分泌的方式，参与睾丸功能的局部调节。

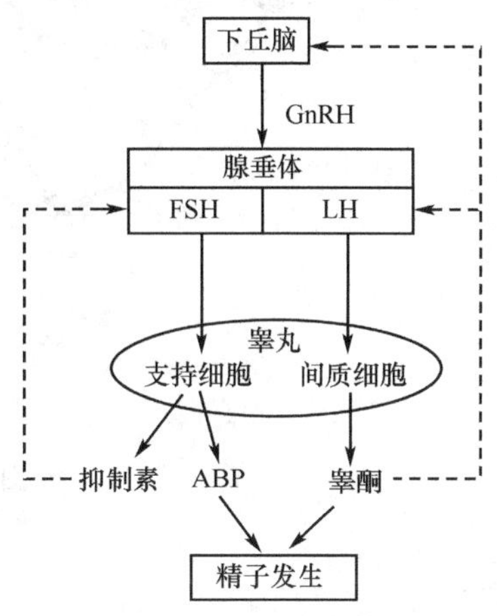

图14-3　睾丸功能的调节示意图

实线箭头表示促进；虚线箭头表示抑制

（李玉荣）

第二节　女性生殖器官及功能

女性生殖器官主要有卵巢，还有输卵管、子宫、阴道及外阴等附属器官。女性生殖功能主要包括卵巢的产生卵子作用、内分泌功能、妊娠与分娩等。

一、女性生殖器官的结构

（一）女性内生殖器

女性内生殖器包括生殖腺（卵巢）、输送管道（输卵管、子宫、阴道）及附属腺（前庭大腺）等（图14-4）。

1. 卵巢

卵巢是产生女性生殖细胞（卵子）和分泌雌性激素的器官。卵巢位于子宫两侧、骨盆侧壁的卵巢窝内，呈扁卵圆形，左、右各一。成年女性的卵巢大小约为4cm×3cm×1cm，双侧卵巢重10～20g。卵巢上端通过卵巢悬韧带与骨盆相连，下端借卵巢固有韧带连于子宫两侧。在卵巢的切面上可分为皮质和髓质两部分，皮质位于周边，主要由不同大小的、各级发育中的卵泡和结缔组织构成。髓质位于中央，其中无卵泡，由含血管、淋巴和神经的结缔组织构成。卵巢的大小和形态可随年龄不同而变化，幼年女性的卵巢较小，性成熟期卵巢最大，更年期卵巢则开始萎缩。

2. 输卵管

输卵管位于子宫底两侧，子宫阔韧带的上缘，输卵管是输送卵子进入子宫的弯曲管道，长10～12cm，一端开口于腹膜腔，呈漏斗状膨大部分，称为输卵管漏斗，其游离缘有许多指状突起构成输卵管伞，覆盖于卵巢表面。另一端开口于子宫，靠近子宫部分较细，称为输卵管峡，远端约占输卵管全长2/3的扩大部分称为输卵管壶腹，此处血管丰富，通常为卵子受精的部位。输卵管管壁由黏膜、肌层及外膜构成，黏膜单层柱状纤毛上皮的纤毛摆动及肌层的蠕动有助于受精卵进入子宫腔内。

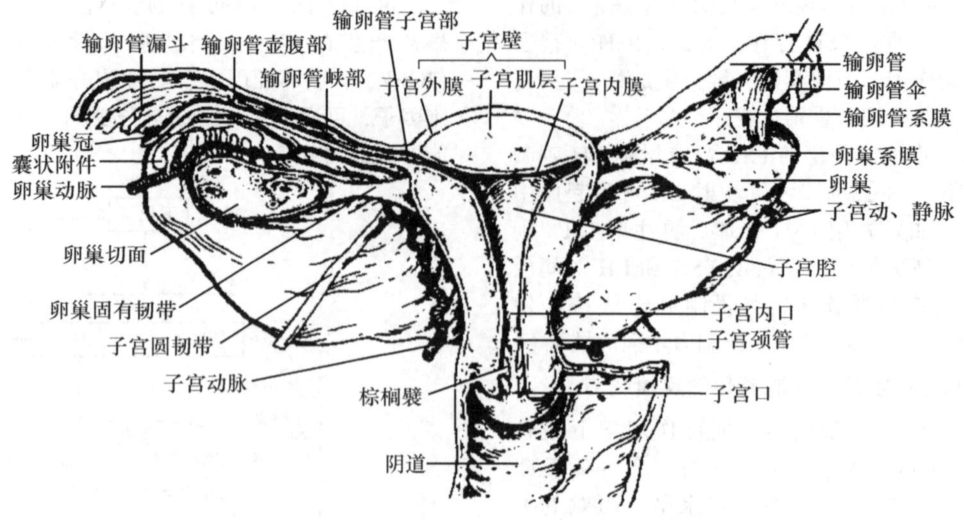

图 14-4　女性内生殖器示意图

3. 子宫

子宫是孕育胎儿的肌性器官，位于骨盆中央，膀胱与直肠之间，两侧上方与输卵管相连，下与阴道相接。子宫为中空的肌性器官，分为底、体、颈 3 部分，高出输卵管口的部分称为子宫底，下端较窄而呈圆柱状的部分称为子宫颈，底与颈之间的部分称为子宫体。子宫呈前后略扁的倒置梨形，呈轻度的前倾前屈位。子宫内腔隙较窄，分为子宫腔和子宫颈管。子宫颈管下通阴道称为子宫口。子宫壁由内膜、肌层及外膜 3 层组成，内膜有单层柱状上皮、结缔组织、子宫腺及丰富的小血管和淋巴管，可随月经周期呈现周期性变化。肌层由纵横交错的平滑肌构成，具有很大的伸展性，妊娠时子宫平滑肌细胞体积增大，以适应妊娠的需要。在分娩时，子宫平滑肌出现的节律性收缩是胎儿娩出的动力，分娩后子宫肌层的收缩还可以压迫血管，避免产后出血。

4. 阴道

阴道是一个前后略扁的肌性管道，是性交的器官，也是排出月经和娩出胎儿的通道。阴道位于子宫下方，前邻膀胱、尿道，后邻直肠。上端宽阔，包绕子宫颈阴道部形成环形凹陷称为阴道穹，下端开口于阴道前庭。

（二）女性外生殖器

女性外生殖器又称女阴，包括阴阜、大阴唇、小阴唇、阴道前庭、阴蒂及前庭大腺等。阴阜为耻骨联合前方的皮肤隆起，富有脂肪，性成熟期后生有阴毛。大阴唇为一对纵长隆起的皮肤皱襞，内有较多脂肪，位于阴阜下方，阴道两侧。在大阴唇内侧的一对皮肤皱襞为小阴唇。阴道前庭指两侧小阴唇之间的区域，前有尿道外口，后有阴道口，处女的阴道口周围有处女膜附着。阴道口两侧各有一个前庭大腺的开口，其分泌的液体具有润滑阴道的作用。在阴道前庭的上方，两侧大阴唇之间有阴蒂，该部位具有丰富的感觉神经末梢。

二、卵巢的功能

（一）卵子产生的过程

卵巢产生卵子的作用是成熟女性最基本的生殖功能。青春期开始后，卵巢在腺垂体促性腺激素的作用下，产生卵子的功能出现月周期性变化，称为**卵巢周期（ovarian cycle）**。卵巢周期分为卵泡期（排卵前期）、排卵期和黄体期（排卵后期）3 个阶段。

卵泡期是卵泡发育并成熟的阶段。原始卵泡由停留在减数分裂前期的初级卵母细胞和周围的单层卵泡细胞组成。随着卵泡的发育，卵母细胞逐渐增大，卵泡细胞也不断增殖，由梭形或扁平的单层细胞变成单层的颗粒细胞层，并分泌糖蛋白包绕卵母细胞形成透明带，形成初级卵泡。卵泡周围的间质细胞环绕在颗粒细胞外，分化增殖为内膜细胞和外膜细胞，颗粒细胞合成分泌的黏多糖及血浆成分进入卵泡形成卵泡液和卵泡腔，将覆盖有多层颗粒细胞的卵细胞推向一侧形成卵丘，发育成次级卵泡，紧贴透明带的卵泡细胞呈放射状排列，称为放射冠。最后，卵泡液急剧增加，卵泡腔扩大，至排卵前 2 天，卵泡直径可达 2cm 以上，转变为成熟卵泡，此时初级卵母细胞分裂为次级卵母细胞（即成熟卵子）和第一极体。当卵泡发育为成熟卵泡后，其中的卵细胞在 LH 分泌峰等多种激素的作用下，向卵巢表面移动，成熟卵泡壁破裂，出现排卵孔，卵细胞与透明带、放射冠及卵泡液排出，此过程称为**排卵（ovulation）**。排出的卵细胞即被输卵管伞捕捉送入输卵管中。排卵后进入黄体期，此时，残余的卵胞壁内陷，血液进入胞腔、凝固，形成血体。随着血液被吸收，残留的颗粒细胞与卵泡膜细胞黄体化，形成外观为黄色的**黄体（corpus luteum）**。若卵子受精成功，胚胎分泌 hCG 使黄体继续发育为妊娠黄体，一直维持到妊娠 5、6 个月以后，才逐渐退化为白体。若排出的卵子未能受精，则在排卵后第 9～10 天黄体开始变性，并逐渐被结缔组织所取代，成为白体而萎缩、溶解（图 14-5）。

出生后，两侧卵巢中有 30 万～40 万个原始卵泡。经历初级卵泡、发育卵泡，最后形成成熟卵泡。从青春期开始，每月有 15～20 个卵泡继续生长发育，使卵巢内同时存在多个处于不同发育阶段的卵泡，但是通常每个月只有 1～2 个可发育成优势卵泡，并排出其中的卵细胞。其余的卵泡退化为闭锁卵泡。

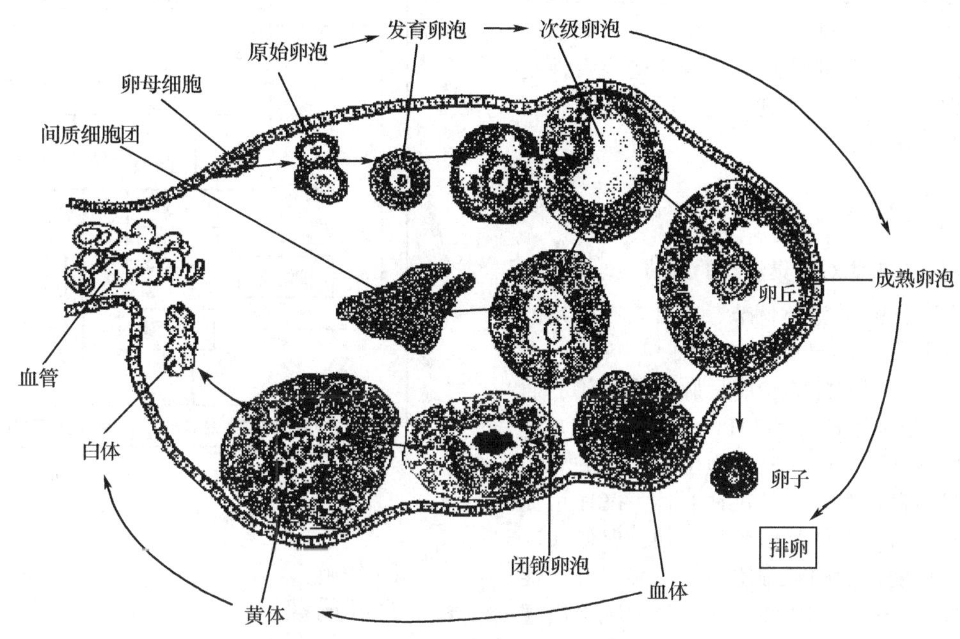

图 14-5　卵巢生成卵子的过程示意图

（二）卵巢的内分泌功能

卵巢分泌的激素主要有雌激素、孕激素及少量雄激素。雌激素以**雌二醇**（**estradiol，E_2**）为主，孕激素主要是**孕酮**（**progesterone，P**）。此外，卵巢也能分泌抑制素。

排卵前，卵巢内膜细胞主要合成分泌雄烯二酮。内膜细胞产生的雄激素弥散到颗粒细胞，在芳香化酶的催化下使雄激素转化为雌激素，可见，雌激素是内膜细胞和颗粒细胞共同参与合成的。据此，有人提出雌激素合成的“双重细胞学说”，即内膜细胞在 LH 分泌作用下产生雄激素，雄激素通过弥散进入颗粒细胞，在 FSH 作用下芳香化酶活性增加，从而把雄激素转变为雌激素。排卵后形成了黄体，颗粒黄体细胞主要产生孕激素，而内膜黄体细胞主要合成雌激素。

1. 雌激素的生理作用

（1）对生殖器官的作用：雌激素协同 FSH 促进卵泡发育，诱导排卵前 LH 分泌峰出现，促进排卵；还促进子宫发育、子宫内膜增生，提高子宫肌对催产素的敏感性；同时使阴道上皮增生和角化，糖原含量增加，保持阴道酸性环境，增强抵抗力。

（2）对副性征的作用：雌激素刺激乳腺导管和结缔组织增生，促进乳腺发育，并使全身脂肪和毛发分布具有女性特征，音调较高，骨盆宽大，臀部肥厚。

（3）对代谢的作用：雌激素可广泛影响代谢过程，对蛋白质代谢、脂肪代谢、骨骼代谢及水盐代谢均有影响，可促进生殖器官的细胞增殖和分化，加速蛋白质合成，促进生长发育；降低血浆低密度脂蛋白而增加高密度脂蛋白含量，有一定抗动脉硬化作用；增强成骨细胞活动和钙磷沉积，促进骨的成熟及骨骺愈合，高浓度的雌激素可因醛固酮分泌增多出现钠水潴留的趋势，可能与妇女经前期水肿有关。

2. 孕激素的生理作用

排卵前颗粒细胞和卵泡膜可分泌少量孕酮，排卵后黄体细胞在分泌雌激素的同时可分泌大量孕酮，使血中孕酮浓度在排卵后 5～10 天达到高峰，以后逐渐降低。孕酮主要在肝降解为孕二醇等代谢产物，然后随尿、粪排出体外。妊娠两个月左右，胎盘开始合成大量孕酮。孕激素通常要在雌激素作用的基础上发挥效应，主要作用是保证受精卵的着床和维持妊娠。

（1）对子宫的作用：使子宫内膜进一步增厚，并发生分泌期的变化，以利于孕卵着床，并为胚泡提供营养和生长的活性物质；孕激素还可以降低子宫平滑肌的兴奋性，有安胎作用。

（2）对乳腺的作用：在雌激素作用的基础上，孕激素促进乳腺腺泡发育，为分娩后泌乳作准备。

（3）产热作用：孕激素使基础体温在排卵后升高

0.5℃左右，并在黄体期一直维持在此水平，由于体温在排卵前先表现短暂降低，排卵后升高，故临床上将这一基础体温改变可作为判断排卵日期和有无排卵的标志之一。

3. 雄激素的生理作用

女性体内有少量雄激素，主要由卵泡内膜细胞和肾上腺皮质网状带细胞产生，适量的雄激素可刺激女性阴毛与腋毛的生长。雄激素过早出现会造成女性生殖器官发育异常。雄激素分泌过多时，可出现阴蒂肥大、多毛症等男性化特征。

三、卵巢功能的调节

（一）下丘脑-腺垂体对卵巢活动的调节

卵巢功能受下丘脑-腺垂体调节，三者具有密切的功能联系，形成了下丘脑-腺垂体-卵巢轴。

下丘脑正中隆起释放的 GnRH 呈脉冲式分泌，通过 IP_3 和 DG 调节腺垂体 FSH 和 LH 的分泌，并在月经周期中呈现周期性变化。FSH 是卵泡生长发育的始动激素，颗粒细胞和内膜细胞均有 FSH 受体。FSH 可促进这些细胞的有丝分裂，使细胞数目增加，促使卵泡发育成熟，同时也能增加颗粒细胞芳香化酶活性，促进雌激素的生成和分泌。FSH 还能使颗粒细胞上出现 LH 受体，与 LH 结合后可使颗粒细胞的形态及激素分泌能力向黄体细胞转化，形成黄体。排卵前 LH 分泌峰能诱发成熟卵泡排卵，排卵后 LH 又可维持黄体细胞持续分泌孕酮。

（二）卵巢激素对下丘脑-腺垂体的反馈作用

下丘脑及腺垂体均存在雌激素、孕激素的受体。雌激素、孕激素可反馈性调节下丘脑和腺垂体激素的分泌。雌激素对下丘脑 Z 垂体激素分泌既有负反馈作用又有正反馈作用，在卵泡早期（月经周期第 1~5 天），由于卵泡未发育成熟，雌激素与孕激素分泌量少，对腺垂体 FSH 和 LH 分泌的反馈抑制作用较弱，使血中 FSH 和 LH 浓度逐渐增高，使雌激素和抑制素分泌量也逐渐增高，当达到一定水平时，就会选择性抑制 FSH 的分泌。在卵泡晚期（月经周期第 6~14 天），发育成熟的卵泡形成优势卵泡，颗粒细胞分泌的雌激素水平持续升高，并在排卵前一天达最高值，出现雌激素第一高峰。此时雌激素第一高峰对下丘脑和腺垂体发挥正反馈效应，使 GnRH、LH 和 FSH 分泌增多，尤以 LH 增加显著，形成 LH 分泌峰并诱发排卵。排卵后，卵巢进入黄体期，在 LH 作用下黄体细胞分泌雌激素和孕激素，使血中雌激素和孕激素水平又逐渐升高，至排卵后 7~8 天形成雌激素第二高峰及孕激素分泌峰，而此时较高浓度的雌激素和孕激素对下丘脑和腺垂体发挥负反馈作用，致使黄体期 GnRH、LH 和 FSH 处于低水平。如若未能受精，则在排卵后 9~10 天黄体开始退化，雌激素和孕激素分泌减少，卵巢进入下一个周期性活动（图 14-6）。

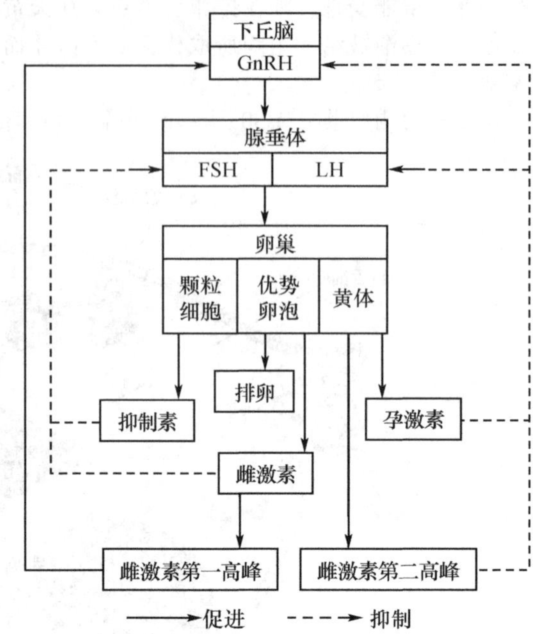

图 14-6　下丘脑-腺垂体对卵巢活动的调节

四、月经周期

女性在青春期前，下丘脑 GnRH 神经元尚未发育成熟，对卵巢激素反馈抑制作用的敏感性较高，使 GnRH、LH 和 FSH 分泌处于低水平状态。直到青春期，下丘脑 GnRH 神经元发育成熟，对卵巢激素反馈抑制作用的敏感性逐渐降低，GnRH 分泌增加，FSH 和 LH 分泌液随之增加，使卵巢功能开始呈周期性变化，表现为卵泡的生长发育，排卵与黄体形成。如上所述，由于在黄体期，雌激素、孕激素分泌处于较高水平，对下丘脑或腺垂体的负反馈抑制作用较强，使血中 GnRH、FSH 及 LH 浓度较低，导致血中雌激素、孕激素水平下降，子宫内膜缺乏性激素的支持，引起子宫内膜中螺旋动脉收缩、痉挛、断裂，造成子宫内膜缺血、缺氧，子宫内膜的功能层失去营养而剥离、出血，经阴道流出，这种在卵巢分泌激素的影响下，随着卵巢功能的周期性变化，子宫内膜发生周期性剥落，产生流血的现象，称为**月经**（**menstruation**）。因此，女性生殖周期称为**月经周期**（**menstrual cycle**），其他哺乳动物也有类似周期，称为动情周期。

月经周期一般为 28 天左右，月经期一般持续 3~5 天，第 6~14 天为增生期，排卵日发生在第 14 天，第 15~28 天为分泌期。前两期处于卵巢周期的卵泡期，而分泌期则与黄体期相对应。

在一个月经周期中，子宫内膜的变化是在卵泡发育各阶段所分泌的性激素与下丘脑、垂体之间的相互作用下出现的，其周期性变化与内分泌的关系如下：

①月经期血中雌激素和孕激素水平均低，子宫内膜剥脱、出血。②增殖期FSH明显增高，LH略增高、雌激素增高达第一高峰，孕激素略有增高，子宫内膜增生，雌激素对FSH、LH的分泌有正反馈作用。③排卵通常发生在周期的第14天。FSH达高峰、LH高峰出现，促使排卵。雌激素和孕激素水平较高，子宫内膜增生。④在LH作用下，卵巢进入黄体期，雌激素和孕激素分泌增加，雌激素达第二高峰。FSH、LH逐渐降低。在雌激素和孕激素作用下子宫内膜进入分泌期。雌激素和孕激素对垂体有负反馈作用。⑤不受孕时，雌激素和孕激素分泌减少，导致下次月经开始。可见，月经周期是由于卵巢周期中雌激素和孕激素水平的变化，导致子宫内膜发生周期性脱落、修复再生和腺体分泌而形成的（图14-7）。

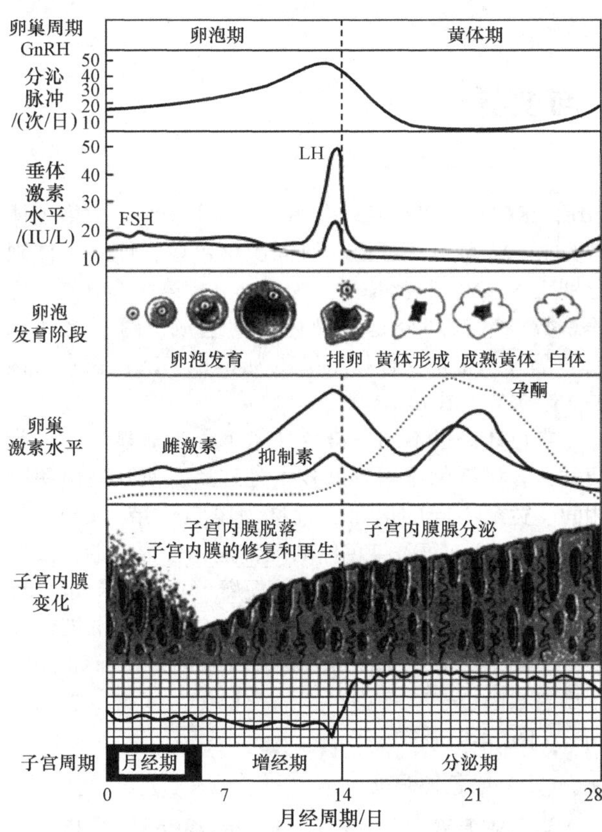

图14-7　月经周期中激素含量与子宫内膜变化示意图
GnRH. 促性腺激素释放激素；FSH. 促卵泡激素；LH. 黄体生成素（仿Matini，1998）

五、卵巢功能的衰退

成年女性性成熟期约持续30年，至45～50岁女性卵巢功能开始衰退，对腺垂体分泌的FSH和LH的敏感性下降，雌激素分泌减少，卵泡发育停滞，子宫内膜不再呈现周期性变化，月经不规律直至绝经，进入围绝经期。围绝经期又称更年期，是指妇女从性成熟期进入老年期的过渡时期，包括绝经前期、绝经期和绝经后期。更年期虽是女性的自然生理过程，但更年期症状却因人而异，约70%的妇女在绝经前期症状较重，会有月经周期不规则、月经紊乱，并出现以潮红、出汗、精神过敏、失眠、眩晕、情绪不稳定为主要表现的精神、神经症状，伴有骨质疏松、尿失禁、反复发作的膀胱炎、性欲改变、性交疼痛，以及诱发动脉硬化、冠心病等心血管系统变化，出现以自主神经系统功能紊乱为主的更年期症候群，称为更年期综合征。这主要是因为卵巢功能退化、雌激素合成减少而引起的一系列生理、心理改变，更年期综合征的持续时间一般为2～5年，我国城市妇女平均绝经年龄为49.5岁，农村妇女为47.5岁。

更年期是女性生命过程的正常发展阶段，保持情绪稳定、精神乐观是顺利度过更年期的最重要心理因素，对更年期综合征严重的女性，应及时到医院诊治。

（李玉荣）

第三节　妊娠与分娩

妊娠（**pregnancy**）是子代新个体的产生和孕育过程，包括受精、着床、妊娠的维持。

一、受精与着床

受精（**fertilization**）是指在输卵管壶腹部精子穿入卵细胞中，使两者融合的过程。人类和多数哺乳动物的精子必须在雌性生殖道停留一段时间，才能获得使卵子受精的能力，称为**精子获能**（**capacitation of spermatozoa**）。其本质是暴露精子表面与卵子识别的装置。精子头部的顶体释放顶体酶，以溶解卵子外周的放射冠及透明带，这一过程称为顶体反应。继而使精子突破透明带的一个局限区域到达并进入卵细胞内。精子进入卵细胞后，卵子立即产生某些物质，封锁透明带以阻止其他精子的进入。此时，卵细胞完成第二次成熟分裂，形成第二极体。卵细胞形成雌性原核，精子尾部退化，细胞核膨大形成雄性原核，最后，两性原核融合形成一个具有父母各23条染色体的受精卵。

受精卵形成胚泡在输卵管的蠕动和上皮纤毛的摆动下，在排卵后的7～8天进入子宫，并与子宫内膜相互作用而植入子宫，称为着床。胚泡植入后，最外层的一部分细胞发展成绒毛膜，其他大部分细胞则发育成胎儿。同时，子宫内膜增生成蜕膜，并与子体的绒毛膜结合成为胎盘。

二、妊娠的维持

妊娠的维持与胎盘的内分泌功能密切相关，胎盘可产生分泌多种激素。主要有**人绒毛膜促性腺激素**

(**human chorionic gonadotropin，hCG**)、**人绒毛膜生长素**（**hCS**)、雌激素和孕激素。hCG 主要作用是妊娠早期刺激母体的月经黄体转变为妊娠黄体，使其分泌雌激素和孕激素，妊娠黄体维持 10 周左右退化，由胎盘接替分泌孕激素和雌激素。此外，hCG 还能使淋巴细胞活性降低，防止母体对胎儿的排斥反应，具有“安胎”效应。在妊娠过程中，尿中 hCG 含量的动态变化与血液相似，因为 hCG 在妊娠早期即可出现，所以检测母体血或尿中 hCG，是早期妊娠诊断的可行指标。

三、分娩

成熟胎儿及其附属物从母体子宫产出体外的过程，称为**分娩**（**parturition**)。分娩启动机制目前尚不十分清楚，但子宫平滑肌节律性收缩是分娩的动力，催产素、雌激素及前列腺素是调节子宫肌肉收缩的重要因素。自然分娩的过程可分为 3 个阶段：首先子宫底部向子宫颈的收缩波频繁发生，推动胎儿头部紧抵子宫颈。此阶段可长达数小时。然后子宫颈变软和开放完全，胎儿由宫腔经子宫颈和阴道排出体外，需持续 1 ~ 2h。最后，在胎儿娩出后 10min 左右，胎盘与子宫分离并排出母体，出现子宫肌强烈收缩，压迫血管以防止过量失血。在分娩过程中还存在正反馈调节，胎儿机械刺激子宫及阴道可反射性引起催产素分泌增加，从而进一步加强子宫收缩，使子宫颈刺激更强，这一正反馈调节逐渐加强，直至胎儿娩出为止。

（李玉荣）

第四节　遗传与变异

遗传（**heredity**）与**变异**（**variation**）是生命最基本的特征之一，它是通过有性生殖表现出来的。遗传变异的物质基础是**染色体**（**chromosome**）与**基因**（**gene**)。遗传学就是研究生物遗传与变异的科学，**医学遗传学**（**medical genetics**）是遗传学与临床医学相互渗透形成的一门边缘学科，侧重研究遗传物质及其遗传病。

一、人类染色体与染色体畸变

（一）人类染色体

染色体是基因的载体，是遗传物质在细胞中的存在形式，是由 DNA 和蛋白质等按照特定的方式构成的（图 2-6），在细胞间期呈线性复合结构的**染色质**（**chromatin**)，实现遗传信息的表达；在细胞分裂期由染色质聚缩成短棒状结构的染色体，承载着遗传信息的传递。在同一物种中，染色体的数目、形态结构是恒定的。正常人体的每个体细胞核中都有 46 条（23 对）染色体，其中 44 条（22 对）为常染色体，另 2 条（1 对）为性染色体，男性是 XY，女性是 XX。观察典型染色体的形态结构是在细胞有丝分裂的中期，每条染色体是由 1 个着丝粒连接 2 条姐妹染色单体，每条姐妹染色单体从着丝粒处又分为短臂与长臂，有些染色体在短臂末端有一球形小体称为随体。染色体按照着丝粒在纵轴的位置可分为 3 类，分别是近中着丝粒染色体、亚中着丝粒染色体和近端着丝粒染色体。

一个体细胞中的全部染色体，按照大小、形态特征顺序排列构成的图形称为**染色体核型**（**karyotype**)（图 14-8）。按照**人体细胞遗传学命名的国际体制**（**An International System of Human Cytogenetic Nomenclature，ISCN**)，将染色体分为 A ~ G 七个组，常染色体编为 1 ~ 22 号，每号为一对同源染色体，性染色体则分别为 X、Y。核型描述分为两部分，第一部分是染色体总数，第二部分是性染色体的组成，两者之间用“，”隔开。正常女性核型描述为：46，XX；正常男性是 46，XY（图 14-8）。

染色体经过不同的染色技术可分为非显带和显带两种，若将染色体用特殊技术处理后，使其显出明暗相间、宽窄不同的区带，就称为**染色体带**（**chromosomal band**)。每条染色体的区带是比较恒定的，按照国际分带标准，每条染色体的短臂（p）和长臂（q）可分为若干个区，每区又分为若干个带。显带染色技术可准确用于染色体核型分析及其基因定位，如 ABO 血型的基因位于 9 号染色体的长臂 3 区 4 带，表示为 9q34（图 14-9）。

（二）染色体畸变

染色体畸变（**chromosome aberration**）是指体细胞或生殖细胞染色体发生的异常改变，可分为数目畸变和结构畸变。诱导染色体畸变的因素主要有化学药物及农药、电离辐射、病毒及外毒素和母亲年龄（大于 35 岁）等。

染色体数目畸变（**chromosome numerical aberration**）是指细胞中的染色体，以正常二倍体为标准数目增加或减少，包括整倍体改变、非整倍体改变和嵌合体。**整倍体改变**（**euploidy**）是指细胞中染色体数目整倍的增加或减少，形成单倍体、三倍体、四倍体等。三倍体在人类流产儿中可以见到，产生的机制是双雄受精和双雌受精。**非整倍体改变**（**aneuploidy**）是指体细胞中的染色体数目在二倍体的基础上增加或减少一至数条，形成单体型或三体型。单体型由于缺少一条染色体，一般难于成活。三体型是多出某号染色体，这是临床上最常见的染色体病类型，产生的机制是有丝分裂或减数分裂时染色体不分离或丢失。**嵌合体（mosaic）**是指一个个体内同时存在两种或两种以上染色体核型的细胞系，如 46，XY/47，XXY 就是嵌合体，此患者临床症状往往不典型，与异常核型比例有关，产生的机制是受精卵在卵裂或胚胎发育早期时细胞有丝分裂过程中染色体不分离或丢失。

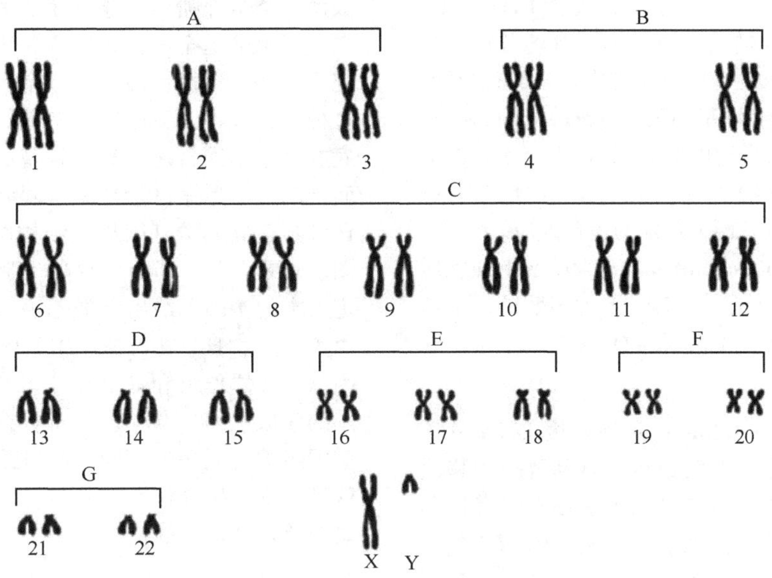

图 14-8　正常男性非显带染色体核型

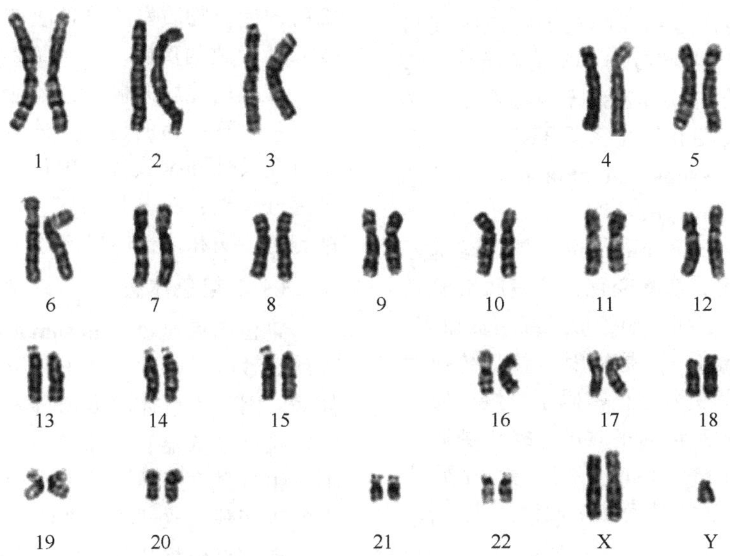

图 14-9　Klinefelter 综合征 G 显带染色体核型

染色体结构畸变（chromosome structural aberration）形成的机制是染色体断裂及断裂片段的异常重接，包括缺失、重复、易位、倒位和等臂染色体等。

二、基因与基因突变

（一）基因的概念

基因是细胞中遗传物质的结构与功能单位，是存在于染色体上具有特定遗传效应的 DNA 片段。按照功能可分为结构基因和调控基因，按照功能序列分为单一基因、基因家族、假基因和串联重复基因。

人类基因组是人体所有遗传信息的总和，包括细胞核基因组和线粒体基因组。

细胞核基因组（nuclear genome）是指单倍体细胞的基因总和，有 2.0 万～2.5 万个基因，包含在 3.2×10^9 bp 的 DNA 序列中，分布于 1～22 号常染色体和 X、Y 等 24 条染色体上。结构基因的结构为断裂基因，由编码序列外显子和非编码序列内含子相间排列。

基因的生物学功能是储存遗传信息、复制和表达。基因的遗传信息储存于DNA的碱基序列中，而每个**遗传密码**（**genetic code**）（三联体序列）将是遗传信息的具体表现形式。基因复制发生于细胞周期的间期，按照半保留复制的方式进行，通过细胞有丝分裂，将母细胞的基因传递到子细胞；经过减数分裂及其受精，将亲代的基因传递到子代。**基因表达**（**gene expression**）包括转录和翻译，转录是指以DNA为模板合成mRNA的过程，翻译是指以mRNA为模板合成蛋白质多肽链的过程，最后由蛋白质表现出特定的遗传效应。

线粒体基因组（**mitochondrial DNA**）位于细胞质线粒体中，全长16 569bp，仅编码13种多肽链，不与组蛋白结合，呈裸露闭合环状双链DNA。

（二）基因突变

基因突变（**gene mutation**）是指基因DNA分子中碱基组成或序列发生的改变，包括碱基替换和移码突变。基因突变的特点有多向性、可逆性、稀有性和有害性。基因突变可导致基因病、代谢性酶病、分子病和生物多样性及其生物进化等。

碱基替换（**base substitution**）是指DNA中一个碱基被另一个碱基所替换，包括**转换**（**transition**）和**颠换**（**transversion**）。转换是指嘌呤与嘌呤或嘧啶与嘧啶之间的替换，颠换是指嘌呤与嘧啶之间的替换。碱基替换后，改变了原有三联体密码子，将产生同义突变、错义突变、无义突变和终止密码子突变等遗传学效应。**同义突变**（**same-sense mutation**）是指碱基替换后，密码子改变，但氨基酸不变，所以不产生突变效应。**错义突变**（**missense mutation**）是指碱基替换后，密码子改变并导致氨基酸变化，使多肽链氨基酸发生改变，通常引起基因病，如镰形红细胞贫血等。**无义突变**（**nonsense mutation**）是指因为碱基替换而使编码氨基酸的密码子突变为终止密码子，蛋白质合成提前终止，形成一条不完整的多肽链。**终止密码子突变**（**termination codon mutation**）是指终止密码子突变为编码氨基酸的密码子，从而使多肽链合成延长，形成超长的多肽链。

移码突变（frameshift mutation）是指在碱基序列中插入或缺失1个或几个碱基对（但不是3个或3的倍数），则在插入或缺失点及其以后的所有密码子全部发生移位性改变。与原来的基因相比，移码突变后合成的多肽链，在插入或缺失点及其以后的氨基酸种类和排列顺序均发生改变，最终形成异常蛋白质或酶，扰乱细胞的正常生理功能。而在碱基序列中插入或缺失1个或几个密码子则称为**整码突变**（full mutation）。

（三）人类基因组计划

人类基因组计划（Human Genome Project，HGP）最早由美国科学家Dulbecco于1986年3月在*Science*上提出的，1990年首先在美国开始实施，包括中国在内的世界各国科学家都积极参与了这一重大科学项目。HGP旨在阐明人类基因组DNA 3.2×10^9 核苷酸的序列，发现所有人类基因并阐明其在染色体上的位置，破译人类全部遗传信息的组成和表达，使人类第一次在分子水平上全面认识自我，为人类遗传多样性的研究提供基本数据，揭示1万余种人类单基因异常和上百种严重危害人类健康的多基因病的致病基因或者疾病的易感基因，建立对各种基因病新的诊治方法，从而推动整个生命科学与医学领域的发展。HGP的基本任务是建立人类基因组的结构图谱，即遗传图、物理图、转录图与序列图，并在“制图-测序”的基础上鉴定人类的基因，绘出人类基因图。2000年6月26日，由美、英、日、德、法、中科学家组成的国际人类基因组测序协作组和Celara公司共同宣布人类基因组草图的完成。2004年10月21日在*Nature*上公布了人类基因组的完成序列，该序列覆盖了约99%的常染色质区域，准确率高达99.999%，它为新世纪的生物医学研究奠定了坚实的基础。

三、遗传性疾病

遗传性疾病简称**遗传病**（**genetic disease**），是指细胞内遗传物质发生异常改变（染色体畸变或基因突变）所导致的疾病。

理解遗传病的概念，还应注意其在临床上的如下特点：垂直传递的传播方式、有一定的数量分布、往往有先天性和家族性。现代医学遗传学将人类遗传病分为五大类，即单基因病、多基因病、染色体病、体细胞遗传病和线粒体遗传病。

（一）染色体病

染色体病（**chromosomal disease**）是指染色体畸变所导致的疾病，临床上可分为常染色体病和性染色体病。因为染色体畸变所涉及的基因较多，临床症状将影响许多的器官和系统，表现为智力缺陷、多发畸形、生长发育迟缓、性发育异常、特殊面容和皮肤纹理的改变等，故又称为染色体综合征。

现重点介绍几种常见的染色体病。

1. Down综合征

Down综合征又称先天愚型综合征、唐氏综合征、21三体综合征，是最常见的染色体病。发病率约为新生儿的1/800，男、女均可发病，患儿的染色体核型是47，XX（XY），+21。产生原因主要是患者母亲的初级卵母细胞在减数分裂时，21号染色体不分离，形成了含有两条21号染色体的卵子，该卵子与正常精子受精形成异常受精卵发育而成。特别是随着母亲年龄的增加，染色体不分离的机会也相应增大。患儿呈特殊的呆滞面容，生长迟缓，智力发育障碍，坐、立、走都很晚，缺乏抽象思维能力，男性患者常有隐睾，无生育能力。

2. Klinefelter 综合征

Klinefelter 综合征又称先天性睾丸发育不全征，发病率约为男性的 1/800，患儿的染色体核型是 47，XXY（图 14-9）。产生原因主要是患者母亲或父亲在减数分裂时，XX 或 XY 染色体不分离，形成了异常卵子或精子并受精后形成的。该病也将随着母亲年龄的增加，XX 染色体不分离的机会相应增大。患者身材高、睾丸小且发育不全、不能产生精子，无生育能力；第二性征发育差、无胡须，体毛稀少，乳房发育，部分患者智力低下和心血管异常。

3. 5p-综合征

5p-综合征又称猫叫综合征，发病率约为群体的 1/50 000，男、女均可发病，患儿的染色体核型是 46，XX（XY），5p-。产生原因主要是父母之一在形成生殖细胞时，产生了 5 号染色体短臂缺失的精子或卵子，此异常生殖细胞受精后发育成 5p-综合征。患儿哭声尖脆似猫叫，头小，全身肌张力低，生长迟缓，智力低下，咽喉部发育不良。

4. 其他常见的染色体病

常见的染色体病还有 18 三体综合征、13 三体综合征、先天性腺发育不全征、易位型先天愚型综合征、慢性粒细胞白血病等，均可通过分析染色体核型，用以鉴别和筛查。

（二）单基因病

单基因病（**single-gene disease**）是指某种疾病的发生主要受一对等位基因的控制，其遗传方式符合孟德尔遗传定律。

1. 种类

按照决定单基因病的基因性质（显性或隐性），以及该基因所在染色体（常染色体或性染色体）的性质不同，将单基因病分为 5 种，分别是常染色体显性遗传病、常染色体隐性遗传病、X 染色体连锁显性遗传病、X 染色体连锁隐性遗传病和 Y 染色体连锁遗传病。单基因病是人类遗传病中的主要类型，种类多，危害大，且尚无有效的治疗方法。

2. 研究方法

研究单基因病常常采用**系谱分析法**（**pedigree analysis**）（图 14-10），即以先证者为线索，追溯了解全部家系成员而绘制成特定的系谱图，以便分析出该病的遗传方式，并进而推测该病在此家系中的再发风险。

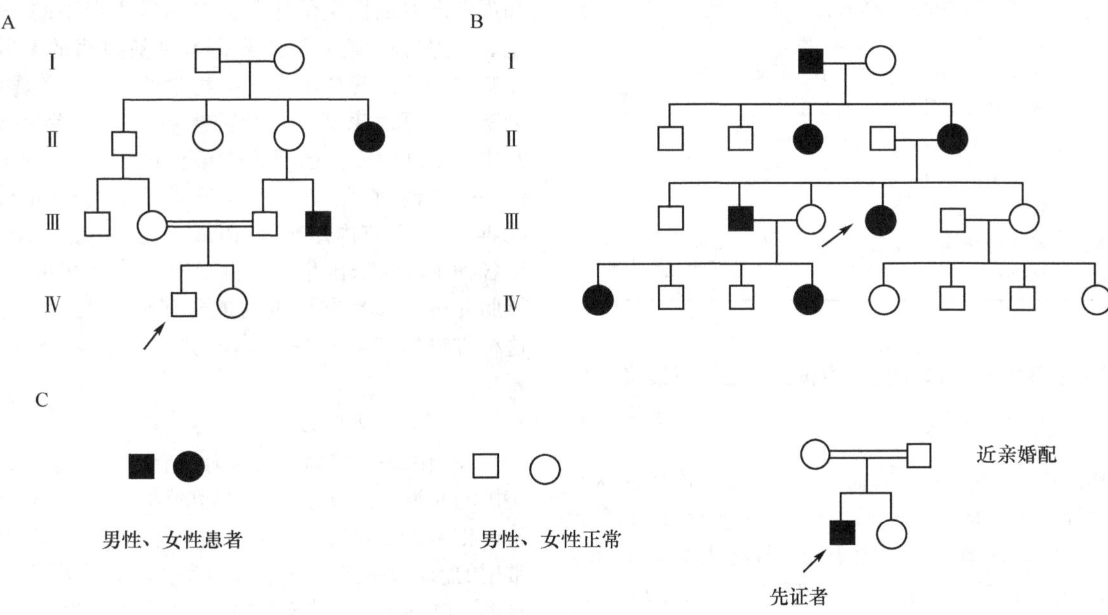

图 14-10　常见的典型家系谱图

A. 常染色体隐性遗传家系谱图；B. X 连锁显性遗传家系谱图；C. 家系谱符号的注解

3. 系谱特征

判断某单基因病的遗传方式，必须熟悉各类遗传病的系谱特征（表 14-1），通过系谱特征判断各单基因病的遗传方式，写出家系中相关成员的基因型，分析出再生育子女的发病风险，制订出可行的遗传咨询、优生优育或减少患者发生的措施方案。

表 14-1 5 种单基因遗传病系谱特征及其常见病举例

种类	系谱特征	常见病例
常染色体显性遗传病	①连续遗传；②男女患病机会相等；③患者多为杂合体，且双亲、同胞及子女中各有 50% 概率是患者；④双亲正常时，若无突变，子女正常	多指（趾）症、家族性结肠息肉症、Huntington 舞蹈病等
常染色体隐性遗传病	①不连续遗传；②男女患病机会相等；③患者为纯隐性，其双亲往往表现型正常，但都是隐性基因的携带者，患者同胞有 25% 概率是患者；④近亲婚配时，子女中隐性遗传病发病率比非近亲婚配者高得多（图 14-10A）	白化病、苯丙酮尿症、先天性聋哑、镰形细胞贫血病等
X 染色体连锁显性遗传病	①连续遗传；②女性患者多于男性患者；③父亲是患者时，女儿全是患者，儿子全部正常，母亲是患者时，儿女各有 50% 概率是患者；④双亲正常时，子女正常（图 14-10B）	抗维生素 D 佝偻病、色素失调症、口面指综合征等
X 染色体连锁隐性遗传病	①男性患者远多于女性患者，且系谱中多见男性患者；②双亲正常时，儿子可能患病，女儿不会患病，则母亲是携带者；③由于交叉遗传，患者的同胞兄弟、姨表兄弟、外祖父、外孙子、舅父和外甥可能是患者，其他亲戚不可能患病；④若女儿患病，则父亲一定是患者，母亲是患者或携带者	红绿色盲、血友病、鱼鳞病、慢性肉芽肿等
Y 染色体连锁遗传病	系谱中患者（性状）全部是男性表现	外耳道多毛症

（三）多基因病、体细胞遗传病、线粒体遗传病

1. 多基因病

多基因病（polygenic disease）是指某遗传病性状受到多对等位基因的控制，而每对等位基因彼此无显隐性，决定性状的效应又是微小的，故称为微效基因（minor gene）。微效基因的作用是相互累加的，同时还受环境因素的影响。所以，多基因病传递时不受孟德尔遗传定律所制约，而是受到微效基因和环境因素的双重作用。

多基因病有以下特点：①患者一级亲属（双亲、同胞和子女）发病率多为 1% ～10%；②患者亲属再发风险与家庭中患病人数有关；③患者亲属再发风险与患者畸形或疾病严重程度有关；④多基因病的群体患病率存在性别差异时，亲属再发风险与性别有关。

常见的多基因病有唇裂与腭裂、先天性心脏病、原发性高血压、精神分裂症、糖尿病、哮喘等。

2. 体细胞遗传病

体细胞遗传病（somatic cell genetic disorder）是指仅在特定的体细胞中发生的染色体畸变或基因突变而导致的疾病，不具有遗传效应，主要包括恶性肿瘤、白血病、自身免疫缺陷病及其衰老等。

3. 线粒体遗传病

线粒体遗传病（mitochondrial genetic disease）是指由线粒体 DNA 发生突变所引起的疾病，具有母系遗传的特点，主要包括 Leber 遗传性视神经病、帕金森病等。

（四）遗传病的诊断、治疗与预防

1. 遗传病的诊断

遗传病的诊断（diagnosis of hereditary disease）是遗传病预防和治疗的基础，既有与其他疾病相似的诊断方法，也有其特殊的诊断技术。常用的方法有：①病史、症状和体征的观察。②系谱分析，有助于区分某疾病是遗传病还是非遗传病，是单基因病还是多基因病，并确定此疾病的遗传方式。③细胞遗传学检查，包括染色体核型分析和性染色质检查，是确诊染色体病的可靠方法。④生化检查，即体内酶活性和蛋白质的定性定量检测，中间代谢产物的分析，均是确诊遗传性酶病和分子病等单基因病的有效手段。⑤基因诊断，就是用分子生物学的方法，检测某些特异基因，可对患者、症状前患者及携带者有效检出。⑥皮肤纹理检查，已经成为染色体病和某些先天性疾病的一种辅助诊断手段。⑦**产前诊断（prenatal diagnosis）**，又称**宫内诊断（intrauterine diagnosis）**，是利用各种手段对未出生的胎儿是否正常作出的诊断。如果胎儿被确诊患有严重的遗传病便可及时终止妊娠，这种方法对于防止遗传病患儿出生具有极为重要的意义。

2. 遗传病的治疗

长期以来遗传病被认为无法治疗，但随着遗传病发病机制的阐明，为寻找遗传病的治疗方法奠定了基础，使得相当数量的遗传病可以进行治疗，少数还能治愈。常用的治疗方法有：①常规治疗，可通过外科手术矫正畸形、改善症状、替换病损组织和器官；可通过内科药物治疗，补其所缺、去其所余、禁其所忌；子宫内治疗，对于某些遗传病，在患儿出生前就给予药物治疗，可能获得较好的疗效。②**基因治疗（gene therapy）**，是随着基因工程的发展而诞生的一种治疗遗传病的理想方法，可以从 DNA 水平上修复或替代致病基因及其有缺陷的基因，从而达到根治遗传病的目的。

3. 遗传病的预防

遗传病的预防是降低遗传病发病率、控制遗传病的发生和传递的重要手段。常用的措施和方法

有：①遗传病的群体普查与登记；②保护环境，避免接触有害的理化因素；③隐性致病基因或染色体异常携带者的检出；④婚姻指导、生育指导和选择性流产；⑤遗传咨询工作的开展及其普及。

随着生命科学的发展，人类将会在自然史上实现有意识的控制自身的进化，使子孙后代更加健康！

（景晓红）

复习思考题

1. 试述雄激素、雌激素和孕激素的来源及其主要生理功能。
2. 简述雌激素生成的“双重细胞学说”。
3. 何谓月经周期？在月经周期中卵巢、卵巢激素及子宫内膜发生哪些变化？
4. 下丘脑-腺垂体是如何调节睾丸功能的？
5. 下丘脑-腺垂体是如何调节卵巢功能的？
6. 为何测定血和尿中的 hCG 可以诊断早期妊娠？
7. 染色体核型的特点有哪些？分析染色体核型有何临床意义？
8. 染色体畸变有哪些种类？各种类型形成的机制是什么？
9. 基因突变的种类和形成机制是什么？
10. 常见的染色体病有哪些？分别写出染色体核型。
11. 单基因病有哪些种类？各遗传方式的家系谱特点是什么？

参考文献

陈誉华 . 2013. 医学细胞生物学 . 5 版 . 北京：人民卫生出版社

陈竺 . 2001. 医学遗传学 . 北京：人民卫生出版社

樊小力 . 2010. 基础医学概论 . 2 版 . 北京：科学出版社

郭彩霞，唐铁山，刘以训 . 2000. 睾丸生殖细胞的凋亡及其调控 . 生理科学进展，31：299-304

景晓红 . 2014. 医学细胞生物学与遗传学 . 2 版 . 西安：世界图书出版公司

廖二元，莫朝晖 . 2007. 内分泌学 . 3 版 . 北京：人民卫生出版社

史小林 . 2002. 人类生殖学 . 北京：科学出版社

姚泰 . 2001. 人体生理学 . 3 版 . 北京：人民卫生出版社

姚泰 . 2011. 生理学（八年制及七年制卫生部规划教材）. 2 版 . 北京：人民卫生出版社

张丽珠 . 2001. 临床生殖内分泌与不育症 . 北京：科学出版社

朱大年，王庭槐 . 2013. 生理学（五年制临床医学专业规划教材）. 8 版 . 北京：人民卫生出版社

左伋 . 2013. 医学遗传学 . 6 版 . 北京：人民卫生出版社

Ganong WF. 2009. Review of Medical Physiology. 23rd ed. California：McGraw-Hill Company

Guyton AC，Hall JE. 2012. Textbook of Medical Physiology. 12th ed. Beijing：Elsevier（Singapore）Pte Ltd. /Peiking University Medical Press

Matini FH. 1998. Fundamentals of Anatomy and Physiology. 4th ed. New York：Pearson Education Limited

Melmed S，Polonsky KS，Larsen PR，et al. 2012. Williams Textbook of Endocrinology. 12th ed. Philadelphia：Elsevier Saunders

第十五章 机体的免疫系统

要点：①免疫是机体识别“自己”、排除“异己”，借以维持内环境稳定的保护性反应；正常情况下发挥免疫防御、免疫自身稳定和免疫监视等功能。②根据免疫应答识别的特点、获得形式及效应机制，可分为固有免疫和适应性免疫两大类。适应性免疫又可分为T细胞介导的细胞免疫和B细胞介导的体液免疫。③细胞免疫主要是通过$CD4^+$Th1细胞释放细胞因子介导炎症反应，通过$CD8^+$Tc的细胞特异性杀伤作用对抗胞内寄生微生物感染、抗肿瘤及参与移植排斥反应。④体液免疫主要包括抗体的中和作用、调理吞噬作用和抗体依赖细胞介导的细胞毒作用（ADCC效应）。⑤免疫应答水平过高或过低，针对自身抗原的免疫耐受机制被打破，以及免疫调节功能紊乱时，可引发免疫损伤，导致超敏反应、自身免疫性疾病、免疫缺陷病等多种免疫相关疾病的发生。⑥免疫学诊断是借助免疫学、细胞生物学、分子生物学等理论或方法，对抗原、抗体、免疫细胞及免疫分子等进行定性、定量检测，在临床上用于免疫相关疾病的诊断。

第一节 概　述

2000多年前，人类就发现曾在瘟疫流行中患过某种传染病的人，病后可以获得抵抗该病的能力，即获得免受再次感染、预防疾病的能力，称为**免疫**（**immunity**）。免疫这个词是来自罗马时代描述免除个人劳役或对国家义务的一个拉丁文词“immunitas”。随着医学的发展与研究的深入，逐渐发现了一些与感染无关的免疫现象，如血型不符引起的输血反应、器官移植的排斥现象及有些物质（如花粉、异种血清等）所致过敏反应等，免疫的概念也随之发生了改变。现代免疫的概念认为：免疫是指机体识别和排除抗原性异物的功能。从本质上讲，免疫是机体识别“自己”、排除“异己”，借以维持内环境稳定的保护性反应；正常情况下对自身成分的耐受（无应答反应）和对病原菌等异物的排斥是对机体有利的，但在一定条件下也可产生免疫损伤，不利于机体，如超敏反应、器官移植排斥或自身免疫等。

一、机体的免疫功能

免疫的功能可概括为3方面（表15-1）。

（1）**免疫防御**（**immunological defence**）：正常的免疫反应可阻止和清除入侵的病原微生物及其毒素，即具有抗感染的作用。

（2）**免疫自稳**（**immunological homeostasis**）：指机体对自身成分的耐受及不断地清除自身衰老和损伤的细胞，借以保持机体内环境及生理功能的稳定。

（3）**免疫监视**（**immunological surveillance**）：免疫系统可识别、杀伤并清除体内突变的细胞，防止肿瘤的发生。

一般情况下，免疫系统对自身组织细胞不产生免疫应答，称为免疫耐受，赋予了免疫系统有区别“自身”和“非己”的能力。一旦免疫耐受被打破，免疫调节功能紊乱，会导致自身免疫性疾病和过敏性疾病的发生。此外，免疫系统与神经系统和内分泌系统一起组成了神经-内分泌-免疫网络，在调节整个机体内环境的稳定中发挥重要作用。

表15-1　免疫的功能与表现

功能	正常表现（有利）	异常表现（有害）
免疫防御	抗病原微生物的侵袭	超敏反应、免疫缺陷病
免疫自稳	对自身成分的耐受，清除损伤、衰老细胞	自身免疫性疾病
免疫监视	防止细胞癌变或持续性感染	肿瘤或持续性病毒感染

二、免疫的类型

免疫应答（**immune response**）是指免疫系统识别和清除抗原性异物的整个过程。根据免疫应答识别的特点、获得形式及效应机制，可分为**固有免疫**（**innate immunity**）和**适应性免疫**（**adaptive immunity**）两大类。

（一）固有免疫

固有免疫又称先天性免疫或**非特异性免疫**（**non-specific immunity**），是生物在长期进化中逐渐形成的，是机体抵御病原体入侵的第一道防线，在感染早期（96h 之内）发挥作用。其特点是：①作用广泛，无特异性；②先天具有，可稳定遗传给子代；③初次与抗原接触即能发挥效应且无记忆性；④同一物种的个体间差异不大，是适应性免疫的基础。

固有免疫由屏障结构、固有免疫细胞及固有免疫分子组成。

屏障结构：主要包括完整皮肤、黏膜构成的物理屏障，由血脑屏障、血胸屏障及胎盘等构成的解剖学屏障，皮肤黏膜表面正常菌群构成的生物性屏障等。屏障结构可有效地阻止、干扰或限制致病微生物的侵袭、定居和繁殖。

固有免疫细胞：主要包括吞噬细胞、自然杀伤细胞（natural killer cell，NK cell）、树突状细胞（dendritic cell，DC）、NKT 细胞、B-1 细胞及 γδT 细胞等。这些细胞不需要预先抗原激活，可直接在抗原进入体内的早期阶段发挥多种生物效应。

固有免疫分子：主要包括补体系统、急性期蛋白、细胞因子、抗菌肽和具有抗菌作用的酶类物质。

（二）适应性免疫

适应性免疫又称**获得性免疫**（**acquired immunity**）或特异性免疫（specific immunity），是在个体发育过程中，受到抗原刺激后产生的，其作用是针对特定抗原。其特点是：①作用强，有特异性和记忆性；②后天获得；③抗原再次刺激可增强；④个体间有差异，以固有免疫为基础。应答涉及 T 细胞、B 细胞、抗原提呈细胞及某些免疫分子（抗体、细胞因子、黏附分子、MHC 分子等）。适应性免疫在固有免疫应答之后（96h 之后）发挥作用。

固有免疫和适应性免疫是相辅相成、密不可分的。固有免疫是适应性免疫的先决条件，如树突状细胞和吞噬细胞吞噬病原生物后，加工提呈抗原供 T 细胞识别，为启动适应性免疫应答准备了条件。适应性免疫的效应分子可大大促进固有免疫应答。例如，抗体可促进吞噬细胞的吞噬能力，称为调理吞噬，或介导 NK 细胞的细胞毒作用（ADCC 效应）；许多由 T 细胞分泌的细胞因子可促进参与固有免疫应答细胞的成熟、迁移和杀伤功能。

三、抗原

（一）抗原的概念

免疫的本质是机体对抗原性异物的识别与排除，**抗原**（**antigens，Ag**）是一类能刺激机体免疫系统产生特异性免疫应答，并能与相应的免疫应答产物［抗体和（或）效应淋巴细胞］在体内或体外特异性结合的物质。抗原具备两个重要特性：一是免疫原性，即抗原刺激机体产生免疫应答，诱导产生抗体或效应淋巴细胞的能力；二是抗原性，即抗原与相应抗体或效应淋巴细胞特异性结合的能力。同时具有免疫原性和抗原性的物质称为完全抗原；只具有抗原性不具有免疫原性的物质，称为半抗原。

（二）影响抗原免疫原性的因素

抗原的免疫原性受多种因素影响：首先，抗原具有异物性。异物即非己的物质。一般来说，抗原与机体之间的亲缘关系越远，组织结构差异越大，其免疫原性就越强。其次，抗原的理化性质也是影响抗原免疫原性的重要因素，其中包括抗原分子的大小、化学组成及结构、分子构象。一般来说，抗原的分子质量越大，结构越复杂，免疫原性越强。天然抗原多为大分子有机物。蛋白质是良好的抗原。糖蛋白、脂蛋白和多糖类、脂多糖都有免疫原性。脂类和哺乳动物的细胞核成分如 DNA、组蛋白一般难以诱导免疫应答。但细胞在某些状态下如肿瘤或过活化时，其染色质、DNA 和组蛋白都具有免疫原性，能诱导相应的自身抗体生成。此外，宿主的遗传因素、年龄、性别与健康状态等都会影响对抗原的应答状态。

（三）抗原的特异性

某一特定抗原只能刺激机体特定的淋巴细胞活化、产生特异性的抗体或效应淋巴细胞，且仅能与该抗体或效应淋巴细胞发生特异性结合，此即抗原的特异性。决定抗原特异性的结构基础是存在于抗原分子中的特殊化学基团，称为**抗原表位**（**antigen epitope**），又称为**抗原决定基**（**antigenic determinant**）。其通常由 5～15 个氨基酸残基或 5～7 个多糖残基或核苷酸组成。根据抗原表位的结构特点，可将其分为**顺序表位**（**sequential epitope**）和**构象表位**（**conformational epitope**）（图 15-1）。前者是由连续性线性排列的短肽构成，又称为**线性表位**（**linear epitope**）；后者指短肽或多糖残基在空间上形成特定的构象，又称为**非线性表位**（**non-linear epitope**）。根据 T 细胞、B 细胞的识别特点，抗原表位可分为 T 细胞抗原表位和 B 细胞抗原表位。T 细胞抗原表位为 T 细胞抗原受体（TCR）识别的表位，存在于抗原分子的任何部位，为线性表位，需经**抗原提呈细胞**（**antigen presenting cell，APC**）加工处理，并与其 MHC 分子结合后，才能被 TCR

识别。B 细胞抗原表位为 B 细胞抗原受体（BCR）识别的表位，一般存在于抗原分子表面或转折处，呈三级结构的构象表位，可直接与 BCR 结合，无需 APC 加工处理，也无需与 MHC 分子结合。

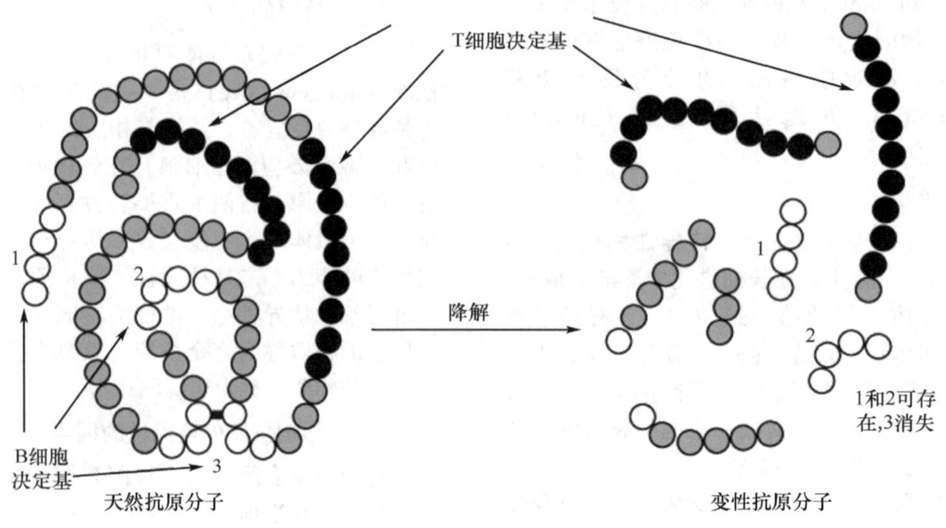

图 15-1　抗原分子中的顺序表位与构象表位

不同抗原之间含有的相同或相似的抗原表位，称为共同抗原表位；抗体或效应淋巴细胞对具有相同和相似表位的不同抗原的反应，称为交叉反应。

根据刺激 B 细胞产生抗体时是否需要 Th 细胞（辅助性 T 细胞）辅助，抗原可分为两类：①胸腺依赖性抗原（TD-Ag）。此类抗原刺激 B 细胞产生抗体时需要 T 细胞辅助。绝大多数蛋白质抗原如病原微生物、血细胞、血清蛋白等均属 TD-Ag。②胸腺非依赖性抗原（TI-Ag）。此类抗原刺激 B 细胞产生抗体时无需 T 细胞的辅助，如细菌脂多糖（LPS）、荚膜多糖、聚合鞭毛素等。

（四）医学上重要的抗原

与医学关系密切的抗原主要有：①病原微生物及其代谢产物。病原微生物如细菌、病毒、立克次体和螺旋体等及微生物的代谢产物如细菌外毒素等对人来说均属于异种抗原，都具有很强的免疫原性；刺激机体可产生抗体，临床上可通过检测抗体诊断相关的疾病；也可将它们制成疫苗，用于预防疾病。②动物免疫血清。临床上用来防治破伤风、白喉等疾病的抗毒素，是含抗毒素的动物免疫血清，对人体具有两重性，一方面它向患者提供了特异性抗毒素抗体，可以中和体内相应的外毒素，具有防治疾病的作用；另一方面，对人体而言，又是具有免疫原性的异种蛋白，能刺激机体产生抗马血清蛋白的抗体，引起血清病。③异嗜性抗原。其是一类与种属无关，存在于人、动物及微生物等不同种属之间的共同抗原。异嗜性抗原与某些疾病的病理损伤密切相关。例如，由于溶血性链球菌与人体的心内膜或肾小球基底膜存在共同抗原，因此，链球菌感染刺激机体产生的抗体不仅能与链球菌结合，而且能与心内膜、肾小球基底膜结合，造成组织损伤，临床上表现为风湿病或肾小球肾炎。④同种异型抗原。其指同一种属不同个体间所存在的不同抗原，常见的包括 ABO 血型抗原、Rh 血型抗原及人白细胞抗原（HLA）。⑤自身抗原。其包括隐蔽的自身抗原如人眼晶状体蛋白、葡萄膜色素蛋白、甲状腺球蛋白和精子等；修饰的自身抗原。⑥肿瘤抗原。其是细胞癌变过程中新出现的或表达升高的具有免疫原性的大分子的总称，包括肿瘤特异性抗原和肿瘤相关抗原。

（雷艳君　袁育康）

第二节　免疫系统的组成

免疫系统（immune system）由免疫器官和组织、免疫细胞及免疫分子组成（表 15-2）。

一、免疫器官

免疫器官按其功能不同分为**中枢免疫器官**

(central immune organs) 和**外周免疫器官** (peripheral immune organs),两者通过血液循环和(或)淋巴循环互相联系。

表 15-2 免疫系统的组成

免疫系统的层次	免疫器官、免疫细胞和免疫分子的类型
免疫器官	
中枢免疫器官	胸腺、骨髓、法氏囊(禽类)
外周免疫器官	脾、淋巴结、皮肤黏膜相关淋巴组织
免疫细胞	
固有免疫的组成细胞	吞噬细胞、树突状细胞、NK 细胞、NK T 细胞、嗜酸性粒细胞和嗜碱性粒细胞等
适应性免疫应答细胞	T 细胞、B 细胞
免疫分子	
膜型分子	TCR、BCR、CD 分子、黏附分子、MHC 分子、细胞因子受体
分泌型分子	免疫球蛋白、补体、细胞因子

(一) 中枢免疫器官

中枢免疫器官又称初级淋巴器官,是免疫细胞发生、分化、筛选与成熟的场所,在人类与其他哺乳类包括骨髓和胸腺。在鸟类为腔上囊(法氏囊)与胸腺。

1. 骨髓

骨髓 (bone marrow) 是各类血细胞和免疫细胞发生的场所,也是 B 细胞分化成熟的场所。骨髓的微血管系统、基质细胞、细胞外基质及其分泌的 Il-3、IL-4、IL-6、IL-7、GM-CSF 等多种细胞因子,形成造血干细胞分化的微环境。骨髓多能造血干细胞首先分化为髓系祖细胞和淋巴系祖细胞。髓系祖细胞最终分化成熟为粒细胞、单核细胞、红细胞和血小板。淋巴系祖细胞一部分经血液迁入胸腺,发育成熟为具有免疫功能的 T 细胞;另一部分则在骨髓内继续分化为 B 细胞或自然杀伤细胞(NK 细胞),然后经血液循环迁移至外周免疫器官。另外,骨髓也是 B 细胞发生应答的场所,尤其在再次免疫应答中,可缓慢、持久地产生大量抗体,成为血清抗体的主要来源。

由于骨髓是人体极为重要的造血器官和免疫器官,骨髓功能缺陷时,不仅会严重损害机体的造血功能,而且将导致严重的细胞免疫和体液免疫功能缺陷。例如,大剂量放射线照射可使机体的造血功能和免疫功能同时受到抑制或丧失,这时只有植入正常骨髓才能重建造血和免疫功能。另外,利用免疫重建,将免疫功能正常个体的造血干细胞或淋巴干细胞移植给免疫缺陷个体,使后者的造血功能和免疫功能全部或部分得到恢复,可用于治疗免疫缺陷病和白血病等。

2. 胸腺

胸腺 (thymus) 是 T 细胞分化、发育、成熟的场所。其起源于胚胎第Ⅲ、Ⅳ对咽囊,位于胸骨后、心脏上方,由两叶扁平的淋巴组织组成。新生儿期胸腺重 15~20g,随年龄不同,胸腺的大小、结构和功能水平有明显的差别;青春期可达 30~40g,之后胸腺随年龄增长而逐渐萎缩退化,表现为胸腺细胞减少,间质细胞增多,并含有大量脂肪细胞;老年期胸腺萎缩,多被脂肪组织取代,功能衰退,造成细胞免疫力下降,机体容易发生感染和肿瘤。

胸腺小叶分为外层的皮质和内层的髓质。皮质主要由胸腺上皮细胞、密集的淋巴细胞、巨噬细胞(Mφ)和树突状细胞(DC)组成。骨髓中 T 前体细胞经血液循环进入胸腺,即成为胸腺细胞。胸腺细胞为不成熟 T 细胞,占皮质内细胞总数的 85%~90%。髓质内含有大量胸腺上皮细胞和疏散分布的较成熟的胸腺细胞、Mφ和 DC。胸腺实质主要由胸腺细胞和胸腺基质细胞组成。后者则以胸腺上皮细胞为主,还包括 Mφ、DC 及成纤维细胞。

胸腺微环境主要由胸腺基质细胞、细胞外基质及局部活性物质组成,是决定 T 细胞分化、增殖和选择性发育的重要条件。胸腺基质细胞能产生多种细胞因子,如干细胞因子(SCF)、IL-1、IL-2、IL-6、IL-7、TNF-α、粒细胞/巨噬细胞集落刺激因子(GM-CSF)和趋化因子等,调节胸腺细胞的发育和细胞间相互作用。胸腺上皮细胞分泌的胸腺肽类分子包括胸腺素、胸腺肽、胸腺生成素等,具有促进胸腺细胞增殖、分化和发育等功能。细胞外基质包括多种胶原、网状纤维蛋白、葡萄糖胺聚糖等,它们可促进上皮细胞与胸腺细胞接触,并促进胸腺细胞在胸腺内移行和成熟。

胸腺的功能:①胸腺是 T 细胞发育的主要场所。从骨髓迁入到胸腺的前 T 细胞(胸腺细胞)沿被膜下→皮质→髓质移行,在胸腺微环境作用下,经过选择性发育(阳性选择和阴性选择)过程,90% 以上的胸腺细胞死亡,而只有少部分胸腺细胞最终分化发育成为成熟的功能性 $CD4^+$T 或 $CD8^+$T 细胞,并获得自身免疫耐受和 MHC 限制性抗原识别能力。发育成熟的初始 T 细胞(naive T cell)进入血循环,定位于外周淋巴器官。若胸腺发育不全或缺失,可导致 T 细胞缺乏和细胞免疫功能缺陷。②免疫调节。胸腺基质细胞所产生的多种细胞因子和胸腺肽类分子,不仅能促进胸腺细胞的分化发育,对外周免疫器官和免疫细胞也具有调节作用。③自身耐受的建立与维持。T 细胞在胸腺微环境发育过程中,自身反应性 T 细胞经过阴性选择,启动细胞程序性死亡,导致自身反应性 T 细胞克隆消除,形成自身耐受。若胸腺基质细胞缺陷,阴性选择机制发生障碍,出生后易患自身免疫病。

(二) 外周免疫器官

外周免疫器官又称次级淋巴器官,包括淋巴结、脾及皮肤黏膜相关淋巴组织(MALT)等。其主要功能是免疫细胞定居和增殖的场所，也是免疫细胞接受抗原刺激产生特异性抗体和致敏淋巴细胞等免疫应答的场所。

1. 淋巴结

人体有500～600个**淋巴结（lymph node）**，广泛分布于全身非黏膜部位的淋巴通道上。在身体浅表部位，常位于凹陷处，如颈部、腋窝、腹股沟等处；在内脏多成群分布于器官门部附近，如肺门淋巴结。这些部位都是病原生物和其他抗原性异物侵入的部位。淋巴结的实质分为皮质区和髓质区。浅皮质区称为非胸腺依赖区，是B细胞定居的场所。该区内含大量B细胞与M ϕ细胞、滤泡DC细胞，聚集并形成淋巴小结；受抗原刺激后，B细胞增殖分化为B淋巴母细胞，转移至髓质，分化为记忆性B细胞（Bm）和抗体形成细胞并产生抗体。若B细胞缺陷时，皮质缺乏初级淋巴滤泡和生发中心。深皮质区又称副皮质区，是T细胞定居的场所，称为胸腺依赖区。该区含有许多由内皮细胞组成的毛细血管后微静脉（也称为高内皮细胞小静脉，HEV）。HEV呈非连续状，允许淋巴细胞穿过，是沟通血循环与淋巴循环的重要通路。髓质由髓索和髓窦组成。髓索内含有B细胞及部分T细胞、浆细胞、肥大细胞及M ϕ。髓窦内M ϕ较多，有较强的滤过作用。

淋巴结的功能：①淋巴结是成熟T细胞和B细胞的主要定居部位。其中，T细胞约占淋巴结内淋巴细胞总数的75%，B细胞约占25%。②免疫应答场所。淋巴结中富含各种类型的免疫细胞，有利于捕捉抗原、传递抗原信息、促进淋巴细胞活化增殖。B细胞受刺激活化后，分化增殖形成生发中心，生成大量的浆细胞；T细胞也可在淋巴结内分化增殖为效应淋巴细胞。T/B细胞大量增殖可引起局部淋巴结肿大。③参与淋巴细胞再循环。来自血液循环的淋巴细胞穿过HEV进入淋巴结实质，然后通过输出淋巴管汇入胸导管，最终经左锁骨下静脉返回血液循环。④过滤作用。淋巴液在淋巴窦中缓慢移动，有利于窦内M ϕ细胞吞噬、清除侵入机体的病原生物、清除抗原性异物，从而起到净化淋巴液，防止病原体扩散的作用。

2. 脾

脾（spleen）是胚胎时期的造血器官，自骨髓开始造血后，脾演变成人体最大的外周免疫器官。具有与淋巴结类似的免疫功能，对清除抗原异物、自身衰老细胞及维持机体内环境稳定十分重要。来自中枢免疫器官的T、B细胞，分别在脾内的胸腺依赖区与非胸腺依赖区定居、增殖，接受抗原刺激，发挥免疫效应。

脾实质可分为白髓和红髓。白髓是淋巴细胞聚集之处，沿中央小动脉呈鞘状分布，富含T细胞，也含有少量DC及M ϕ。白髓中脾小结，含大量B细胞及少量M ϕ和滤泡DC，受抗原刺激后可出现生发中心。脾中T细胞占总淋巴细胞数的35%～50%，B细胞占50%～60%。红髓位于白髓周围，可分为脾索和血窦。血窦为迂曲的血管，其分支吻合成网。红髓与白髓之间是边缘区，是淋巴细胞由血液进入淋巴组织的重要通道。

脾的功能：脾是储存红细胞的血库，并具有重要的免疫功能。①T细胞和B细胞定居的场所。B细胞约占脾淋巴细胞总数的60%，T细胞约占40%。②免疫应答场所。血液中的病原体等抗原性异物经血液循环进入脾，可刺激T、B细胞活化、增殖，产生效应T细胞和浆细胞，并分泌抗体，发挥免疫效应。③脾能合成某些生物活性物质，如补体、干扰素等。④过滤作用。脾可清除血液中的病原体，以及衰老死亡的自身红细胞、白细胞、某些蜕变细胞及免疫复合物等，从而使血液得到净化。脾切除的个体易患严重的感染，提示脾在机体免疫防御中发挥重要作用。

3. 皮肤黏膜相关淋巴组织

皮肤黏膜相关淋巴组织（mucosal-associated lymphoid tissue，MALT）主要指呼吸道、胃肠道及泌尿生殖道黏膜固有层和上皮细胞下散在的淋巴组织，如扁桃体、小肠的派氏集合淋巴结及阑尾等。MALT主要包括肠相关淋巴组织、鼻相关淋巴组织和支气管相关淋巴组织等。其中含上皮内淋巴细胞、朗格汉斯细胞、巨噬细胞和肥大细胞等免疫细胞。MALT是人体重要的防御屏障。其免疫功能主要可概括为：①构成机体防御外来抗原的第一道防线，是参与局部特异性免疫应答的主要部位，在黏膜局部抗感染免疫防御中发挥关键作用。②产生分泌型IgA。MALT中的B细胞多为产生分泌型IgA（SIgA）的B细胞，B细胞在黏膜局部受抗原刺激后所产生的大量SIgA，经黏膜上皮细胞分泌至黏膜表面，成为黏膜局部抵御病原微生物感染的主要机制。

二、免疫细胞

免疫细胞（immunocyte）指所有参与免疫应答或与免疫应答有关的细胞及其前体细胞，主要包括造血干细胞、淋巴细胞、单核/巨噬细胞、粒细胞、抗原提呈细胞、肥大细胞和红细胞等。

（一）造血干细胞

造血干细胞（hemopoietic stem cell，HSC）是存在于组织中的一群原始造血细胞，它们具有自我更新和分化两种重要潜能，使机体在生命过程中始终保持造血能力，是机体各种血细胞的共同来源。HSC在人胚胎2周时出现于卵黄囊，4周时开始转移至胚肝，5个月时骨髓开始造血，出生后骨髓成为HSC的主要来源。成年人HSC主要分布在红骨髓、脾及淋巴结。

造血干细胞包括3种处于不同分化水平的细胞，

即原始造血干细胞（称多能干细胞）、定向干细胞及其成熟的子代细胞。在多能干细胞发育为各种成熟血细胞的过程中，几乎每一阶段均需多种细胞因子的参与。骨髓、胸腺造血微环境是造血干细胞发育分化的必要条件。髓系干细胞可分化为红系干细胞、粒细胞-单核细胞系干细胞、巨核干细胞，并进一步分化成熟为相应血细胞；淋系干细胞可分化为前体 B 细胞（pro-B cell）和前体 T 细胞（pro-T cell），它们分别在骨髓和胸腺内发育为成熟 B 细胞和 T 细胞。

人造血干细胞的主要表面标志为 $CD34^+$ 和 $CD117^+$。$CD34^+$是原始造血干细胞的一种重要标志。$CD34^+$细胞占骨髓细胞的 1% ～4%，脐血中也可分离出 $CD34^+$细胞。成熟血细胞不表达 CD34。在外周血单个核细胞（peripheral blood mononuclear cell，PBMC）中，$CD34^+$细胞占 0.01% ～0.09%。CD117 是干细胞生长因子受体（SCFR），$CD117^+$细胞占骨髓细胞的 1% ～4%。50% ～70% 的 $CD117^+$骨髓细胞表达 CD34。

（二）淋巴细胞

淋巴细胞主要包括 T 细胞和 B 细胞，NK 细胞也属于淋巴细胞。T、B 细胞在免疫应答过程中起关键作用。它们均有特异性抗原受体，接受抗原刺激后能发生活化、增殖和分化，产生特异性免疫应答，故称免疫活性细胞（immunocompetent cell，ICC），也称抗原特异性淋巴细胞。

1. T 淋巴细胞

T 淋巴细胞简称 T 细胞，来源于骨髓中的淋巴样干细胞，在胸腺中发育成熟。T 细胞可介导细胞免疫应答，在 TD-Ag 诱导的体液免疫应答中也发挥重要的辅助作用。

1）T 细胞的分化发育　T 细胞抗原在胸腺发育过程中最核心的事件是获得功能性 TCR 的表达、自身 MHC 限制及自身免疫耐受。①T 细胞抗原受体（TCR）的发育。前 T 细胞进入胸腺后称胸腺细胞，胸腺细胞在 $CD4^-CD8^-$ 双阴性（double negative cell，DN）细胞阶段，TCR β链基因开始重排；β链表达后即与前 T 细胞替代α链 pT α(pre T cell α) 组装成一种 pT α：β受体，表达于前 T 细胞（pre-T cell）表面，在 IL-7 等细胞因子的诱导下，前 T 细胞增殖活跃，并分化为 $CD4^+CD8^+$双阳性细胞，此阶段 pT α：β表达下调，细胞停止增殖，α链基因发生重排，开始表达有功能性的 TCR。②阳性选择。在胸腺皮质中，DP 细胞以适当亲和力与胸腺上皮细胞表面的 MHC Ⅰ类分子或 MHC Ⅱ类分子结合，可继续分化为 $CD4^+CD8^-$ 或 $CD4^-CD8^+$的单阳性细胞（single positive cell，SP 细胞），并获得自身 MHC 限制性。其中与Ⅰ类分子结合的 DP 细胞 CD8 表达水平升高，CD4 表达水平下降直至丢失；而与Ⅱ类分子结合的 DP 细胞，CD4 表达水平升高，CD8 表达水平下降最后丢失；不能与 MHCⅠ/MHCⅡ类分子发生有效结合或结合亲和力过高的 DP 细胞则发生凋亡，凋亡细胞占 DP 细胞的 95% 以上。此过程称为胸腺的阳性选择（positive selection）。③阴性选择。在胸腺皮髓质交界处及髓质区，SP 细胞中能与胸腺树突状细胞、巨噬细胞表面自身抗原肽-MHCⅠ类或Ⅱ类分子复合物发生高亲和力结合者，即自身反应性 T 细胞，则被删除。而未结合者则能继续发育成熟，移居到外周免疫器官，保证了外周淋巴器官的 T 细胞库中不含有针对自身抗原成分的 T 细胞，即自身免疫耐受。此过程称为胸腺的阴性选择（negative selection），也是 T 细胞获得中枢免疫耐受的主要机制。经过阳性选择和阴性选择后，$CD4^+CD8^-$T 细胞或 $CD4^-CD8^+$T 细胞具有 MHC 限制性，可识别抗原性异物，即具有免疫功能的成熟 T 细胞，进而移居于周围淋巴器官。

2）T 细胞的表面标志　T 细胞表面有许多重要的膜分子，它们参与 T 细胞识别抗原，T 细胞的活化、增殖和分化，以及效应功能的发挥。其主要包括各种表面受体、表面抗原和黏附分子。①TCR：是 T 细胞特异性识别抗原的受体，也是 T 细胞的特征性标志。TCR 是由α、β或γ、δ两条不同肽链构成的异二聚体。根据 TCR 所含肽链的不同，T 细胞可分为αβT 细胞和γδT 细胞两种类型。αβT 细胞占 T 细胞总数的 95 %～99%，γδT 细胞占 1% ～ 5%。②CD3 分子：由 5 种肽链构成的六聚体。其与 TCR 呈非共价键结合，形成 TCR-CD3 复合体，CD3 分子的功能是转导 TCR 识别抗原所产生的活化信号。③CD4 分子和 CD8 分子：成熟的 T 细胞一般只表达 CD4 或 CD8 分子。CD4 分子是单链跨膜蛋白，胞膜外区具有 4 个 Ig 样结构域，其中远膜端的结构域能够与 MHC Ⅱ类分子β2 结构域结合。CD8 分子由α链和β链组成，2 条肽链均为跨膜蛋白。α和β肽链的胞膜外区各含 1 个 Ig 样结构域，能够与 MHC Ⅰ类分子的α3 结构域结合。CD4 和 CD8 分子分别与 MHC Ⅱ类和 MHC Ⅰ类分子的结合，可增强 T 细胞与抗原提呈细胞或靶细胞之间的相互作用并辅助 TCR 识别抗原。另外，CD4 分子还是人类免疫缺陷病毒（HIV）受体。与 CD4 分子结合是 HIV 侵入并感染 $CD4^+$T 细胞或巨噬细胞的机制之一。④协同刺激分子：是指与相应配体结合，相互作用，产生协同刺激信号的分子。主要成员有 CD28、CTLA-4 及 CD2 和 ICAM 等分子。CD28 是协同刺激分子 B7 的受体。CD28 分子与 B7 分子结合可产生 T 细胞活化第二信号，在 T 细胞活化过程中发挥重要作用；CTLA-4 表达于活化的 $CD4^+$T 细胞和 $CD8^+$T 细胞，其配体也是 B7 分子，但 CTLA-4 与 B7 分子结合产生抑制性信号，从而抑制 T 细胞活化信号的转导，下调或终止 T 细胞活化；CD40 配体（CD40L）主要表达于活化的 $CD4^+$ T 细胞，CD40L 与 CD40（表达于抗原提呈细胞）的结合所产生的效应是双向性的。一方面，促进抗原提呈细胞活化，促进 B7 分子表达和合成、分泌细胞因子；另一方面，也促进T细胞的活化。在TD-Ag诱导的免疫应答中，活化的Th细胞表达的CD40L与B细胞表面的CD40的结合可促进B细胞的增殖、分化、抗体生成和抗体类别转换，诱导记忆性B细胞的产生。⑤丝裂原受体：可诱导T细胞增殖的丝裂原主要有刀豆素A（ConA）、植物血凝素（PHA）和美洲商陆（PWM）等。⑥细胞因子受体（CKR）：细胞因子通过与相应CKR结合，可参与调节T细胞的活化、增殖和分化。

3）T细胞亚群及其功能　T细胞是不均一的细胞群体，具有高度的异质性，根据其表面标志及功能特点，可分为不同亚群。各亚群之间相互调节，共同发挥其免疫学功能。

根据表达TCR的类型，可分为αβT细胞和γδT细胞。

αβT细胞参与适应性免疫，根据CD抗原的表达进一步分为以下几种。

（1）$CD4^+$T细胞：其识别的抗原是抗原肽-MHCⅡ类分子复合体，按其产生的细胞因子种类又可分为Th1、Th2两个亚群，Th1细胞主要分泌IL-2、IFN-γ和TNF-β，介导炎症反应，参与细胞免疫和迟发型超敏反应。Th2细胞主要分泌IL-4、IL-5、IL-6和IL-10，主要功能是刺激B细胞增殖并产生抗体，与体液免疫有关。

$CD4^+$T细胞尚可诱导分化为Th3、Tr1与Th17等不同的亚群。Th3细胞分泌TGF-β，Tr1细胞分泌IL-10及TGF-β。IL-10和TGF-β是主要发挥抑制作用的细胞因子，因而Tr1和Th3具有下调免疫应答的特性。Th17细胞分泌的IL-17可刺激上皮细胞、内皮细胞、成纤维细胞和巨噬细胞等分泌IL-1β、IL-6、TNF-α、IL-8、MCP-1、PGE2多种炎症性细胞因子诱导局部炎症反应。

（2）$CD8^+$ T细胞：其识别的抗原是抗原肽-MHCⅠ类分子复合体。$CD8^+$ T细胞主要是细胞毒性T细胞（CTL），又称杀伤性淋巴细胞（T_C），可特异性杀伤病毒感染的细胞及肿瘤细胞。

（3）$CD4^+CD25^+$ $Foxp3^+$自然调节性T细胞（nTreg）：nTreg细胞主要直接从胸腺中分化而来。人体中nTreg细胞占外周血CD4阳性细胞的5%～10%。nTreg的负调控作用通过两种方式，除了通过与靶细胞的直接接触外，还分泌TGF-β、IL-10、IL-35等细胞因子来抑制免疫应答。nTreg主要抑制自身反应性T细胞应答。此外，还参与肿瘤的发生和诱导移植耐受。

相对于nTreg T细胞，上述的Tr1和Th3细胞称适应性调节性T细胞或称诱导性调节性T细胞（iTreg），Th3通常在口服耐受和黏膜免疫中发挥作用，而Tr1则可抑制炎症性自身免疫反应和由Th1介导的淋巴细胞增殖及移植排斥反应。此外，Tr1还可通过其分泌的IL-10可能在防治变态反应性疾病如哮喘中起作用。

γδT细胞参与固有性免疫，主要分布于皮肤和黏膜组织，是皮肤的表皮内淋巴细胞（intraepidermal lymphocyte）和黏膜组织的上皮内淋巴细胞（intraepithelial lymphocyte，IEL）的主要组成部分。γδT细胞具有抗感染和抗肿瘤作用，可杀伤病毒或胞内菌感染的靶细胞，以及杀伤某些肿瘤细胞。活化的γδT细胞通过分泌多种细胞因子发挥免疫调节作用和介导炎症反应。γδT细胞分泌的细胞因子包括IL-2、IL-3、IL-4、IL-5、IL-6、GM-CSF、TNF-α、IFN-γ等。

此外，根据所处的活化阶段，T细胞可分为初始T细胞、效应T细胞和记忆性T细胞。

初始T细胞（naive T cell）是指从未接受过抗原刺激的成熟T细胞，处于细胞周期的G_0期，存活期短，主要功能是识别抗原。初始T细胞在外周淋巴器官内接受DC细胞提呈的抗原刺激而活化，并最终分化为效应T细胞和记忆性T细胞。

效应T细胞（effector T cell）存活期也较短，不参与淋巴细胞再循环至淋巴结的过程，而主要是向外周炎症部位或某些器官组织迁移。

记忆性T细胞（memory T cell）与初始T细胞相似，也处于细胞周期的G_0期，但存活期长，可达数年。记忆性T细胞介导再次免疫应答，接受抗原刺激后可迅速活化并分化为效应T细胞。

2. B淋巴细胞

B淋巴细胞简称B细胞，由哺乳动物骨髓或鸟类法氏囊中的淋巴样干细胞分化发育而来。成熟B细胞约占外周淋巴细胞总数的20%。B细胞不仅能通过产生抗体介导特异性体液免疫功能，也是重要的抗原提呈细胞。

1）B细胞的分化发育　分为两期：①抗原非依赖期。其发生于骨髓，其经历了祖B细胞（pro B cell）→前B细胞（pre B cell）→未成熟B细胞（immature B cell）→成熟细胞（mature B cell）或称初始B细胞（naive B cell）。在祖B细胞阶段完成BCR重链*V-D-J*基因重排，并开始表达Igα/Igβ。在前B细胞阶段完成BCR轻链*V-J*基因重排。未成熟B细胞可表达功能性BCR，仅为mIgM。成熟B细胞可同时表达mIgM及mIgD。②抗原依赖期。其发生在外周免疫器官，成熟B细胞接受外来抗原刺激和T细胞辅助，B细胞表面CD40与活化Th细胞表面CD40L结合，使该B细胞继续发育为分泌抗体的浆细胞。另外，也有少数B细胞分化为长寿记忆细胞。

2）B细胞的表面标志　B细胞表面有众多的膜分子，它们在B细胞识别抗原，B细胞的活化、增殖，以及抗体产生等过程中发挥着作用。①B细胞抗原受体（BCR）：BCR是嵌入细胞膜类脂分子中的膜型Ig（mIg），是B细胞的特征性表面标志。BCR可特异性识别不同抗原分子，介导体液免疫应答。未成熟B细胞仅表达mIgM；成熟B细胞同时表达mIgM和mIgD。②Igα/Igβ：与BCR呈非共价键结合，形成BCR-Igα/Igβ复合体，Igα和Igβ将BCR的特异性识别信号传递至胞内，它们功能类似于T细胞的TCR-CD3复合物。③B细胞共受体：包括CD19/CD21/CD81分子，能提高B细胞对抗原刺激的敏感性。此外，CD21 也是 B 细胞上的 Epstein-Barr virus EB 病毒受体，与 EB 病毒选择性感染 B 细胞有关。④协同刺激分子：主要成员有 CD40、B7 分子。CD40 与 CD40L（活化的 $CD4^+$T 细胞）的结合可产生 B 细胞活化的第二信号，对于 B 细胞分化成熟和抗体产生起着十分重要的作用。B7 与 CD28 分子结合可产生 T 细胞活化第二信号，但 B7 与 CTLA-4 分子结合产生抑制性信号。⑤CKR：B 细胞表面可表达 IL-1R、IL-2R、IL-4R、IL-5R、IL-6R、IL-7R 及 IFN-γR 等多种细胞因子受体参与调节 B 细胞活化、增殖和分化。⑥补体受体（CR）：可与补体 C3b 和 C3d 结合，促进 B 细胞活化。

3）B 细胞亚群及功能　根据是否表达 CD5 分子，B 细胞可分为 $CD5^+$B-1 细胞和 $CD5^-$B-2 细胞两个亚群。①$CD5^+$B-1 细胞：主要针对碳水化合物产生较强的应答，无需 Th 细胞的辅助，不发生免疫球蛋白的类别转换，产生低亲和力 IgM。$CD5^+$B-1 细胞属固有免疫细胞，在免疫应答的早期发挥作用，尤其在腹膜腔等部位能对微生物感染迅速产生抗体，构成了机体抗感染免疫的第一道防线。$CD5^+$B-1 细胞也能产生多种针对自身抗原的抗体，与自身免疫病的发生有关。②$CD5^-$B-2 细胞：是分泌抗体参与体液免疫应答的主要细胞，在抗原刺激和 Th 细胞的辅助下，$CD5^-$B-2 细胞最终分化为合成分泌抗体的浆细胞，产生高亲和力的抗体，行使体液免疫功能。

3. NK 细胞

NK 细胞是不同于 T、B 细胞的第三群淋巴细胞，来源于骨髓淋巴样干细胞，主要分布于外周血和脾，在淋巴结和其他组织中也有少量存在。NK 细胞表达杀伤细胞活化性受体，可介导 NK 细胞直接杀伤某些肿瘤细胞和病毒感染细胞，故在机体抗肿瘤、早期抗病毒或胞内寄生菌感染的免疫应答中起重要作用。其也可借助 IgG Fc 受体通过 ADCC 作用杀伤靶细胞。其杀伤机制同 CTL 细胞。

（三）吞噬细胞

吞噬细胞主要包括中性粒细胞和单核/巨噬细胞。

1. 中性粒细胞

中性粒细胞是白细胞中数量最多的一种，存活期短，为 2～3 天。胞质中含有髓过氧化物酶、酸性磷酸酶和溶菌酶等多种酶类及防御素和杀菌渗透增强蛋白等。中性粒细胞具有很强的趋化作用和吞噬功能，病原体在局部引发感染时，它们可迅速穿越血管内皮细胞进入感染部位，对入侵的病原体发挥吞噬杀伤和清除作用。中性粒细胞表面表达 IgG Fc 受体和补体 C3b 受体，也可通过调理作用促进和增强中性粒细胞的吞噬、杀菌作用。

2. 单核/巨噬细胞

单核/巨噬细胞包括血液中的单核细胞（monocyte，Mo）和组织器官中的巨噬细胞（macrophage，Mϕ）。单核/巨噬细胞可表达甘露糖受体、清道夫（清除）受体和 Toll 样受体等多种模式识别受体（PRR），IgG Fc 受体以及与其趋化和活化相关的细胞因子受体。PRR 能够识别病原相关模式分子（PAMP）和损伤相关模式分子（DAMP）。PAMP 为病原体及其产物所共有的、某些高度保守的特定分子结构；DAMP 则为由各种原因导致体内组织细胞损伤所产生的某些物质。单核/巨噬细胞借助 PRR 摄取、清除外界入侵的病原微生物及自身的衰老死亡细胞，发挥免疫防御与免疫稳定作用。IgG Fc 受体能够与覆盖在病原体表面的抗体结合，介导调理吞噬作用与 ADCC 效应。同时，单核/巨噬细胞自身可被活化并释放多种具有生物活性的物质，如细胞因子等，进而引起局部一系列的炎症反应。炎症发生时伴有血管扩张、通透性增强、血流量增多及局部液体渗，炎症过程还可有大量趋化因子产生，吸引更多的炎症细胞到达病原体侵入部位，发挥有效地吞噬、清除作用。此外，巨噬细胞也是一种重要的抗原提呈细胞，在外源性抗原的加工提呈中发挥作用。

（四）抗原提呈细胞

抗原提呈细胞（antigen-presenting cell，APC）是指能摄取、加工、处理抗原，并将抗原提呈给抗原特异性淋巴细胞的一类免疫细胞。APC 可分为两类：①“专职”APC，包括树突状细胞（dentritic cell，DC）、Mϕ和 B 细胞，它们均可组成性表达 MHC Ⅱ类分子；②“非专职”APC，包括内皮细胞、上皮细胞等，它们在某些因素刺激下可表达 MHC Ⅱ类分子，并具有抗原提呈功能。另外，所有表达 MHC Ⅰ类分子并具有提呈内源性抗原能力的细胞，广义上也属于 APC。本节重点介绍 DC 细胞。

DC 细胞是一大类重要的专职 APC，因细胞膜向外伸展形成许多树枝状突起而得名，可通过胞饮作用摄取抗原异物，或通过其树突捕获和滞留抗原异物。体内 DC 的数量较少，但分布很广，其抗原提呈能力远强于 MΦ、B 细胞等其他抗原提呈细胞。

1. DC 的来源

DC 来源于骨髓多能造血干细胞，根据其来源于髓样干细胞还是淋巴样干细胞，分别将 DC 称为髓系 DC 和淋巴系 DC。通常所提的 DC 即髓系 DC，主要参与免疫应答的诱导和启动。

2. DC 的分化与发育

DC 的分化发育需经过一个从未成熟（immature）阶段到成熟（mature）阶段的过程：①未成熟 DC。正常情况下，绝大多数体内 DC 处于未成熟状态，未成熟 DC 主要存在于多种实体器官及非淋巴组织的上皮，其表达能介导 DC 摄取抗原的一些膜受体如 Fc 受体和甘露糖受体，因而具有很强的摄取、处理和加工抗原的能力，但其提呈抗原的能力很弱。未成熟 DC 在微环境中炎性因子（如 TNF-α、IL-1）和抗原物质刺激下，逐渐成熟。②成熟的 DC。捕获和处理抗原的能力逐渐降低，但其 MHC 分子、共刺激分子、黏附分子的表达显著提高，故提呈抗原的能力和激发免疫应答的能力很强。

DC在成熟过程中同时发生迁移（migration），由外周组织（获取抗原信号）通过淋巴管和（或）血循环进入次级淋巴器官，然后完成其激发T细胞应答的任务。

3. DC的分布与分类

根据其分布部位不同可分为3类：①淋巴样组织中的DC，包括滤泡树突状细胞（FDC）、并指状DC和胸腺DC；②非淋巴样组织中DC，包括朗格汉斯细胞和间质DC；③循环的DC。不同部位的DC其生物学特征及功能有所差异。

4. DC的生物学功能

①加工处理提呈抗原：DC是功能最强的专职APC，可通过MHC Ⅱ类分子途径提呈外源性抗原。所谓外源性抗原是指来源于APC外的抗原，APC可通过胞噬、胞饮和受体介导的内吞等作用摄取外源性抗原，如吞噬的细胞或细菌等，经加工为抗原短肽后，与MHC Ⅱ类分子结合为复合物，表达在APC表面，被$CD4^+$T细胞所识别。此外，DC也能够通过交叉提呈的方式将外源性抗原摄取、加工和处理并通过MHC Ⅰ类分子途径提呈给$CD8^+$T细胞（CTL）。但这不是DC加工提呈抗原的主要方式。②参与T细胞发育、分化和激活：胸腺DC在胸腺细胞的阳性选择及阴性选择中起重要作用，从而清除自身反应性胸腺细胞或诱导T细胞无能。③参与B细胞发育、分化及激活：FDC可参与B细胞在外周免疫器官的发育、分化、激活及记忆B细胞形成和维持。④免疫调节作用：DC可分泌多种细胞因子参与免疫功能的调节，如IL-1、IL-8、IFN-α、TNF-α和GM-CSF等。

三、免疫分子

免疫分子包括抗体、补体和细胞因子等分泌型分子和TCR、BCR、MHC分子、CD抗原、细胞黏附分子、细胞因子受体、IgFc受体、补体受体等膜型分子。分泌型分子是由免疫细胞合成并分泌于胞外体液中的免疫应答效应分子；膜型分子是免疫细胞间或免疫系统与其他系统（如神经系统、内分泌系统等）细胞间信息传递、相互协调与制约的物质。

（一）抗体

抗体（antibody，Ab）是B细胞接受抗原刺激后增殖分化为浆细胞所产生的能与相应抗原特异性结合的球蛋白。抗体主要存在于血液等体液中，通过与相应抗原特异性地结合，发挥体液免疫功能。故Ab是介导体液免疫的重要效应分子。**免疫球蛋白（immunoglobulin，Ig）**是指具有抗体活性或化学结构与抗体相似的球蛋白。通常提及的免疫球蛋白实际上指的是抗体。

1. 免疫球蛋白的基本结构

免疫球蛋白（图15-2）分子的基本结构是由两条完全相同的重链（H链）和两条完全相同的轻链（L链）以二硫键连接而成。轻链分两型：λ和κ链，一个天然的Ig分子两条轻链总是相同的。重链有5类，分别是μ、δ、γ、α和ε链，决定了Ig有5类，即IgM、IgD、IgG、IgA和IgE。重链近N端的1/4和轻链近N端的1/2氨基酸的组成与序列的变化很大，称可变区（V区）；其他部分的氨基酸序列相对恒定，称恒定区（C区）。重链可变区（VH）和轻链可变区（VL）各有3个高变区（HVR），或称互补决定区（CDR），共同组成Ig的抗原结合部位，识别及结合抗原。除上述基本结构外，部分Ig尚含有其他成分：①连接链（J链），J链可连接单体Ig成为二聚体或多聚体。分泌型IgA（sIgA）和IgM均含J链。②分泌片（SP），又称分泌成分（SC），为一含糖肽链，以非共价形式结合于SIgA。SP的作用是保护SIgA的铰链区，使其免受蛋白水解酶的降解。

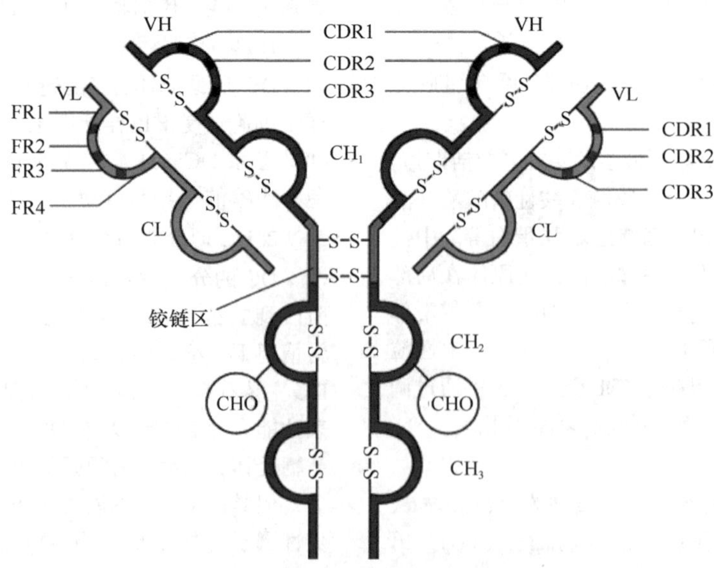

图15-2 免疫球蛋白基本结构示意图

（引自龚非力，2012）

2. Ig 功能区及其功能

Ig 的重链包括 VH、CH1、CH2、CH3（及 CH4）等功能区；轻链分 VL、CL 2 个功能区；它们分别与 Ig 的效应功能相关。VH 和 VL 为特异性抗原结合位点，识别并特异性结合抗原；CH2（IgG）和 CH3（IgM）是补体结合点，可与补体结合，激活补体系统；CH2（IgG）可与巨噬细胞上的 IgG Fc 受体结合，介导调理作用；与 NK 细胞 FcR 结合，介导 ADCC 效应；CH4（IgE）与肥大细胞和嗜碱性粒细胞表面的 FcεR 结合，与Ⅰ型超敏反应发生有关。IgG 的 CH2 可选择性与滋养层细胞的 FcγR 结合，使 IgG 穿过胎盘，转移给胎儿，对于新生儿抗感染具有重要意义。CH1 与 CH2 连接处的肽链富含脯氨酸，因此易伸展弯曲，称铰链区。能改变两个结合抗原的 Y 形臂之间的距离，有利于两臂同时结合两个不同的抗原表位。

3. 各类免疫球蛋白的特性与功能

1）IgG　IgG 占血清总 Ig 的 75%～80%，有 4 个亚类（IgG1～IgG4）。于出生后 3 个月开始合成，3～5 岁接近成人水平。IgG 半衰期约 23 天，是再次免疫应答的主要抗体，其亲和力高，在体内分布广泛，具有重要的免疫效应，可以激活补体、中和细菌外毒素和病毒、介导 ADCC 效应和调理作用，发挥主力免疫作用。IgG 可以通过胎盘，在新生儿抗感染免疫中起到重要作用。

2）IgM　IgM 为五聚体，是分子质量最大的 Ig，约占血清 Ig 总量的 10%，主要存在于血液中。IgM 是初次应答中最早出现的抗体，可以激活补体、中和细菌外毒素和病毒，发挥先锋免疫作用。因其是免疫应答中最早出现的抗体，故常用于感染性疾病的早期诊断。IgM 在胚胎后期即能合成，如新生儿脐带血中 IgM 含量升高提示发生了宫内感染。此外，B 细胞膜表面 IgM 是 B 细胞抗原受体的主要成分。

3）IgA　血清型 IgA 为单体，约占血清 Ig 总量的 10%。分泌型 IgA（SIgA）为二聚体，由于链接，含 SP。SIgA 主要存在于胃肠道和支气管分泌液、初乳、唾液和泪液中，是外分泌液中主要抗体类别，参与黏膜局部免疫，通过与相应病原微生物结合，阻止病原体黏附到细胞表面，从而在局部抗感染免疫中发挥重要作用。

4）IgD　血清中含量很少，在 B 细胞表面充当抗原识别受体，是 B 细胞分化发育成熟的标志。

5）IgE　血清中含量极少，为亲细胞抗体，通过 Fc 段结合肥大细胞、嗜碱性粒细胞，介导Ⅰ型超敏反应。

（二）补体

补体（complement，C）是存在于正常人和动物血清与组织液中的一组经活化后具有酶活性的蛋白质，可辅助和补充特异性抗体，介导免疫溶菌、溶血作用，故称为补体。其是由 30 余种可溶性蛋白、膜结合性蛋白和补体受体组成的多分子系统，故称为补体系统。补体性质极不稳定，易受多种理化因素的影响而被灭活。多种微生物成分、抗原-抗体复合物及其他外源性或内源性物质通过替代途径、MBL 途径、经典途径激活补体，所形成的膜攻击复合物具有溶解细胞、细菌的细胞毒作用；其他活化产物具有调理吞噬、介导炎症、调节免疫应答和清除免疫复合物等生物学功能。补体在血清中含量相对恒定，但在某些病理情况下其含量可发生改变，可用于相应疾病的辅助诊断。

（三）细胞因子

细胞因子是由活化的免疫细胞（单核/巨噬细胞、T 细胞、B 细胞、NK 细胞等）或间质细胞（血管内皮细胞、表皮细胞、纤维母细胞等）所合成、分泌，具有调节细胞生长、分化成熟、调节免疫应答、参与炎症反应、促进创伤愈合和参与肿瘤消长等多种生物效应的小分子多肽或糖蛋白。

1. 细胞因子的分类

根据结构与功能，可将细胞因子分为白细胞介素、干扰素、肿瘤坏死因子、集落刺激因子、生长因子和趋化因子 6 类。

（1）白细胞介素（interleukin，IL）：目前已命名 38 余种（IL-1～IL-38），主要介导细胞间相互作用，参与免疫调节、造血、炎症反应等过程。

（2）干扰素（interferon，IFN）：因其具有干扰病毒复制的功能而得名，根据来源及理化性质不同，分为 IFN-α、IFN-β 和 IFN-γ 三种类型；IFN-α、IFN-β 属于Ⅰ型干扰素，IFN-γ 属于Ⅱ型干扰素。干扰素具有抗病毒、抗肿瘤及免疫调节作用。

（3）肿瘤坏死因子（tumor necrosis factor，TNF）：其家族成员约 30 个，分为以下两种。①TNF-α：主要由单核/巨噬细胞及其他多种细胞产生，生物学活性极为广泛，如参与免疫应答、介导炎症反应、抗肿瘤、抗病毒、参与内毒素休克、引起恶液质等。②TNF-β：又称淋巴毒素（lymphotoxin，LT），主要由淋巴细胞、NK 细胞产生，其生物学活性与 TNF-α 相似。

（4）集落刺激因子（colony stimulating factor，CSF）：主要包括粒细胞集落刺激因子（G-CSF）、巨噬细胞集落刺激因子（M-CSF）、粒细胞/巨噬细胞集落刺激因子（GM-CSF）、多能集落刺激因子（multi-CSF）（又称 IL-3）、干细胞因子（SCF）、红细胞生成素（EPO）等。它们均可选择性刺激造血干细胞或不同分化阶段的造血前体细胞分化增殖，也具有增强相应成熟细胞功能的作用。

（5）生长因子（growth factor，GF）：是指一类可促进相应细胞生长和分化的细胞因子。生长因子种类较多，包括转化生长因子 β（TGF-β）、表皮生长因子（EGF）、血管内皮细胞生长因子（VEGF）、成纤维细胞生长因子（FGF）、神经生长因子（NGF）、血小板源生长因子（PDGF）等。其中 TGF-β 来源广泛，功能多样，在调节细胞生长分化及调节免疫功能方面起重要作用。

（6）趋化因子（chemokine）：是具有60多个成员的蛋白质家族，是一类对不同靶细胞具有趋化作用的细胞因子。趋化因子可由白细胞与许多组织细胞分泌，分为CXC、CC、C和CX3C4个亚家族。研究证实，趋化因子除具体调节免疫细胞迁移的功能外，还具有多种其他重要的功能，包括调节血细胞发育、参与胚胎期器官的发育、促进血管的生成、参与细胞凋亡的调节等，并在肿瘤的发生发展与转移、病原微生物感染、移植排斥反应等病理过程中发挥作用。

2. 细胞因子的共同特点

细胞因子种类繁多，来源广泛，各自有其主要的功能，但相互之间仍具有一些共同特性，可归纳如下。

（1）作用的多样性。一种细胞因子可作用于多种细胞而产生多方面的生物学效应。

（2）作用的高效性。在体内极微量细胞因子（pmol水平）就能产生明显的生物学效应，细胞因子需与靶细胞表面相应受体结合才能发挥生物学效应。

（3）作用的局部性。细胞因子通常以自分泌（autocrine）和旁分泌（paracrine）两种方式发挥作用，作用于产生细胞自身或其邻近的细胞。仅少数细胞因子在一定条件下可以内分泌（endocrine）形式作用于全身。

（4）作用的短暂性。细胞因子的合成和分泌是一个短暂的、自我调控的过程。刺激消失，细胞因子的合成也随之停止，且细胞因子的半衰期十分短暂。

（5）作用的复杂性。细胞因子的作用极为复杂，除了上述的多样性以外尚表现为重叠性、双向性、网络性。

3. 细胞因子的功能

细胞因子具有多种生物学功能，归纳如下：①介导天然免疫、参与抗肿瘤和抗感染；②介导和调节特异性免疫应答；③诱导凋亡；④刺激造血细胞增殖和分化；⑤促进血管的生成；⑥介导炎症反应。

临床上已应用某些重组细胞因子治疗肿瘤、自身免疫病、免疫缺陷疾病等，成为一类重要的生物应答调节剂。因细胞因子的作用极为多样且以网络形式发挥作用，故在临床应用细胞因子治疗疾病时，也常出现毒副作用。

（雷艳君　袁育康）

第三节　免疫应答

免疫应答（immune response）是指抗原特异性淋巴细胞接受抗原刺激后，自身活化、增殖、分化或无能、凋亡，进而表现出一定生物学效应的全过程。免疫应答最基本的生物学意义是识别“自己”与“非己”，从而清除体内的抗原性异物，以保持内环境相对稳定。但在某些情况下，免疫应答也可能对机体造成损伤，引起超敏反应性疾病或其他免疫相关性疾病。

适应性免疫应答具有特异性、记忆性、排异性和耐受性等特点。根据其效应机制及细胞，适应性免疫应答可分为T细胞介导的细胞免疫应答和B细胞介导的体液免疫应答。脾、淋巴结、皮肤黏膜相关淋巴组织是免疫应答的场所。

免疫应答过程可人为地划分为3个阶段，即①识别启动阶段：包括APC摄取、加工、处理、提呈抗原；T/B细胞识别特异性抗原。②增殖和分化阶段：是指T/B细胞特异性识别抗原后，在多种细胞间黏附分子和细胞因子协同作用下，活化、增殖、分化为效应性T细胞或浆细胞，并分泌免疫效应分子（各种细胞因子和抗体）。在此阶段，部分接受抗原刺激而活化的T、B细胞可中止分化，转变为长寿记忆细胞。记忆细胞再次接触同一抗原后，可迅速增殖分化为效应淋巴细胞和浆细胞，产生免疫效应。③效应阶段：是指免疫效应细胞和效应分子共同发挥作用，产生体液免疫和细胞免疫效应的阶段。其结果是清除非己抗原物质或诱导免疫耐受，从而维持机体正常生理状态，病理情况下也可能引发免疫相关性疾病。

一、T细胞介导的细胞免疫应答

细胞免疫应答是指T细胞接受抗原刺激后，分化成为效应T细胞释放细胞因子，所发挥的特异性免疫效应。特征是出现以Mo/Mϕ和T细胞浸润为主的炎症及特异的细胞毒作用。主要涉及的细胞有APC、$CD4^+$Th1细胞和$CD8^+$Tc细胞。

（一）$CD4^+$Th1细胞介导的应答

1. 抗原识别阶段

初始T细胞TCR识别并结合APC提呈的抗原肽-MHC Ⅱ分子复合物（pMHC Ⅱ），并由CD3分子向胞内传递特异性抗原刺激信号；CD4分子识别并结合APC表面的MHC Ⅱ类分子，增强TCR与pMHC Ⅱ结合的亲和力。

TCR在特异性识别APC所提呈的抗原多肽的过程中，必须同时识别与抗原多肽形成复合物的MHC分子，即称为MHC限制性。MHC限制性决定了任何T细胞仅识别由同一个体APC表面的MHC分子提呈抗原肽。

2. T细胞的活化、增殖和分化阶段

T细胞的完全活化有赖于双信号和细胞因子的作用。$CD4^+$T细胞活化的第一信号是TCR与pMHC Ⅱ的特异性结合，导致CD3和CD4分子的胞质段尾部聚集，激活与胞质段尾部相连的酪氨酸激酶，启动激酶活化的级联反应。T细胞与APC细胞表面多对协同刺激分子相互作用产生T细胞活化的第二信号，即协同（共）刺激信号。例如，CD28/B7是重要的正性共刺激分子，其主要作用是促进*IL-2*基因转录，从而有效促进IL-2合成。如T细胞缺乏共刺激信号，则会导致T细胞无能（图15-3）。除双信号外，活化的APC和T细胞分泌的IL-1、IL-2、IL-4、IL-6、IL-10、IL-12、IL-15和IFN-γ等多种细胞因子，对T细胞激活、增殖和分化过程也起着不可或缺的作用。

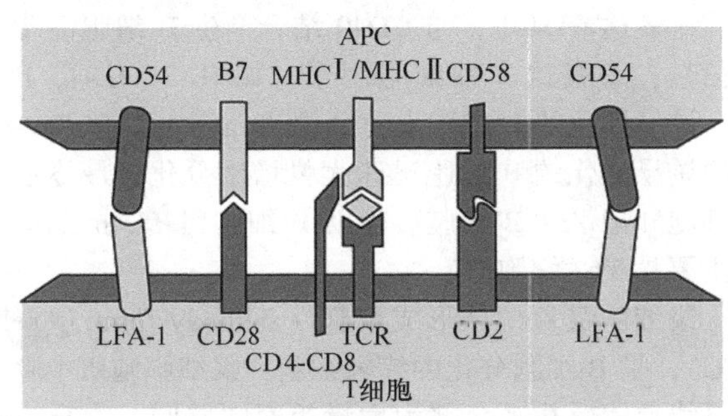

图15-3　T细胞活化相关信号分子

（引自：金伯泉和熊思东，2008）

3. Th1细胞介导的免疫效应

Th1细胞在宿主抗胞内病原体感染中起重要作用。Th1细胞对胞内寄生病原体可通过活化巨噬细胞及释放各种活性因子而加以清除。①Th1细胞对巨噬细胞的作用：如IFN-γ激活Mϕ，活化的Mϕ上调表达一些免疫分子和分泌细胞因子增强Th1细胞的效应；激活的Mϕ高表达B7和MHC Ⅱ类分子，从而具有更强的提呈抗原和激活$CD4^+$T细胞的能力；激活的Mϕ分泌IL-12，可促进Th0细胞向Th1细胞分化，进一步扩大Th1细胞应答的效应。IL-3和GM-CSF诱生并募集巨噬细胞，促进骨髓造血干细胞分化为单核细胞；TNF-α、LTα和MCP-1等可分别诱导血管内皮细胞高表达黏附分子，促进单核细胞和淋巴细胞黏附于血管内皮细胞，继而穿越血管壁趋化到局部组织。②Th1细胞对淋巴细胞的作用：Th1细胞产生IL-2等，可促进Th1、Th2、CTL和NK等细胞的活化和增殖，从而放大免疫效应。另外，IFN-γ可促进B细胞产生具有调理作用的抗体，从而进一步增强巨噬细胞对病原体的吞噬。③Th1细胞对中性粒细胞的作用：淋巴毒素和TNF-α可活化中性粒细胞，促进其杀伤病原体。

（二）$CD8^+$Tc细胞介导的应答

1. 抗原识别阶段

$CD8^+$T细胞识别的是经MHC Ⅰ类分子途径提呈的抗原肽-MHC Ⅰ分子复合物（pMHC Ⅰ），MHC Ⅰ类分子途径提呈的是内源性抗原，内源性抗原指的是在APC内合成的抗原，如病毒感染细胞合成的病毒蛋白、肿瘤细胞内合成的肿瘤抗原等。胞质内蛋白酶体（proteasome）在内源性抗原的降解中发挥着重要的作用。蛋白酶体具有广泛的蛋白水解活性，可将内源性蛋白降解为6～30个氨基酸大小的多肽片段。通过内质网（ER）表面的抗原加工相关转运物（TAP）选择性地将适合与MHC Ⅰ类分子结合的含8～12个氨基酸的抗原多肽转运至内质网腔内，与新组装的MHC Ⅰ类分子结合。然后，经高尔基体转运至细胞膜上，提呈给$CD8^+$ T细胞。因$CD8^+$ T细胞激活后可特异性杀伤病毒感染的细胞及肿瘤细胞，故习惯上把提呈内源性抗原的APC称为靶细胞。此外，CD8分子识别并结合靶细胞表面的MHCⅠ类分子，增强TCR与抗原肽-MHCⅠ分子复合物（pMHCⅠ）结合的亲和力。

2. T细胞的活化、增殖和分化阶段

与激活$CD4^+$T细胞相似，$CD8^+$T细胞的激活同样需要抗原信号、协同刺激信号及相关的细胞因子。不同的是激活$CD8^+$T细胞的抗原信号是由靶细胞提呈的抗原肽-MHC Ⅰ分子复合物（pMHC Ⅰ）。此外，$CD8^+$T细胞也可由树突状细胞经交叉提呈方式将抗原肽-MHC Ⅰ分子复合物（pMHC Ⅰ）提呈给$CD8^+$T细胞。目前认为后者是机体抗病毒免疫及抗肿瘤免疫中激活$CD8^+$T细胞的主要方式。

3. $CD8^+$Tc细胞的免疫效应（杀伤靶细胞机制）

效应性Tc细胞主要杀伤胞内寄生病原体（病毒和某些胞内寄生菌等）的宿主靶细胞、肿瘤细胞等。杀伤作用特点是：特异性，MHC Ⅰ类分子限制性，杀伤靶细胞具有连续性。其效应过程分为以下3个阶段。

（1）效-靶细胞结合。在趋化因子作用下，效应性Tc细胞离开淋巴组织向感染灶或肿瘤部位集聚。TCR一旦识别并结合pMHC Ⅰ分子，可增强效-靶细胞表面黏附分子与其相应配体结合的亲和力，并在细胞接触部位形成紧密、狭小的空间，使CTL分泌的效应分子在局部形成很高的浓度，从而选择性杀伤所接触的靶细胞，而不影响邻近正常细胞。

（2）CTL的极化。TCR及辅助受体CD8分子向效-靶细胞接触部位聚集，导致CTL内某些细胞器的极化，如细胞骨架系统（肌动蛋白、微管等）、高尔基体及胞质颗粒等均向效-靶细胞接触部位重新排列和分布，从而使CTL分泌的效应分子更有效地作用于靶细胞。

（3）致死性攻击。CTL主要通过下列两条途径杀伤靶细胞。①穿孔素/颗粒酶途径：穿孔素是储存于胞质颗粒中的细胞毒素，其生物学效应类似于补体激活所形成的攻膜复合物（MAC）。穿孔素单体可插入靶细胞膜，在钙离子存在的情况下，多个穿孔素聚合成内径约为16nm的孔道，使水、电解质迅速进入细胞，导致靶细胞崩解。颗粒酶是一类重要的丝氨酸蛋白酶。颗粒酶随穿孔素所形成的孔道进入靶细胞，通过激活凋亡相关的酶系统而介导靶细胞凋亡。②Fas/FasL途径：效应CTL可表达膜型FasL及可溶型FasL，并分泌TNF-α、LT α。这些效应分子可分别与靶细胞表面的Fas和TNF受体结合，通过激活胞内胱天蛋白酶参与的信号转导途径，诱导靶细胞凋亡。

（三）记忆性T细胞

记忆性T细胞（Tm）是指对特异性抗原有记忆能力、寿命较长的T细胞。在T细胞进行克隆性扩增后，有部分细胞分化为有记忆能力的细胞，当再次遇到相同抗原后，可迅速活化、增殖、分化为效应细胞。免疫记忆可产生更快、更强、更有效的再次免疫应答。因为Tm细胞更易被激活，相对较低浓度的抗原即可激活Tm细胞；Tm细胞的再活化对协同刺激信号（如CD28/B7）的依赖性较低，Tm细胞分泌更多的细胞因子，且对细胞因子作用的敏感性更高。

（四）细胞免疫的生物学意义

1. 抗感染

T细胞介导的细胞免疫效应主要针对胞内感染的病原体，如胞内寄生的细菌、病毒等，以及真菌、寄生虫感染。

2. 抗肿瘤

特异性细胞免疫是主要的抗肿瘤因素，其机制为：CTL的特异性杀伤作用，分泌细胞因子直接或间接发挥杀瘤效应，细胞因子激活Mφ、NK细胞的细胞毒作用。

3. 免疫损伤作用

细胞免疫效应可参与Ⅵ型超敏反应、移植排斥反应、某些（器官特异性）自身免疫病的发生和发展。

二、B细胞介导的体液免疫应答

体液免疫应答是指抗原进入机体后诱导抗原特异性B细胞活化、增殖、分化为浆细胞，产生特异性抗体发挥免疫效应，因抗体存在于体液中而得名。根据B细胞识别的抗原不同，体液免疫应答可分为B细胞对胸腺依赖性抗原（TD-Ag）的应答和B细胞对非胸腺依赖性抗原（TI-Ag）的应答两种类型。

（一）B细胞对TD-Ag的应答

1. B细胞对TD-Ag的识别

B细胞抗原识别受体（BCR）可直接识别天然抗原表位，无需经APC的加工和处理，也无MHC限制性。BCR识别并结合抗原对B细胞的激活有两个相互关联的作用：其一，产生B细胞活化的第一信号；其二，B细胞是专职的抗原提呈细胞，B细胞内化与其BCR结合的抗原，并进行加工处理，形成pMHCⅡ类分子复合物，表达在B细胞表面提呈给Th细胞，供TCR识别。

2. B细胞活化需要的双信号

BCR与特异性抗原的表位结合，启动B细胞活化的第一信号。第二活化信号也是由多种黏附分子对的相互作用所提供，其中最重要的是CD40L（表达在活化的$CD4^+$ T细胞表面）。CD40L与B细胞表面的CD40相互作用，向B细胞传递活化的第二信号。

3. T、B细胞相互作用

B细胞对TD抗原的应答需要Th细胞的辅助，这一协助需要T、B细胞间的相互作用来完成。一方面，B细胞可以作为APC活化T细胞：①BCR识别结合TD-Ag，内化加工成pMHCⅡ复合物；②提呈pMHCⅡ复合物给Th细胞，产生Th活化第一信号；③表达B7分子，与CD28结合，提供Th活化第二信号。另一方面，活化的Th细胞辅助B细胞对TD抗原的应答：①表达CD40L，与CD40结合产生B细胞活化第二信号；②表达多种细胞因子，如IL-2、IL-4、IL-6等，诱导活化的B细胞增殖分化和Ig产生。被TD-Ag抗原诱导活化的B细胞迅速大量增殖分化，最终形成浆细胞和记忆性B细胞。辅助B细胞对TD抗原应答的主要是Th2细胞。

浆细胞又称抗体形成细胞（antibody forming cell，AFC），是B细胞分化的终末细胞，浆细胞胞质中除了少量线粒体，几乎全部为大量粗面内质网，能合成和分泌特异性抗体。同时表面的BCR表达减少。与初始B细胞不同，浆细胞的主要特点是能够分泌大量抗体，而不能再与抗原起反应，也失去了与Th相互作用的能力，因为浆细胞表面不再表达BCR和MHC Ⅱ类分子。生发中心产生的浆细胞大部分迁入骨髓，并在较长时间内持续产生抗体。记忆性B细胞（Bm）为长寿细胞，大部分Bm离开生发中心进入血液参与再循环；不产生Ig，但再次与同一抗原相遇时可迅速活化，产生大量抗原特异的Ig。

（二）B细胞对TI-Ag的应答

TI抗原又可分为TI-1Ag和TI-2Ag两类。TI-Ag刺激初始B细胞活化无需Th细胞的辅助。故机体对TI抗原刺激所产生的应答发生较早，这在抗某些胞外病原体感染中发挥重要作用。

1. B细胞对TI-1Ag发生的应答

TI-1抗原又常称为B细胞丝裂原，如LPS，有B细胞抗原表位和丝裂原成分。TI-1Ag中，B细胞抗原表位与BCR结合产生第一活化信号，丝裂原成分与B丝裂原受体结合产生第二活化信号，引起B细胞的增殖和分化，成熟或不成熟的B细胞均可被TI-1抗原激活，诱导产生低亲和力的IgM。无记忆性B细胞形成。

2. B细胞对TI-2Ag发生的应答

TI-2Ag多为G^+细菌胞壁与荚膜多糖，具有高度重复抗原表位，使B细胞的mIg广泛交联而被激活。TI-2Ag仅能激活成熟B-1细胞。细胞因子可明显增强B-1

细胞的应答，并发生抗体类型转换，可产生 IgM 及 IgG 类抗体。其可发挥调理作用，促进吞噬细胞对病原体的吞噬，并且有利于巨噬细胞将抗原提呈给特异性 T 细胞。由于人体内 B-1 细胞至 5 岁左右才发育成熟，故婴幼儿易感染含 TI-2Ag 的病原体。

（三）抗体产生的一般规律

1. 个体发育中抗体产生规律

人类个体发育过程中，体内首先生成的抗体是 IgM，在胚胎晚期胎儿已能自身合成；新生儿约第 3 个月开始合成 IgG；第 4 ~6 个月出现 IgA。

2. 初次应答和再次应答的规律

特定抗原初次刺激机体所引发的应答称为初次应答（primary response）；初次应答中所形成的记忆淋巴细胞当再次接触相同抗原刺激后可迅速、高效、持久的应答，即再次应答（secondary response）。

初次应答的特点是：①潜伏期长，指抗原刺激后至血清中检出特异性抗体前的阶段，此期长短取决于抗原的性质、抗原进入机体的途径、所用佐剂类型、受体情况等，可短至数日，也可长至数周；②抗体的浓度较低；③抗体在体内维持时间从数天至数周；④抗体类别主要是 IgM，也可产生少量 IgG、IgA 类抗体，且亲和力较低，不均一。

再次应答的特点是：①潜伏期短，约为初次应答潜伏期的一半；②抗体合成快，浓度高；③抗体在体内维持时间长（机体长时间合成抗体）；④抗体类别主要是 IgG，亲和力高，较均一。

（四）体液免疫的生物学效应

B 细胞应答的主要效应分子为特异性抗体，它可通过多种机制发挥免疫效应，以清除非己抗原（见本章抗体部分）。

（雷艳君　袁育康）

第四节　临 床 免 疫

免疫应答是把双刃剑。生理性应答能给机体带来免疫保护作用。但当免疫应答的水平过高或过低，当针对自身抗原的免疫耐受被打破，当免疫调节功能发生紊乱时，所出现的异常免疫应答可导致多种免疫相关疾病的发生，如超敏反应、自身免疫性疾病、免疫缺陷病等。

一、超敏反应

超敏反应（hypersensitivity）又称**变态反应**，指已经免疫的机体再次接触相同抗原或半抗原刺激后，所引起的组织损伤和（或）功能紊乱。超敏反应本质上属于异常或病理性免疫应答，故也具有特异性和记忆性。引起超敏反应的抗原称为变应原。易发生超敏反应的个体，多有家族史，临床上称其为过敏体质。Coombs 和 Gell 根据超敏反应的发生机制和临床特点，将其分为 4 型：Ⅰ型，即速发型超敏反应；Ⅱ型，即细胞溶解型超敏反应；Ⅲ型，即免疫复合物型超敏反应；Ⅳ型，即迟发型超敏反应。Ⅰ~Ⅲ型超敏反应均由抗体介导，而Ⅳ型则由效应 T 细胞介导。

（一）Ⅰ型超敏反应

Ⅰ型超敏反应主要由特异性 IgE 抗体介导产生，可发生于局部，也可发生于全身。若再次接触变应原后数分钟内发作、一般在数小时后消退的反应，称为速发相反应；再次接触变应原后数小时发作并持续 24h 后逐渐消退的反应，称为迟发相反应。其主要特征是：①发生快，消退也快；②常引起生理功能紊乱，几乎不发生严重组织细胞损伤；③具有明显个体差异和遗传倾向。对变应原易产生 IgE 类抗体的超敏患者，称为特应性素质个体。

1. 发生机制

1）参与Ⅰ型超敏反应的主要成分和细胞　①变应原：引起Ⅰ型超敏反应的变应原主要有植物花粉、抗毒素血清、动物皮毛及皮屑、真菌孢子、菌丝等，以及牛奶、鸡蛋、鱼、虾等食物和青霉素、链霉素、普鲁卡因、有机碘等药物。② IgE 抗体：由鼻咽、扁桃体、气管及胃肠道黏膜等处固有层淋巴组织中的浆细胞合成。这些部位是变应原入侵的部位，也是Ⅰ型超敏反应的好发部位。与正常人相比，某些过敏体质者其血清 IgE 抗体明显升高。IgE 具有亲细胞性，与肥大细胞或嗜碱性粒细胞表面 IgE Fc 受体结合，使机体处于致敏状态，并可持续数月或数年。③肥大细胞和嗜碱性粒细胞：是Ⅰ型超敏反应的主要效应细胞。肥大细胞主要分布在皮肤、呼吸道和消化道等黏膜下层结缔组织中的小血管周围及内脏器官包膜中，嗜碱性粒细胞存在于血液中。这两类细胞表面均表达高亲和力 IgE Fc 受体，可与 IgE 结合。细胞内含有大量颗粒，颗粒内含有预先合成的组胺、激肽原酶等生物活性介质。当相应抗原与结合于细胞表面的 IgE 结合时，可导致靶细胞脱颗粒，释放颗粒内组胺等活性介质，引起血管扩张等效应，导致Ⅰ型超敏反应的发生。④生物活性介质：活化的肥大细胞和嗜碱性粒细胞可释放多种生物活性介质，包括预先合成并储存于颗粒内的介质（如组胺、激肽原酶、嗜酸性粒细胞趋化因子等）

和新合成的介质（如白三烯、前列腺素 D_2、血小板激活因子等）。这些活性介质的主要活性包括：①促使小血管和毛细血管扩张，通透性增加；②刺激平滑肌收缩；③促进黏膜腺体分泌增加；④趋化炎症细胞和促进局部炎症反应。

2）发生过程　Ⅰ型超敏反应的发生可分为两个阶段，即致敏阶段和发敏阶段。

（1）致敏阶段：变应原通过各种途径进入机体，可刺激 B 细胞增殖分化为浆细胞，产生 IgE 抗体。IgE 抗体可通过其 Fc 段与肥大细胞和嗜碱性粒细胞表面 Fc εR 结合，使机体处于致敏状态。表面结合特异性 IgE 的肥大细胞和嗜碱性粒细胞，称为致敏靶细胞。靶细胞的致敏状态通常可维持数月或更长时间，如长期不接触变应原，致敏状态可逐渐消失。

（2）发敏阶段：相同变应原再次进入机体，与致敏靶细胞表面两个或两个以上相邻 IgE 抗体结合，使膜表面 Fc εR 发生交联，触发致敏靶细胞脱颗粒，释放及合成组胺等生物活性介质（表 15-3）。

表 15-3　参与Ⅰ型超敏反应的主要生物活性介质

介质合成的方式和名称	主要效应
预先合成	
组胺	血管扩张和通透性增加，平滑肌收缩，腺体分泌增加
激肽原酶	使激肽原生成缓激肽，使支气管平滑肌收缩、痉挛；引起毛细血管扩张，通透性增强；吸引嗜酸性粒细胞、中性粒细胞等向局部趋化
新合成	
白三烯（LTs）	引起晚期反应，使支气管平滑肌强烈而持久地收缩。也可使毛细血管扩张、通透性增强，促进黏膜腺体分泌增加
前列腺素 D_2	刺激支气管平滑肌收缩，使血管扩张和通透性增加
血小板活化因子（PAF）	凝聚和活化血小板使之释放血管活性胺类
细胞因子*	促进 Th2 应答，促进 IgE 抗体产生，促进肥大细胞、嗜碱性粒细胞、嗜酸性粒细胞等活化、增殖、趋化等

*如 TNF-α、IL-4、IL-13、IL-3、IL-5、IL-8 等

2. 临床常见疾病

1）过敏性休克　多发生于再次接触变应原后数秒至数分钟内，主要表现为烦躁不安、鼻痒、胸闷、气急、恶心、呕吐、腹痛、腹泻、循环衰竭、血压下降，以致神志不清、昏迷等，抢救不及时可导致死亡。

（1）药物过敏性休克：以青霉素过敏性休克最为常见。此外，头孢霉素、链霉素、普鲁卡因、氨基比林等也可引起。临床上发现少数人初次注射青霉素时也可发生过敏性休克，这可能与其曾使用过被青霉素污染的注射器等医疗器械，或吸入空气中青霉菌孢子而使机体处于致敏状态有关。

（2）血清过敏性休克：临床上应用动物免疫血清如破伤风抗毒素、白喉抗毒素治疗或紧急预防时可能发生过敏性休克。因为这些个体曾注射过相同的制剂而被致敏。

2）呼吸道过敏反应　最常见的为过敏性哮喘和变应性鼻炎，常因吸入花粉、尘螨、真菌和毛屑等变应原或呼吸道病原微生物感染引起。过敏性哮喘有早期和晚期反应两种类型，前者发生快，消退也快；后者发生慢，持续时间长，同时局部出现以嗜酸性粒细胞和中性粒细胞浸润为主的炎症反应。

3）消化道过敏反应　少数人进食鱼、虾、蛋、牛奶及服用某些药物后，可引起恶心、呕吐、腹泻、腹痛等症状。易患食物过敏症者其胃肠道分泌型 IgA 含量明显减少，并多伴有蛋白水解酶缺乏。因此，患者肠黏膜防御作用减弱，肠壁易受损伤，同时肠内某些食物蛋白尚未完全分解即通过黏膜被吸收，从而作为过敏原诱发消化道超敏反应。

4）皮肤过敏反应　主要包括荨麻疹、特应性皮炎（湿疹）和血管神经性水肿。这些皮肤过敏反应可由药物、食物、肠道寄生虫或冷热刺激等引起。

3. Ⅰ型超敏反应的防治原则

Ⅰ型超敏反应的防治主要包括确定过敏原，避免再接触；以及切断或干扰发病机制中间环节两个方面。

1）寻找变应原、避免接触　可通过询问病史和皮肤试验以确定变应原。某些变应原可被检出，但难以避免再次接触。

2）切断或干扰发病机制中间环节

（1）脱敏疗法：在应用抗毒素时，若皮肤试验呈阳性反应，可采用小剂量多次注射法进行脱敏治疗。其机制可能是：小量过敏原进入机体与致敏靶细胞上 IgE 结合后，释放的生物活性介质较少，不足以引起明显临床症状，且能即时被体内某些物质灭活。经过短时间内少量多次反复注射，可使体内靶细胞表面 IgE 大部分甚至全部被消耗。当再次注入大剂量过敏原时，即不会发生超敏反应，从而达到暂时脱敏的目的。

（2）减敏疗法：对那些能够检出而难以避免接触的过敏原（如植物花粉或尘螨等），经皮肤试验检出确定后，可采用少量多次反复皮下注射的方法，达到减敏的目的。其机制可能与诱导机体产生特异性封闭 IgG 抗体有关。此类抗体能与再次进入的过敏原结合，阻止过敏原与肥大细胞或嗜碱性粒细胞表面相应 IgE 结合，从而阻断Ⅰ型超敏反应的发生。

（3）药物治疗：①抑制生物活性介质释放的药物，色苷酸二钠可稳定细胞膜，防止肥大细胞等脱颗粒，从而减少或阻止活性介质的释放。②活性介质拮抗药，

苯海拉明、扑尔敏和异丙嗪等抗组胺药可与组胺竞争效应器官细胞膜上的组胺受体，抑制组胺活性。③治疗过敏性休克的药，肾上腺素可用于治疗过敏性休克，其药理学机制是解除气管平滑肌痉挛，收缩毛细血管。

（二）Ⅱ型超敏反应

Ⅱ型超敏反应是由抗体 IgG、IgM 与细胞膜表面相应抗原或半抗原结合，在补体、吞噬细胞和 NK 细胞参与下，引起以细胞溶解或组织损伤为主的病理性免疫反应。

1. 发生机制

1）靶细胞及其表面抗原　Ⅱ型超敏反应中被损伤靶细胞主要是血细胞和某些组织成分。靶细胞表面的抗原主要包括：①同种异型抗原，如 ABO 血型抗原、Rh 抗原和 HLA 抗原；②共同抗原（异嗜性抗原），如某些链球菌胞壁成分与人肾小球基底膜间的共同抗原；③感染、药物或理化因素修饰的自身抗原；④吸附于自身组织细胞表面的外来抗原、药物半抗原或抗原-抗体复合物。

2）靶细胞损伤机制　①补体介导的细胞溶解：IgG 或 IgM 与靶细胞表面抗原结合后，激活补体，形成膜攻击单位，直接导致靶细胞溶解。②M ϕ的吞噬作用：IgG 与靶细胞特异性结合后，其 Fc 段可与 M ϕ表面的 Fc 受体结合，从而促进 M ϕ吞噬靶细胞（调理作用）。③ADCC 效应：IgG 与靶细胞特异性结合后，其 Fc 段可与 NK 表面的 Fc 受体结合，介导对靶细胞的 ADCC 效应，溶解破坏靶细胞。

2. 临床常见疾病

1）输血反应　多发生于 ABO 血型不符的输血。人体血清中存在天然的抗血型物质的 IgM 类抗体，如将 B 型供血者的血误输给 A 型受血者，由于 B 型血红细胞表面有 B 抗原，受者血清中有天然抗 B 抗体（IgM），两者结合后激活补体可使红细胞溶解破坏引起溶血反应。

非溶血性反应是由于反复输入异型 HLA 的血液，在受者体内诱发抗白细胞、抗血小板或抗血浆蛋白抗体，在补体参与下，导致白细胞和血小板破坏。

2）新生儿溶血症　因母子间血型不符所致。多发生于 Rh^-母亲所产 Rh^+胎儿。血型为 Rh^-的母亲因流产或分娩等原因接受胎儿红细胞表面 Rh 抗原刺激后，可产生抗 Rh 抗体，此种抗体为 IgG，可通过胎盘。当该母亲再次怀孕，且胎儿为 Rh^+时，母体内的 IgG 类抗 Rh 抗体可通过胎盘进入胎儿体内，与其红细胞结合使之溶解破坏，引起流产或发生新生儿溶血。在第一胎产后 72h 内给母体注射 Rh 抗体，及时清除进入母体内的 Rh^+红细胞，可有效预防再次妊娠时发生新生儿溶血症。母子间 ABO 血型不符引起的新生儿溶血症也不少见，但症状较轻，目前尚无有效的预防办法。

3）自身免疫性溶血性贫血　由于病毒、支原体等感染或长期服用某种药物（如甲基多巴），使自身红细胞膜表面抗原发生改变，刺激机体产生抗自身红细胞的 IgG 类抗体。自身抗体与红细胞结合，通过激活补体、调理吞噬、ADCC 等机制，导致红细胞溶解。停药后，此类贫血症状能自行消退。

4）抗基底膜型肾小球肾炎和风湿性心肌炎　A 群乙型溶血性链球菌与肾小球基底膜及心肌细胞间存在共同抗原，链球菌感染后刺激机体产生的抗体，可与肾小球基底膜或心肌细胞发生交叉反应，引起抗基底膜型肾小球肾炎和风湿性心肌炎。

5）肺出血-肾炎综合征　患者产生针对基底膜抗原的自身 IgG 类抗体。肺泡基底膜和肾小球基底膜之间存在共同抗原，此种抗体可同两种组织的基底膜结合，激活补体或通过调理吞噬作用，导致肺出血和肾炎。

6）药物过敏性血细胞减少症　包括药物过敏性溶血性贫血、粒细胞减少症和血小板减少性紫癜。其发生机制为：青霉素、磺胺、安替比林等药物半抗原与血细胞结合而获得免疫原性，可刺激机体产生药物特异性 IgG 抗体。此类抗体与结合于血细胞表面的药物半抗原结合后，或与药物结合形成抗原-抗体复合物后，再与具有 Fc γR 的血细胞结合，可引起药物性溶血性贫血、粒细胞减少症或血小板减少性紫癜。

（三）Ⅲ型超敏反应

Ⅲ型超敏反应又称免疫复合物型，即抗原与相应抗体结合形成中等大小可溶性免疫复合物，在一定条件下免疫复合物沉积于局部或全身多处毛细血管基底膜后，通过激活补体引起的组织炎症性损伤。病理特征是以中性粒细胞浸润为主的血管炎症反应和组织损伤。

1. 发生机制

可溶性免疫复合物的形成与沉积是该型反应发生的关键。很多因素可能影响可溶性免疫复合物的清除，如免疫复合物的量过大或吞噬细胞功能异常或缺陷，不能有效将其清除等；高浓度血管活性物质可使血管内皮细胞间隙增大，血管通透性增加，有助于免疫复合物向组织内沉积；血管内高压及形成涡流时，肾小球基底膜和关节滑膜等处的毛细血管血压较高，有助于免疫复合物沉积。沉积于组织的免疫复合物可激活补体，形成膜攻击复合物，可导致局部组织损伤；补体裂解片段 C3a 和 C5a，可刺激肥大细胞和嗜碱性粒细胞释放组胺、血小板活化因子等生物活性介质，使局部血管通透性增高，导致渗出性炎症反应，并促进中性粒细胞在复合物沉积部位聚集；聚集的中性粒细胞释放溶酶体酶、蛋白水解酶、胶原酶，造成血管基底膜和邻近组织损伤。激活的血小板，可释放血管活性胺类，加剧局部渗出性反应，并激活凝血过程，形成微血栓，引起局部缺血、出血及坏死。

2. 临床常见疾病

临床常见疾病包括局部免疫复合物病和全身免疫

复合物病两类。

1）局部免疫复合物病　常发生在抗原进入部位。①Arthus 反应：是实验性Ⅲ型超敏反应，给家兔皮下多次注射无毒性的马血清，局部可出现细胞浸润；若再次注射，可发生水肿、出血、坏死等剧烈炎症反应。②类 Arthus 反应：可见于胰岛素依赖型糖尿病患者，治疗需长期反复注射胰岛素，体内可产生相应 IgG 类抗体，再次注射胰岛素时可在注射局部出现红肿、出血和坏死等与 Arthus 反应类似的局部炎症反应。

2）全身免疫复合物病　①血清病：初次大量注射异种动物免疫血清后 7～14 天发生，患者可出现皮疹、关节肿痛、淋巴结肿大、发热及蛋白尿等症状，称为血清病。这是由于患者体内产生的抗异种动物血清抗体，与残余的动物血清结合形成可溶性复合物，引起的全身免疫复合物病。临床上长期使用青霉素、磺胺等药物，也可通过类似机制出现血清病样反应，称为药物热。②链球菌感染后肾小球肾炎：多发生在链球菌感染后 2～3 周，此病乃链球菌的胞壁抗原与相应抗体形成可溶性免疫复合物，沉积于肾小球基底膜所致。③类风湿关节炎：目前认为，病原体或其代谢产物能使体内 IgG 分子发生变性，从而刺激机体产生抗变性 IgG 的自身抗体，以 IgM 为主，也可以是 IgG 或 IgA 类抗体，称为类风湿因子。患者自身变性 IgG 与类风湿因子结合形成可溶性复合物，并反复沉积于小关节滑膜，可引起类风湿关节炎。

（四）Ⅳ型超敏反应

Ⅳ型超敏反应又称迟发型超敏反应，是效应 T 细胞再次接触相同抗原后所介导，表现为以单核细胞、淋巴细胞浸润为主的病理损伤。其特点是：①反应发生慢（24～72h），消退也慢；②无抗体和补体参与；③炎症细胞因子可参与致病；④病变特征是单个核细胞浸润为主的炎症反应；⑤无明显个体差异。

1. 发生机制

Ⅳ型超敏反应的发生过程及其机制与细胞免疫应答基本一致。其本质是以细胞免疫为基础而导致的免疫病理损伤。诱发此型超敏反应的抗原主要有病毒、胞内寄生菌、细胞抗原（如肿瘤抗原）和某些化学物质等。

致敏 $CD4^+$Th1 细胞再次与相应抗原作用后，可释放 IFN-γ、TNF-β、IL-2 等细胞因子，引起以单个核细胞浸润为主的免疫损伤，其机制是：细胞因子可招募单核巨噬细胞聚集在抗原存在部位，在 IFN-γ参与下 Mo/M φ被活化，释放溶酶体酶等炎性介质引起组织损伤；TNF-β和 TNF-α对靶细胞及其周围组织细胞具有直接细胞毒作用并引起组织损伤，同时可促进局部血管内皮细胞表达黏附分子，有利于血流单核细胞和白细胞进入抗原存在部位，从而扩大炎症反应。致敏 $CD8^+$ Tc 细胞与靶细胞表面相应抗原结合后，可脱颗粒释放穿孔素和颗粒酶等介质。在钙离子存在的情况下，多个穿孔素聚集形成一个中空的管道，使水迅速进入细胞导致靶细胞溶解破坏。颗粒酶可从上述“孔道”进入胞内，使靶细胞 DNA 断裂，发生凋亡。同时，活化的 $CD8^+$效应 Tc 细胞高表达 FasL，可与靶细胞表面的“死亡受体”Fas 分子结合，导致靶细胞凋亡。

2. Ⅳ型超敏反应性疾病

1）传染性超敏反应　某些胞内寄生微生物（如病毒、胞内菌等）、真菌及某些原虫可作为过敏原，在感染过程中引起以细胞免疫为基础的Ⅳ型超敏反应。

2）接触性皮炎　是机体再次接触相同致敏原所引发的以皮肤损伤为主要特征的迟发型超敏反应。致敏原多为小分子化学物质，包括药物、染料、油漆、升汞、碘、青霉素、磺胺药、某种农药和塑料、二硝基氯苯（DNCB）、二硝基氟苯（DNFB）等。

二、免疫缺陷病

免疫缺陷病（immunodeficiency disease，IDD）是免疫系统先天发育不全或后天损害而使免疫细胞的发育、增殖、分化和代谢异常并导致免疫功能不全所出现的临床综合征。

按发病原因一般可分为**原发性免疫缺陷病**（PIDD）和**获得性免疫缺陷病**（AIDD）两大类。根据主要累及的免疫系统成分不同，可分为体液免疫缺陷、细胞免疫缺陷、联合免疫缺陷、吞噬细胞缺陷和补体缺陷等。

（一）免疫缺陷病的主要临床特点

免疫缺陷病因免疫系统受损的组分不同，临床表现各异，并可同时累及多系统、多器官，出现复杂的功能障碍和症状。免疫缺陷病的主要临床特点如下。

1. 对病原体的易感性明显增加

患者易反复感染且难以治愈，是患者死亡的主要原因。感染的性质和程度取决于免疫缺陷的类型。

2. 易发恶性肿瘤

恶性肿瘤的发病率比同龄正常人群高，尤以 T 细胞缺陷患者为甚。

3. 易伴自身免疫病

IDD 伴发自身免疫病者高达 14%。

4. 遗传倾向

多数 PIDD 有遗传倾向性，约 1/3 为常染色体遗传，1/5 为性染色体隐性遗传。

（二）免疫缺陷病的治疗原则

IDD 的治疗原则是控制感染、消除肿瘤和恢复免疫功能。除用抗生素和抗肿瘤药物外，可输丙种球蛋白、新鲜血浆和血细胞等，或进行骨髓移植以重建免疫功能。近年来有人借助基因疗法治疗某些 IDD，已显示出较好的应用前景。

（三）原发性免疫缺陷病

原发性免疫缺陷病又称先天性免疫缺陷病，是由于免疫系统遗传基因异常或先天性免疫系统发育障碍而致免疫功能不全引起的疾病。

1. 原发性B细胞缺陷

原发性B细胞缺陷是B细胞先天性发育不全，或由于B细胞对T细胞传递的信号反应缺陷，而导致抗体产生减少的一类疾病。主要疾病有：X性联无丙种球蛋白血症，选择性IgA、IgM、IgG亚类缺陷病，伴IgM增多的Ig缺陷病等。该病以体内Ig水平降低或缺失为特征，患者外周血B细胞减少或缺失，T细胞数目正常。临床表现为反复化脓性细菌感染及对某些病毒（如脊髓灰质炎病毒）的易感性增加。

2. 原发性T细胞缺陷

原发性T细胞缺陷是涉及T细胞发生、分化和功能障碍的遗传性缺陷病，常伴有体液免疫缺陷。以T细胞缺陷为主的疾病包括先天性胸腺发育不良（也称DiGeorge综合征）和T细胞信号转导缺陷等。临床表现为易反复感染病毒、真菌、原虫及胞内寄生菌；接种卡介苗、牛痘、麻疹等减毒活疫苗可发生严重不良反应，甚至导致死亡。

3. 原发性联合免疫缺陷

原发性联合免疫缺陷是一类T、B细胞均出现发育障碍或缺乏细胞间相互作用所致的疾病，多见于新生儿和婴幼儿。临床表现轻重程度差异较大。共同特点为：①全身淋巴组织发育不良，外周血中淋巴细胞数量减少或比例失调。②易发生反复感染，不仅对各类病原微生物高度易感，且对条件致病菌易感。接种活疫苗也可引起严重的全身性感染。③骨髓移植或输血可引发移植物抗宿主反应（GVHR）。④自身免疫病及恶性肿瘤发病率高。联合免疫缺陷中以重症联合免疫缺陷（severe combined immunodeficiency disease，SCID）为多见。SCID是源自骨髓干细胞的T、B细胞发育异常所致的疾病，包括常染色体隐性遗传和X性染色体连锁隐性遗传两种类型。

4. 吞噬功能缺陷

吞噬细胞的吞噬功能是机体抗感染免疫的重要因素之一。吞噬功能缺陷将导致机体对病原微生物，主要是对化脓性细菌的易感性增高。吞噬细胞缺陷主要是中性粒细胞缺陷，可表现为数量缺乏或功能障碍。原发性吞噬细胞缺陷以后者为多见，如慢性肉芽肿病及白细胞黏附缺陷。

（四）获得性免疫缺陷病

获得性免疫缺陷病是后天因素造成的、继发于某些疾病或使用药物后产生的免疫缺陷性疾病。它可在各种重症或恶性疾病基础上发生，也可由于某些理化因子（如射线或药物等）作用而引起。目前抗肿瘤药物和免疫抑制剂的广泛使用，已成为医源性免疫缺陷的重要原因，是值得十分重视的问题。

1. 诱发获得性免疫缺陷病的因素

①恶性肿瘤：骨髓瘤等免疫系统肿瘤，患者免疫系统常发生进行性损伤，导致免疫功能障碍。②营养不良：是引起获得性免疫缺陷病常见的因素。③医源性免疫缺陷：免疫抑制药物和放射性损伤等均可引起免疫缺陷。④感染：某些病毒、细菌和寄生虫感染，均可不同程度地影响机体免疫系统，导致获得性免疫缺陷。导致免疫缺陷的常见病原微生物有：人类免疫缺陷病毒（HIV）、巨细胞病毒、EB病毒及结核杆菌、麻风杆菌等，其中对人类危害最大的是感染HIV后继发的获得性免疫缺陷综合征（AIDS）。

2. 获得性免疫缺陷综合征

AIDS是因人类免疫缺陷病毒（HIV）侵入机体，引起细胞免疫严重缺陷，导致以机会性感染、恶性肿瘤和神经系统病变为特征的临床综合征。AIDS的传染源主要是HIV携带者和AIDS患者。主要传播途径有：①性接触传播；②血液传播；③母婴垂直传播。HIV主要侵犯宿主的$CD4^{+}$T细胞，以及表达CD4分子的单核/巨噬细胞、树突状细胞和神经胶质细胞等。HIV在靶细胞内复制，可通过直接或间接途径损伤多种免疫细胞。HIV感染除引起$CD4^{+}$T细胞数目减少及功能缺陷外，尚可引起$CD8^{+}$T细胞、B细胞、巨噬细胞、树突状细胞及NK细胞等多种免疫细胞功能下降。HIV感染的整个临床过程分为急性期、潜伏期、症状期和AIDS发病期。HIV感染的免疫学诊断方法主要包括检测病毒抗原、抗病毒抗体、免疫细胞数目和功能等。AIDS的主要预防措施为：宣传教育；控制并切断传播途径，如禁毒、控制性行为传播、对血液及血液制品进行严格检验和管理；防止医院交叉感染。

三、自身免疫与自身免疫病

自身免疫是指机体免疫系统对自身成分发生免疫应答产生自身抗体与自身致敏淋巴细胞的现象。正常生理性情况下，虽然免疫系统对自身的组织细胞成分处于不发生免疫应答的免疫耐受状态，但仍然有自身反应性淋巴细胞存在，适度的自身免疫应答参与了清除机体自身衰老死亡细胞的免疫稳定过程。如果机体免疫系统对自身成分发生免疫应答引起组织损伤或功能紊乱，由此而产生的疾病称自身免疫病。

（一）自身免疫病的基本特征

（1）患者血液中可测得高效价自身抗体和（或）与自身组织成分起反应的效应淋巴细胞，自身抗体在不同自身免疫性疾病中有交叉现象。

（2）自身抗体和（或）自身效应淋巴细胞作用于靶抗原所在组织、细胞，造成相应组织器官的病理性损伤和功能障碍。

（3）在动物实验中可复制出相似的病理模型。

（4）某些自身免疫病有明显的诱因，可随原发疾病的治愈而消退；多数病因不清，常呈反复发作和慢性迁延的临床过程，病情转归与自身免疫反应强度密切相关。

(5) 疾病发生有一定遗传倾向性，并与性别（以女性多见）及年龄有关。

(6) 疾病有重叠现象，即一个患者可同时患一种以上的自身免疫病。用免疫抑制剂治疗有一定的疗效。

（二）自身免疫病分类

按自身抗原分布的范围，可分为器官特异性自身免疫病和全身性自身免疫病。①器官特异性自身免疫病：病变局限于某一特定的器官，由对器官特异性抗原的免疫应答引起，如胰岛素依赖型糖尿病（IDDM）、Graves 病等。②非器官特异性自身免疫病：病变可见于多种器官及结缔组织，故这类疾病又称结缔组织病或胶原病，如系统性红斑狼疮（SLE）、类风湿关节炎（RA）。

（三）自身免疫病发病的相关因素

1. 自身抗原的出现

①隐蔽抗原的释放：由于外伤、手术，屏蔽的自身抗原（脑、睾丸、眼睛和子宫等）进入血液循环或外周免疫器官，从而激活相应淋巴细胞克隆，从而导致自身免疫病的发生。②自身抗原被修饰：物理、化学及生物（尤其是病毒感染）等因素可改变自身抗原的性质，产生新的抗原表位，使机体免疫系统将其视为异己，并发动免疫攻击，诱发自身免疫病。③分子模拟：有些微生物与人的细胞或细胞外成分有相同或类似的抗原表位，在感染人体后激发的针对微生物抗原的免疫应答，也能攻击含有相同或类似表位的人体细胞或细胞外成分。④表位扩展：免疫系统针对一个优势表位发生免疫应答后，可能对隐蔽表位相继发生免疫应答，这种现象称为表位扩展。其使免疫系统不断扩大识别自身抗原表位的范围，并导致自身免疫病的发生。

2. 免疫系统异常

①MHC Ⅱ类分子的异常表达：除了抗原提呈细胞之外，正常细胞几乎不表达 MHC Ⅱ类分子。若某些因素使非抗原提呈细胞表达出较高水平的 MHC Ⅱ类分子，这种细胞就可能成为自身反应性 T 淋巴细胞的靶细胞。②调节性 T 细胞的功能失常：$CD4^+CD25^+$ 调节性 T 细胞（Treg）的免疫抑制功能异常是自身免疫性疾病发生的一种原因。此外，Th1 和 Th2 细胞功能失衡也与自身免疫病的发生有关。③淋巴细胞的多克隆激活和多克隆刺激剂的旁路激活：多克隆刺激剂和 sAg 可激活处于耐受状态的 T 细胞，或者向 B 细胞发出辅助信号刺激其产生自身抗体，引发自身免疫病。④免疫忽视的打破：免疫忽视是指免疫系统对低水平抗原或低亲和力抗原不发生免疫应答的现象。在胚胎发育的过程中，由于免疫忽视，针对低水平表达或低亲和力的自身抗原的淋巴细胞克隆并未被删除，是潜在的自身反应性淋巴细胞。多种因素可打破这些淋巴细胞克隆对自身抗原的免疫忽视，激活自身反应性淋巴细胞，引起自身免疫病。

3. 遗传因素

遗传背景在一定程度上决定个体对自身免疫性疾病发生的易感性。已证实多种自身免疫病如强直性脊柱炎、多发性硬化症、桥本氏甲状腺炎、系统性红斑狼疮、胰岛素依赖性糖尿病的发生和个体的 *MHC* 基因型呈阳性关联。此外，性别与某些自身免疫性疾病的发生相关，如女性发生多发性硬化（MS）和系统性红斑狼疮的可能性比男性大 10～20 倍。

（四）自身免疫病的免疫损伤机制及典型疾病

自身抗体和（或）自身反应性 T 细胞介导的对自身细胞或自身成分发生的免疫应答是自身免疫性疾病发生的原因。

1. 自身抗体引起的自身免疫病

1）细胞膜或膜吸附成分自身抗体引起的自身免疫性疾病　自身抗体与相应的细胞结合后通过激活补体、调理吞噬作用及介导 ADCC 效应杀伤破坏自身细胞，如自身免疫性溶血性贫血、药物过敏性血细胞减少症。

2）细胞表面受体自身抗体引起的自身免疫性疾病

有些自身抗体可激活细胞表面的受体引发自身免疫性疾病。例如，毒性弥漫性甲状腺肿（Grave's disease）是由血清中针对促甲状腺激素受体的 IgG 抗体引起的自身免疫性疾病。有些自身抗体可阻断细胞抗原受体的功能引发自身免疫性疾病，如重症肌无力（myasthenia gravis，MG）是一种由自身抗体引起的以骨骼肌进行性无力为特征的自身免疫性疾病。

3）细胞外成分自身抗体引起的自身免疫性疾病

细胞外抗原的自身抗体也可引起自身免疫性疾病。例如，肺出血肾炎综合征是由抗基底膜Ⅳ型胶原自身抗体引起的自身免疫性疾病。

4）自身抗体-自身抗原免疫复合物引起的自身免疫性疾病　自身抗体和相应抗原结合形成的免疫复合物可引起自身免疫性疾病，如系统性红斑狼疮（systemic lupus erythematosus，SLE）。

2. 自身反应性 T 细胞介导的自身免疫病

自身反应性 T 细胞通过特异性杀伤作用及释放细胞因子引起组织、细胞损伤，如胰岛素依赖性糖尿病、多发性硬化症。

（雷艳君　袁育康）

第五节 免疫学在医学中的应用

一、免疫学诊断

免疫学诊断是借助免疫学、细胞生物学、分子生物学等理论或方法，对抗原、抗体、免疫细胞及免疫分子等进行定性、定量检测，在临床上用于辅助免疫相关疾病（如感染性疾病、免疫缺陷病、自身免疫病、肿瘤、超敏反应及移植排斥反应）的诊断。常用的检测技术方法及临床应用见表15-4和表15-5。

表15-4 常用的检测技术方法及临床应用

检测技术	定义或概念	应用
1. 凝集反应	细菌、细胞等颗粒性抗原或表面包被抗原的颗粒状物质与相应的抗体在电解质存在的条件下结合，出现肉眼可见的凝集现象，称为凝集反应	
1）直接凝集反应	将细菌或红细胞与相应抗体直接反应，出现细菌或红细胞凝集的现象，称为直接凝集反应	定性、定量
2）间接凝集反应	将可溶性抗原或抗体先吸附在某些颗粒载体上，形成致敏颗粒，然后再与相应抗体或抗原进行反应产生的凝集现象，称为间接凝集反应	类风湿因子的检测，库姆试验
2. 酶联免疫吸附试验（ELISA）	将已知抗原或抗体吸附在固相载体表面，使抗原抗体反应在固相表面上进行，用洗涤方法使固相上的抗原抗体复合物与液相中游离的抗原或抗体分开	该技术用于抗原或抗体的定量检测
3. 放射免疫测定法（RIA）	用放射性同位素标记抗原或抗体进行的免疫学检测	常用于微量抗原或抗体的定量检测
4. 免疫荧光技术	用荧光素标记一抗或二抗，检测特异性抗原或抗体的方法。在荧光显微镜下观察抗原抗体反应部位	用于抗原的定位检测
5. 免疫电泳	是一种对含有多种抗原成分的复合物进行抗原种类分析的方法。不连续的蛋白质电泳。常用于血清蛋白的组分分析	定性、定量检测抗原或抗体，如骨髓瘤的诊断
6. 沉淀反应	可溶性抗原与相应抗体在电解质存在的条件下结合，出现肉眼可见的沉淀物	用于抗原或抗体的定性或定量检测
7. 免疫印迹技术（WB）	又称Western blotting，是将十二烷基磺酸钠（SDS）聚丙烯酰胺凝胶电泳（PAGE）分离得到的按分子质量大小排列的蛋白质转移到固相载体膜上，再用标记的特异性的抗血清或单克隆抗体对蛋白质进行定性及定量分析的技术	其鉴定蛋白质的敏感性为1～5ng
8. T细胞增殖试验	T细胞在体外受特异性抗原或非特异性有丝分裂原刺激后，在一定时间内能转化为体积较大、代谢旺盛、且能进行分裂的淋巴细胞，可根据淋巴细胞DNA的^{3}H-TdR掺入量计算转化率，正常人转化率为70%左右	目前常用MTT法。转化率降低表明细胞免疫功能下降

表15-5 淋巴细胞的测定

项目	方法
1. 淋巴细胞的分离与类型鉴定	
PBMC的分离	FicoⅡ法、PercoⅡ法
淋巴细胞亚群的分离	免疫吸附分离法、磁珠分离法（IMB）、荧光激活细胞分离仪分离法（FACS）、抗原肽-MHC分子四聚体技术等

续表

项目	方法
2. 淋巴细胞功能测定	
T细胞增殖试验	^{3}H-TdR或^{125}I-UdR掺入法；MTT比色法
迟发型超敏反应（DTH）	体内皮试检测T细胞免疫功能
细胞毒试验	^{51}Cr释放法、酶释放法、凋亡检测法等
B细胞功能测定	溶血空斑试验

二、免疫学预防

免疫学预防在医学上曾作出了巨大的贡献。天花被消灭、某些传染病控制和发病率下降，在很大程度上与免疫接种的推广有关。机体适应性免疫的获得方式有自然免疫和人工免疫两种。自然免疫主要指机体感染病原体后建立的特异性免疫，也包括胎儿或新生儿经胎盘或乳汁从母体获得抗体。人工免疫则是人为地使机体获得特异性免疫，是免疫预防的重要手段，包括人工主动免疫和人工被动免疫。免疫预防的主要措施是接种疫苗，疫苗是接种后能使对特定疾病产生免疫力的生物制剂的总称。

（一）人工主动免疫

将疫苗接种机体，诱导免疫系统发生免疫应答，产生特异性抗体和（或）效应淋巴细胞，从而达到预防疾病的措施。

（二）人工被动免疫

给机体输入含特异性抗体的免疫血清或细胞因子等制剂，使机体迅速获得特异性免疫力，以治疗或紧急预防感染的方法（表 15-6）。

表 15-6　人工主动免疫与人工被动免疫的比较

	人工主动免疫	人工被动免疫
免疫物质	抗原	抗体、细胞因子
接种次数	1～3 次	1 次
免疫力产生时间	较慢，2～4 周	快，立即
免疫力维持时间	较长，数月至数年	短，2～3 周
主要用途	预防，治疗	治疗或紧急预防
常用制剂	疫苗，类毒素	抗毒素，胎盘球蛋白，丙种球蛋白，CKs，McAb

（三）常用免疫预防制剂（表 15-7）

表 15-7　常用免疫预防制剂种类及概念

制剂种类	定义或概念（常用制剂）
疫苗	用于人工自动免疫的、具有免疫原性物质制成的生物制品
灭活疫苗（死疫苗）	选用免疫原性强的病原体，经人工大量培养后，用理化方法灭活制成，如伤寒菌苗、百日咳菌苗和狂犬病疫苗等，需多次接种以维持免疫力
减毒活疫苗	用减毒或无毒力的活病原微生物制成的疫苗，如牛痘苗、卡介苗、麻疹病毒活疫苗和脊髓灰质炎活疫苗。一般仅需一次接种，免疫效果良好，免疫力维持时间长
亚单位疫苗	除去病原体中与激发保护性免疫无关的有害的成分，保留有效免疫原成分而制作的疫苗
类毒素结合疫苗	细菌外毒素经 0.3%～0.4% 甲醛处理，使其失去毒性保留免疫原性，接种后机体能产生抗毒素 将细菌荚膜多糖连接于其他抗原或类毒素，为细菌荚膜多糖提供蛋白载体以增强其免疫原性，提高免疫效果
重组抗原疫苗	利用 DNA 重组技术制备的只含保护性抗原的纯化疫苗，如乙型肝炎重组表面抗原疫苗
DNA 疫苗	用编码病原体有效免疫原的基因与细菌质粒构建成重组体，经注射等途径进入机体，重组质粒可转染宿主细胞，使其表达保护性蛋白抗原，从而诱导机体产生特异性免疫

三、免疫治疗

免疫治疗是指利用免疫学原理，针对疾病的发生机制，人为地调整机体的免疫功能，达到治疗的目的。

免疫治疗的适应症广泛，手段多样，根据其作用特点可分为特异性治疗和非特异性治疗。常用的免疫治疗方法见表 15-8。

表 15-8　免疫治疗的分类及常用制剂

名称	常用制剂	用途或特点
非特异性免疫治疗		调整机体免疫功能，所用制剂的作用没有抗原特异性
免疫增强疗法	微生物及其产物如卡介苗、短小棒状杆菌、植物多糖、中草药、细胞因子	感染、肿瘤、免疫缺陷病的治疗
免疫抑制疗法	药物、肾上腺皮质激素、抗体、抗生素、中草药	移植排斥、自身免疫病、超敏反应病、炎症的治疗
特异性免疫治疗		调整机体免疫功能，所用制剂的作用具有抗原特异性
主动免疫治疗	肿瘤疫苗、病毒性疫苗、自身疫苗	人为提供具免疫原性的制剂，使机体主动产生特异免疫力
被动免疫治疗	抗体、抗毒素、免疫球蛋白、TIL、LAK	人为提供免疫应答的效应物质，直接发挥免疫效应

（雷艳君　袁育康）

复习思考题

1. 简述免疫的概念及功能。
2. 简述 Jenner 发明牛痘苗预防天花的重大意义。
3. 简述中枢免疫器官和外周免疫器官的组成和功能。
4. 试述淋巴结、脾和皮肤黏膜相关淋巴组织的结构特点和与其功能的关系。
5. 何谓抗原？其有哪些基本特性？
6. 何谓抗原决定基？简述其分类。
7. 试比较 TD-Ag 和 TI-Ag 的特点。
8. 简述影响抗原免疫原性的主要因素。
9. 试述免疫球蛋白的结构及其功能。
10. 何谓抗体？试述抗体的生物学功能。
11. 试述补体的生物学功能。
12. 何谓细胞因子？细胞因子的分类及生物学活性有哪些？
13. 试述 B 细胞的主要表面分子及其与功能的关系。
14. 试述 B 细胞亚群及其功能。
15. T 细胞表面有哪些重要分子？其功能是什么？
16. T 细胞有哪些亚群？各自的功能是什么？
17. 专职 APC 有哪些？它们摄取、加工处理和提呈抗原的主要异同点是什么？
18. 简述 $CD4^{+}Th1$ 细胞介导的细胞免疫应答过程。
19. 简述 $CD8^{+}Tc$ 细胞介导的细胞免疫应答过程。
20. 体液免疫的初次应答和再次应答有何特点？
21. B 细胞对 TD、TI 抗原的免疫应答有何异同？
22. Th 细胞如何辅助 B 细胞的免疫应答？
23. 简述巨噬细胞的生物学功能。
24. 简述 NK 细胞的生物学特征和功能。
25. 简述固有免疫应答和适应性免疫应答的关系。
26. 何谓超敏反应？简述其分型。
27. 青霉素引起的过敏性休克和花粉引起的支气管哮喘属于哪一型超敏反应？其发病机制如何？
28. 简述自身免疫性疾病的特点。
29. 简述免疫缺陷病特点及免疫缺陷病的分类。

参考文献

曹雪涛．2013．医学免疫学．6 版．北京：人民卫生出版社

龚非力．2012．医学免疫学．北京：科学出版社

何维．2010．医学免疫学．北京：人民卫生出版社

金伯泉，熊思东．2008．医学免疫学．5 版．北京：人民卫生出版社

第十六章 病原性生物

要点：①病原性生物是指能引起人类和动物传染病的病原体。②细菌的细胞壁结构与细菌染色性、抗原性、致病性及对药物的敏感性等有关。③细菌的特殊结构有荚膜、鞭毛、菌毛、芽孢；其合成代谢产物有热原质、毒素与侵袭性酶、色素、抗生素、细菌素、维生素等，具有重要医学意义。④细菌的致病性与毒力、侵袭力和毒素密切相关。⑤常见病原性细菌有病原性球菌、肠杆菌科、霍乱弧菌、破伤风梭菌、结核分枝杆菌和炭疽芽孢杆菌。⑥病毒由核酸（DNA/RNA）与蛋白质构成，病毒在细胞水平的致病作用表现为：杀细胞效应、细胞膜改变、包涵体形成、细胞凋亡及细胞转化。⑦抗病毒免疫的特点是：病毒抗原性稳定、有病毒血症，感染后可获得较为牢固持久的免疫力；如果病毒抗原易发生变异、只引起局部感染，感染后仅可获得短暂免疫力。⑧流感病毒易发生抗原变异，引起流感大流行。⑨乙型肝炎病毒（HBV）传播途径主要有：血液、母-婴垂直传播和性传播及密切接触传播等。⑩检测 HBV“两对半”具有重要的临床意义。⑪医学寄生虫包括医学原虫、医学蠕虫和医学节肢动物。⑫寄生虫的生活史依据其是否需要中间宿主（或传播媒介）可分为直接型和间接型两类。⑬寄生虫可寄居机体全身各个部位。寄生虫对人的损伤主要包括：机械性损伤、掠夺营养、毒性与免疫损伤等。⑭对寄生虫病的防治应根据寄生虫病的流行环节采取综合措施，包括消灭传染源、切断传播途径、保护易感人群。

病原性生物是指能引起人类和动物传染病的**病原体**，包括病原微生物和人体寄生虫。据世界卫生组织（WHO）报道，近年全球平均每年有1700多万人死于传染病。新病原体的不断出现，造成**新现（emerging）传染病**；原流行病原体因变异、耐药等重新流行，导致**再现（reemerging）传染病**，是病死的主要原因，如禽流感、疯牛病、急性呼吸道窘迫综合征（SARS）等。本章将主要学习和讨论病原微生物和人体寄生虫的生物学特性、致病性和免疫机制、特异性诊断、防治原则等，以控制和消灭感染性疾病，达到保障和提高人类健康水平的目的。

微生物（microorganism）是广泛分布于自然界的一大群体形微小、结构简单、肉眼直接看不见，必须借助光学显微镜或电子显微镜放大数百倍、数千倍或数万倍才能观察到的微小生物。其种类繁多，在数十万种以上。按其大小、结构、组成等，可分为三大类：①非细胞型微生物，如病毒；②原核细胞型微生物，如细菌、支原体、衣原体、立克次体、螺旋体和放线菌；③真核细胞型微生物，如真菌。

绝大多数微生物对人类和动、植物是有益的，而且有些是必需的，为非病原微生物。在正常情况下不致病，只有在特定情况下导致疾病的这类微生物称为条件致病微生物。有少数能引起人类、动物和植物病害的微生物称为**病原微生物**，包括细菌、病毒和其他病原微生物。

第一节 细　　菌

细菌（bacterium）是属原核生物界的一种单细胞微生物，它们形体微小，结构简单，具有细胞壁和原始核质，无核仁和核膜，除核糖体外无其他细胞器。

一、细菌的生物学特性

学习细菌的形态和结构对研究细菌的生理活动、

致病性和免疫性，以及鉴别细菌、诊断疾病和防治细菌性感染等均有重要的理论和实际意义。

（一）细菌的大小与形态

1. 细菌的大小

细菌个体微小，观察细菌最常用的仪器是光学显微镜，通常以微米（μm）作为测量单位。不同种类的细菌，其大小也不同。

2. 细菌的形态

细菌的基本形态主要有**球菌**（**coccus**）、**杆菌**（**bacillus**）和**螺形菌**（**spiral bacterium**）三大类。

（1）球菌：菌体呈球形或近似球形。多数直径在1μm左右。根据繁殖时细菌分裂平面和分裂后排列方式的不同，可分为双球菌、链球菌、葡萄球菌等。

（2）杆菌：菌体多数呈直杆状，有的菌体稍弯；杆菌的种类很多，其大小、长短、粗细很不一致。大杆菌如炭疽芽孢杆菌长3～10μm，中等的如大肠埃希菌长2～3μm，小的如布鲁菌长0.6～1.5μm。根据菌体两端的形状和排列方式，可分为链杆菌、棒状杆菌、球杆菌、分枝杆菌和双歧杆菌等。

（3）螺形菌：菌体只有一个弯曲，呈弧形或逗点状称为弧菌，如霍乱弧菌；有数个弯曲称为螺菌，如鼠咬热螺菌；也有的菌体细长弯曲呈弧形或螺旋形，称为螺杆菌，如幽门螺杆菌。

（二）细菌的结构

1. 细菌的基本结构

细菌的基本结构有**细胞壁、细胞膜、细胞质和核质**。

（1）细胞壁：位于菌细胞的最外层，是一种坚韧而富有弹性的膜状结构。用革兰氏染色法可将细菌分为革兰氏阳性细菌（G^+）和革兰氏阴性细菌（G^-）两大类。肽聚糖是其共有组分。①肽聚糖：G^+的肽聚糖由聚糖骨架、四肽侧链和五肽交联桥组成，有15～50层，故G^+的细胞壁较厚；G^-的肽聚糖仅由聚糖骨架和四肽侧链组成，有1～2层，故G^-细胞壁较薄。②G^+尚含有大量的磷壁酸。③G^-还有外膜，外膜由脂蛋白、脂质双层和脂多糖（内毒素）3部分组成。由于细胞壁结构不同，故细菌在染色性、抗原性、致病性及对药物的敏感性等方面有很大差异。

细胞壁的主要功能：①维持菌体固有的形态；②保护细菌抵抗低渗环境；③参与菌体内外的物质交换；④菌体表面抗原表位，可诱发机体的免疫应答。

（2）细胞膜：位于细胞壁内侧，紧包着细胞质，柔韧致密富有弹性。主要化学成分为磷脂和多种蛋白质，基本结构是脂质双层，其内镶嵌着具有特殊作用的酶和蛋白质。细胞膜的主要功能有：①参与细胞内外物质交换；②参与细胞的呼吸过程；③参与细胞结构的生物合成；④参与细菌细胞分裂。

（3）细胞质：细胞膜内的溶胶状物质，其中含有核糖体、质粒和胞质颗粒等。

（4）核质：细菌的遗传物质称为核质。多位于菌体中央，无核膜、核仁和有丝分裂器；因其功能与真核细胞的染色体相似，故习惯上也称为细菌的染色体。

2. 细菌的特殊结构

细菌的特殊结构有**荚膜**、**鞭毛**、**菌毛**、**芽孢**。

（1）荚膜：某些细菌在其细胞壁外包绕一层黏液性物质，厚度≥0.2μm，用一般染色方法不易着色。化学成分为多糖或多肽，大多数细菌的荚膜是多糖，如肺炎链球菌荚膜；少数菌的荚膜为多肽，如炭疽芽孢杆菌的荚膜。荚膜一般在动物体内或营养丰富的培养基中形成。

荚膜的意义：①荚膜与细菌的致病有关，荚膜具有抗吞噬作用，可增强细菌的侵袭力；②具有抗原性；③可鉴别细菌。

（2）鞭毛：许多细菌在菌体上附有细长并呈波状弯曲的丝状物，称为鞭毛。其长度常超过菌体若干倍。根据鞭毛的数目、位置和排列不同，可分为单毛菌、双毛菌、丛毛菌、周毛菌等。

鞭毛的功能：①鞭毛是细菌的运动器官，可帮助细菌向营养物质处移动，逃离有害环境；②鞭毛的化学成分是蛋白质，具有免疫原性，可鉴别细菌；③有些细菌的鞭毛与致病性有关，如霍乱弧菌可通过鞭毛的活泼运动穿透小肠黏膜表面的黏液层，使细菌黏附于肠黏膜上皮细胞。

（3）菌毛：许多G^-和少数G^+菌体表面存在着比鞭毛更细、更短而直硬的丝状物，称为菌毛。其化学组成是菌毛蛋白，菌毛与运动无关。菌毛可分为普通菌毛和性菌毛。①普通菌毛：遍布菌体表面，具有黏附功能，与细菌的致病密切相关。②性菌毛：又称F菌毛，每菌有1～4根，比普通菌毛长而粗，可传递质粒。细菌的毒性及耐药性可通过这种方式传递。

（4）芽孢：某些细菌在一定环境条件下，胞质脱水浓缩，在菌体内部形成一个圆形或卵圆形的小体，是细菌的休眠形式，称为芽孢。芽孢一般在动物体外或营养缺乏时才能形成。芽孢发芽可形成新的菌体，一个细菌只形成一个芽孢，一个芽孢发芽也只生成一个菌体。芽孢具有很强的抗高温、抗干燥、抗化学消毒剂和抗射线能力，故临床上常把杀死芽孢作为消毒灭菌的指标。产生芽孢的细菌都是G^+，主要有芽孢杆菌属（炭疽芽孢杆菌等）和梭菌属（破伤风梭菌等）。

（三）细菌的生理

细菌的生理涉及其营养要求、能量代谢、生长繁殖及人工培养条件等。

1. 细菌的营养与生长繁殖

（1）细菌的营养物质：包括水、碳源、氮源、无机盐和生长因子等。许多细菌的生长还需一些生长因子，如维生素、某些氨基酸、嘌呤、嘧啶等。

（2）影响细菌生长的环境因素：营养物质、能量和适宜的环境是细菌生长繁殖的必备条件。①适宜的营养物质；②最适 pH 为 7.2～7.6，个别细菌如霍乱弧菌在 pH8.4～9.2 生长最好，结核分枝杆菌生长的最适 pH 为 6.5～6.8；③最适生长温度为 37℃；④适宜的气体。

（3）细菌的生长繁殖：细菌个体一般以简单的二分裂方式进行无性繁殖。在适宜条件下，多数细菌繁殖速度很快，为 20～30min/代。个别细菌繁殖速度较慢，如结核分枝杆菌为 18～20h/代。细菌的群体生长繁殖可分为 4 期：迟缓期、对数期、稳定期和衰亡期。

2. 细菌的新陈代谢

细菌的新陈代谢是指细菌细胞内分解代谢与合成代谢的总和，其显著特点是代谢旺盛和代谢类型的多样化。

（1）细菌的代谢产物：各种细菌所具有的酶不完全相同，对营养物质的分解能力也不一致，因而其代谢产物也不同。根据此特点，利用细菌的生化反应鉴别细菌。例如，吲哚（I）、甲基红（M）、VP（Voges-Proskauer）、枸橼酸盐利用（C）4 种试验常用于鉴定肠道杆菌，合称为 IMViC 试验。

（2）合成代谢产物：在医学上具有重要意义的合成产物有以下几种。①热原质或称致热原，是一种注入人体或动物体内能引起发热反应的物质，即细胞壁的脂多糖。产生热原质的细菌大多是 G^-。②毒素与侵袭性酶，细菌产生内毒素和外毒素两类毒素，外毒素是多数 G^+ 和少数 G^- 在生长繁殖过程中释放到菌体外的蛋白质；内毒素是革兰氏阴性细菌细胞壁的脂多糖，当菌体死亡崩解后游离出来。外毒素毒性强于内毒素。侵袭性酶是某些细菌产生的与毒力有关的酶，有助于细菌在机体内繁殖扩散，甚至破坏机体组织，是细菌重要的致病物质，如链球菌的透明质酸酶。③色素，某些细菌能产生不同颜色的色素，有助于鉴别细菌。④抗生素，某些微生物代谢过程中产生的一类能抑制或杀死某些其他微生物或肿瘤细胞的物质。抗生素大多由放线菌和真菌产生，细菌产生的较少。⑤细菌素，指某些菌株产生的一类具有抗菌作用的蛋白质。细菌素仅对与产生菌有亲缘关系的细菌有杀伤作用。⑥维生素，细菌能合成某些除供自身需要外，还能分泌至周围环境中的维生素。例如，人体肠道内的大肠埃希菌，合成的 B 族维生素和维生素 K 可被人体吸收利用。

3. 细菌的人工培养

人工培养细菌，需要提供充足的营养物质，适宜的环境条件，如酸碱度、渗透压、温度和必要的气体等。

（1）培养基：是用人工方法混合营养物配制而成的专供微生物生长繁殖的制品。按其营养组成和用途不同，培养基可分为基础培养基、增菌培养基、选择培养基、鉴别培养基和厌氧培养基等。

（2）生长情况：①在液体培养基中，大多数细菌生长繁殖后呈现均匀混浊状态，少数链状的细菌则呈沉淀生长；结核分枝杆菌等专性需氧菌呈表面生长，常形成菌膜。②在固体培养基中经过 18～24h 培养后，单个细菌分裂繁殖成一堆肉眼可见的细菌集团，称为菌落。③在半固体培养基中，有鞭毛的细菌在其中可自由游动，呈羽毛状或云雾状混浊生长；无鞭毛细菌只能沿穿刺线呈明显的线状生长。细菌培养对疾病的诊断、预防、治疗和科学研究都具有重要的作用。

（四）消毒灭菌

1. 消毒

消毒是杀死物体上病原微生物的方法，并不一定能杀死含芽孢的细菌或非病原微生物。用以消毒的药品称为消毒剂。一般消毒剂在常用的浓度下，只对细菌的繁殖体有效，对其芽孢则需要提高消毒剂的浓度和延长作用的时间。

2. 灭菌

灭菌是杀灭物体上所有微生物的方法。灭菌比消毒要求高，包括杀灭细菌芽孢在内的全部病原微生物和非病原微生物。

3. 抑菌

抑菌是抑制体内或体外细菌的生长繁殖。常用的抑菌剂（bacteriostat）为各种抗生素，可在体内抑制细菌的繁殖，或在体外用于抑菌试验以检测细菌对抗生素的敏感性。

4. 防腐

防腐是防止或抑制体外细菌生长繁殖的方法。细菌一般不死亡。使用同一种化学药品在高浓度时为消毒剂，低浓度时常为防腐剂。

5. 无菌

无菌是指不存在活菌。防止细菌进入人体或其他物品的操作技术，称为无菌操作。例如，进行外科手术时需防止细菌进入创口；微生物学实验中要注意防止污染和感染。

（五）细菌的遗传与变异

遗传使细菌的性状保持相对稳定，且代代相传，使其种属得以保存。变异可使细菌产生新变种。细菌的变异现象包括：①形态结构的变异，如荚膜、芽孢、鞭毛等也可发生变异。②毒力变异，包括毒力的增强和减弱。例如，将有毒的牛分枝杆菌在含有胆汁的甘油、马铃薯培养基上，经过 13 年连续传 230 代，获得了一株毒力减弱但仍保持免疫原性的变异株，即卡介苗（BCG）。③耐药性变异，指细菌对某种抗菌药物由敏感变成耐药的变异。细菌的耐药性变异给临床治疗带来很大的麻烦，并成为当今医学上的重要问题。

二、细菌致病性与免疫性

细菌侵入宿主机体后，进行生长繁殖、释放毒性物质等引起不同程度的病理过程，称为**细菌的感染**（**bacterial infection**）或传染。能使宿主致病的为**致病菌**或**病原菌**（**pathogen**），不能造成宿主感染的为非致病菌或**非病原菌**（**nonpathogen**）。

（一）正常菌群与条件致病菌

1. 正常菌群

正常人的体表和同外界相通的口腔、鼻咽腔、肠道、泌尿生殖道等腔道中都寄居着不同种类和数量的微生物。当人体免疫功能正常时，这些微生物对宿主无害，有些对人还有利，是正常微生物群，通称**正常菌群**（**normal flora**）。正常菌群具有重要的生理学意义。①生物拮抗作用：通过受体和营养竞争等方式抵抗致病菌定植或被杀死。②营养作用：例如，肠道中的大肠埃希菌能合成维生素 K 等，除供菌自需外，尚能为宿主吸收利用。③免疫作用：正常菌群能刺激机体免疫系统发生免疫应答。④抗衰老作用：肠道双歧杆菌有抗衰老作用。

2. 条件（机会）致病菌

正常菌群与宿主间的生态平衡在某些情况下可被打破，形成生态失调而导致疾病，即原来的正常菌群成了条件（机会）致病菌。这种特定的条件主要有下列几种：①寄居部位的改变。②免疫功能低下。③菌群失调，是宿主某部位正常菌群中各菌种间的比例发生较大幅度变化而超出正常范围的状态，由此产生的病症，称为菌群失调症或菌群交替症。菌群失调时，往往可引起二重感染或重叠感染。

（二）细菌的致病作用

细菌对宿主感染致病的能力称为细菌的致病性（图 16-1），细菌的致病性与细菌的**毒力**（**virulence**）、侵入数量和侵入途径密切相关。

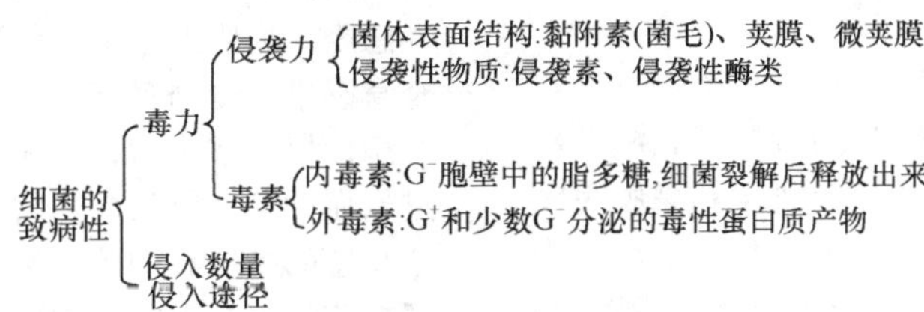

图 16-1 细菌的致病性

1. 细菌的毒力

致病菌的致病性强弱程度称为毒力。构成致病菌毒力的物质是侵袭力和毒素。

（1）侵袭力：致病菌能突破宿主皮肤、黏膜生理屏障，进入机体并在体内定植、繁殖和扩散的能力，称为**侵袭力**（**invasiveness**）。侵袭力包括荚膜、黏附素和侵袭性物质等。①荚膜：荚膜具有抗吞噬和阻挠杀菌物质的作用，使致病菌能在宿主体内大量繁殖，产生病变。伤寒沙门菌的 Vi 抗原、大肠埃希菌的 K 抗原等微荚膜，其功能与荚膜相同。②黏附素：是细菌菌毛分泌的细胞表面的蛋白质，可介导细菌黏附于宿主靶细胞，引起感染。细菌的黏附作用与其致病性密切相关。③侵袭性物质：有些致病菌如志贺菌、肠侵袭型大肠埃希菌能产生侵袭性蛋白，能使细菌向邻近细胞扩散；致病性葡萄球菌凝固酶，可抵抗宿主吞噬细胞的吞噬作用。A 群链球菌产生的透明质酸酶、链激酶和链道酶，能降解细胞间质透明质酸、溶解纤维蛋白、液化脓液等中高黏度的 DNA 等，利于细菌在组织中扩散。

（2）毒素：细菌**毒素**（**toxin**）可分为**外毒素**和**内毒素**两种（表 16-1）。

表 16-1 外毒素与内毒素的主要区别

区别要点	外毒素	内毒素
存在部位	由活的细菌释放至细菌体外	为细菌细胞壁结构成分，菌体崩解后释出
细菌种类	以革兰氏阳性细菌多见	以革兰氏阴性细菌多见
化学组成	蛋白质（相对分子质量 27 000～900 000）	脂多糖（毒性主要为类脂 A）
稳定性	不稳定，60℃以上能迅速破坏	耐热，60℃耐受数小时
毒性作用	强，各种外毒素有选择作用，引起特殊病变。有细胞毒素、神经毒素、肠毒素三大类	弱，各种细菌内毒素的毒性作用大致相同：引起发热、白细胞减少、DIC、中毒性休克
抗原性	强，可刺激机体产生高效价的抗毒素。经甲醛处理，可脱毒成为类毒霉，仍有较强的抗原性，可用于人工自动免疫	刺激机体对多糖成分产生抗体，不形成抗毒素，不能经甲醛处理成为类毒素

外毒素：主要由多数 G^+ 在代谢过程中产生并分泌到菌体外的毒性蛋白质，如破伤风梭菌、肉毒梭菌、白喉棒状杆菌、产气荚膜梭菌等。某些革兰氏阴性细菌也可产生外毒素，如痢疾志贺菌、鼠疫耶尔森菌、霍乱弧菌等。外毒素的毒性强，1mg 肉毒毒素纯品能杀死 2 亿只小鼠。不同细菌产生的外毒素，对机体的

组织器官具有选择作用，各引起特殊的病变。

内毒素：是 G^- 细胞壁中的脂多糖（LPS）组分，当细菌死亡菌体裂解后才释放出来。内毒素的结构由O特异性多糖、核心多糖和脂质A三部分组成。脂质A是内毒素的主要毒性组分，内毒素引起的毒性作用大致类同。

2. 细菌侵入的数量

感染的发生，除致病菌必须具有一定的毒力物质外，还需有足够的数量。细菌毒力愈强，引起感染所需的菌量愈小；反之则菌量愈大。

3. 细菌侵入的部位

各种致病菌都有其特定的侵入部位，这与致病菌需要特定的生长繁殖的微环境有关。例如，伤寒沙门菌必须经口进入，脑膜炎奈瑟菌应通过呼吸道吸入，破伤风梭菌的芽孢进入深部创伤，在厌氧环境中才能发芽等。

（三）宿主的免疫防御机制

人体的免疫系统由免疫器官（骨髓、胸腺、脾、淋巴结、扁桃体、小肠集合淋巴结、阑尾和黏膜免疫系统等）、免疫细胞（淋巴细胞、单核/巨噬细胞、中性粒细胞、嗜碱性粒细胞、嗜酸性粒细胞、肥大细胞、血小板等），以及免疫分子（补体、免疫球蛋白、细胞因子等）组成。在感染免疫过程中，各免疫器官、组织、细胞和免疫分子间互相协作、互相制约、密切配合，共同完成复杂的免疫防御功能（详见第十五章）。

（四）感染的发生与发展

1. 感染的来源

感染来源于宿主体外的称外源性感染；若来自患者自身体内或体表的称内源性感染。

（1）外源性感染。①患者：患者在疾病潜伏期一直到病后一段恢复期内，都有可能将致病菌传播给周围他人。②带菌者：健康带菌者和恢复期带菌者是很重要的传染源，因其不出现临床症状，故危害性大于患者。③病畜和带菌动物：病畜或带菌动物的致病菌也可传播给人类，如炭疽杆菌、布鲁菌、牛分枝杆菌，以及引起食物中毒的沙门菌等。

（2）内源性感染。这类感染的致病菌大多是体内的正常菌群，少数是以隐伏状态存在于体内的致病菌。正常菌群在特定条件下成为条件致病菌后再致病。

2. 传播方式与途径

通常是呼吸道、消化道、创伤、接触、节肢动物叮咬等多途径感染。

3. 感染的类型

感染的发生、发展和结局是宿主和致病菌相互作用的复杂过程。根据两者力量对比，感染类型可以出现不感染、隐性感染、显性感染和带菌状态等不同临床表现。

（1）不感染：当宿主具有高度免疫力，或侵入的致病菌毒力很弱或数量不足，或侵入的部位不适宜，则病菌迅速被机体的免疫系统消灭，不发生感染。

（2）隐性感染：当机体的抗感染免疫力较强，或侵入的病菌数量不多、毒力较弱，感染后对机体损害较轻，不出现或出现不明显的临床症状，是为隐性感染，或称亚临床感染。隐性感染后，机体常可获得足够的特异免疫力，能抗御相同致病菌的再次感染。在每次传染病流行中，隐性感染者一般约占人群的90%或更多。结核、白喉、伤寒等常有隐性感染。

（3）显性感染：当宿主抗感染的免疫力较弱，或侵入的致病菌数量较多、毒力较强，以致机体的组织细胞受到不同程度的损害，生理功能也发生改变，并出现一系列的临床症状和体征，是为显性感染，通称传染病。临床上按病情缓急不同，分为急性感染和慢性感染。临床上按感染的部位不同，分为局部感染和全身感染。全身感染又可分为以下几种。①**毒血症**：致病菌侵入宿主后，只在机体局部生长繁殖，病菌不进入血循环，但其产生的外毒素入血。外毒素经血到达易感的组织和细胞，引起特殊的毒性症状。②**内毒素血症**：革兰氏阴性细菌侵入血流，并在其中大量繁殖、崩解后释放出大量内毒素；也可由病灶内大量革兰氏阴性细菌死亡、释放的内毒素入血所致。③**菌血症**：致病菌由局部侵入血流，但未在血流中生长繁殖，只是短暂的一过性通过血循环到达体内适宜部位后再进行繁殖而致病。④**败血症**：致病菌侵入血流后，在其中大量繁殖并产生毒性产物，引起全身性中毒症状。⑤**脓毒血症**：指化脓性病菌侵入血流后，在其中大量繁殖，并通过血流扩散至宿主的其他组织或器官，产生新的化脓性病灶。

（4）带菌状态：致病菌在显性或隐性感染后并未立即消失，在体内继续留存一定时间，与机体免疫力处于相对平衡状态，称为带菌状态，该宿主称为带菌者。

医院获得性感染：是指患者在住院期间发生的感染，通称医院内感染。根据传染来源不同，有下列几种情况：①交叉感染，由医院内患者或医务人员直接或间接传播引起的感染；②内源性感染，或称自身感染，由患者自己体内正常菌群引起的感染；③医源性感染，在治疗、诊断或预防过程中，因所用器械等消毒不严格而造成的感染。引起医院获得性感染的微生物可以是致病菌或条件致病菌，前者引起的医院获得性感染常呈流行暴发趋势，后者常是患者在特殊诊疗处理后感染或较严重患者二重感染的主要病原体。

三、细菌感染的检查方法与防治原则

致病菌能引起多种感染和传染病，其诊断除可根据临床症状、体征和一般检验外，采取合适的临床标本进行细菌学和血清学诊断。

（一）细菌学诊断

1. 标本采集与送检过程的原则

无菌操作，避免杂菌污染；病变部位采集标本；使用抗菌药物之前；标本必须新鲜，采集后尽快送检；多数菌应保冷送检，脑膜炎奈瑟菌、淋病奈瑟菌等要保暖送检；标本常置于甘油缓冲盐水保存液中。

2. 致病菌的检验程序

致病菌的检验程序主要有直接涂片镜检、分离培养、生化试验、血清学试验等。有的尚需做动物试验、药物敏感试验等。近年来发展的细菌学快速检验技术尚有气相色谱、核酸杂交和聚合酶链反应（PCR）等技术。

（二）血清学诊断

人体受致病菌感染后，其免疫系统被刺激发生免疫应答而产生特异性抗体。抗体的量常随感染过程而增多，表现为效价或称滴度的升高。因此，用已知的细菌或其特异性抗原检测患者体液中有无相应特异抗体及其效价的动态变化，可作为某些传染病的辅助诊断。一般采取患者的血清进行试验，故这类方法通常称为血清学诊断。

常用于细菌性感染的血清学诊断种类有直接凝集试验（伤寒、副伤寒的肥达试验，立克次体的外斐试验，钩端螺旋体病的显微镜凝集试验等），乳胶凝集试验（检测脑膜炎奈瑟菌、流感嗜血杆菌等抗体），沉淀试验［梅毒的性病研究实验室试验（VDRL）、快速血浆反应素试验（RPR）等］，补体结合试验（检测Q热柯克斯体等抗体），中和试验（风湿病的抗O试验等）和ELISA等。ELISA技术已广泛应用于多种病原体特异性抗体的检测。

（三）细菌感染的特异性预防

特异性预防是根据获得免疫的原理，给机体注射或服用疫苗、类毒素或含有某种特异性抗体、细胞免疫制剂等制剂，以达到防治传染性疾病的目的，即人工免疫。人工免疫可分为人工主动免疫和人工被动免疫。

四、常见病原性细菌

（一）病原性球菌

对人类有致病性的**病原性球菌（pathogenic coccus）**主要引起化脓性炎症，故又称为化脓性球菌。根据革兰氏染色性的不同，分成G^+和G^-两类。前者有葡萄球菌、链球菌、肺炎链球菌等；后者有脑膜炎奈瑟菌、淋病奈瑟菌等。

1. 葡萄球菌属

葡萄球菌属（*Staphylococcus*）是一群革兰氏阳性球菌，常堆聚成葡萄串状。分布广泛，大部分是不致病的腐物寄生菌。有些人的皮肤和鼻咽部可带有致病菌株，一般鼻咽部带菌率为20%～50%，医务人员的带菌率可高达70%以上，是医院内交叉感染的重要传染源。

葡萄球菌的毒力因子包括：①凝固酶、纤维蛋白溶酶、耐热核酸酶、透明质酸酶、脂酶等；②毒素，如杀白细胞素、表皮剥脱毒素、毒性休克综合征毒素-1、肠毒素等；③其他，如黏附素、荚膜、胞壁肽聚糖等。葡萄球菌能引起皮肤黏膜、多种组织器官的化脓性炎症，是最常见的化脓性球菌；有的菌株还可引起食物中毒、烫伤样皮肤综合征、毒性休克综合征等疾病。此外，金黄色葡萄球菌耐药菌株高达90%以上，由该菌所致的败血症或脓毒血症仍居首位。

人类对葡萄球菌有一定的天然免疫力。患病恢复后，虽能获得一定的免疫力，但不强，难以防止再次感染。

2. 链球菌属

链球菌属（*Streptococcus*）是化脓性球菌中的另一大类常见细菌，为链状或个别种成双排列的革兰氏阳性球菌。分布广泛，大多数不致病。根据在血琼脂平板产生溶血与否及其溶血现象，链球菌分为甲型溶血性链球菌（条件致病菌）、乙型溶血性链球菌（致病菌）、丙型链球菌（非致病菌）3类。

链球菌有较强的侵袭力，并产生多种外毒素和胞外酶。致病物质中，具有与生物膜高度亲和力的黏附素，当侵入体内后，M蛋白的抗吞噬作用甚为重要。一旦病菌大量繁殖，链球菌溶素、致热外毒素等毒性物质及透明质酸酶、链激酶、链道酶等侵袭性物质造成机体的多种病变。

（1）致病性：乙型A群链球菌引起的疾病约占人类链球菌感染的90%，其感染源为患者和带菌者。传播方式有空气飞沫传播、经皮肤伤口感染和经污染食品传播等途径。链球菌引起人类多种疾患，大致可分成化脓性、中毒性和超敏反应性3类。①化脓性感染：链球菌引起的化脓性感染有淋巴管炎、淋巴结炎、蜂窝组织炎、痈、脓疱疮等局部皮肤和皮下组织感染；还有扁桃体炎、咽炎、咽峡炎、鼻窦炎、产褥感染、中耳炎、乳突炎等其他系统的感染。②中毒性疾病：链球菌引起的中毒性疾病有猩红热。③风湿热和急性肾小球肾炎则是链球菌性超敏反应性疾病。甲型溶血性链球菌是感染性心内膜炎最常见的致病菌，也可成为脑、肝和腹腔内感染的病原菌。当拔牙或摘除扁桃体时，寄居在口腔、龈隙中的这类菌可侵入血流引起菌血症。

（2）免疫性：患过猩红热后可产生同型的致热外毒素抗体，能建立牢固的同型抗毒素免疫。

3. 奈瑟菌属

奈瑟菌属（*Neisseria*）是一群肾形或豆形革兰氏阴性双球菌。无鞭毛，无芽孢，有菌毛。需氧，具有氧化酶和触酶。人类是奈瑟菌属细菌的自然宿主，对人致病的有脑膜炎奈瑟菌和淋病奈瑟菌。

1）脑膜炎奈瑟菌　俗称脑膜炎球菌，是流行性脑脊膜炎（流脑）的病原菌。在患者脑脊液中，多位于中性粒细胞内，形态典型。产生自溶酶，易自溶。

（1）致病物质：有荚膜、菌毛和内毒素。

（2）致病性：病菌侵入机体繁殖后，因自溶或死亡而释放出内毒素。内毒素作用于小血管和毛细血管，引起坏死、出血，故出现皮肤淤斑和微循环障碍。严重败血症时，因大量内毒素释放可造成DIC及中毒性休克。病菌主要经飞沫侵入人体的鼻咽部。脑膜炎奈瑟菌是流脑的病原菌。目前我国流行的血清群，95%以上是A群。

（3）免疫性：机体对脑膜炎奈瑟菌的免疫性以体液免疫为主。儿童因免疫力弱，发病率较高。对儿童注射流脑荚膜多糖疫苗进行特异性预防，常用A、C二价或A、C、Y和W135四价混合多糖菌苗。注意隔离治疗流脑患者，控制传染源。流行期间儿童可口服磺胺药物等预防。

2）淋病奈瑟菌　是人类淋病的病原菌，主要引起人类泌尿生殖系统黏膜的急性或慢性化脓性感染。脓汁标本中，大多数淋病奈瑟菌常位于中性粒细胞内。淋病是危害性大的性传播疾病之一，也是我国目前流行的发病率最高的性病。

（1）致病物质：淋病奈瑟菌进入尿道后，通过菌毛黏附到柱状上皮细胞表面，在局部形成小菌落后，再侵入细胞增殖。菌毛黏附在人类尿道黏膜上，不易被尿液冲去；抗吞噬作用强，即使被吞噬，仍能寄生在吞噬细胞内。IgA1蛋白酶能破坏黏膜表面存在的特异性IgA1抗体，使病菌仍能黏附在黏膜表面。淋病奈瑟菌的脂多糖、内毒素与补体、IgM等共同作用下，在局部形成炎症反应。

（2）所致疾病：人类是淋病奈瑟菌的唯一宿主。人类淋病主要通过性接触，淋病奈瑟菌侵入尿道和生殖道而感染，其潜伏期为2～5天。母体患有淋菌性阴道炎或子宫颈炎时，婴儿出生时可得淋菌性结膜炎者多见。

（3）免疫性：人类对淋病奈瑟菌的感染无天然抵抗力。多数患者可以自愈，并出现特异性IgM、IgG和分泌型IgA抗体，但免疫不持久，再感染和慢性患者较普遍存在。

（二）肠杆菌科

肠杆菌科（Enterobacteriaceae）是一大群生物学性状近似的革兰氏阴性杆菌，常寄居在人和动物的肠道内。肠杆菌科的细菌与医学的关系可分为以下3种情况。①致病菌：有少数细菌总是引起人类疾病，如伤寒沙门菌、志贺菌、鼠疫耶尔森菌等。②机会致病菌：一部分细菌属于正常菌群，但当宿主免疫力降低或细菌移位至肠道以外部位时，即可引起机会性感染，如大肠埃希菌、肺炎克雷伯菌等。③由正常菌群转变而来的致病菌：如引起胃肠炎的大肠埃希菌。肠杆菌科细菌种类繁多，包括10个菌属，25个菌种。

肠杆菌科细菌具有下列共同生物学特性。①形态与结构：中等大小的革兰氏阴性杆菌。无芽孢，多数为周毛菌，少数有荚膜或包膜，大多有菌毛。②兼性厌氧或需氧。③生化反应活泼，分解多种糖类和蛋白质。乳糖发酵试验（+）多为非致病菌，而（-）多为致病菌。④抗原构造主要有菌体抗原、鞭毛抗原和荚膜或包膜抗原。⑤对理化因素抵抗力不强。胆盐、煌绿等染料对非致病性肠杆菌科细菌有抑制作用。⑥易出现变异菌株，其中最常见的是耐药性转移，这种易变性在其致病性、诊断和防治中都有重要意义。

1. 埃希菌属

埃希菌属（*Escherichia*）有6个菌种，其中大肠埃希菌（*E. coli*）是最常见、最重要的一个菌种。大肠埃希菌，在婴儿出生后数小时就进入肠道，并终生伴随。①大肠埃希菌是肠道中重要的正常菌群。②在宿主免疫力下降或细菌侵入肠外组织器官后即可成为机会致病菌，引起肠道外感染，如尿道炎、膀胱炎、肾盂肾炎；也可引起腹膜炎、阑尾炎、手术创口感染等。③一些血清型的大肠埃希菌具有致病性，能导致人类胃肠炎和腹泻。④在环境卫生和食品卫生学中常被用作粪便污染的卫生学检测指标。

2. 志贺菌属

志贺菌属（*Shigella*）是人类细菌性痢疾最常见的病原菌，通称痢疾杆菌。

（1）传染源：是患者和带菌者。主要通过粪-口传播。人类对志贺菌较易感。

（2）致病物质：主要是侵袭力和内毒素，有的菌株尚产生外毒素。菌毛黏附于回肠末端和结肠黏膜的上皮细胞。继而穿入上皮细胞内生长繁殖。释放强烈内毒素，内毒素作用于肠黏膜，使其通透性增高，进一步促进对内毒素的吸收，引起发热、神志障碍，甚至中毒性休克等一系列症状。内毒素破坏肠黏膜，可形成炎症、溃疡，呈现典型的脓血黏液便。内毒素尚能作用于肠壁植物神经系统，使肠功能发生紊乱，肠蠕动失调和痉挛，尤其是直肠括约肌痉挛最明显。急性细菌性痢疾常有发热、腹痛、里急后重等症状，并伴有脓血黏液便。若治疗及时，预后良好。中毒性痢疾以小儿为多见，无明显的消化道症状，主要表现为全身中毒症状。因其内毒素致使微血管痉挛、缺血和缺氧，导致DIC、多器官功能衰竭、脑水肿，死亡率高。

（3）免疫性：志贺菌感染局限于肠黏膜层，一般不入血，故其抗感染免疫主要是消化道黏膜表面的分泌型IgA（SIgA）。病后免疫期短，也不巩固。

3. 沙门菌属

沙门菌属（*Salmonella*）有2500多种血清型，但对人类致病的只是少数。例如，引起肠热症的伤寒、副伤寒的沙门菌。其抗原主要有O和H两种抗原，少数菌尚有Vi抗原。O抗原具有属特异性；H抗原为型特异抗原。

（1）致病性：沙门菌有较强的内毒素，并有一定的侵袭力。个别菌尚能产生肠毒素。沙门菌有毒株能侵袭小肠黏膜。病菌首先黏附在黏膜细胞上，然后穿入细胞，在细胞内增殖；死亡沙门菌释放出的内毒素，可引起宿主体温升高、白细胞数下降，大剂量时导致中毒症状和休克。个别沙门菌如鼠伤寒沙门菌可产生肠毒素，引起食物中毒。

（2）感染类型：人类沙门菌感染有4种类型。①肠热症：包括伤寒沙门菌引起的伤寒，以及甲型副伤寒沙门菌、肖氏沙门菌（原称乙型副伤寒沙门菌）引起的副伤寒。伤寒和副伤寒的致病机制和临床症状基本相似，只是副伤寒的病情较轻，病程较短。沙门菌是胞内寄生菌，被巨噬细胞吞噬后，通过淋巴液到达肠系膜淋巴结大量繁殖后，经胸导管进入血流引起第一次菌血症。患者出现发热、不适、全身疼痛等前驱症状。菌随血流进入肝、脾、肾、胆囊等器官并在其中繁殖后，再次入血造成第二次菌血症。该时症状明显，持续高热，出现相对缓脉，肝脾肿大，全身中毒症状显著，皮肤出现玫瑰疹，外周血白细胞明显下降。胆囊中菌通过胆汁进入肠道，一部分随粪便排出体外，另一部分再次侵入肠壁淋巴组织，使已致敏的组织发生超敏反应，导致局部坏死和溃疡，严重的有出血或肠穿孔并发症。肾中的病菌可随尿排出。以上病变在疾病的第2~3周出现。若无并发症，自第2~3周后病情开始好转。②胃肠炎（食物中毒）：是最常见的沙门菌感染，由鼠伤寒沙门菌、猪霍乱沙门菌、肠炎沙门菌等污染引起。潜伏期6~24h。起病急，主要症状为发热、恶心、呕吐、腹痛、水样泻，偶有黏液或脓性腹泻。③败血症：多见于儿童和免疫力低下的成人。病菌以猪霍乱沙门菌、希氏沙门菌、鼠伤寒沙门菌、肠炎沙门菌等常见。症状严重，有高热、寒战、厌食和贫血等。败血症因病菌侵入血循环引起，因而菌可随血流导致脑膜炎、骨髓炎、胆囊炎、心内膜炎等发生。④无症状带菌者：有1%~5%伤寒或副伤寒患者，在症状消失后1年仍可在其粪便中检出相应沙门菌。这些菌留在胆囊中，成为人类伤寒和副伤寒病原菌的储存场所。

（3）免疫性：肠热症后可获得特异性细胞免疫。胃肠炎的恢复与肠道局部生成SIgA有关。

（三）霍乱弧菌

霍乱弧菌（*Vibrio cholerae*）是引起烈性传染病霍乱的病原体，2000多年前已有记载。自1817年以来，已发生过7次世界性霍乱大流行。1992年，一个新的流行株O139（Bengal）在沿孟加拉湾的印度和孟加拉一些城市出现，并很快传遍亚洲，这是首次由非01群霍乱弧菌引起的流行。

1. 生物学性状

①细菌典型形态：呈弧型或逗点状。G^-，有菌毛，有些菌株有荚膜，有单鞭毛，运动非常活泼，呈穿梭样或流星状。②兼性厌氧，营养要求不高。耐碱不耐酸，在pH8.8~9.0的碱性蛋白胨水或碱性琼脂平板上生长良好。③霍乱弧菌有耐热的O抗原和不耐热的H抗原。现已有155个血清群，其中O1群、O139群引起霍乱，其余的血清群可引起人类胃肠炎等疾病。H抗原无特异性。④O139群抗原性与O1群之间无交叉，但外膜蛋白、毒性基因等则与O1群的古典型和El Tor生物型的流行株相似。

2. 致病性

霍乱弧菌所致疾病是烈性肠道传染病霍乱，为我国的甲类法定传染病。传染源是患者、无症状感染者。传播途径主要是通过污染的水源或食物经口摄入。致病物质涉及以下物质。①鞭毛、菌毛：鞭毛的活泼运动有助于细菌穿过肠黏膜表面黏液层，利于菌毛黏附于肠壁上皮细胞，使细菌定居于小肠。②霍乱肠毒素：是目前已知的致泻毒素中最为强烈的毒素，使细胞腺苷酸环化酶活性增高，细胞内cAMP水平升高，主动分泌Na^+、K^+、HCO_3^-和水，导致严重的腹泻与呕吐。典型病例一般在吞食细菌后2~3天突然出现剧烈腹泻和呕吐，腹泻物如米泔水样，大量水分和电解质丧失，引起低容量性休克和肾衰竭，死亡率高达60%。

3. 免疫性

对O1群霍乱弧菌感染的研究和历次霍乱流行的观察表明，感染霍乱弧菌后，机体可获得牢固免疫力，再感染者少见。

（四）厌氧性细菌——破伤风梭菌

厌氧性细菌是一群必须在无氧环境下才能生长繁殖的革兰氏阳性细菌。根据能否形成芽孢，厌氧性细菌可分为两大类：厌氧芽孢梭菌属和无芽孢厌氧菌。厌氧芽孢梭菌属大多为严格厌氧菌，革兰氏染色阳性，能形成芽孢，芽孢直径比菌体粗，使菌体膨大呈梭状，故而得名。均有周鞭毛。对热、干燥和消毒剂均有很强的抵抗力。主要分布于土壤、人和动物的肠道。致病菌包括破伤风梭菌、产气荚膜梭菌和肉毒梭菌。本节仅介绍破伤风梭菌。

破伤风梭菌（*Clostridiumtetani*）是破伤风的病原菌，为外源性感染。当机体受到外伤，创口被污染，或分娩时使用不洁器械剪断脐带等，病菌可侵入，芽孢发芽繁殖，释放毒素。发病后机体呈强直性痉挛、抽搐，可因窒息或呼吸衰竭而死亡。

（1）生物学特性：菌体细长，有周边鞭毛、无荚膜。芽孢正圆，比菌体粗，位于菌体顶端，使细菌呈鼓槌状，为本菌典型特征。抵抗力很强，干燥的土壤和尘埃中可存活数年。

(2) 致病性：破伤风梭菌由伤口侵入人体引起破伤风。感染的重要条件是伤口需形成厌氧微环境：伤口窄而深（如刺伤），有泥土或异物污染；大面积创伤、烧伤，坏死组织多，局部组织缺血；同时有需氧菌或兼性厌氧菌混合感染的伤口，均易造成厌氧微环境，有利于破伤风梭菌繁殖。致病作用完全有赖于病菌所产生的外毒素，又称**痉挛毒素（tetanospasmin）**。毒性极强，小鼠的半数致死量（LD_{50}）为0.015ng，对人的致死量小于1μg。其化学性质为蛋白质，不耐热，65℃ 30min即被破坏。痉挛毒素通过阻止抑制性神经介质的释放，使肌肉活动的兴奋与抑制失调，造成麻痹性痉挛。潜伏期可从几天至几周，与原发感染部位距离中枢神经系统的长短有关。典型的症状是咀嚼肌痉挛所造成的苦笑面容及持续性背部痉挛即角弓反张。

(3) 免疫性：破伤风免疫属外毒素免疫，主要是抗毒素发挥中和作用。破伤风痉挛毒素毒性很强，极少量毒素即可致病，故一般病后不会获得牢固免疫力。获得有效抗毒素的途径是人工免疫。

(4) 特异性防治：①对3～6个月的易感婴儿，进行人工主动免疫，注射破伤风类毒素。目前我国采用的是一种含有百日咳疫苗、白喉类毒素和破伤风类毒素的百白破三联制剂，可同时获得对这3种常见病的免疫力。②伤口污染严重而又未经过基础免疫者，可立即注射破伤风抗毒素（TAT）以获得被动免疫作紧急预防。注射TAT被动预防的同时，可给予类毒素同时作主动免疫。

（五）结核分枝杆菌（俗称结核杆菌）

结核分枝杆菌（*Mycobacterium tuberculosis*）是引起结核病的病原菌。可侵犯全身各器官，但以肺结核为最多见。结核病至今仍为重要的传染病，近年来结核发病率又有上升趋势。据WHO报道，每年约有800万新病例发生，至少有300万人死于该病。

1. 生物学特性

结核分枝杆菌细长微弯，G^+杆菌，抗酸染色菌体呈红色；有荚膜、无鞭毛、无芽孢；专性需氧菌，营养要求高，生长缓慢；菌体细胞壁脂质含量较高，故对干燥的抵抗力特别强。该菌易发生形态、菌落、毒力、免疫原性和耐药性等变异。卡介苗（BCG）就是将牛结核分枝杆菌在含甘油、胆汁、马铃薯的培养基中经13年230次传代而获得的减毒活疫苗株，现广泛用于预防接种。

结核分枝杆菌无内毒素，也不产生外毒素和侵袭性酶类，其致病作用可能与细菌在组织细胞内顽强增殖引起炎症反应，以及诱导机体产生迟发型超敏反应性损伤有关。结核分枝杆菌可通过呼吸道、消化道和破损的皮肤黏膜进入机体，侵犯多种组织器官，引起相应器官的结核病，以肺结核最为常见。

2. 肺部感染

肺结核可有以下两类表现。①原发感染：多见于儿童。结核分枝杆菌随飞沫和尘埃通过呼吸道进入肺泡，细胞内寄生。原发灶内结核分枝杆菌可经淋巴管扩散到肺门淋巴结。随着机体免疫力的建立，原发灶大多可纤维化和钙化而自愈。极少数免疫力低下者经淋巴、血流扩散至全身，导致全身粟粒性结核或结核性脑膜炎。②继发感染：多见于成年人。大多为内源性感染，极少由外源性感染所致。由于机体已形成对结核分枝杆菌的特异性细胞免疫，对再次侵入的结核分枝杆菌有较强的局限能力，故继发感染的特点是病灶局限，一般不累及邻近的淋巴结，主要表现为慢性肉芽肿性炎症，形成结核结节，发生纤维化或干酪样坏死。病变常发生在肺尖部位。

3. 肺外感染

部分患者结核分枝杆菌可进入血液循环引起肺内、外播散，如脑、肾结核，痰菌被咽入消化道也可引起肠结核、结核性腹膜炎等。

4. 免疫性与超敏反应

人类对结核分枝杆菌的感染率很高，但发病率却较低，表明人体对结核分枝杆菌有较强的免疫力。抗结核的免疫力依赖于结核分枝杆菌或菌体成分在体内的存在，一旦体内的结核分枝杆菌或菌体成分全部消失，抗结核免疫力也随之消失，这种免疫称为**有菌免疫**或**传染性免疫**。机体在产生抗结核免疫的同时，也发生Ⅳ型超敏反应。

5. 结核菌素试验

将一定量结核菌素注入前臂内侧皮内，如受试者曾感染过结核分枝杆菌，则在注射部位出现迟发型超敏反应炎症，判为阳性，未感染者则为阴性。临床应用：①诊断婴幼儿的结核病；②测定接种卡介苗后免疫效果；③在未接种卡介苗的人群作结核分枝杆菌感染的流行病学调查；④用于测定肿瘤患者的细胞免疫功能。

6. 防治原则

近20年国际组织提出控制结核病的主要方法有：①发现和治疗痰菌阳性者；②新生儿接种卡介苗。利福平、异烟肼、乙胺丁醇、链霉素是治疗第一线药物。联合用药可以减少耐药性的产生。

（六）动物源性细菌——炭疽芽孢杆菌

动物源性细菌是人畜共患病的病原菌，主要有布鲁菌、鼠疫耶氏菌和炭疽芽孢杆菌（俗称炭疽杆菌）。

炭疽芽孢杆菌（*Bacillusanthracis*）可引起食草动物炭疽病，人类可经多种途径感染该菌。该菌是致病菌中最大的G^+粗大杆菌，两端截平竹节样排列，有毒株可形成荚膜，无鞭毛。

1. 致病物质

致病物质主要有荚膜和炭疽毒素。炭疽毒素是造成感染者致病和死亡的主要原因，毒性作用直接损伤微血管内皮细胞，增加血管通透性而形成水肿。由于有效循环血量不足，微循环障碍致感染性休克和DIC，甚至致死。

2. 临床类型

人类炭疽病有3种临床类型。①皮肤炭疽：最为多见，由直接接触患病动物或受染毛皮所致。细菌由皮肤小伤口侵入，经一天左右局部出现小痂，继而周围形成水疱、脓疱，最后形成坏死、溃疡并形成黑色焦痂，故名炭疽。②肺炭疽：肺炭疽由吸入炭疽芽孢所致。③肠炭疽：由食入未煮熟的病畜肉类、奶或被芽孢污染的食物所致。3型炭疽病均可并发败血症，偶可引起炭疽性脑膜炎，死亡率极高。

感染炭疽后可获得持久性免疫力。防治原则为：①病畜应严格隔离，死畜焚毁或深埋，严禁食用；②易感家畜应接种炭疽杆菌减毒活疫苗；③患者应严密隔离，直至痊愈；④对易感人群接种炭疽杆菌减毒活疫苗；⑤治疗药物首选青霉素G，青霉素过敏者可采用环丙沙星及红霉素等。

（杨　娥　范桂香）

第二节　病　　毒

病毒（**virus**）是一类形态最微小，结构最简单，只含单一核酸（DNA/RNA）类型，必须在活细胞寄生以复制的方式增殖的非细胞型微生物。其主要特点是：严格的细胞内寄生性，只能在一定种类的活细胞中增殖；对抗生素不敏感，但对干扰素敏感。由病毒引发的疾病约占75%。其传染性强，流行广泛，且目前尚缺乏特效治疗药物。

一、病毒的基本性状

（一）病毒的大小与形态

病毒体（**virion**）是指有一定形态结构和感染性的完整病毒颗粒。其测量单位为纳米（nm）。各种病毒体大小差别悬殊，最大约为300nm，如痘苗病毒；最小约为30nm，如脊髓灰质炎病毒、鼻病毒等。病毒有5种形态：呈球形或近似球形、杆状、子弹状、砖块状和蝌蚪状。引起人和动物疾病的病毒多为球形。

（二）病毒的结构与化学组成

无膜病毒由核心和衣壳构成，称为核衣壳。有膜病毒核衣壳外还有一层包膜。

1. 病毒的核心

核酸位于病毒体的中心，其化学成分为DNA或RNA，借此分为DNA病毒和RNA病毒。病毒核酸携带病毒的全部遗传信息，是病毒的基因组，是决定病毒遗传、变异、感染和复制的物质基础。

2. 病毒的衣壳

衣壳是包绕在核心外的结构蛋白，由许多壳粒组成。根据壳粒排列方式不同，衣壳可分为螺旋对称型、20面体对称型和复合对称型。其主要功能是：①保护病毒核酸免受酶或其他理化因素的破坏；②参与感染过程；③具有免疫原性，可诱导机体产生免疫应答。

3. 病毒的包膜

包膜是病毒在成熟过程中穿过宿主细胞以出芽方式穿过核膜或胞质膜，向细胞外释放时获得的，故含有宿主细胞膜或核膜成分，含脂质和少量糖类。包膜表面常有不同形状的突起，称为包膜子粒或刺突，为糖蛋白。病毒包膜的主要功能是：①维护病毒体结构的完整性；②与病毒的吸附、亲嗜性有关，参与感染过程；③子粒糖蛋白具有免疫原性，可诱导机体产生免疫应答。

（三）病毒的增殖

病毒缺乏增殖所需要的酶系统，只能在易感活细胞内增殖。病毒以复制的方式进行增殖。

1. 病毒的复制周期

病毒的复制周期包括吸附、穿入、脱壳、生物合成及组装、成熟和释放5个步骤。由于病毒的种类不同，子代病毒的核酸与蛋白质在宿主细胞内复制装配的部位也不同。无包膜病毒装配成的核衣壳即成熟的病毒体。有包膜的病毒，装配成核衣壳后以出芽方式释放时，可获得核膜或胞质膜而为成熟病毒体。包膜上的脂类来自宿主细胞，包膜蛋白（包括糖蛋白）则由病毒编码，故具有病毒的特异性与抗原性。

2. 病毒增殖的细胞效应

病毒在复制过程中阻断或抑制宿主细胞的正常代谢，可致细胞损伤、裂解并释放出大量的子代病毒（如脊髓灰质炎病毒等）；出芽释放的病毒（如疱疹病毒等）虽然不直接裂解细胞，但可因细胞代谢的改变最终导致细胞死亡；巨细胞病毒可通过细胞间桥或细胞融合方式侵入新的细胞；逆转录病毒则一方面可以出芽方式释放子代病毒，另外还可通过整合有病毒基因的细胞分裂后，将病毒基因传递入子代病毒。

3. 病毒的干扰现象

当两种病毒同时感染同一细胞时，可发生一种病毒的增殖抑制了另一种病毒增殖的现象，称为干扰现象。其可能的机制是第一种病毒感染后，宿主细胞表面的受体被结合或细胞发生了代谢途径的变化，从而阻止了另一种病毒的吸附、穿入细胞或生物合成；也可能与干扰素的产生有关。

二、病毒的感染与免疫

（一）病毒感染的传播方式与途经

1. 水平传播

病毒在人群不同个体间的传播，是大多数病毒的传播方式。例如，病毒通过皮肤、黏膜（呼吸道、消化道或泌尿生殖道），在特定条件下可直接进入血液循环（如输血、机械损伤、昆虫叮咬等）而感染机体。

2. 垂直传播

通过胎盘或产道将病毒由亲代传播给子代的方式称为垂直传播，如风疹病毒、巨细胞病毒、人类免疫缺陷病毒（HIV）及乙型肝炎病毒等。

（二）病毒感染的类型

根据有无临床症状，病毒感染可分为隐性感染和显性感染；根据临床症状的长短及病毒在机体的滞留时间，病毒感染又可分为急性感染和持续性感染。

1. 隐性感染和显性感染

病毒进入机体不引起临床症状呈隐性感染或亚临床感染。病毒感染后可引起明显的临床症状称为显性感染或临床感染，如天花病毒、麻疹病毒等。隐性或显性感染均可获得免疫力而终止感染。

2. 急性感染

病毒侵入机体后，在细胞内增殖，引起细胞损伤和死亡而导致组织器官损伤和功能障碍，出现临床症状。其特点是：潜伏期短，发病急，病程短，病后常获得特异性免疫。

3. 病毒的持续性感染

病毒的持续性感染即病毒可在机体内持续数月至数年、甚至数十年。可出现症状，也可不出现症状而长期带病毒，可成为重要的传染源。根据病程持续性，感染可分为3种：①潜伏性感染。病毒基因存在于组织或细胞中，在某些条件下病毒可被激活而急性发作。例如，单纯疱疹病毒感染后，潜伏在三叉神经节中；水痘病毒潜伏在脊髓后根神经节或颅神经的感觉神经节细胞中。机体无临床症状也无病毒排出，当机体劳累或免疫功能低下等因素影响时，潜伏的病毒被激活后沿感染神经到达皮肤、黏膜，发生疱疹。②慢性感染。显性或隐性感染后，病毒可持续存在于血液或组织中并不断排出体外，可有症状，也可无症状，如慢性乙型肝炎、丙型肝炎等。③慢发病毒感染。病毒感染后有很长的潜伏期，经数年或数十年后，可发生某些进行性疾病，并导致死亡。例如，儿童期感染麻疹病毒恢复后，经过十余年后可发生亚急性硬化性脑炎（SSPE），现已证实该病是由麻疹病毒所致。

（三）病毒的致病性

1. 直接损害宿主细胞

病毒感染进入易感细胞，在细胞内增殖，导致细胞损伤。当病毒扩散至多数细胞后则可形成对组织器官的损伤或功能障碍。

（1）杀细胞效应：病毒在宿主细胞内复制成熟后，在很短时间内一次释放大量子代病毒，致细胞被裂解而死亡。其主要见于无包膜病毒，如脊髓灰质炎病毒。

（2）细胞膜改变：表现为感染细胞表面出现病毒性抗原，细胞融合形成多核巨细胞，细胞膜通透性异常等。感染细胞成为免疫攻击的靶细胞，最终仍不免死亡。

（3）包涵体形成：病毒感染的细胞内，用普通光镜可看到着色不同的圆形或椭圆形斑块，称为包涵体。有的位于胞质内（痘病毒），有的位于胞核中（疱疹病毒）；或两者都有（麻疹病毒）；有嗜酸性或嗜碱性的，因病毒种类而异，可作为诊断依据。

（4）细胞凋亡：已证实HIV等病毒或病毒蛋白可激活细胞凋亡基因，诱导细胞凋亡。这对指导研究如何阻断或减少病毒致细胞死亡的损伤作用有重要价值。

（5）病毒基因的整合与细胞转化：从基因水平研究发现，逆转录病毒可在复制过程中以双链DNA整合至细胞染色体DNA中，致细胞发生转化，增殖变快，失去细胞间接触抑制，与肿瘤的形成密切相关。

2. 病毒感染的免疫病理作用

病毒感染宿主细胞后，可出现新抗原或自身抗原变异，从而诱发机体发生病理性免疫应答，导致组织细胞损伤。

（四）抗病毒免疫

机体抗病毒免疫应答可分为天然的非特异性免疫及获得的特异性免疫，在体内两者协同发挥作用。

1. 非特异性免疫

①干扰素：是由病毒或干扰素诱生剂诱导有关细胞产生的具有抗病毒活性、抗肿瘤和免疫调节功能的糖蛋白。干扰素具有广谱抗病毒活性，作用有相对的种属特异性，一般在同种细胞中的活性最高。②NK细胞：激活的NK细胞通过ADCC和自然杀伤机制杀伤病毒感染的靶细胞。

2. 特异性免疫

①抗病毒中和性抗体（IgG、IgM）可与相应病毒结合，阻止病毒对宿主细胞的吸附；介导ADCC作用。对再次入侵的病毒体有预防作用。SIgA具有抗呼吸道及消化道病毒再感染作用。②细胞免疫主要作用于细胞内的病毒，参与的细胞主要有CTL细胞、Th细胞、巨噬细胞和NK细胞。

3. 抗病毒免疫持续的时间特点

①病毒型别单一、有病毒血症的全身性感染，免疫力较为牢固，且持续时间较长，如水痘、天花、腮腺炎、麻疹、脊髓灰质炎和乙型脑炎等病毒；②无病毒血症的局部或黏膜感染、易发生抗原变异的病毒，免疫力短暂，可多次感染，如流感病

毒、鼻病毒等。

三、病毒感染的检测方法和防治原则

(一) 病毒感染的检测方法

目前传统常用的病毒感染的检查方法包括病毒的分离鉴定、血清学诊断、病毒成分检测等。随着分子病毒学的发展，病毒感染的诊断技术已由传统方法扩展至新的快速诊断技术。

1. 标本的采集与送检

原则是：①应采集患者急性期标本；②采取不同感染部位的标本（如鼻咽分泌物、脑脊液、粪便或血液）；③标本应低温保存尽快送检；④采集早期与恢复期双份血清。检测早期与恢复期的抗体效价的变化，血清抗体检测标本应保存于-20℃。

2. 形态学检查

可用光学显微镜检查病毒包涵体；电子显微镜观察病毒的形态、结构；免疫电镜观察病毒标本与特异性抗体的凝集物。

3. 分离培养

分离培养常用的方法是细胞培养、鸡胚接种和动物接种。接种标本后用显微镜观察病毒在培养细胞中增殖的指征：细胞病变效应（CPE）及红细胞吸附现象。进行血凝和血凝抑制试验。

4. 抗原抗体检查

常用的方法有中和试验、血凝抑制试验、补体结合试验、免疫电泳、ELISA 及免疫荧光技术等。

5. 病毒感染的快速诊断

病毒感染的快速诊断即直接观察标本中的病毒颗粒（电镜和免疫电镜检查），直接检测病毒抗原或核酸（免疫标记技术和核酸扩增技术）和 IgM 抗体等，在数小时内作出快速早期诊断。

(二) 病毒性疾病的防治原则

病毒性疾病传播快、危害大，且大多数尚无有效的治疗药物，因此预防显得尤为重要。防治原则是避免接触传染源，切断传播途径，做好疫苗接种工作。

1. 免疫学防治

人工主动免疫常用的疫苗有灭活疫苗、减毒活疫苗、亚单位疫苗、基因工程疫苗及核酸疫苗等。人工被动免疫常用的生物制剂有胎盘球蛋白、丙种球蛋白、转移因子等，可用于甲肝、麻疹、脊髓灰质炎等病毒的紧急预防。

2. 药物和生物制剂

①化学药物：目前疗效较好、毒性较小的药物有阿糖腺苷、阿昔洛韦、齐多夫定、赛科纳瓦、金刚烷胺等。②干扰素或干扰素诱生剂及细胞因子（IFN、TNF、IL-2）等（详见第十五章）。③中草药：中草药等天然药物如黄芪、板蓝根、大青叶等也具有抑制病毒复制作用。

四、常见致病性病毒

(一) 呼吸道病毒

呼吸道病毒是指一大类以呼吸道为侵入门户，在呼吸道黏膜上皮细胞增殖引起呼吸道局部感染或呼吸道以外组织器官病变的病毒。呼吸道病毒包括正粘病毒科中的流行性感冒病毒；副粘病毒科中的副流感病毒、呼吸道合胞病毒、麻疹病毒、腮腺炎病毒及其他致呼吸道感染的病毒，如腺病毒、风疹病毒、鼻病毒、冠状病毒和呼肠病毒等。

流行性感冒病毒（influenza virus）简称流感病毒，有甲（A）、乙（B）、丙（C）3 型，引起人和动物流行性感冒（简称流感）。

1. 形态与结构（图 16-2）

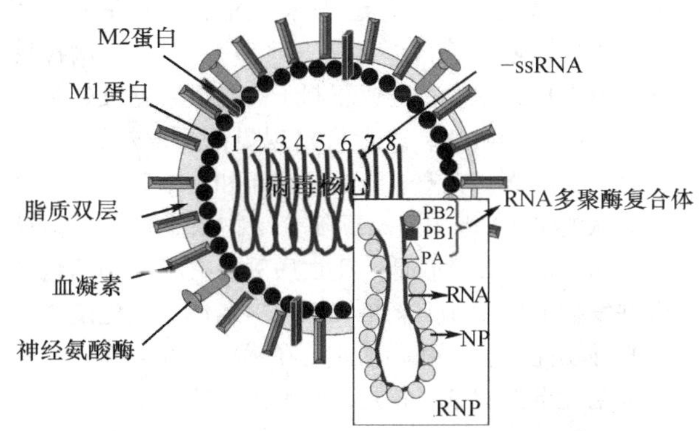

图 16-2 流行性感冒病毒的形态与结构

流感病毒呈球形或丝状，直径 80～120mm；结构自内向外分为3层：①内层是核心，由分节段的单负股 RMA（-SSRMA）与其结合的核蛋白（NP）和 RNA 多聚酶（PA、PB1 和 PB2）组成，共同形成核糖核蛋白（RNP），即核负，核酸有 7～8 个片段，易发生基因重组，导致新病毒株的出现，RNP 呈螺旋对称。②中层为 M 蛋白，维持病毒的形态。③外层为脂质双层，来自宿主细胞的膜，镶嵌有两种糖蛋白刺突，即血凝素（HA）和神经氨酸酶（NA），它们是划分流感病毒亚型的依据，抗原性极易变异，还分布有具有离子通道作用的 M2 蛋白

2. 变异与流行

流感病毒分为甲、乙、丙 3 型；甲型又可根据 HA 和 NA 抗原性不同，再分为若干亚型。乙型、丙型至今尚未发现亚型。甲型流感病毒 HA 和 NA 易发生变异，HA 变异得更快。流感病毒的变异是一个连续不断由量变到质变的过程，其变异幅度小（小于 1%），属于量变，称为**抗原性漂移（antigenic drift）**，仅引起局部中小型流行；变异幅度大（HA 氨基酸的变异率为 20%～50%），形成新亚型，属于质变，称为**抗原性转变（antigenic shift）**，则常引起大流行或世界性大流行。由于人群缺乏对变异病毒株的免疫力，这些新亚型可以引起人群间流感大流行。甲型流感病毒的抗原性变异与流感大流行见表 16-2。1997 年以来，发现 H5N1、H7N2、H7N7、H9N2 及 H1N1 等型禽、猪流感病毒也可以感染人。

表 16-2 甲型流感病毒的抗原性变异与流感大流行

甲型流感名称	抗原结构	流行年代	代表病毒株*
Hsw1N1	H1N1	1918～1919（西班牙流感）	猪流感病毒相关（H1N1）
亚甲型（A1）	H1N1	1946～1957	A/FM/1/47（H1N1）
亚洲甲型（A2）	H2N2	1957～1968（亚洲流感）	A/Singapore/1/57（H2N2）
香港甲型	H3N2	1968～1977（香港流感）	A/Hongkong/1/68（H3N2）
香港甲型与新甲型	H3N2，H1N1	1977～（俄罗斯流感）	A/USSR/90/77（H1N1）
	H1N1	2009～（墨西哥流感）	A/Mexico/4486/2009（H1N1）

*型别/分离地点/病毒序号/分离年代（亚型）

3. 致病性

甲型流感病毒除感染人类外，还可以感染禽、猪、马等动物；乙型流感病毒在人和猪间有流行；丙型流感病毒只感染人类。传染源是急性期患者和隐性感染者（动物）；传播途径是病毒经飞沫通过呼吸道在人群间传播。人群普遍易感，潜伏期一般为1～4天。病毒感染呼吸道上皮细胞后，迅速复制子代病毒并感染邻近细胞，不引起病毒血症。患者可出现畏寒、发热、头疼、肌痛、浑身酸痛、鼻塞、流涕、咽痛和咳嗽等症状。在出现症状的1～2天内，病毒随分泌物大量排除。流感发病率高，但病死率较低。死亡病例多见于有细菌性感染等并发症的婴幼儿、老年人等。年老体弱、免疫力低下、心肺功能不全者和婴幼儿，在感染后5～10天，易发生细菌性继发感染，特别是肺炎，常危及生命。

4. 免疫性

流感病毒感染或疫苗接种后，机体可获得同型特异性免疫力。抗-HA特异性抗体是中和抗体（IgG、IgM和sIgA），在预防感染和阻止疾病发生中有重要作用。血清抗-HA中和抗体可持续数月或数年，对同型病毒有牢固免疫力。但各亚型间无交叉免疫。

5. 防治原则

①流行期间应尽量避免人群聚集，公共场所可用乳酸加热熏蒸，能灭活空气中的流感病毒。②免疫接种是预防流感最有效的方法，但必须与当前流行株的型别基本相同。③盐酸金刚烷氨及其衍生物甲基金刚烷氨可用于预防甲型流感。此外，干扰素滴鼻及中药板蓝根、大青叶等有一定疗效。

除了流感病毒，其他呼吸道病毒如麻疹病毒、SARS冠状病毒素等也可导致人类疾病，其特性各有不同（表16-3）。

表 16-3 其他呼吸道病毒

名称	形态结构	所致疾病	防治原则
麻疹病毒	RNA单链，球形，有包膜	麻疹	麻疹减毒活疫苗
SARS冠状病毒	RNA单链，球形，有包膜	严重急性呼吸道综合征	尚无有效疫苗
流行性腮腺炎病毒	RNA单链，球形，有包膜	流行性腮腺炎	腮腺炎疫苗（MMR）
呼吸道合胞病毒	RNA单链，球形，有包膜	婴幼儿细支气管炎，肺炎	尚无有效疫苗
腺病毒	DNA双链，球形，无包膜	肺炎，小儿胃肠炎，流行性角膜炎	尚无有效疫苗

（二）肠道病毒

肠道病毒及急性胃肠炎病毒是最常见的经消化道感染引起人类疾病的病毒。**肠道病毒（enterovirus）**是一类生物学性状相似、形态最小的单正链RNA病毒，具有许多共同特征：①无包膜小RNA病毒，球形，24～30nm，衣壳二十面体对称，单股正链RNA，是感染性核酸；②多能在易感细胞中增殖，迅速产生细胞病变；③对理化因素的抵抗力较强，耐酸、耐乙醚；④主要经粪-口途径传播，隐性感染多见，病毒在肠道中增殖，释放入血，致病毒血症，引起多种肠道外感染性疾病。人类肠道病毒成员及所致疾病见表16-4。

表 16-4 人类肠道病毒成员及所致疾病

人肠道病毒成员	所致疾病	免疫与预防
1. 脊髓灰质炎病毒 1、2、3三型	小儿麻痹症	减毒活疫苗及灭活疫苗；感染后获得同型牢固免疫力
2. 柯萨奇病毒 A组：1～22，24型 B组：1～6型	疱疹性咽峡炎（A组）， 手足口病（A16）， 流行性胸痛和心肌炎（B组）， 急性结膜炎（A24）	尚无理想有效疫苗

续表

人肠道病毒成员	所致疾病	免疫与预防
3. 埃可病毒 1～9，11～27，29～33 型	病毒性脑膜炎，脑炎，婴幼儿腹泻，儿童皮疹等	尚无理想有效疫苗
4. 新肠道病毒 68，69，70 和 71 型	急性出血性结膜炎（70 型），手足口病（71 型）	尚无理想有效疫苗

（三）肝炎病毒

肝炎病毒（hepatitis virus）是引起病毒性肝炎的病原体，人类肝炎病毒至少有 5 种型别，包括甲型肝炎病毒（HAV）、乙型肝炎病毒（HBV）、丙型肝炎病毒（HCV）、丁型肝炎病毒（HDV）及戊型肝炎病毒（HEV）。甲型肝炎病毒与戊型肝炎病毒由消化道传播，引起急性肝炎，不转为慢性肝炎或慢性携带者。乙型与丙型肝炎病毒均由输血、血制品或注射器污染传播，可引起急性肝炎、慢性肝炎，并与肝硬化及肝癌相关。丁型肝炎病毒为一种缺陷病毒，必须在乙型肝炎病毒等辅助下方能复制，故其传播途径与乙型肝炎病毒相同。各型肝炎病毒特性比较见表 16-5。

表 16-5　各型肝炎病毒特性比较

肝炎病毒	甲型肝炎病毒（HAV）	乙型肝炎病毒（HBV）	丙型肝炎病毒（HCV）	丁型肝炎病毒（HDV）	戊型肝炎病毒（HEV）
病毒科	小 RNA 病毒科	嗜肝 DNA 病毒科	黄病毒科	尚未确定	尚未确定
病毒大小/nm	27～32	42	55～65	35～37	30～32
形态	球形，无包膜	球形，双层衣壳	球形，有包膜	球形，有包膜	球形，无包膜
核酸类型	单正链 RNA	双链 DNA	单正链 RNA	单负链 RNA	单正链 RNA
传播途径	粪-口	血液和血制品、母-婴垂直		性传播及密切接触	粪-口
潜伏期/周	2～6	4～20	2～10	1～6	2～8
急性肝炎	+	+	+	+	+
慢性肝炎	-	+	+	+	-
重型肝炎	少	少	少	经常	妊娠期间
携带者	-	+	+	+	-
诱发肝癌	-	+	+	?	-
被动免疫	丙种球蛋白	高效价 HBIg*	丙种球蛋白	-	-
主动免疫	灭活或减毒疫苗	基因工程疫苗（HBsAg）	无	HBsAg	无

* 高效价抗-HBs 的人血清免疫球蛋白（HBIg）

乙型肝炎病毒（hepatitis B virus，HBV）是乙型肝炎的病原体，HBV 在世界范围内传播，估计全世界有乙型肝炎患者及无症状 HBV 携带者达 3.5 亿人之多，在我国 HBV 携带者超过 1 亿。

1. 形态与结构

电镜下 HBV 呈 3 种不同形态颗粒，即大球形颗粒、小球形颗粒和管形颗粒（图 16-3）。①大球形颗粒（Dane 颗粒）：球形，直径 42nm，具有双层衣壳。外衣壳由脂质双层与蛋白质组成，含表面抗原（HBsAg）；内衣壳呈二十面体立体对称，含有核心抗原（HBcAg）。核心含有病毒的 DNA 和 DNA 多聚酶。Dane 颗粒是完整的病毒颗粒，具有传染性。②小球形颗粒：直径约 22nm，是过剩的外衣壳，含有 HBsAg，无传染性。③管形颗粒：由小球形颗粒聚集而成。

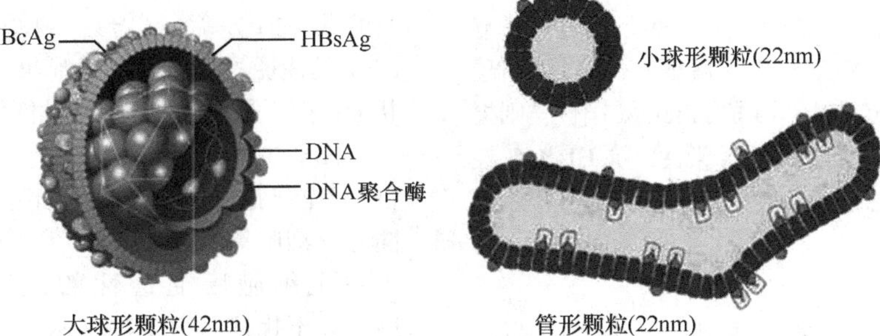

图 16-3　乙型肝炎病毒的形态与结构模式图

2. 抗原组成

①HBsAg：存在于感染者血中，是 HBV 感染的标志之一。HBsAg 可刺激机体产生特异性抗-HBs 抗体，该抗体为中和抗体，能防御 HBV 再感染，对机体有保护作用。②HBcAg：存在于内衣壳上，受感染肝细胞核内，常规检查方法不易检出。HBcAg 能刺激机体产生抗-HBc，为非保护性抗体；检测到抗-HBc IgM，提示 HBV 处于复制状态。③HBeAg：当 HBV 裂解时，HBeAg 游离释放入血。HBeAg 与 HBV 颗粒及 DNA 多聚酶的消长基本一致，故可作为 HBV 复制及血清具有传染性的指标。HBeAg 可刺激机体产生抗-HBe 抗体，抗-HBe 能与受感染肝细胞表面的 HBeAg 结合，故对 HBV 感染有一定的保护作用，抗-HBe 的出现是预后良好的征象。

3. 致病性

主要传染源是患者或无症状 HBsAg 携带者。乙型肝炎的潜伏期较长（30 ~ 160 天），不论在潜伏期、急性期或慢性活动初期，患者血清都具有传染性。传播途径主要是：①血液、血制品等传播（输血、共用注射器、血透析、外科或牙科手术、针刺、共用剃刀或牙刷、皮肤黏膜的微小损伤等）；②母 - 婴垂直传播，哺乳也是传播 HBV 的途径；③性传播及密切接触传播（精液、阴道分泌物等）。

HBV 对肝细胞的致病机制尚未完全清楚。大量研究结果表明，免疫病理反应及病毒与宿主细胞间的相互作用是肝细胞损伤的主要原因。因此，乙型肝炎的临床表现呈多样性，可为无症状带病毒、急性肝炎、慢性肝炎、重症肝炎甚至发生原发性肝癌等。

4. 免疫性

感染后机体可对 HBV 产生特异性免疫力。干扰素、NK 细胞、CTL 细胞等在抗 HBV 感染中起重要作用。

5. 抗原抗体检查（实验室诊断）

HBV 感染的实验室诊断主要是检测 HBV 抗原抗体系统和病毒核酸等血清标志物，即检测 HBsAg、抗-HBs、HBeAg、抗-HBe 及抗-HBc（俗称“两对半”）。①HBsAg 阳性：见于急性肝炎、慢性肝炎或无症状携带者，是 HBV 感染的指标之一。抗-HBs 阳性见于乙型肝炎恢复期、既往 HBV 感染者或接种乙肝疫苗后。抗-HBs 的出现表示机体对乙肝病毒有免疫力。②HBeAg 阳性：提示 HBV 在体内复制，血清具有较强传染性，如转为阴性，表示病毒停止复制。抗-Hbe 阳性表示 HBV 复制水平减弱，传染性降低，表示机体已获得一定的免疫力。③抗-HBcIgM 阳性，则提示 HBV 处于复制状态，血清具有强传染性；抗-HBcIgG 在血中持续时间较长，是感染过 HBV 的指标，效价高提示急性感染。

6. 防治原则

加强对供血员的筛选；提倡使用一次性注射器具。注射乙肝疫苗是最有效的特异性预防方法；紧急情况下，立刻注射高效价 HBIg，在 8 天之内均有预防效果，两个月后需再重复注射一次。乙肝的治疗至今尚无特效方法，一般认为用广谱抗病毒药物和调节机体免疫功能的药物同时治疗较好。贺普丁、病毒唑、Ara-A、干扰素及清热解毒、活血化瘀的中草药等，对部分病例有一定疗效。

（四）人类免疫缺陷病毒

人类免疫缺陷病毒（human immunodeficiency virus，HIV）归类于逆转录病毒，是**获得性免疫缺陷综合征（AIDS）**的病原体。AIDS 首次报道于 1981 年，1984 年证实其病原为 HIV。我国自 1985 年发现首例 AIDS 以来，感染人数逐年快速增长，严重威胁着人类的身心健康，受到人们的广泛关注。

1. HIV 的形态与结构（图 16-4）

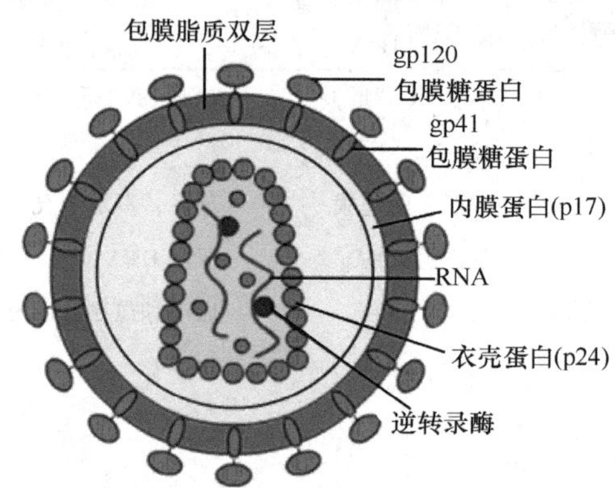

图 16-4　HIV 的形态与结构模式图

HIV 呈球形，直径 100 ~ 120nm。外层包膜为脂质双层，镶嵌有由 gp120 和 gp41 两种糖蛋白构成的刺突，gP120 与 HIV 吸附穿入细胞有关。核衣壳核心呈圆锥形，内含两条相同的单链 RNA 及包裹其外的核衣壳蛋白（p7）和衣壳蛋白（p24）；并携带有逆转录酶、整合酶和蛋白酶。HIV 糖蛋白具有高度的变异性，故给 HIV 疫苗的研制带来困难

2. 致病性与免疫性

AIDS 的传染源是 HIV 感染者和 AIDS 患者。传播途径为：①性传播及密切接触传播（精液、阴道分泌物等）；②血液、血制品等传播（输血、共用注射器、血透析、外科或牙科手术、针刺、共用剃刀或牙刷、皮肤黏膜的微小损伤等）；③母 - 婴垂直传播，哺乳也是传播 HBV 的途径。AIDS 以机会感染、恶性肿瘤和神经系统症状为特点，是一种引起免疫功能低下的致死性传染病。

HIV 主要损伤 $CD4^+$ 细胞，包括 $CD4^+$ T 细胞、单核/巨噬细胞、小神经胶质细胞、郎格罕细胞和其他骨髓分化细胞等。导致 $CD4^+$ 靶细胞损伤的可能机制为：①宿主细胞膜通透性的改变；②形成多核巨细胞；③干扰抑制宿主的细胞代谢，使细胞增殖和细胞因子分泌功能均发生障碍；④直接诱导细胞凋亡，CTL 也可启动靶细胞凋亡，致 CD4 阳性细胞大量减

少，从而导致一系列综合症状，如发热、头痛、咽炎、呼吸困难、淋巴结和肝脾肿大、斑丘疹、黏膜溃疡、腹泻，甚至脑炎等症状，易并发细菌、病毒、真菌、原虫等致死性机会感染。HIV 急性感染也可涉及神经系统症状，如脑炎、脑膜炎、颅神经麻痹、肌病和神经病等。部分患者可并发卡波济肉瘤（Kaposi's sarcoma）和恶性淋巴瘤。一旦发病，死亡率极高。

3. AIDS 的实验室诊断

常用 ELISA 筛查 HIV 抗体阳性的感染者，然后采用特异性高的蛋白质印迹法（Western blotting）及免疫荧光染色法进行确认试验，即确认衣壳蛋白抗体（p24）和糖蛋白抗体（gp41、gp120）阳性。

4. 防治原则

目前尚无有效疫苗上市。控制 AIDS 的有效措施是预防。主要预防措施有：①普及 AIDS 预防知识；②建立全球和地区性 HIV 感染的监测网，及时掌握疫情；③加强血制品、捐献器官等的 HIV 检测与管理；④杜绝吸毒、性乱交，阻断母-婴垂直传播；⑤推广一次性注射器等，防止交叉感染。

（五）其他病毒

1. 虫媒病毒

虫媒病毒（arbovirus）是指通过吸血节肢动物叮咬易感的脊椎动物而传播疾病的病毒，包括一大群具有包膜的单正链 RNA 病毒。该病毒能在节肢动物体内增殖，并可经卵传代，节肢动物既是病毒的传播媒介，又是储存宿主。大多虫媒病毒病是自然疫源性疾病，也是人畜共患病；具有明显的地方性和季节性。目前在我国流行的虫媒病毒有乙型脑炎病毒（致流行性乙型脑炎）、森林脑炎病毒（致森林脑炎）、登革病毒（致登革热、登革出血热）等。

2. 出血热病毒

出血热不是一种疾病的名称，而是一组疾病或一组综合征的统称。这些疾病或综合征是以发热、皮肤和黏膜出现淤点或淤斑、不同脏器的损害和出血，以及低血压和休克等为主要特征。出血热病毒（hemorrhagic fever virus）种类较多，它们分属于不同的病毒科。目前在我国已发现的有肾综合征出血热病毒、新疆出血热病毒和登革病毒。典型病例具有三大主症：发热、出血和肾损害。病毒感染造成病毒血症及全身毛细血管和小血管损伤，引起高热、寒战、乏力、全身酸痛、皮肤和黏膜出现出血点或出血斑，重者还可有腔道或各脏器出血，肾损害出现血尿、蛋白尿，电解质紊乱。广泛的毛细血管和小血管损伤引起的出血、血浆渗出和微循环障碍等造成低血压或休克。

3. 人疱疹病毒

人疱疹病毒（human herpes viruses，HHV）是指一大类感染人体后能够引起蔓延性皮疹的病毒。生物分类归属于疱疹病毒科。根据病毒的生物学特性不同又分为 α、β、γ 三个亚科。①α 疱疹病毒（单纯疱疹病毒、水痘-带状疱疹病毒），其宿主范围广，复制周期短，繁殖速度快，是一类溶细胞性感染的病毒，多潜伏在感觉神经节内；②β 疱疹病毒（巨细胞病毒、人疱疹病毒 6 型和 7 型），该亚科病毒的宿主范围较窄，在细胞培养中复制缓慢，繁殖周期长，受感染细胞变大形成巨细胞，病毒在淋巴细胞内潜伏感染，也可潜伏于分泌腺、肾或其他组织；③γ 疱疹病毒（EB 病毒、人疱疹病毒 8 型），主要感染 B 细胞并长期潜伏，大多不引起溶细胞性病变。

4. 狂犬病病毒

狂犬病病毒（rabies virus）是一种嗜神经病毒，为急性致死性中枢神经系统疾病狂犬病的病原体，归类于弹状病毒科。狂犬病病毒形似子弹状，病毒核心是单负链 RNA，其外绕有螺旋对称的核衣壳，核衣壳外的包膜表面镶嵌有糖蛋白刺突，与病毒的感染性和毒力等相关。

狂犬病病毒感染导致狂犬病，多为被狂犬或其他带毒动物咬伤所致。狂犬病病毒主要传播于狼、狐狸、臭鼬和蝙蝠等野生动物和犬、猫等家养宠物中，人可因带毒动物咬伤或搔伤而感染。人被咬伤后，病毒可经伤口侵入并在伤口局部增殖，病毒沿传入神经轴索和其外间隙上行，经背根节和脊髓至中枢神经系统，在神经细胞内大量增殖损伤脑干和小脑等中枢神经系统；损伤迷走神经核、舌咽神经核、舌下神经核，导致呼吸肌、舌咽肌痉挛而表现出呼吸困难和吞咽困难等症状，甚至闻水声即引起痉挛发作，故又称恐水症；经 3 ~ 5 天后转入麻痹状态，患者可出现昏迷、呼吸和循环衰竭，病死率几乎是 100%。一旦患有狂犬病则难以治愈，因此狂犬病的预防十分重要。

狂犬病病毒的防治原则是：捕杀野犬、严管家犬、给家犬注射疫苗。如果人被犬咬伤应立即进行如下处理：①3% ~ 5% 的肥皂水、0.1% 新洁尔灭或清水反复冲洗犬咬伤口，然后用 70% 乙醇和碘酒涂擦。②于伤口周围浸润注射高效价狂犬病病毒抗血清，也可采取肌肉注射，以进行被动免疫。③接种狂犬疫苗。

（杨 娥 范桂香）

第三节　其他病原微生物

在病原微生物中除细菌、病毒外，还有支原体、衣原体、立克次体、螺旋体及真菌等病原体，它们也都能引起人类的疾病，其特性各不相同（表16-6）。

表 16-6　病毒与其他微生物特性比较

特性	病毒	细菌	支原体	立克次体	衣原体	真菌
通过滤菌器	+	−	+	−	+	−
微生物类型	非细胞	原核细胞	原核细胞	原核细胞	原核细胞	真核细胞
细胞壁	−	+	−	+	+	+
核酸类型	DNA/RNA	DNA+RNA	DNA+RNA	DNA+RNA	DNA+RNA	DNA+RNA
人工培养基上生长	−	+	+	−	−	+
增殖方式	复制	二分裂	二分裂	二分裂	二分裂	有性/无性
抗生素敏感性	−	+	+	+	+	+
干扰素敏感性	+	−	−	−	−	−

（一）支原体

支原体（mycoplasma）是一类缺乏细胞壁、呈高度多形性、能通过滤菌器、在无生命培养基中能繁殖的最小的原核细胞型微生物。对人致病的支原体有14种，主要有肺炎支原体和溶脲脲原体。肺炎支原体经呼吸道传播，引起人类原发性非典型肺炎，多发于夏末秋初，患者可表现咳嗽、发热、头痛等症状，有些患者伴有心血管、神经症状和皮疹。溶脲脲原体通过性接触传播，引起非淋球菌性尿道炎、膀胱炎等，母-婴传播可引起早产炎、流产、死胎等。此外，溶脲脲原体有黏附精子的作用，影响精子的活动力，且与人精子膜有共同抗原，可因免疫损伤而致不育。

（二）立克次体

立克次体（rickettsia）是一类以吸血节肢动物为传播媒介、严格细胞内寄生的原核细胞型微生物。吸血节肢动物既是传播媒介，又是储存宿主。其生物学特性与细菌相似（表16-7），能引起人类或动物的多种致病。常见的有普氏立克次体、莫氏立克次体及恙虫热立克次体3种。

立克次体通过吸血节肢动物如人虱、鼠蚤、蜱或螨等的叮咬或粪便污染伤口感染，或经呼吸道、消化道等侵入人体。致病物质主要有内毒素和磷脂酶A。磷脂酶A能溶解宿主细胞膜或细胞内吞噬体膜，利于病原体在宿主细胞内生长繁殖，释放入血后导致立克次体血症。内毒素可损伤血管内皮细胞，引起细胞肿胀、组织坏死和血管通透性增高，导致血浆渗出，血容量降低及微循环障碍和中毒性休克等。抗原抗体免疫复合物，可加重病理变化及临床症状。严重者可因心、肾衰竭而死亡。常见的立克次体及所致疾病见表16-7。

表 16-7　常见的立克次体及所致疾病

病原体	所致疾病	媒介昆虫	致病物质	主要临床表现	储存宿主
普氏立克次体	流行性斑疹伤寒	人虱	内毒素、磷脂酶A	发热、皮疹、剧烈头痛、全身疼痛；严重者：神经系统、心血管系统合并症	人
莫氏立克次体	地方性斑疹伤寒	鼠蚤、鼠虱	同上	同上	鼠
恙虫热立克次体	恙虫病	恙螨	同上	早期：高热、剧烈头痛、耳聋等；红斑样皮疹、水疱、溃疡；周围红润，上覆黑色痂皮（焦痂）	野鼠

（三）衣原体

衣原体（**chlamydiae**）是一类严格真核细胞寄生，具有独特发育周期，并能通过滤菌器的原核细胞型微生物。革兰氏染色阴性，圆形或椭圆形，有细胞壁无肽聚糖。发育周期包括原体和始体两个发育阶段。衣原体广泛寄生于人、其他哺乳动物及鸟类。多数不致病，仅少数致病。对人致病的有沙眼衣原体（最常见）、肺炎衣原体、鹦鹉热衣原体。病原体通过性接触和密切接触传播；致病物质是内毒素样物质，主要引起沙眼、包涵体结膜炎、性病淋巴肉芽肿及呼吸道感染。

（四）螺旋体

螺旋体（**spirochete**）是一类细长、柔软、螺旋状、运动活泼的原核细胞型微生物。其基本结构与细菌相似，有细胞壁、原始核质，以二分裂方式繁殖，对抗生素等药物敏感。螺旋体在自然界和动物体内广泛存在，种类很多。对人致病的主要有钩端螺旋体和梅毒螺旋体，其主要生物学特性及致病性见表16-8。

表16-8　致病螺旋体及所致疾病

螺旋体	钩端螺旋体	梅毒螺旋体
所致疾病	钩端螺旋体病（钩体病），人畜共患传染病	梅毒
主要生物学特性	螺旋更多、更细密、规则，一端或两端弯曲钩状，运动活泼，呈C、S、8字形； 镀银染色：菌体呈棕褐色； 人工培养基培养； 对青霉素、四环素、红霉素或砷剂均敏感	螺旋细密、规则、两端尖，数目较多 镀银染色：菌体呈褐色 活细胞培养 对青霉素、四环素、红霉素或砷剂均敏感
储存宿主	鼠类和猪（不发病，肾持续向尿中排菌）	人体是唯一宿主
传染源	污染水源和土壤	患者，携带者
传播途径	破损皮肤或黏膜，接触感染	性接触传播
致病物质	类似细菌外毒素和内毒素样物质	外膜蛋白：黏附作用。透明质酸酶：免疫损伤
临床表现	轻者似感冒，仅出现轻微的自限性发热； 重者可有明显的肝、肾、中枢神经系统损害，肺大出血，甚至死亡； 起病急、高热、乏力、全身酸痛、眼结膜充血、腓肠肌压痛、表浅淋巴结肿大等	临床上分为3期 Ⅰ期梅毒：感染后3周无痛性硬下疳；4～8周后，硬下疳常自愈 Ⅱ期梅毒：硬下疳后2～8周，全身皮肤、黏膜常有梅毒疹，全身淋巴结肿大，也累及骨、关节、眼及其他脏器，传染性强 Ⅲ期（晚期）梅毒：感染2年以后，病变可波及全身组织和器官，慢性肉芽肿，局部缺血，组织坏死。若侵害中枢神经系统和心血管，可危及生命
防治原则	做好灭鼠工作，加强对带菌家畜的管理；注射钩端螺旋体外膜蛋白疫苗	应加强性卫生教育和严格社会管理

（五）真菌

肝炎病毒（**hepatitis virus**）是一种真核细胞型微生物。有典型的细胞核和完善的细胞器。不含叶绿素，无根、茎、叶的分化。真菌广泛分布于自然界，种类繁多，大多对人有益，如食用蕈类，有的真菌用于生产抗生素和酿酒等。少数引起人类疾病，称为病原性真菌。

1. 生物学性状

真菌可分单细胞和多细胞。单细胞真菌呈圆形或卵圆形，对人致病的主要有新生隐球菌和白假丝酵母菌。多细胞真菌大多长出菌丝和孢子，交织成团，称丝状菌，又称**霉菌**（**mold**）。有些真菌可因环境条件的改变，而两种形态发生互变，称为二相性。

2. 致病性

不同的真菌可通过下列几种形式致病。

（1）致病性真菌感染：外源性真菌有嗜角质性，在皮肤局部大量繁殖并产生代谢产物，引起局部炎症和病变，如各种癣病。深部真菌感染后不被杀死，能在吞噬细胞中生存、繁殖，引起慢性肉芽肿或组织溃疡坏死。

（2）条件致病性真菌感染：由内源性真菌引起，如假丝酵母菌、曲霉、毛霉等真菌，致病性不强，当机体免疫力降低时发生，如肿瘤、糖尿病、免疫缺陷、长期应用广谱抗生素、皮质激素等过程中易继发感染。

（3）真菌超敏反应性疾病：当患者吸入或食入某些菌丝或孢子时可引起各种类型的超敏反应，如荨麻疹、变应性皮炎与哮喘等。

(4) 真菌性中毒症：粮食受潮霉变，摄入真菌毒素后可引起急、慢性中毒。引起肝、肾损害，血液系统和神经系统变化，引起抽搐、昏迷等症状。

(5) 真菌毒素与肿瘤的关系：近年来不断发现有些真菌毒素与肿瘤有关，其中研究最多的是黄曲霉毒素。毒性很强，小剂量即有致癌作用。

3. 防治原则

真菌的预防主要是注意清洁卫生，保持鞋袜干燥，防止真菌滋生；避免直接或间接与患者接触。目前尚无有效的预防疫苗。局部治疗可用5%硫磺软膏、咪康唑霜、克霉唑软膏或0.5%碘伏。深部感染可口服抗真菌药物，如二性霉素B、制霉菌素、咪康唑及酮康唑等。近年来发现灰黄霉素对小鼠有致癌作用，使用时应加以注意。

(杨　娥　范桂香)

第四节　医学寄生虫

一、概述

(一) 寄生现象

自然界中两种生物生活在一起，相互联系，相互影响，其中表现为一方受益，而另一方受害时的关系，称为**寄生**（**parasitism**）。**寄生虫**（**parasite**）是寄生关系中受益的一方，**宿主**（**host**）是受害的一方。寄生虫为多细胞的无脊椎动物或单细胞的原生动物。医学寄生虫是指一类危害人体健康的寄生虫，也称为人体寄生虫，包括医学原虫、医学蠕虫及医学节肢动物。医学原虫和医学蠕虫直接作为病原危害人体，而医学节肢动物主要作为疾病传播媒介危害人类。

(二) 寄生虫和宿主

1. 寄生虫类别

根据寄生部位不同，可将寄生虫分为体内寄生虫、体表寄生虫、组织内寄生虫和血液内寄生虫等。根据寄生生活在其生活史中的地位，可分为专性寄生虫、兼性寄生虫和偶然寄生虫。有些寄生虫在宿主免疫功能正常时处于隐性感染状态，但当宿主免疫功能受累时，虫体大量繁殖、致病力增强，导致宿主出现临床症状，此类寄生虫称为**机会致病寄生虫**（**opportunistic parasite**）。有些寄生虫是通过生食或半生食含有感染期虫体的肉类而感染，称为食源性寄生虫。

2. 宿主的类别

在完成生活史过程中，寄生虫至少需要一个宿主，有的还需要两个或两个以上宿主。寄生虫的成虫或有性生殖阶段所寄生的宿主称为**终宿主**（**definitive host**）。寄生虫的幼虫或无性生殖阶段所寄生的宿主称为**中间宿主**（**intermediate host**）。若有两个以上中间宿主，则按寄生先后顺序分别称为第一、第二中间宿主等。有些寄生虫既可寄生于人体，也可寄生于脊椎动物，寄生动物的寄生虫可传播给人，在流行病学上，这些动物起到保存寄生虫的作用，故称这些动物宿主为**保虫宿主或储存宿主**（**reservoir host**）。有些寄生蠕虫的幼虫可侵入非适宜宿主，但不能正常发育为成虫，长期保持在幼虫状态，当此幼虫有机会进入适宜宿主后，仍可正常发育为成虫，这种非适宜宿主称为**转续宿主**（**transport host，paratenic host**）。

(三) 寄生虫的生活史

1. 生活史类型

寄生虫完成一代生长、发育和繁殖的过程称为**生活史**（**life cycle**）。寄生虫种类繁多，依据是否需要中间宿主或传播媒介，其生活史大致可分为两种类型：直接型和间接型。

2. 感染阶段及感染途径

寄生虫必须发育至感染阶段，即能在宿主体内继续生存、发育和（或）繁殖的生活史阶段，才能侵入人体和动物宿主。不同的寄生虫，其感染阶段可能不同。例如，蛔虫感染阶段是感染期虫卵，血吸虫感染阶段是尾蚴。感染途径包括经口、皮肤、媒介节肢动物叮咬、输血及胎盘等，其中随食物经口进入人体是寄生虫最常见的感染途径。

3. 寄生部位

寄生部位大致有消化道、肝和胆管、循环系统、神经系统、皮肤和组织、呼吸系统、泌尿和生殖系统及眼部等。寄生虫常寄生在人体特定部位，但也可见异位寄生。

4. 寄生虫的繁殖

有的寄生虫的生殖方式仅有无性生殖，如阿米巴；有的仅有有性生殖，如蛔虫；有些寄生虫需要无性生殖世代与有性生殖世代交替进行才能完成生活史，称为世代交替，如血吸虫。

5. 寄生虫与人体宿主的相互关系

①寄生虫对人的危害：包括机械性损伤、掠夺营养、毒性与免疫损伤等。②宿主对寄生虫的影响：寄生虫进入人体后，能引起人体对它的免疫应答。但除利什曼原虫引起的免疫应答能够完全清除体内感染虫体，并对再感染具有长久的抵抗力外，大部分寄生虫

引起宿主产生的免疫应答只在一定程度上能够抵抗再感染，而并不能清除体内已感染的虫体。

（四）寄生虫感染的特点与寄生虫病

慢性感染是寄生虫感染的常见特点之一。人体感染寄生虫后，没有明显临床症状，称为**带虫者**（**carrier**）。带虫者虽没有临床症状，但可传播病原体，是重要的传染源之一。人体感染寄生虫后，出现明显的临床症状，即引起了寄生虫病。常见的临床表现有发热、腹泻、贫血、营养不良、肝脾肿大、超敏反应等。蠕虫感染时，常出现嗜酸性粒细胞增多的现象。有些寄生虫，如弓形虫感染常表现为隐性感染，但当免疫功能不全时，如长期使用免疫抑制剂或艾滋病患者，虫体大量增殖，致病力增强，可使患者出现临床症状甚至死亡。

（五）寄生虫病的流行与防治

1. 流行的3个基本环节

寄生虫病能在一个地区流行，则该地区必须具备完成寄生虫发育所需的各种条件，即传染源、传播途径和易感人群。传染源包括患者、带虫者和保虫宿主；传播途径有经水、食物、土壤、节肢动物、接触、输血传播等；人类对大多数医学寄生虫缺乏有效的免疫力，容易感染。

2. 寄生虫病的流行特点及流行的影响因素

寄生虫病的流行常有明显的地方性、季节性和自然疫源性。在脊椎动物和人之间相互传播的寄生虫病称为**人兽共患寄生虫病**（**parasitic zoonoses**）。寄生虫病的流行常受到自然因素（如气候）、地理因素及社会因素（如经济状况、卫生条件、生产生活条件等）的影响和制约。

3. 寄生虫病的防治

应根据寄生虫病的流行环节和因素，制订综合防治措施，通过消灭传染源、切断传播途径和保护易感者，阻止寄生虫生活史的完成，以期控制和消灭寄生虫病。

二、医学原虫

能寄生人体的原虫称为**医学原虫**（**medical protozoa**）。原虫为单细胞真核动物，大小从数微米到数百微米。医学原虫可寄生于人体管腔、体液、组织或细胞内。常见的医学原虫有40余种，对人类危害很大。重要的医学原虫有溶组织内阿米巴、疟原虫、蓝氏贾第鞭毛虫、阴道毛滴虫、刚地弓形虫、利什曼原虫和锥虫等。

（一）溶组织内阿米巴

溶组织内阿米巴（***Entamoeba histolytica***）主要寄生在结肠，引起肠阿米巴病，虫体也可随血液循环播散至肝、肺、脑和皮肤等处引起肠外阿米巴病。

1. 形态与生活史

溶组织内阿米巴生活史中有滋养体和包囊两个阶段。**滋养体**（**trophozoite**）是其生长、发育和繁殖阶段，具有运动和摄食功能。其形态多变，借助指状或舌状伪足运动，大小为10～60 μm。从患者组织中分离时，胞质中常含有摄入的红细胞。**包囊**（**cyst**）是其静止、不能摄食的阶段。包囊呈球形，直径10～16 μm。虫体生活史简单，感染性包囊经口摄入后，虫体在回肠末端或结肠中脱囊而出，形成滋养体。滋养体多寄生于结肠上段，以二分裂方式进行增殖。虫体在肠腔内下移的过程中，随着肠内容物水分减少等环境因素的变化，形成包囊，随粪便排出。在粪便中和排到外界发育成熟的四核包囊为其感染阶段。侵袭肠壁组织的滋养体也可随坏死组织脱落进入肠腔，随腹泻粪便排出体外。滋养体抵抗力弱，在外界只能存活较短时间，也不形成包囊。

2. 致病性

溶组织内阿米巴滋养体可侵入肠黏膜，吞噬红细胞，破坏肠壁，引起肠阿米巴病。侵入肠黏膜下层或肌层的阿米巴滋养体可进入肠壁静脉，经门脉或淋巴管进入肝，并可进一步播散至肺和脑等部位，引起肠外阿米巴病。肠外阿米巴病以阿米巴肝脓肿最常见，多累及肝右叶。

3. 流行与防治

阿米巴病在热带和亚热带地区最常见，多见于经济条件、卫生状况、生活环境较差的地区，农村高于城市。传染源主要是带虫者，包囊污染水源，常酿成地区性的暴发流行。蝇或蟑螂也可携带包囊造成传播。

消除包囊来源及防止包囊进入人体是预防阿米巴的主要环节。应注意卫生，防止食入包囊；对粪便要进行合理处理，防止包囊污染水源；消灭蝇和蟑螂，防止其传播包囊。甲硝唑（灭滴灵）为目前治疗阿米巴病的首选药物。治疗慢性患者或带包囊者的药物有巴龙霉素、喹碘方和安特酰胺等。

（二）疟原虫

疟原虫（***Plasmodium***）是疟疾的病原体。寄生于人体的疟原虫主要有4种，即间日疟原虫（*P. vivax*）、恶性疟原虫（*P. falciparum*）、三日疟原虫（*P. malariae*）和卵形疟原虫（*P. ovale*）。在我国主要是间日疟原虫和恶性疟原虫。

1. 形态与生活史

4种疟原虫的形态结构与生活史基本相同，需要两个宿主才能完成生活史（图16-5）。在人体内进行裂体增殖，包括红细胞外期（红外期）和红细胞内期（红内期），在按蚊体内进行配子生殖和孢子生殖。感染阶段是子孢子。

1）人体内的发育阶段　①红外期：当雌按蚊叮咬人体吸血时，子孢子随唾液进入人体，并随血流到达肝，侵入肝细胞，在肝细胞内进行裂体增殖。感染的肝细胞破裂后，裂殖子释出，部分被消灭，部分侵入红细胞内发育。4 种疟原虫均具有速发型子孢子，但间日疟原虫和卵形疟原虫还有迟发型子孢子。迟发型子孢子进入肝细胞后，可经过数月至年余的休眠期（休眠子）后，才继续红外期的发育。②红内期：红外期的裂殖子侵入红细胞后，先后经环状体、大滋养体和裂殖体阶段发育。成熟的裂殖体胀破红细胞后，裂殖子释出，一部分被吞噬，一部分侵入红细胞内发育，重复红内期的裂体增殖过程。完成一代红内期裂体增殖，间日疟原虫及卵形疟原虫约需 48h，恶性疟原虫需 36～48h，三日疟原虫约需 72h。疟原虫经几代红内期裂体增殖后，部分裂殖子侵入红细胞后开始有性分化而发育为雌、雄配子体。

2）*在按蚊体内的发育*　随血吸入蚊胃的雌、雄配子体发育成雌、雄配子，先后进行配子生殖和孢子生殖，生成大量子孢子。子孢子主动从卵囊壁上的微孔逸出或随卵囊破裂释出进入蚊血腔。当雌蚊再次吸血时，到达唾液腺的子孢子即可随唾液进入人体，开始在人体内发育。

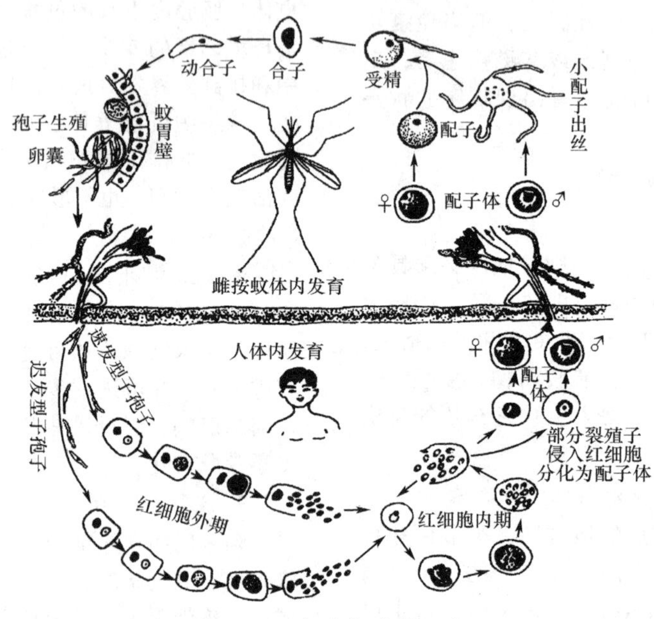

图 16-5　*疟原虫的生活史*

2. 致病

红内期疟原虫是主要致病阶段。

1）*疟疾发作*（paroxysm）　疟疾发作要求血中疟原虫需达到一定数量。从子孢子侵入到红内期原虫达到引起发作数量的这段时间称为潜伏期。发作的原因主要是因为红内期成熟裂殖体胀破红细胞后，大量的裂殖子、原虫代谢产物及红细胞碎片进入血流，被巨噬细胞、中性粒细胞吞噬，刺激这些细胞产生内源性热原质，与疟原虫的代谢产物共同作用于下丘脑的体温调节中枢，引起发热。典型的疟疾发作表现为周期性的寒战、发热和出汗退热 3 个连续阶段。疟疾发作周期与疟原虫红内期裂体增殖周期一致。典型的间日疟和卵形疟隔日发作 1 次，三日疟隔 2 天发作 1 次。不同种疟原虫的混合感染或不同批次的重复感染可致发作间隔不典型。

2）*疟疾再燃*（recrudescence）*与复发*（relapse）　疟疾初发停止后，患者在无再感染的情况下，血中仍残存的少量疟原虫在一定条件下重新大量繁殖又引起的疟疾发作，称为疟疾的再燃。再燃与机体抵抗力下降及残存的疟原虫的抗原变异有关。疟疾初发后，患者红内期疟原虫已被消灭，也未经蚊媒传播感染，经过一段时间后，又出现疟疾发作，称复发。疟疾复发机制可能与疟原虫具有肝细胞内休眠阶段的虫体有关。肝细胞内疟原虫休眠子复苏后，发育释放的裂殖子进入红内期裂体增殖，引起疟疾的复发。恶性疟原虫和三日疟原虫只有再燃而不引起复发，间日疟原虫和卵形疟原虫既有再燃，又有复发。

3）*贫血*　贫血是疟疾的主要临床表现之一。与疟原虫直接破坏红细胞、脾功能亢进而吞噬大量正常红细胞、骨髓造血功能障碍及免疫病理的损害有关。

4）*肝脾肿大*　肝脾肿大是疟疾患者的重要体征。原因是脾充血和单核/巨噬细胞增生，以增强其吞噬功能。

5）*其他类型疟疾*　凶险性疟疾病情发展快而凶险、死亡率高，主要由恶性疟原虫引起。三日疟患者常见并发肾小球肾炎或肾病综合征。

3. 流行与防治

疟原虫在世界上分布广泛，是危害人类最严重的寄生虫，在非洲每年还有上百万儿童死于疟疾。我国目前年发疟疾病例不到万例。海南和云南两省是我国疟疾流行最严重的疟区，主要流行间日疟和恶性疟；安徽、湖北、河南和江苏等省也有间日疟原虫的流行。预防措施有：治疗患者，消灭传染源；防蚊灭蚊；预防服药。治疗药物应考虑杀灭红内期及红外期虫体阶段。杀灭红外期裂殖体及休眠子的药物有伯氨喹啉；杀灭红内期的抗临床发作药有氯喹、咯萘啶和青蒿素类，杀灭子孢子的药有乙胺嘧啶。近年来发现，恶性疟原虫对氯喹产生抗药性，对于抗氯喹的恶性疟，可采用几种抗疟药联合治疗的方案。

（三）其他重要医学原虫

1. 刚地弓形虫

刚地弓形虫（*Toxoplasma gondii*）能引起人兽共患的弓形虫病，在人免疫功能低下时，可致严重后果。其生活史过程需要两个宿主：在终宿主猫科动物小肠上皮细胞内完成有性生殖，形成卵囊；在中间宿主人及温血动物体内有速殖子、包囊、假包囊阶段。速殖子呈香蕉形或半月形，繁殖速度快；包囊由数个至数百个缓殖子组成，缓殖子分裂速度慢。速殖子及假包囊、包囊和卵囊均可作为感染阶段。在机体免疫功能正常时，部分速殖子侵入宿主细胞后转化为缓殖子，形成包囊。当机体免疫功能受累时，包囊可活化、复苏，缓殖子转化为速殖子。速殖子期是弓形虫的主要致病阶段。虫体在有核细胞内发育繁殖，破坏细胞，逸出后又侵犯邻近的细胞，如此反复破坏，引起组织的炎症反应。包囊是引起慢性感染的主要阶段。因其内缓殖子增殖而体积增大，压迫周围组织器官，致功能障碍。孕妇在怀孕的1～3个月感染，可造成流产、早产、畸胎或死胎。当患有艾滋病等免疫功能缺陷疾病时，弓形虫隐性感染可转化为急性重症，甚至直接导致死亡。含虫动物是弓形虫病的传染源，猫及猫科动物是重要传染源。人通常是通过食入未煮熟的含弓形虫的肉制品、蛋类、乳类或卵囊污染的食物和水而感染。

预防弓形虫病应不吃生的或半生的肉、蛋、奶制品；孕妇应避免与猫和生肉接触并定期做弓形虫常规检查。目前尚无理想治疗药物，乙胺嘧啶、磺胺类如复方新诺明有一定疗效，螺旋霉素为目前治疗孕妇感染的首选药。

2. 蓝氏贾第鞭毛虫

蓝氏贾第鞭毛虫（*Giardia lamblia*）简称贾第虫，是一种全球性分布的原虫。贾第虫寄生在人体小肠、胆囊，主要在十二指肠，可引起腹痛、腹泻和吸收不良等症状。生活史中有滋养体和包囊两个阶段。成熟包囊是感染阶段。食入的包囊在十二指肠脱囊形成滋养体，吸附于小肠绒毛表面进行生活、繁殖。滋养体在结肠内下移过程中形成包囊并随粪便排出体外。感染本虫后多为无症状带虫者。典型患者表现为以腹泻为主的吸收不良综合征。含包囊粪便污染水源、食物和用具等是重要的传播途径。治疗药物有甲硝唑、呋喃唑酮（痢特灵）和替硝唑等。

3. 阴道毛滴虫

阴道毛滴虫（*Trichomonas vaginalis*）寄生于女性阴道、尿道或男性的前列腺及尿道内，引起滴虫性阴道炎或尿道炎，是一种性传播疾病，呈全球性分布。虫体仅有滋养体期。滋养体寄生阴道时，消耗糖原，妨碍乳酸杆菌的酵解作用，影响乳酸的浓度，从而使阴道内的pH转变为中性或碱性，使得滴虫得以大量繁殖并促进继发性细菌感染，造成阴道黏膜发生炎性病变。虫体可通过直接接触，如性交；或间接接触，如使用公共浴池、浴具、公用泳衣裤、马桶等途径而感染。传染源是滴虫性阴道炎患者和无症状带虫者或男性感染者。

预防应注意个人卫生与经期卫生。常用治疗药物有甲硝唑。局部治疗可用1：5000高锰酸钾溶液冲洗阴道。对夫妻或性伴侣，双方应同时进行治疗方可根治。

4. 杜氏利什曼原虫

杜氏利什曼原虫（*Leishmania donovani*）引起人体内脏利什曼病，又称黑热病。杜氏利什曼原虫通过昆虫媒介白蛉的叮咬而传播。生活史中有两个发育阶段：在人体内的发育阶段为无鞭毛体，又称利杜体；在白蛉体内的发育阶段是前鞭毛体（鞭毛体）。前鞭毛体是其感染阶段。杜氏利什曼原虫的无鞭毛体主要寄生于巨噬细胞内，进行分裂繁殖，最终导致巨噬细胞破裂，释放出无鞭毛体。部分游离的无鞭毛体又可进入其他巨噬细胞，重复增殖过程。无鞭毛体在巨噬细胞内繁殖，使巨噬细胞大量破坏和增生，常引起全身症状，如发热、肝脾肿大、贫血及鼻出血等，也可表现为皮肤型黑热病或淋巴结型黑热病。利什曼原虫病可在人与人之间、动物与人、动物与动物之间传播。患者、病犬及某些野生动物均可作为传染源。人群普遍易感，但易感性随年龄增长而降低。病后免疫力持久。采取查治患者、杀灭病犬和消灭白蛉的综合措施防治黑热病。治疗药物首选葡萄糖酸锑钠或葡糖胺锑，也可用戊脘脒、二脒替治疗。

三、医学蠕虫

蠕虫（helminth）是指能借助肌肉收缩而使身体作蠕形运动的一类多细胞无脊椎动物。与医学有关的蠕虫称为医学蠕虫，它们分属于扁形动物门的吸虫纲和绦虫纲、线形动物门的线虫纲和棘头动物门的后棘头虫纲。

（一）吸虫

寄生于人体的吸虫都属复殖吸虫。大多数成虫外观呈叶状或长舌状；虫体背腹扁平、两侧对称；通常具口吸盘及腹吸盘；无体腔；消化系统简单，一般有口、咽、食管和肠管，缺肛门；除血吸虫外都是雌雄同体。复殖吸虫生活史复杂，完成生活史需要世代交替。生活史基本发育阶段包括卵、毛蚴、胞蚴、雷蚴、尾蚴、囊蚴、后尾蚴和成虫。有的吸虫，如血吸虫，无雷蚴和囊蚴阶段。

医学吸虫有30余种，我国常见而重要的有日本血吸虫、华支睾吸虫、卫氏并殖吸虫、斯氏狸殖吸虫、布氏姜片吸虫和肝片形吸虫等。

1. 华支睾吸虫

华支睾吸虫（*Clonorchis sinensis*）可引起**华支睾吸虫病**，又称**肝吸虫病**。

1）形态　成虫体形狭长似葵花子状；一对睾丸呈分支状，前后排列于虫体后端1/3。虫卵形似芝麻，黄褐色，内含有毛蚴；卵盖周围的卵壳增厚形成肩峰。

2）生活史（图16-6）　包括成虫、虫卵、毛蚴、胞蚴、雷蚴、尾蚴、囊蚴和童虫阶段。终宿主为人及肉食哺乳动物（犬和猫等），第一中间宿主为淡水螺类，第二中间宿主为淡水鱼、虾。寄生在终宿主胆管内的成虫产卵，卵进入消化道随粪便排出，被第一中间宿主淡水螺吞食，经胞蚴和雷蚴阶段发育成为尾蚴。成熟尾蚴从螺体逸出后，侵入第二中间宿主淡水鱼、虾的肌肉等组织，发育为囊蚴。终宿主因食入含有囊蚴的淡水鱼、虾而感染。囊蚴经胃肠消化酶及胆汁的作用，在十二指肠内脱囊而发育成童虫。童虫经胆总管或穿肠壁经腹腔至肝内胆管寄生并发育为成虫。从食入囊蚴至粪便中出现虫卵约需1个月。

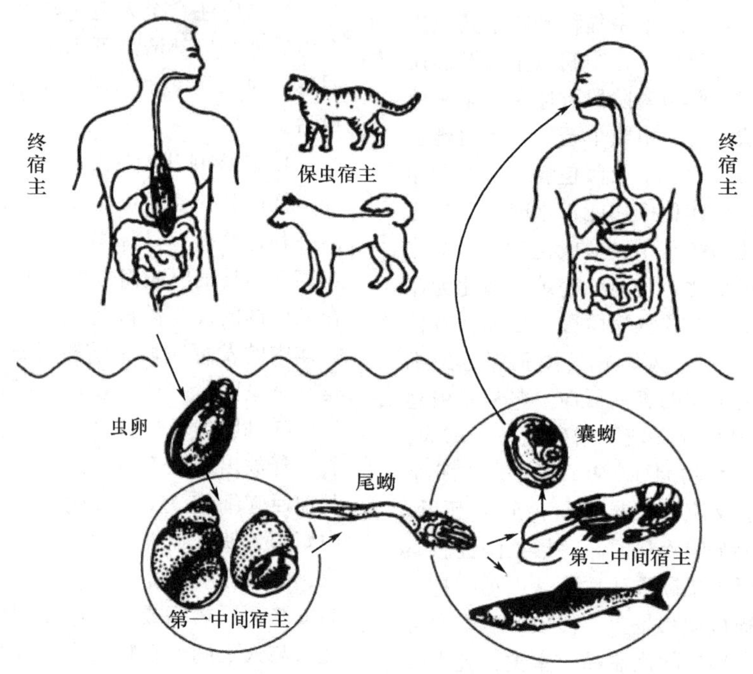

图16-6　华支睾吸虫的生活史

3）致病　华支睾吸虫的主要危害在于虫体对寄生胆管的机械刺激及虫体分泌物、代谢产物的毒性作用使胆管局限性扩张、胆管上皮增生。死亡虫体碎片、虫卵、胆管上皮脱落细胞可构成胆石核心，形成胆管结石，并可能堵塞胆管，引发胆管炎。华支睾吸虫还可能引起胆管癌变。

4）流行　华支睾吸虫主要分布在亚洲，我国有25个省、市、自治区有不同程度流行，估计感染者1000万。华支睾吸虫病在一个地区流行的关键因素是当地人群有吃生的或未煮熟的鱼肉的习惯。在广东主要通过吃“鱼生”、“鱼生粥”或烫鱼片而感染，在东北地区主要是通过生鱼佐酒吃而感染。使用切过生鱼的刀及砧板切熟食物品也可能感染。感染者及保虫宿主，如猫和犬是华支睾吸虫病的传染源。华支睾吸虫的第一中间宿主有：纹沼螺、赤豆螺、长角涵螺等。华支睾吸虫对第二中间宿主的选择性不强，淡水鱼和虾均可为其第二中间宿主。在流行区，淡水鱼类和螺等生活在同一水域中，若人或动物粪便污染水域，而当地又有吃生的或半生的鱼、虾习惯，本病就可能在人群中流行。

5）防治　防治措施包括：①改进烹调方法和改变饮食习惯，不吃生的或半生的鱼、虾；②避免囊蚴污染加工熟食的厨具；③管理好粪便，防止虫卵污染水源；④定期灭螺。治疗药物首选吡喹酮，阿苯达唑对华支睾吸虫也有效。

2. 日本血吸虫

日本血吸虫（*Schistosoma japonicum*）能寄生人体的血吸虫有6种，即日本血吸虫、埃及血吸虫、曼氏血吸虫、间插血吸虫、湄公血吸虫和马来血吸虫，其中，前三者是主要血吸虫。我国只有日本血吸虫流行，故通常将日本血吸虫病简称为血吸虫病。

1）形态　成虫雌、雄异体，呈圆柱形。雄虫长

10～20mm，乳白色，具抱雌沟；雌虫长 12～28mm，雌虫因肠管内含较多的红细胞消化后残留的物质，呈灰褐色。雌虫常居留于抱雌沟内，与雄虫呈合抱状态。虫卵淡黄色，椭圆形；卵壳较薄，无卵盖，卵壳一侧有一小棘；成熟卵内含毛蚴，毛蚴和卵壳间常可见到大小不等的圆形或椭圆形的油滴状毛蚴分泌物。

2）生活史（图 16-7）　生活史包括虫卵、毛蚴、胞蚴、尾蚴、童虫和成虫阶段。成虫寄生于人及哺乳动物静脉内，自毛蚴至尾蚴的发育繁殖在中间宿主钉螺内完成。尾蚴逸出后游动于水中，当人畜接触疫水时，尾蚴钻入皮肤（或黏膜）而发育为童虫。童虫进入血液循环，经右心而到达肺，再由左心进入大循环。到达肠系膜动脉的童虫可穿过毛细血管进入肝门静脉。雌、雄虫合抱后，虫体移行到肠系膜静脉及直肠静脉寄居、交配、产卵。日本血吸虫从尾蚴感染到发育为成虫约需 24 天。虫卵随门静脉血流顺流到肝，或沉积在肠壁组织内，经 11 天左右逐渐发育为成熟虫卵。成熟虫卵中的毛蚴分泌的可溶性虫卵抗原（SEA）可破坏血管壁，引起周围组织炎症、坏死，而沉积在肠壁内的虫卵在肠蠕动、腹内压和血管内压的作用下，可随坏死组织落入肠腔，随粪便排出体外。

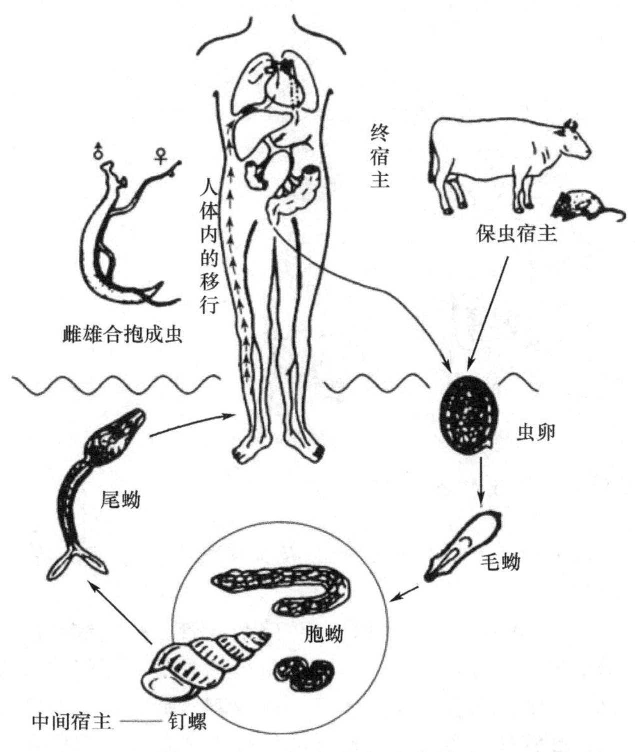

图 16-7　日本血吸虫的生活史

3）致病　尾蚴、童虫、成虫和虫卵均可致病，但病变主要由虫卵引起。沉积在肝及结肠肠壁等组织的虫卵，引起虫卵肉芽肿和纤维化，其机制是可溶性虫卵抗原（SEA）诱发的迟发型变态反应。虫卵肉芽肿的形成有利于隔离虫卵所分泌的 SEA 中的肝毒抗原对邻近肝细胞的损害，避免局部或全身免疫性疾病的发生或加剧。同时，由于虫卵引起的肉芽肿又可不断破坏肝、肠组织，引起慢性血吸虫病。此外，日本血吸虫成虫可异位寄生于肺。虫卵也可被血流带到肺、脑等组织，造成异位损害。

4）流行　日本血吸虫病曾广泛流行于我国长江流域及以南的湖南、湖北、江西、安徽、江苏、云南、四川、浙江、广东、广西、上海及福建等 13 个省、市、自治区。目前主要流行于湖南、湖北、江西、安徽、江苏、云南和四川。

患者和病牛是最重要的传染源。含有虫卵的粪便污染水体、水体中存在钉螺和人群接触疫水是形成传播的 3 个重要环节。

5）防治　防治措施有：①加强对血吸虫传播途径及预防的教育；②对人畜进行普查普治，吡喹酮是目前治疗血吸虫病的首选药物；③以环境治理为主，药物杀灭为辅控制和消灭钉螺；④加强人畜粪便管理，防止虫卵污染水源；⑤保护易感人群，避免与疫水接触，对下水生产或作业者采取一定的防护措施，如穿防护服等。

3. 其他重要医学吸虫

1）卫氏并殖吸虫（*Paragonimus westermani*）是并殖吸虫病（肺吸虫病）的病原体，对人致病的主要有卫氏并殖吸虫及斯氏狸殖吸虫。斯氏狸殖吸虫在人体一般不能发育为成虫，主要引起幼虫移行症。卫氏并殖吸虫成虫寄生于人及肉食类哺乳动物肺部，形成虫囊，并与支气管相通。卵可经气管随痰液排出或吞咽至消化道随粪便排出。卵孵出毛蚴后，侵入第一中间宿主川卷螺内繁殖，产生大量尾蚴，尾蚴侵入第二中间宿主溪蟹、蝲蛄内而发育为囊蚴。人因食入含有活囊蚴的溪蟹、蝲蛄而感染。野猪、猪、兔、鼠、蛙、鸡和鸟等多种动物可作为转续宿主，转续宿主中的童虫如有机会进入人体也可导致感染。

卫氏并殖吸虫的致病作用主要由童虫和成虫引起。虫体在组织内游走或定居，可对局部组织造成机械性损伤。临床表现常见腹痛、胸痛、咳嗽及烂桃样血痰和咯血。寄生于脑部可有神经系统症状，寄生于皮下可表现为游走性皮下包块。

卫氏并殖吸虫在我国分布较广，主要流行于山区，与流行区居民生食或半生食溪蟹和蝲蛄及其制品（如蝲蛄豆腐）的习惯有关。防治应提倡不生吃溪蟹、蝲蛄，不饮疫区生水，治疗药物可用吡喹酮。

2）布氏姜片吸虫（*Fasciolopsis buski*）　成虫寄生在小肠上段，又称肠吸虫。体形似姜片，俗称姜片虫，为人体中最大的寄生吸虫。体长 20～75mm，宽 8～20mm。中间宿主是扁卷螺，螺中逸出的尾蚴附着在菱角、荸荠、茭白等水生植物表面形成囊蚴，这些水生植物是作为传播媒介。人或猪常因食入含有活囊蚴的水生植物而感染。致病作用主要包括：成虫发达的腹吸盘吸附于肠壁可造成肠黏膜损伤及炎症；虫体摄入宿主的营养物质，并覆盖肠黏膜而妨碍宿主对营养物质的消化、吸收；虫体的代谢产物、分泌物可引起宿主的变态反应。

传染源是患者、带虫者及保虫宿主。猪为主要保虫宿主。含有虫卵的粪便污染水源、中间宿主及植物媒介的存在及居民有生吃水生植物的习惯是姜片虫病传播的3个重要环节。防治应防止新鲜人粪、猪粪入水；不生食水生植物；及时治疗患者和带虫者，目前常用药物有吡喹酮。

（二）绦虫

绦虫又称带虫。成虫多寄生在脊椎动物消化道中；体呈白色或乳白色，背腹扁平，带状，体分节，两侧对称；虫体自前而后为头节、颈部和链体。头节上有固着器官，借以附着在宿主肠壁上；颈部不分节，具有生发功能，链体上的节片由颈部向后连续长出；链体可分为：幼节、成节和孕节。绦虫无体腔和消化器官，靠体壁吸收营养；多为雌雄同体，成节每一节片中均有雌、雄生殖系统各一套，个别具两套。我国常见有10多种，它们或仅幼虫寄生于人体，或仅成虫寄生于人体，或幼虫和成虫均能寄生于人体。幼虫寄生于人体造成的危害远较成虫大。

1. 链状带绦虫

链状带绦虫（*Taenia solium*）俗称猪带绦虫、猪肉绦虫或有钩绦虫。成虫寄生于人体小肠，引起猪带绦虫病。幼虫寄生于人体组织，引起囊虫病。

1）形态　成虫长2～4m。头节具吸盘及顶突，顶突上有小钩（图16-8）；链体节片700～1000个；每一成节有发育成熟的雌、雄生殖器官各一套，卵巢分3叶；孕节子宫发达，由主干向每侧分7～13支，孕节中其他器官均萎缩退化。脱去卵壳的虫卵呈球形或卵圆形，直径31～43μm，内含六钩蚴。猪囊尾蚴为白色半透明的囊状，常如黄豆粒大小。

2）生活史（图16-8）　成虫寄生于人体小肠，脱落的孕节或孕节破裂后散出的虫卵随粪便排出。孕节或卵如被中间宿主猪或野猪吞食后，卵内的六钩蚴在小肠中孵出并钻入肠壁，随血流到达猪的全身各处，经60～70天发育为囊尾蚴，以股内侧、肩、心和颈等处肌肉较常见。含囊尾蚴的猪肉俗称“米猪肉”、“豆猪肉”或“米糁肉”。人若食入生的或未煮熟的“米猪肉”，囊尾蚴在小肠经胆汁的刺激作用而翻出头节，附着于肠壁，经2～3个月发育为成虫。成虫在人体内的寿命可长达25年以上。人作为中间宿主，是因为误食虫卵或孕节而感染，也可因体内有成虫寄生，虫卵或孕节反入胃内而感染。

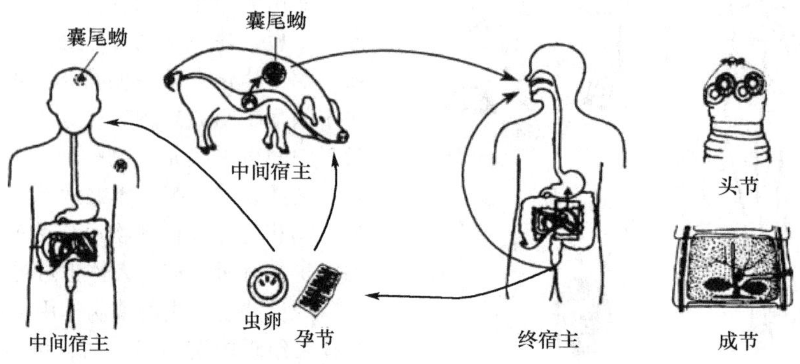

图16-8　猪带绦虫的生活史及虫体形态

3）致病　成虫的致病作用较轻微，主要表现为夺取营养、对肠壁的机械性损伤及代谢产物对机体的刺激作用。囊尾蚴致病作用要比成虫大得多。囊尾蚴常寄生于皮下组织、肌肉、脑和眼，其次是心、舌、口、肺、肝、腹膜、上唇、乳房、子宫、神经鞘和骨等。数量几个到上万个，造成寄生部位占位性病变，可压迫周围组织并刺激组织产生炎症。脑囊虫病对人体危害最大，常有癫痫发作、颅内压增高及精神症状等临床表现。

4）流行　本病的流行与猪的饲养方法不当和居民生吃或半生吃猪肉有关。流行区由于猪野外放养、猪圈与人厕建在一起等，使猪可以食到患者的粪便而感染。例如，云南的“生皮”、“剁生”、“过桥米线”和西南地区的“生片火锅”及福建的“沙茶面”等，易使人感染。

5）防治　宜采取“驱（治）、管、检”综合防治措施：①普查普治患者，驱虫药物常用南瓜子、槟榔、硫酸镁联合疗法，也可用吡喹酮、阿苯达唑等药物；②管理好粪便，改进猪的饲养方式；③加强宣传教育，注意个人卫生和饮食卫生，不吃生菜、生的或没有熟透的猪肉及肉制品，切生、熟食的菜刀和砧板要分开使用；④加强肉类检疫工作，严禁“米猪肉”流入市场出售。

2. 细粒棘球绦虫

细粒棘球绦虫（*Echinococcus granulosus*）又称包生绦虫。幼虫（称棘球蚴或包虫）寄生于人和动物，引起一种严重的人兽共患病，称棘球蚴病或包虫病。

1）形态 成虫体长 2～7mm，是绦虫中最小的虫种之一，常由头颈部、幼节、成节及孕节各一节组成，偶见多 1～2 节（图 16-9）。头节呈梨形，其上有顶突和 4 个吸盘。顶突上也具放射状排列的小钩。细粒棘球蚴为圆形或近圆形的囊状体，大小从数毫米至数百毫米。棘球蚴由囊壁和囊内含物组成：囊壁分角皮层和生发层；囊内含物包括生发囊、原头蚴和囊液等，有的还有子囊和孙囊。生发层具有生发功能，可向囊内芽生出许多原头蚴和生发囊。子囊除可由母囊的生发层形成外，也可由原头蚴或生发囊进一步发育而成。子囊结构与母囊相似，囊内可生长原头蚴、生发囊及与子囊结构相似的孙囊。

2）生活史（图 16-9） 终宿主是犬、狼等食肉动物，人及羊、牛、骆驼、猪和鹿等动物是中间宿主。成虫寄生在终宿主的小肠，随粪便排出的孕节或虫卵可污染动物皮毛和周围环境如草地、水源及牧场等。虫卵和孕节被中间宿主吞食后，卵内六钩蚴在小肠内孵出，钻入肠壁，随血循环至肝、肺等器官，经 3～5 个月发育为棘球蚴（图 16-9）。棘球蚴被终宿主食入后，其内的每个原头蚴可发育成为一条成虫。当人误食虫卵或孕节后，卵内六钩蚴孵出，经肠壁随血流侵入组织而发育为棘球蚴。棘球蚴破裂后，囊内原头蚴、生发囊和子囊播散可进入体腔或其他组织引起继发性棘球蚴。

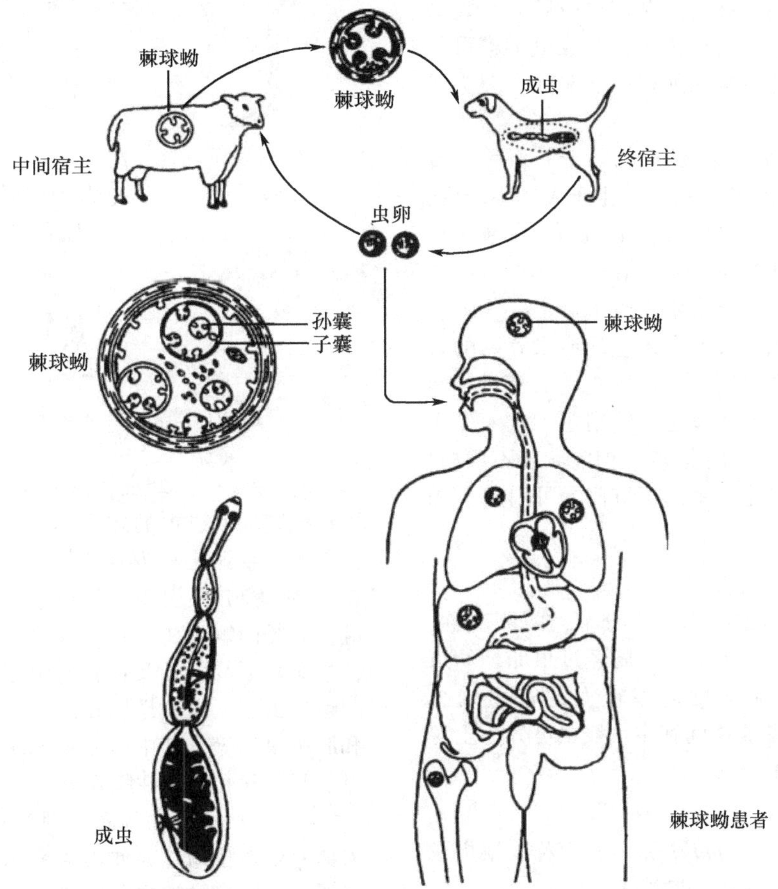

图 16-9 细粒棘球绦虫的生活史及棘球蚴和成虫形态

3）致病 棘球蚴对人体的危害以机械性损害为主。棘球蚴常寄生在肝、肺及腹腔、胸腔等其他部位。由于棘球蚴的不断生长，机械地压迫周围组织和邻近器官，可引起组织细胞萎缩、坏死。同时，棘球蚴破裂时，棘球蚴液渗出或溢出也可有毒性作用或引起过敏反应，严重者可以发生休克。

4）流行 细粒棘球绦虫分布于全世界各地的畜牧区。传染源是犬、狼和狐等，因吞食含棘球蚴的牛、羊和鹿等中间宿主的内脏而感染。人主要通过与犬接触而感染，皮毛上虫卵污染手指后经口感染。此外，也可因饮用或食入被虫卵污染的水和食物，或在剪毛、挤奶及皮毛加工等接触感染。

5）防治 防治措施包括：①加强卫生宣传教育，养成良好的卫生习惯；②加强肉类检疫，严格处理病畜内脏和尸体，避免被犬、狼食入；③捕杀病犬或定期检查和给予吡喹酮驱虫治疗；④治疗患者，目前以手术治疗为主，用阿苯达唑、甲苯达唑等药物治疗，有一定的效果。

3. 其他重要医学绦虫

1）曼氏迭宫绦虫（*Spirometra mansoni*） 成虫致病作用不强。中绦期幼虫裂头蚴可寄生于人体四肢躯体皮下、眼、口腔颌面部、中枢神经系统和内脏等，危害远较成虫大。该虫完成生活史需经3个宿主，即终宿主（猫、犬等）、第一中间宿主（剑水蚤）、第二中间宿主（蛙）。蛇、猪、鸡等动物能作为转续宿主。人可是第二中间宿主、转续宿主及终宿主。人可因局部敷贴生蛙肉、生食或半生食肉类、误食感染的剑水蚤而感染。

本病的流行多与局部敷贴生蛙肉或食生的及未煮熟的蛙、蛇、鸡肉有关。例如，某些地区民间传说蛙有清凉解毒作用，故用生蛙肉敷贴伤口或脓肿，裂头蚴即可经伤口或皮肤和黏膜侵入人体。成虫感染可用槟榔、南瓜子合剂、吡喹酮或阿苯达唑驱除。裂头蚴病主要以手术摘除根治。

2）肥胖带绦虫（*Taenia saginata*） 俗称牛带绦虫、牛肉绦虫或无钩绦虫，成虫寄生于人体小肠内，引起牛带绦虫病。牛带绦虫成虫长4～8m。头节无顶突及小钩；链体节片1000～2000个，节片肥厚，不透明；卵巢分2叶；孕节子宫由主干每侧分15～30支。生活史与猪带绦虫相似，人因食入生的或未煮熟的含囊尾蚴的牛肉或通过橱具间接污染的食物而感染。但中间宿主主要是牛，人不能作为中间宿主。致病作用主要是机械性作用和夺取宿主营养，但症状多不明显。因孕节蠕动能力强，多能主动逸出肛门，可引起肛周不适或瘙痒症状。

（三）线虫

线虫成虫呈圆柱形或线形，不分节，两侧对称，雌雄异体，具原体腔。生活史一般需经过虫卵、幼虫和成虫3个阶段。人体常见危害较大的寄生线虫有10余种。根据是否需要中间宿主，线虫可分为土源性线虫和生物源性线虫。

1. 似蚓蛔线虫

似蚓蛔线虫（*Ascaris lumbricoides*）简称人蛔虫或蛔虫，是人体内最常见的寄生虫之一。

1）形态（图16-10） 成虫形似蚯蚓，雌虫长20～35cm；雄虫长15～31cm。雌虫尾端钝圆；雄虫尾端向腹面弯曲。自人体排出的蛔虫卵，有受精卵和未受精卵之分。受精卵呈宽椭圆形，未受精卵多呈长椭圆形。卵壳外有一层凹凸不平的蛋白质膜，但有时可脱落。

2）生活史（图16-10） 成虫寄生于小肠。雌虫平均每天产卵约24万个，卵随粪便排出。在外界适宜条件下，受精卵经2～3周发育为感染期卵。感染期卵被人误食后，在小肠内孵出幼虫，幼虫侵入肠黏膜及黏膜下层，随血液循环到达肺部，随后穿破毛细血管，进入肺泡，经两次蜕皮后，沿支气管、气管逆行至咽部，随吞咽动作再达小肠，在小肠内经1次蜕皮后，发育为成虫。自人体感染到雌虫开始产卵需60～75天。

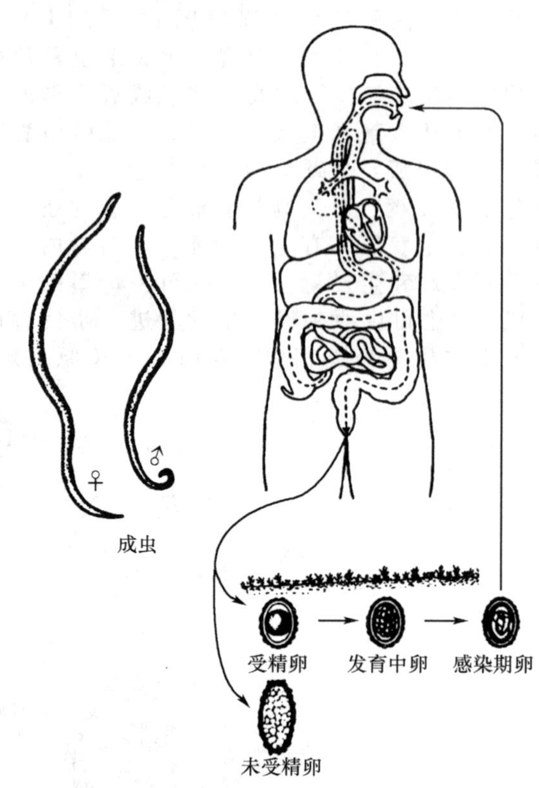

图16-10 蛔虫的生活史及成虫和虫卵形态

3）致病 蛔虫幼虫和成虫均可致病，成虫是主要致病阶段。成虫的致病作用主要包括：①夺取宿主营养并导致消化和吸收功能障碍；②虫体分泌代谢产物作为变应原引起荨麻疹、皮肤瘙痒等变态反应；③肠内蛔虫在受到各种刺激（如驱虫不当、辛辣食物等）后易骚动及钻孔，引起严重的并发症，包括胆道蛔虫症、蛔虫性肠梗阻、蛔虫性胰腺炎或阑尾炎和肝蛔虫病等，其中以胆道蛔虫病最为常见，蛔虫也可引起肠穿孔和急性腹膜炎。

4）流行 在温暖、潮湿和卫生条件差的地区，人群感染较普遍。粪便内含受精蛔虫卵的人是蛔虫传染源。人因接触被虫卵污染的泥土和蔬菜，经口吞入附着在手指上的感染期卵，或者食用被虫卵污染的泡菜、蔬菜、瓜果而感染。

5）防治 防治措施包括：①讲究饮食卫生和个人卫生，做到饭前洗手，不生食未洗净的红薯、甘蔗和生菜等，不随地大便；②管理粪便，使用无害化粪便施肥；③查治患者及带虫者，目前常用的驱虫药物有阿苯达唑、甲苯达唑和伊维菌素。

2. 钩虫

钩虫（hookworm）主要有十二指肠钩口线虫（简称十二指肠钩虫）（*Ancylostoma duodenale*）和美洲板口线虫（简称美洲钩虫）（*Necator americanus*）。

1）形态　成虫圆柱形，长约1cm。十二指肠钩虫前端与尾端均向背侧弯曲，体呈“C”形；美洲钩虫前端向背侧弯曲，尾端向腹侧弯曲，体呈“ʃ”形。虫体顶端有一发达的口囊。十二指肠钩虫口囊腹侧前缘有2对钩齿，美洲钩虫有1对板齿。虫卵呈椭圆形，壳薄透明，卵壳与卵内细胞间有明显的透明空隙。新鲜粪便中的虫卵多为已发育至含4～8个细胞的卵期。

2）生活史　人是唯一的终宿主。成虫主要寄生于小肠上段，雌虫产卵，卵随粪便排出体外，在外界土壤中发育成为具有感染性的丝状蚴。丝状蚴有向上移行的习性，多集中于土壤表层。丝状蚴具有向温性和向湿性。人因生产和生活接触有丝状蚴的土壤时，丝状蚴能主动侵入皮肤而感染。幼虫随血流经右心和肺，穿过肺微血管进入肺泡，沿支气管和气管上行到咽，随宿主的吞咽活动，经食管和胃到达小肠。在小肠内进行2次蜕皮后发育为成虫。从丝状蚴侵入皮肤到发育为成虫，一般需5～7周。钩虫主要经皮肤感染，十二指肠钩虫也可经口感染。

3）致病　幼虫和成虫均可使人致病。成虫引起的贫血是钩虫的主要危害。钩虫摄取的血液又迅速经消化道排出，吸血量大，同时分泌抗凝肽和血小板凝集抑制因子等，使伤口流血不止；钩虫经常更换咬附部位，造成新老伤口不断流血，故可导致宿主长期慢性失血，体内铁和蛋白质不断丢失，从而引起贫血。钩虫也引起宿主消化功能紊乱。一些钩虫病患者喜食生米、生豆、泥土、破布、煤渣和瓦块等，称为异嗜症。

4）流行　钩虫呈世界性分布，我国淮河和黄河以南广大地区是主要流行区。我国北方以十二指肠钩虫为主，南方以美洲钩虫为主，但大多数流行区为两种钩虫混合感染。钩虫病患者和带虫者是唯一的传染源，用未经无害化处理的粪便施肥及随地大便是土壤污染的主要形式。人感染钩虫主要取决于皮肤是否接触有钩蚴污染的土壤及接触污染土壤的机会。钩虫病流行与自然条件、耕作方式、生活条件及人们的生活习惯密切相关。种植桑树、玉米、红薯、甘蔗、棉花和蔬菜等旱地作物的田地环境一般适于钩虫卵和幼虫的发育，如用新鲜粪便或未经无害化处理的粪便施肥，人们在田间徒手、赤足劳动时易受感染。除通过母乳、胎盘感染外，婴儿感染钩虫还可通过使用被钩蚴污染的尿布、穿“土裤子”、睡沙袋等方式。

5）防治　防治措施包括：①普查普治患者及带虫者，常用驱虫药物有阿苯达唑、甲苯达唑；②加强粪便管理，防止虫卵污染土壤；③加强劳动保护，尽量减少与泥土直接接触的机会。

3. 其他重要医学线虫

1）蠕形住肠线虫（*Enterobius vermicularis*）　简称蛲虫，是呈世界性分布的常见寄生虫，尤以儿童感染普遍。成虫寄生于小肠末端、盲肠和结肠，引起蛲虫病。雌虫长约1cm，雄虫远较雌虫为小，不易见。成虫具头翼及膨大咽管球。虫卵呈椭圆形，一侧较平、另一侧稍隆起；虫体内排出的虫卵多已发育至含蝌蚪期胚或幼虫。

蛲虫生活史简单。在肠道环境中，雌虫一般不产卵或仅产少量卵。当宿主睡眠时，肛门括约肌较松弛，部分雌虫移行到肛周产卵。产出的虫卵约经6h即发育为感染期卵。雌虫的产卵活动可引起肛周皮肤发痒，当患者用手搔抓时，虫卵污染手指，再经口食入，可引起自身重复感染。感染期卵也可散落在衣裤、被褥或玩具、食物上，经吞食或随空气吸入等方式使人感染。

雌虫的产卵活动引起的肛门、会阴部皮肤瘙痒及患者搔抓引起的继发性炎症是蛲虫病的主要症状。蛲虫也可侵入阴道后引起阴道炎、子宫内膜炎和输卵管炎等。蛲虫感染率一般是城市高于农村，儿童高于成人，集体机构（如幼儿园等）生活的儿童高于散居儿童。蛲虫成虫寿命短，对驱虫药物敏感，但其生活史简单、虫卵发育速度快、传播速度快，极易形成相互感染和自身反复感染，因此蛲虫具有易治难防的特点。防治应注意个人卫生及公共卫生，养成饭前便后洗手，勤剪指甲、不吸吮手指等良好卫生习惯；对集体生活儿童要有计划地进行普查普治，治疗药物有阿苯达唑、甲苯达唑。

2）毛首鞭形线虫（*Trichuris trichiura*）　简称鞭虫，成虫寄生于人体盲肠，可引起鞭虫病。鞭虫成虫外形似马鞭，虫体前3/5细长，后2/5粗大。虫卵呈纺锤形或腰鼓形，两端各有一透明盖塞。

鞭虫生活史简单。排出的虫卵在外界经3～5周即可发育为感染期卵。感染期卵随被污染的食物、饮水、蔬菜等经口进入人体。成虫以细长的前端钻入肠黏膜、黏膜下层，甚至肌层，以血液和组织液为食。虫体的机械性损伤和分泌物使寄生部位出现充血、水肿或出血等慢性炎症反应。鞭虫的流行因素和防治原则基本上与蛔虫相同。

3）丝虫　是由节肢动物传播的一类寄生性线虫。在我国寄生人体的丝虫有**班氏吴策线虫**（***Wuchereria bancrofti***，简称班氏丝虫）、**马来布鲁线虫**（***Brugia malayi***，简称马来丝虫）两种。它们的生活史基本相似，传播媒介是蚊。成虫寄生在人体淋巴系统内，雌虫产出微丝蚴随淋巴循环进入血液，并在夜间周期性地出现于末梢微血管中。微丝蚴随蚊叮咬感染宿主而进入蚊胃，在蚊胃内发育为具感染性的丝状蚴。丝状蚴随蚊再次吸血时钻入人的皮肤使人感染。班氏丝虫除寄生于浅表部淋巴系统外，还主要寄生于下肢、阴囊、精索、腹股沟、腹腔及肾盂等处的深部淋巴系统。马来丝虫则多寄生于上、下肢浅部淋巴系统。

丝虫的成虫、感染期蚴和微丝蚴对人体均有致病作用，但以成虫为主。幼虫和成虫的代谢产物、分泌物、死虫及其分解产物等均可刺激机体产生局部及全身炎症反应，可引起急性淋巴管炎和淋巴结炎。急性病变不断发展，症状反复发作，局部出现增生性肉芽肿，从而导致淋巴管阻塞、淋巴液回流受阻，淋巴管压力增大，最后引起淋巴管曲张或破裂，淋巴液流入周围组织导致淋巴肿或淋巴积液。淋巴液滞留于皮下组织，因其中蛋白质含量较高，可刺激纤维组织增生，使局部皮肤和皮下组织显著增厚，变粗变硬而形成象皮肿。当精索、睾丸淋巴管及泌尿系统的淋巴管阻塞或破裂时，可分别引起睾丸鞘膜积液和乳糜尿。

防治丝虫病的重要措施是普查普治及防蚊灭蚊，治疗药物有海群生等。

4）旋毛形线虫（*Trichinella spiralis*） 简称旋毛虫。成虫和幼虫分别寄生于同一宿主的小肠和肌细胞内，引起的旋毛虫病，是一种重要的人兽共患病。

旋毛虫成虫或幼虫主要寄生于猪、野猪、鼠、猫、犬、羊和牛等动物，旋毛虫可在这些动物间因互相残杀吞食或摄食尸肉而互相传播。猪因吞食含有旋毛虫的猪肉屑（垃圾、泔水等）或鼠而感染，鼠又是通过吞食含有旋毛虫的猪肉屑或其他感染鼠而感染。人主要是因生食或半生食含幼虫囊包的猪肉或肉制品而感染。幼虫在十二指肠与空肠的上段发育为成虫。雌、雄成虫交配后，雌虫钻入肠黏膜内，产出幼虫。幼虫经血液循环到达各器官、组织或体腔，在横纹肌内发育，一般常在膈肌、舌肌、咽喉肌、胸肌和腓肠肌等处形成囊包，1 个囊包内通常含 1 ~ 2 条幼虫，多时可达 6 ~ 7 条。囊包若无机会进入新的宿主，多在半年后钙化，少数钙化囊包内的幼虫可存活数年，最长可达 30 年。

旋毛虫的主要致病阶段是幼虫。幼虫对肠壁组织频繁入侵，可使患者出现消化道症状；新生幼虫随淋巴、血循环到达各器官及侵入横纹肌内发育，导致血管炎和肌炎，使患者出现不规则高热、水肿和肌肉酸痛等症状，也可有肺部、心脏和神经系统等症状。

主要传染源是猪，鼠、猫、犬及多种野生动物也可成为传染源。暴发流行与食生肉或肉制品习惯有关。预防措施：①大力进行卫生宣教，改变饮食习惯，不生食或半生食猪肉或其他动物肉类及肉制品，以杜绝感染；②严格执行肉类食品卫生检查制度，禁止未经宰后检疫的肉类上市；③提倡肉猪圈养，加强猪圈卫生及饲料管理，防止猪的感染；④治疗患者的有效药物有阿苯达唑和甲苯达唑等。

5）广州管圆线虫（*Angiostrongylus cantonensis*） 幼虫可寄生于人体引起广州管圆线虫病。成虫寄生于鼠肺动脉及右心室中，幼虫在褐云玛瑙螺、福寿螺和蛞蝓等中间宿主体内发育为感染期幼虫，转续宿主如淡水鱼、虾、蟹、蛙和蛇等可长期存储感染期幼虫。人通常因生食或半生食含感染期幼虫的中间宿主或转续宿主而感染，生食被幼虫污染的蔬菜、瓜果或饮用水也可感染。由于人是该虫的非正常宿主，幼虫在人体中枢神经系统长期移行，引起嗜酸性粒细胞增多性脑膜脑炎，脑积液中嗜酸性粒细胞显著升高。除大脑和脑膜外，病变还可波及小脑、脑干和脊髓。防治措施主要包括：不生食或半生食螺类，不吃生菜，不饮生水，接触螺类后应洗手；灭鼠以消灭传染源。阿苯达唑对本病有良好的疗效。

（彭礼飞）

复习思考题

1. 细菌的基本结构和特殊结构有哪些？特殊结构各有何医学意义？
2. 细菌合成代谢产物有哪几种？
3. 试比较内毒素与外毒素的基本生物学特性。
4. 细菌的侵袭力由哪些因素组成？
5. 试述医院感染的基本特点，怎样预防和控制医院感染？
6. 简述金黄色葡萄球菌和乙型溶血性链球菌致病物质及所致疾病。
7. 简述破伤风的防治原则。
8. 试述病毒的结构、化学组成及其主要功能。
9. 试述病毒感染的类型及抗病免疫的特点。
10. 试述流感病毒变异与流行的关系。
11. 肠道病毒主要包括哪些成员？其共同特征是什么？
12. 试述 HBV 的结构及其抗原抗体系统检测的临床意义。
13. 试述 HIV 的传染源、传播途径及致病机制。
14. 简述疟原虫的生活史及其致病机制。
15. 简述血吸虫的生活史，如何防治血吸虫病？
16. 生食或食入未煮熟动物肉类能感染哪些寄生虫？
17. 能引起贫血的寄生虫有哪些？简述其致病机制。
18. 试举例说明绦虫幼虫寄生于人体的危害远大于成虫。

参考文献

李凡，徐志凯．2013．医学微生物学．8 版．北京：人民卫生出版社

汪世平．2014．医学寄生虫学．3 版．北京：高等教育出版社

吴观陵．2013．人体寄生虫学．4 版．北京：人民卫生出版社

殷国荣．2014．医学寄生虫学．4 版．北京：科学出版社

Ievinson W，2012. Review of Medical Microbiology and Immunology. 12th ed. New York. McGraw-Hill Medical

Murray PR，Rosenthal KS，Efaller MA. 2012. Medical Microbiology. 7th ed. St. Lois：Mosby

Satoskar AR，Simon GL，Hotez PJ，et al. 2009. Medical Parasitology. Austin：Landes Bioscience

索　引

D

E

F

K

L

M

N

O

P

Q

R

S

T

Y